Ali Alikhan / Thomas L. H. Hocker

Rahul Chavan, MD, PhD
Monisha N. Dandekar, MD
Nada Elbuluk, MD, MSc
Daniel B. Eisen, MD
Rishi K. Gandhi, MD, FAAD
John R. Griffin, MD
Anne L. Housholder, MD
Adnan Mir, MD, PhD
Kara N. Shah, MD, PhD
Raja K. Sivamani, MD, MS, CAT
Megha M. Tollefson, MD

Review of Dermatology

临床皮肤病学

主　编　〔美〕阿里·阿里克汉
　　　　　　　托马斯·L. H. 霍克

副主编　〔美〕拉胡尔·查瓦 等

主　译　王惠平　刘全忠

U0339322

天津出版传媒集团
天津科技翻译出版有限公司

著作权合同登记号:图字:02-2018-369

图书在版编目(CIP)数据

临床皮肤病学/(美)阿里·阿里克汉
(Ali Alikhan),(美)托马斯·L.H. 霍克
(Thomas L. H. Hocker)主编;王惠平,刘全忠主译
.—天津:天津科技翻译出版有限公司,2023.8
书名原文: Review of Dermatology
ISBN 978-7-5433-4295-8

Ⅰ. ①临… Ⅱ.①阿… ②托… ③王… ④刘… Ⅲ.
①皮肤病学 Ⅳ. ①R751

中国版本图书馆 CIP 数据核字(2022)第 208024 号

Elsevier(Singapore)Pte Ltd.
3 Killiney Road, #08-01 Winsland House 1, Singapore 239519
Tel: (65)6349-0200; Fax: (65)6733-1817

Review of Dermatology, 1E
Copyright © 2017, Elsevier Inc. All rights reserved.
ISBN: 978-0-323-29672-4

This Translation of Review of Dermatology, 1E by Ali Alikhan, Thomas L.H. Hocker was undertaken by Tianjin Science & Technology Translation & Publishing Co., Ltd. and is published by arrangement with Elsevier (Singapore) Pte Ltd.

Review of Dermatology, 1E by Ali Alikhan, Thomas L.H. Hocker 由天津科技翻译出版有限公司进行翻译,并根据天津科技翻译出版有限公司与爱思唯尔(新加坡)私人有限公司的协议约定出版。

《临床皮肤病学》(第 1 版)(王惠平 刘全忠 主译)
ISBN: 978-7-5433-4295-8

Copyright © 2023 by Elsevier (Singapore) Pte Ltd. and Tianjin Science & Technology Translation & Publishing Co., Ltd.

All rights reserved. No part of this publication may be reproduced or transmitted in any form or by any means, electronic or mechanical, including photocopying, recording, or any information storage and retrieval system, without permission in writing from Elsevier (Singapore) Pte Ltd. and Tianjin Science & Technology Translation & Publishing Co., Ltd.

注意

本译本由天津科技翻译出版有限公司完成。相关从业及研究人员必须凭借其自身经验和知识对文中描述的信息数据、方法策略、搭配组合、实验操作进行评估和使用。由于医学科学发展迅速,临床诊断和给药剂量尤其需要经过独立验证。在法律允许的最大范围内,爱思唯尔、译文的原文作者、原文编辑及原文内容提供者均不对译文或因产品责任、疏忽或其他操作造成的人身及(或)财产伤害及(或)损失承担责任,亦不对由于使用文中提到的方法、产品、说明或思想而导致的人身及(或)财产伤害及(或)损失承担责任。

Printed in China by Tianjin Science & Technology Translation & Publishing Co., Ltd. under special arrangement with Elsevier (Singapore) Pte Ltd. This edition is authorized for sale in the People's Republic of China only, excluding Hong Kong SAR, Macau SAR and Taiwan. Unauthorized export of this edition is a violation of the contract.

中文简体字版权属天津科技翻译出版有限公司。

授权单位:Elsevier (Singapore) Pte Ltd.
出　　版:天津科技翻译出版有限公司
出 版 人:刘子媛
地　　址:天津市南开区白堤路 244 号
邮政编码:300192
电　　话:(022)87894896
传　　真:(022)87893237
网　　址:www.tsttpc.com
印　　刷:天津海顺印业包装有限公司
发　　行:全国新华书店
版本记录:889mm×1194mm　16 开本　36 印张　650 千字
2023 年 8 月第 1 版　2023 年 8 月第 1 次印刷
定价:368.00 元

(如发现印装问题,可与出版社调换)

译者名单

主　译　王惠平　刘全忠

副主译　侯淑萍　刘原君　齐蔓莉　罗素菊

译　者　(按姓氏汉语拼音排序)

范丽云　侯淑萍　孔　杰　刘　源　刘全忠

刘原君　罗素菊　马璟玥　齐蔓莉　任　杰

苏云伟　孙长贵　孙婉瑜　王　敬　王惠平

肖　萌　薛　璐　张新美　赵乐然　周　全

(以上译者均来自天津医科大学总医院皮肤科)

编者名单

Ali Alikhan MD
Assistant Professor
Residency Program Co-Director
Director of Clinical Trials
Department of Dermatology
University of Cincinnati
Cincinnati, OH, USA

Danny Barlev MD
Resident Physician
University of Cincinnati
Department of Dermatology
Cincinnati, OH, USA

Victoria R. Barrio MD
Attending Physician, Rady Children's Hospital
Associate Clinical Professor, Departments of Dermatology and Pediatrics
University of California San Diego
San Diego, CA, USA

Jane Bellet MD
Associate Professor of Pediatrics and Dermatology
Duke University School of Medicine
Durham, NC, USA

Brett P. Blake MD
Attending Physician and Mohs Surgeon, VCU Medical Center
Assistant Professor of Dermatology
Virginia Commonwealth University School of Medicine
Richmond, VA, USA

Heather Brandling-Bennett MD
Attending Physician, Seattle Children's Hospital
Associate Professor, Department of Pediatrics
University of Washington
Seattle, WA, USA

Bryan T. Carroll MD, PhD
Assistant Professor
Director of Dermatologic Surgery
Eastern Virginia Medical School/EVMS Dermatology
Norfolk, VA, USA

Leslie Castelo-Soccio MD, PhD
Attending Physician
The Children's Hospital of Philadelphia
Assistant Professor of Pediatrics and Dermatology
Perelman School of Medicine at the University of Pennsylvania
Philadelphia, PA, USA

Rahul Chavan MD, PhD
Division of Dermatology & MOHs Surgery
Sacred Heart Hospital
Pensacola, FL, USA

Yvonne E. Chiu MD
Associate Professor, Departments of Dermatology and Pediatrics
Medical College of Wisconsin
Milwaukee, WI, USA

Juliana K. Choi MD, PhD
Attending Physician, Hospital of the University of Pennsylvania
Assistant Professor of Clinical Dermatology
Perelman School of Medicine at the University of Pennsylvania
Philadelphia, PA, USA

Brittany Craiglow MD
Assistant Professor of Dermatology and Pediatrics
Yale University School of Medicine
New Haven, CT, USA

Monisha N. Dandekar MD
Dermatopathologist
Dermpath Diagnostics
Kansas City, MO, USA

Daniel B. Eisen MD
Director of Dermatologic Surgery
Professor of Clinical Dermatology
University of California Davis Medical Center
Sacramento, CA, USA

Nada Elbuluk MD, MSc
Assistant Professor
NYU School of Medicine
Ronald O. Perelman Department of Dermatology
New York, NY USA

Rishi K. Gandhi MD
Assistant Professor of Dermatology
Director, Cosmetic & Laser Dermatology

University of Cincinnati Department of Dermatology
Cincinnati, OH, USA

Deborah S. Goddard MD
Staff Dermatologist
Kuchnir Dermatology & Dermatologic Surgery
Milford, MA, USA

Noah Goldfarb MD
Attending Physician, Minneapolis Veterans Affairs Health Care System
Assistant Professor, Departments of Internal Medicine and Dermatology
University of Minnesota
Minneapolis, MN, USA

John R. Griffin MD
Clinical Assistant Professor of Dermatology and Dermatopathology
Departments of Internal Medicine and Laboratory Medicine and Pathology
Texas A&M University Health Science Center
Dallas, TX, USA
Clinical Adjunct Professor
Baylor University Medical Center
Dallas, TX, USA

Phillip C. Hochwalt MD, FACMS
Mohs Surgeon/Dermatologist
Confluence Health
Wenatchee, WA, USA

Thomas Hocker MD
Mohs and Reconstructive Surgeon
Dermatopathologist and General Dermatologist
Advanced Dermatologic Surgery
Chair, Multidisciplinary Melanoma and Advanced Skin Cancer Clinic
Sarah Cannon Cancer Center at Menorah Medical Center
Dermatopathology Lecturer and Adjunct Faculty
University of Kansas
Overland Park, KS, USA

Marcia Hogeling MD
Director of Pediatric Dermatology
UCLA Division of Dermatology
Los Angeles, California, USA

Kristen E. Holland MD
Medical Director, Pediatric Dermatology
Associate Professor of Dermatology, Medical College of Wisconsin
Milwaukee, WI, USA

Anne L. Housholder MD
Assistant Professor of Dermatology
College of Medicine at University of Cincinnati
Cincinnati, OH, USA

Jennifer Huang MD
Assistant Professor, Department of Dermatology
Harvard Medical School
Boston Children's Hospital
Boston, MA, USA

Raegan D. Hunt MD, PhD
Attending Physician, Texas Children's Hospital
Assistant Professor, Departments of Dermatology and Pediatrics
Baylor College of Medicine
Houston, TX, USA

Sara Hylwa MD
Attending Physician, Hennepin County Medical Center
Assistant Professor of Dermatology
University of Minnesota
Minneapolis, MN, USA

Rebecca K. Jacobson MD
Resident Physician
Department of Dermatology
University of Cincinnati
Cincinnati, OH, USA

Jared Jagdeo MD, MS
Assistant Professor
Department of Dermatology, University of California, Davis, Sacramento, CA, USA;
Dermatology Service, Sacramento VA Medical Center, Mather, CA, USA;
Department of Dermatology, State University of New York Downstate Medical
Center, Brooklyn, NY, USA

Melinda Jen MD
Assistant Professor of Pediatrics and Dermatology
Children's Hospital of Philadelphia
Perelman School of Medicine at the University of Pennsylvania
Philadelphia, PA, USA

Jayne Joo MD
Attending Physician
Department of Dermatology
University of California, Davis
VA Sacramento Medical Center
Sacramento, CA, USA

Faranak Kamangar MD
Resident Physician
Department of Dermatology
University of California, CA, USA

Maria C. Kessides MD
Associate Physician
Department of Dermatology
The Permanente Medical Group Inc.
Oakland, CA, USA

Phuong Khuu MD
Clinical Assistant Professor of Dermatology
Lucile Packard Children's Hospital

Stanford School of Medicine
San Francisco, CA, USA

Rebecca Kleinerman MD
Clinical Instructor of Dermatology, Mount Sinai School of Medicine
New York, NY, USA

Leah Lalor MD
Resident Physician
Department of Dermatology
University of Cincinnati
Cincinnati, OH, USA

Christine T. Lauren MD
Assistant Professor, Departments of Dermatology and Pediatrics
Columbia University Medical Center
New York, NY, USA

Jacqueline Levin DO
Associate Physician, West Dermatology
Rancho Santa Margarita, CA, USA

Ian A. Maher MD
Assistant Professor
Associate Director of Mohs Surgery and Cutaneous Oncology
Department of Dermatology
Saint Louis University
St. Louis, MO, USA

Erin Mathes MD
Associate Professor, Departments of Dermatology and Pediatrics
University of California, San Francisco
San Francisco, CA, USA

Misha M. Mutizwa MD
Assistant Professor of Dermatology
Director of HIV Dermatology
Temple University School of Medicine
Philadelphia, PA, USA

Kara N. Shah MD, PhD
Medical Director, Division of Dermatology, Cincinnati Children's Hospital
Associate Professor of Pediatrics and Dermatology
University of Cincinnati College of Medicine
Cincinnati, OH, USA

Victoria R. Sharon MD, DTMH
Assistant Professor of Dermatology & Dermatologic Surgery
Director, Dermatology Inpatient Consultation
Director, Folsom Mohs Laboratory
Department of Dermatology
University of California–Davis
Sacramento, CA, USA

Helen T. Shin MD
Associate Clinical Professor of Dermatology and Pediatrics
New York University School of Medicine
New York, NY, USA
Department of Pediatrics, Hackensack University Medical Center
Hackensack, NJ, USA

Thuzar M. Shin MD, PhD
Assistant Professor of Dermatology
Mohs Surgery and Cutaneous Oncology
Hospital of the University of Pennsylvania;
Perelman School of Medicine at the University of Pennsylvania
Philadelphia, PA, USA

Meena Singh MD
Department of Dermatology
Kansas Medical Clinic
Shawnee, KS, US

Raja K. Sivamani MD, MS, CAT
Assistant Professor of Clinical Dermatology
University of California-Davis, School of Medicine
Sacramento, CA, USA

Joseph F. Sobanko MD
Director of Dermatologic Surgery Education
Assistant Professor, Dermatology
Division of Dermatologic Surgery and Cutaneous Oncology
Perelman School of Medicine at the University of Pennsylvania
Philadelphia, PA, USA

Megha M. Tollefson MD
Associate Professor, Departments of Dermatology and Pediatrics
Mayo Clinic
Rochester, MN, USA

James Treat MD
Attending Physician
The Children's Hospital of Philadelphia
Assistant Professor of Pediatrics and Dermatology
Perelman School of Medicine at the University of Pennsylvania
Philadelphia, PA, USA

Chad Weaver
Assistant Professor, Department of Dermatology
Mayo Clinic,
Rochester, MN, USA

Teresa S. Wright MD, FAAD, FAAP
Division Chief, Pediatric Dermatology
LeBonheur Children's Hospital
Associate Professor, Dermatology and Pediatrics
University of Tennessee Health Science Center
Memphis, TN, USA

Cooper Wriston MD
Assistant Professor, Departments of Dermatology
Mayo Clinic
Rochester, MN, USA

中文版前言

科技的进步不断地满足着人们对美好生活的向往，医学新技术的临床应用助推疾病的个体化精准诊疗，满足人们对健康的需求。时下，皮肤病学领域的皮肤影像学、生物制剂等新的诊疗手段在临床上广泛应用，势必需要广大皮肤科医生熟练掌握新技术所带来的理论知识更新，从而提高对皮肤疾病的临床诊疗水平。*Review of Dermatology* 是由美国辛辛那提大学 Ali Alikhan 教授和堪萨斯大学 Thomas L. H. Hocker 教授主编，并与 50 多位皮肤病专家共同完成的匠心之作，条理清晰，简明扼要，值得皮肤科医生放在手边进行反复阅读，是皮肤病领域不可多得的专业工具书，因此，值得分享给国内的同道们。

推荐该书作为皮肤科医生手边专业书的理由如下：

第一，病种全面，内容丰富。收录了常见皮肤病、感染性皮肤病、皮肤肿瘤、皮肤外科、皮肤美容、小儿皮肤病，以及皮肤病理学、皮肤药理学等诸多章节，涵盖了各种类型皮肤疾病的理论和实践。

第二，内容新颖，紧跟前沿。该书更新了近些年在皮肤病学多个领域的研究进展，特别是在药物治疗方面，在总结传统的皮肤科常用药物的基础上，还纳入了 IL-17 抑制剂、TNF-α 抑制剂、单克隆抗 IgE 抗体和 JAK 酶抑制剂等最新的皮肤科药物，便于当下的临床实践参考。

第三，言简意赅，简明扼要。该书通过大量的图表归纳总结了各类皮肤病的发病机制、临床特征、病理诊断和治疗方法等各个方面，便于读者阅读理解和快速查询。

感谢参与本书翻译的各位同道，是大家的共同努力才让这本书的中文版面世。感谢天津科技翻译出版有限公司的编辑们，在本书的出版过程中不辞辛苦，做了大量工作。

最后，为翻译本书，尽管大家付出诸多努力、倾注大量心血，但由于译者众多，加之部分专业名词和英文俗语尚缺乏统一和规范的中文翻译，译著中难免存在疏漏和不当之处，还请各位专家和读者同道批评指正。

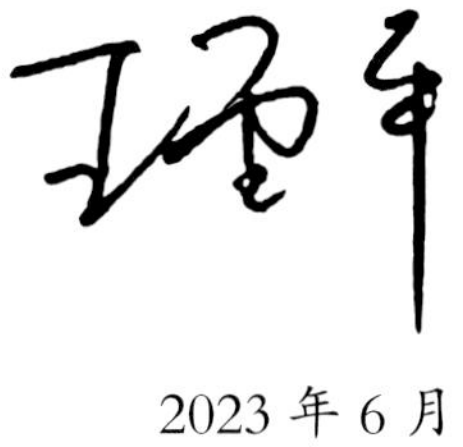

2023 年 6 月

前 言

本书宗旨

本书是临床皮肤病专家和皮肤病住院医生的综合性参考书。希望本书不仅在美国本土使用，也能够在全世界范围内被广泛使用。

本书适用范围

本书有多种用途：

- 作为皮肤科医生执业资格认证考试的复习资料或专业快速参考书。
- 作为皮肤科医生再认证考试、在职考试的学习资料，或作为快速参考书（本书汇编了教科书和期刊中囊括的皮肤病学知识，可用作住院医师的专业笔记，如同医学院教授的急救课程）。

本书不适用情况

在住院医师住院实习期间，教科书和期刊论文的阅读是不可替代的。本书可以作为皮肤病学的综合性参考书或教学大纲，但不能替代教科书和原始文献。我们所推崇的皮肤病学的经典专著包括——*Dermatology* (Bolognia 等主编)；*Andrews' Diseases of the Skin, Comprehensive Dermatologic Drug Therapy* (Wolverton 等主编)；*Requisites in Dermatology Series*（尤其是其中的皮肤病理学或皮肤外科学）；*Practical Dermatopathology* (Rapini 等主编)，以及 *Hurwitz Clinical Pediatric Dermatology*。

其他

另外，同所有的图书一样，本书的篇幅有限——我们必须做出重要的选择，把某些信息从书中舍弃。

非常感谢上述几部经典专著，以及 *McKee's Pathology of the Skin* 和 *Weedon's Skin Pathology* 这两部图书给予的宝贵的资料支持，本书的图表信息几乎都来自这些专著。

本书完稿后我们审校多次，但由于时间和水平有限，书中难免有不当之处，敬请读者批评指正，以利再版时修正。邮箱地址：reviewofdermatology@gmail.com。

致　谢

感谢约翰逊县皮肤病学专家 Dr. Amanda Tauscher 和 Retta Webb P.A.，感谢他们为封面提供的图片。

感谢 Elsevier 出版社，特别是 Russell Gabbedy、Alexandra Mortimer、Julie Taylor 和 John Leonard，以及各部分和各章的作者和编辑，本书因他们的共同努力而得以出版。

献给我的妻子，感谢她坚定不移、无私的爱，以及对我的支持。

感谢我的祖母(Amma)，是她教会我奉献是多么重要的品质。

献给我的父母，他们总是激励我去追求梦想。

谢谢我的姐姐，与她的交谈总是令我心情愉悦。

Ali Alikhan

感谢 Monisha 和我的家人：在最黑暗的夜晚，你们的爱和支持照亮我前行的方向。

谢谢 Anjali、Avani 和 Akari：爸爸无条件地爱着你们，你们的好奇心、聪慧和善良总是给我带来灵感。

献给我在哈佛的导师(Dr. Harley Haynes、Hensin Tsao)、梅奥医学院的导师(Drs. Pittelkow、Camilleri 和 Roenigk)，以及密歇根大学皮肤病研究小组：感谢你们的全力相助，是你们塑造了我的皮肤病学世界观。

Thomas Hocker

目 录

第 1 章

基础知识

Adnan Mir,Rahul Chavan

第 1 节　皮肤的结构和功能

1. 功能：人体与外界环境接触的界面，收集感觉信息，抵御感染和化学渗透，调节体温，保留水分，排泄药物或废物。

2. 由 3 层组成：表皮、真皮和皮下组织。

(1)表皮

◇鳞状上皮由角质形成细胞组成，通过桥粒进行黏着连接、紧密连接和缝隙连接而成(表 1-1)。

• 细胞间连接。

○桥粒：角质形成细胞的主要连接。

通过锚定或附着于角蛋白上，以维持表皮结构和完整性。

包括桥粒斑蛋白 (细胞质内)、斑珠蛋白(细胞质内)、桥粒珠蛋白(细胞质内)、桥粒胶蛋白 1/2/3(跨膜)和桥粒黏蛋白 1/3(跨膜)。

桥粒胶蛋白、桥粒黏蛋白和其他钙黏着蛋白都是钙离子依赖蛋白。

○黏着连接：同样介导紧密的细胞间连接(图 1-1)。

锚定或附着于肌动蛋白丝上。

包括 α-连环蛋白(细胞质内)、β-连环蛋白(细胞质内)、斑珠蛋白(细胞质内)和经典钙黏蛋白(E 和 P；跨膜)。

○紧密连接：由密封蛋白和闭合蛋白组成；在颗粒层形成紧密封闭来对抗水分流失。

○缝隙连接：促进细胞间联系；由连接子(由 6 个连接蛋白组成的管型通道)组成。

◇细胞生发于立方基底层，上升至表面时变扁平——4~5 层结构(由深至浅)：基底层、棘层、颗粒层、透明层(只存在于掌跖处的皮肤)和角质层。

◇基底层：由有丝分裂活跃的立方细胞组成，基底层上的表皮各层都生发于此。

• 通过半桥粒与真皮层连接。

• 角蛋白 5 和 14 在此层产生。

• 多种因素会刺激细胞增殖，包括创伤和紫外线[鸟氨酸脱羧酶的表达增加与细胞增殖状态有关]。

○鸟氨酸脱羧酶可被皮质类固醇、维 A 酸和维生素 D_3 抑制。

• 基底层中 10%的细胞是干细胞，可产生其他种类的干细胞，也可暂时扩增细胞，这些细胞仍能复制几个周期，直至到达终末分化阶段，这些细胞上移并最终脱落。

• 从基底层到角质层的通过时间为 14 天，通过角质层或脱落的时间为 14 天(从基底层到脱落的时间总共为 28 天)。

◇棘层：因显微镜下细胞间桥粒连接呈“棘状”而命名。

• 包括多种类型的细胞间连接。

• 角质蛋白 1 和 10 在此层产生。

• 在表皮基底层上层，角质形成细胞终末分化，促使细胞内钙离子增加。

• Odland 小体(膜被颗粒，又称板层颗粒)由棘层的高尔基体产生。

○主要包含神经酰胺(参与表皮屏障功能最重要的脂质；也是棘层中最普遍、最重要的脂质)，以及糖蛋白、糖脂和磷脂类。

○其是一种特殊的溶酶体，通过向颗粒层和角质层交界处的细胞外区域释放神经酰胺和其他脂

表 1-1 细胞间连接蛋白

蛋白质	蛋白质家族	连接类型	疾病状态
桥粒黏蛋白 1	钙黏着蛋白	桥粒	自身免疫：落叶型天疱疮、副肿瘤性天疱疮、寻常型天疱疮(皮肤黏膜型)、IgA 天疱疮(表皮内中性皮病型) 遗传：线状掌跖角化病 感染性：大疱性脓疱疮和葡萄球菌烫伤样皮肤综合征
桥粒黏蛋白 3	钙黏着蛋白	桥粒	寻常型天疱疮(黏膜为主型和皮肤黏膜型)、副肿瘤性天疱疮、IgA 天疱疮(表皮内中性皮病型)
桥粒黏蛋白 4	钙黏着蛋白	桥粒	念珠状发(常染色体隐性遗传型),常染色体隐性遗传稀毛症
桥粒胶蛋白 1	钙黏着蛋白	桥粒	IgA 天疱疮(角层下脓疱病型)
桥粒胶蛋白 2	钙黏着蛋白	桥粒	家族系 Carvajal 状表型
桥粒胶蛋白 3	钙黏着蛋白	桥粒	稀毛症
斑珠蛋白	Armadillo(联蛋白)	桥粒和黏着连接	Naxos 综合征
斑菲素蛋白	Armadillo	桥粒	外胚层发育不良伴脆性皮肤
桥粒斑蛋白	血小板溶素	桥粒	Carvajal 综合征
E-钙黏着蛋白	钙黏着蛋白	黏着连接	多种肿瘤的体细胞突变
β-连环蛋白	Armadillo	黏着连接	多种肿瘤的体细胞突变,包括毛母质瘤;也见于肌强直性营养不良和 Rubenstein-Taybi
连接蛋白 26(GJB2)	连接蛋白	缝隙连接	Vohwinkel 综合征,KID 综合征,Bart-Pumphrey 综合征,伴耳聋的掌跖角化病,也常见于非综合征型耳聋
连接蛋白 30(GJB6)	连接蛋白	缝隙连接	有汗性外胚层发育不良
连接蛋白 30.3(GJB4)	连接蛋白	缝隙连接	变异性红斑角化症
连接蛋白 31(GJB3)	连接蛋白	缝隙连接	变异性红斑角化病

质,而在角质层发挥主要作用。神经酰胺有助于形成细胞的角质包膜(参见下文),并最终替代细胞膜。

○ Flegel 病和 Harlequin 鱼鳞病会出现板层颗粒减少。

○ 伴 X 染色体遗传的鱼鳞病是由板层颗粒中类固醇硫酸酯酶缺乏导致。

◇ 颗粒层：含显著嗜碱性角质颗粒的扁平细胞,包含丝聚合蛋白原(在颗粒层和角质层交界处转化为丝聚合蛋白)、兜甲蛋白、角蛋白中间丝和外皮蛋白。

• 细胞开始失去细胞核,但保持完整的细胞结构。

• 角质包膜主要产生于颗粒层(图 1-2)。

○ 细胞外脂质包裹交联蛋白和脂质结构形成一个坚固的聚合物,最终取代质膜。

这个过程始于包斑蛋白、周斑蛋白和外皮蛋白,沿细胞膜内侧形成支架(最终被来自板层颗粒的神经酰胺所代替)。

通过交联兜甲蛋白(角化包膜的组分之一,最先出现在颗粒层；在无耳聋表现的 Vohwinkel 综合征中可见突变)、小脯氨酸丰富蛋白、角蛋白和丝聚合蛋白进一步加固。

交联通过谷氨酰胺转氨酶 I →γ 谷氨酰赖氨酸异肽键(TG-1 在板层状鱼鳞病中发生突变;TG-3 是疱疹样皮炎的靶抗原)发生。

其他的成分包括包斑蛋白(帮助桥粒连接至角质包膜上)、周斑蛋白,以及弹性蛋白酶抑制剂等。

角质包膜的外表面最终被脂质(主要是神经酰胺)包绕形成角化脂质包膜。

最终能提供强大的外部防水屏障。

◇ 角质层:最外层,是表皮和环境之间的一层机械屏障。

• 主要由富含蛋白的角质细胞("砖块",没有细胞核,角蛋白纤维连接在角质包膜上)嵌入脂质基质("砂浆",角化的脂质包膜)组成。

• 防止水分丢失(皮肤受损→经表皮水分丢失增多)及毒素或病原体感染的屏障。

◇ 表皮细胞的重要性。

• 角质形成细胞是表皮中最主要的细胞,产生

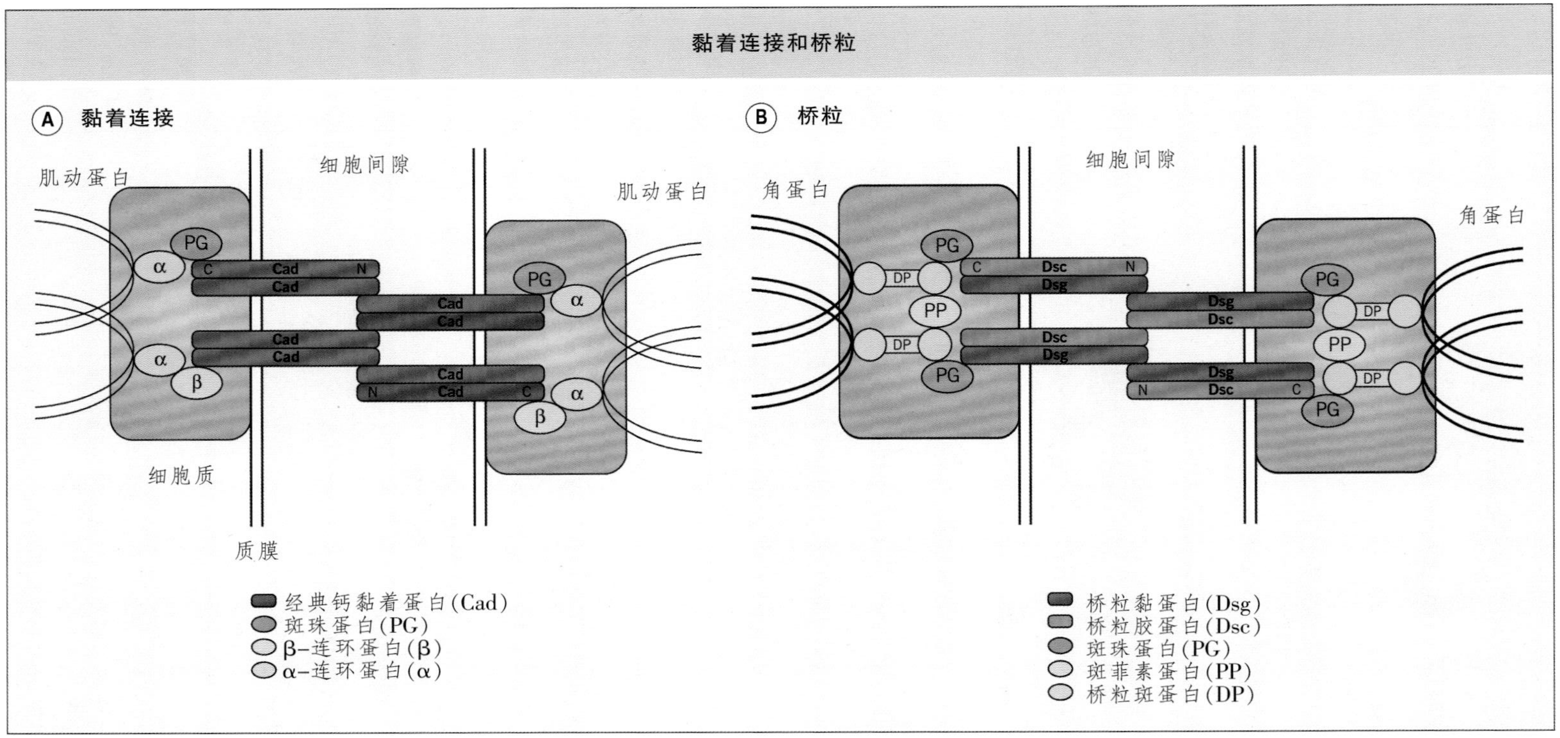

图 1-1 黏着连接和桥粒。(A)黏着连接复合体包含跨膜组分的经典钙黏着蛋白，作为细胞质成分的α-连环蛋白、β-连环蛋白和斑珠蛋白。经典钙黏着蛋白通过细胞质尾部直接连接到β-连环蛋白或斑珠蛋白，然后与结合肌动蛋白的α-连环蛋白相连接。(B)桥粒复合体包含跨膜组分的桥粒黏蛋白和桥粒胶蛋白，以及细胞质组分的斑珠蛋白、斑菲素蛋白和桥粒斑蛋白。桥粒黏蛋白和桥粒胶蛋白与斑珠蛋白相连，继而与桥粒斑蛋白相连，然后连接至细胞膜的角蛋白上。N，氨基末端；C，羧基末端。(From Bolognia JL, Jorizzo JL, Rapinni RP. Dermatology, 3rd Ed. Elsevier. 2012.)

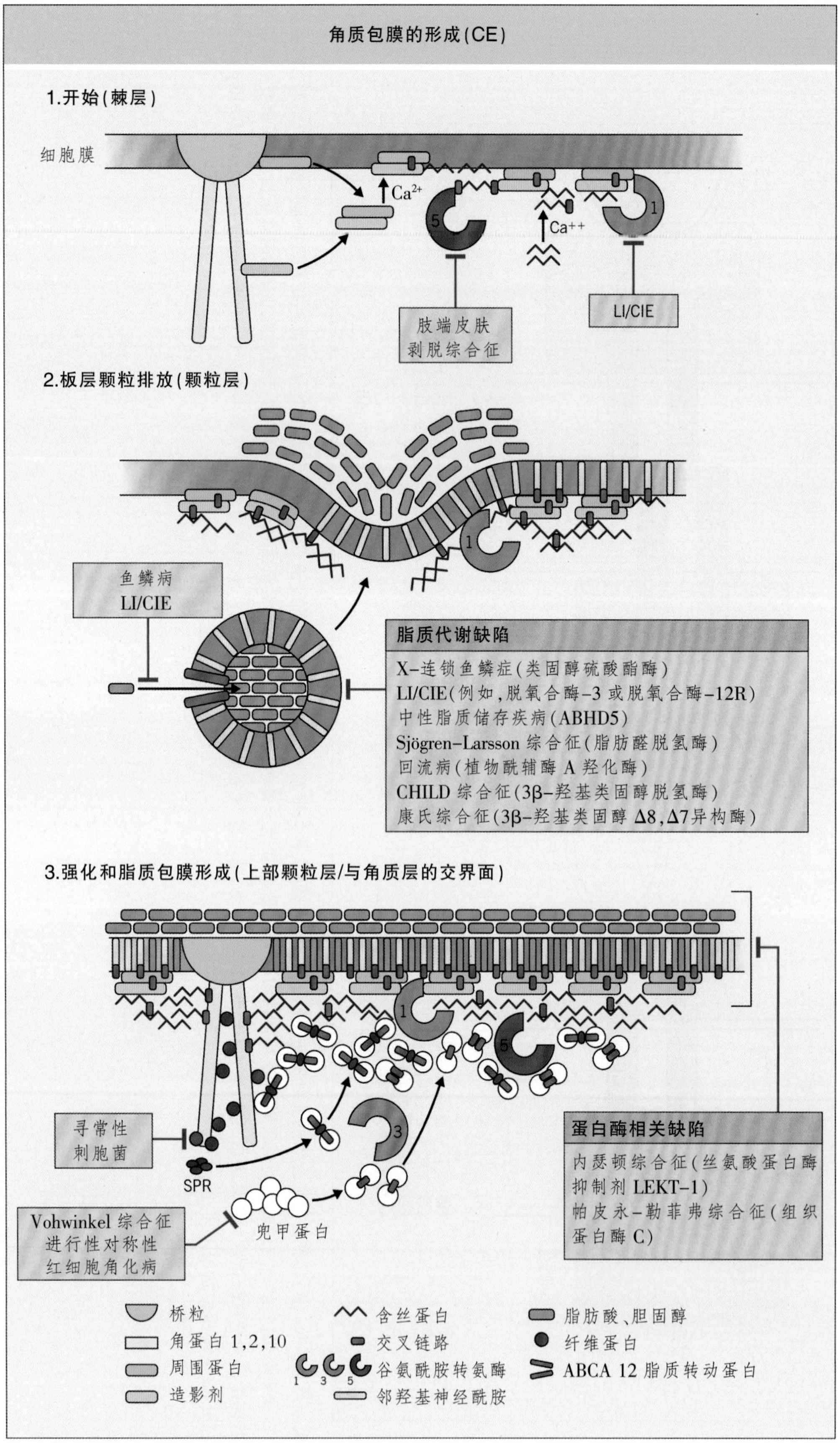

图 1-2 角质包膜(CE)的形成。角质形成细胞的终末分化由表皮基底层上细胞内 Ca^{2+}浓度的增加而触发。CE通过沿细胞膜内表面的包斑蛋白、周斑蛋白、外皮蛋白的交联，在棘层上层开始形成(1)。随后(或几乎同时)板层颗粒排放到细胞外间隙(2)。特化的ω-羟基神经酰胺被运输到细胞膜处与支架蛋白连接并最终替代细胞膜。增强作用是通过细胞外周兜甲蛋白(占CE质量的80%以上)和小脯氨酸丰富蛋白(SPR)的交联和易位实现的(3)。角蛋白和丝聚合蛋白的复合体同样与CE形成交联。此外，蛋白酶在CE蛋白的加工和脱屑所需的角质细胞间桥蛋白水解中起重要作用。因此，成熟和终末分化的角化细胞由共价附着于CE上的角蛋白丝组成，包括蛋白质和脂质包膜成分，并嵌入细胞外脂层。缺乏转谷氨酰胺酶、脂质代谢、CE结构蛋白、蛋白酶会导致一系列以鱼鳞病和(或)角化病为特征的皮肤疾病(1~3)。CHILD，先天性半侧颅面发育异常伴鱼鳞病样红皮病和肢体缺损；LI，板层状鱼鳞病；CIE，先天性鱼鳞病样红皮病。(Courtesy, Julie V Schaffer, MD. From Bolognia JL, Jorizzo JL, Rapini RP. Dermatology. 3rd Ed. Elsevier. 2012.)

对屏障功能起重要作用的蛋白质(如角蛋白丝)和脂质。

○ 角蛋白：构成表皮主要细胞骨架的中间丝(表 1-3)。

Ⅰ型角蛋白：小分子；酸性；K9~K28、K31~K40(毛发角蛋白)；染色体 17。

Ⅱ型角蛋白：大分子；碱性；K1~K8、K81~K86，(毛发角蛋白)；染色体 12。

基本结构是一个 α-螺旋杆区(由七肽氨基酸重复序列组成)，被 3 个非螺旋部分("连接器")分隔为 4 个部分(1A、1B、2A、2B)。

功能部分包含Ⅰ型纤维和Ⅱ型纤维异质二聚体，形成四聚体和最终的纤维。

通过桥粒固定于质膜上。

分子量 40~70kD。

○ 角质形成细胞产生 IL-1、IL-6、IL-8、IL-10、IL-12、TNF-α 等。

○ 角质形成细胞对 IL-2、IL-4、IL-13、IL-22、TNF-α 等有反应。

• 黑色素细胞

○ 基底层中有来自神经嵴的生成黑色素的树突状细胞(二维平面视角中与角质形成细胞比≈1:10)。

黑色素细胞的生长和迁移需要 c-kit 基因的激活；c-kit 基因缺失会引起斑驳病→黑色素细胞的增殖和迁移受损；c-kit 基因突变导致黏膜和肢体末端黑色素瘤。

○ 三维分析可见一个黑色素细胞与 36 个角质形成细胞相接(表皮黑色素单位)。

○ 黑色素在黑素体(溶酶体型细胞器)里产生，由其前体酪氨酸通过酪氨酸酶(铜依赖性酶)参与的多步酶反应生成。

酪氨酸→(酪氨酸酶依赖步骤)多色→(酪氨酸酶依赖步骤)多色醌→嗜黑素细胞(黄色/红色，由圆形黑素体产生)或者真黑素(黑色/棕色，由椭圆形黑素体产生)。

黑色素体沿着树突状突起运输并通过树突尖的吞噬作用进入角质形成细胞。

色素沉着的种族差异：在深肤色和浅肤色的人中，黑色素细胞密度相同；深肤色个体中的黑素体更大，更黑(黑色素更多)，更稳定，并且独立输送(相比而言，浅肤色个体中的黑素体较小，颜色较浅，较不稳定，并且簇集)。

黑色素的产生受控于促黑素(MSH)和促肾上腺皮质激素 (ACTH) 在黑色素细胞上 MC1-R 的活性；也受控于紫外线照射诱导的各种通路。

MC1-R 功能丧失的突变→嗜黑色素细胞：真黑色素比值增加(表型=红色毛发/白皙皮肤，黑色素瘤风险增加)。

黑色素吸收紫外线→以防止紫外线诱导的突变。

紫外线暴露→即刻晒成棕褐色(现有黑色素的氧化)和延迟晒成棕褐色(需要新的黑色素合成)。

○ 其他常见的检查发现

缺少将酪氨酸转化为黑色素的酶→眼皮肤白化病(OCA)；OCA 1 型(酪氨酸酶)，OCA 2 型(P 基因)，OCA 3 型(色氨酸-1)。

黑素小体特异性蛋白包膜缺失→赫曼斯基-普德拉克综合征 (HPS1 型>HPS3 型>其他基因变异型)。

无法将溶酶体和黑素体输送到树突→Griscelli 病(MYO5A、RAB27A、MLPH 突变)和白细胞异常色素减退综合征(LYST 突变)。

• 朗格汉斯细胞(LC)：皮肤的主要抗原提呈细胞(APC)。

○ 电镜下可见以肾形核为特征的树突状组织细胞和"网球拍"状的 Birbeck 颗粒。

○ 通过上皮钙黏素与角质形成细胞相互作用。

○ 阳性免疫标记：CD207(胰岛蛋白；最敏感的免疫组化染色；Birbeck 颗粒有特异性)、CD1a、S100、CD34、波形蛋白和肌动蛋白。

○ 和其他的单核细胞或巨噬细胞一样，来源于骨髓中的 CD34+祖细胞。

○ 主要见于棘层，LC 首次接触并呈递抗原，随后迁移至淋巴结以激活 T 细胞。

○ 紫外线照射后，皮肤中 LC 会下调→免疫监控功能降低。

• 梅克尔细胞：在指尖、口唇、口腔和毛囊发现的慢适应性机械性刺激感受器。

○ 见于基底层；与神经元相联系。

○ 核周斑点模式中，$CK20^{+}$对梅克尔细胞有敏感性或特异性；神经纤维、S100、突触素、嗜铬粒蛋

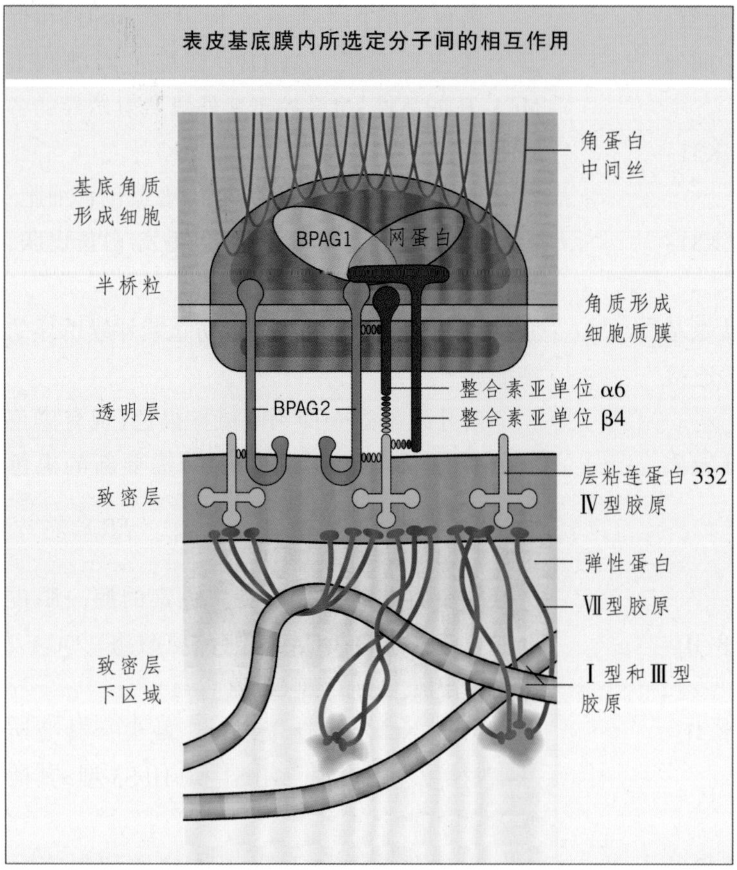

图 1-3 表皮基底膜内所选定分子间的相互作用。这种相互作用可以促进表皮黏附,并在许多皮肤病中起关键作用。重要的分子间相互作用包括:(1)具有角蛋白中间丝的血小板溶素族成员,BPAG1 和凝集素之间;(2)前者具有 BPAG2 和整合素 α6β4(尤其是整合素亚单位 β4 的较大的胞浆区)之间;(3)BPAG2 胞浆区和整合素亚单位 β4 之间;(4)BPAG2 细胞外区域和整合素亚单位 α6 以及层粘连蛋白 332(原层粘连蛋白 5)之间;(5)半桥粒里的整合素 α6β4 和致密层里的层粘连蛋白 332 之间;(6)层粘连蛋白 332 和Ⅶ型胶原之间;(7)Ⅶ型胶原和Ⅳ型胶原、纤维连接蛋白以及致密层下的Ⅰ型胶原之间。(From Bolognia JL, Jorizzo JL, Rapini RP, Dermatology, 3rd Ed, Elsevier, 2012.)

白 A、血管活性肠肽、神经元特异性烯醇酶和降钙素基因相关肽也为阳性。

(2)基底膜带(BMZ)(图 1-3 和表 1-2)

◇表皮和真皮之间的半渗透性屏障,同时在角质形成细胞与下方的真皮层间起黏附作用。

◇每个位点的关键步骤

• 基底层角质形成细胞或半桥粒:细胞内角蛋白纤维(K5 和 K14)附着在基底细胞膜的电子致密半桥粒斑块[凝集素和 BPAG1(BP230)]上→半桥粒斑块蛋白连接到锚丝(BPAG2、α6β4 整合素)的细胞内部分。

• 透明层:锚丝(BPAG2、α6β4 整合素、层粘连蛋白 332)的细胞外部分,从半桥粒延伸至致密板;细锚丝形成电子透明区;是基底膜带最薄弱的部分→盐裂皮肤和负压吸引水疱的分离带。

• 致密层:锚丝连接到致密板的Ⅳ型胶原蛋白(最主要成分)和其他蛋白(层粘连蛋白 332,层粘连蛋白 331 和巢蛋白)上→使基底层角质形成细胞与致密层相连接。

• 致密下层:产生于致密层底部的Ⅶ型胶原(锚原纤维)环,延伸至真皮,钩住真皮的Ⅰ型和Ⅲ型胶原纤维,然后向上回环,重新附着到致密层(或是真皮的锚斑)上→牢固地将致密层(及所有上述结构)与真皮乳头层固定。

◇基底膜带也具有渗透屏障功能:致密层的硫酸乙酰肝素蛋白聚糖(带负电荷)起主要作用。

(3)真皮

◇位于表皮下方,起源于中胚层,分为乳头层(浅层)和网状层(深层)。

◇主要的细胞

• 成纤维细胞:产生细胞外基质并且参与伤口愈合。

• 单核吞噬细胞:见第 26 页。

• 肥大细胞:见第 26 页。

• 血管球细胞:来源于 Sucquet-Hoyer 管的特殊平滑肌细胞,使血液能从小动脉到小静脉(毛细血管旁路)分流;主要见于掌跖。

○ 过度生长→血管球瘤(好发于肢端,因为血管球细胞密度高)。

• 真皮树突状细胞:定植在真皮内的骨髓源性 APC;高度吞噬性。

◇细胞外基质(ECM)

表 1-2　基底膜带蛋白

蛋白	位置	来源	家族	功能	相关疾病
BPAg1(230kD)	半桥粒/角质形成细胞	角质形成细胞	血小板溶素	连接角蛋白和整合素;细胞内/锚斑的一部分	BP,单纯型 EB
BPAg2(180kD)	半桥粒/角质形成细胞→透明层 氨基端在细胞内而羧基端在细胞外;NC16A 区靠近氨基端但是在细胞外	角质形成细胞	胶原蛋白(XⅦ)	跨膜蛋白,锚丝之一;与 BPAg1、层粘连蛋白 5、β4 整合素和凝集素相互作用	N16A 终端:BP,妊娠性类天疱疮,线状 IgA 大疱病 羧基端:瘢痕性类天疱疮
α6β4 整合素	半桥粒/角质形成细胞→透明层	角质形成细胞	整合素	与角蛋白、层粘连蛋白 5、凝集素、BPAg1 及 BPg2 相互作用;锚丝的一部分	眼瘢痕性类天疱疮(β4 抗体);伴幽门锁闭的 EB(85%)
层粘连蛋白 332(层粘连蛋白 5,表皮整联配体蛋白)	透明层→致密层	角质形成细胞	层粘连蛋白	连接其他锚丝(BPAg2 和 α6β4 整合素)到Ⅶ型胶原蛋白上;锚丝的一部分	抗表面活性物质类天疱疮(与恶性肿瘤有关),JEB-Herlitz 型
网蛋白	半桥粒	角质形成细胞	血小板溶素	连接角蛋白和整合素;细胞内/锚斑的一部分	伴肌营养不良的EB,伴幽门锁闭的 EB(15%)
巢蛋白	致密层	尚不清楚	巢蛋白	层粘连蛋白 1 和Ⅳ型胶原蛋白在致密层的接合器;稳定致密层的蛋白	
Ⅳ型胶原蛋白	致密层	尚不清楚	胶原蛋白	致密层的锚层粘连蛋白→支撑结构;也是真皮锚斑的一个组分,连接Ⅶ型胶原蛋白到Ⅰ型和Ⅲ型胶原蛋白	肺出血肾炎,遗传性肾炎
Ⅶ型胶原蛋白	致密下层	成纤维细胞	胶原蛋白	锚原纤维蛋白的主要成分	营养不良性 EB,大疱性狼疮,获得性 EB
硫酸乙酰肝素蛋白聚糖	致密层	成纤维细胞	蛋白聚糖	提供基底膜的基质和全部负电荷(构建一层渗透膜)	

- 提供真皮的结构和营养;对保留水分和信号转导至关重要。
- 由真皮成纤维细胞合成。
- 由胶原蛋白、弹性蛋白、原纤维蛋白、纤维蛋白、整合素、层粘连蛋白、糖蛋白和蛋白聚糖组成。
  - 胶原蛋白是三螺旋结构,由每隔 2 个残基是甘氨酸的氨基酸链(Gly-X-Y)组成,并且 X 和 Y 的位置上很可能分别是脯氨酸和羟脯氨酸/羟赖氨酸。

占皮肤干重的 75%;真皮的主要组分。

Ⅰ型胶原蛋白是 ECM 的主要胶原蛋白(占 85%);也可见Ⅲ型胶原蛋白(占 10%,在血管、胎儿皮肤、胃肠道、新的瘢痕和瘢痕疙瘩中重要且普遍)和Ⅴ型胶原蛋白。

赖氨酸羟化酶和脯氨酸羟化酶催化胶原蛋白的交联耦合;这一过程依赖维生素 C(缺乏→维生素 C 缺乏病)。

缺乏胶原蛋白和(或)胶原蛋白交联引起多种类型的埃勒斯-当洛(皮肤弹性过度)综合

表 1-3 表皮蛋白组分(包括非表皮角蛋白)

蛋白	合成部位	功能	相关疾病
角蛋白 1	基底上层角质形成细胞(在棘层产生)	重要的角质形成细胞骨架	表皮松解性鱼鳞病(EHK 的首选新名),表皮松解性和非表皮松解性(Unna -Thost)PPK,Curth -Macklin 豪猪状鱼鳞病*
角蛋白 2	颗粒层		浅表表皮松解性鱼鳞病(Siemens)
角蛋白 3	角膜		遗传性青少年角膜上皮营养不良
角蛋白 4	黏膜上皮		白色海绵状痣
角蛋白 5	基底层角质形成细胞		EBS,Dowling-Degos 病*
角蛋白 6a	毛发外毛根鞘		Ⅰ型先天性厚甲*
角蛋白 6b	甲床上皮		Ⅱ型先天性厚甲
角蛋白 9	掌跖基底上层角质形成细胞		Vorner(表皮松解性)PPK
角蛋白 10	基底上层角质形成细胞(在棘层产生)		表皮松解性鱼鳞病*
角蛋白 11	颗粒层		
角蛋白 12	角膜		遗传性青少年角膜上皮营养不良
角蛋白 13	黏膜上皮		白色海绵状痣
角蛋白 14	基底层角质形成细胞		EBS,Naegeli-Franceschetti-Jadassohn 综合征,网状色素性皮病
角蛋白 16	毛发外毛根鞘		Ⅰ型先天性厚甲*
角蛋白 17	甲床上皮		Ⅱ型先天性厚甲,多发性脂囊瘤
角蛋白 19	基底层干细胞		
角蛋白 71,73,74	毛发内毛根鞘		羊毛状发
角蛋白 32,35,82,85	毛小皮		
角蛋白 17,33,34,36,37,75,81	毛髓质		须部假性毛囊炎
角蛋白 31~38,81,83,85,86	毛皮质		念珠状发(常见是 KRT81,KRT83,KRT86;也可见 DSG4)
丝聚合蛋白/丝聚合蛋白原	颗粒层	聚集角蛋白,扁平的颗粒层细胞;在角质层降解成尿刊酸和吡咯烷酮羧酸,帮助抵御和吸收紫外线。尿刊酸是一种天然的保湿成分——帮助维持角质层的水化或湿润	寻常性鱼鳞病,特应性皮炎
兜甲蛋白	颗粒层	角化细胞外膜的含量最高的组分,通过转谷氨酰胺酶 1** 与内披蛋白交联	伴鱼鳞病的 Vohwinkel 综合征(不伴耳聋);在银屑病中降低
外皮蛋白	颗粒层	角化细胞外膜的组分。蛋白通过转谷氨酰胺酶 1 交联到一起→牢固的边界	在银屑病增加

* 银屑病和其他过度增殖性疾病:角蛋白 6 和 16 上调而角蛋白 1 和 10 下调。

** 转谷氨酰胺酶 1 突变→板层状鱼鳞病和先天性非大疱性鱼鳞病样红皮病。

征(EDS):COL1A1/2(关节松弛型 EDS,成骨不全);COL3A1(血管型 EDS 综合征);COL5A1/2(经典型 EDS);赖氨酸羟化酶/PLOD1 基因(脊柱侧凸型 EDS 综合征)。

基质金属蛋白酶降解胶原蛋白。

维 A 酸类药物→胶原蛋白产生增多。

皮质类固醇和紫外线→胶原蛋白的产生减少。

○弹力纤维提供拉伸的弹力，并且调节TGF-β和BMP信号。

占皮肤干重的4%。

90%的弹性蛋白(核心)和10%的原纤维蛋白(围绕弹性蛋白)；弹性蛋白包括高含量的锁链素和异锁链素→它们通过赖氨酰氧化酶(功能依赖于铜)与原纤维蛋白交联。

显著的由弹性组织缺陷引起的疾病：原纤维蛋白1突变(马方综合征)；原纤维蛋白2突变[先天性挛缩性蜘蛛指(趾)]；腓骨蛋白5(皮肤松弛症；基因缺陷导致锁链素减少)；LEMD3突变(Buschke-Ollendorf综合征；缺失导致锁链素增多)；ABCC6突变(弹性假黄色瘤；突变导致弹性纤维的断裂和钙化)。

中期弹性纤维在真皮网状层水平或平行运动，前弹性纤维在真皮乳头层垂直向真皮表皮连接处运行。

紫外线照射→弹性纤维损伤。

• 所有上述的纤维都处于由蛋白聚糖和糖胺聚糖(GAG)形成的基质中，可以保存大量水分(高达自身容量的1000倍)=基质。

○最重要的糖胺聚糖=透明质酸、硫酸软骨素、硫酸皮肤素和硫酸乙酰肝素。

○GAG被溶酶体水解酶分解。

◇皮肤脉管系统

• 皮肤脉管系统对支持皮肤的新陈代谢和维持体温具有很重要的作用。

• 两个脉管丛：浅层(→网状真皮的血管)和深层(→毛囊和腺体)。

• 血管内皮细胞生长因子(VEGF)是血管生成的重要的调节因子。

○VEGF增加：大部分肿瘤、银屑病、POEMS综合征和其他伴血管增生的疾病。

• 淋巴管从间质吸收液体和蛋白，然后引导其进入淋巴循环。

• Prox1、肾小球足突细胞膜黏蛋白(D2-40)、LYVE-1和VEGFR-3是淋巴管的标记物。

◇皮肤神经学

• 皮肤的神经负责感知触、压、痛、痒和其他感觉。

• 皮肤感觉神经分为游离神经末梢和神经末梢小体(圆形或球形神经细胞和其他细胞的集合体)。

○游离神经末梢

痒和痛觉：A-δ型(较大；有髓鞘)和C-多模式伤害感受器传入纤维(较小；无髓鞘)。

止于表皮/真皮浅层。

○特殊的神经感受器(神经末梢小体)

克劳泽终球：生殖器、肛周和唇红。

触觉小体：指(趾)浅层(真皮乳头)机械感受器，快感觉，感受压觉或轻触觉。

环层小体：掌跖皮肤、乳头和生殖器部位的深层(真皮深层或脂肪层)机械感受器；快感觉，感受振动和深压觉。

梅克尔神经末梢：浅层(基底层)机械感受器，主要集中在指尖、口唇和外生殖器；慢感觉，感受压觉或触觉。

鲁菲尼小体：深层(脂肪层)机械感受器，主要集中在指甲周围，慢感觉，感受持续性压觉。

• 皮肤附属器的神经支配

○肾上腺素能调节：血管平滑肌、顶浆分泌汗腺和立毛肌的收缩。

○胆碱能调节：外泌汗腺。

(4)附属器结构

◇外泌汗腺

• 外泌汗腺主要负责体温调节和废物排泄。

• 除了外耳道、口唇、阴茎头、阴蒂和小阴唇外，见于所有的皮肤表面。

• 密度最大的为手掌和足掌。

• 由下丘脑控制，受节后交感神经支配，腺体上有毒蕈碱乙酰胆碱受体突触。

• 等渗汗液从腺体分泌→导管内氯化钠被重吸收→低渗汗液被排出到皮肤表面。

○出汗率升高→更多等渗溶液(导管重吸收时间减少)。

○最大出汗速率约为3L/h。

○局部分泌。

• 组成(从深到浅)：分泌部(真皮深层)、皮内或直导管(组织学可见嗜酸性角质层)和顶端汗管(表皮内；螺旋导管开口于皮肤表面)。

• S100、角蛋白、CEA等可染色。

◇顶泌汗腺

• 人体内功能不清的外分泌汗腺，在动物体内通过释放激素调节性吸引力。

○ 大约在青春期开始分泌。

• 主要分布在肛门生殖器皮肤、腋窝、外耳道、唇红边缘、脐周、眼睑边缘和乳晕。

• 开口于毛囊漏斗部(皮脂腺导管上方)。

• 分泌调控尚不清楚→腺体是非神经支配的，但是有β-肾上腺素能受体，可能受循环中儿茶酚胺调节。

• 分泌产物通过断头分泌释放：胆固醇和胆固醇酯类、甘油三酯、角鲨烯和脂肪酸。

○ 脂褐素=脂质和蛋白质的有色混合→色汗症呈现黄色-棕褐色的原因。

• 分泌物最初无味→后来在体表细菌的作用下→引起体味。

• 异位或修饰的顶浆分泌腺：乳腺、外耳道的耵聍腺和眼睑的睫毛腺。

○ 这些腺体直接开口于皮肤表面。

◇皮脂腺

• 是外分泌腺体，主要分布于头皮、面部和前胸上部("脂溢性区域")。

○ 手掌和足掌没有。

• 功能包括保存水分和固有免疫。

• 由皮脂腺细胞组成，含有脂质空泡。

• 通常和毛囊相连，流入毛囊漏斗部的下部。

• 青春期雄激素的产生是皮脂腺成熟的主要信号(由肾上腺素调控)。

○ 来自母体的短暂的雄激素可刺激婴儿期的皮脂腺分泌。

• 其他刺激皮脂腺成熟和皮脂产生的内分泌因子：MSH、CRH 和 P 物质。

• 分泌产物通过全浆分泌释放(整个细胞溶解释放内容物)：

○ 甘油三酯(1 号组分≈50%)>蜡脂(2 号组分)>角鲨烯(3 号组分)。

○ 其他：胆固醇酯类、胆固醇、抗菌肽、雄激素类和细胞因子。

• 异位皮脂腺：睑板的睑腺、Fordyce 斑(唇红或口腔黏膜)、蒙氏结节(乳晕或乳头)、Tysons 腺(小阴唇或包皮)、睑缘腺(眼睑边缘，靠近睫毛腺)。

◇毛发

• 上皮源性的附属器，对体温调节起重要作用，对鼻黏膜、眼睛、耳起保护作用，还可以用于社交和性暗示，并传导触觉。

• 3 种类型的毛发。

○ 胎毛——妊娠期和出生第 1 个月内的纤细毛发，后期会脱落。

○ 毳毛(毫毛)——生命早期，覆盖于面部、躯干和四肢的纤细毛发。

○ 终毛——头皮、眉毛和睫毛处，粗而黑的毛发；青春期雄激素诱导其他部位的毛发向终毛转换。

• 毛发的密度：头皮处约 10 万根毛发；金发人群毛发密度较大，红发人群的较小。

• 解剖：见表 1-4。

• 毛囊的层次(由外到内)：玻璃膜、外毛根鞘、内毛根鞘(亨勒层、赫胥黎层和角质层)；毛干[毛小皮、皮质(多数毛发角蛋白分布的部位)、髓质]。

○ 角质层保护毛发的完整——损伤→发梢分叉(毛发纵裂症)。

○ 毛干和内毛根鞘融合成角质层。

• 毛乳头：间充质结构(源于胚胎中胚层)，包含脉管系统，调节毛发周期。

• 毛发周期：见表 1-5。

○ 脱落期：毛发休止期和生长期之间活跃脱落的阶段。

每天脱落约 100 根毛发。

○ Kenogen：休止期的亚阶段，此时无毛干。

• 毛发的颜色与毛发在生长期毛球或基质中的黑色素细胞有关。(黑素单元=1 个黑色素细胞：5 个角质形成细胞；黑色素细胞只在生长期产生黑色素)。

○ 真黑色素(棕色/黑色毛发色素)对比嗜黑色素细胞(红色/金色毛发色素)。

• 毛囊干细胞主要存在于毛球处，有助于毛发周期性生长、组织再生和伤口愈合；毛囊黑色素细胞可在疾病状态下(如白癜风)迁移到毛囊间区域，协助皮肤重新恢复颜色。

○ 与毛囊间皮肤基底层的干细胞一样，毛囊干细胞也具有有限的有丝分裂能力，可短暂增殖细胞。

• 半胱氨酸残基产生的二硫键键合决定头发的卷曲程度——拉直头发时会破坏这些二硫键，但可恢复。

◇甲

• 这一附属器结构对指尖的保护和功能、足的正常功能、搔抓能力及美学外观非常重要。

- 甲板由产生角蛋白的甲细胞组成。
- 重要的解剖结构：见表1–6。

- 生长速率。
  - 指甲：每个月2~3mm（约6个月长出）；
  - 趾甲：每个月1mm（约12个月长出）。

表1–4 毛发解剖

毛发结构	描述
毛球	毛囊最末端的部分
毛母质	快速增殖性角质形成细胞，最终分化产生毛干
毛漏斗部	位于毛囊皮脂腺开口处至皮肤表面的区域，外毛根鞘展示了类似于滤泡间上皮细胞的角质形成作用（即有透明角质颗粒）
毛囊峡	位于皮脂腺开口处至立毛肌附着点的区域，外毛根鞘会伴有毛鞘性角化（没有内毛根鞘，内毛根鞘在此之前已经脱落）
下毛囊	位于近端毛囊峡至毛球部的区域；包裹真皮乳头；由内毛根鞘和外毛根鞘组成；最宽的部位是Auber临界线
立毛肌	在毛球处插入毛囊，使毛发直立（鸡皮疙瘩）
隆突区	位于立毛肌附着处，是外毛根鞘的一部分，毛囊干细胞的主要存在部位
次级毛芽	毛囊干细胞和黑素细胞干细胞的其他存在部位，在毛囊休止期位于真皮乳头和毛棒之间
结缔组织鞘（CTS）	与基底膜带紧密相连的特殊的间充质毛囊鞘，并且与真皮乳头层相连
真皮乳头（DP）	“洋葱”状，紧密堆积的具有诱导性和形态性的成纤维细胞群，毛发周期的成纤维细胞的转运就发生在结缔组织鞘和真皮乳头之间，真皮乳头的数量决定了毛球的大小，从而决定了毛干的直径
内毛根鞘（IRS）	包裹并且决定毛干的方向；通常会发生角化；转化成瓜氨酸后会被染成红色；不存在于毛发休止期，只存在于毛囊下部而不存在于毛囊漏斗部或峡部
外毛根鞘（ORS）	远端与表皮相延续，近端与毛球相融合，提供滑动板、营养、调节分子和干细胞
Auber临界线	毛球最宽的部分，也是毛发生长过程中，发生大部分有丝分裂活动的关键部位
毛囊色素单元	产黑色素的毛囊黑素细胞位于真皮乳头的上1/3及其周围；将嗜黑色素细胞和真黑色素转运到毛母质周围正分化的毛囊角质细胞中；每个退行期大量凋亡，而在生长期又从毛胚中的黑素干细胞中再生

Adapted from Bolgnia JL, Jorizzo JL, Rapini RP. Dermatology, 3rd Ed. Elsevier. 2012.

表1–5 毛发生长周期

	生长期	退行期	休止期
阶段	生长（头发每天约4mm或每个月约1cm）；毛囊黑素细胞仅在生长期活跃	退行（黑素细胞在基质中凋亡；内毛根鞘丧失）	休止
持续时间	2~6年	2~3周	3个月
占头发的百分比	85%~90%	1%~2%	10%~15%

表1–6 甲解剖

甲位置	描述
近端甲皱襞	浅层与皮肤相连，深层与甲母质相连
甲上皮	位于甲板和甲母质之间；作为与环境之间的封闭层
甲母质	甲单位近端末端，产生甲板；近端甲母质→甲板表层；远端甲母质→甲板腹层；甲母质可见黑色素细胞
甲半月（远端甲母质）	连接甲母质和甲床
甲板	坚硬，甲的功能单位，主要由角蛋白组成；与甲床连接牢固
甲床	从甲半月延伸到甲皮肤带，供给甲板的营养。在甲板形成中起极小的作用
甲皮肤带	红色或粉红色的横断带，甲床末端的标志
甲下皮	连接游离甲板腹侧和指尖皮肤
两侧甲皱襞	引导甲板的生长

第2节 胚胎学

1. 皮肤结构起源于3个原始胚层中的2个。

(1)外胚层:表皮、附属器结构、梅克尔细胞、黑色素细胞(神经脊)和神经(神经外胚层)。

(2)中胚层:成纤维细胞、朗格汉斯细胞、血管和炎性细胞。

2. 表皮

(1)5周:外层的表皮和里层的基底表皮层。

(2)8周:表皮分层。

(3)9~12周:黑色素细胞,朗格汉斯细胞和梅克尔细胞迁移到表皮。

(4)妊娠中期末:终末分化,出现全层结构。

3. 基底膜,真皮和皮下组织

(1)6~8周:表皮下方出现成纤维细胞。

(2)9周:表皮和真皮之间出现明显的边界(DEJ出现)。

(3)9~12周:原始的脉管系统形成。

(4)16~18周:原始脂肪在皮下组织形成。

(5)20周:真皮厚度成熟,皮嵴出现。

4. 毛发

(1)9~12周:原始毛囊在眉毛、头皮、上唇和颏形成——扩展到骶尾部和腹部;表皮基板(来源于外胚层)诱导其下的真皮乳头形成(来源于中胚层)。

(2)18~20周:毛管充分形成。

(3)24~28周:从生长期到退行期再到休止期的周期开始。

◇音猬因子是休止期向生长期转变的一种重要的调节分子。

5. 甲

(1)8~10周:甲床出现。

(2)12周:近端甲皱襞形成。

(3)17周:甲板形成,在20周覆盖甲床。

6. 附属腺体

(1)10周:手掌和足掌的外泌汗腺原基形成。

(2)14~16周:外泌汗腺原始芽向下生长,腺体开始发育。

(3)22周:躯干外泌汗腺开始形成,掌跖皮肤小汗腺几近成熟。

(4)在22周时,顶泌汗腺开始形成,晚于外泌汗腺。

(5)皮脂腺的形成与毛囊的形成平行(由外毛根鞘衍生)。

7. 黑色素细胞

(1)神经嵴来源的细胞,沿着KIT和KIT配体的方向迁移。

(2)12周:表皮出现黑色素细胞。

(3)12~16周:开始产生黑色素。

(4)16~20周:黑色素细胞增殖并且具有全部功能(向角质形成细胞输送黑色素体)。

8. 皮肤干细胞生物学

(1)表皮干细胞负责皮肤的维持、修复以及更新。

(2)角质形成细胞干细胞位于毛球和毛囊间表皮的表皮突底部。

(3)表皮40~56周彻底更新1次。

(4)干细胞是多潜能的,有无限的分裂增殖能力。

(5)不对称分裂产生瞬时复制细胞,进而快速分裂产生终末分化的细胞。

第3节 伤口的愈合

1. 3个阶段:炎性浸润,增生,重塑。

(1)炎性浸润阶段(开始于最初的6~8h,可以持续3~4天)。

◇血块形成和凝固是最初的步骤。

- 血小板第一个到达伤口的位置→释放多种因子(ADP、凝血因子、PDGF、EGF、纤维蛋白原、纤维连接蛋白、TGFα、TGFβ),其中一些是血小板、成纤维细胞和免疫细胞的趋化因子;血小板与纤维蛋白相互作用。
- 纤维蛋白原(ECM首先沉积的组分)和纤维连接蛋白(促进形成成纤维细胞重建的基质)是凝集和凝固过程的必要物质。
  - ○血块需被清理(被纤溶酶原或纤溶酶和金属蛋白酶清理),进而才能形成瘢痕愈合。

◇组胺、前列腺素、补体和激肽引起血管扩张。

◇48h内中性粒细胞集聚(纤维蛋白原或纤维蛋白产物、C5a和其他细胞因子趋化中性粒细胞)。

- 清除细菌和清创术。

◇然后巨噬细胞到达→它们是伤口愈合所必需的细胞类型。

• 吞噬细胞吞噬或清除组织或病原体，进入增生的阶段（通过生长因子的分泌→成纤维细胞增多和ECM形成）。

（2）增生阶段（开始于5~7天并且可能持续长达1个月）

◇被巨噬细胞释放的生长因子（PDGF、TGFα/TGFβ、FGF等）激活。

◇上皮再生于24h内开始，由EGF、KGF、IGF-1和其他由成纤维细胞、血小板和角质形成细胞释放的生长因子介导。

◇伤口附近的角质形成细胞跳跃式增生（横向移动到桥粒断裂处）→上皮再生。

• 单核细胞产生的胶原酶帮助角质形成细胞的迁移。

◇肉芽组织（巨噬细胞、成纤维细胞和血管）于3~5天形成，ECM的沉积为修复提供了支架。

• 肉芽组织形成需要纤维蛋白连接素→被胶原蛋白Ⅲ取代并且最终被胶原蛋白Ⅰ取代。

◇纤维增生发生于3~14天——胶原蛋白和其他成纤维细胞产生ECM的组分沉积（迁移发生在伤口形成后约2天，依赖于纤连蛋白的骨架迁移或运输）。

• 伤口收缩由肌成纤维细胞介导（最大效应在1~2周，这些细胞含有肌动蛋白微丝）。

◇新生血管生成/血管生成——由VEGF、TGF-β、血管生成素和其他分子介导。

• 开始于伤口愈合的第1周。

（3）重塑（开始于3~4周并且可以持续1年）

◇瘢痕基质形成（通过成纤维细胞产生胶原蛋白或纤维蛋白连接素或透明质酸），肉芽组织的退化（内皮细胞首先凋亡，巨噬细胞最后）；胶原重塑。

2. 瘢痕的抗拉力强度（高倍视野）。

（1）1周：达到5%。

（2）3周：20%。

（3）3个月：50%。

（4）1年：80%。

第4节 遗传学

1. 疾病的遗传学基础是明确的：单基因缺陷（大疱性表皮松解症）、多基因，或者仅部分遗传（糖尿病和银屑病）。

2. 遗传方式：检查家系和患病的个体可以预测未来后代被影响的风险（表1-7）。

第5节 实验室技术与分子生物学

见表1-8至表1-13。

表1-7 遗传模式

模式	父母影响	性别影响	遗传	复发风险	风险因素
常染色体隐性遗传	无（携带者）	男女相同	疾病可见于先证者的兄弟姐妹，而不是在父母或子女中 通常可见于一代人中	1/4	血亲，偏远人口（例如，地理上的、语言上的）
常染色体显性遗传	有*	男女相同	疾病可见于每一代人中	1/2	新生突变
X-染色体隐性遗传	母亲是一位“携带者”	男性“全部”患病 女性“携带者”可能表现为轻微症状（例如，在一个镶嵌样模式中）	无男性对男性的遗传（但是所有男性患者的所有女儿都是“携带者”）	女性“携带者”的儿子有1/2的概率患病（并且其女儿有1/2的概率为“携带者”）	新生突变

*除非先证者发生新生突变，并且因此是受影响的第一代。

From Bolognia JL, Jorizzo JL, Rapini RP, Dermatology, 3rd Ed. Elsevier. 2012.

表 1–8 聚合酶链反应(PCR)

目的

从复杂的混合物中扩增出特定的 DNA 片段

要求

需要知道目的 DNA 序列(或至少知道其末端)

基本概念

- 随着温度的增加,双链 DNA 可以被熔化或展开成单链;当冷却时,如果核苷酸序列是互补的则单链又重新组合成双链(杂交)*
- 在杂交过程中,2 条互补链彼此结合。在一条链上的 A 核苷酸结合互补链上的 T 核苷酸,在一条链上的 G 核苷酸结合互补链上的 C 核苷酸,反之亦然
- 在 PCR 过程中,称为寡核苷酸引物的短 DNA 链被设计用于与特异性模板 DNA 序列杂交

方法概要

- 寡核苷酸引物被设计成在目的 DNA 的每一端杂交的特异性序列。这些引物加入含有模板 DNA、热稳定性 DNA 聚合酶,以及核苷酸的 dATP(A)、dTTP(T)、dGTP(G)和 dCTP(C)的反应容器中,随之加入的还有缓冲溶液
- 将反应容器置于热循环仪,它通过许多循环控制所述反应的温度
- 每个循环的步骤如下:①变性;②引物退火或引物杂交;③引物延伸;④重复完整的 PCR 循环 30~40 次

优点

- PCR 简单且快速
- 由于 PCR 产物呈指数增加,它对于扩增微量 DNA 极其敏感。每个循环使 PCR 产物的数量增加 2 倍。PCR 产物的 n 个周期后的总数量将是 2n 倍

缺点

- 由于其高度敏感性,微量 PCR 产物对 DNA 样品的实验室污染可能会导致错误的结果
- 对于目的片段,用于 PCR 引物退火的序列是相似的但不完全相同。这可以用热启动技术(DNA 聚合酶活性在第一变性步骤之后才起作用)和(或)巢式 PCR(在 PCR 扩增后,使用与第一组引物内的序列杂交的第二组引物重复 PCR 扩增)来进行。在巢式 PCR 中,第二组引物将仅杂交第一组 PCR 扩增所得到的正确的 PCR 产物
- DNA 聚合酶偶尔结合不正确的核苷酸。对于这种情况,可以使用具有校对酶活性的聚合酶,这也会,甚至产生更长的 PCR 产物,约 50kb

实验应用

- PCR 可以检测特定序列或克隆这段序列
- PCR 可用于标记带有放射性核苷酸的 DNA
- PCR 可用于快速单倍型分析

替代技术

- 定量 PCR——通过 PCR 方法确定特定 DNA 片段的量(拷贝数)。这是一个相对简单和高通量的方法,称为实时定量 PCR,该方法使用了特殊设计的热循环仪,可以测量每一个循环后 PCR 产物的量。DNA 的水平越高,该 DNA 越容易被检测到。这可用于测量癌症中的遗传变化,例如基因扩增,以量化治疗后癌症的残留量,或量化样品中病原体的量。该方法可以区分基因多态性
- Southern 印迹、原位杂交、比较基因组杂交

* 杂交实际上是形成分子生物学几种技术的基础。两条链可以是 DNA:DNA(PCR,Southern 印迹法);DNA:RNA(RNA 印迹法,原位杂交)或 RNA:RNA。From Bolognia JL, Jorizzo JL, Rapini RP. Dermatology, 3rd Ed. Elsevier. 2012.

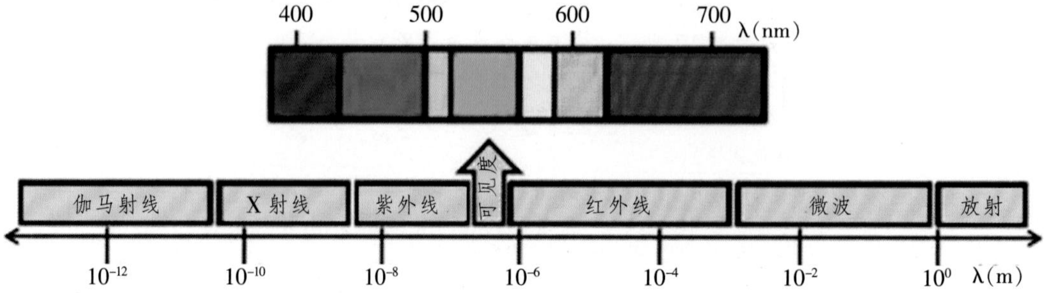

图 1–4 电磁频谱。(From Baron ED and Suggs AK. Introduction to Photobiology, 2014-07-01Z, Volume 32, Issue 3, Pages 255–266. Elsevier. 2014.)

表 1-9 DNA 测序

目的

确定 DNA 中核苷酸 A、G、C、T 的序列或顺序

要求

待测序的 DNA 片段可以是 PCR 产物或质粒中存在的克隆 DNA 片段，但它应该是纯化的

基本概念

- 反应链终止或突变是 DNA 测序的首选方法
- 在链终止中，通过在测序混合物中分别添加 dATP、dCTP、dGTP 或 dTTP(ddATP、ddCTP、ddGTP、ddTTP)的类似物来终止新 DNA 链的延伸。当 DNA 聚合酶掺入核苷酸类似物而不是正确的正常核苷酸时，DNA 合成终止，因为聚合酶不再能够连接到下一个核苷酸
- 凝胶电泳用于分离由链终止合成产生的不同大小的 DNA 片段，用电流使 DNA 片段在凝胶中迁移，较小的分子较少受到凝胶的阻碍，并且比较大的分子行进得更快

方法概要

- 寡核苷酸引物与待测序的 DNA 杂交，DNA 聚合酶合成第二条互补链
- 通过掺入荧光核苷酸类似物(ddATP、ddGTP、ddCTP、ddTTP)可以随机终止第二条链的合成，包含该末端核苷酸类似物的 DNA 片段可以被识别，因为每个 ddNTP 都用不同的颜色标记
- 不同的 DNA 片段通过聚丙烯酰胺凝胶或毛细管进行电泳
- 用不同荧光染料标记的核苷酸类似物终止不同长度的 DNA 链，通过荧光检测并指示 DNA 序列的顺序

优点

- 荧光链终止方法能够通过自动分析结果快速测序大量 DNA

缺点

- 每个反应只能测出常规序列的大约 500 个碱基
- 对于富含 G 和富含 C 的区域有一定难度
- DNA 必须是高质量的

实验应用

- 确定未知的序列
- 确认目的 DNA 的克隆体片段

替代方法

- 焦磷酸测序
- 通过寡核苷酸连接和检测进行测序
- 固相扩增，然后通过合成随机片段化的 DNA 进行测序

* 凝胶电泳用于许多分子生物学技术中以分离不同大小的 DNA、RNA 或蛋白质分子。

From Bolognia JL, Jorizo JL, Rapini AP. Dermatology. 3rd Ed. Elsevier. 2012.

表 1-10 反转录 PCR(RT-PCR)

目的

- 通过 PCR 扩增 mRNA，首先将 mRNA 转化为 DNA(称为互补 DNA 或 cDNA)，通过 PCR 将 cDNA 的特定区域扩增至可检测的水平

要求

- 起始材料可以是细胞总 RNA[包括核糖体 RNA、转移 RNA 和信使 RNA(mRNA)]和纯化的 mRNA

基本概念

- 为了研究 RNA，许多研究 RNA 的技术首先通过反转录酶将 RNA 转化为 cDNA，用的是一种依赖 RNA 的 DNA 聚合酶

（待续）

表 1-10(续)
方法概要
• 反转录酶可以通过 3 种不同的方法将 mRNA 转化为 cDNA。取决于用于初始 RT 步骤的引物。*①随机六聚体引物含有 6 个核苷酸(六聚体),它们具有 dA、dG、dC 和 dT 核苷酸的所有可能的序列组合(4^6 个可能的组合),随机六聚体将与样品 RNA 中的相应互补序列杂交;②寡核苷酸 dT 引物仅含有 dT 核苷酸,并且与 mRNA 分子末端存在的互补的 dA 核苷酸串杂交(多聚 A 尾);③第三种选择是一种引物仅与特定 mRNA 序列杂交
• 在 mRNA 转化为 cDNA 后,加入特定序列的引物,进行 PCR 扩增
优点
• 在 PCR 方面,RT-PCR 简单快速
• RT-PCR 在检测低水平的 mRNA 转录物时极为敏感
缺点
• 如果 RNA 样本被 DNA 污染(包括目的基因),可以从 DNA 扩增 PCR 产物,即使不存在相应的基因 mRNA。为了控制这一点,RNA 样品的 RT-PCR 可以在反转录酶存在或者不存在的情况下进行†
• RNA 容易降解,缺乏特定的 mRNA 转录可能是由 RNA 在提取期间和之后的降解而引起的。RNA 质量可以通过基因的凝胶电泳和(或)管家基因(表达于所有细胞)的 RT-PCR 检测
实验应用
• 可以扩增 mRNA 基因转录物用于随后的克隆和测序
• 可以分析 mRNA 基因转录物(而不是基因)的突变的存在
替代方法
• 定量 RT-PCR——通过添加反转录步骤进行定量 PCR。来自目的基因的 mRNA 转录物水平可以量化。这是非常重要的,因为它使我们能够测量并比较不同类型细胞或在不同条件下生长的细胞中 mRNA 转录物的数量
• 相应的,含有较少 mRNA 转录的样品将在指数期之前获得更多的 PCR 循环。因此,可以通过精确测量生成定义量的 PCR 产物(y 轴)所需的 PCR 循环(x 轴)的数量比较不同的 RNA 样本
• 通过仔细设计引物,可以使用定量 RT-PCR 测量可变剪接形式的基因数量
• 不基于 RT-PCR 的测量 RNA 水平的替代方法,包括 Northern 印迹和核糖核酸酶保护测定
• 差异显示——用于在几个样本中找到基因表达的差异。它是一个基于 RT-PCR 的系统,使用短的任意引物可以大量扩增样本中的基因。通过比较凝胶电泳后观察到的 PCR 产物的复合条带模式,可以观察到一些样品中存在而另一些样品中不存在的条带。通过进一步研究,可以将这些差异带鉴定为对应于已知或新型的基因

* 除了 RNA 之外,反应混合物还含有反转录酶、寡核苷酸引物、dNTP 和缓冲液。

† 如果不存在 DNA 污染,PCR 产物将不会从未反转的 RNA 扩增,并且 PCR 产物将仅存在于已经反转录成 cDNA 的 RNA 样品中。

From Bolognia JL, Jorizo JL, Rapini RP. Dermatology. 3rd Ed. Elsevier. 2012.

表 1-11 蛋白印迹
目的
• 蛋白印迹分析可以测量样品中存在的蛋白质的大小和数量
要求
• 蛋白印迹分析需要一种特异于目的蛋白质的抗体(即不与其他蛋白质反应)
基本概念
• 通过将蛋白质注射到动物体内,并随后从血清免疫球蛋白部分中分离抗体,从而获得对蛋白质抗原上的几个表位发生反应的多克隆抗体
• 通过用抗原免疫小鼠(或大鼠、兔、鸡)获得仅与蛋白质抗原的一个表位反应的单克隆抗体,将动物的反应性淋巴细胞与永生性骨髓瘤细胞系融合,以产生能够无限提供抗体的细胞
• 二抗用于检测蛋白质或与蛋白质结合的一抗。这些检测抗体可通过附着荧光探针或附着酶来观察,所述酶可通过酶作用在基质上产生光或颜色

(待续)

表 1-11(续)

方法概要

- 将溶解的蛋白质混合物在聚丙烯酰胺凝胶上分离并电泳转移至膜上。然后将膜浸泡在含有抗体的缓冲液中,通过生色或化学发光测定法检测结合的抗体

优点

- 蛋白印迹分析是检测和定量复杂混合物中存在的蛋白质的简单而灵敏的方法
- 蛋白印迹分析可以确定特定蛋白质相对于标准对照的分子量

缺点

- 蛋白质在提取过程中会发生降解。在提取缓冲液中使用蛋白酶抑制剂有助于防止降解
- 要通过蛋白印迹进行分析,必须具有能够识别变性蛋白质的高度特异性抗体
- 蛋白印迹可能包含非特异性染色的高背景。为了纠正这一点,使用了阻断剂,如牛血清白蛋白或乳蛋白
- 大蛋白质不能充分从凝胶转移到膜上,小蛋白质可以通过膜转移而不结合。通过控制转移过程的持续时间,可以实现对膜的充分转移

实验应用

- 检测,定量和定性特定蛋白质
- 鉴定抗体对已知抗原的活性

替代方法

- 斑点印迹——将一滴蛋白质混合物置于纸膜上,如蛋白印迹一样用抗体检测目的蛋白质。该技术的缺点在于,由于没有通过凝胶电泳分离大小,无法区别与正常大小的蛋白质的特异性结合和非特异性背景结合
- 免疫沉淀(IP)——在该技术中,将特异性抗体加入蛋白质混合物中,然后随之产生的抗体-蛋白质复合物会被分离重构。因为蛋白质在免疫沉淀中不会首先变性,所以能以更原生的配置检测它们
- 免疫沉淀-蛋白印迹——蛋白质-蛋白质相互作用可以通过首先用一种抗体免疫沉淀蛋白质来研究,降低蛋白质复合物的复杂性。将蛋白质复合物在聚丙烯酰胺凝胶上分离,然后通过蛋白印迹法检测蛋白复合物的成分
- 酶联免疫吸附测定(ELISA)——这是一种灵敏、特异的量化蛋白数量的特定方法。涂有单克隆抗体的平板捕获目的蛋白质,洗掉其他蛋白质。然后使用经过比色法或发光法标记的二抗以此检测蛋白质
- 免疫组织化学——这用于对蛋白质的细胞定位。针对目的蛋白的抗体用于检测组织切片。使用与酶耦联的二抗检测,使酶与底物反应产生有色沉淀

From Bolognia JL, Jorizzo JL, Rapini RP. Dermatology, 3rd Ed. Elsevier. 2012.

表 1-12　核酸阵列

目的

- 在一个实验中分析数千个基因的 mRNA 表达

要求

- 来自样品的总 RNA 或 mRNA(比 RT-PCR 所需的量多)

基本概念

- DNA 的杂交——与 PCR 中的杂交原理相同,只是需要同时评估许多不同的基因。DNA 被附着在探针上或点在玻璃片上,在数千个特定位置的表面上被化学合成。如果细胞表达相应基因的 mRNA,那些从这些细胞中的 mRNA 制备的标记 cRNA 杂交会产生与其表达水平相关的信号强度

方法概要

- 反转录 RNA 以产生 cDNA。在生物素化的核苷酸存在下,cDNA 的体外转录产生生物素标记的 cRNA。然后将标记的 cRNA 分子与附着于探针或芯片上的小 DNA 片段杂交。样品用链霉抗生物素蛋白藻红蛋白染色,链霉抗生物素蛋白结合 cRNA 上的生物素,藻红蛋白产生荧光信号。通常,对比两个样本的基因表达模式,例如正常与肿瘤,或治疗与未治疗等

(待续)

表 1-12(续)
方法概要
• 也可以使用寡核苷酸阵列。使用该方法时,RNA 直接用荧光或放射性核苷酸标记,并与载玻片或膜上的寡核苷酸杂交。当使用放射性探针时,样品被杂交以分离微阵列。将要比较的 mRNA 样品用不同颜色的荧光探针标记,则两个样品可以同时杂交到相同的阵列
• 扫描仪测量每个点的信号强度,计算机软件比较两个样品中过表达和低表达的基因
优点
• 在一个实验中可以快速和定量地分析数以千计的基因
缺点
• 可能无法检测到低水平表达的基因
• 对于某些基因,cRNA 可能不会在实验室使用的条件下杂交
• RNA 必须具有非常高的质量
实验应用
• 微阵列分析可用于分析基因表达的变化
• 基因表达模式可用于分组样本
替代方法
• 消减杂交
• 基因表达系列分析(SAGE)
• 深度测序
• 微 RNA 阵列
• 比较基因组杂交(CGH)用于检测 DNA 拷贝数的差异
• 单核苷酸多态性(SNP)阵列,用于评估变异标记:可用于链接分析;包括全基因组关联研究

From Bolognia JL, Joitro JL, Rapini RP. Dematology, 3rd Ed. Elsevier. 2012.

表 1-13 蛋白质组学与质谱
目的
• 细胞的蛋白质组代表在一组特定条件下表达的所有细胞蛋白质,研究人员正在开发一种高通量分析方法,该方法可以使研究人员快速和定量地评估在某一特定时间内存在于细胞中的蛋白质复杂混合物
要求
• 来自细胞群的蛋白质或来自这些蛋白质的多肽,是从一定数量的细胞中纯化出来的。蛋白质可以代表总细胞蛋白质或亚细胞成分的蛋白质,这取决于蛋白提纯程序
基本概念
• 质谱法能够精确测量蛋白质、肽或肽片段的大小或质量,通过为这些肽提供正电荷(电离),然后测量带正电荷的肽离子通过管道到检测器所需的时间(飞行时间)
• 肽离子通过的时间与其质量有关,质量小的肽离子相比质量大的移动速度更快(飞行时间长)
方法概要
• 第一步是在质谱分析之前,降低待分析的细胞蛋白质或多肽类混合物的复杂性。分离蛋白质和肽的两种主要方法是二维凝胶电泳和(或)液相色谱分析
• 在二维凝胶电泳中,蛋白质通过等电聚焦在一个 pH 梯度的凝胶中分离(第一维)。pH 梯度(酸性至碱性)会影响蛋白质的总电荷,并且在等电聚焦蛋白中通过迁移至不同的 pH 水平,直到它们达到等电点(无电荷),此时电流不再诱导它们的迁移
• 在通过等电聚焦进行第一维分离之后,这些蛋白质通过第二个聚丙烯酰胺凝胶(第二维)按尺寸进一步分离,较小的蛋白质比较大的蛋白质更快地穿过凝胶
• 在第二维分离后,每种独特的蛋白质将存在于凝胶上的一个独特的“斑点”中。这种蛋白质斑点可以在凝胶中进行物理切割并通过质谱分析

(待续)

表 1-13(续)
方法概要
• 液相色谱法也可用于分离蛋白质(或蛋白质衍生的肽),因为它们流过含有不同类型树脂的色谱柱。这些树脂基于它们的离子强度(离子交换柱)或它们的相对疏水性(反相柱)而结合不同的细胞蛋白/肽
• 在将蛋白质混合物与液相色谱柱结合后,可以将蛋白质/肽从柱中洗脱成不同的级分缓冲液,然后通过质谱法分析。用于蛋白质分析的许多高通量方法都使用液相色谱法
• 然后对分离的蛋白质/肽进行质谱分析,首先使用激光或电喷雾电离和纳喷雾电离将它们电离成带正电荷的离子。基于带电离子的飞行时间,质谱可以测量,记录和打印每种肽的质荷比以及该肽的信号强度
• 在功能强大的计算机和生物信息学软件的帮助下,肽质量/荷比测量可以识别肽序列和含有该肽的蛋白质
• 现在可以使用质谱仪[串联质谱(MS/MS)],它可以"离子捕获"给定的肽离子,然后通过将肽片段化成其组分氨基酸来对肽进行测序。生物信息学软件可以使用此序列信息搜索蛋白质数据库,快速识别蛋白质
优势
• 质谱法非常灵敏,能够检测极少量的蛋白质/肽
• 蛋白质组学领域有望提供有关细胞生物学和疾病的大量信息
缺点
• 需要更好的技术来降低蛋白质/肽混合物的复杂性并以高通量方式差异分离蛋白质/多肽
• 尽管质谱法可以非常精确地测量蛋白质/肽的质量,但是定量测量蛋白质/肽的量仍有难度,正在开发更稳健的技术用于质谱法定量
实验应用
• 质谱法可用于确定特定实验条件的确定细胞群中的完整蛋白质组
• 质谱法可以将一个细胞群中的蛋白质与不同细胞群中的蛋白质(例如,正常黑色素细胞与肿瘤黑色素瘤细胞)进行比较
• 由于质谱分析的灵敏度,它具有作为一种灵敏的诊断方法的前景。例如,质谱法可以用于早期检测特定癌症或系统性疾病中的少量特征性血清蛋白质
替代方法
• 液相色谱法也可用于分离蛋白质(或蛋白质衍生的肽),因为它们流过含有不同类型树脂的色谱柱。许多用于蛋白质分析的高通量方法都倾向于液相色谱法
• 多维蛋白质鉴定(MudPIT)
• 用于定量质谱的同位素标记方法。包括同位素编码的亲和标签(ICAT)、细胞培养中的氨基酸稳定同位素标记(SILAC)。串联质量标签(TT)和用于相对和绝对定量的同量异位标签(iTRAQ)
• 无标记定量蛋白质组学,包括基于峰强度的比较液相色谱-质谱(LC-MS)和基于光谱计数的液相色谱-串联质谱(LC-MSMS)
• 抗体蛋白质阵列
• 反向捕获蛋白质微阵列
• 组织微阵列

From Bolognia JL, Jorizzo JL, Rapini RP. Dermatology, 3rd Ed. Elsevier. 2012.

第6节 紫外线

(一)紫外线(图 1-4)

1. 紫外线(UV)由以下组成。

(1)真空 UVC(10~200nm)。

(2)UVC(200~280nm)。

(3)UVB(280~320nm)。

(4)UVA(320~400nm)→分为 UVAⅡ(320~340nm)和 UVAⅠ(340~400nm)。

2. 太阳辐射由约 50%的可见光、40%的红外线和 9%的紫外线组成。

UVA 从日出到日落持续存在,而 UVB 则在中午左右达到顶峰。

3. 光具有波与光子的特性。

4. 要使光对皮肤有作用,它必须被表皮的载色团(核酸、蛋白质、尿酸和黑色素)或真皮的载色团(血红蛋白和卟啉)吸收。

5. 吸收光谱:被特定分子或载色团所吸收的电磁(EM)谱的一部分。

6. 作用谱:产生特定作用的电磁谱的一部分。

7. UVB 用于将维生素原 D_3 前体(7-脱氢胆固醇)转化为维生素原 D_3,它在外周血循环中异构化为维生素 D_3;在肝脏中,维生素 D_3 被转化为 25-羟维生素 D_3。

(1)90%的维生素 D 是通过这种方式产生的,10%来自饮食摄入。

(2)测定 25-羟维生素 D_3 以评估维生素 D 的储存;活性形式为 1,25-羟维生素 D_3(在肾脏中发生转化)。

(二)最小红斑剂量

1. 最小红斑剂量(MED)是一种特定 UVR 的最小剂量,可导致暴露皮肤产生最小红斑。

2. 通常在暴露后 16~24h 测量。

3. MED 对于确定合适的光疗起始剂量很重要。

(三)重要定义

1. 辐照度/功率(W)是患者暴露于 UVR 的强度。

2. 暴露时间(s)是患者接受 UVR 治疗的时长。

3. 剂量(J/cm^2)是患者暴露在光能下的量。

这 3 个值的关系如下:

剂量(J/cm^2)=辐照度($J/s·cm^2$)×暴露时间(s)

第 7 节 免疫学

一、固有免疫和适应性免疫

(一)固有免疫

1. 无记忆反应的初始防御;出生时就有;只识别外来抗原(非自体抗原)。

2. 病原体相关分子模式(PAMPS;微生物中的保守模式)与模式识别受体结合,如 Toll 样受体(TLR)和核苷酸寡聚域(NOD)受体。

3. 在上皮屏障破裂后的最初几个小时内被激活。

4. 涉及的细胞包括粒细胞、吞噬细胞、树突状细胞和 NK 细胞。

5. 补体级联反应在抵抗细菌和病毒感染方面起着重要作用。

6. 抗菌肽和防御素都是固有免疫系统的抗菌肽(在银屑病中增加,在特应性皮炎中减少)。

(二)适应性免疫

1. 淋巴细胞在激活和分化前的滞后期为了针对由特异性病原体产生的抗原→T 细胞和 B 细胞生成(通过基因重排)。

2. 二次免疫是重新暴露于抗原后的反应,增加效应淋巴细胞产生的数量和速度。

3. T 细胞和 B 细胞受体可以识别外来抗原和自身抗原(并且不区分它们)。

识别自身抗原可以引起自身免疫过程。

4. 最近发现产生抗原特异性 T-和 B-淋巴细胞的过程中,补体发挥一定作用。

5. 涉及的细胞包括树突状细胞、T 细胞和 B 细胞(在适应性免疫中抗体有重要作用)。

二、免疫介质

(一)细胞因子

1. 细胞因子与细胞受体结合→下游信号传导途径的激活或抑制→调节增殖和(或)分化功能。

2. 传统上,基于它们的功能、细胞来源和靶标,将它们分为 3 组:白细胞介素、淋巴因子和趋化因子;然而,每种细胞因子可能具有多种功能,因而存在很多交叉(多效性)(表 1-14)。

(二)Toll 样受体

1. 人类中的 TLR 识别 PAMPS(参见:固有免疫)并且通常在 APC 上表达。

2. APC 上的 TLR 和病原体上的 PAMPS 之间相互作用→ APC 的激活和病原体衍生的抗原呈递给 T 细胞→形成固有免疫和适应性免疫系统之间的联系。

3. TLR 的活化→病原体被吞噬,随后激活促炎症环境分泌细胞因子和趋化因子。

4. 除 TLR3 外,所有 TLR 均使用 MyD88 信号通路激活(表 1-15 和表 1-16)。

三、补体途径

1. 在血液中或在细胞膜上发现的小血浆蛋白质,通常作为酶原处于非活性状态。

表 1-14 主要的细胞因子

细胞因子	激活的免疫系统	主要作用
IL-1α,IL-1β	巨噬细胞,B 细胞,角质形成细胞	增加急性期蛋白质的产生,发热,淋巴细胞活化,巨噬细胞活化,增加白细胞/内皮细胞粘连;参与固有免疫炎症反应
IL-2	T 细胞	T 细胞,B 细胞和 NK 细胞的增殖:T 细胞分化成不同的亚群, 包括记忆 T 细胞
IL-3	T 细胞	刺激并导致多个未成熟的造血细胞谱系的成熟
IL-4	Th2-细胞	刺激 B 细胞同型转换为 IgE:增加 Th2 细胞增殖和分化
IL-5	Th2-细胞	嗜酸性粒细胞激活剂,B 细胞活化,增加 IgA 分泌
IL-6	T 细胞和 B 细胞	涉及免疫反应和中性粒细胞的产生,B 细胞分化和急性期蛋白的诱导
IL-8	单核细胞,T 细胞,角化细胞	趋化因子,可引起中性粒细胞趋化
IL-10	调节细胞,巨噬细胞	抑制巨噬细胞, 树突状细胞和促炎细胞因子的产生: 降低 IL-127、Th1 反应、共刺激分子和 MHC Ⅱ类的表达
IL-12	巨噬细胞,树突状细胞	Th1 反应的激活剂;增加 IFN-γ/TNF-α 产生;增强 T 细胞和 NK 细胞的细胞毒活性(细胞介导的免疫);由 p40 和 p35 亚基组成(注:IL-23 也有 p40 亚基,但与 p19 配对)
IL-15	单核细胞	T 细胞和 NK 细胞的增殖;增强记忆 T 细胞的存活
IL-17	Th17 细胞	角质形成细胞和巨噬细胞的细胞因子和趋化因子产生增加→银屑病发病机制中起关键作用
IL-18	巨噬细胞	诱导 IFN-γ 产生和 NK 细胞增殖
IL-22	Th2 细胞,Th17 细胞	B 细胞的活化和增殖;Th17 细胞增殖;刺激 NK 细胞
IL-23	树突状细胞,巨噬细胞	促进 Th17 增殖和分化→在银屑病发病机制中起关键作用; 由 p40 和 p19 亚基组成(注:IL-12 也有 p40 亚基,但与 p35 配对)
TNF-α	巨噬细胞,肥大细胞,淋巴细胞	巨噬细胞和 T 和 B 淋巴细胞的激活,增加促炎细胞因子的产生,白细胞/内皮细胞黏附,恶病质,发热,急性期蛋白的诱导,增加 MHC Ⅰ类产生
IFN-α	浆细胞样树突状细胞,巨噬细胞	激活抗病毒/抗肿瘤状态(抗增殖),增加 MHC Ⅰ表达,NK 细胞活化
INF-β	浆细胞样树突状细胞,成纤维细胞	增加 MHC Ⅰ类表达,抗病毒/抗肿瘤状态(抗增殖)
INF-γ	T 细胞,NK 细胞	诱导 MHC Ⅰ类和Ⅱ类生成,巨噬细胞活化和细胞因子合成,增加内皮细胞/淋巴细胞黏附,抗病毒状态,抗增殖(Th1 细胞)
		Th1 细胞的分化,具有调理作用的同型转换,巨噬细胞活化,MHC Ⅰ/Ⅱ类表达增加;下调 Th2 通路
G-CSF	巨噬细胞	刺激分裂和分化
GM-CSF	T 细胞,巨噬细胞	粒细胞和巨噬细胞前体和激活剂的增殖

Adapted from Male D, Brostof J, Roth D, Roitt I. Immunology, 8th Ed. Elsevier. 2012.

表 1-15 Toll 样受体

Toll 样受体	配体/关键问题
TLR1	来自革兰阴性细菌和分枝杆菌的脂肽可以与 TLR2 二聚化
TLR2	来自革兰阳性细菌的脂肽(由痤疮丙酸杆菌激活):细菌脂多糖(LPS)结合依赖于 TLR2
TLR3	病毒 dsRNA
TLR4	革兰阴性菌的 LPS
TLR5	鞭毛蛋白(细菌)
TLR6	脂肽(分枝杆菌)
TLR7	病毒 ssRNA/合成配体咪喹莫特激活 IFN-γ 产生
TLR8	病毒 ssRNA
TLR9	未甲基化的 CpG DNA(细菌)

Adapted from Male D, Brostof, J, Roth D, Roitt l. Immunology, 8th Ed. Elsevier. 2012.

表 1-16 抗菌肽

名称	细胞来源	抗菌剂活性	可诱导性	疾病的应用
抗白细胞蛋白酶(ALP)	角质形成细胞、气道上皮细胞	细菌和真菌	-	银屑病时升高
皮离蛋白-1	汗腺	细菌和真菌	-	异位皮炎时降低
人类 β-防御素(HBD)-2	角质形成细胞、气道上皮细胞胃肠道	细菌和真菌	+	银屑病时升高
HBD-3	角质形成细胞、气道上皮细胞	细菌和真菌	+	异位皮炎时降低
HBD 4	角质形成细胞、气道上皮(mRNA)	细菌和真菌	+	-
LL-37/抗菌肽	角质形成细胞、气道上皮细胞泌尿生殖道的粒细胞	细菌和真菌	+	银屑病，酒渣鼻，尖锐湿疣时升高
溶解酵素	角质形成细胞、气道上皮细胞	细菌	-	-
牛皮癣素	角质形成细胞、皮脂腺细胞	细菌和真菌	+	银屑病时升高
RNase7	角质形成细胞、气道上皮细胞	细菌和真菌	+	

Adapted from Bolognia JL, Jorizzo JL, Rapini RP. Dermatology, 8th Ed. Elsevier. 2012.

2. 激活后，它们具有丝氨酸蛋白酶活性，可促使补体级联中的后续蛋白质的裂解或激活。

3. 补体有许多重要的功能。

(1)直接裂解细菌。

(2)细菌的调理(补体与生物体结合并增加吞噬作用)。

(3)趋化性。

(4)清除免疫复合物(因此，补体缺陷综合征会增加狼疮的风险)。

(5)激活免疫反应。

(6)过敏反应。

4. 扩增发生在每个步骤，因为一个活性补体蛋白可以激活许多酶原。

5. 补体蛋白在免疫系统中发挥重要作用(固有免疫和适应性免疫)。

6. 大多数补体蛋白质在肝脏中合成，也是急性期的反应物。

7. 3 种补体途径：①经典途径；②替代途径；③凝集素/甘露糖结合途径均可形成膜攻击复合物(MAC)，C5b~C9(图 1-5)。

MAC 在致病生物细胞膜上形成跨膜通道/孔→裂解/死亡。

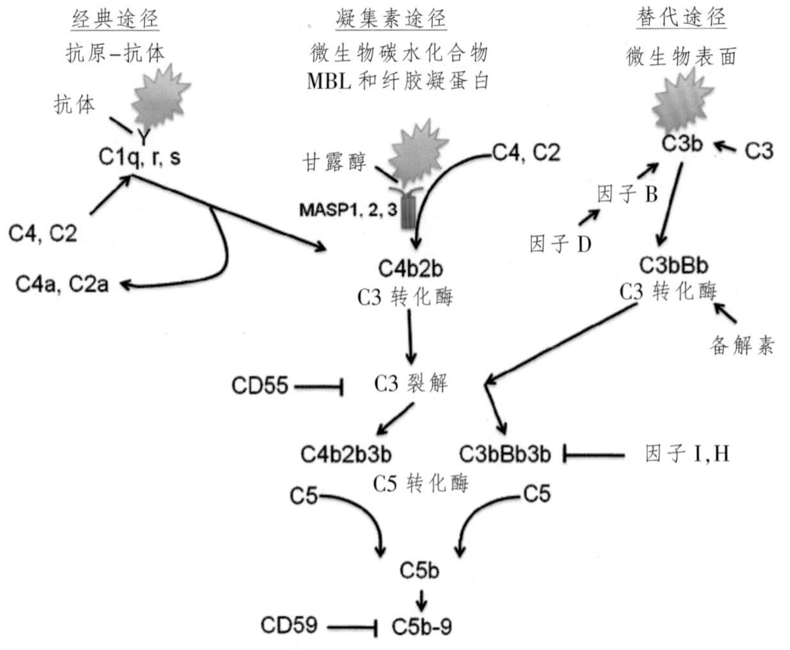

图 1-5 补体激活途径。经典补体级联反应由与微生物表面结合的抗体激活，微生物表面是 C1 复合物的结合位点。通过将自发产生的 C3b 结合到微生物表面来激活替代途径。与微生物结合的 C3b 结合因子 B，后者转化为因子 Bb，形成 C3 转化酶。通过 MBL 与微生物表面上的甘露糖残基的结合激活凝集素途径。MBL 结合 MBL-相关丝氨酸蛋白酶，其结合并切割 C4 和 C2，形成 C3 转化酶。(From Rich RR et al. Clinical Immunology, 4th Ed. Saunders. 2013.)

8. 经典途径

(1)由免疫(抗体-抗原)复合物激活。

(2)C1具有3个蛋白质亚基,分别为C1q、C1r和C1s。

◇C1q结合抗原复合物的Fc部分抗体:IgM或IgG(IgG3>IgG1>IgG2;IgG4不激活经典补体途径)→激活C1r/s。

◇活化的C1s→活化/裂解C4然后C2,形成C3转化酶(C4b/C2a)。

(3)C3转化酶将C3切割成C3a(过敏毒素也可增强血管通透性)和C3b(调理素可结合病原体-吞噬作用)。

(4)C3b和C4b2b连接形成C5转化酶。

(5)C5转化酶将C5裂解成C5a(中性粒细胞趋化因子和过敏毒素)和C5b。

(6)C5b,C6,C7,C8和C9结合在一起形成MAC。

9. 替代途径

(1)无须抗体即可识别微生物细胞表面结构(例如,革兰阴性细菌中的LPS)低水平的C3裂解。

(2)C3b结合细菌细胞表面结构并结合因子B,其随后被因子D裂解→Ba和Bb→Bb和C3b形成C3转化酶(由特异性蛋白稳定化),随后的步骤与经典途径相似。

(3)因子H是一种调节蛋白,其抑制C3转化酶的形成。

10. 凝集素途径

(1)由甘露糖结合凝集素蛋白(不含抗体)激活,这是一种血浆蛋白。

(2)甘露糖结合蛋白(具有甘露糖相关蛋白)结合各种细菌/真菌/病毒/原生动物细胞表面多糖(通过模式识别)→C4和C2的裂解,随后进行类似于经典途径的途径。

11. 补体途径中的重要参与者(Adapted from Structural and functional homologies in complement pathways. Clinical Immunology, Fourth Edition Rich, Robert R., Chapter 20)

(1)识别:C1q,甘露糖结合凝集素(MBL)和无花果酶。

(2)启动酶:C1r,C1s,MBL相关丝氨酸蛋白酶(MASP)-1,MASP-2,因子-Df和C3转化酶:C4b2b和C3bBb。

(3)C5转化酶:C4b2b3b和C3bBb3b。

(4)亚基C2b和Bb。

(5)组装亚基:C3b,C4b和C5b。

(6)过敏毒素:C3a和C5a。

(7)MAC亚基:C5b,C6,C7,C8和C9。

(8)调节蛋白:C4BP,因子H,补体受体1,补体受体2和膜辅因子蛋白。

四、重要细胞

1. 有3种主要的细胞类型家族在自适应期免疫反应过程中发挥重要作用:免疫反应导致细胞毒性T细胞、CD4 T辅助细胞、Th17 T细胞和抗体的产生。

(1)淋巴细胞:T细胞、B细胞和NK细胞。

(2)单核细胞:树突状细胞、朗格汉斯细胞和巨噬细胞。

(3)粒细胞:肥大细胞、嗜酸性粒细胞和中性粒细胞。

2. B细胞

(1)B淋巴细胞由骨髓中的多能祖干细胞形成。

(2)位于淋巴结的淋巴滤泡中。

(3)主要功能是产生抗体和分化为浆细胞(需要表面免疫球蛋白受体结合抗原)。

(4)B淋巴细胞(可以从一个抗体类转换到另一个)如果与T辅助细胞相互作用可以发生同型转换(IgM到IgG,IGA或IgE)。

(5)也可以在MHC Ⅰ类分子存在的背景下向T细胞呈递抗原。

(6)最初接触抗原会导致原发性免疫反应。

◇较少的抗体产生(通常为IgM,较低亲和力的抗体)。

◇一些B细胞分化为记忆B细胞或浆细胞。

(7)随后的暴露会导致继发性免疫反应。

◇记忆B细胞更快地发育成浆细胞。

◇高亲和力抗体产生(IgA,IgE和IgG)。

◇在辅助T细胞、CD40配体和其他细胞因子存在下发生同型转换。

(8)B细胞标志物/受体:FC受体、MHCⅡ类,各种补体受体,CD19、CD20和CD79a。

(9)抗体结构具有两个相同的重链和两个相同的轻链,具有通过二硫键连接的可变区和恒定区。可变区(Fab)具有独特/特异性抗原结合结构域。恒定区(Fc)

与细胞表面受体相互作用→补体激活。注意,木瓜蛋白酶将抗体切割成两个Fab片段和一个Fc片段(图1-6,表1-17和表1-18)。

3. T细胞(淋巴细胞的主要成分)

(1)源于骨髓,但在胸腺中成熟;存在于淋巴结的副皮质。

(2)刺激→细胞因子释放或细胞裂解。

(3)原发性刺激:T细胞仅仅在MHC Ⅰ/Ⅱ类分子存在的情况下识别受体(见第27页:主要组织相容性复合物)。

(4)共刺激:此外,T淋巴细胞和APC细胞表面存在的受体和配体之间的共刺激信号是必需的。

◇T细胞上的CD28与APC上的B7-1和B7-2结合。

◇T细胞上的CD2与APC上的LFA-3结合。

◇T细胞上的LFA-1与APC上的ICAM-1结合。

(5)信号通路也可以是抑制性的。

◇在T淋巴细胞上表达的CTLA-4与APC上的B7-1和B7-2结合→抑制。

◇临床相关性:伊匹木单抗阻断CTLA-4信号通

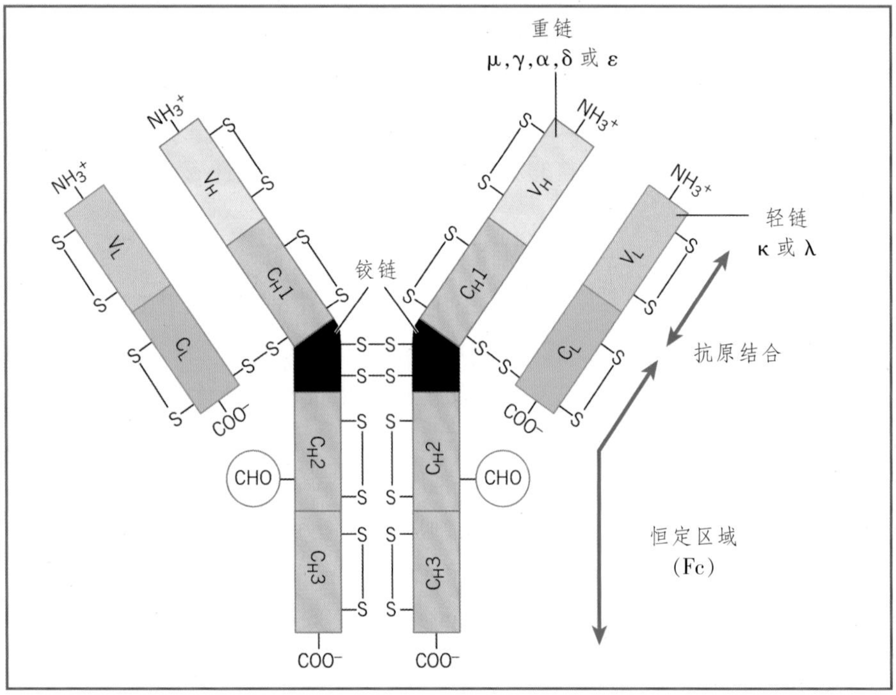

图1-6 抗体结构和结构域。抗体的基本结构含有重链和轻链,以及链内二硫键和交叉链键以及特征性的铰链区。可变结构域之间的相互作用构成抗原结合结构域,恒定区具有特定的羟基分子、碳水化合物的生物学特性。(From Actor J.A. Elsevier's Integrated Review Immunology and Mictobiology, 2nd Ed. Elsevier. 2012.)

表1-17 免疫球蛋白类

同种型	IgM	IgD	IgG	IgE	IgA
结构体	五聚体	单体	单体	单体	单体,二聚物
补体激活	很强	无	有,除了IgG4	无	无
细菌毒素中和	有	无	有	无	有
抗病毒活性	无	无	有	无	有
与肥大细胞和嗜碱性粒细胞结合	无	无	无	有(释放中介物)	无
附加属性	促进细菌调理作用 在原发性免疫反应中最先出现的抗体。不能调节自身的细胞毒性。抗体不能穿过胎盘	B细胞表面受体	抗体依赖的细胞毒性,唯一能通过胎盘的抗体	参与过敏反应,驱虫反应	活跃在黏膜表面的二聚体

• 抗体结合抗原→中和→调理作用或死亡。抗体类别(例如,IgD对IgA)由重链决定。

Adapted from Actor JK, Elsevier's Integrated Review Immunology and Microbiology, 2nd Ed. Elsevier-Saunders. 2011.

表 1-18 IgG 亚类的性质

IgG 亚类	IgG1	IgG2	IgG3	IgG4
发生率(占总 IgG 的百分比)	70	20	7	3
半衰期(天)	23	23	7	23
完全结合	+	+	很强	无
胎盘通道	++	±	++	++
调理作用	+	无	+	无
中和状况	无	+	无	+
受体与单核细胞结合	很强	+	很强	±

Adapted from Actor JK, Elsevier's Integrated Review Immunology and Microbiology, 2nd Ed. Elsevier-Saunders. 2011.

路→能够实现更多的T细胞活化和抗黑色素瘤活性。

(6)IL-2 在 T 细胞活化后产生并导致抗原特异性 T 细胞的增殖。

(7)T 细胞的亚群变为记忆 T 细胞。

(8)标记包括:CD2,CD3,CD4(辅助性 T 细胞)和 CD8(细胞毒性 T 细胞)。

(9)T 细胞分为 CD4+ T 辅助细胞(Th1,Th2,Th17 和 Treg)和 CD8+细胞毒性 T 细胞。

◇Th1 细胞

- 由细胞内病原体活化→巨噬细胞激活→反应由巨噬细胞活性介导。
- 在维持细胞介导的免疫中很重要,并且参与迟发型超敏反应。
- Th1 分化需要 IL-12 和 IFN-γ 的刺激,其激活转录因子 T-bet、STAT1 和 STAT4。
- Th1 细胞产生 IFN-γ(下调 Th2 途径),IL2(→增加 T 细胞/B 细胞/NK 细胞)IL-12 和 TNF-α。
- 刺激 IgG2 和 IgG3 类转换。
- 通过以下方式促进吞噬活性
  - IFN-γ 介导的巨噬细胞活化。
  - FcγRⅢ交联。
  - 补体沉积。
  - 调理作用。

◇Th2 细胞

- Th2 细胞激活嗜酸性粒细胞,有助于介导针对蠕虫寄生虫的系统免疫反应,并下调巨噬细胞活性(IL-10→降低 MHC Ⅱ在 APC 上的表达)。
- 在体液免疫中很重要。
- IL-4 是一种通过激活转录因子 STAT6 和 GATA-3 刺激 Th2 增殖的关键细胞因子。
- 产生 IL-4、IL-5、IL-6、IL-10(抑制 Th1 反应)和 IL-13(例如,IL-4,在过敏反应中非常重要)。
- 由肥大细胞和嗜酸性粒细胞介导。
- 刺激 IgG4 和 IgE 类转换。
- 通过以下方式增加脱颗粒。
  - FcεRI 交联。
  - IL-5 介导的嗜酸性粒细胞活化。

◇Th17 细胞

- Th17 细胞依赖于转录因子 RORγT,STAT3(在 Job 综合征中发生突变)和 TGF-β 的激活。
- Th17 细胞通常募集可破坏细胞外病原体的中性粒细胞。
- 产生 IL-6、IL-17、IL22(→增加角质形成细胞)、IL23(细胞存活/分裂必需)、IL-36 和 TNF-α。
- 激活局部内皮细胞。
- 诱导细胞因子和趋化因子的产生。
- 增加中性粒细胞的浸润。
- 活化细胞介导的炎症。

◇Treg 细胞

- 下调免疫反应(如名称所示);表达 CD25 和转录因子 FOXP3。

◇CD8+ T 细胞

- CD8+ T 细胞可以成为功能性细胞毒性 T 细胞或记忆 T 细胞,具有细胞毒性颗粒。
- 在某些情况下,它们需要从 Th1 细胞和 Th1细胞因子中激活。
- 当与 MHC Ⅰ类结合时,CD8+ T 细胞识别细胞质抗原。
- 通过穿孔素/颗粒酶途径杀死,穿孔素使颗粒酶进入病毒感染细胞的细胞质,随后启动凋亡途径。
- 另外,CD8+ T 细胞上的 Fas 配体结合靶细胞上的 Fas→细胞死亡。
- 免疫调节
  - 炎性细胞因子的产生,包括 IFN-γ 和 TNF。
  - 趋化因子分泌。

◇其他 T 细胞亚群

- γ/δ 细胞有 γ/δ 受体(而不是主要的 α/β)。
  - 可以通过 IL-10 抑制 Th1。
  - γ/δ 型的淋巴瘤有高度侵袭性。

◇可引起的疾病

• Th1：多发性硬化症、银屑病、1 型糖尿病、结核性麻风病、皮肤利什曼病、结节病、迟发型超敏反应和皮肤 T 细胞淋巴瘤。

• Th2：特应性皮炎、蠕虫感染、麻风病、播散性利什曼病、Sezary 综合征、硬皮病和系统性红斑狼疮。

• Th17：哮喘、多发性硬化、银屑病、类风湿关节炎、移植排斥反应和过敏性接触性皮炎。

• Th22：银屑病和伤口愈合。

4. NK 细胞

(1)先天免疫系统的关键组成部分。

(2)缺乏 T 细胞受体或免疫球蛋白。

(3)细胞表面标志物包括 CD2、CD56 和 CD16。

(4)识别使表面 MHC Ⅰ表达减少的感染细胞(病毒)或肿瘤细胞。通过穿孔素/颗粒酶途径破坏这些细胞。

(5)分泌 IFN-γ，可增强巨噬细胞的吞噬能力，并具有与细胞毒性 T 淋巴细胞有相似机制的细胞质颗粒。

(6)NK 细胞被 IL-12，IL-15 和Ⅰ型干扰素激活。

(7)与巨噬细胞协同作用(图 1-7)。

5. 单核吞噬细胞

(1)单核细胞(血流中)和巨噬细胞(组织中)代表

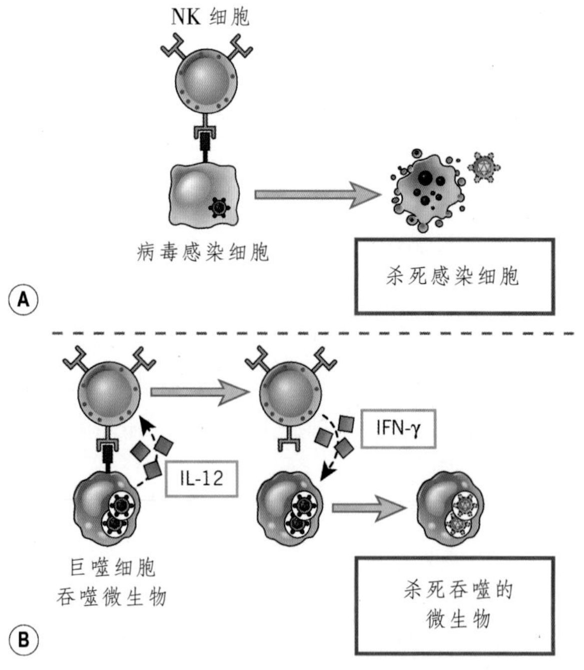

图 1-7 NK 细胞的功能。(A)NK 细胞杀死被细胞内微生物感染的宿主细胞，从而消除了感染的储库。(B)NK 细胞对由巨噬细胞产生的 IL-12 作用，并分泌 IFN-γ 以激活巨噬细胞并杀死吞噬的微生物。(From Abbas A，Lichtman AH，Pillai S. Basic Immunology 4th Ed. Elsevier. 2014.)

来自同一谱系的细胞的不同阶段；真皮树突状细胞是另一种类型的单核细胞。

(2)源自骨髓中的常见 CD34+祖细胞。

(3)细胞标志物：CD11a/b/c、CD6、IgG 的 Fc 受体和 MHC Ⅱ受体(用于抗原呈递)。

(4)巨噬细胞具有几个关键功能。

◇抗原呈递细胞。

◇细胞因子的产生→调节炎症。

◇组织重塑/伤口愈合(绝对需要)和凝固。

(5)巨噬细胞将病原体摄入吞噬体，然后与溶酶体融合形成吞噬溶酶体，最后通过活性氧/氮自由基和蛋白水解酶将病原体裂解。

6. 嗜酸性粒细胞

(1)源于骨髓的细胞。

(2)在寄生虫/蠕虫感染和过敏性疾病的防御中起重要作用。

(3)IL-5 激活。

(4)弱吞噬作用。

(5)对于蠕虫，最初存在 Th2 细胞活化，IL-4 和 IL-5 的产生增加，导致 IgE 水平升高。

(6)IgE 通过嗜酸性粒细胞上的 Fcε 受体结合而包被蠕虫，导致它们脱粒。

(7)含有主要碱性蛋白质的细胞质颗粒(肥大细胞/嗜碱性粒细胞脱粒)，嗜酸性粒细胞阳离子蛋白，嗜酸性粒细胞过氧化物酶和嗜酸性粒细胞来源的神经毒素。

(8)许多嗜酸性粒细胞衍生的介质。

◇脂质介质通常来自花生四烯酸(白三烯)。

◇细胞因子(VEGF、GM-CSE 和 IL4)/趋化因子(RANTES 和 Mip-Ⅰα)。

◇氧化产物(超氧化物)。

7. 肥大细胞

(1)来源于骨髓表达 CD34/c-kit/CD13 的祖细胞。

◇可以用 Giemsa、甲苯胺蓝和 Leder 染色。

(2)细胞表达高水平的 c-kit 受体(CD117)及其配体和干细胞因子，干细胞因子对肥大细胞的存活和增殖至关重要。

(3)常位于真皮乳头层中。

(4)在即发型超敏反应中(例如，过敏反应、荨麻疹和血管性水肿)很重要。

(5)肥大细胞表达高水平的 FcεRI(IgE 的高亲和

力受体)。

(6)肥大细胞脱粒触发:结合 FcεR1 的 IgE 的交联、抗 FcεRI 抗体、干细胞因子、神经肽(例如,P 物质)、药物(阿片类药物、阿司匹林、万古霉素、箭毒和多黏菌素 B)、C5a 过敏毒素和放射性造影剂介质。

(7)介质(表 1-19)

8. 中性粒细胞

(1)数量最多的髓样细胞类型,寿命短,在骨髓中产生。

(2)第一个到达急性炎症部位的细胞(中性粒细胞趋化因子包括 c5a,IL-8,LTB4,激肽释放酶)。

(3)具有破坏微生物病原体的功能(吞噬作用后氧化),通过 ROS→细胞死亡。

(4)胞质含有 4 种颗粒类型。

◇初级颗粒(嗜天青颗粒)包括防御素,髓过氧化物酶[与 NADPH 氧化酶一起,产生 ROS→氧化吞噬的生物→死亡;值得注意的是,NADPH 氧化酶缺陷→慢性肉芽肿病和硝基四唑氮蓝试验阴性(不能从黄色转到蓝色)],溶菌酶、蛋白酶-3、导管素和组织蛋白酶 B/D。

◇次级颗粒包括(特异性)乳铁蛋白、溶菌酶、碱性磷酸酶、胶原酶和磷脂酶 A。

◇含明胶酶的颗粒。

◇包含受体的分泌颗粒可以增强中性粒细胞对炎症信号的反应能力。

9. 朗格汉斯细胞(LC)

(1)骨髓来源的树突状细胞的发育依赖于转化生长因子-β1(TGF-β1)和巨噬细胞集落刺激因子受体(M-CSFR)配体。

(2)LC 通常在常规组织学分析中不可见,在电子显微镜下呈棒状(Birbeck 颗粒)。

(3)LC 产生的特异性凝集素是 LC 的一个非常敏感和特异的免疫组织化学标记,因为 Birbeck 颗粒会出现凝集素染色阳性;CD1a 也是一个非常特异的标记。

(4)LC 吞噬性差,但为专业的 APC。

(5)LC 是 S100+,Langerin(CD207)+,vimentin+和 CD1a+;通过 E-钙黏着蛋白黏附角质形成细胞。

(6)在抗原摄取后,LC 移动到淋巴结,在淋巴结 MHC 结合的抗原呈递给 T 淋巴细胞,随后激活 T 淋巴细胞。

五、主要组织相容性复合物

1. 人类中的 MHC 基因座被称为人白细胞抗原(HLA)基因座。

2. MHC 基因定位于 6 号染色体上,其主要作用是将抗原呈递给 T 细胞。

3. 分为 3 类:MHC Ⅰ类、MHC Ⅱ类和 MHC Ⅲ类(编码补体分子)。

4. 通常,T 细胞仅在 MHC 分子存在的情况下识别多肽。

5. MHC 基因共显性表达。

6. 在免疫激活期间,MHC 的表达为了应对周围的细胞因子环境而增加。

(1)MHC Ⅰ类分子对 CD8+ T 细胞呈递抗原(内源性肽),并且能够诱导病毒感染的细胞和肿瘤细胞凋亡。

表 1-19 肥大细胞介质

介质		作用
预成型并储存在颗粒中	组胺	血管舒张,平滑肌细胞收缩,组织水肿
	肝素	抗凝血剂,控制其他介质的功能
	类胰蛋白酶	生产 C3a 和缓激肽,增加成纤维细胞增殖
	糜蛋白酶	黏液分泌增加
	组织蛋白酶 G	蛋白酶
	羧肽酶	蛋白酶
主要的脂质介质-新形成的	前列腺素 D2	支气管收缩,白细胞趋化性,树突状细胞活化
	白三烯 C4,D,E4	支气管收缩,树突状细胞募集,活化
	血小板活化因子	血管收缩
细胞因子-新形成的	IL3,IL4,IL5,IL6 IL-8,IL-13,TNF-α	参见:细胞因子

Adapted from Bradding P. Saito H,et al. Middleton's Alergy: Principles and Practice 7th Ed. Elsevier. 2009.

◇在所有有核细胞均表达。

◇与 MHC Ⅰ类结合的肽大小为 8~10 个残基。

◇细胞内蛋白质经过蛋白酶体处理，成为细胞溶质肽转运到内质网，然后在细胞表面结合 MHC Ⅰ类分子。

◇MHC Ⅰ类 3 个主要的基因：HLA-A、HLA-B 和 HLA-C。

(2)MHC Ⅱ类分子将抗原（外源肽）呈递给辅助性 T 细胞。

◇在 APC 上表达（即单核细胞、巨噬细胞、树突状细胞、B 淋巴细胞和活化的 T 淋巴细胞）。

- 不在浆细胞上表达。

◇与 MHC Ⅱ类分子结合的肽大小为 10~34 个残基。

◇细胞外抗原内吞到处理抗原的囊泡中，肽被载入 MHC Ⅱ类分子，并在其表面表达。

◇3 个主要的 MHC Ⅱ类基因：HLA-DP、HLA-DQ 和 HLA-DR。

7. MHC 相关疾病（常见考点）

(1)狼疮（SCLE 和 SLE）：HLA-DR3。

(2)银屑病：HLA-Cw6（多数与银屑病相关）、B17 和 B13（滴状银屑病）和 B27（银屑病性关节炎）。

(3)反应性关节炎：HLA-B27。

(4)Behçet 病：HLA-B51。

(5)慢性特发性荨麻疹：HLA-DR4、HLA-DRB4和 HLA-DQ8。

(6)妊娠性类天疱疮：HLA-DR3 和 HLA-DR4。

(7)寻常型天疱疮：HLA-DR4 和 DRw6。

(8)疱疹样皮炎：Ⅰ类，HLA-A1 和 HLA-B8；Ⅱ类，HLA-DR3 和 HLA-DQ2。

(9)扁平苔藓：Ⅰ类，HLA-B57 和 HLA-B8；Ⅱ类，HLA-DR1 和 DR10。

(10)白癜风：Ⅰ类，HLA-A33 和 HLA-B13，HLA-B44；Ⅱ类，HLA-DRB1 和 HLA-DR4。

（王惠平 刘全忠 译）

延伸阅读

Baron ED, Suggs AK. Introduction to Photobiology. Dermatol Clin 2014;32(3):255–66. Copyright © 2014 Elsevier Inc.

Biology of Mast Cells and Their Mediators Peter Bradding and Hirohisa Saito Middleton's Allergy: Principles and Practice 2014;14:228–251.

Bolognia JL, Jorizzo JL, Schaffer JV. Dermatology. 3rd ed. Philadelphia: Elsevier Saunders; 2012.

Breitkopf T, Leung G, Yu M, et al. The basic science of hair biology: what are the causal mechanisms for the disordered hair follicle? Dermatol Clin 2013;31:1–19.

Buffoli B, Rinaldi F, Labanca M, et al. The human hair: from anatomy to physiology. Int J Dermatol 2014;53:331–41.

Burgeson RE, Christiano AM. The dermal-epidermal junction. Curr Opin Cell Biol 1997;9:651–8.

Dale DC, Boxer L, Liles WC. The phagocytes: neutrophils and monocytes. Blood 2008;112:935–45.

Fine JD, Eady RAJ, Bauer EA, et al. The classification of inherited epidermolysis bullosa (EB): Report of the Third International Consensus Meeting on Diagnosis and Classification of EB. J Am Acad Dermatol 2008;58:931–50.

Gurtner GC, Werner S, Barrandon Y, Longaker MT. Wound repair and regeneration. Nature 2008;453:314–21.

Heath WR, Carbone FR. Dendritic cell subsets in primary and secondary T cell responses at body surfaces. Nat Immunol 2009;10:1237–44.

Hynes RO. The extracellular matrix: not just pretty fibrils. Science 2009;326:1216–19.

Janeway CA, Medzhitov R. Innate immune recognition. Annu Rev Immunol 2002;20:197–216.

Kalia YN, Nonato LB, Lund CH, et al. Development of skin barrier function in premature infants. J Invest Dermatol 1998;111:320–6.

Kawai T, Akira S. The role of pattern-recognition receptors in innate immunity: update on Toll-like receptors. Nat Immunol 2010;11:373–84.

Larson BJ, Longaker MT, Lorenz HP. Scarless fetal wound healing: a basic science review. Plast Reconstr Surg 2010;126:1172–80.

Lin JY, Fisher DE. Melanocyte biology and skin pigmentation. Nature 2007;445:843–50.

Mazza C, Malissen B. What guides MHC-restricted TCR recognition? Semin Immunol 2007;19:225–35.

McGeachy MJ, Cua DJ. Th17 cell differentiation: the long and winding road. Immunity 2008;28:445–53.

McMillan JR, Akiyama M, Shimizu H. Epidermal basement membrane zone components: ultrastructural distribution and molecular interactions. J Dermatol Sci 2003;31:169–77.

Millar SE. Molecular mechanisms regulating hair follicle development. J Invest Dermatol 2002;118:216–25.

Paus R, Cotsarelis G. Mechanisms of disease: the biology of hair follicles. N Engl J Med 1999;341:49–497.

Sato K, Kang WH, Saga K, Sato KT. Biology of sweat glands and their disorders. I. Normal sweat gland function. J Am Acad Dermatol 1989;20:537–63.

Sato K, Kang WH, Saga K, Sato KT. Biology of sweat glands and their disorders. II. Disorders of sweat gland function. J Am Acad Dermatol 1989;20:713–26.

Schweizer J, Bowden PE, Coulombe PA, et al. New consensus nomenclature for mammalian keratins. J Cell Biol 2006;174:169–74.

Sturm RA. Molecular genetics of human pigmentation diversity. Hum Mol Genet 2009;18:R9–17.

Woodley DT, Chen M. The basement membrane zone. In: Freinkel RK, Woodley DT, editors. The Biology of the Skin. New York: Parthenon Publishing; 2001. p. 137–52.

Zhang N, Bevan MJ. CD8+ T cells: foot soldiers of the immune system. Immunity 2011;35:161–8.

Zhu J, Yamane H, Paul WE. Differentiation of effector CD4 T cell populations. Annu Rev Immunol 2010;28:445–89.

Zouboulis CC, Baron JM, Bohm M, et al. Frontiers in sebaceous gland biology and pathology. Exp Dermatol 2008;17:542–51.

第 2 章

皮肤药理学

Thomas Hocker, Ali Alikhan

第 1 节　抗组胺药

(一)作用机制(MoA)

1. H1 和 H2 受体阻滞剂是反向激动药。

(下调受体的本构激活状态或组胺受体的拮抗剂。)

2. 皮肤出现慢性荨麻疹时,组胺水平升高;瘙痒主要是由组胺介导的。

(H1 受体,而不是 H2 受体。)

(1)H1 受体阻滞剂主要用于皮肤科。

◇ 对荨麻疹和某些湿疹疗效较好,但不作为单一疗法。

(2)H2 受体阻滞剂可用于慢性荨麻疹,但目前证据不足。

(二)重要资料

1. H1 受体阻滞剂在妊娠期间可能是安全的,但没有一种是 FDA 批准的 A 类药物——如果需要的话,苯海拉明或氯苯那敏可能是最好的选择,因其有长期的安全记录;并且在哺乳期似乎也是安全的。

2. 最适用于荨麻疹和血管性水肿,但对于特应性皮炎来说可能不是最好的选择(尽管第一代 H1 受体阻滞剂可能对夜间瘙痒有效)。

(三)第一代 H1 受体阻滞剂

1. 不良反应:镇静,认知功能受损(由于亲脂性;跨血脑屏障)和抗胆碱能效应(口干、便秘、排尿困难、视力障碍)。

2. 被细胞色素 p450 系统代谢。

3. 例如,苯海拉明(妊娠 B 类)、赛庚啶(干扰下丘脑功能,可能增加食欲,影响儿童的生长发育)、异丙嗪、氯苯那敏(妊娠 B 类——具有长期安全记录)和羟嗪。

(四)第二代 H1 受体阻滞剂

1. 较弱的镇静作用(由于穿过血脑屏障的能力降低)并缺乏抗胆碱能作用。

2. 在皮肤病的适应证上似乎是相同的(例如,慢性荨麻疹)。

3. 非索非那定:前药特非那定的活性代谢物[因会引起 Q-T 间期延长和扭转性(室性)心动过速而被撤回];不被肝脏代谢且原型排泄。

4. 氯雷他定:在肝、肾功能损害患者中使用时应减少剂量;妊娠 B 类。

5. 西替利嗪:羟嗪的羧酸代谢物,主要以原型排泄;在肝、肾功能损害患者中使用时应减少剂量;超过 10%的使用者出现嗜睡(在第二代抗组胺药中最具有镇静作用);妊娠 B 类。

6. 地氯雷他定:氯雷他定的活性代谢产物,在抑制组胺风团的效果上是氯雷他定的 5 倍。

7. 左西替利嗪:西替利嗪的活性代谢产物和 R-对映体。

(五)其他抗组胺药

多塞平:具有 H1 和 H2 抗组胺活性的三环抗抑郁药;对荨麻疹和伴有神经症性疼痛的抑郁患者有效;可口服和外用(5%的霜剂——可引起过敏性接触性皮炎和嗜睡)。

(1)比组胺受体的亲和力高于大多数抗组胺药。

(2)疗效持续时间长于苯海拉明和羟嗪,因为具有较长的半衰期(因此使用 QHS 剂量)。

(3)镇静是最常见的副作用,其他还包括抗胆碱能作用和直立性低血压。

(4)不要与其他抗抑郁药联用,也不要用于严重心脏病患者(心脏传导阻滞风险)。

(5)能降低癫痫发作阈值。

(6)可能引起躁郁症患者躁狂发作。

(7)黑框警告:有自杀倾向者不能用。

第 2 节　类视黄醇

(一)引言

1. 维生素 A 及相关的天然及合成的化合物被称为维 A 酸类。

2. 3 种衍生物:视黄醇(醇)、视黄醛(醛)、维 A 酸(酸)。

3. 通过饮食获得(奶制品、鱼、肉、蛋、绿叶蔬菜和橙色/黄色蔬菜)。

类胡萝卜素(β-胡萝卜素)是维生素 A 的前体。

4. 以视黄醇的形式储存在肝脏中。

5. 视黄醇在血浆中通过与视黄醇结合蛋白和甲状腺素结合蛋白的混合物结合而运输。

(二)机制

1. 结合细胞质中的类视黄醇结合蛋白→转运到细胞核→结合细胞内的核受体。

2. 与两个核受体家族结合:维 A 酸受体(RAR)和类视黄醇 X 受体(RXR)。

(1)每个受体家族包含 3 种同型受体(α、β 和 γ)。

(2)不同的类视黄醇与不同的受体结合。

(3)角质形成细胞的主要受体是 RXR-α 和RAR-γ(在皮肤中最丰富)。

◇光老化→RXR-α 和 RAR-γ 减少。

◇外用类视黄醇→角质层厚度增加,表皮增生,异型性矫正,黑色素颗粒分散,真皮胶原Ⅰ型增加,乳头状真皮弹力纤维增加,透明质酸增加,间质金属蛋白酶减少,血管生成减少。

3. 与 RAR/RXR 结合会影响各种基因和具有许多功能的转录因子(细胞增殖、分化、胚胎发育、细胞内聚力和炎性反应)。

(1)抑制 AP1 和 NF-IL-6,它们在增殖和炎性反应中起重要作用。

(2)抑制 TLR2,它在炎性反应中起重要作用。

(3)减少肿瘤发生和诱导细胞凋亡。

(4)抗角质化(下调 K6 和 K16)。

(5)抑制鸟氨酸脱羧酶。

(6)TH1 细胞因子数量增加,TH2 细胞因子数量减少(有助于 CTCL)(表 2-1 和表 2-2)。

(三)系统应用类视黄醇的副作用

皮肤黏膜

1. 唇炎(唇口燥裂)是最早期最常见的副作用。

2. 口干,鼻黏膜干燥、出血,干燥病,干眼症,掌纹剥脱症,光敏感,湿疹恶化,金黄色葡萄球菌定植在使用异维 A 酸的患者(75%~90%;鼻黏膜干燥所致),静止期脱发,指(趾)甲脆,化脓性肉芽肿样病变,黏感(手掌和足底)。

全身副作用

肌痛,关节痛,厌食,恶心,腹泻,腹痛,炎性肠病(有争议),头痛,假性脑瘤(特别是如果与四环素一起使用),疲劳,夜视能力减弱,可疑的抑郁/自杀意念,肝炎,继发于高甘油三酯血症的胰腺炎,骨毒性少见[弥漫性特发性骨肥厚(DISH);更常见于阿维 A,肌腱与韧带的钙化,以及过早关闭骺板。

实验室检查

高血脂/高甘油三酯血症

1. 最常见的实验室检查异常,贝沙罗汀风险最高。

2. 如果空腹 TG>800mmol/L,停止用药,因为有胰腺炎的风险。

肝功能检查指标升高

1. 通常在开始治疗的 2~8 周产生短暂的变化,再经过 2~4 周的治疗后恢复正常。

2. 如果升高超过正常上限的 3 倍,应停止使用。

3. 阿维 A 比异维 A 酸和蓓萨罗丁更常引起肝功能检查指标升高。

中枢性甲状腺功能减退(80%发生在蓓萨罗丁)

1. TSH 和 T4 降低。

2. 可逆的。

3. 目前的建议是所有患者在开始时使用低剂量左甲状腺素。

表 2-1 外用类视黄醇

种类	代	系统吸收(%剂量)	起效时间	妊娠分级	核受体谱	使用/治疗指征	不良反应	其他
维A酸(全反式维A酸)	第一(非芳香)	正常皮肤：1%~2%	8~12周	C	全部RAR	痤疮，光老化(色素沉着，面部日光性角化病，角化障碍和皮纹)	烦躁，红斑，脱皮，瘙痒，光敏感，暂时性的痤疮恶化	紫外线使其失效→夜间使用；被过氧化苯甲酰氧化
阿利维A酸(9-顺式-RA)	第一	不可测量	4~8周	D	全部RAR和RXR	卡波西肉瘤	烦躁，红斑，瘙痒	维A酸结合受体所有形式(RAR和RXR)
阿达帕林	第三(聚芳香族)	痕量	8~12周	C	RAR-β/γ>α	痤疮(光老化和色素沉着)	烦躁，红斑，脱皮，瘙痒	光稳定
他扎罗汀	第三	正常皮肤<5%	8~12周	X	全部RAR	痤疮和斑块状银屑病(光老化，色素沉着，角化障碍和日光性角化病)	烦躁，红斑，脱皮，瘙痒	
蓓萨罗丁	第三	痕量	20周	X	全部RAR	CTCL(1A和1B期)(LyP，手部皮炎，银屑病和斑秃)	烦躁，红斑	蓓萨罗丁=RXR
视黄醇	维A酸的前体		8~12周			美肤产品，光老化和色素沉着	烦躁较少	
视黄醛	维A酸的前体		8~12周			美肤产品，光老化和色素沉着	烦躁较少	

括号内为非药品说明书用途。

白细胞减少症(嗜中性粒细胞减少症)和粒细胞缺乏症(蓓萨罗丁>>其他)

致畸性

1. 50%~60%的异维A酸暴露下的妊娠患者健康生产[缺乏明显的类视黄醇胚胎病(全称RE)]。

然而，随着时间的推移，这些儿童大多数精神功能下降：30%患有严重精神发育迟滞，60%患有轻至中度精神障碍。

2. 妊娠患者使用异维A酸最常见的不良反应。

(1)自然流产(20%)。

(2)类视黄醇胚胎病(18%~28%)：颅面、中枢神经系统、心脏、胸腺异常最常见。

RE 的特征

1. 颅面部：小耳畸形、腭裂、小眼畸形、器官距离过远、畸形脸、耳部异常。

2. 中枢神经系统：小头畸形、脑积水、面神经麻痹、皮质和小脑缺损。

3. 心脏：室间隔缺损、法洛四联症、大血管错位、主动脉弓发育不良。

4. 胸腺：胸腺发育不全/异位。

5. 没有关于男性伴侣服用类视黄醇导致的类视黄醇胚胎病的报告；但是，因有妊娠女性“借用”其男性伴侣的药物的报告，所以异维A酸强制风险管理计划(iPledge)需要男性登记。

(四)禁忌证

1. 绝对禁忌：妊娠女性，计划妊娠、不遵守避孕措施、母乳喂养、对对羟基苯甲酸酯过敏(有些胶囊可能含有对羟基苯甲酸酯)的女性。

2. 相对禁忌：白细胞减少症、中至重度高胆固醇血症或高甘油三酯血症、显著的肝肾功能不全以及甲状腺功能衰退者(蓓萨罗丁)。

表 2-2 系统应用类视黄醇

种类	代	半衰期	代谢	排泄	妊娠分级	核受体谱	使用/治疗指征	不良反应	其他
维A酸(ATRA或全反式维A酸)	第一(非芳香)	1h	肝	胆汁、尿液	X	全部 RAR	急性早幼粒细胞白血病		治疗急性早幼粒细胞白血病(APML)
异维A酸(13-顺式维A酸)	第一	20h	肝,代谢为维A酸	胆汁、尿液	X(女性在开始前必须进行2次阴性妊娠试验;要求在治疗前、期间、停止治疗后避孕1个月)	无	重度痤疮和其他滤泡性疾病;通常每日剂量0.5~2mg/kg;目标累积剂量:重度痤疮120~150mg/kg	可能在最初的几周暴发痤疮,生效前有1~3个月滞后期,停药后病情继续好转,1/3患者需要第二个疗程;骨质增生(长期使用),化脓性肉芽肿,过度肉芽肿反应,休止期脱发,金葡菌感染风险增加	只有维A酸影响皮脂分泌,所以痤疮杆菌不能生长;避免与四环素联用(增加假性脑瘤风险)
依曲替酸	第二(单芳香)	120天	肝,代谢为阿维A	胆汁、尿液	不再使用	无	不再使用		亲脂性比阿维A高50倍→持续时间长
阿维A	第二	2天 7~9h	肝,经醇类酯化后变为依曲替酸	胆汁、尿液	X(要求在治疗前1个月、治疗期间避孕,停止治疗3年内避孕)	无	银屑病(脓疱型、红皮病型、严重和不稳定的斑块);可与PUVA(Re-PUVA)结合;阿维A在使用PUVA前14天使用。能够加速起效;通常剂量:25~50mg/d		必须避免同时使用乙醇(酒精),因为酒精→转化为阿维A酸酯→显著延长药效
蓓萨罗丁	第三(聚芳香族)		肝	肝胆	X(要求在治疗前、期间、停止治疗后避孕1个月)	全部 RXR	CTCL至少对一种系统性维A酸耐药;通常起始剂量为75~300mg/d;反应治疗效果需要长达6个月	中枢性甲状腺功能减退,TG大量增加(严重),白细胞减少症	避免吉非贝齐(恶化高TG)"蓓萨罗丁=RXR"

其他非药品说明书用途包括:角化障碍(鱼鳞病,毛发红糠疹,角化病,Darier病),恶变前的药物预防和恶性皮肤癌(痣样基底细胞癌综合征,干皮病和移植患者)。

有关详细信息,请参阅上述系统应用维A酸的副作用。

(五)相互作用

1. 口服类视黄醇具有亲脂性→食用脂肪增加生物利用度。

2. 避免补充维生素 A(维生素 A 过多症)。

3. 甲氨蝶呤(MTX)(增加肝脏毒性)。

4. 酒精+阿维 A→转化为阿维 A 酸酯,肝毒性。

5. 异维 A 酸+四环素→假性脑瘤。

6. 蓓萨罗丁+吉非贝齐→蓓萨罗丁被细胞色素 P450 3A4 代谢；避免使用吉非贝齐，因其能够抑制 3A4→增加血浆中蓓萨罗丁水平→重度高甘油三酯血症。

(1) LDL 升高的治疗:他汀类(可使用除辛伐他汀之外的任何药物,因为他与 3A4 相互作用)。

(2)TG 升高的治疗:非诺贝特和(或)Ω-3。

第 3 节　皮质类固醇

(一)药理学要点(表 2-3)

1. 基本结构=3 个正己烷环和 1 个戊烷环——对该结构的修饰导致了各种衍生激素生成(例如,在氢化可的松中加入 1,2 双键→泼尼松)。

2. 外源性皮质类固醇于空肠上部吸收——注意,>50%的泼尼松被吸收。

3. 用于皮肤科的皮质类固醇通过糖皮质激素的活性达到预期效果;对于皮肤科来说,盐皮质激素的效果是不需要的(钠和水的潴留,高血压)。

(1)短效(氢化可的松和可的松):降低糖皮质激素活性,增强盐皮质激素活性。

(2)中效(泼尼松、泼尼松龙、甲基泼尼松龙、曲安奈德):增强糖皮质激素活性,降低盐皮质激素活性。

(3)长效(地塞米松、倍他米松):强力增强糖皮质激素活性,无盐皮质激素活性。

4. 糖皮质激素受体(GCR)与皮质类固醇在细胞质结合→转移到核→结合核 DNA 充当转录因子→改变基因调控和转录。

5. 皮质醇结合球蛋白(CBG)是主要的载体蛋白→与 CBG 结合的类固醇是无活性的;非结合的类固醇(游离部分)是有活性的。

(1)增加 CBG:雌激素治疗、妊娠和甲状腺功能亢进→降低皮质类固醇游离部分。

(2)降低 CBG:甲状腺功能减退、肝病、肾病和肥胖→增加皮质类固醇游离部分。

6. 肝脏中的 11β-羟基甾体脱氢酶将类固醇转化为活性形式。

(1)可的松(无活性)→氢化可的松(活性形式)。

(2)泼尼松(无活性)→泼尼松龙(活性形式)。

(3)肝脏疾病会影响转化功能→这种情况下,给予活性形式的类固醇更好(例如,用泼尼松龙而不是泼尼松)。

7. 作用机制:通过免疫抑制和抗炎作用,主要是细胞因子的改变起作用(例如,降低促炎性细胞因子

表 2-3　药理学关键概念——系统性皮质类固醇

皮质类固醇	等效剂量(mg)	糖皮质激素作用*	盐皮质激素作用	血浆半衰期(min)	生物半衰期(h)
短效					
可的松	25	0.8	2+	30~90	8~12
氢化可的松	20	1	2+	60~120	8~12
中效					
泼尼松	5	4	1+	60	24~36
泼尼松龙	5	4	1+	115~212	24~36
甲基泼尼松龙	4	5	0	180	24~36
曲安奈德	4	5	0	78~188	24~36
长效					
地塞米松	0.75	20~30	0	100~300	36~54
倍他米松	0.6~0.75	20~30	0	100~300	36~54

*糖皮质激素作用是一种相对的尺度，没有具体的测量单位；此相对效力与第一栏的等效剂量成反比关系。From Wolverton S. Comprehensive Dermatologic Drug Therapy,3rd Ed. Elsevier. 2012.

和增加抗炎性细胞因子)。

(1)减少:NF-κB,AP-1、磷脂酶 A2、二十烷类(例如,白三烯、前列腺素、12-HETE、15-HETE)、COX-2,所有类型白细胞的活性,成纤维细胞活性和前列腺素的产生。

(2)增加:IL-10(细胞免疫的主要下调因子),抗炎蛋白(例如,血管紧张素、脂蛋白、血管调节蛋白),并加速淋巴细胞和嗜酸性粒细胞的凋亡。

(3)主要影响细胞免疫(>体液免疫)和细胞迁移。

8. 生理性皮质类固醇治疗用 5~7.5mg/d 泼尼松;药理性皮质类固醇治疗用量更多。

(二)副作用(系统性)

HPA 轴(肾上腺轴)抑制(框 2-1)

1. 由系统性应用类固醇引起>>>局部使用皮质类固醇(风险几乎不存在,但在全身应用氯倍他索治疗自身免疫性水疱病除外)。

2. 作用基础:下丘脑释放促肾上腺皮质激素释放因子(CRH)→垂体前叶释放 ACTH→肾上腺释放皮质醇。

3. HPA 轴(CRH-ACTH-皮质醇)由于使用外源性皮质类固醇而被抑制。

(1)下丘脑:最先被抑制,但恢复得最快。

(2)肾上腺:最后被抑制,但恢复得最慢。

4. 盐皮质激素轴(肾素-血管紧张素-醛固酮)不被皮肤科使用的外源性皮质类固醇所抑制→并发严重的低血压和昏迷的肾上腺危象(Addison 病)在继发性肾上腺功能不全中极为少见,因为 MC 轴功能保存完好。

5. 外源性肾上腺功能不全(HPA 轴抑制)通常见于服用药理剂量皮质类固醇≥3 周甚至 4 周的患者。

6. 风险因素

(1)突然停止皮质类固醇(如果皮质类固醇疗程>4 周,需要逐渐减量)。

(2)重大压力(手术、创伤或疾病)。

(3)分次给药(BID 或 TID)。

(4)除早晨以外的任何时间给予每日剂量。

7. 隔日一次(QOD)剂量→降低几乎所有重大并发症的风险。

(1)可以降低的风险:HPA 轴抑制,生长抑制,高血压,机会性感染和电解质紊乱。

(2)不能降低的风险:白内障和骨质疏松症。

8. 外源性肾上腺功能不全的临床表现

(1)类固醇戒断综合征(SWS):最常见的症状;表现为关节痛、肌痛、情绪改变、头痛、疲劳、厌食/恶心/呕吐;血清皮质醇水平无变化,而细胞内可用的皮质类固醇水平降低。

(2)肾上腺危象(Addison 病):极为罕见,危及生命;表现为脑颜面血管瘤的症状和低血压,皮质醇水平降低。

框 2-1 Layman 对外源性肾上腺功能不全的解释

如果持续给予 1 例患者应用系统性糖皮质激素(如氢化可的松),其肾上腺皮质将会逐渐变得"懒惰",并且停止分泌内源性皮质激素→随着时间的推移。肾上腺皮质会变小、萎缩,不能再产生足够的皮质醇;立即停止全身性类固醇的给药→由于皮质醇不足而出现的"外源性肾上腺功能不足"→可能出现类固醇戒断综合征(最常见),或者出现少见的肾上腺危机(艾迪森症 *)

* 需注意的是,盐皮质激素轴(肾素-血管紧张素-醛固酮)在"外源性肾上腺功能不足"中几乎从未被抑制过。几乎没有伴随着低血压、昏迷的肾上腺危象(艾迪森症)。

糖皮质激素作用

高血糖和食欲/体重增加。

盐皮质激素作用(易发生高 MC 效应的皮质类固醇)

1. 某些皮质类固醇的"类似醛固酮"活性的作用。

2. 表现为高血压、心力衰竭、体重增加、低血钾。

对血脂的影响

高甘油三酯血症(可能导致急性胰腺炎)、库欣样改变、月经失调、脂肪代谢障碍(满月脸、水牛背、向心性肥胖)。

对儿科的影响

1. 生长障碍(由于生长激素和胰岛素样生长因子-1 的产生减少)。

2. QOD 剂量降低风险。

对骨的影响

1. 骨质疏松症:QOD 剂量不降低风险;考虑应用钙+维生素 D 和(或)双膦酸盐、特立帕肽、鼻降钙素;最大的骨量丢失发生在前 6 个月;绝经后女性骨折风险增加;最大的骨量绝对丢失发生在年轻男性(研究开始时他们有最高的骨量)。

2. 骨坏死:通常至少 2 个月疗程;股骨近端最常见。

3. 低钙血症。

对胃肠道的影响

肠穿孔、消化性溃疡(主要发生于总剂量≥1g时，H2拮抗剂或质子泵抑制剂能够缓解)、脂肪肝改变、食管反流和恶心/呕吐。

对眼的影响

白内障(风险不会随着QOD剂量而改变)、青光眼、感染和屈光改变。

精神改变

精神病、轻度躁狂、失眠、躁动、抑郁。

对神经的影响

假性脑瘤、惊厥、硬膜外脂肪增多症和周围神经病变。

机会性感染

1. 结核复发、深部真菌、长期疱疹病毒感染和肺囊虫肺炎。

2. QOD剂量降低风险。

对肌肉的影响

肌病(下肢近端无力)和肌萎缩。

对皮肤的影响

降低伤口愈合能力，皮纹、萎缩、毛细血管扩张症、类固醇性痤疮、紫癜、感染(葡萄球菌、疱疹病毒)、静止期脱发、多毛症、脓疱型银屑病(停药后)、口周皮炎、接触性皮炎和色素减退。

(三)禁忌证

系统性真菌感染、单纯疱疹性角膜炎、过敏反应。

(四)妊娠

如果需要的话可以使用C类药物，短期的疗程可能是安全的(例如，严重的妊娠瘙痒性荨麻疹样丘疹及红斑或妊娠类天疱疮)。

(五)临床应用

系统性类固醇激素用于自身免疫性大疱性皮肤病、结缔组织病(皮肌炎的首选治疗)、血管炎、中性粒细胞性皮肤病、变应性接触性皮炎、丘疹型皮肤病和各种其他皮肤疾病。

1. 天疱疮：开始每天1mg/kg分剂量使用，逐渐增加至每天2mg/kg(如果需要)，持续4~6周，巩固剂量为每天1次，之后迅速减少至40mg/d，之后缓慢减量；类固醇激发剂应该在减量或者减量之前开始应用。

2. 漆树皮炎：注意不要过早停止口服皮质类固醇，因为有增加红斑的可能性；最好的选择是以每天1mg/kg开始，在3周内逐渐减量。

3. 注意，口服皮质类固醇可减轻急性带状疱疹疼痛，但是可能不能预防带状疱疹后遗神经痛。

4. 治疗时间延长，发生副作用的概率增高。

5. 分次给药方案更加有效，但是比单次给药发生副作用的风险更高(最好在上午服药，以模拟人体皮质醇产生的日节律)。

6. QOD剂量：皮质类固醇的抗炎作用时间比HPA抑制时间长→QOD剂量有助于在每日皮质类固醇疗程结束后维持对疾病的控制。

肌内注射皮质类固醇

1. 特有的不良影响：冷脓肿、皮下脂肪萎缩、晶体沉积、月经失调和紫癜。

2. 主要优点(与口服皮质类固醇相比)：依从性好，可用于恶心/呕吐的情况。

3. 主要缺点(与口服皮质类固醇相比)：增强HPA轴抑制，因为一天中的药物水平是恒定的(增加肌内注射的频率→增加HPA轴抑制的风险)，并且难以精确减量。

Per Wolverton建议，每年使用长效肌内注射型皮质类固醇(例如，丙酮化曲安西龙)不要超过3次。

静脉冲击皮质类固醇

1. 通常甲基泼尼松龙0.5~1g静脉注射≥1h，连续5天。

2. 适应证：系统性血管炎、系统性红斑狼疮、坏疽性脓皮病、大疱性类天疱疮。

3. 不良反应：心源性猝死、心房颤动、过敏反应、电解质改变和癫痫发作。

皮损内注射皮质类固醇

1. 通常使用曲安奈德丙酮化合物2~40mg/mL，剂量取决于病变以及病灶的位置/厚度。

2. 用于局部皮肤病，例如，结节性痒疹、瘢痕疙瘩和斑秃。

3. 副作用：皮肤萎缩(真皮内注射)和色素减退。

局部外用皮质类固醇

1. 最常用于皮肤科各种疾病，包括皮炎和银屑病。

2. 值得注意的是，更加有效的局部类固醇(例如，氯倍他索)和有更高吸收基础的药物(例如，凝胶和软膏)更可能出现皮肤不良反应。

记住,局部类固醇通常不引起系统性症状。

(六)监测

1. 空腹血糖水平,血压(轻度增高尚可),甘油三酯,体重,儿童身高/体重,DEXA 扫描(T 值<-2.5 提示骨质疏松症),MRI (如果髋/肩/膝关节疼痛——骨坏死),裂隙灯检查(每 6~12 个月 1 次)。

2. 结核病筛查和胸部 X 线摄影检查。

3. 评价肾上腺功能不全的试验。

(1)皮质醇(上午):初级筛选工具,>100μg/L=良好的基础肾上腺功能。

(2)24h 尿游离皮质醇:更准确地测试基础肾上腺功能(优点);主要缺点是患者收集 24h 尿液的依从性低。

(3)ACTH 刺激:最常用的肾上腺皮质醇激发试验;监测基础皮质醇水平→然后注射 ACTH→分别在 30min 和 60min 时监测皮质醇水平。

(4)其他:胰岛素低血糖、美替拉酮和促肾上腺皮质激素释放因子。

第 4 节 免疫调节剂

(一)阿普斯特片

1. 磷酸二酯酶-4 阻滞剂(PDE-4)。

2. 用于银屑病和银屑病性关节炎。

3. 最常见的副作用是腹泻和恶心——通常在 4 周内自行缓解。

4. 抑郁和体重减轻也可见报道。

5. 严重肾损害患者剂量减半。

6. 不需要实验室监测。

(二)JAK 抑制剂

托法替尼

1. JAK 1 和 JAK 3 抑制剂。

2. FDA 批准用于 MTX 治疗无效的中度至重度类风湿关节炎(RA)患者。

3. 局部用药和口服已经在银屑病患者中测试;有用于口服治疗斑秃的报告。

4. 最常见的副作用:上呼吸道感染、轻度头痛、恶心。

5. 可能会降低血红蛋白和中心粒细胞数,但是通常在治疗后恢复正常。

6. 可能会增高 LDL、HDL、CK、TG 和 LFT 的数值。

7. 结核再活动未见报道。

鲁索替尼

1. JAK 1 和 JAK 2 抑制剂。

2. FDA 批准用于治疗中、高危骨髓纤维化。

3. 有尝试局部外用治疗银屑病和用于口服治疗斑秃的报道。

4. 主要是局部副作用。

(三)硫唑嘌呤

作用机制

1. 硫唑嘌呤的活性代谢产物——6-TG(硫代鸟嘌呤),是由次黄嘌呤鸟嘌呤磷酸核糖转移酶(HG+RT)途径产生的,与内源性嘌呤有相似之处→因此,它与 DNA 和 RNA 整合→会抑制嘌呤的代谢和细胞分裂(尤其是像淋巴细胞这样没有修复途径的快速生长细胞)。

2. 黄嘌呤氧化酶和硫嘌呤甲基转移酶(TPMT)将硫唑嘌呤转化为无活性的代谢物。

3. 减弱 T 细胞功能和 B 细胞产生抗体的量。

药理学重点

1. TPMT 活性在特定人群中降低,可用功能酶等位基因测序检测。

(1)降低 TPMT 活性(用等位基因活性衡量)或降低黄嘌呤氧化酶(由于别嘌呤醇和非布索坦)→增强硫唑嘌呤水平→增强致命的骨髓抑制风险。

(2)ACE 抑制剂、柳氮磺胺吡啶、叶酸拮抗剂同时使用也会增加骨髓抑制的风险。

2. 硫唑嘌呤可能减少华法林的抗凝作用并逆转神经肌肉阻滞。

适应证

1. FDA 批准的适应证:器官移植和重度 RA。

2. 皮肤科用药适应证包括:特应性皮炎、慢性光化性皮炎、白塞病、大疱类天疱疮、瘢痕性天疱疮、皮肌炎、口腔扁平苔藓和天疱疮。

副作用

1. 白细胞减少,血小板减少和免疫抑制(与低 TPMT 活性相关)。

2. 鳞状细胞癌(SCC)和淋巴瘤(尤其是非霍奇金

B 细胞淋巴瘤)。

没有明确的皮肤科用药适应证风险增加的证据。

3. 感染(特别是人乳头瘤病毒、单纯疱疹、疥疮)。

4. 致畸性。

5. 超敏反应综合征（通常发生在治疗的第 1~4 周,在同时服用环孢素或 MTX 的患者中更常见)。

6. 胃肠道副作用——硫唑嘌呤最常见的副作用包括恶心、呕吐、腹泻(通常出现在治疗的第 1~10天);也有胃炎和胰腺炎。

7. 转氨酶升高和严重的肝细胞毒性罕见。

重要监测项目

1. 用药前妊娠测试(育龄期女性;妊娠 D 类)和结核菌素试验(强烈建议根据实际情况执行)。

2. 每年进行全面体格检查,特别关注淋巴瘤和鳞状细胞癌的可能。

3. 在前 2 个月每 2 周进行 1 次全血细胞计数分类和肝功能检查,之后每 2~3 个月 1 次。

注意事项

1. 对使用硫唑嘌呤和皮质类固醇的患者应用乙型肝炎病毒灭活疫苗会使反应减弱。

2. 如果给予 TNF-α 抑制剂→增加肝脾 T 细胞淋巴瘤的风险。

(四)环孢素

作用机制

1. 与亲环素形成复合物,抑制钙调神经磷酸酶——一种细胞内酶——这反过来又降低了 NFAT-1 的活性(转录各种细胞因子,如 IL-2)。

2. 降低 IL-2 的产生,导致 CD4 和 CD8 细胞的数量减少。

药理学重点

1. 理想情况下,当有预防红斑产生的替代疗法时,环孢素剂量应逐渐减少。

2. 根据 FDA 规定,皮肤科的最大使用剂量为 5mg/(kg·d),可持续使用 1 年(世界共识数据为 2 年)。

环孢素脂质纳米粒制剂的最大皮肤溶解剂量为 4mg/kg。

3. 对于肥胖患者,起始剂量应该根据理想体重来计算。

适应证

1. FDA 批准用于银屑病治疗。

2. 皮肤科用药适应证包括特应性皮炎、慢性特发性荨麻疹、坏疽性脓皮病、扁平苔藓、大疱性皮肤病、自身免疫性结缔组织病、中性粒细胞皮肤病、毛发红糠疹等。

副作用

1. 皮肤淋巴瘤患者禁忌(有进一步恶化的风险)。

2. 肾毒性和高血压是环孢素最显著的 2 个副作用,具有剂量和持续时间依赖性。

(1)如果患者接受皮肤科剂量治疗(每天 2.5~5mg/kg)，或在肌酐增加到初始水平 30%时进行剂量调整,或者使用环孢素不超过 1 年,则可以避免不可逆性肾损害。

(2)27%的银屑病患者接受环孢素治疗后出现的高血压被认为是继发于肾血管收缩。

◇ 当高血压进展时,可以用药物控制,而不是继续治疗的禁忌证。

◇ 处方选择:钙通道阻滞剂(例如,硝苯地平或伊拉地平),因为它们不改变血清环孢素水平。

3. 增高银屑病患者的非黑色素瘤性皮肤癌风险,尤其是治疗>2 年的患者。

其他恶性肿瘤的风险暂不清楚,比如淋巴瘤。

4. 高脂蛋白血症并不少见——推荐改变饮食和增加运动。

5. 其他副作用包括:多毛症、牙龈增生、肌痛、感觉异常、震颤、萎靡不适、高尿酸血症(可引起痛风)、低镁血症、低钾血症。

重要监测项目

1. 重新检测肌酐水平，如果增高>初始水平 30%→如果持续超过 30%,降低剂量至 1mg/kg 持续 4 周,继而:

(1)如果肌酐水平下降到小于初始水平的 30%,可以继续治疗。

(2)如果没有下降,那么停止治疗;如果恢复到初始水平的 10%以内,可以低剂量重新开始使用环孢素。

2. 任何时候，如果肌酐水平大于初始值的 50%,应停止治疗直至恢复到正常水平。

3. 获得至少间隔 1 天的 2 次初始血压和 2 个初始肌酐值。

4. BUN、CBC、LFT、空腹血脂、镁、钾、尿酸的初始值。

5. 在最初的 1~2 个月,每 2 周重新评估实验室检查和血压，然后每间隔4~6周检查1次血压。

注意事项

有单药治疗链球菌性脓疱病和皮下脂膜炎样T细胞淋巴瘤的近期疗效报告。

(五)甲氨喋呤(MTX)

作用机制

具有比叶酸更高的亲和力去结合二氢叶酸还原酶→阻止二氢叶酸转化为四氢叶酸(嘌呤合成的必要辅助因子)→抑制细胞分裂。

药理学重点

1. 二氢叶酸还原酶的抑制可能被甲酰四氢叶酸(亚叶酸)或胸腺嘧啶脱氧核苷绕过。

亚叶酸是叶酸盐(维生素B_9)的一种有活性的天然形式；最常用于抢救大剂量MTX的不良反应或过量使用。

2. 叶酸(合成)和亚叶酸(天然生成)：降低MTX引起的不良反应。

(1)降低26%的消化道不良反应(恶心、呕吐、腹痛)。

(2)降低76%肝功能异常的风险。

(3)降低全血细胞减少的风险。

(4)增高对MTX的耐受(降低任何原因引起的MTX治疗中断)。

3. 最新的Cochrane综述表明，同时服用叶酸盐(叶酸和亚叶酸)并不降低MTX的疗效。

4. MTX导致肝纤维化。

(1)高累计剂量检测(≥4g)，尤其对于曾有肝疾病、酗酒、丙型肝炎、银屑病或未接受叶酸补充的患者。

(2)肝脏活组织检查(金标准)。

(3)其他需要进一步研究以确认效用的试验：超声波，动态放射性核素扫描和Ⅲ型前胶原肽氨基末端的测定(PIIIP)。

5. 对于有肝功能指标升高、肝病史、遗传性肝病、糖尿病、肥胖、酗酒和使用肝毒性药物的患者，可考虑治疗前行肝活检。

适应证

1. FDA批准用于治疗广泛、严重、衰弱性或顽固性银屑病和Sezary综合征。

2. 皮肤科用药适应证包括：急性苔藓样痘疮样糠疹、淋巴瘤样丘疹病、天疱疮、类天疱疮、自身免疫性结缔组织病、结节病、蕈样肉芽肿、皮肤血管炎。

副作用

1. 绝对禁忌证：妊娠(X类)和哺乳期。

2. 相对禁忌证：不配合患者，降低肾功能，肝疾病，代谢性疾病(例如，肥胖或糖尿病)严重血液学异常，对有生育需求的男性和女性(男性停药3个月，女性停一个排卵周期)，活动性的感染性疾病或可能重新活跃的潜在严重感染以及免疫功能丧失综合征。

3. 少有报道MTX能引起急性肺炎，这是一种如果不停止MTX可能会危及生命的特异性疾病；肺纤维化(更加少见)。

若无症状提示肺炎，常规行X线或肺功能检查对预防肺毒性没有帮助。

4. 全血细胞减少症可能危及生命，通常在治疗早期(最初的4~6周)发生，而且可能是特异的。

危险因素：年老，肾功能不全，缺乏叶酸补充。

5. 没有资料表明银屑病患者服用MTX会增高恶性肿瘤的风险(例如，淋巴瘤)。

6. 消化道副作用常见(恶心、厌食>腹泻、呕吐和溃疡性口炎)。

7. 据报道，MTX会在肾小管中蓄积，给予高剂量化疗会产生肾毒性。

8. 其他副作用：脱发、头痛、疲劳、眩晕，加速类风湿关节炎患者的结节形成(类似于类风湿结节，但更小，在手指上更典型)，光毒性(包括UV和再放射反应)。

9. 与抑制叶酸代谢的药物合用会导致增高骨髓抑制的风险(例如，甲氧苄啶、磺胺类和氨苯砜)，或通过置换血浆蛋白来增加MTX水平的药物(四环素、苯妥英钠、吩噻嗪类、磺胺类、非甾体抗炎药类、水杨酸类)。

重要监测项目

1. 全血细胞计数分类，肝功能测试，肌酐，尿素氮和病毒性肝炎检测的初始值，然后在第1个月每周重复检查1次(不包括病毒性肝炎)，并逐渐减少到每3~4个月1次(例如，每2周1次，持续2个月；每个月1次，持续2个月；之后每3个月1次)。

2. 前章节所讨论的肝脏活组织检查资料。

3. "亚叶酸拯救"：亚叶酸不需要经过二氢叶酸还

原酶的还原作用→当 MTX 诱导严重的骨髓抑制时可以给予。

注意事项

1. 当儿童患者食用各种食物或有潜在疾病时，可能减少口服 MTX 的吸收，因此，可考虑为这类特定人群使用注射用 MTX。

2. MTX 导致 UV 和辐射反应再次发生(皮肤毒性反应再次出现在以前照射过的皮肤上)。

(六)霉酚酸酯

作用机制

结合并抑制肌酐磷酸脱氢酶——一种从头合成嘌呤的关键酶——在活化的淋巴细胞中非常关键。

药理学重点

1. 胃酸将其分解为活性状态(抗酸剂和质子泵抑制剂降低其血清水平)。

2. 皮肤科剂量范围为 2~3g/d，分 2 次使用。

适应证

1. FDA 批准用于预防肾、心脏和肝脏的移植排斥反应。

2. 皮肤科用药适应证包括：银屑病、特应性皮炎、天疱疮、类天疱疮、自身免疫性结缔组织病、血管炎、扁平苔藓、结节病。

副作用

1. 绝对禁忌证：妊娠(D 类)和药物过敏。

2. 相对禁忌证包括：哺乳期(可能从乳汁中排出)、消化性溃疡、肝脏或肾脏疾病(可能需要剂量调整)、干扰肠肝循环的药物(例如，考来烯胺)，以及与硫唑嘌呤伴随用药(增高骨髓毒性的风险)。

3. 致癌风险(淋巴瘤和淋巴增生性恶性肿瘤)见于移植人群(通常同时使用几种免疫抑制药物)——目前不清楚这在皮肤科患者中是否成立，以及是否有增加非黑斑性皮肤癌的风险。

4. 最常见的副作用为腹泻、腹痛、恶心、呕吐。

5. 与嗜中性粒细胞发育异常有关，称为假性佩尔格-韦特异常，其特征是核分叶左移——这可能预示着中性粒细胞减少症的发展。

监测指南

1. 检测全血细胞计数分类，基本代谢水平(肌酐)，肝功能的初始水平。开始治疗和剂量增加时每 2~4 周 1 次肝功能检测，在剂量稳定后每 2~3 个月 1 次。

2. 乙肝和丙肝初始检查、肺结核筛查、妊娠检查。

(七)细胞毒性药物

羟基脲

1. 通过抑制核糖核苷酸二磷酸还原酶而影响 DNA 的合成；低甲基 DNA 导致基因表达改变。

2. FDA 批准用于镰状细胞性贫血，慢性粒细胞性白血病，头颈部鳞状细胞癌，某些转移性黑色素瘤的治疗。

3. 皮肤科用药适应证：治疗顽固性银屑病，Sweet 综合征，红斑性肢痛和嗜酸性细胞增多综合征。

4. 相对禁忌证：严重贫血、血小板减少症、白细胞减少症。

5. 最常见的副作用：巨幼细胞性贫血(骨髓抑制)。

6. 可引起皮肌炎样皮疹，类似移植物抗宿主病的苔藓样药疹、下肢溃疡、脱发、光敏感性、再放射反应、皮肤和指甲色素沉着过度。

环磷酰胺

1. 一种烷化剂(通过交联作用直接损伤 DNA 而发挥作用)。

(1)氮芥衍生物。

(2)醛磷酰胺——其代谢产物之一——在细胞内被分解为丙烯醛，并通过消耗谷胱甘肽来增强对细胞的损伤。

2. FDA 批准用于治疗蕈样肉芽肿(疾病进展期)。

3. 皮肤科用药适应证：严重免疫性疾病(如眼瘢痕性类天疱疮)、严重系统性血管炎、中性粒细胞性皮肤病和自身免疫性结缔组织病。

4. 由于丙烯醛，出血性膀胱炎的发生率为 5%~41%(被充分水化作用和美司钠阻止，它们在膀胱中与丙烯醛结合以减少刺激)。

(1)伴有膀胱移行细胞癌，非霍奇金淋巴瘤，白血病，鳞状细胞癌风险增高(移植和肿瘤患者)。

(2)监测：定期尿细胞学检查分析。

5. 最常见的副作用为恶心和呕吐，可以通过同时服用恩丹西酮和地塞米松来减少发生。

6. 增高不育风险：闭经(27%~60%)；卵巢早衰(高达 80%)。

7. 皮肤相关的副作用：牙齿上出现永久色素带，

再生期脱发，皮肤和指甲色素沉着。

苯丁酸氮芥

1. 通过交联直接破坏 DNA 的烷化剂。

2. FDA 批准用于慢性淋巴细胞性白血病。

3. 皮肤科用药适应证：黄色肉芽肿（48 例回顾性分析证明是有效和安全的）、坏疽性脓皮病、严重免疫性和结缔组织性疾病，例如，白塞病和皮肌炎。

4. 对氮芥过敏是一种禁忌证。

5. 有引起癫痫和情绪改变的可能。

6. 其他副作用包括：恶心、呕吐、无精子症、闭经、肺纤维化、肝毒性、骨髓抑制和口腔溃疡。

（八）抗疟药

包括羟氯喹（HCQ），氯喹（CQ）和喹吖啶（已在美国上市，但也可通过复方制药获得）。

作用机制

抗疟药通过不同的机制发挥作用。

（1）通过与 DNA 结合和抑制超氧化物产生抑制紫外线引起的皮肤反应。

（2）提高胞浆内 pH 值，稳定微粒体膜——降低巨噬细胞在细胞表面表达 MHC 复合物抗原的能力。

（3）减少溶酶体大小和削弱趋化作用。

（4）抑制血小板聚集和黏附。

药理学重点

CQ 和 HCQ 有较长的半衰期，并且在 3~4 个月达到稳态浓度，这解释了为什么达到临床疗效需要长期治疗。

适应证

1. FDA 批准用于 SLE、疟疾和类风湿关节炎。

2. 皮肤科用药适应证：尤其用于有显著淋巴细胞浸润的疾病（多形性光疹、Jessner 淋巴细胞浸润、狼疮性脂膜炎、盘状红斑）。

副作用

1. 妊娠用药 C 级。

2. 绝对禁忌证包括药物过敏（CQ 和 HCQ 可能有交叉反应）；视网膜病进展的患者禁止继续使用。

3. 相对禁忌证包括严重血液病，显著的肝功能不全，显著的神经疾病，视网膜或视野改变，妊娠和哺乳期（然而，一些人认为 SLE 患者在妊娠期间中断治疗的风险大于对胎儿的毒性风险），银屑病。

4. 重症肌无力患者禁用 CQ。

5. 皮肤黏膜药物反应

（1）皮肤黄色色素沉着（喹吖啶）。

（2）药物诱发扁平苔藓。

（3）麻疹样过敏性皮疹；也可表现为红皮病或Stevens-Johnson 综合征（SJS）。

◇ 皮肌炎（31%）的风险要比狼疮（3%）大得多。

（4）银屑病恶化（尤其是应用 CQ 后）。

（5）10%~30%的患者在治疗 24 个月之后会有青灰色至黑色的色素沉着在小腿（临床上与Ⅱ型米诺环素色素沉着过度无明显区别）、面部和上腭。

（6）指甲色素沉着过度。

6. 眼毒性包括角膜沉积物（角膜病变）、神经肌肉眼毒性（睫状体功能障碍）和视网膜病变（黄斑病变）。

（1）除视网膜病变外，所有病变在停药后都是可逆的。

（2）喹吖啶的治疗中不出现眼毒性。

7. 当前眼部检测建议（基于最近的眼科文献）

（1）治疗前进行视野检查。

（2）开始治疗的 1 年内进行扩大检查和视力测试。

（3）治疗 5 年后，每年进行扩大检查和视力测试（某些患者，如年老患者，可能需要更频繁的检查）。

8. 胃肠道副作用（CQ>HCQ）：是早期减量或中断/继续治疗的最常见原因。

9. 烦躁、兴奋、精神错乱和癫痫发作（通常出现在患者的服用剂量高于推荐剂量时）。

10. 据报道，喹吖啶和 CQ 粒细胞缺乏症有罕见但可能致命的骨髓毒性。

11. G6PD 缺乏人群中的溶血主要是由 8-氨基喹啉和伯氨喹引起的，但不包括 HCQ 和 CQ 的常规使用剂量。

重要监测项目

1. G6PD 检测对于羟氯喹、氯喹和喹吖啶不是必要的，因为给予治疗剂量引起溶血的风险低。

2. 初始眼底检查见本页上文；全血细胞计数分类，完全代谢谱，周期性肝功能检测；G6PD 检测和卟啉水平测量根据临床情况选择。

注意事项

1. HCQ 的使用延迟了皮肤红斑狼疮患者实施 SLE 诊断标准的时间。

2. 低剂量 HCQ 或 CQ 可用于迟发性卟啉病（即 HCQ 100~200mg/d 对 CQ 400mg/d 用于 DLE）。

3. 喹吖啶可加到 HCQ 或 CQ 中，以增强治疗效果。

4. CQ 和 HCQ 不能一起使用。

(九)氨苯砜

作用机制

1. 抑制髓过氧化物酶→减少对多种中性粒细胞皮肤病中的正常组织的氧化损伤(对嗜酸性粒细胞和单核细胞影响较小)。

2. 也降低过氧化氢和羟自由基水平。

3. 它也可能降低中性粒细胞趋化性，尽管在治疗剂量中没有被证实。

重要药理学要点

1. 氨苯砜参与重要的肠肝循环，因此在单次给药后 30 天仍在循环中。

2. 已证实服用氨苯砜的母亲哺乳婴儿会产生溶血。未证实在妊娠时服药会对宫内发育产生有害影响；但是分为妊娠 C 类。

3. 在乙酰化(与临床无关)和羟基化上的个体率都有明显差异。羟胺代谢物(DDS-NOH)是造成血液学副作用的主要原因。

适应证

1. FDA 批准用于疱疹样皮炎和麻风。

2. 皮肤科用药适应证很多，包括各种中性粒细胞性皮肤病(线状 IgA 皮肤病、大疱性 SLE、持久性隆起性红斑、坏疽性脓皮病、Sweet 综合征、中性粒细胞性荨麻疹、角化型脓疱性皮肤病/IgA 型天疱疮和白塞综合征)、血管炎。

副作用

1. 氨苯砜与磺胺，或与其他磺胺类药物之间发生交叉反应是相当罕见的。

2. 对于有血液、心血管或肺部副作用而使风险增加的患者(G6PD 缺乏患者，严重心肺、肝、肾疾病患者)，应给予更多的关注。

3. 对曾有周围神经病变的患者应谨慎治疗。

4. 溶血性贫血和高铁血红蛋白血症：出现在所有个体并有一定程度的剂量相关性(与 N-羟基代谢产物的氧化应激有关)。

增强高铁血红蛋白→降低携氧能力→可能恶化原有的心肺疾病。

5. 粒细胞缺乏症——氨苯砜最严重的特异性反应，通常发生在治疗的第 7 周(3~12 周)，可能表现为发热、咽炎，有时还表现为败血症。

大部分患者在停止使用氨苯砜后很快恢复；可以考虑给予革兰阴性 GSF。

6. 周围神经病变(主要是远端运动)+一定程度的感觉损害；可表现为手部肌肉的消瘦；如果早期发现是可逆的。

7. 恶心、胃炎、可逆性胆汁淤积和肝炎以及过敏反应综合征(通常在治疗 3~12 周后)也有报道。

重要监测项目

1. 初始 G6PD 水平(低水平可能使患者不能接受药物治疗，或需要降低剂量)。

2. CBC 分类计数，肝功能，肾功能检查和初始尿酸。

3. 在粒细胞缺乏症的“高危窗口”期间必须密切监测 CBC：前 4 周每周检查 CBC，之后每 2 周 1 次，直到治疗后 3 个月(粒细胞缺乏症在治疗的前 12 周最为常见)。

4. 3 个月后，每 3~4 个月继续检查肾功能，LFT 和 UA。

5. 如果临床上怀疑氧循环减少或贫血，需要检查高铁血红蛋白。

注意事项

1. 在不影响氨苯砜血浆水平的前提下，西咪替丁可降低高铁血红蛋白血症的风险。

◇ 维生素 E 对高铁血红蛋白血症有少量的保护作用。

2. 高铁血红蛋白血症危象→使用亚甲蓝。

3. 在使用局部酰胺和全身麻醉后，高铁血红蛋白血症在术中和术后都会出现恶化的迹象，出现这种情况时可使用维生素 C。

4. 大部分疱疹样皮炎患者在用氨苯砜治疗后 24~36h 发生反应；大疱性 SLE 对氨苯砜反应也很好(与 EBA 不同，后者效果不好)。

生物制剂

(一)TNF-α 抑制剂

依那西普

1. 完全人类二聚体融合蛋白(与 IgG 的 Fc 部分相连的 TNF 受体)能与 TNF-α(可溶性和膜结合性)和 TNF-β 结合。

2. 皮下注射。

英夫利昔单抗

1. 仅与 TNF-α 靶向结合的嵌合单克隆 IgG 抗体(靶向作用于可溶性和跨膜 TNF 受体)。

2. 静脉注射。

阿达木单抗

1. 抗跨膜肿瘤坏死因子受体的完全人单克隆 IgG 抗体。

2. 皮下注射。

适应证

FDA 批准用于治疗斑块型银屑病和银屑病关节炎。皮肤科用药适应证包括中性粒细胞性皮肤病、自身免疫性结缔组织病、肉芽肿性皮肤病、大疱性皮肤病、化脓性汗腺炎和毛发红糠疹。

副作用

1. 妊娠 B 类。

2. 有活动性感染者禁用。

3. 注射部位反应:依那西普(14%)>阿达木单抗(3.2%)。

对于依那西普,这些副作用被认为在第二次注射期间最显著,通常治疗 1 个月之后改善(假说认为由迟发型超敏反应导致)。

4. 英夫利单抗最常引起输液反应(20%)。

(1)恶心、头痛、脸红、呼吸困难、注射部位肿胀和味觉倒错。

(2)降低输注速度和提前用药可能有助于减少输液反应。

(3)肾上腺素和全身皮质类固醇用于治疗严重的输液反应(<1%的患者),包括低血压、胸痛、呼吸困难、过敏反应和惊厥。

5. 英夫利单抗相关抗药抗体(ADA)→增强输液反应并降低疗效。

6. 谨慎使用:如患者有脱髓鞘疾病的家族史。多个病例系列报道,使用 TNF 抑制剂患者出现各种脱髓鞘疾病(例如,多发性硬化、吉兰-巴雷综合征、视神经炎)。

7. 银屑病、掌跖脓疱病和皮肤血管炎在所有使用 TNF 抑制剂的患者中都有报道。

8. 在使用生物制剂治疗的患者中,恶性肿瘤,特别是淋巴瘤和皮肤癌风险可能会增加。

肝脾 T 淋巴细胞瘤(致死性)可见于使用 TNF 抑制剂+硫唑嘌呤的患者。

9. 增强结核风险(原发性感染或再活动),侵袭性真菌感染,以及机会性感染(如军团菌和李斯特菌感染)都有报道。

10. 有不同的证据表示,TNF 抑制剂可能会有增加或恶化发生充血性心力衰竭的风险→对高危人群应该谨慎使用(尤其是英夫利单抗)。

11. 虽然使用生物制剂治疗的患者中有较高的 ANA 和抗 dsDNA 阳性率 (尤其是英夫利昔单抗),但 SLE 和狼疮样综合征并不常见,并且会在停药后消退。

重要监测项目

虽然没有严格的 FDA 授权的指南,但大多数作者认为每年应该检查 PPD/Quantiferon Gold 和病毒性肝炎, 考虑到血液毒性和肝功能衰退/自身免疫性肝炎(ASMA 自身抗体),每 3 个月(英夫利单抗)或 6~12 个月(依那西普和阿达木单抗)检查 CBC 和 LFT。

注意事项

1. 可安全用于活动期丙肝感染患者。但是如果患者患有 HBV,谨慎使用,有重新活化的风险报道。

2. 多病例报告证明在 HIV 患者人群中是安全的。

3. ADA 可以被中和或不能被中和。

通常 ADA 中和形成在治疗 24 周之前,干扰生物制剂的结合活性→降低疗效。

4. 研究表明,ADA 直接针对英夫利单抗 (5.4%~43.6%)和阿达木单抗(6%~45%)→降低疗效和血清水平。

◇对依那西普无效。

◇在一项研究中, 由于 15 例患者缺乏疗效,7 例有 ADA,8 例没有 ADA, 而缩短了阿达木单抗的剂量间隔。7 例有 ADA 的患者中有 1 例症状改善,而另外 8 例中有 4 例症状改善。

5. 联合使用 MTX 可能降低 ADA 发生率。

(二)乌司奴单抗

1. 针对 IL-12 和 IL-23 共同 P40 亚单位的完全人单克隆 IgG1 抗体。

2. FDA 批准用于治疗成人银屑病和银屑病关节炎;也有一些证据表明对化脓性汗腺炎有疗效。

3. 临床试验表明,与依那西普(50mg 每 2 周)相比，乌司奴单抗在使用前(0 周)和 4 周使用 45mg 和 90mg 的效果优于在 12 周时使用。

4. 上呼吸道感染是最常见的副作用；也增加了感染风险，包括肺结核复发，真菌病和病毒性疾病。

5. 可能与可逆性后部白质脑病综合征有关，但还需要更多的研究。

6. 随着乌司奴单抗暴露时间的延长，在长达 5 年的时间内，未观察到剂量相关/累计毒性。

7. 在乌司奴单抗银屑病试验报告中，不良反应率与其他被批准用于治疗中重度银屑病的生物制剂的不良反应率大体相同。

(三)利妥昔单抗

1. 针对 B 细胞表面抗原(CD20)的嵌合 IgG 单克隆抗体。

2. FDA 批准治疗非霍奇金淋巴瘤，慢性淋巴细胞性白血病，和对其他治疗无效的类风湿关节炎。

3. 皮肤科用药适应证包括大疱性皮肤病(尤其是寻常型天疱疮和严重大疱性类天疱疮)，自身免疫性结缔组织病，慢性移植物抗宿主病，血管炎和皮肤 B 细胞淋巴瘤。

4. B 细胞的消耗出现在首次治疗的 2~3 周内，然后维持 6 个月；B 细胞数目在治疗第 1 年内逐渐恢复正常。

5. 患者有支气管痉挛，低血压和血管性水肿病史是相对禁忌证。

6. 妊娠 C 类。

7. 常见的副作用包括：高血压、恶心、上呼吸道感染、关节痛、发热和瘙痒；最常见的是输液反应，通常很轻微，在第一次输注时发生。

对有心肺疾病史的患者应加强监护，因为他们易于发生严重的输液反应。

8. 严重副作用：HBV 再激活，进展性多灶性白质脑病，Stevens-Johnson 综合征(SJS)/中毒性表皮坏死综合征，严重感染，肝衰竭和骨髓抑制。

(四)IL-1 抑制剂

1. 卡纳单抗，阿那白质素，利那西普，格法克单抗。

2. 阿那白质素被 FDA 批准用于治疗中重度且其他治疗方法无效的类风湿关节炎。

3. 药物说明书外皮肤科用法：坏疽性脓皮病、PAPA 综合征、化脓性汗腺炎、板层状鱼鳞病、Sweet 综合征、脂膜炎、Muckle-Wells 综合征，其他自身炎症综合征和 SAPHO 综合征。

4. IL-1 抑制剂比 TNF-α 抑制剂的肺结核再活化风险更低，但还需要进行更多研究。

5. 最常见的副作用是注射部位反应；注重检测中性粒细胞绝对计数，因为可能发生中性粒细胞缺少症。

6. IL-1 抑制剂不能初始用于活动性感染的患者；这种制剂在免疫抑制或慢性感染患者中的安全性还没有被评估。

(五)IL-17 抑制剂

1. 依奇珠单抗和司库奇尤单抗中和 IL-17A。

2. 布罗达单抗拮抗 IL-17 受体。

3. 这些药物在治疗斑块型银屑病方面取得了最令人印象深刻的成果。

4. 类似于 TNF-α 抑制剂的副作用，但没有增加淋巴瘤、心力衰竭或神经肌肉疾病的风险的报道。

5. 最常被报告的副作用是鼻咽炎。

其他常见的症状包括上呼吸道感染，注射部位反应，头痛；念珠菌和疱疹感染也有报道。

6. 这 3 种药物的长期疗效和安全性均已在中重度斑块型银屑病治疗中被证实。

7. IL-17 抑制剂比依那西普和优斯他单抗更有效。

(1)12 周试验表明，每 4 周分别使用 300mg 和 150mg 司库奇尤单抗治疗的患者中分别有 77.1%和 67.0%的人达到 PASI 75，而使用依那西普的患者中只有 44%的人达到。

(2)在对照实验中，依奇珠单抗也优于依那西普。

(六)奥马珠单抗

1. 单克隆抗 IgE 抗体→肥大细胞和嗜碱性粒细胞中的 IgE 水平降低，IgE 受体水平也降低。

2. FDA 批准用于过敏性哮喘和慢性特发性荨麻疹。

3. 副作用：过敏反应，恶性肿瘤和注射部位反应。

第5节 皮肤肿瘤药物

(一)维莫德吉

1. 通过音猬因子信号通路抑制平滑肌受体→GLI1/2转录因子处于不活跃状态→抑制目的基因的转录。

2. 用于转移性和局部进展期基底细胞癌,以及那些无法通过手术或放射线治疗的基底细胞癌;可用于痣样基底细胞癌综合征患者。

3. 副作用:肌肉痉挛(1级)、脱发、味觉障碍、疲劳、恶心、厌食和腹泻。

(二)BRAF抑制剂(威罗菲尼和达拉非尼)

1. BRAF:丝氨酸/苏氨酸信号转导激酶对调节细胞分裂的MAPK通路有重要作用。

BRAF的突变→各种恶性肿瘤。

2. BRAF抑制剂针对BRAF V600E突变。

V600E=氨基酸第600位的缬氨酸(V)被谷氨酸(E)取代。

3. 用于晚期黑色素瘤,可提高生存率。

4. 皮肤反应是最常见的副作用。

(1)发疹:面部、躯干和四肢的丘疹脓疱。

(2)角化病

◇鳞状细胞癌和角化棘皮瘤。

治疗:切除/Mohs;不需要调整剂量。

◇疣状角化病:最常见的皮肤病变;良性。

(3)光敏感,脱发和足底角化过度。

5. 非皮肤副作用:关节痛、恶心、腹泻、疲劳、QT间期延长和视网膜静脉闭塞。

(三)MEK抑制剂(曲美替尼)

1. 抑制MAPK通路的MEK1/2。

2. 用于晚期黑色素瘤。

3. 可以单药治疗或者与达拉非尼联合治疗(联合用药比单用BRAF抑制剂治疗BRAF的V600E突变转移性黑色素瘤更有效)。

与BRAF抑制剂联合用药可降低鳞状细胞癌的风险。

4. 最常见的非特异性皮肤和非皮肤反应[消化道副作用最常见(腹泻、恶心、呕吐),低白蛋白血症,味觉障碍,口腔干燥,心肌病,间质性肺病和视网膜静脉闭塞]。

(四)伊匹单抗

1. 完全人单克隆抗体结合并抑制细胞毒性T淋巴细胞相关抗原4(CTLA-4)→增强T细胞对抗肿瘤细胞的活性。

2. 用于治疗转移性黑色素瘤。

3. 副作用被称为免疫相关性不良事件。

(1)皮肤副作用:最常见的问题(24%)。

◇皮疹(最常见):躯干/四肢出现斑丘疹或湿疹。

◇瘙痒、脱发、色素减退。

(2)胃肠道副作用:最严重的问题。

◇最常见:腹泻、便秘、水肿。

◇最严重:威胁生命的结肠炎伴肠穿孔。

(3)较不常见:甲状腺功能减退、转氨酶升高、肝炎、垂体功能减退。

(五)PD-1抑制剂(帕母单抗、纳武单抗)

1. 在晚期黑色素瘤的随机试验中,伊匹单抗是提高总生存率的第一道免疫检查点抑制剂;然而,由于针对PD-1受体的免疫检查点抑制剂更有效且副作用更少,很快成为免疫治疗的首选方法。

2. PD-1是通过活化的T细胞表达的免疫检测点受体。

(1)正常情况下起到免疫"刹车"的作用。

(2)活化T细胞上的PD-1结合在肿瘤细胞表达的配体PD1-L1(B7-H1)和PD1-L2(B7-DC)→T细胞失活→对肿瘤免疫应答的丧失。

3. 纳武单抗和帕母单抗

(1)针对PD-1的单抗→阻止T细胞失活→增强免疫介导的肿瘤杀伤活性。

(2)均被FDA批准用于治疗晚期黑色素瘤。

(3)3期临床试验晚期黑色素瘤患者表现为总生存率增高,无进展生存率增高,并且无论是与伊匹单抗还是传统化疗相比,副作用更少。

◇有些患者甚至在完成治疗后仍有持续的反应。

◇与伊匹单抗联合使用疗效提高(主要缺点:增强免疫介导的副作用)。

(4)最常见的不良事件:疲劳、瘙痒、皮疹。

较不常见(远不如伊匹单抗):肺炎、结肠炎、肝炎、肾炎、肾功能不全、甲状腺功能异常。

(六)甲磺酸伊马替尼

1. 酪氨酸激酶抑制剂

结合到各种酪氨酸激酶域[例如,Bcr-Abl,c-Kit 受体(CD117)和血小板衍生生长因子受体(PDGFR)]。

2. 皮肤病学应用:黑色素瘤,骨髓增生性高嗜酸细胞综合征和隆突性皮肤纤维肉瘤。

3. 皮肤反应十分常见。

(1)最常见:表浅水肿(主要是眶周水肿)。

(2)第二常见:皮疹(斑丘疹,非特异性)。

(3)其他副作用:色素减退/色素脱失(通过抑制 c-Kit 途径,涉及黑色素细胞活化),色素沉着过度(较少见),苔藓痒疹(口腔和黏膜)和光敏性。

(七)盐酸氮芥

1. 一种氮芥烷基化剂,用于斑片/斑块蕈样真菌病;接触性皮炎是最常见的副作用,但是过敏反应和鳞状细胞癌最令人担心。

2. 卡莫司汀也是一种烷基化剂,用于斑片/斑块蕈样真菌病;可以引起严重的局部反应和骨髓抑制。

(八)其他 NMSC 局部药物

见表 2-4。

表 2-4　局部治疗光化性角化病和非黑色素皮肤癌

	作用机制	FDA 批准适应证	不良反应
5-氟尿嘧啶	与胸苷酸合成酶(通常能转化脱氧尿苷→胸苷)结合的抗代谢物/嘧啶类似物,导致 DNA 合成减少	AK,浅表 BBC(仅 5%强度)	局部反应(如红斑,水疱,坏死,糜烂,灼烧感) 妊娠 X 类
咪喹莫特	Toll 样受体 7 和 8 激活因子→NF-κB 转录因子活化→增加细胞因子/趋化因子(如 TNF-α 和 INF-γ)→天然/获得性免疫通路刺激→抗肿瘤和抗病毒活性 同时抗血管生成,促进凋亡,且免疫细胞/因子的淋巴转移→肿瘤破坏	AK,浅表 BBC(仅 5%强度),生殖器/肛周尖锐湿疣	局部反应类似 5-氟尿嘧啶 有时表现为流感样或胃肠症状(特别是较大面积的治疗时),银屑病恶化 妊娠 C 类
双氯芬酸	减少环氧化酶→提高细胞凋亡	AK	轻度刺激,罕见光敏性和光接触性皮炎;避免非甾体抗炎药过敏和出血体质的患者 妊娠 B 类
巨大戟醇甲基丁烯酸酯	1)通过线粒体肿胀/质膜破裂导致细胞迅速死亡(数小时之内) 2)通过蛋白激酶 C 激活剧烈的炎性反应(数天之内)	AK	局部反应(红斑,剥落结痂),在第 4~7 天更严重

第 6 节　抗菌药

局部抗菌药

(一)杆菌肽

1. 由枯草芽孢杆菌制成。

2. 杀菌药。

3. 与 C55 戊烯醇焦磷酸酶结合→细菌细胞壁肽聚糖合成中断。

4. 对抗奈瑟菌和革兰阳性菌有效;对格兰阴性菌效果弱。

5. 通常引起过敏性接触性皮炎(尤其见于淤滞性皮炎/溃疡患者)。

(二)多黏菌素 B

1. 由多黏芽孢杆菌和枯草杆菌制成。

2. 杀菌药。

3. 通过类洗涤剂磷脂相互作用增强细胞膜通

透性。

4. 对革兰阴性菌有效(例如,假单胞菌)。

5. 妊娠 B 类。

(三)新霉素

1. 由弗氏链霉菌合成的氨基糖苷类。

2. 与细菌核糖体 RNA 的 30s 亚基结合→降低蛋白质合成。

3. 对革兰阳性菌和革兰阴性菌有效。

4. 可与杆菌肽和多黏菌素 B 结合(如多黏菌素)。

5. 常见的接触性变应原,如杆菌肽(互相共同反应);变态反应常见于有淤滞性皮炎和溃疡的患者;可能出现耳毒性/肾毒性,但很少见。

6. 妊娠 D 类。

(四)莫匹罗星

1. 由荧光假单胞菌制成。

2. 结合细菌的异亮氨酸 tRNA 合成酶→降低 RNA/蛋白质合成。

3. 对 MRSA(能降低鼻腔带菌)和化脓性链球菌有效;有报道称存在抗药性。

4. 对假单胞菌无效(由假单胞菌制成)。

5. 妊娠 B 类。

(五)瑞他莫林

1. 侧耳菌素由杯状斜盖伞属制成。

2. 结合细菌核糖体 50S 亚基的 L3 蛋白→降低蛋白合成。

3. 对耐甲氧西林金黄色葡萄球菌、化脓性链球菌、厌氧菌有效;FDA 批准用于金黄色葡萄球菌和化脓性链球菌引起的脓疱病。

4. 可能导致接触性皮炎。

(六)庆大霉素

1. 由紫色小单孢菌制成的氨基糖苷类。

2. 与细菌核糖体的 30S 亚基结合→降低蛋白合成。

3. 对革兰阳性菌和革兰阴性菌有效(例如,假单胞菌)。

(七)磺胺嘧啶银

1. 与细菌 DNA 结合→降低 DNA 合成;也破坏细胞壁和细胞膜。

2. 对革兰阳性菌和革兰阴性菌有效,包括耐甲氧西林金黄色葡萄球菌和绿脓杆菌。

3. 可与磺胺类药物发生交叉反应;妊娠 B 类。

4. 广泛用于烧伤。

5. 罕见的副作用包括:G6PD 患者发生溶血、高铁血红蛋白血症、肾功能不全、银中毒、白细胞减少症、卟啉病。

(八)双碘喹啉

1. 高碘浓度的喹诺酮类衍生物。

2. 对革兰阳性菌、革兰阴性菌,皮肤癣菌/酵母菌有效。

(九)过氧化苯甲酰

1. 广谱抗菌剂,通过强氧化特性发挥作用(对痤疮丙酸杆菌效果好)——至今尚无有关细菌抗药性的报道。

2. 用于痤疮(单独使用或联合局部抗生素或阿达帕宁使用);有角质溶解特性。

3. 当与某些维 A 酸配方使用时→能氧化/降解类视黄醇。

4. 最常见的副作用是局部刺激;能漂白头发/组织。

(十)甲硝唑

1. 硝基咪唑类药物能破坏 DNA 合成。

2. 对原生生物和厌氧菌有效,对痤疮杆菌、葡萄球菌、链球菌、真菌和蠕形螨无效。

3. 妊娠 B 类;主要用于红斑痤疮(可能由于它的抗炎特性)。

(十一)壬二酸

1. 二羧酸,破坏线粒体呼吸,降低 DNA 合成(尤其是异常的黑素细胞中),并且降低中性粒细胞活性氧的产生。

2. 在抑制酪氨酸酶有优势→色素沉着降低。

3. 对痤疮杆菌有效;用于痤疮和红斑痤疮(包括口周皮炎)。

4. 可用于痤疮和色素沉着过度(例如,黄褐斑和 PIH)。

(十二)磺胺乙酰钠

1. 对痤疮杆菌有效。

2. 抑制细菌二氢色氨酸合成(抑制对氨基苯甲酸的转化→叶酸)→降低核酸/蛋白质。

3. 用于痤疮和酒渣鼻,可以联合或不联合沉淀硫。

全身抗菌药

(一)青霉素类

1. 作用机制:β-内酰胺环与细菌 DD-转肽酶结合→在细菌细胞壁上抑制肽聚糖交联的形成→细胞壁破裂。

2. 很多对 β-内酰胺酶敏感。

3. 药物分代

(1)第 1 代:双氯西林,噁唑啉。

◇对革兰阳性球菌效果好,如甲氧西林敏感的金黄色葡萄球菌。

(2)第 2 代:氨基青霉素类抗生素(氨苄西林和阿莫西林)。

◇革兰阴性杆菌和革兰阳性球菌。

◇阿莫西林胃肠道反应较少。

◇氨苄西林+单核细胞增多症/别嘌呤醇/淋巴细胞白血病→普遍在使用抗生素 1 周后出现麻疹样瘙痒。

◇可能与过敏反应有关。

(3)第 3 代和第 4 代:羧基青霉素(羧苄西林)和脲青霉素类(哌拉西林)。

◇抗假单胞菌活性。

(4)结合 β-内酰胺+β-内酰胺酶阻滞剂。

◇阿莫西林-克拉维酸,氨苄西林-舒巴坦(IV)替卡西林-克拉维酸(IV),哌拉西林-他唑巴坦(IV)。

◇β-内酰胺酶抑制剂抑制 β-内酰胺酶→允许β-内酰胺抗生素发挥作用——对金黄色葡萄球菌、嗜血杆菌、克雷伯菌、大肠杆菌、变形杆菌感染有效。

◇对多发性细菌感染有效(例如,阿莫西林-克拉维酸是动物或人咬伤的首选治疗方法;替卡西林-克拉维酸对糖尿病足部溃疡和烧伤有良好的疗效)。

◇替卡西林/哌拉西林→高雄激素血症,肝功能指标升高,中性粒细胞减少症和延长出血时间。

◇阿莫西林和克拉维酸有加重胆汁淤积性损伤的风险。

4. 适用于各种常见的链球菌(治疗 B 型溶血型链球菌至少需要 10 天以预防可能的风湿热) 和甲氧西林敏感的金黄色葡萄球菌皮肤感染(例如,丹毒、蜂窝织炎、脓疱疮、毛囊炎、疖疮,脓疮等)。

5. 其他用途包括葡萄球菌烫伤样皮肤综合征(SSSS)(静脉注射萘夫西林)、梅毒(肌内注射青霉素G)、丹毒、皮肤炭疽病、莱姆病、钩端螺旋体病。

6. 副作用:超敏反应(常见反应:2%的头孢菌素过敏患者为青霉素过敏)、胃肠道副作用(常见)、血液学副作用、海岸甲(双氯西林),脱甲病/光性甲脱离(氯唑西林)、间质性肾炎(非常罕见)和急性泛发性发疹性脓疱病。

7. 丙磺舒延长肾排泄→增高青霉素水平(也能增高头孢菌素水平)。

(二)头孢菌素

1. 作用机制与青霉素类相似,因为两者结构都是β-内酰胺环+6 元氢化噻嗪环。

2. 抗 β-内酰胺酶

3. 药物分代

(1)第 1 代:头孢羟氨苄和头孢氨苄。

◇对革兰阳性球菌效果最好,但对耐甲氧西林金黄葡萄球菌或对耐青霉素的肺炎球菌效果不好。

(2)第 2 代:头孢克洛和头孢呋辛。

◇对大多数革兰阴性菌有效,对少数的革兰阳性菌有效。

◇对流感嗜血杆菌、卡他莫拉菌、脑膜炎奈瑟菌、淋球菌效果好。

◇头孢霉素类(头孢西丁、头孢替坦)对脆弱类杆菌效果较好。

(3)第 3 代:头孢克肟、头孢地尼、头孢噻肟、头孢他啶、头孢泊肟和头孢曲松。

◇对革兰阴性菌效果好,但对革兰阳性菌效果不好。

◇某些对绿脓杆菌效果好(如头孢他啶)。

◇对软组织肿胀和糖尿病足部溃疡效果好。

(4)第 4 代:头孢吡肟(IV)。

◇覆盖面广——金黄色葡萄球菌、非肠球菌属、链球菌和革兰阴性菌(包括绿脓杆菌)。

(5)第 5 代:头孢塔林。

◇耐甲氧西林金黄色葡萄球菌万古霉素敏感性下降的金黄色葡萄球菌,万古霉素耐药金葡菌,甲氧西林敏感金黄色葡萄球菌,凝固酶阴性葡萄球菌。

◇对急性细菌皮肤感染效果好。

4. 口服头孢菌素在皮肤科常用于单纯皮肤感染和软组织感染；对于复杂的蜂窝织炎或坏死需要静脉注射药物。

5. 副作用：胃肠道症状(最常见)，超敏反应(5%~10%的青霉素过敏患者交叉感染)，念珠菌感染、血液学副作用(例如，溶血性贫血-头孢替坦最常见)，增强肝功能，血清病样反应(头孢克洛)，赫氏反应(接受头孢呋辛酯治疗的莱姆病患者)，双硫仑样反应(头孢替坦) 和急性泛发性发疹性脓疱病不要使用氨基糖苷类→增高肾毒性的风险。

(三)万古霉素

1. 作用机制：抑制细菌细胞壁合成的三环糖肽。

2. 仅适用于革兰阳性细菌：皮肤病学中最重要的用途是抗耐甲氧西林金黄色葡萄球菌和软组织感染。

3. 副作用：红人综合征，线状 IgA 大疱性皮肤病(药物诱导线状 IgA 大疱性皮肤病的最常见原因；针对 LAD285 的 IgA 抗体和针对 BP180 的 lgA/IgG 抗体)，听力丧失(肾衰竭患者)和肾毒性(如果给予氨基糖苷类)。

(四)大环内酯类

1. 作用机制：与细菌核糖体 50s 亚基结合→降低蛋白质合成；还具有抗炎特性。

2. 适用于耐甲氧西林金黄色葡萄球菌和肠球菌的革兰阳性菌，以及皮肤和软组织感染的皮肤病。

(1)红霉素

◇由于耐药性增高 (特别是金黄色葡萄球菌)和胃肠道副作用，已不常用。

◇一些适应证包括：莱姆病、红癣/去核角质溶解、炭疽、乙状结肠、软下疳和性病性淋巴肉芽肿。

◇可用于治疗痤疮、酒渣鼻和玫瑰糠疹。

◇有效的 CYP3A4 抑制剂[例如，使用华法林、美西律、茶碱和他汀类药物时，需监测(横纹肌溶解症的风险增加)]。

◇副作用：胃肠道症状(最常见，有剂量限制)，耳毒性/听力丧失，QT 间期延长/尖端扭转型室性心动过速(使用特非那定、阿司咪唑、西沙必利和某些喹诺酮类药物时更严重)和过敏反应；妊娠期红霉素→可能导致妊娠女性肝毒性(肝内胆汁淤积)；如果胎儿在子宫内暴露，则可致心血管畸形和幽门狭窄。

(2)阿奇霉素

◇副作用比红霉素更小(→经常用作 PCN/CSN 过敏患者皮肤科手术中的二线预防性抗生素)；对部分革兰阴性菌有效，例如，大肠杆菌、淋病奈瑟菌、杜克雷菌和沙眼衣原体。

◇抗巴斯德菌(动物叮咬)、侵袭艾肯菌(人类咬伤)和非结核分枝杆菌、苍白球菌、伯氏疏螺旋体、弓形虫和肉芽肿的活性。

◇已用于治疗痤疮。

◇副作用：耳聋、血管神经性水肿、光敏性超敏反应和接触性皮炎；抗酸剂可以降低吸收。

(3)克拉霉素

◇对革兰阳性疗效比红霉素更好。

◇CYP3A4 抑制剂(效力低于红霉素)。

◇对某些革兰阴性菌、非结核分枝杆菌(对麻风杆菌的良好活性)、T.螺旋体、伯氏疏螺旋体和弓形虫具有活性。

◇副作用：金属/苦味、固定药疹、白细胞破碎性血管炎(LCV)和超敏反应；肾功能不全是禁忌证。

(五)氟喹诺酮类

1. 作用机制：抑制 DNA 促旋酶(细菌拓扑异构酶Ⅱ)和(或)拓扑异构酶Ⅳ→DNA 片段化。

DNA 促旋酶是革兰阴性菌中的主要靶标；而拓扑异构酶Ⅳ是革兰阳性菌中的靶标。

2. 第 1 代和第 2 代喹诺酮类(环丙沙星、氧氟沙星和萘啶酸)：仅靶向作用 DNA 促旋酶(拓扑异构酶Ⅱ)→仅对革兰阴性菌有效。

3. 第 3 代和第 4 代喹诺酮类药物 (左氧氟沙星、莫西沙星、司帕沙星和加替沙星)：同时靶向作用拓扑异构酶的两种形式(Ⅳ>Ⅱ)→增强革兰阳性菌覆盖率和降低细菌耐药性；略降低对革兰阴性菌的功效。

4. 对革兰阴性菌有效，如铜绿假单胞菌(特别是环丙沙星)；可用于一些革兰阳性菌，如金黄色葡萄球菌和化脓性链球菌(主要是第 3 代和第 4 代喹诺酮)；环丙沙星是皮肤炭疽(B. anthrax)的首选治疗方法；各种氟喹诺酮类药物对分枝杆菌感染有效。

5. 除莫西沙星外，一般药物经肾脏排泄。

6. 用于皮肤病中治疗革兰阴性菌皮肤和软组织感染、革兰阳性菌皮肤/软组织感染、革兰阴性菌足趾网状空间感染、糖尿病足溃疡和革兰阴性菌毛囊炎。

7. 副作用：胃肠道症状（1级），中枢神经系统副作用（头痛、头晕、癫痫发作、精神病和抑郁症），腱炎/肌腱断裂，过敏症（尤其是环丙沙星）和光敏性/光合甲剥离（洛美沙星、依诺沙星和司帕沙星>>环丙沙星>诺氟沙星>氧氟沙星>>左氧氟沙星）。

（1）光敏性来自UVA光谱（和司帕沙星的可见光谱）。

（2）左氧氟沙星与光敏性无关。

8. 用二价阳离子（钙、镁、铝和锌）给药→降低吸收。

9. CYP1A2抑制剂[谨慎使用华法林、茶碱咖啡因、抗心律失常药（增强QT/尖端扭转性室性心动过速），齐留通和β受体阻滞剂]，此外，环孢素应慎用（在器官移植手术中，可以增强肌酐水平）。

（六）四环素类

1. 作用机制：结合细菌核糖体30S亚基→降低蛋白质合成；抗炎特性（例如，抑制多基质金属蛋白酶中性粒细胞迁移和降低先天细胞因子）。

2. 主要用于皮肤科：痤疮、口周皮炎、酒渣鼻、免疫性疾病（如大疱性类天疱疮）、融合性网状乳头瘤病（米诺环素）、皮肤结节病/其他肉芽肿病（米诺环素）、痤疮痣、急性痘疮样苔藓样糠疹/慢性苔藓样糠疹和二度痤疮样疹到EGFR抑制剂。

3. 也适用于各种革兰阳性菌和革兰阴性菌皮肤感染，包括耐甲氧西林金黄色葡萄球菌（多西环素和米诺环素）和由衣原体属引起的感染。（多西环素是性病性淋巴肉芽肿的首选治疗药物）立克次体（多西环素是立克次体和立克次体样感染-落基山斑疹热的首选治疗，立克次体痘、Q热、战壕热和埃里希体病）、支原体属、非结核分枝杆菌、螺旋体[梅毒（如果患者是PCN过敏）、莱姆病，多西环素是早期疾病的治疗选择]。

（1）亚微生物剂量，如多西环素改良释放（每天40mg）或缓释米诺环素（各种剂量）对红斑痤疮和痤疮有效，并且不增强细菌耐药性；也可能有降低阴道念珠菌病的概率。

（2）通过核糖体保护和（或）药物外排产生的细菌耐药性。

（3）亲脂性（米诺环素>多西环素>四环素）。

（4）各种金属阳离子（例如，钙、铁、锌、镁、铋和铝）可以通过螯合减少吸收（四环素>多西环素>米诺环素）。

◇存在于抗酸剂、泻药、乳制品和补品等产品中。

4. 副作用：胃肠道症状（食管炎、恶心和腹痛；多西环素最常见，肠溶衣形式较少），急性前庭副作用（头晕和眩晕；通常为米诺环素），良性颅内高压/假性脑瘤（通常为米诺环素；同时给予异维A酸会增加风险），光敏性/光致甲剥离（去甲环素>多西环素>四环素>米诺环素），皮肤/甲床/牙齿/黏膜/骨色素沉着（米诺环素），阴道念珠菌病，革兰阴性菌痤疮/毛囊炎，血清病样反应（米诺环素），药物诱导的Sweet综合征（米诺环素），自身免疫性肝炎（米诺环素），药物超敏综合征（米诺环素），狼疮样综合征（米诺环素；通常为ANA+和抗组蛋白AB+）和皮肤结节性多动脉炎/血管炎（米诺环素；核周抗中性粒细胞细胞质抗体+）。

米诺环素色素沉着过度的类型：

◇1型：面部瘢痕部位的蓝灰色——铁和黑色素的污点。

◇2型：胫骨和（或）前臂上的蓝灰色——铁和黑色素的污渍。

◇3型：暴露在阳光下的皮肤上的弥漫性泥泞褐色仅染色黑色素；代表PIH的低级光毒性喷发。

5. 妊娠等级为D级，会影响胎儿的牙齿/骨骼；在降低OCP效力方面有争议。

6. 减少食物吸收，四环素比多西环素或米诺环素更严重。

7. 不要给8岁以下的患儿使用，否则会导致牙齿变色。

四环素和米诺环素还可以诱导成人型牙齿色素沉着。

8. 除了多西环素（主要通过胃肠道——因此可用于肾衰竭），四环素类通过肾脏排泄。

（七）利福平

1. 作用机制：结合细菌DNA依赖性RNA聚合酶的β-亚基→降低RNA/蛋白质合成。

2. 对各种分枝杆菌（例如，结核分枝杆菌、麻风杆菌和海氏分枝杆菌）和一些其他革兰阳性菌和革兰阴性菌生物（例如，葡萄球菌）有效。

由于抗药性的快速发展，不要给予单药疗法。

3. 主要作为CYP450诱导剂→提高药物清除率/降低疗效（如OCP、华法林、唑类、钙离子通道阻滞剂、他汀类药物和环孢素)。

4. 皮肤病学用途:分枝杆菌感染(多药治疗的一部分),巴尔通体感染(例如,猫抓病和细菌性血管瘤病),耐甲氧西林金黄色葡萄球菌/金黄色葡萄球菌感染,鼻黏膜瘤和皮肤利什曼病。

5. 副作用:体液橙红色变性,中枢神经系统(头痛和嗜睡),胃肠道症状,利福平依赖性抗体的产生(可出现过敏反应,流感样症状,肾衰竭和溶血性贫血),肝脏毒性(尤其是异烟肼),深静脉血栓形成,肺纤维化,眼部副作用,卟啉症恶化(诱导 δ-ALA 合成酶)和新生儿及女性妊娠时可能出现的出血性疾病。

(八)甲氧苄啶-磺胺甲噁唑(又名 TMP/SMX)

1. 二氢叶酸还原酶抑制剂(甲氧苄啶)+二氢蝶酸合成酶抑制剂(磺胺甲噁唑)→减少四氢叶酸→降低细菌核酸/蛋白质合成。

2. 有效对抗各种革兰阳性球菌(如耐甲氧西林金黄色葡萄球菌、粪肠球菌和化脓性链球菌)、流感嗜血杆菌、耶氏肺孢子菌、诺卡菌、衣原体和各种革兰阴性菌。

3. 皮肤病学用途:痤疮、化脓性汗腺炎、腹股沟肉芽肿、放线菌、猫抓病和慢性类鼻疽(类鼻疽伯克霍尔德菌)。

4. 患有肾功能不全的患者慎用,因其主要经肾脏排泄。

5. 副作用:最常见的是胃肠道和中枢神经系统,但也有抗生素相关性结肠炎,过敏反应(在 HIV 患者中更常见皮肤暴发;Stevens-Johnson 综合征/中毒性表皮坏死松解症病例中由 TMP/SMX 引起的比例大约占 30%),血液学副作用(粒细胞缺乏症、血小板减少症、叶酸缺乏症+巨幼红细胞性贫血,中性粒细胞减少症和 G6PD 缺乏症患者的溶血性贫血)。

6. 妊娠等级 C 级——如果在妊娠晚期服用可导致黄疸、溶血性贫血和婴儿核黄疸。

7. 可以增强氨苯砜水平,增强服用 MTX 的患者(两种降低 THF)的血液学毒性,增强服用环孢素的患者的肾毒性,增加服用血管紧张素转化酶抑制剂和血管紧张素受体阻滞剂患者的钾离子。

(九)克林霉素

1. 结合细菌核糖体 RNA 50S 亚基的林克胺类抗生素→降低核糖体易位/蛋白质合成。

2. 有效对抗革兰阳性球菌(如金黄色葡萄球菌和链球菌属)和厌氧菌(拟杆菌和产气荚膜梭菌),但通常对革兰阴性菌无效(除了嗜二氧化碳嗜细胞菌)。

"D 区"测试有助于确定抗红霉素的克林霉素敏感生物(具有 erm 基因的细菌)中是否存在诱导抗性。

3. 皮肤病学用途:皮肤和软组织感染(例如,葡萄球菌、耐甲氧西林金黄色葡萄球菌和金黄色葡萄球菌),包括一些深部软组织感染(例如,链球菌性肌炎、产气荚膜杆菌感染和糖尿病足溃疡)。

4. 副作用:抗生素相关性结肠炎、皮疹和罕见的骨髓抑制,可能增强神经肌肉阻滞。

(十)利奈唑胺

1. 作用机制:结合细菌核糖体 50S 亚基的 23S 部分。

2. 适用于由葡萄球菌(包括耐甲氧西林金黄色葡萄球菌)和链球菌引起的皮肤感染。

3. 通常不是第一线用药,但对耐药性病例有益。

4. 副作用:骨髓抑制(2%),5-羟色胺综合征(如果服用选择性 5-羟色胺再摄取抑制剂,单胺氧化酶抑制剂和三环类等 5-羟色胺能药物)和视神经/周围神经病变。

(十一)奎奴普汀和达福普汀

1. 作用机制:通过细菌细胞壁扩散并结合核糖体 50S 亚基位点降低蛋白质合成。

2. 用于由革兰阳性菌引起的复杂皮肤和软组织感染(例如,耐甲氧西林金黄色葡萄球菌和耐万古霉素肠球菌)。

3. 可引起过敏反应、血管神经性水肿,增强胆红素水平。

4. 有效的 CYP3A4 抑制剂。

(十二)达托霉素

1. 作用机制:使细菌细胞膜去极化→细胞死亡。

2. 适用于由革兰阳性菌引起的复杂皮肤和软组织感染(例如,耐甲氧西林金黄色葡萄球菌,耐万古霉素肠球菌和耐利奈唑胺革兰阳性菌)。

3. 副作用:神经病变、肌病(检查磷酸肌酸激酶;慎用他汀类药物)、嗜酸性粒细胞性肺炎和肾毒性。

(十三)其他

一些用于复杂皮肤感染的新抗生素包括：特拉万星、替加环素、达巴万星和奥利万星。

抗病毒药

(一)阿昔洛韦

1. 阿昔洛韦是鸟苷类似物，需要以下代谢过程。

(1)首先通过疱疹特异性胸苷激酶→阿昔洛韦单磷酸磷酸化。

(2)随后通过人细胞 GMP 激酶和其他细胞激酶→阿昔洛韦三磷酸磷酸化。

◇在这个阶段，它与脱氧鸟苷三磷酸竞争作为病毒 DNA 聚合酶的底物→结合到病毒 DNA→链终止和降低病毒复制。

2. 喷昔洛韦也以这种方式起作用。

3. 伐昔洛韦和泛昔洛韦分别是阿昔洛韦和喷昔洛韦的前药(并转化为)，因此，它们也依赖于这些酶和途径。

4. 有局部和系统用药形式；妊娠等级 B。

(1)局部用药仅适用于单纯疱疹病毒，而不是水痘带状疱疹病毒。

(2)皮肤科用药适应证：单纯疱疹感染，水痘带状疱疹和复发性继发于 HSV 感染的多形红斑，如果每年> 6 次暴发，考虑 HSV 患者的抑制剂量。

(3)静脉注射用于传播性 HSV/VZV，疱疹湿疹和免疫抑制患者。

5. 副作用和交互作用概率低。

(1)静脉注射很少与肾功能损害有关(结晶性肾病)。

(2)齐多夫定+阿昔洛韦合用引起嗜睡。

(3)丙磺舒→增强生物利用度和降低肾清除率。

6. 如果发生病毒抗性(通过胸苷激酶突变，或少见的 DNA 聚合酶突变)→使用膦甲酸钠或西多福韦。

对阿昔洛韦耐药的患者也会对伐昔洛韦，泛昔洛韦和喷昔洛韦耐药。

(二)伐昔洛韦

1. 阿昔洛韦的前药，具有很高的生物利用度(几乎与静脉注射阿昔洛韦一样)；可口服和外用。

2. 与具有较多副作用特征的阿昔洛韦有相同的用途。

很少会导致 HIV 患者发生血小板减少性紫癜/溶血性尿毒综合征。

(三)泛昔洛韦和喷昔洛韦

1. 泛昔洛韦是喷昔洛韦的前药。

(1)泛昔洛韦可口服，但喷昔洛韦仅可局部使用。

(2)喷昔洛韦三磷酸盐具有比阿昔洛韦三磷酸盐更长的半衰期。

(3)泛昔洛韦比伐昔洛韦具有更好的生物利用度。

(4)泛昔洛韦和伐昔洛韦在降低带状疱疹疼痛方面比阿昔洛韦更有效。

(5)主治

◇泛昔洛韦：与阿昔洛韦/伐昔洛韦相同的适应证。

◇喷昔洛韦：只有唇疱疹。

(四)西多福韦(CMV)

1. 脱氧胞苷单磷酸核苷磷酸类似物对 HPV、HSV、CMV 视网膜炎、羊痘疮和软体动物有效。

(1)必须磷酸化 2 次才能使西多福韦二磷酸酯活化。

(2)不像前面提到的那样需要病毒胸苷激酶。

(3)一旦激活，作为竞争性抑制剂和病毒 DNA 聚合酶的替代底物→结合到 DNA 链中→阻断/终止 DNA 合成。

2. 有静脉注射和局部用药形式(局部用药不可商购)。

3. 副作用：肾毒性(最常见)、中性粒细胞减少、脱发、葡萄膜炎/虹膜炎和心肌病。

(五)膦甲酸钠

1. 静脉注射焦磷酸类似物，与病毒 DNA 聚合酶上的焦磷酸结合位点结合→抑制焦磷酸从三磷酸脱氧腺苷中断裂→DNA 延伸断裂。

2. 为对阿昔洛韦耐药的 HSV 的首选治疗(不需要与阿昔洛韦和喷昔洛韦相同的酶)；也用于治疗 HIV 患者的巨细胞病毒视网膜炎和巨细胞病毒皮肤感染。

3. 副作用：阴茎糜烂、血栓性静脉炎、肾毒性、癫痫发作和电解质紊乱。

(六)博莱霉素

1. 可以用于病灶内治疗疣的化学治疗剂。

2. 作用机制:结合DNA→单链断裂→降低蛋白质合成→加速凋亡/角质形成细胞坏死。

3. 副作用:注射疼痛,雷诺现象、指甲板/指甲营养不良和鞭毛色素沉着过度。

(七)鬼臼脂和普达非洛(0.5%鬼臼毒素)

1. 在医院使用鬼臼脂,患者在家中使用其衍生物普达非洛。

普达非洛更安全——诱变剂更少;妊娠等级C。

2. 结合微管蛋白的抗有丝分裂剂→细胞周期在中期停滞。

3. FDA批准用于生殖器疣。

4. 副作用通常是用药局部刺激(不要在妊娠期间使用——致畸)。

(八)斑蝥素

1. 发疱剂(来自水疱甲虫/西班牙苍蝇,斑蝥)。

2. 作用机制:破坏桥粒导致表皮内棘层松解,出现大疱。

3. 用于闭塞处疣/软体动物;4h后在家中洗掉。

4. 副作用:水疱和环疣形成引起的疼痛。

(九)活性组分

1. 绿茶(茶多酚)——儿茶素没食子酸酯多酚的衍生物→凋亡,抑制端粒酶,对细胞有抗氧化作用。

2. 被批准用于生殖器/肛周疣;副作用是局部刺激(例如,溃疡、疼痛、瘙痒和肿胀)。

(十)5-氟尿嘧啶和咪喹莫特

详见本章第5节。

抗真菌药

(一)唑类

作用机制:抑制14α脱甲基酶(催化羊毛甾醇转变为麦角甾醇)→降低麦角固醇→降低细胞膜合成,增强膜刚性/渗透性,生长抑制和细胞死亡。

伊曲康唑

1. 主要在肝脏代谢(CYP3A4);在酸性环境中吸收增强。

2. FDA批准的适应证:皮肤癣菌甲真菌病(趾甲疗程为12周,200mg/d),口咽/食管念珠菌病,芽生菌病,组织胞浆菌病和对两性霉素B无效的难治性曲霉菌病。

3. 皮肤科用药适应证:其他癣感染、念珠菌感染、广泛的花斑癣(极短期疗程甚至单剂量)、非皮肤癣菌/腐生性甲真菌病。

4. 禁忌证

(1)心室功能不全和充血性心力衰竭。

(2)与其他药物有关的活动性肝病或肝毒性。

(3)同时使用通过CYP3A4代谢的某些药物(例如,匹莫齐特、奎尼丁和西沙必利),因其是CYP3A4抑制剂。

(4)同时使用左旋咪唑,多非利特,他汀类,咪达唑仑,三唑仑,尼索地平和麦角生物碱。

5. 常见的副作用:胃肠道(例如,恶心、呕吐和腹痛),皮肤(例如,皮疹,如同时使用免疫抑制药物则更常见),神经系统疾病(例如,头痛),水肿,肝功能异常,鼻炎和发热。

6. 罕见副作用:听力丧失、周围神经病变、心血管死亡事件(如充血性心力衰竭)、味觉障碍、胰腺炎、肝毒性、中性粒细胞减少症/白细胞减少症,肺水肿和低钾血症。

氟康唑

1. 很少一部分从肝脏新陈代谢;妊娠等级D。

2. FDA批准用于阴道/口咽/食管念珠菌病和隐球菌性脑膜炎。

3. 皮肤科用药适应证:癣感染、全身性念珠菌感染、皮肤念珠菌病、球虫病脑膜炎和甲癣(150~300mg,每周1次,指甲3~6个月,趾甲9~12个月;临床治愈率40%~50%;对非皮肤真菌类型也有益,如帚霉菌和念珠菌)。

4. 禁忌证

(1)有效的CYP2C9抑制剂——基质慎用。

(2)不要同时服用匹莫齐特,奎尼丁,西沙必利,红霉素,特非那定,阿司咪唑,伏立康唑或他汀类药物。

5. 常见的副作用:胃肠道(例如,恶心和腹痛),皮疹和头痛。

6. 罕见副作用:心血管死亡事件(如扭转)、胆汁淤积/肝细胞损伤/肝衰竭、严重皮肤反应、癫痫发作、白细胞减少症/血小板减少症，以及高脂蛋白血症。

酮康唑

1. 由于较高的肝毒性，现不常全身用药。

如果使用，通常<10天。

2. 已被FDA批准用于体癣/足癣/股癣/头癣/慢性黏膜皮肤念珠菌病、阴道和皮肤念珠菌病、色素霉菌性芽生菌病、组织胞浆菌病、球孢子菌病和副球菌病。

3. 局部用途：癣感染、皮肤念珠菌病、花斑癣和脂溢性皮炎。

4. 不要同时与西沙必利，特非那定或阿司咪唑服用，因为相互作用可以导致严重的心血管事件，如增加QT综合征。

5. 副作用（系统用药）：胃肠道症状、特异性肝毒性、瘙痒和荨麻疹。

伏立康唑

1. 新一代唑类抗真菌药，主要用于免疫抑制宿主的严重侵袭性真菌感染（侵袭性曲霉菌病，念珠菌感染和镰刀菌感染）。

2. 独特的副作用：严重的光毒性（包括假卟啉症和类似干皮病样的变化）和加大鳞状细胞癌风险、视觉障碍（例如，模糊）、肝毒性、胃肠道问题和QT延长。

咪康唑，克霉唑和益康唑

1. 局部唑类用药对各种皮肤癣菌，糠秕马拉色菌和白色念珠菌具有活性。

2. 适用于癣感染、花斑癣和皮肤念珠菌病。

艾氟康唑

用于甲真菌病的新型溶液配方：每日1次，48周疗程——仅15%~20%完全治愈。

鲁利康唑

1. 一种新型的1%霜剂，每日1次，用于短期治疗各种皮肤癣感染（例如，2周治疗趾间足癣）。

2. 其他对皮肤癣菌感染和可能的皮肤念珠菌感染有效的局部抗真菌药物包括奥昔康唑、硫康唑和瑟曲康唑。

（二）烯丙胺/苄胺

作用机制：抑制角鲨烯环氧酶（催化角鲨烯转化为羊毛甾醇）→降低细胞膜合成。

特比萘芬

1. 口服和局部用药。

2. 主要在肝脏中代谢，活动性肝病禁用；如果肌酐清除率≤50mL/min也禁用。

3. FDA批准用于皮肤癣菌甲真菌病和头癣（颗粒剂）。

4. 皮肤科用药适应证（全身制剂）：其他癣感染，皮下/全身真菌病（例如，组织胞浆菌病、色素霉菌病和其他类型的甲真菌病（对曲霉菌有效，但对念珠菌无效）。

5. 局部用药：仅限于浅表皮肤癣菌感染。

治疗足癣比克霉唑和奥昔康唑更有效。

6. 指甲甲癣疗程6周，250mg/d；趾甲甲癣疗程12周，250mg/d（临床治愈60%~70%）。

7. 头癣

（1）对毛囊内癣菌非常有效（脱发念珠菌最常见）。

（2）对诸如犬小孢子菌等毛囊外癣菌的效果较差（首选灰黄霉素）。

8. 最常见的副作用：胃肠道（例如，腹泻）、皮肤（例如，皮疹）、头痛和肝功能异常。

9. 罕见副作用：味觉/嗅觉障碍、严重的皮肤反应（如SJS/TEN）、视觉障碍、肝胆功能障碍/肝炎/肝功能衰竭（特异性）、血液学异常（如中性粒细胞减少或血小板减少）、横纹肌溶解症、抑郁症、系统性红斑狼疮恶化、药物性亚急性皮肤型红斑狼疮。

10. 抑制CYP2D6，因此，如果给予CYP2D6底物（例如，多塞平或阿米替林），请务必谨慎。

萘夫替芬

仅局部用药——主要对皮肤癣菌感染有效（用于治疗皮肤真菌病可能比唑类更有效）。

布替萘芬

苄胺类局部抗真菌药，用于治疗皮肤癣菌感染、花斑癣和皮肤念珠菌感染。

（三）灰黄霉素

1. FDA批准用于皮肤癣菌甲真菌病和体癣/股癣/足癣/头癣。

对由小孢子菌（例如，犬小孢子菌）引起的头癣的治疗效果比特比萘芬更有效。

2. 副作用：最常见胃肠道紊乱和头痛；口腔固定药疹；光敏性和剥脱性皮炎；可以诱发或加重卟啉症和狼疮。

3. 作用机制：干扰微管蛋白→抑制有丝分裂；与

角蛋白前体细胞中的角蛋白结合→抵抗真菌感染。

(四) 环吡酮胺

1. 作用机制：破坏真菌细胞膜上的重要分子的转运，降低细胞膜完整性，抑制细胞呼吸酶，阻断重要的酶促辅助因子。

2. 局部制剂仅用于皮肤癣菌感染，如马拉色菌属，花斑癣，皮肤念珠菌病和甲癣(膏状)。

用于念珠菌时，环吡酮胺和局部唑类优于烯丙胺/苄胺药物。

(五)硫化硒

仅局部用药-花斑癣，头皮脂溢性皮炎和融合性网状乳头瘤病。

(六)制霉菌素

1. 聚乙二醇外用剂，结合念珠菌细胞膜甾醇→增强渗透性→细胞死亡。

2. 用于皮肤/黏膜念珠菌感染。

(七)棘白菌素(卡泊芬净、米卡芬净和阿尼芬净)

1. 作用机制：抑制 β-(1,3)-D-葡聚糖合酶→降低葡聚糖产生→破坏细胞壁合成。

2. 主要用于侵袭性念珠菌感染和侵袭性曲霉菌病(二线用药)。

3. 独特的副作用：面部肿胀(卡泊芬净)、增强碱性磷酸酶(卡泊芬净)、低钾血症(卡泊芬净)和血尿/蛋白尿(卡泊芬净)。

抗寄生虫药

见表 2-5 和表 2-6。

关于不在表中的药物的有趣事实：苯甲酸苄酯可能→双硫仑样反应；沉淀硫黄和氯菊酯对患有妊娠期疥疮的女性是安全的，局部用噻苯达唑类化合物可能有助于皮肤幼虫迁移。

表 2-5 系统性抗寄生虫治疗

药剂	作用机制	用途	副作用
伊维菌素	结合寄生虫神经/肌肉细胞的谷氨酸门控氯离子通道→提高膜通透性→超极化→死亡 值得注意的是，由于 P-糖蛋白样蛋白的单核苷酸多态性，可能发生抗性	FDA：盘尾丝虫病，肠道类圆线虫病(继发于粪类圆线虫) 标注外：疥疮(结痂形式效果较差)，皮肤幼虫迁移和虱子病	常见皮疹，瘙痒，发热和淋巴结肿大(疥疮感染较少) 用于患有撕裂病的患者，很少死亡和发生脑病 Mazzotti 反应为皮疹/全身症状/眼部反应；发生在盘尾丝虫病患者中→多西环素有助于减少这些反应
阿苯达唑	终止微管蛋白聚合→固定化和寄生虫死亡	FDA：神经囊尾蚴病和棘球蚴病 标注外：蛔虫、鞭形线虫、蛲虫、十二指肠钩虫和美洲钩虫(钩虫)、绦虫、粪类圆线虫、贾第虫、疥疮	骨髓抑制(如果患者患有肝病，则风险增大)，再生障碍性贫血，粒细胞缺乏症，肝毒性，胃肠道副作用，皮疹 可以提高茶碱水平 人体 T 细胞白血病病毒-1 感染患者的耐药性较高
达唑	抑制富马酸还原酶	FDA：类圆线虫属、皮肤幼虫移行症和内脏幼虫移行症 标注外：旋毛虫病、钩虫病、板口线虫病、十二指肠钩虫病、鞭虫病和蛔虫病	肝毒性，胃肠道副作用，中枢神经系统副作用，SJS 可以提高茶碱水平

表 2-6 局部抗寄生虫治疗

药剂	作用机制	用途	副作用
氯菊酯	与菊科植物相关，来源于菊科花卉 抑制节肢动物细胞膜上的钠转运通道→麻痹	疥疮（首选 5%的乳膏；颈部敷贴——隔夜用 1 周）和头虱病（1%乳膏冲洗）	局部刺激
马拉硫磷	有机磷酸盐抑制节肢动物中的乙酰胆碱酯酶→神经肌肉麻痹	头虱病（0.5%洗剂；是美国最有效的治疗方法；6 岁以上儿童的首选治疗）	局部刺激 可能易燃 有恶臭 如果经口摄入→有机磷中毒症状/降低胆碱酯酶
多杀菌素	刺激节肢动物运动神经元→麻痹	头虱病（起效非常快速——用药后 10min 内）	局部刺激
林丹	有机氯→降低神经传递→节肢动物呼吸/肌肉麻痹	疥疮和头虱病	吞服可能导致癫痫发作，多次使用可致再生障碍性贫血，白血病

第 7 节 光疗

1. 分为紫外线 A(UVA)(320~400nm)和紫外线 B(UVB)(280~320nm)。

2. 根据皮肤类型确定的光照剂量通常为最小红斑量(MED；导致最小视觉红斑的最低剂量)的 70%，并且随着每次就诊的耐受性增加，直至最大剂量。

(一)UVA

补骨脂素加 UVA(长波紫外线)(PUVA)

(1)补骨脂素(通常为 8-甲氧基补骨脂素)和 UVA 之间的光化学反应。

补骨脂素(在照射 UVA 前 1~2h 使用，0.4~0.6mg/kg)可以口服或局部给药。

◇值得注意的是，在紫外线照射前，补骨脂素会嵌入 DNA 中。

◇光活化的补骨脂素分子形成 3,4 或 4,5 环丁烷单基能嵌入到 DNA 的嘧啶中→链间 DNA 交联→降低 DNA 合成/细胞周期停滞。

◇PUVA 有选择性免疫抑制，选择性细胞毒性(通过产生活性氧和自由基)和黑素细胞刺激。

◇服用补骨脂素最好禁食，因为食物会延缓吸收。

◇8-甲氧基补骨脂素(8-MOP)的吸收和生物利用度差别很大。

◇由肝脏代谢。

◇用于许多皮肤病，包括牛皮癣、白癜风、皮肤 T 细胞淋巴瘤、皮炎、光照性皮肤病(使用脱敏方案)、移植物抗宿主病和扁平苔藓。

◇副作用包括：恶心/呕吐(进食后可能缓解)、光毒性反应[例如，症状性红斑(如果面积广泛，则需要持续治疗)和瘙痒]、肝毒性、支气管收缩、单纯疱疹复发、心血管压力、中枢神经系统紊乱、光老化、黑素瘤和非黑色素瘤皮肤癌(鳞状细胞癌>>基底细胞癌；治疗通常≥250 次，每 6~12 个月做一次皮肤检查)和眼部问题(例如，白内障)。

◇需紫外线护目镜和面部/生殖器保护；日落前需进行防紫外线和光保护。

◇禁忌证：哺乳期和某些皮肤病禁用(红斑狼疮，天疱疮、类天疱疮、白化病、卟啉症和色素性干皮病)。

(2)治疗最初每周进行 2~3 次，直到大部分清除，然后是维持治疗，其中辐射剂量保持相同，但频率缓慢下降(甚至 1 个月治疗 1 次)，然后停止。

(3)与其他治疗结合使用较安全(例如，局部用药，甲氨蝶呤，阿维 A 和 UVB)。

UVA-1(340~400nm)

1. 治疗可以是低剂量，中剂量或高剂量。

2. 治疗剂量根据最小红斑量来定，因为对 UVA-1 的敏感性因人而异。

3. 美国 UVA-1 治疗中心较少，并且不一定优于 PUVA 和(或)NB-UVB 治疗。

4. 各种皮肤病，包括系统性红斑狼疮(低剂量)、硬皮病/其他硬皮病皮肤病(需要至少 30 次治疗)、特应性皮炎和蕈样肉芽肿。

5. 副作用包括短期红斑;没有针对副作用的长期研究。

(二)UVB

1. 作用机制:降低 DNA 合成(例如,银屑病表皮)和增强 p53→细胞周期停滞/角质形成细胞凋亡;降低促炎细胞因子,降低皮肤中的朗格汉斯细胞。

2. 窄谱 UVB(311~313nm)

(1)治疗最初为 3 次/周(基于皮肤类型或 70% MED),每次治疗增加 10%~15%;可根据红斑严重程度调整剂量。

(2)治疗期间戴防紫外线的护目镜并遮盖面部/生殖器。

(3)副作用:皮肤反应(如红斑或瘙痒)、黏膜反应(复发性唇疱疹或睑缘炎)、系统性红斑狼疮恶化和水疱疾病,以及非黑色素瘤皮肤癌(风险低于 BB-UVB 或 PUVA)。

(4)用于银屑病(最常用的处方光疗)、白癜风(首选治疗)、蕈样真菌病(斑片和斑块)、特应性皮炎、光照性皮肤病(使用脱敏方案)和瘙痒症(特发性和继发性)。

(5)禁忌证与 PUVA 的类似。

3. 广谱 UVB(280~320nm):在皮肤较黑的个体中比 NB-UVB 更高效(治疗时间更短),但很大程度上已被 NB-UVB 取代。

4. 准分子激光器(308nm):比标准 NB-UVB 更高效的高强度治疗,用于治疗较小的表面积(<2cm;或银屑病和白癜风)。

(三)体外光化学疗法

1. 通过臂静脉导管进行信息素提取→血细胞分离成白细胞丰富的淡黄色血清和红细胞(返回给患者)→8-甲氧补骨脂素加入白细胞→UVA 辐射→再输注(净增加 500mL 液体, 但最初的 200~400mL 被提取)(图 2-1)。

通常每 4 周进行 2 天治疗,并在出现预期效果后缓慢停用。

2. 对免疫系统的各种影响,包括 T 细胞(例如,活化 T 细胞的凋亡,诱导调节性 T 细胞/免疫耐受)、细胞因子(例如,有利于免疫调节细胞因子)和树突状细胞(减少)。

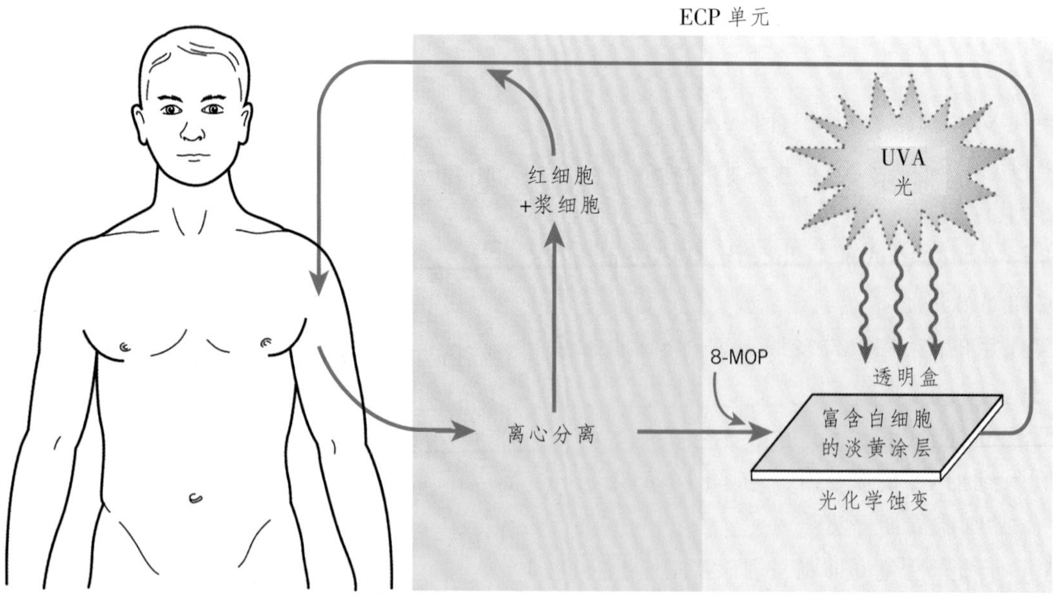

图 2-1 体外光化学疗法。血液通过外周静脉以 16 针进入,肝素化,并由 ECP 单元收集。将 UVADEX(8-甲氧补骨脂素;8-MOP)以适当的剂量自动注射到光分离置换(ECP)单元中。患者经历不连续的提取循环,以分离出富含白细胞的淡黄色涂层,其最终通过单个细胞厚的透明盒,在 8-MOP 环境下暴露于 UVA 光。然后将这些光化学改变的细胞重新灌注,如先前分离的红细胞和血浆一样,整个过程大约需要 3h。通常在第 2 天重复治疗, 每月重复 1 次, 每次治疗 2 天。(Reprinted from Feldman, Steven R., Levender. Michele M., Adherence to drug therapy. In: Woverton, Steven E. Comprehensive Dermatologic Drug Therapy,. 3rd ed. Edinburgh: Elsevier Saunders; 2007, p 292 Fig. 23-1.)

3. 在皮肤T细胞淋巴瘤(选择性靶向淋巴瘤细胞;可与其他治疗组合使用)和其他皮肤病(例如,硬皮病、慢性移植物抗宿主病、肾源性系统性纤维化和天疱疮)中有效。

4. 禁用于严重的心脏病患者(由于难以处理增加的液体量);低血压,血细胞比容和心力衰竭患者慎用。

5. 副作用:恶心、光敏性、低血压、心力衰竭和心动过速。

(四)光动力疗法(PDT)

局部光敏剂的激活

(1)氨基乙酰丙酸(ALA):由蓝光激活(Blu-U装置);不需要遮挡。

(2)氨基乙酰丙酸甲酯(MAL):由红光(Aktilite)激活,更具亲脂性;推荐遮挡。

◇助记:Red=Evil=Mal(西班牙语为邪恶)。

(3)这些光敏剂最终在细胞内转化为原卟啉Ⅸ→激活为更高的能量状态(伴随活性氧的产生,包括单线态氧),主要是波长410nm左右的光(Soret带,蓝色),但也有其他峰值(例如,635nm,红色)→通过线粒体定位→恶性细胞的坏死/凋亡。

◇肿瘤细胞比正常细胞积累更多的卟啉,因此,PDT在光化性角化病和非黑色素瘤皮肤癌中有效。

◇值得注意的是,原卟啉Ⅸ在遗传性条件下也升高,即原卟啉症。

◇在痤疮中,以积累卟啉的皮脂腺和痤疮丙酸杆菌为目标(即使不使用光敏剂单独照光在痤疮治疗中也有效)。

(4)FDA批准的适应证只有日光性角化病(个别病灶90%的反应),但也用于基底细胞癌、原位鳞状细胞癌、痤疮、光老化、汗腺炎和蕈样肉芽肿。

(5)技巧:①皮肤清洁(用于ALA的丙酮和用于MAL的温和刮匙清洁垢/外壳);②应用光敏剂;③孵育时间(MAL 3~4h,ALA通常1~4小时);④照光(MAL 37 J/cm^2,7~9分钟;ALA 10 J/cm^2,16分钟);⑤MAL 7天消退,ALA需要1~2个月。

(6)在操作过程中佩戴防护眼镜,避免阳光照射48小时。

(7)妊娠等级C;泌乳影响未知。

(8)副作用:光毒性反应/光敏性、色素减退/色素沉着,对光敏剂过敏、疼痛、全身吸收和炎症(水肿、水疱和结痂)。

第8节 其他

(一)防晒霜(框2-2)

1. SPF=受保护皮肤的MED除以未受保护皮肤的MED;建议SPF≥15或SPF≥30。

2. 广谱=UVA+UVB防护。

3. 防水=在水里40分钟或80分钟后防晒系数保持不变。

4. 化学吸收剂:吸收辐射并将其转化为波长更长、能量更低的芳香族化合物。

一些是针对UVB的(例如,桂皮盐酸,对氨基苯甲酸,肉桂酸酯,辛基二烯和辛基二甲基对氨基苯甲酸);而另一些则针对UVA(如羟苯乙酮、阿伏苯酮和依莰舒)。

5. 物理阻滞剂:反射/散射辐射的化学惰性化合物。

(1)氧化锌和二氧化钛。

(2)更广谱的覆盖范围(红外线,紫外线和可见光)→对于光敏性疾病患者更好。

(3)一般不会引起接触性皮炎。

6. 副作用:刺激性或接触性荨麻疹、刺激性或接触性皮炎、过敏性和光过敏性接触性皮炎(氧苯酮是最常见的原因;肉桂酸酯和对氨基苯甲酸也常见),有

框2-2 常用防晒成分

UVB阻滞剂:
桂皮盐酸(甲氧基肉桂酸辛酯)
辛水杨酯(水杨酸辛酯)
奥克立林
恩索利唑(苯基苯并咪唑酸)
UVA阻滞剂:
氧苯酮
美拉地酯(甲基邻氨基苯甲酸)
阿伏苯宗(巴松1789)
依莰舒(麦色滤)
物理阻滞剂:
二氧化钛
氧化锌

Reprinted from Levy, Stanley B., Sunscreens. In: Wolverton, Steven E. Comprehensive Dermatologic Drug Therapy, 3rd ed. Edinburgh: Elsevier Saunders; 2007. p552, Box 46-1.

光敏性，可能降低维生素 D 合成（可补充）。

7. 二羟基丙酮（在无阳光晒黑产品中发现）仅具有 SPF 3~4 的保护作用。

（二）局部美容剂

依氟鸟氨酸

结合/抑制鸟氨酸脱羧酶；用于治疗女性面部多毛症；痤疮是最常见的副作用。

对苯二酚

通过有效减少色素产生来减轻肤色（即黑色素自氧化；酪氨酸酶和酚氧化成各种活性物质）；与酪氨酸竞争作为酪氨酸酶的底物；产生活性氧（ROS）→黑色素细胞损伤。

（1）皮炎是最常见的副作用，最相关的副作用是矛盾性色素沉着过度或外源性褐黄病（通常在较长时间内浓度较高）。

（2）其他漂白剂：对苯二酚的单苄基醚（有效；用于永久性严重白癜风的正常皮肤色素沉着），以及对甲氧基苯酚。

比马前列素

前列腺素类似物，被批准用于睫毛缺乏症（增加长度，厚度和色素）；副作用包括眶周皮肤色素沉着，虹膜色素沉着过度（用于治疗青光眼比治疗细睫毛更常见）和眼刺激。

（三）局部钙调神经磷酸酶抑制剂（TCI）

吡美莫司和他克莫司

1. 作用机制：与 FK506 结合蛋白相结合形成复合物→复合物结合酶钙调神经磷酸酶→预防钙调神经磷酸酶去磷酸化转录因子 NFAT-1→降低转录细胞因子 IL-2→降低 T 细胞活化/增殖。

2. 皮肤病学用途：特应性皮炎（FDA 批准）、扁平苔藓、白癜风、银屑病、皮肤狼疮和 Zoon 龟头炎。

3. 副作用：恶性肿瘤的黑框警告（可能极低，如果有的话，风险极高）；注意，Netherton 综合征的高水平吸收；最初使用他克莫司时有烧灼感。

（四）抗精神药物

1. 为了对这个主题进行适当的讨论，我们建议阅读 Wolverton 的《综合皮肤科药物治疗》第 31 章。

2. 皮肤病学经典用途

（1）多塞平治疗患有神经性痛症的抑郁症患者。

（2）匹莫齐特（低剂量 3~5mg/d）用于寄生虫病妄想。

◇ 抗精神病药（有效作用于中枢的多巴胺受体拮抗剂）。

◇ 副作用包括：锥体外系不良反应（长期使用可能导致不可逆的迟发性运动障碍，戒断性运动障碍和静坐不能），以及低剂量时常见的心脏效应（如 QT 间期延长的心律失常）。

（3）用于寄生虫病妄想的非典型抗精神病药（例如，利培酮、奥氮平和喹硫平）如下。

◇ 多巴胺（D2）和 5-羟色胺受体拮抗剂。

◇ 显著降低锥体外系不良反应的风险（与匹莫齐特相比）。

（4）阿米替林用于非特异性皮肤感觉异常，如烧伤/刺痛/疼痛。

◇ 在这种情况下作为镇痛剂起作用。

◇ 副作用有抗胆碱能反应、心脏病、镇静和直立性低血压（使用低剂量）。

（五）静脉注射免疫球蛋白

1. 来自超过 1000 名捐赠者的纯化血浆；主要含有超生理 IgG。

2. 作用机制

（1）降低抗体产生。

（2）降低补体激活。

（3）中和致病抗体和细菌超级抗原。

（4）结合各种免疫受体→免疫调节。

（5）降低 TNF-α 和其他促炎细胞因子。

（6）抗氧化剂。

（7）阻断 Fc 受体。

（8）通过各种途径降低 T 细胞的活化。

（9）调节 T 细胞增多。

（10）含有抗 Fas 受体抗体→降低角质形成细胞凋亡。

（11）降低免疫细胞向靶组织的迁移。

3. 剂量：可变，但通常 1 个周期以 2g/kg 体重为总量，分为 3 个剂量，连续 3 天每天给予 1 个剂量；通常间隔 2~4 周，直至临床缓解，然后逐渐延长间隔。

4. 皮肤病学用途：自身免疫性水疱病、皮肌炎、Stevens-Johnson 综合征/中毒性表皮坏死综合征[大剂量静脉注射免疫球蛋白（IVIG）]、川崎病、系统性红斑狼疮、慢性自身免疫性荨麻疹、硬皮病和青斑样血管炎。

5. 副作用：输液相关的不良反应（如头痛、肌痛、潮红、发热和喘息；用抗组胺药/非甾体抗炎药/皮质激素预处理可能有帮助），液体超负荷（在心力衰竭和肾衰竭患者中），无菌性脑膜炎，血栓栓塞事件（如心肌梗死和脑卒中；增强血清黏度的结果）和汗液性手部湿疹。

(1)治疗前筛查免疫球蛋白水平——缺乏 lgA 的患者可能会因治疗而发生过敏反应。

(2)类风湿因子和（或）冷球蛋白增高的患者有治疗后肾衰竭的风险。

(六)抗雄激素和雄激素抑制剂

螺内酯

1. 作用机制：抗雄激素；阻滞雄激素受体→降低雄激素生成；醛固酮拮抗剂=利尿剂。

2. 皮肤病学用途：多毛症、痤疮（剂量较低）和雄激素性脱发。

3. 副作用：高钾血症（通常见于肾功能不全的患者；不给予能升高 K+的药物）、男性乳房发育症、粒细胞缺乏症（罕见）和雌激素依赖性恶性肿瘤（有争议）。

4. 妊娠等级 X →使男性胎儿女性化。

非那雄胺和度他雄胺

1. 作用机制：非那雄胺是Ⅱ型 5-α 还原酶抑制剂[注意，5-α 还原酶将睾酮转化为二氢睾酮（DHT）]，度他雄胺抑制Ⅰ型和Ⅱ型 5-α 还原酶。

2. 皮肤病学用途：雄激素性脱发（根据最近的直接研究，度他雄胺可能比非那雄胺更有效）、多毛症和化脓性汗腺炎。

3. 副作用：性方面（降低性欲，阳痿和射精异常），男性乳房发育症，降低前列腺癌的整体风险，以及轻微的可能会增加前列腺癌和乳腺癌的风险；致畸（如果与妊娠女性接触）。

最近一项大型随机对照试验发现：降低前列腺癌的总体风险，降低低级前列腺癌风险和轻微增强高等级前列腺癌风险（3.5% 和 3.0%；RR=1.17）；非那雄胺和安慰剂组之间的死亡率无差异。

(七)维生素 D_3 类似物

卡泊三醇和骨化三醇

1. 作用机制：产物与维生素 D 受体结合→药物-受体复合物+RXR-α 与 DNA 的维生素 D 反应元件结合→降低角质形成细胞增殖/表皮分化，降低 IL-2/IL-6/IFN-γ/GM-CSF，NK 细胞和细胞毒性 T 细胞活性降低，增强外皮蛋白/转谷氨酰胺酶→增强角质化包膜形成。

2. 皮肤病学用途：主要是银屑病，还有硬斑病，白癜风和结节性痒疹。

3. 副作用：高钙血症（罕见），刺激性（最常见）和轻度光敏性。

(八)减毒雄激素

达那唑和司坦唑醇

1. 作用机制：复杂，但涉及由肝脏产生的各种蛋白质增多，包括各种凝血因子，补体 C1 抑制剂（C1 INH），纤维溶解蛋白。

2. 皮肤病学用途：遗传性血管神经性水肿（FDA 批准），冷沉淀纤维蛋白原血症，脂质过敏症和青斑样血管炎。

3. 副作用：与激素有关的副作用（多毛症、声音加粗、脱发、痤疮和月经不规则）、肌肉痉挛、肌痛、肌病（服用他汀类药物的患者）、血尿/出血性膀胱炎、胰岛素抵抗、头痛、高血压和心力衰竭恶化（药物潴钠）、高脂蛋白血症和肝脏副作用（黄疸和肝脏肿瘤）。

4. 儿童或妊娠患者禁用。

(九)有抗炎特性的药剂

氯法齐明

1. 氯法齐明有抗菌（即抗细菌，特别是多杆菌性麻风和麻风结节性红斑）和抗炎用途（如系统性红斑狼疮、坏疽性化脓性皮炎、前列腺红斑、盘状红斑狼疮）。

2. 副作用：可逆的橙棕色皮肤和体液变色、干燥，器官中的晶体沉积→肠病/脾梗死/嗜酸性粒细胞性肠炎/心律失常。

秋水仙碱

1. 作用机制：结合白细胞中的微管蛋白二聚体→中期有丝分裂停滞和趋化性降低。

2. 皮肤病学用途：家族性地中海热（首选治疗）、中性粒细胞性皮肤病（例如，Behcet 病）、皮肤小血管炎、自身免疫结缔组织疾病和痛风。

3. 副作用：胃肠道副作用（例如，痉挛、腹泻和腹痛，可以停药）；很少有骨髓抑制、神经病和肌病。

烟酰胺（维生素 B_3）

1. 作用机制：抑制 PARP-1→降低 NFκB 转录→降低白细胞趋化性；降低溶酶体酶释放；通过抑制磷酸二酯酶来稳定白细胞→免疫调节；降低淋巴细胞转化/抗体产生；降低肥大细胞脱颗粒。

2. 皮肤病学用途：糙皮病，自身免疫性大疱性疾病（与四环素联合使用），非黑色素瘤性皮肤癌的化学预防（2015 年 *NEJM* 研究显示，与安慰剂相比，新型皮肤癌减少 23%，副作用没有增加）。

3. 副作用：非常安全——偶尔出现胃肠道疾病，潮红和头痛。

碘化钾

1. 作用机制：未知，可能具有抗炎作用（特别是针对中性粒细胞）。

2. 皮肤病学用途：孢子丝菌病、结节性红斑和硬红斑。

3. 副作用：甲状腺功能减退症（慢性高剂量治疗，主要是既往有甲状腺疾病的患者），慢性碘中毒，皮疹（如碘疹、痤疮、皮炎和血管炎），胃肠道（最常见），“碘”（金属口感，口腔疼痛/灼热和头痛），以及疱疹样皮炎的恶化。

4. 开始用药前检查甲状腺疾病；妊娠期间不要大剂量给予（胎儿甲状腺肿/甲状腺功能减退症时可大量给予）。

5. 妊娠等级 D。

沙利度胺

1. 作用机制

（1）中枢神经系统镇静作用。

（2）抗炎作用：抑制 TNF-α 和 IFN-γ，降低 IL-12，降低辅助性 T 细胞，抑制性 T 细胞增多，IL-4/5 增多，降低早幼粒细胞趋化性和降低组胺/乙酰胆碱/前列腺素。

（3）神经效应：对结节性痒疹有效。

（4）血管效应（即抑制血管生成）：对卡波西肉瘤有效。

2. 皮肤病学用途：结节性红斑（FDA 批准）、HIV 相关疾病、红斑狼疮、移植物抗宿主病、结节性痒疹和中性粒细胞性皮肤病（如白塞病）。

3. 副作用：致畸（X 类-最常见的缺陷是海豹肢症），周围神经病变（近端肌无力+远端痛觉异常/丧失），静脉血栓形成，过敏反应（在 HIV 患者中更常见），镇静/嗜睡（最常见），便秘，以及各种药物相互作用。

4. 美国通过 STEPS 计划对药物进行监管，包括实验室监测，神经系统监测和妊娠监测（妊娠等级 X）。

乙酮可可碱

1. 磷酸二酯酶抑制剂

（1）增强红细胞/白细胞变形性。

（2）降低血小板聚集。

（3）降低 TNF-α。

（4）降低中性粒细胞黏附。

2. 用于雷诺病，青斑样血管炎，类脂质渐进性坏死，静脉溃疡和脂肪性皮肤硬化症。

3. 副作用主要是胃肠道症状；肾功能不全时降低剂量。

（十）治疗多汗症的药物

格隆溴铵

1. 用于多汗症的抗胆碱能药物，可口服或局部用药。

2. 作用机制：阻断乙酰胆碱对汗腺的影响。

3. 副作用包括抗胆碱能作用（例如，口干和视力模糊），癫痫发作（罕见）和体温过高（罕见）。

4. 应用三环类抗抑郁药、阿替洛尔和地高辛时应谨慎。

奥昔布宁

1. 抗胆碱能药。

2. 可致膀胱过度活动，但可用于多汗症。

3. 副作用：主要是抗胆碱能作用（例如，尿潴留、便秘）。

第 9 节　药物相互作用和细胞色素 P-450 系统

本节对药物相互作用进行简要回顾，主要是因为它们与细胞色素 P-450（CYP）系统有关。

（一）关键点

1. CYP 酶代谢内源性和外源性化合物（例如，药物）。

2. 最常见于肝细胞的内质网。

3. 根据遗传相似性分为家族和亚家族类。

4. CYP基因的缺陷会改变药物代谢(例如,CYP2D6突变可能→对多塞平的耐受性差)。

5. 基质药物=由某种同型CYP代谢的药物。

(1)如果给予药物抑制CYP→降低基质药物清除→增强基质药物水平和可能的毒性。在这种情况下,可能需要降低基质药物的剂量。

(2)如果给药诱导CYP→增强基质药物清除→降低基质药物水平和降低治疗效果。在这种情况下,可能需要增强基质药物的剂量。

(二)特定的同型CYP

CYP1A2

1. 底物:茶碱/咖啡因、华法林和匹莫齐特。

2. 抑制剂:氟喹诺酮类、大环内酯类(例如,红霉素)和酮康唑。

3. 诱导剂:苯妥英、巴比妥酸盐、利福平和香烟烟气。

CYP2C9

1. 底物:苯妥英、磺胺、华法林、氟伐他汀和氯沙坦。

2. 抑制剂:氟康唑和TMP/SMX。

3. 诱导剂:卡马西平和利福平。

CYP2D6

1. 占所有药物代谢的25%。

2. 底物:三环类抗抑郁药(例如,多塞平和阿米替林),美托洛尔/普萘洛尔,抗心律失常药(例如,恩卡尼和普罗帕酮),抗精神病药(例如,氯氮平和匹莫齐特)。

3. 抑制剂:选择性5-羟色胺再摄取抑制剂(例如,氟西汀和舍曲林),匹莫齐特和特比萘芬。

4. 诱导剂:卡马西平、苯妥英和利福平。

CYP3A4(*与皮肤科医生最相关*)

1. 占所有药物代谢的50%。

2. 底物:众多。包括:华法林、卡马西平、多塞平、舍曲林、抗心律失常(例如,胺碘酮、地高辛和奎尼丁)、钙离子通道阻滞剂(例如,地尔硫䓬和硝苯地平)、化疗药(例如,多柔比星、长春碱和环磷酰胺)、H1抗组胺药、羟甲基戊二酰辅酶A还原酶抑制剂(洛伐他汀和辛伐他汀),口服避孕药/雌激素,环孢素,他克莫司、皮质类固醇、氨苯砜、匹莫齐特、苯二氮䓬类、蛋白酶抑制剂和秋水仙碱。

3. 抑制剂:唑类抗真菌药(如酮康唑和伊曲康唑)、克拉霉素/红霉素、甲硝唑、蛋白酶抑制剂、选择性5-羟色胺再摄取抑制剂(如舍曲林)、葡萄柚汁、西咪替丁和钙离子通道阻滞剂。

(1)重要的例子:同时给予伊曲康唑和环孢素→毒性;如果同时给予伊曲康唑和华法林(→增强抗凝血作用/INR)或洛伐他汀同样具有毒性(→横纹肌溶解症)。

(2)与其他大环内酯类似,阿奇霉素不是CYP3A4或CYP1A2抑制剂。

4. 诱导剂:利福平、灰黄霉素、抗惊厥药(如苯妥英和卡马西平)、地塞米松和贯叶连翘。

例如,口服避孕药同时给予利福平→口服避孕药失效。

5. 经典的CYP助记符。

(1)女王(Q)芭芭拉(B)·芬妮(P)——她长期拒绝(R)油腻的(G)碳水化合物(C)和酒精(C)。

(Queen Barbara's Phenny——She refuses greasy carbs and alcohol chronically.)

◇诱导剂:奎尼丁(Q)、巴比妥酸盐(B)、苯妥英(P)、利福平(R)、灰黄霉素(G)、卡马西平(C)以及慢性酒精(C)摄入。

(2)PICK EGS。

◇抑制剂:蛋白酶抑制剂(P)、异烟肼(I)、西咪替丁(C)、酮康唑(K)、红霉素(E)、葡萄柚汁(G)和磺胺类药物(S)。

(*刘原君 译*)

延伸阅读

Admani S, Jacob SE. Allergic contact dermatitis in children: review of the past decade. Curr Allergy Asthma Rep 2014;14(4):421.

Amor KT, Ryan C, Menter A. The use of cyclosporine in dermatology: part I. J Am Acad Dermatol 2010;63(6):925–46.

Anstey AV, Walkelin S, Reynolds NJ. Guidelines for prescribing azathioprine in dermatology. Br J Dermatol 2004;151:1123–32.

Bolognia JL, Jorizzo JL, Schaffer JV. Dermatology. 3rd ed. Philadelphia: Elsevier Saunders; 2012.

Cantarini L, Lopalco G, Caso F, et al. Effectiveness and tuberculosis-related safety profile of interleukin-1 blocking agents in the management of Behcet's disease. Autoimmun Rev 2015;14(1):1–9.

Castela E, Archier E, Devaux S, et al. Topical corticosteroids in plaque psoriasis: a systematic review of risk of adrenal axis suppression and skin atrophy. J Eur Acad Dermatol Venereol 2012;26(Suppl. 3):47–51.

Chapman PB, Hauschild A, Robert C, et al. Improved survival with vemurafenib in melanoma with BRAF V600E mutation. N Engl J Med 2011;364(26):2507–16.

Chen M, Doherty SD, Hsu S. Innovative uses of thalidomide. Dermatol Clin 2010;28(3):577–86.

Chen X, Yang M, Cheng Y, et al. Narrow-band ultraviolet B phototherapy versus broad-band ultraviolet B or psoralen-ultraviolet A photochemotherapy for psoriasis. Cochrane Database Syst Rev 2013;(10):CD009481, doi:10.1002/14651858.CD009481.pub2.

Coondoo A, Phiske M, Verma S, Lahiri K. Side-effects of topical steroids: a long overdue visit. Indian Dermatol Online J 2014;5(4):416–25.

Croxtall JD. Ustekinumab: a review of its use in the management of moderate to severe plaque psoriasis. Drugs 2011;71(13):1733–53.

Dawe RS, Ibbotson SH, Sanderson JB, et al. A randomized controlled trial (volunteer study) of sitafloxacin, enoxacin, levofloxacin and sparfloxacin phototoxicity. Brit J Derm 2003;149:1232–41.

Dogra S, Yadav S. Acitretin in psoriasis: an evolving scenario. Int J Dermatol 2014;53(5):525–38.

Dunn LK, Gaar LR, Yentzer BA, et al. Acitretin in dermatology: a review. J Drugs Dermatol 2011;10(7):772–82.

Feldman RJ, Ahmed AR. Relevance of rituximab therapy in pemphigus vulgaris: analysis of current data and the immunologic basis for its observed responses. Expert Rev Clin Immunol 2011;7(4):529–41.

Fleming P, Shaw JC. Cyclosporine in the Management of Poststreptococcal Pustulosis. JAMA Dermatol 2014;151(3):345–6.

Fuggle NR, Bragoli W, Mahto A, et al. The adverse effect profile of oral azathioprine in pediatric atopic dermatitis, and recommendations for monitoring. J Am Acad Dermatol 2015;72(1):108–14.

Gordon KB, Leonardi CL, Lebwohl M, et al. A 52-week, open-label study of the efficacy and safety of ixekizumab, an anti-interleukin-17A monoclonal antibody, in patients with chronic plaque psoriasis. J Am Acad Dermatol 2014;71(6):1176–82.

Gubelin Harcha W, Barboza Martinez J, Tsai TF, et al. A randomized, active- and placebo-controlled study of the efficacy and safety of different doses of dutasteride versus placebo and finasteride in the treatment of male subjects with androgenetic alopecia. J Am Acad Dermatol 2014;70(3):489–98.e3.

Gupta AK, Lane D, Paquet M. Systematic review of systemic treatments for tinea versicolor and evidence-based dosing regimen recommendations. J Cutan Med Surg 2014;18(2):79–90.

Gutfreund K, Bienias W, Szewczyk A, Kaszuba A. Topical calcineurin inhibitors in dermatology. Part I: Properties, method and effectiveness of drug use. Postepy Dermatol Alergol 2013;30(3):165–9.

Hartman-Adams H, Banvard C, Juckett G. Impetigo: diagnosis and treatment. Am Fam Phys 2014;90(4):229–35.

High WA, Fitzpatrick JE. Cytotoxic and antimetabolic agents. In: Wolff K, editor. Fitzpatrick's Dermatology in General Medicine. 8th ed. New York: McGraw-Hill; 2012.

Hodi FS, O'Day SJ, McDermott DF, et al. Improved survival with ipilimumab in patients with metastatic melanoma. N Engl J Med 2010;363(8):711–23.

Hsu L, Snodgrass BT, Armstrong AW. Antidrug antibodies in psoriasis: a systematic review. Br J Dermatol 2014;170(2):261–73.

Ianhez M, Fleury LF Jr, Miot HA, Bagatin E. Retinoids for prevention and treatment of actinic keratosis. An Bras Dermatol 2013;88(4):585–93.

Iqbal N, Raina V. Successful treatment of disseminated subcutaneous panniculitis-like T-cell lymphoma with single agent oral cyclosporine as a first line therapy. Case Rep Dermatol Med 2014; Article ID 201836, doi:10.1155/2014/201836.

Kalb RE, Strobber B, Weinstein G, Lebwohl M. Methotrexate and psoriasis. 2009 National Psoriasis Foundation consensus conference. J Am Acad Dermatol 2009;60:824–37.

Kalia S, Dutz JP. New concepts in antimalarial use and mode of action in dermatology. Dermatol Ther 2007;20:16074.

Kazlow Stern D, Trip PJM, Ho VC, et al. The use of systemic immune modulators in dermatology: an update. Dermatol Clin 2005;23:259–300.

Konda C, Rao AG. Colchicine in dermatology. Indian J Dermatol Venereol Leprol 2010;76(2):201–5.

Langley RG, Elewski BE, Lebwohl M, et al. Secukinumab in plaque psoriasis—results of two phase 3 trials. N Engl J Med 2014;371(4):326–38.

Lapolla W, Yentzer BA, Bagel J, et al. A review of phototherapy protocols for psoriasis treatment. J Am Acad Dermatol 2011;64(5):936–49.

Le Cleach L, Trinquart L, Do G, et al. Oral antiviral therapy for prevention of genital herpes outbreaks in immunocompetent and nonpregnant patients. Cochrane Database Syst Rev 2014;(8):CD009036, doi:10.1002/14651858.CD009036.pub2.

Lee WS, Hwang JH, Kim MJ, et al. Cyclosporine A as a primary treatment for panniculitis-like t cell lymphoma: A case with a long-term remission. Cancer Res Treat 2014;46(3):312–16.

Levin E, Gupta R, Butler D, et al. Topical steroid risk analysis: differentiating between physiologic and pathologic adrenal suppression. J Dermatol Treat 2014;25(6):501–6.

Listing J, Strangfeld A, Kekow J, et al. Does tumor necrosis factor alpha inhibition promote or prevent heart failure in patients with rheumatoid arthritis. Arthritis Rheum 2008;58(3):667–77.

Macdonald JB, Macdonald B, Golitz LE, et al. Cutaneous adverse effects of targeted therapies: Part II: inhibitors of intracellular molecular signaling pathways. J Am Acad Dermatol 2015;72(2):221–36.

Malhotra B, Schuetze SM. Dermatofibrosarcoma protuberans treatment with platelet-derived growth factor receptor inhibitor: a review of clinical trial results. Curr Opin Oncol 2012;24(4):419–24.

Maurer M, Rosen K, Hsieh HJ, et al. Omalizumab for the treatment of chronic idiopathic or spontaneous urticarial. N Engl J Med 2013;368(10):924–35.

Menter A, Feldman SR, Weinstein GD, et al. Randomized comparison of continuous vs. intermittent infliximab maintenance regimens over 1 year in the treatment of moderate-to-severe plaque psoriasis. J Am Acad Dermatol 2007;56(1):31.

Menter A, Gottlieb A, Feldman SR, et al. Guidelines of care for the management of psoriasis and psoriatic arthritis – Section 1: overview of psoriasis and guidelines of care for the treatment of psoriasis with biologics. J Am Acad Dermatol 2008;58:826–50.

Menter A, Korman NJ, Elmets CA, et al. Guidelines of care for the management of psoriasis and psoriatic arthritis – Section 3: Guidelines of care for the management and treatment of psoriasis with topical therapies. J Am Acad Dermatol 2009;60:643–9.

Menter A, Korman NJ, Elmets CA, et al. Guidelines of care for the management of psoriasis and psoriatic arthritis: section 5: guidelines of care for the treatment of psoriasis with phototherapy and photochemotherapy. J Am Acad Dermatol 2010;62(1):114–35.

Menting SP, van Lumig PP, de Vries AC, et al. Extent and consequences of antibody formation against adalimumab in patients with psoriasis: one-year follow-up. JAMA Dermatol 2014;150(2):130–6.

Micali G, Lacarrubba F, Nasca MR, et al. Topical pharmacotherapy for skin cancer: part II. Clinical applications. J Am Acad Dermatol 2014;70(6):979.e1–e12.

Micali G, Lacarrubba F, Nasca MR, Schwartz RA. Topical pharmacotherapy for skin cancer: part I. Pharmacology. J Am Acad Dermatol 2014;70(6):965.e1–12.

Mounsey KE, McCarthy JS. Treatment and control of scabies. Curr Opin Infect Dis 2013;26(2):133–9.

Murase JE, Heller MM, Butler DC. Safety of dermatology medications in pregnancy and lactation: Part I. Pregnancy. J Am Acad Dermatol 2014;70:401.e1–e14.

Ochesendorf FR. Use of antimalarials in dermatology. J Dtsch Dermatol Ges 2010;8:829–45.

Orvis AK, Wesson SK, Breza TS Jr, et al. Mycophenolate mofetil in

dermatology. J Am Acad Dermatol 2009;60:183–99.
Papp K, Cather JC, Rosoph L, et al. Efficacy of apremilast for the treatment of moderate to severe psoriasis: a randomized controlled trial. Lancet 2012;380(9843):738–46.
Papp KA, Griffiths CE, Gordon K, et al. Long-term safety of ustekinumab in patients with moderate-to-severe psoriasis: final results from 5 years of follow-up. Br J Dermatol 2013;168(4):844–54.
Papp K, Leonardi C, Menter A, et al. Safety and efficacy of brodalumab for psoriasis after 120 weeks of treatment. J Am Acad Dermatol 2014;71(6):1183–90.e3.
Quaglino P, Knobler R, Fierro MT, et al. Extracorporeal photopheresis for the treatment of erythrodermic cutaneous T-cell lymphoma: a single center clinical experience with long-term follow-up data and a brief overview of the literature. Int J Dermatol 2013;52(11):1308–18.
Rathnayake D, Sinclair R. Use of spironolactone in dermatology. Skinmed 2010;8(6):328–32.
Robert C, Karaszewska B, Schachter J, et al. Improved overall survival in melanoma with combined dabrafenib and trametinib. N Engl J Med 2015;372(1):30–9.
Rosmarin DM, Lebwohl M, Elewski BE, Gottlieb AB. Cyclosporine and psoriasis: 2008 National Psoriasis Foundation consensus conference. J Am Acad Dermatol 2010;62:838–53.
Routt ET, Jim SC, Zeichner JA, Kircik LH. What is new in fungal pharmacotherapeutics? J Drugs Dermatol 2014;13(4):391–5.
Ryan C, Amor KT, Menter A. The use of cyclosporine in dermatology: part II. J Am Acad Dermatol 2010;63(6):949–72.
Sambandan DR, Ratner D. Sunscreens: An overview and update. J Am Acad Dermatol 2011;64:748–58.
Schadt CR. Topical and oral bexarotene. Dermatol Ther 2013;26(5):400–3.
Scheinfeld N. Update on the treatment of genital warts. Dermatol Online J 2013;19(6):18559.
Sekulic A, Migden MR, Oro AE, et al. Efficacy and safety of vismodegib in advanced basal-cell carcinoma. N Engl J Med 2012;366(23):2171–9.
Sharma M, Bennett C, Cohen SN, Carter B. H1-antihistamines for chronic spontaneous urticaria. Cochrane Database Syst Rev 2014;(11):CD006137, doi:10.1002/14651858.CD006137.pub2.
Shea B, Swinden MV, Tanjong Ghogomu E, et al. Folic acid and folinic acid for reducing side effects in patients receiving methotrexate for rheumatoid arthritis. Cochrane Database Syst Rev 2013;(5):CD000951.
Shmidt E, Wetter DA, Ferguson SB, Pittelkow MR. Psoriasis and palmoplantar pustulosis associated with tumor necrosis factor-α inhibitors: the Mayo Clinic experience, 1998–2010. J Am Acad Dermatol 2012;67(5):e179–85.
Sidbury R, Tom WL, Bergman JN, et al. Guidelines of care for the management of atopic dermatitis: Section 4. Prevention of disease flares and use of adjunctive therapies and approaches. J Am Acad Dermatol 2014;71(6):1218–33.
Sladden MJ, Harman KE. What is the chance of a normal pregnancy in a woman whose fetus has been exposed to isotretinoin? Arch Dermatol 2007;143(9):1187–8.
Thompson IM Jr, Goodman PJ, Tangenv CM, et al. Long-term survival of participants in the prostate cancer prevention trial. N Engl J Med 2013;369:603–10.
Van Zuuren EJ, Apfelbacher CJ, Fedorowicz Z, et al. No high level evidence to support the use of oral H1 antihistamines as monotherapy for eczema: a summary of a Cochrane systematic review. Systematic Reviews 2014;3:1–5.
Wauters O, Lebas E, Nikkels AF. Chronic mucocutaneous herpes simplex virus and varicella zoster virus infections. J Am Acad Dermatol 2012;66(6):e217–27.
Wolverton S. Comprehensive Dermatologic Drug Therapy. 3rd ed. Philadelphia: Elsevier Saunders; 2012.
Wong JW, Koo JY. Psychopharmacological therapies in dermatology. Dermatol Online J 2013;19(5):1.
Zhu YI, Stiller MJ. Dapsone and sulfones in dermatology: overview and update. J Am Acad Dermatol 2001;45:420–34.
Zwerner J, Fiorentino D. Mycophenolate mofetil. Dermatol Ther 2007;20(4):228–38.

第 3 章

常见皮肤病

Ali Alikhan, Thomas Hocker

第 1 节　红斑鳞屑性皮肤病

(一)银屑病

流行病学

1. 全球发病率约为 2%。

2. 银屑病性关节炎(PsA)占 5%~30%。

3. 好发年龄为 20~30 岁和 50~60 岁。

发病机制(图 3-1)

1. 遗传因素(家族史、孪生研究)很重要。

2. 银屑病易感位点 PSORS1~9:PSORS1 (染色体 6p,包含 HLA-Cw6 等位基因)最重要。

50%的银屑病患者存在 PSORS1 基因变异。

3. 银屑病发病中重要的 HLA 相关位点

(1)HLA-Cw6(最强相关):增加 10~15 倍发病风险。

◇ 90%早发型银屑病者呈阳性,50%晚发型银屑病者呈阳性(相比于对照人群 7%阳性)。

◇ 是早发型银屑病最强的风险位点 (Cw6>B57, DR7)。

◇ 也是点滴型银屑病很强的风险因素(74%)。

(2)HLA-B27:骶髂关节炎相关的银屑病、银屑病性关节炎、脓疱型银屑病。

(3)HLA-B3 和 HLA-B17:点滴型和红皮病型银屑病。

(4)HLA-B8, Bw35, Cw7 和 DR3:掌跖脓疱病。

4. 免疫因素

(1)T 细胞紊乱,主要是表皮内的 CD8+和真皮中的 CD4+/CD8+混合。

◇ 主要是带 CLA 的记忆 T 细胞和细胞因子受体(如 CCR4);也包含一些自然杀伤 T 细胞。

◇ 增加:Th1 细胞因子 (如 IFNγ 和 IL-2),IL-1, IL-6 和 TNF-α。

◇ 降低:IL-10。

◇ IL-23(来自 DC)→刺激 Th17 细胞→释放 IL-17 和 IL-22→真皮炎症和角质形成细胞复制。

(2)银屑病皮肤中的树突状细胞增加。

(3)CXCL8 升高→中性粒细胞趋化(Kogoj 海绵状脓疡和 Munro 微脓肿)。

(4)VEGF→血管生成。

(5)角质形成细胞分泌抗菌蛋白(hBD1-2、抗菌肽 LL37 和 SLP1)、IL-1、IL-6、IL-8 和 TNF-α;也表达 TLR。

(6)表达 STAT-3→角质形成细胞增殖。

5. 触发因素

(1)外部因素:外伤(Koebner 现象)——2~6 周延迟时间。

(2)系统因素:感染(链球菌性咽炎最常见)、HIV、内分泌因素(如泛发性脓疱型银屑病伴随低钙血症,妊娠期的疱疹样脓疱病)、压力、药物(锂剂、IFN、β 受体阻滞剂、抗疟药、TNF-α 抑制剂和脓疱型银屑病治疗过程中激素不规范减量)、饮酒、吸烟、肥胖。

◇ 从开始用药到出现皮损的潜伏期

- 短潜伏期(<4 周):特比萘芬、非甾体抗炎药。
- 中潜伏期(4~12 周):抗疟药、ACE 抑制剂。
- 长潜伏期(>12 周):β 受体阻滞剂、锂剂。

◇ TNF-α 抑制剂可能诱发斑块型银屑病和(或)掌跖脓疱病。

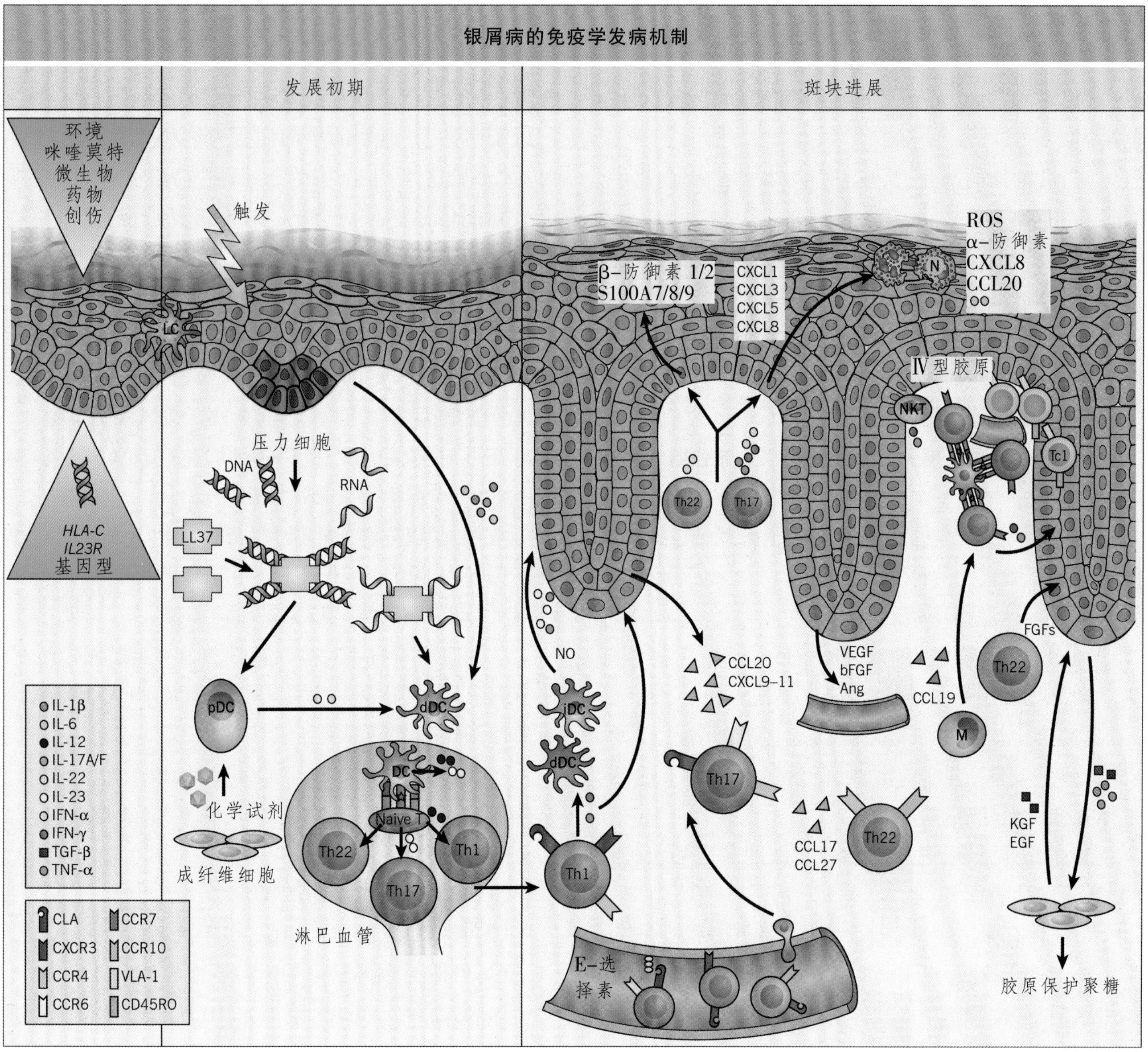

图 3-1 银屑病的免疫学发病机制：环境因素对遗传易感个体的诱发，携带银屑病易感基因导致了疾病的发展。在疾病的发展初期，受激惹的角质形成细胞释放自身的 DNA 和 RNA，这些 DNA 和 RNA 与抗菌肽 LL37 形成复合体，然后，通过类浆细胞的树突状细胞（pDC，通过成纤维细胞释放的趋化素进入皮肤）诱导干扰素 α（IFN-α）的产生，从而活化真皮的 DC（dDC）。角质形成细胞来源的白介素-1β（IL-1β），IL-6，肿瘤坏死因子 α（TNF-α）都参与了 dDC 的活化。活化的 dDC 移行至附近的淋巴结，然后呈递目前仍然未知的抗原（自身抗原或微生物来源的抗原）给初始 T 细胞，通过 dDC 分泌不同类型的细胞因子促使其分化成 T 辅助细胞 1（TH1），TH7 和 TH22 细胞。TH1 细胞[表达表皮淋巴细胞抗原（CLA），CXC 趋化因子受体 3（CXCR3）和 CC 趋化因子受体（CCR4）]，TH17 细胞（表达 CLA，CCR4 和 CCR6）和 TH22 细胞（表达 CCR4 和 CCR10）通过淋巴管和血管移行至银屑病皮损的真皮，它们被角质形成细胞来源的趋化因子 CCL20，CXCL9-11 和 CCL17 所吸引，最终导致银屑病斑块。TH1 细胞释放 IFN-γ 和 TNF-α，导致炎症级联扩大，作用于角质形成细胞和 dDC。TH17 细胞分泌 IL-17A 和 IL-17F（也分泌 IFN-γ 和 IL-22），刺激角质形成细胞分化并释放 β 防御素 1/2，S100A7/8/9 和中性粒细胞趋化因子 CXCR1，CXCR3，CXCR5 和 CXCR8。中性粒细胞穿过角质层释放反应性氧物质（ROS）和具有抗菌活性的 α 防御素以及 CXCL8，IL-6 和 CCL20。Th22 细胞分泌 IL-22，诱导角质形成细胞来源的 T 细胞募集趋化因子进一步分泌。此外，炎症 DC（iDC）产生 IL-23，NO 激化因子和 TNF-α，然而，自然杀伤 T 细胞释放 TNF-α 和 IFN-γ。角质形成细胞也释放血管内皮细胞生长因子（VEGF），碱性成纤维细胞生长因子（bFGF）和血管生成素（Ang），因此，促进血管生成。巨噬细胞来源的趋化因子 CCL19 促使表达趋化因子受体的 CCR7 的 Th 细胞群集，伴随着血管周围的 DC 群集和进一步的 T 细胞活化。在真皮-表皮连接处，表达非常延迟抗原-1（VLA-1）的记忆性 CD8+细胞毒 T 细胞（Tc-1）结合到 Ⅳ 型胶原，允许进入表皮，通过释放 Th1 和 Th17 致病。产生 TNF-α，IL-1β，转化生长因子 β（TGF-β）和成纤维细胞的角质形成细胞之间产生交叉反应，轮流释放角质形成细胞生长因子（KGF），表皮生长因子（EGF）和 TGF-β。Th22 细胞释放 FGF 可能导致组织重建和细胞外基质（如胶原、蛋白多糖）的沉积。（Courtesy，Dr Paola DiMeglio. From Bolognia JL，Jorizzo JL，Rapini RP. Dermatology，3rd. Elsevier，2012）

临床特征

1. 慢性斑块型银屑病(最常见)

(1)对称的、边界清楚的红疹和斑块伴显著的白色鳞屑。

(2)最常见的部位:头皮、肘部、膝部、骶前、双手、双足和外阴。

2. 点滴型银屑病:儿童和青少年;2~6mm 点状皮损;对称分布;好发于躯干和四肢近端。

(1)诱发因素:A 族链球菌感染(咽部和肛周)或上呼吸道感染(发病前 1~3 周)。

(2)40%发展成斑块型。

3. 红皮病型银屑病:泛发的红斑与鳞屑(>90% BSA)。

诱发因素:最常见的是错误的治疗决定(如系统使用糖皮质激素突然停药)。

4. 泛发性脓疱型银屑病

(1)疱疹样脓疱病:与妊娠相关;开始于身体屈侧,然后泛发,伴有中毒反应;建议早期分娩。

(2)急性泛发性脓疱型银屑病:发展迅速、泛发、皮肤疼痛、发热、白细胞增多、低蛋白血症和不适感,常伴有低钙血症(危险因素)。

5. 掌跖脓疱病:位于手掌和足跖的脓疱和黄棕色的斑疹;慢性病程。

可能伴有无菌性炎症性骨损伤(SAPHO 综合征)。

6. 连续性肢端皮炎:远端手指,足趾和甲床的脓湖→鳞屑,痂皮和指甲脱离。

7. 部位特殊的类型

(1)头皮:可伴随脂溢性皮炎;可发展到面部边缘,耳后和上颈部。

◇银屑病是石棉状糠疹的首要病因。

(2)反向银屑病:有光泽的粉红色,界限清晰的小斑块伴有皲裂。

◇腋窝、腹股沟皱褶处、臀裂、乳房下和耳后皱褶。

(3)口腔:环形移行(像地图状舌,见于脓疱型银屑病)。

(4)甲:指甲>趾甲(与甲癣的模式相反)。

◇近端基质→点状凹陷。

◇远端基质→白甲和甲透明度降低;甲下角化过度。

◇甲床→油滴现象,粉红色斑块,细小出血,甲脱离和甲下角化过度。

8. 银屑病性关节炎(PsA):影响高达 30%银屑病患者(与皮肤严重程度无关);典型的类风湿因子阴性(“血清阴性”);典型的早期症状为早晨关节僵硬>1 小时;大多数患者有指甲改变±肌腱/韧带受累(肌腱端炎);强遗传易感位点(50% HLA-B27+);治疗以生物制剂,甲氨蝶呤,阿普斯特,环孢素和托法替尼为主。

5 种显著的 PsA 类型

◇少关节型关节炎伴有手部的肿胀和腱鞘炎(60%~70%):影响手和足的 DIP+PIP 关节(可能→香肠指)±大关节受累;掌指关节不受累(区别于类风湿关节炎)。

◇不对称性 DIP 受累+指甲改变(16%):只影响 DIP 关节→“香肠指”,指甲损害。

◇类风湿关节炎样损害(15%):中小关节的对称性多关节炎(PIP、MCP、手腕、足踝和肘部);很难与类风湿关节炎区分,类风湿因子可能阳性。

◇强直性脊柱炎(5%):轴性关节炎±骶髂关节,膝关节和外周关节受累;女性>男性,通常 HLA-B27+,伴有炎性肠病和葡萄膜炎。

◇残毁型关节炎(5%):最不常见,最严重(指/趾骨/掌骨溶骨→指/趾变短、宽且柔软,伴有“套管现象”)。

9. 并发症

(1)降低过敏性疾病的风险。

(2)降低重复感染的风险(由于抗菌肽升高)。

(3)可能导致淋巴瘤的风险心血管疾病的升高。

(4)心血管疾病的风险增加,HLD,HTN,DM,NASH 和代谢综合征。

◇系统银屑病治疗可能降低心脑血管疾病的风险。

(5)非对称性前葡萄膜炎(15%的青少年银屑病)。

组织病理学

1. 成熟的斑块

(1)融合性角化不全。

(2)整齐的棘层肥厚伴有表皮突延长。

(3)乳头上板变薄。

(4)颗粒层减少或缺失。

(5)真皮乳头毛细血管扩张,Kogoj 微脓肿(棘层)和 Munro 微脓肿(角质层)。

2. 点滴型

(1)棘层轻度肥厚,海绵水肿,表皮内中性粒细胞聚集,大量的角化不全,颗粒层减少。

(2)真皮乳头毛细血管变薄、扭曲。

(3)血管周围混合性炎细胞浸润伴散在的中性粒细胞。

3. 脓疱型

在表皮上部大量中性粒细胞簇集。

治疗

1. 外用药物治疗:可单独使用治疗轻度银屑病。

(1)糖皮质激素:治疗轻中度银屑病的一线用药。

(2)蒽林:二线用药。

(3)维生素 D_3 衍生物:常与外用糖皮质激素联合应用。

(4)外用维 A 酸类:他扎罗汀。

(5)混合方案:水杨酸,煤焦油,外用钙调磷酸酶抑制剂(尤其是面部和皱褶部位)。

2. 光疗:中至重度银屑病的一线治疗。

(1)NB-UVB(311~313nm):高度有效,相对于 BB-UVB 和 PUVA,激发 NMSC 的风险降低。

(2)BB-UVB:对点滴型银屑病来说比 NB-UVB更有效。

(3)准分子激光(308nm):对局限性银屑病有效。

(4)PUVA:局部使用光敏剂用于局限性皮损,口服光敏剂用于泛发型银屑病。

(5)Goeckermann 疗法:将天然煤焦油与 BB-UVB 结合。

3. 系统治疗:中至重度银屑病。

(1)阿普斯特(PDE-4 抑制剂),托法替尼(JAK 1/3 抑制剂)为最新的治疗银屑病的口服制剂。

(2)甲氨蝶呤(MTX)

(3)环孢素:使用不超过 1 年;增加鳞状细胞癌的风险(尤其在接受 PUVA 治疗的患者)。

(4)系统应用类视黄醇药物:阿维 A 是唯一用于系统治疗银屑病的类视黄醇药物,对红皮病型银屑病和脓疱型银屑病单药治疗有效;对斑块型银屑病联合光化学疗法(Re-PUVA)有效。

(5)生物制剂

◇TNF-α 抑制剂:英夫利昔单抗、依那西普和阿达木单抗。

◇IL-12 和 IL-23 抑制剂:乌司奴单抗。

◇IL-17 抑制剂:司库奇尤单抗(2015 年 FDA 批准),布达罗单抗依奇珠单抗(2016 年 FDA 批准)。

预后/临床进程

1. 取决于类型;常是慢性的。

2. ≤35%自然缓解。

附加信息

1. Woronoff 环:银屑病皮损周围的苍白色环。

2. Auspitz 征:刮除银屑病鳞屑→点状出血(由于毛细血管扩张和真皮乳头变薄)。

3. 银屑病亚型的首选治疗

(1)脓疱型:阿维 A(>环孢素,甲氨蝶呤和生物制剂)。

(2)疱疹样脓疱病:早分娩,泼尼松。

(3)点滴型:以最小红斑量照射 BB-UVB(>NB-UVB)。

(4)红皮病型:环孢素,英夫利昔单抗和阿维 A。

(二)毛发红糠疹(PRP)

发病机制/流行病学

1. 双峰年龄分布:1~10 岁,60~70 岁。

2. 病因不明。

临床特征

1. 典型的从头部/颈部开始→逐渐发展到骶尾部。

2. 最重要的特征

(1)头皮红斑,伴有细小弥漫性鳞屑。

(2)在红斑基础上以毛囊为中心的角化性丘疹("肉豆蔻磨光机"丘疹)。

◇丘疹融合成橘色至粉红色斑块,伴有躯干和四肢的正常皮岛→能够进展成红皮病出现表皮脱落。

(3)手掌和足跖出现橘红色的蜡色角化("鞋样 PPK")伴有皲裂。

(4)厚的,黄棕色的指甲伴有甲下碎片;没有指甲凹陷(区别于银屑病甲)。

3. 5 种独特的类型(图 3-2)和第 6 种新的类型(在 HIV 患者中出现的泛发型 PRP 伴有化脓性汗腺炎,聚合性痤疮和细长毛囊突起);除了第 4 型,其他都是泛发的。

(1)Ⅰ型(55%,典型成人):最常见的类型,典型的 PRP 特征,发病迅速,预后良好(80%在 3 年内消退)。

(2)Ⅱ型(5%,非典型成人):发病缓慢,下肢鱼鳞样皮疹+皮肤角化病伴有粗糙的片状鳞屑±斑秃;慢性病程。

(3)Ⅲ型(10%,典型青少年):与 1 型有相同的表现和病程;青春期和<2 岁为发病高峰。

(4)Ⅳ型(25%,局限型青少年);儿童期最常见的类型(图 3-3);是唯一 PRP 局限型;肘和膝毛囊性丘

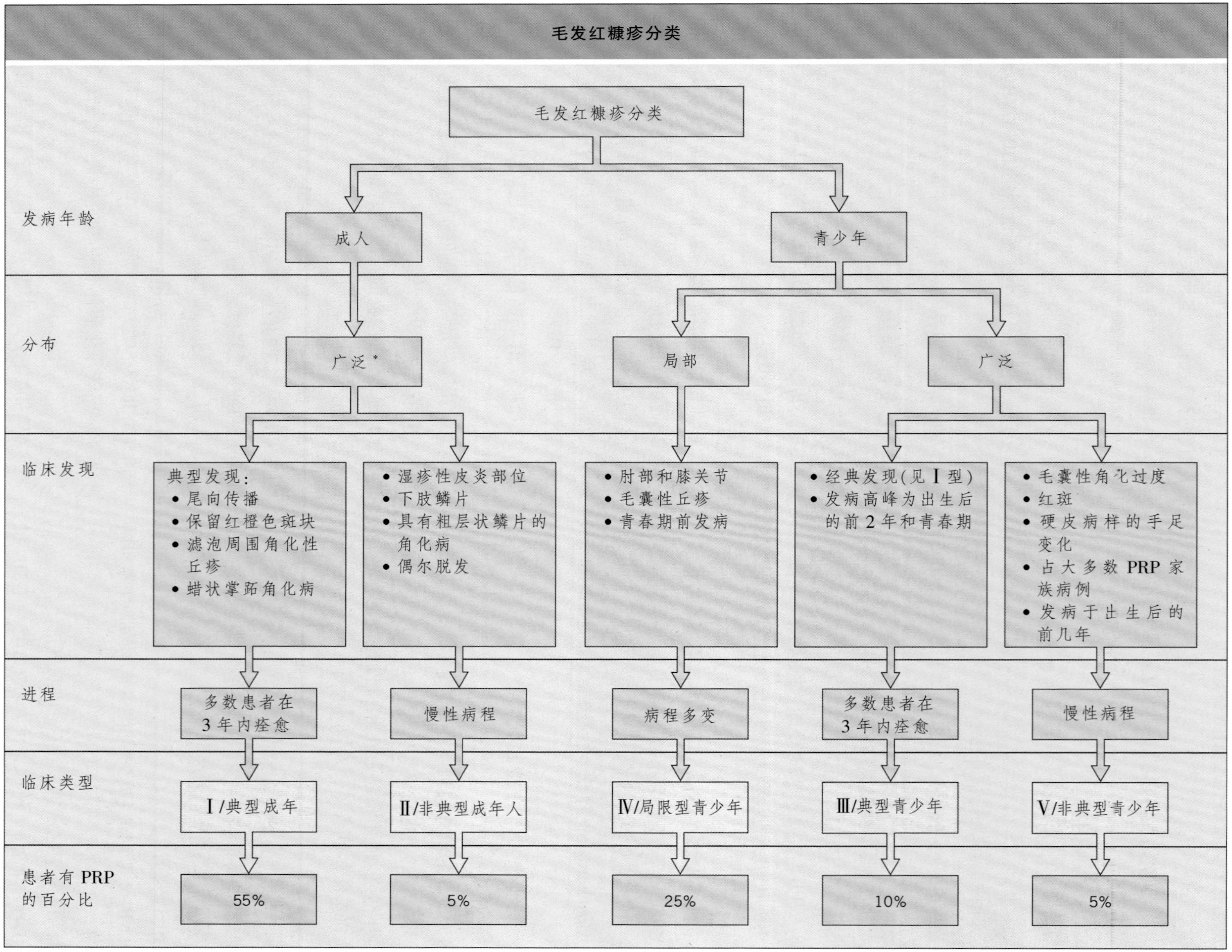

图 3-2 毛发红糠疹(PRP 分类)。* 泛发分布的 PRP，经常与Ⅰ型表现相似，在 HIV 感染个体中可能与细长的毛囊棘、聚合性痤疮和化脓性汗腺炎相关；这是Ⅵ型 PRP 或 HIV 相关的毛囊综合征。(From Bolognia JL, Jorizzo JL, Rapini RP. Dermatology, 3rd Ed. Elsevier. 2012.)

疹和红斑，青春期前发病，病程不定。

(5) Ⅴ型(非典型青少年)：在出生后前几年发病。PRP+手足硬皮病样改变；慢性病程。

组织病理学

1. 交替分布的垂直和水平方向的角化过度和角化不全(棋盘模式)。

2. 毛囊角栓。

3. “肩部角化不全”(毛囊口边缘角化不全)。

4. 不规则棘层增厚和乳突板上层增厚(区别于银屑病)。

5. 灶性棘层松解或棘层松解性角化不良(近期有价值的发现)。

治疗

1. 一线治疗：异维A酸或阿维A。

2. 其他：大剂量维生素A，MTX，TNF-α抑制剂，光疗。

预后/病程

1. 经典型(Ⅰ和Ⅲ型)一般在3~5年自行消退。

2. 非典型和局限型(Ⅱ，Ⅳ和Ⅴ型)持续时间较长。

附加信息

光疗能够导致此病暴发→推荐光试验。

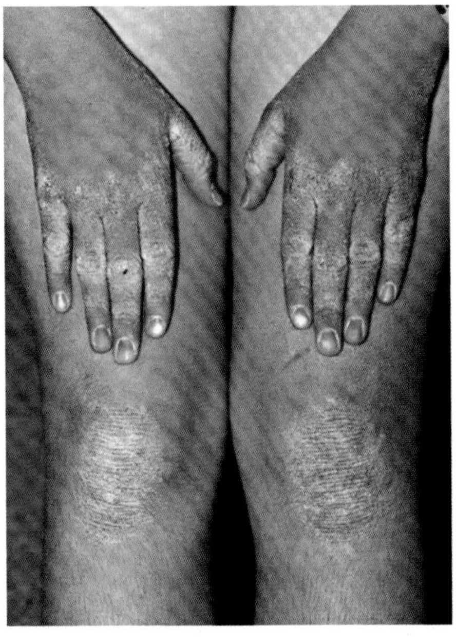

图3-3 局限型青少年(Ⅳ型)PRP。PRP，毛发红糠疹。(From Schachner LA，Hansen RC. Pediatric Dermatology，4th Ed. Elevier. 2011.)

(三)脂溢性皮炎

流行病学/发病机制

1. 发病高峰为40~60岁，但各年龄段均可发病；男性多于女性。

2. 病因多种多样。

(1)皮损处马拉色菌增多。

(2)皮脂成分改变(甘油三酯/胆固醇升高；鲨烯和FFA降低)。

(3)免疫调节异常(部分病例)。

临床表现

1. 儿童

(1)红斑，鳞屑，有时在皮脂溢出部位(头皮、面部、耳后、胸部和间擦部位)出现瘙痒性皮疹。

(2)婴儿经常出现“婴儿帽”(油腻性黄色鳞屑附着于头皮)。

(3)在身体的皱褶部位(颈前皱褶、腋窝、腹股沟和腘窝)出现红斑、鳞屑、浸渍性斑块。

2. 青少年/成人

(1)界限清晰的粉-黄色斑片，在高度皮脂溢出部位(头皮、眉毛、鼻唇沟、前额、耳/耳后，胸部中央和间擦部位)出现油腻性鳞屑。

(2)经常瘙痒(尤其是头皮)。

(3)头皮屑(头皮单纯糠疹)——头皮轻型。

组织病理学

不规则至银屑病样棘层肥厚，海绵水肿，“肩部角化不全”，表浅部位血管周围/毛囊周围淋巴细胞浸润。

治疗

1. 金标准为外用唑类抗真菌药。

2. 其他选择：环吡酮胺，外用CS、TCI、吡硫嗡锌、二硫化硒、水杨酸、煤焦油洗发香波。

3. “婴儿帽”：常洗头(抗皮脂溢出的洗发水)，婴儿油或矿物油，刷/梳头发和弱效的外用CS。

预后/病程

1. 婴儿：8~12个月自然消退。

2. 青春期：趋于慢性。

3. 成人：慢性和反复发作。

附加信息

在HIV和帕金森综合征患者发病率增高且病情严重。

(四)玫瑰糠疹(PR)

流行病学

1. 多见于女性;10~35 岁。

2. 春季和秋季高发。

发病机制

1. 可能是病毒(HHV-7 和 HHV-6)引起。

2. 药物诱导的 PR:ACE 抑制剂(最常见)、非甾体抗炎药、金剂、铋剂、β 受体阻滞剂、巴比妥类、异维 A 酸、甲硝唑和可乐定。

临床表现

1. 开始于“前驱斑”=单发粉色逐渐扩大的斑块伴有细小的中心鳞屑和较大的领圈样鳞屑;好发于躯干。

2. 弥散性发疹(在前驱斑出现数小时至数周后开始),躯干和四肢近端的椭圆形斑片/斑块。

(1)皮疹类似与“前驱斑”,但是更小。

(2)皮损的垂直轴沿皮纹走向(圣诞树样)。

(3)25%患者有严重的瘙痒。

3. 不典型玫瑰糠疹——用来形容皮疹不典型的术语包括以下内容。

(1)反向 PR 模式:主要累及间擦部位或四肢(>躯干)。

(2)丘疹,水疱或呈靶形。

◇在非洲裔美国儿童,玫瑰糠疹常表现为丘疹性,更为泛发。

(3)口腔受累(如溃疡)。

4. 药物诱导的玫瑰糠疹样发疹:炎症/瘙痒增多,缺乏预兆斑,患者年龄更大。

组织病理学

非连续性薄层角化不全(不同于点滴型银屑病中较厚的连续性角化不全),海绵水肿,血管周围淋巴组织细胞浸润,红细胞溢出。

治疗

1. 不需要;对症治疗,如外用糖皮质激素,止痒洗剂。

2. 口服红霉素加速消退。

预后/病程

1. 自愈(6~8 周)。

2. 药物诱导的玫瑰糠疹样发疹在停止用药后(<2 周)皮疹快速消退。

(五)间擦部位/腋窝颗粒状角化不全

1. 成年女性>婴儿(尿布部位)。

2. 间擦部位的瘙痒性角化性红褐色丘疹和斑块(腋窝>腹股沟,乳房下)。

3. 丝聚合蛋白代谢可能存在缺陷→在角质层有透明角质蛋白颗粒潴留。

其他理论:刺激性皮炎,对除臭剂/止汗药的反应。

4. 组织学:特征性增厚的嗜伊红染色的角质层伴有显著的角化不全和潴留的角质透明蛋白颗粒;血管扩张(图 3-4)。

5. 可以是慢性/复发的。

6. 治疗:外用(糖皮质激素,维生素 D 类似物,角质剥脱剂和抗真菌剂)、破坏性(冷冻治疗)和系统(异维 A 酸,抗真菌剂)治疗。

(六)红皮病

流行病学

女性>男性,平均年龄为 50 岁。

临床特征

1. 红斑和鳞屑面积>BSA 的 90%。

2. 不是一个确定的疾病,而是多种疾病的临床表现:

(1)瘙痒(>90%的病例,尤其是特应性皮炎或Sezary

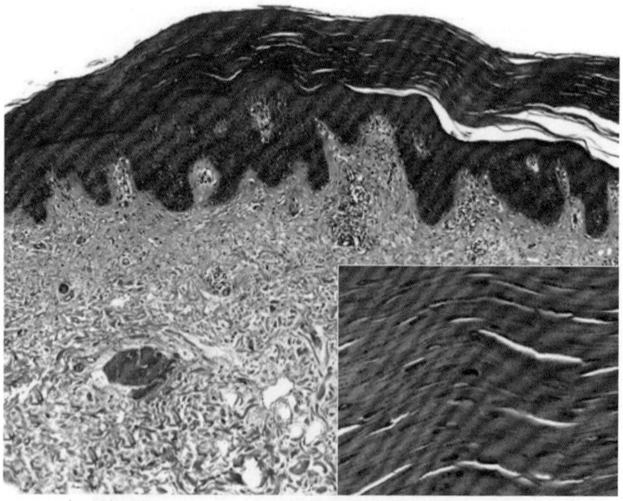

图 3-4 腋窝颗粒状角化不全。显著的,致密的角化不全,伴有角质层内小的蓝色颗粒,代表角质透明蛋白颗粒(插图)。(Courtesy, Luis Requena, MD. From Bolognia JL, Jorizzo JL, Rapini RP. Dermatology, 3rd Ed. Elsevier. 2012.)

综合征)；苔藓化(>30%)；色素脱失(>50%)；PPK(30%)；指甲改变(40%，典型的“光泽指甲”)。

(2)其他皮肤发现：金黄色葡萄球菌定殖，发疹性SK，睑外翻和结膜炎。

(3)系统发现：外周淋巴结病(皮肤外表现)，肝大(20%)，足/胫前水肿，代谢亢进和贫血。

3. 原发：数天至数周红斑累及整个皮肤表面。继发：局限性皮肤病泛发导致。

4. 病因

(1)银屑病(健康患者中最常见的原因)

◇通常由典型的斑块型银屑病发展而来。

◇25%是特发性的；鳞屑比典型的银屑病皮疹少。

◇红皮病通常由停药引起(糖皮质激素、甲氨蝶呤、环孢素)。

◇指甲有特征性的银屑病表现。

◇组织病理，可见早期银屑病的病理改变。

(2)特应性皮炎

◇有典型的特应性病史。

◇严重的瘙痒和苔藓化。

◇血清IgE升高和嗜酸性粒细胞增多。

(3)药物反应

◇最常发生在HIV感染患者(40%，23%为非HIV感染患者)。

◇踝部和足部的皮损可变成出血性的。

◇比其他原因引起的红皮病持续时间短(停药后2~6周消退)。

◇最常见的药物：别嘌呤醇、磺胺类药物(TMP/SMX，氨苯砜)、抗癫痫药、异烟肼、米诺环素和高效抗反转录病毒药。

(4)特发性红皮病：老年男性，反复发作的病程。

◇经常见到淋巴结病，PPK和外周水肿。

(5)CTCL(塞扎里综合征和红皮病型MF)

◇Sezary：原发性红皮病；血细胞T细胞克隆加如下一条。①≥1000 Sezary细胞/μL；②CD4/CD8比率≥10:1；③CD4细胞比例增加伴不正常表型(CD7或CD26缺失)。

◇红皮病型MF：继发性红皮病；由经典MF斑片/斑块进展所致。

(6)较少见的病因：PRP，移植物抗宿主病，副肿瘤性红皮病，大疱性皮肤病和鱼鳞病。

治疗

1. 一般治疗：营养评估，纠正液体和电解质紊乱；预防体温过低；治疗继发感染。

2. 潜在情况的个体化治疗：给予具有镇静作用的抗组胺药，外用和(或)系统给予糖皮质激素(注意逐渐减量)，湿敷和润肤剂。

(七)融合性网状乳头瘤病(CARP)

1. 青春期发病；女性多于男性；黑色人种多于白色人种。

2. 病因不清。

3. 红色或褐色，粗糙的，角化的轻度隆起的丘疹，首先出现在乳房间区域→向外扩张形成侧向的网状图案(图3-5)。

4. 组织病理：棘层肥厚，类似黑棘皮病(角化过度，棘层肥厚和乳头瘤样增生)。

5. 首选治疗：米诺环素100mg BID×6周(对50%的患者有效)。

6. 其他选择：口服类视黄醇，口服抗生素或外用抗真菌药。

7. 颈部假性皮肤萎缩：发生在颈部的变异型；表现为垂直方向的色素沉着过度的乳头瘤样皮疹伴有皱褶；米诺环素也对其有效。

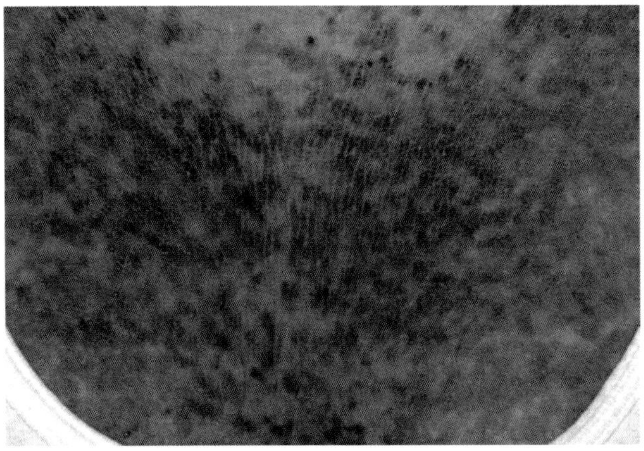

图3-5 CARP。多发色素性丘疹，中央融合，边缘呈网状外观。(Courtesy, Julie V Schaffer, MD. From Bolognia JL, Jorizzo JL, Rapini RP. Dermatology, 3rd Ed. Elsevier. 2012.)

第2节 湿疹样皮肤病

(一)特应性皮炎(AD)

流行病学

1. 部分呈特应三联征:AD(经常是第一表现),过敏性鼻炎和哮喘。

2. 在高收入城市地区更常见(暴露于污染物和缺乏感染源的暴露可能是AD的诱因)。

3. 影响25%的儿童和3%的成人。

4. 呈增长趋势。

5. 类型

(1)早期发病(最常见):1~2岁开始发病,50%的患者有变应原特异的IgE抗体,60%在12岁消退。

(2)晚期发病:青春期后发病。

(3)老年发病:60岁后发病。

6. 发病:50%~60%在出生后第一年发病(通常3~6个月),90%~95%在5岁左右发病。

发病机制

1. 表皮屏障功能紊乱,免疫调节功能不良和环境因素的复杂交互作用。

2. 遗传因素是重要的

(1)双胞胎研究(单卵双胎>异卵双胎)和家族史(父母中的一方或双方都是特应性体质发病的可能性更大)。

(2)编码表皮蛋白的基因(例如,FLG和SPINK)。

◇丝聚合蛋白(FLG)突变导致表皮屏障改变,与AD发展关系非常密切,尤其是严重的早发型AD。

◇屏障功能紊乱导致经表皮水分丢失和干燥症,允许变应原侵入。

(3)基因编码的免疫蛋白升高(TLR2,FCER1A和DEFB1)和细胞因子升高[包含调节IgE的Th2细胞因子>Th1细胞因子(尤其是IL-4,IL-5,IL-12和IL-13)]。

◇急性AD:Th2优势伴有嗜酸性粒细胞增多,产生IgE升高和表皮抗菌肽降低。

◇慢性AD:Th1优势伴有IFN-γ升高。

3. 瘙痒介质

神经肽,蛋白酶,激肽和某些细胞因子的作用比组胺更重要。

临床特征

1. 临床诊断标准

(1)必要条件:瘙痒。

(2)加之以下条件中的3条或以上。

◇干燥病史。

◇过敏性皮炎或哮喘的个人史。

◇发病年龄<2岁。

◇皮肤皱褶部位受累史(肘前、腘窝、足踝、颈部和眶周)。

2. 急性型:红斑、水肿、小水疱、渗出和结痂。

3. 亚急性和慢性型:苔藓化、丘疹、结节和抓痕。

4. 儿童AD

(1)婴儿(出生至6个月)

◇急性表现和临床特点。

◇好发于面部、头皮和伸侧。

◇可能与脂溢性皮炎重叠。

(2)儿童期(2岁到青春期)

◇临床病程通常表现为慢性,但有急性发作的情况。

◇好发于褶皱部位。

◇弥漫性干燥症更为突出。

5. 青少年/成人AD(>12岁)

(1)苔藓化斑块>渗出性湿疹样病变。

(2)主要累及褶皱部、面部、颈部(耳后)、上臂、背部、肢端区域。

(3)儿童期发病的AD与成人一样,是一种更严重、更难治疗的疾病。

(4)可能表现为孤立性的结节性痒疹,手或眼睑皮炎。

6. 老年AD:与典型的AD相比,干燥症的表现更为明显。

7. 瘙痒

(1)晚上更为严重。

(2)诱因:羊毛衣服、出汗、紧张。

8. AD的相关特征:干燥症、寻常鱼鳞癣、毛周角化病、掌跖角化病,Dennie-Morgan眶下皱褶、眼周发黑、口周苍白、颈前皱纹、Hertoghe征(眉毛减少)、白色皮肤划痕现象、滤泡样凸起(好发于深肤色者)、过敏性眼晕(灰色眶下色素改变)、扩大性线性鼻部褶皱(变应性"敬礼征")。

儿童中发生率高的疾病:白色糠疹(面部/颈部的

色素减退，常见于深色皮肤类型，日晒后更加明显），小棘苔藓，钱币状湿疹，出汗障碍性湿疹，幼儿易患足底皮病。

9. 感染性并发症：继发于屏障功能受损和免疫因子。

（1）细菌性：脓疱病，金黄色葡萄球菌>化脓性链球菌。

（2）病毒性：疱疹性湿疹，软疣皮炎，痘性湿疹（见“天花免疫接种”）。

10. 眼部并发症：特应性角结膜炎（成人），春季角结膜炎（儿童，温暖的气候），后囊下白内障，圆锥形角膜（角膜变长），视网膜脱落。

部位变化

1. 耳：耳垂下方及耳后区有红斑、脱屑、裂隙。

2. 眼睑：眶周皮肤苔藓化。

3. 乳头皮炎

4. 摩擦性苔藓样疹：发病于春季和夏季，在男性儿童的肘部，膝部及手背处（1~2mm 的苔藓样小丘疹簇集分布）。

5. 手：可能是内源性的（特应性，银屑病，汗疱疹，角化过度），外源性的（刺激物或接触水或过敏性）或感染性的（癣，金黄色葡萄球菌）。

汗疱疹发于手指侧面及掌心：质硬，深在的瘙痒性水疱。

◇发病机制是多因素的（刺激因素，特应性的，接触过敏）。

◇通常为慢性，周期性，复发性。

6. 尿布区域（尿布皮炎；参考“儿科皮肤病章节”）

7. 自体反应（自身致敏）

经典例子：足癣患者的手部出现水疱型湿疹样自体反应；原皮肤病治愈后继发的自体反应消失。

8. 幼年足底皮炎（参考“儿科皮肤病章节”）

9. 口唇（干性唇炎）：刺激性接触性皮炎（包括舔唇湿疹）>变应性接触性皮炎（对芳香混合物的反应最为常见）>AD>不明原因的湿疹。

冬天更为严重；唇红最易受累。

10. 头部和颈部：发生在青春期后，感染马拉色菌可加重病情。

组织学

1. 急性：海绵水肿明显，表皮内水疱/大疱，血管周淋巴组织细胞浸润伴有嗜酸粒细胞。

2. 亚急性：轻度海绵水肿伴有棘层肥厚，没有水疱。

3. 慢性：显著的不规则银屑病样棘层肥厚（主要特征），海绵水肿轻微或没有，±皮肤纤维化，角化过度。

实验室检查

1. IgE 检测作用有限。

2. 对部分患者通过荧光酶免疫分析，RAST 试验，皮肤点刺试验，特应性斑贴试验鉴定变应原是有必要的。

3. 对有严重/顽固性 AD 和可靠的速发型反应病史的患儿进行食物（蛋类、牛奶、花生、大豆和小麦）超敏反应试验可能会加重皮炎。

（1）食物过敏最常引起 1 型速发超敏反应。

（2）10%~15%有严重 AD 的患儿会同时出现食物过敏。

4. 在有严重/顽固性 AD 的青少年和成人患者暴露的皮肤表面做空气变应原（尘螨、花粉、动物皮屑和真菌）检测。

随着年龄增加，空气来源物过敏的发生率增加。

治疗

1.《特应性皮炎管理的护理指南》，发表于2013—2014 年的 JAAD。

2. 润肤剂的相关教育，短时微温的沐浴，少用香皂，漂白浴（特别是有皮肤感染史的人），湿敷±局部类固醇药物。

3. 避免刺激因素：过热、羊毛制品、出汗、唾液、刺激性肥皂、纤维柔顺剂、泡泡浴、吸烟。

4. 阶梯治疗的范围从局部治疗（类固醇，钙调神经磷酸酶抑制剂）到光疗法（nbUVB>bbUVB，UVA1，PUVA），再到根据病情严重程度使用的系统性药物（系统性皮质类固醇、环孢素、硫唑嘌呤、MMF、MTX）。

（1）局部使用皮质类固醇是主要的方法。

（2）短期系统性使用皮质类固醇后可能会出现反弹。

（3）有镇静作用的抗组胺药物用于瘙痒的辅助治疗。

（4）治疗继发性感染（AD 皮肤抗菌肽下降，出现皮肤屏障功能降低，导致感染风险增加）。

5. 对于高风险 AD 患者，在前 4~6 个月通过母乳喂养或给予配方水解乳对于预防有重要的作用。

证据表明，在出生前和出生后补充益生菌及益生元，可降低 AD 的患病风险。

◇益生元为不可消化的植物纤维/低聚糖，可以为有益的肠道菌群提供营养。

6. 如果确实是 IgE 介导的过敏反应，尝试避免或找过敏症专家进行变应原特异性的免疫治疗。

预后/临床过程

1. 大多数儿童的 AD 在青春期时痊愈。

经典理论：75%在青春期时恢复（但是新研究表明，只有 50%的患者在进入成年期时会缓解）。

2. 如果在儿童期后疾病仍继续存在，将趋于慢性。

（二）皮脂缺乏性皮炎（干性湿疹）

1. 发病年龄通常>60 岁；冬季更为严重。

2. 在老年人中，天然保湿因子降低，导致皮肤保水性降低；当冬季湿度低时，皮肤失水/干燥而产生脱屑，皲裂和皮炎。

3. 干燥皮肤，伴有细小裂口（类似于有裂纹的瓷器，从而产生干性皮疹），红斑和皮屑±渗出和结痂。

4. 痒；易出现在小腿。

5. 组织学：干燥症（致密角质层）+海绵水肿性皮炎。

6. 治疗：润肤剂治疗干燥症/防止加重（沐浴后立即使用）；避免恶化因素；加重时局部使用类固醇皮质激素和 TCI。

（三）钱币状皮炎

1. 发病机制尚不明确。

2. 相关因素：外部刺激因素、静脉 HTN、感染、遗传、干燥症。

3. 圆形或钱币形状的粉色斑块，通常出现在四肢；瘙痒明显；可有急性（湿疹样）或慢性（苔藓化）外观。

继发葡萄状球菌感染较普遍。

4. 组织学：亚急性-慢性海绵水肿性皮炎。

5. 治疗：中至高效局部使用类固醇激素（软膏优于乳膏），TCI；光线疗法；好的皮肤润肤剂。

（四）孕酮皮炎

1. 在月经周期的黄体期周期性发作的皮炎（月经期前 1 周，月经期后几天恢复）。

2. 多种形态的皮损（荨麻疹，水疱，口腔糜烂）。

3. 诊断性测试为皮内注射孕酮，产生皮肤反应。

4. 治疗：口服避孕药或他莫昔芬抑制排卵。

5. 雌激素性皮炎（慢性，在月经前恶化；治疗：他莫昔芬）是需要鉴别的主要疾病，皮内雌激素试验也可用于鉴别。

（五）接触性皮炎

流行病学

1. 刺激性接触性皮炎（ICD，80%）>过敏性接触性皮炎（ACD，20%）。

2. 最常见受影响的职业

（1）制造业/矿业（UK）

（2）农民（USA）

3. 最常见的 ACD 因素

（1）镍（世界范围内）

（2）毒葛（USA）

4. ICD 是最常见的一种职业皮肤病。

（1）石油化学业、橡胶业、塑料业、金属业、汽车工业。

（2）起因：肥皂>潮湿的工作>石油化工产品>切削油>冷冻剂。

5. 婴幼儿、老年人和 AD 患者由于接触刺激物时，其对皮肤的穿透性增加，发生 ICD 的危险性增加。

发病机制

1. ICD：由刺激因素直接损坏角质细胞；不是免疫介导，不需要既往致敏。

（1）急性 ICD：强烈的刺激物（酸/碱），直接的细胞毒性损坏角质细胞。

（2）慢性 ICD（更常见）：以温和的刺激反复作用（肥皂/水），长时间祛除脂质和角质细胞的保湿物质，导致表皮水分流失加剧，表皮更新加快，产生炎症。

（3）摩擦性刺激因素：反复摩擦，震动，压力。

（4）温度低，湿度小，导致刺激因素渗透性增强。

（5）封包/浸渍，可导致湿度增加，水溶性化合物的渗透性增强。

2. ACD：免疫介导，迟发型（Ⅳ型）超敏反应；需要对变应原的初始致敏。

（1）致敏可以发生在几次暴露或几年的暴露后。

（2）变应原的再暴露，致使 T 细胞释放细胞因子/趋化因子，48 小时内产生湿疹。

◇只需要每 3 周进行 1 次暴露就可以保持过敏

反应的进行。

(3)可发生交叉反应和共反应。

◇交叉反应:对一种化合物过敏导致对化学结构相似的其他化合物也过敏(例如,毒葛和杧果皮;新霉素和庆大霉素)。

◇共反应:同时接触/使用两种化学物质而对它们同时过敏,但是对其中一个过敏不会导致对另一个过敏(例如,镍和钴,新霉素和杆菌肽)。

临床表现

刺激性接触性皮炎

1. 临床表现多样,烧灼感比痒感更为常见。

2. 手部为常见的发病部位,其次是面部。

3. 临床表现可以从带有水疱/坏死的具有清楚边界的急性ICD到干燥、脱屑、苔藓化、皲裂的慢性ICD。

4. 脓疱/痤疮样刺激性ICD:金属、巴豆油、矿物质油、焦油、动物油脂、切削金属加工液、萘类化合物。

5. 空气源性ICD:类似于光敏反应,发生在上眼睑,人中和颏下区。

6. 植物性光过敏性皮炎:岩香豆素+光(UVA,320~400nm),出现红斑±水疱(接触后24~72小时),随后出现色素沉着(1~2周后)。

香料皮炎:由含有香柠檬油的古龙水导致的颈部、躯干、手臂色素沉着(佛手内酯为5-甲氧补骨脂,呋喃香豆素)。

7. 会出现伴随性溃疡、毛囊炎、汗疹、色素改变、脱发和荨麻疹。

过敏性接触性皮炎

1. 急性:红斑、水肿、丘疹、渗出液体、起疱;皮损边界清楚。

2. 亚急性:棘层肥厚,结痂/脱屑增多,水疱减少。

3. 慢性:表现为显著的苔藓化/皲裂/脱屑,没有水疱,相对于急性皮损边界不是很清楚,可以延展到暴露区以外的部位。

4. 根据暴露情况,皮疹的分布不同。

(1)四肢线状条纹:漆树(毒葛/毒橡树/毒漆树)。

(2)花农的指尖:花朵(郁金香最常见)。

(3)头皮对变应原的抵抗力强,通常只在头皮周围的皮肤发生皮损(颈部、面颊、耳郭后部)。

◇变应原:头发相关的产品(尤其是染发剂)、烫发、漂洗剂(洗发水)。

(4)口周/狒狒综合征:调料、食物、化妆品、虫漆、药品、防晒霜。

(5)眼周/眼睑。

◇指甲产品(乙酸乙酯>丙烯酸酯,甲醛、树脂、戊二醛、杀藻胺)。

◇化妆品(假睫毛、黏合剂、睫毛膏、化妆用橡胶海绵、眼影)。

◇其他变应原:黄金(戒指)、其他金属、挥发性气体、秘鲁芳香剂/香膏、新霉素、表面活性剂、防腐剂。

(6)唇部:没食子酸酯、染色剂、调味品、光线,蜂胶。

(7)耳垂:镍。

(8)颈部:芳香剂和头发产品。

(9)手腕:铬酸盐(皮革)。

(10)手:手套[胶乳,橡胶(秋兰姆),医用手套中的丙烯酸酯]。

(11)衣物皮炎:褶皱部位(腋窝)少,衣服紧贴的部位会恶化(腰身部分);最常见的过敏因素。

◇织物整理剂(例如,抗皱,抗污):甲醛和复合甲醛。

◇染色剂(分散蓝色染色剂106和124)。

◇橡胶(漂白的内衣,漂白会引起氨基甲酸酯的释放)。

(12)化妆品过敏:常见于面部和颈部;芳香剂是首要原因,防腐剂是第2位的常见原因。

(13)肛周:利多卡因和防腐剂(MCI/MI)。

(14)足部皮炎:趾间少见,从蹞趾开始向背侧延伸,足底通常少有。

◇原因:黏合剂(松脂,酚醛树脂),橡胶及橡胶促进剂(巯基苯并噻唑),皮革(铬酸盐),染色剂。

(15)溃疡:杆菌肽、新霉素、羊毛脂。

(16)口腔口炎:牙齿填充物(汞、金、汞合金,导致苔藓样反应),环氧树脂和调味品(薄荷/桂皮)。

(17)空气源性ACD:通常源自植物(菊科是最常见原因),但是其他化学物品也是引起的原因。

(18)系统性ACD:由系统性过敏引起的弥漫性皮炎(例如,乙二胺过敏的患者对Ⅳ氨茶碱敏感,引起系统性皮炎)。

5. 职业性ACD:橡胶>镍>环氧和其他树脂>芳香胺类。

6. 黏合剂引起的接触性皮炎。

(1)最典型的反应是ICD。

(2)胶带 ACD:橡胶,树脂,丙烯酸酯。

组织学

1. ICD:轻度海绵水肿,散在坏死角质细胞,轻度血管周围炎症。

2. ACD:棘细胞层水肿性皮炎(根据疾病阶段,可能是急性、亚急性、慢性),真皮炎症更突出。

与 ICD 的区别:海绵水肿加重,真皮炎症增加,伴有嗜酸性细胞,缺少坏死角质细胞。

实验室试验

1. 斑贴试验可确诊 ACD。

(1)为患者量身定制的变应原检查;在斑贴试验中,不可使用未知产品(会造成严重的反应/灼伤);判断任何阳性反应的相关性。

(2)斑贴贴于后部上侧无皮炎区域,在 48 小时(2 天)去掉,在第 2 天(第 1 次判读)和第 3~7 天(第 2 次判读,通常为 96 小时)做好反应的记录。

◇在第一次和第二次判读间隔时间之内反应消退=刺激。

◇在第一次和第二次判读间隔时间之内反应持续或加重=过敏。

◇迟发的阳性斑贴试验(7 天后出现),可见于:黄金、新霉素、酸十二酯、钯、p-苯二胺、皮质激素。

◇黄金可对斑贴测试部位造成持续的阳性反应。

(3)TURE 试验:目前有 3 组,每组 12 种变应原。

◇不尽全面的斑贴试验。

2. 重复公开应用试验(ROAT):用于无法做斑贴测试的患者,或用于确认斑贴试验结果。

应用于皮肤一处清洁且无皮损的区域,每天 2 次,持续 1~2 周,以监测反应。

3. 材料安全数据表(MSDS)和参观工作地点可以确定工人是如何处理的。

特殊接触物

刺激性接触性皮炎

1. 玻璃纤维皮炎

(1)通过皮肤渗透造成损伤→瘙痒/刺痛→粉色丘疹。

(2)治疗:滑石粉。

2. 体液:(唾液、尿液、粪便)和水

治疗,主要是提供屏障保护剂(氧化锌糊,注意个人卫生)。

3. 碱

(1)强碱具有腐蚀性,溶解角蛋白,深入渗透,比酸的反应更强。

(2)钙/钠/钾氢氧化物,氨水,碱液。

(3)肥皂、洗涤剂、漂白剂、脱毛剂。

(4)治疗:采用弱酸性液体(醋或柠檬汁)。

4. 酸

(1)强酸具有腐蚀性,弱酸具有止血功能(一种可以收缩组织的复合物)。

(2)硫酸

◇可造成严重烧伤,产生褐色着色。

◇黄铜/钢铁工人,电池制造者,珠宝,硫酸攻击武器(酸喷射器)。

(3)硝酸

◇独特的烧伤,呈黄色。

◇爆炸物,肥料。

(4)氢氟酸

◇因具有小离解率,可深度渗透,从而对骨骼和神经造成严重伤害,剧烈疼痛,症状可能会持续 24 小时。

◇用于半导体工业中,溶解/蚀刻玻璃。

◇治疗:使用葡萄糖酸钙凝胶进行中和,寻求急诊治疗。

(5)盐酸

◇浅表烧伤,起水疱。

(6)草酸

◇指尖感觉异常,发绀,坏疽。

(7)苯酚

◇用于美容剥脱。

◇产生白色焦痂和短时麻木;全身性吸收,造成血管球性肾炎和心律失常。

◇使用 65%的乙基或异丙醇中和。

5. 植物

(1)可造成非免疫性接触性荨麻疹、刺激性皮炎(机械或化学)、植物光皮炎,和变应性接触性皮炎(见“ACD 部分”)。

(2)非免疫性接触性荨麻疹。

◇荨麻科:大荨麻。

- 植物上锋利的毛含有毒素(组胺,5-羟色胺,乙酰胆碱),可造成快速水肿、瘙痒、灼伤。

(3)机械性 ICD

◇仙人掌属植物(仙人球)。

• 钩毛皮炎病因：大刺和小钩刺（倒刺毛）造成渗透性损伤，接种破伤风，金黄色葡萄球菌，孢子丝菌，非结核分枝杆菌。

• 用镊子拔掉大刺，用胶水或网纱去除小钩刺。

（4）化学性 ICD

◇ 菠萝蛋白酶

菠萝

◇ 草酸钙

• 石蒜科/百合科

o 水仙花（水仙科），风信子，郁金香球茎。

o ICD 最常见于花农，水仙花痒病。

• 天南星科属

o 热带海芋属植物（花叶万年青；室内盆栽植物）。

• 菠萝

o 凤梨（也含有菠萝蛋白酶）。

◇ 辣椒素

• 茄科

o 辣椒

o 用乙酸（醋）或解酸剂中和。

◇ 佛波醇酯

• 戟属植物

o 巴豆属植物，大戟树，猩猩木。

o 含有二萜类（乳液）。

o 可造成短暂性失明。

◇ 原白头翁素/毛茛苷

• 毛茛科

o 毛茛和金盏花

o 典型的线状水疱，类似于植物光皮炎，但是后期色素不会过度沉着。

◇ 硫氰酸酯

• 蒜香滕属

o 大蒜

• 十字花科

o 黑芥末，小萝卜

（5）植物光性皮炎（身体部位最易出现）。

◇ 由植物中的福柯玛林和 UVA 光线（320~400nm）引起（图 3–6）。

◇ 伞形科

• 豕草（独活属）：峨参。林峨参：被杂草碰到后会出现条状皮疹。

• 西芹、防风草、芹菜、胡萝卜：园丁的“收割者皮炎”。

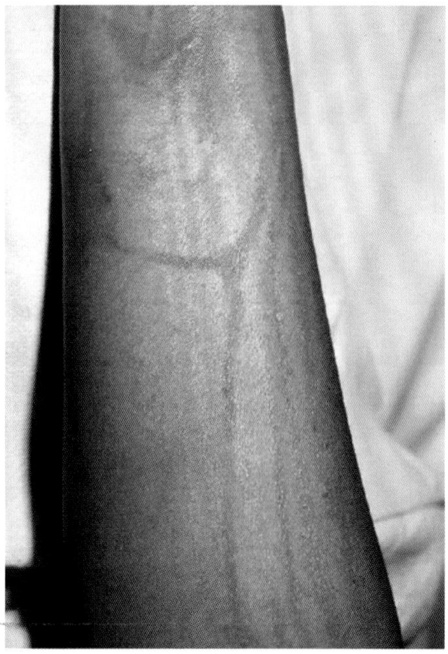

图 3–6　植物光皮炎；患者用墨西哥酸橙汁清洗头发。（From Andrews et al. Andrews' Diseases of the Skin，11th Ed. Elsevier. 2011.）

• 花很容易被鉴别，因为它们起于一点，在茎上形成花簇（助记：伞形科植物光皮炎=模仿呈伞形状的植物，避免太阳照射）。

◇ 芸香科

• 柑橘属（柠檬，酸橙，葡萄），芸香。

• 香柠檬（香柑）：引起香料皮炎。

• 茴芹（夏威夷花环）。

• 常发生于酒保和学生。

• 墨西哥啤酒皮炎：植物光皮炎变异型由于酸橙和啤酒混合物的雾化作用，可能广泛分布，而非表现为线状皮损。

◇ 桑科

• 无花果和无花果叶子。

• 桑葚。

◇ 豆科（豆科植物）

• 补骨脂属（用于治疗白癜风）。

• 秘鲁香料（香脂树，桃金娘）。

变应性接触性皮炎

1. ACD 涉及的特殊变应原（参考表 3–1）。

2. 植物引起 ACD（表 3–2）。

（1）漆树皮炎：漆树科，漆树属。

◇ 变应原：漆酚（油树脂）。

表 3-1 常引起变应性接触性皮炎的变应原

金属和金属盐	
纯的金属通常不会引起过敏;金属中含盐会引起反应	
镍	最常见的阳性斑贴试验(关联性≈50%)
	来源:珠宝(白金,14-克拉黄金)、皮带扣、腰带、手机、纽扣、拉链、衣架、音乐设备、钥匙、门把手、欧币、水泥
	镍变应原与穿孔部位的数量直接相关
	食物中的镍:可可粉、甘草汁、人造黄油、花生、棕色扁豆、核桃、扁桃仁、榛子、豌豆
	镍试验:丁二酮肟 10%氨水试验(有镍时呈粉色)
	带有镍变应原的安全金属:钛、铂、纯银
铬酸盐	来源于染色剂(台球桌绿色织物)、黄绿色色素(文身/化妆品)、皮革(鞋皮炎)、水泥、火柴、原油(发动机工人、飞行器工人、摄影师)
	与镍和钴有交叉反应
钴	来源:金属制品、化妆品、染料(蓝绿色染料、涂料、文身)、玻璃/陶器、水泥、维生素 B_{12} 注射(可造成难治的手部皮炎)、人造关节
	细孔反应:刺激反应伴有毛孔紫癜
	与镍和铬酸盐发生交叉反应
汞	通常引起口腔苔藓样反应(汞合金)
	来源:汞合金(牙科)、杀虫剂、工业(胶和淀粉糨糊)、毡帽工人、蚀刻/艺术工作、皮毛
黄金	通常引起口腔苔藓样反应,眼睑皮炎
	来源:珠宝(手、面部、眼睑皮炎)、汞合金/填充物
	常引起持续性斑贴试验阳性反应
	与镍和钴发生交叉反应
橡胶及橡胶添加剂	
来源:鞋、手套、黏合剂、橡胶圈(漂白过的)、橡皮奶嘴、化妆品、胶乳(手套、气球、避孕套)、泳镜、轮胎、杀真菌剂(秋兰姆类)、氯丁橡胶(合成橡胶)	
胶乳	源自巴西橡胶树汁液
	引起免疫性接触性荨麻疹(Ⅰ型超敏反应)远远多于Ⅳ型迟发型超敏反应
	风险因素:医疗行业,脊柱裂
	胶乳与香蕉、鳄梨、栗子、猕猴桃、百香果发生交叉反应
秋兰姆类(四甲基秋兰姆化二硫)	最常见的手套变应原,健康工作者的最常见变应原 与戒酒硫发生交叉反应
卡巴合剂/氨基甲酸盐	释放于漂白过的橡胶圈;执行使用测试(斑贴试验经常为假阴性)
巯基苯并噻唑(MBT)	引起过敏性鞋皮炎的头号因素
黑橡胶混合物	发现于重型橡胶产品(轮胎,橡胶球)
	可以引发紫癜反应
二烷基硫脲(氯丁橡胶)	潜水服皮炎和泳镜过敏
p-对苯二胺(PPD)	来源:染发剂、黑色散沫花染剂(临时文身)、黑色橡胶(硫化橡胶、抗氧化性)、照片开发、复印件、打印机墨,其他黑色化妆品
	橡胶工人患有手部、手腕、前臂、眼睑、鼻部湿疹
黏结剂	
用于把东西粘在一起的物质	
松脂(松香和松香酸)	用途:脱毛膏、黏结剂、涂料、口香糖、小提琴、音乐器材
对叔丁基苯酚甲醛树脂(PTBP)	用于皮质产品粘接(表带、皮包、皮鞋) 会引起褪色
环氧树脂(双酚 A)	发现于:PVC 和塑料材料、电气保温、涂料、艺术品、雕塑、胶水
	液体状态(未固化,单体)时只引发 ACD,完全聚合产品是非致敏的

(待续)

表 3-1(续)

黏结剂	
丙烯酸树脂基黏结剂	按照具体类型,可用于不同用途
	氰基丙烯酸乙酯:Krazy 胶水;用于粘接人工指甲;比丁基和辛基丙烯酸树脂基黏结剂毒性更大,不用于皮肤
	丁基丙烯酸树脂基黏结剂:无缝线皮肤缝合
	辛基丙烯酸树脂基黏结剂:无缝线皮肤缝合
甲基丙烯酸盐	非常坚硬,可塑性非常低,也可作为整形手术和牙齿修复的黏结剂
	用途:人工指甲板、硬性隐形眼镜、人工关节、牙齿修复、牙齿封闭的黏结剂(骨头水泥)
	广泛存在于橡胶和聚乙烯手套,造成感觉异常
防腐剂	
加入水中,可以添加到任何东西中以防止腐败;最常用于个人防护用品和化妆品中	
甲醛	频繁致敏剂,但是在化妆品中的使用越来越少(甲醛排气装置现在更普遍使用)
	任何地方都有,药物、纺织品/衣物、涂料、防腐处理、纸——最值得注意的是抗皱衣服
	100%棉或棉/合成纤维混合物有大量甲醛
	聚酯纤维甲醛含量最低
释放甲醛防腐剂(化学合成物,能够缓慢释放甲醛)	释放甲醛的防腐剂是引起化妆品相关 ACD 的第二因素(芳香剂是首位)
	季铵盐-15(防腐剂 200):发现于肥皂、洗发水、保湿水中;在美国是头号防腐剂致敏剂
	咪唑烷基脲
	重氮烷基脲
	DMDM 乙内酰脲
卡松 CG(甲基氯仿噻唑啉酮/甲基异噻唑啉酮)(MCI/MI)	发现于湿巾中,通常引起肛周 ACD
	在优色林和其他护肤品中也有
对羟苯甲酸酯	用于局部药物防腐,止汗剂
	与 PPPASTA 族存在交叉反应(对氨基水杨酸、PABA、PPD、Azo 染料、磺胺药、噻嗪类利尿剂、脂类、麻醉剂)
硫柳汞(二乙汞)	含汞防腐剂存在于疫苗、滴眼液、化妆品、鼻喷剂
	阳性硫柳汞斑贴试验几乎不相关! 斑贴试验阳性注射疫苗也没有问题
	与吡罗昔康和汞存在交叉反应
其他防腐剂	2-溴代-硝基丙烷-1,3 丙二醇(溴硝丙醇)
	Euxyl K 400(甲基二溴戊腈)
	氯化苄孔
	三氯生
	苯甲基乙醇
	茶树油
溶媒,润肤剂,乳化剂	
丙二醇	用于多种面霜和乳液中的溶媒
	也用于 ECG 和润滑凝胶、防冻剂、制动液、食用色素/调味料
椰油丙基酰胺甜菜碱	洗发水,肥皂中的非离子表面活性剂
	椰子油衍生物
乙二胺	发现于外用类固醇和抗真菌药膏中
	与氨茶碱和羟嗪有交叉反应,如果已致敏并接受氨茶碱治疗会造成全身性 ACD
羊毛脂	用于润肤剂中
	变应原是羊毛脂乙醇(源于绵羊)
	过敏普遍发生于下肢溃疡患者
	与宝宝修复霜和优色林有交叉反应

(待续)

表 3-1(续)

溶媒,润肤剂,乳化剂	
蜂胶	蜜蜂由树脂渗出液制造 唇部 ACD 需要注意(唇膏)
芳香剂	
芳香剂变应原是化妆品 ACD 的首要因素;几乎所有化妆品都有芳香剂;免芳香剂≠无芳香剂(仍然可能有隐藏的芳香剂);芳香剂用于古龙水、香水、食品调味剂、秘鲁香脂斑贴试验及混合芳香剂,可发现 90%的芳香剂变应原	
混合芳香剂	8 种芳香剂混合斑贴试验(肉桂醇、肉桂醛、戊基肉桂醇、丁香油酚、异丁子香酚、香叶醇、羟基香茅醛、绝对橡苔) 皮疹仅限于面部、手部、手臂、舌 与蜂胶,树脂,松节油有交叉反应
秘鲁香脂	源于妥鲁树 出现于 50%与香料相关的 ACD
美发产品	
p-对苯二胺(PPD)	强效敏化剂 来源:头发染色剂、黑色散沫花染剂(临时文身)、黑色橡胶(橡胶硫化作用、抗氧化剂)、照片冲洗、复印件、打印机墨、其他黑色化妆品 理发师、摄影师、橡胶工人:手部、手腕、前臂、眼睑、鼻子的湿疹 染发的人:头皮及发际线皮炎 胡须皮炎发生于染胡子的人 注意:天然散沫花染色剂(散沫花)是一种南亚文化中传统使用的红棕色染料;不常引起 ACD
烫发	碱性(家庭)烫发:巯基醋酸铵(很少引起过敏,比起 ACD,更容易引起 ICD) 酸性(专业/沙龙)烫发:单巯基乙酸甘油酯(变应原);一种常见的致敏剂,存于头发中>3 个月,渗透于橡胶和乙烯基手套中 中性烫发:半胱胺羟基氯化物(不常见的致敏剂)
漂毛膏(含有过硫酸铵和过氧化氢)	过硫酸铵,接触性荨麻疹反应,广泛性组胺反应
指甲产品	
托西酰胺(甲苯磺酰胺)甲醛树脂	指甲胶,指甲油 普遍引起眼睑、颈部、手指及甲周皮炎
人工指甲	氰基丙烯酸乙酯:Krazy 胶水;用于人工指甲粘贴 异丁烯酸盐:坚硬的塑性材料,人工(丙烯酸)指甲板
药物	
透皮贴	可乐定的致敏概率最高
抗组织胺药物	多塞平>盐酸苯海拉明
麻醉剂(脂类>>酰胺类)	脂类=苯佐卡因(头号致敏剂;用于痔疮、牙痛、喉咙痛)、普鲁卡因、丁卡因 脂类与 PPPASTA 家族性有交叉反应(PPD、PABA、对氨基水杨酸、Azo 染料、磺胺药、噻嗪类、脂类麻醉剂) 酰胺类为辛可卡因、利多卡因、甲哌卡因、丙胺卡因 交叉反应:发生在同类药物之间,不同类的药物很少出现
抗生素(新霉素、杆菌肽、多黏菌素)	斑贴试验迟发反应(7 天) 危险因素:用于长期下肢溃疡,外耳道炎以及术后 相互之间可能会出现协同反应,最常见于新霉素和杆菌肽之间 交叉反应:新霉素和氨基糖苷类之间(庆大霉素、妥布霉素)

(待续)

表 3-1(续)	
药物	
类固醇皮质激素	根据致敏能力按类别分组。每组都有斑贴试验的标准化筛选变应原 • A 组(筛选剂=异戊醇):非常频繁引起变态反应;包括氢化可的松、泼尼松、泼尼松龙、甲基泼尼松龙 • B 级(筛选剂=布地奈德):包括曲安奈德,地奈德,氟轻松 醋酸氟轻松,哈西奈德,丁酸氢化可的松 • C 级(筛选剂=倍他米松):最少引起致敏;包括倍他米松,羟氟米松、地塞米松、氟可的松 • D 级(筛选剂=氢化可的松-17-丁酸盐):包括莫米松、氨甲沙松、戊酸倍他米松、氯倍他索 ▪ B 和 D 级之间交叉反应 ▪ 斑贴试验,阳性测试可能是在斑贴试验区边缘出现变态反应圈(类固醇激素抑制中心的变态反应) ▪ 读取延迟,重要!!!
氮芥、甲基洛雷他明	ACD 出现在水溶液中的概率为 66%,出现在软膏中的概率则<5%
防晒霜	氧苯酮(UVA):最常见的防晒变应原 PABA、二甲基氨基苯甲酸(UVB):不常用;PABA 和其他 PPPASTA 变应原有交叉反应 PPD,PABA,对氨基水杨酸,Azo 染料,磺胺药,噻嗪类,脂类麻醉剂) 氧化锌、二氧化钛(物理防晒剂):不会引起 ACD
杂项变应原	
分散蓝色染料	分散蓝色染料 106 和 124 是最好的筛选剂 腋窝不出现皮损
富马酸二甲酯	抗真菌剂用于防止沙发和鞋霉菌生长(沙发皮炎)

表 3-2 植物引起的 ACD

家族	敏化剂	来源	交叉反应
漆树科(漆树属)	油性树脂中戊二醛邻苯二酚(漆酚)	毒藤/毒葛/毒漆树	日本漆树;腰果(果皮);杧果皮、叶,树液;印度果;银杏(果肉);巴西胡椒树
银杉科	郁金香苷或郁金香灵 A	水仙百合(六出花属植物),手部明显	
百合科	郁金香灵 A/B	郁金香球茎(手部明显,通常第 1、第 2 指尖)、天冬、风信子	
梅衣属	右旋地衣酸	苔藓	
松科	树脂(松香酸)	松属长叶松	秘鲁香脂、松节油、松香、一氧化碳、松焦油、调味料
菊科	倍半萜内脂	豚草属、蒲公英、除虫菊、艾草、菊花(手部明显)、烟草、野甘菊、洋蓟、小雏菊、向日葵、苦苣、莴苣、金盏花、甘菊	氯菊酯
葱科	己二烯二硫化物	洋葱、大蒜(非手部明显、拇指、示指、中指指尖角化皲裂)、香葱	
报春花科	樱草素	报春花(手部明显)	
桃金娘科	柠檬烯	茶树油/茶树精油	

致敏成分:戊二醛邻苯二酚

◇毒葛,毒藤,毒树。

存在于叶子,茎和根部

◇直接接触(植物/手指),引起线状/条纹状的红斑水疱/大疱。

◇间接接触(宠物/燃烧植物),弥漫性。

◇黑漆皮疹/斑点皮疹：漆树属汁液在角质层发生氧化而变黑。

(2)菊科：引起空气源性 ACD。

◇与光敏性皮炎不同，出现在眼睑、鼻唇沟、颏下、耳后沟、肘窝。

◇常影响中年男性。

◇夏季严重，冬季恢复。

(3)基础油：肉桂油（肉桂）、桉树油、橘皮。

(4)外来阔叶木（黄檀属树木、蔷薇木），会引起多形性红斑样反应。

(5)食物：多种蔬菜、水果、调料会引起 ACD。

(6)光敏性接触性皮炎。

◇变应原+光（通常为 UVA），通过免疫机制形成皮炎。

治疗

1. 教育是金标准，避免接触变应原/刺激因素。

2. 其他的治疗与其他皮炎类似。

3. 对于 ICD，由于硬化现象，很多病例都会自愈。

4. 急性 ACD 暴露后（例如，毒葛），整个暴露区域或身体首先需要用水清洗，然后再用肥皂；系统应用类固醇皮质激素超过 3 周非常有效。

(六)淤积性皮炎

1. 下肢瓣膜功能不全，静脉血管压力增加，毛细血管扩张，渗漏，液体、血浆蛋白质、红细胞外渗，引起水肿，含铁血黄素沉积，纤维化，溃疡，炎症，微血管病。

2. 接触性致敏（通常来源于局部产品或药物），刺激因素，重复感染可使表现复杂化。

3. 指凹性水肿和含铁血黄素沉积超过下肢远端 1/3，结痂，炎症，瘙痒或压痛；皮肤变化通常开始于足踝中部；会由于摩擦出现苔藓化。

4. 伴有硬化性脂膜炎（淤积性脂膜炎；表现为“倒置酒瓶”外观，伴有因慢性炎症在小腿远端形成的“环形缩窄带”，皮肤/皮下组织/筋膜粘连）。

5. 静脉变化会引起白色萎缩和溃疡（尤其是中间踝部位置）。

6. 组织学：棘细胞层水肿性皮炎，小叶性毛细血管增生，±纤维蛋白聚集，含铁血黄素，真皮和皮下脂肪间隔纤维化（晚期）。

7. 治疗：管理静脉高压，弹力袜和抬高患肢。

8. 皮炎：润肤剂/局部类固醇激素。

(七)自身致敏(自体反应及播散性湿疹)

1. 继发的湿疹样损害出现在远离原发暴露部位[通常为变应性接触性皮炎，±淤积性皮炎（60%以上的接触性皮炎和淤积性皮炎出现自体反应）；也可发生于足癣]。

2. 播散性损害在发生原发损害后几天到几周后出现。

3. 湿疹趋于边界不清和对称性，经常发生在相似的解剖部位（例如，手掌、足底和四肢）。

4. 发病机制尚未知，但是可能与以下因素相关：

(1)变应原的血源性播散。

(2)初期炎症后远距离皮肤敏感性阈值降低。

(3)T 细胞的活化记忆性 T 细胞。

5. 治疗：局部使用类固醇激素，系统性使用抗组胺药物，治疗任何潜在因素。

(八)接触性荨麻疹(CU)

流行病学

1. 在芬兰，牛皮屑>天然胶乳>面粉/谷物/饲料。

2. 面包师>农工>屠夫。

3. 危险因素：特应性，手部皮炎，水果过敏（猕猴桃、鳄梨、香蕉、瓜）。

发病机制

1. 免疫性 CU：因肥大细胞的变应原特定 IgE 介导，中介物释放（例如，组胺）；由于 IgE 介导的可伴有过敏反应。

(1)生蔬菜/生肉：土豆（居第 1 位，并经常伴有哮喘反应），西芹（很容易引起过敏），生肉，鱼，贝类。

(2)胶乳

◇最常见于护工（10%的发生率）。

◇脊柱裂患者的风险增加，遗传性。

◇胶乳Ⅰ型反应比Ⅳ型反应（迟发型超敏反应）更常见。

◇症状包括用手套后几分钟内出现发痒，手部肿胀，1 小时内恢复；长期暴露会导致慢性手部湿疹。

◇雾化手套粉或黏膜暴露可以引起过敏。

◇50%与香蕉、鳄梨、栗子、猕猴桃、百香果有交叉反应。

◇其他原因：散沫花染剂，过硫酸铵（毛发漂白剂），杆菌肽（长期使用于下肢溃疡部位可能会造成过敏性反应）。

2. 非免疫性CU：更加频繁，出现在任何暴露的个体，过敏风险很低。

（1）荨麻科/刺荨麻（最常见），大戟科（大戟荨麻），毛虫和水母。

◇导致直接释放组胺、乙酰胆碱和血清素。

（2）其他原因：二甲基亚砜、山梨酸、苯甲酸、肉桂醛。

3. 蛋白质接触性皮炎：食物/动物产品中含有蛋白质所引起的皮炎反应；反应包括变应性（Ⅰ型和Ⅳ型）和非变应性。

临床表现

1. 瘙痒性皮肤荨麻疹（风团和红斑）在暴露1小时内出现（刺荨麻在3~5分钟）；24小时恢复。

口腔变态反应综合征=黏膜CU（免疫性CU类型）。

2. 食物是引起CU的普遍原因；食物和其他局部/空气变应原之间可进行交叉反应。

（1）多种水果/蔬菜（苹果、梨、樱桃）会引起桦树花粉过敏性CU。

（2）胶乳CU可以和香蕉、鳄梨、栗子、猕猴桃、百香果发生交叉过敏。

实验室检查

1. 标准的闭合性斑贴试验方法无效，需使用开放式斑贴试验代替。

（1）开放性斑贴试验：将斑贴物质置于前臂并等待30分钟，观察风团和红斑反应；如果没有出现反应，可再等待30分钟。

（2）开放式斑贴试验优于点刺、划破和皮内试验，因为这些容易产生过敏。

2. RAST测试可检测到75%的胶乳变应原。

治疗

根据严重程度有多种治疗方法：避免接触致敏原和抗组胺药（最常见）；全身性类固醇（广泛性荨麻疹或哮喘反应），肾上腺素+支持疗法（过敏）。

第3节 界面皮炎

空泡界面皮炎

（一）自身免疫性结缔组织疾病（AICTD）

见第5节。

（二）多形红斑（EM）

流行病学

年轻成年人多发（男女比例相当），好发于春季和秋季。

发病机制

90%的病例由感染引起。

1. HSV（HSV1>HSV2）感染是最常见的诱发因素。

（1）疱疹相关性多形红斑（HAEM）是最常见的轻型多形红斑（von Hebra病）。

（2）多形红斑发生前1~3周，常见唇部疱疹暴发。

2. 肺炎支原体：严重的黏膜受累（类似Stevens-Johnson综合征）和非典型的丘疹性靶形损害；是重型多形红斑最常见的病因。

3. 少见的病因

（1）荚膜组织胞浆菌：通常伴有结节性红斑。

（2）药物导致（<10%）：非甾体抗炎药、抗生素、磺胺类药物、抗癫痫药、TNF-α抑制剂。

（3）其他：辐射诱发，特发性和慢性口腔多形红斑。

临床表现

1. 突发许多对称分布的固定的红色斑疹→丘疹→“靶形损害”（典型靶形损害和非典型的丘疹性靶形损害混合存在）。

2. 典型靶形损害（多形红斑的典型原发损害）。

（1）三环：暗环，中央水疱或坏死；外圈是高出皮面的水肿的苍白环；再向外是红斑边缘。

（2）边界清楚。

（3）好发于面部和肢体远端（UE>LE；手背和前臂最常见）（图3-7）。

3. 丘疹性（高出皮面）非典型靶形损害。

（1）仅有两环，可触及。

（2）外围边缘边界不清。

◇临床要点：斑疹性（不可触及，不高出皮面）非典型靶形损害在SJS/TEN中可见，而不是EM。

4. 出现高出皮面的/丘疹性靶形损害和肢端分布是用来区分多形红斑和SJS/TEN的可靠方法。

5. 轻型多形红斑：靶形损害，轻微的黏膜受累，无全身症状。

6. 重型多形红斑：靶形损害和严重的黏膜受累和系统症状（发热、关节痛）。

（1）颊黏膜和口唇是最常见的黏膜受累部位（>眼、

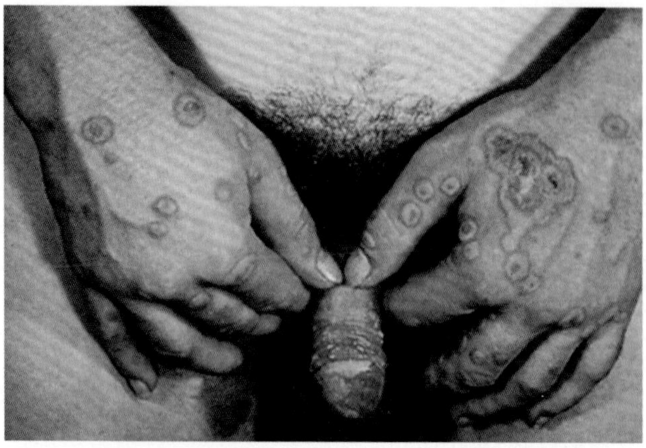

图 3-7 多型红斑累及手背和阴茎。(From Andrews et al. Andrews'Diseases of the Skin, 11th Ed. Elsevier. 2011.)

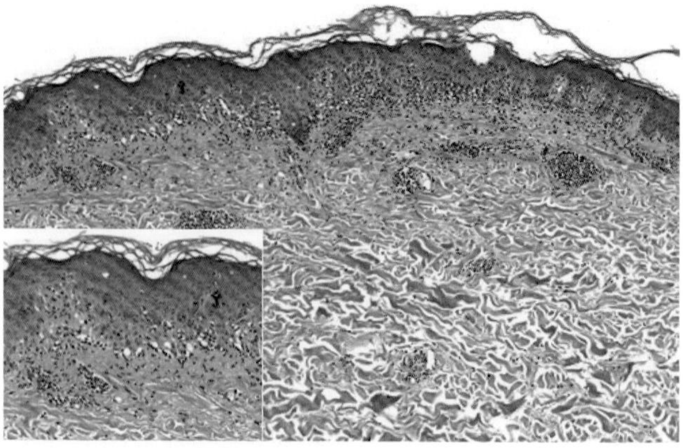

图 3-8 多形红斑的组织病理学特点。早期损害:局灶性角质形成细胞凋亡,界面皮炎,以及基底层空泡变性(小图)。也会出现血管周围淋巴细胞浸润。(Courtesy, Lorenzo Cerroni, MD. From Bolognia JL, Jorizzo JL, Rapini RP. Dermatology, 3rd Ed. Elsevier, 2012.)

生殖器)。

(2)原发的黏膜皮损是高起的靶形损害,迅速变为疼痛性糜烂。

7. 口腔多形红斑(临床变异型):反复发作,好发于中年女性,主要局限于口腔。

组织病理学

单个角质形成细胞凋亡,显著的基底细胞空泡化变性,海绵水肿伴淋巴细胞外渗,真皮浅层血管周围中等密度的淋巴组织细胞浸润,缺乏/罕见嗜酸性粒细胞(与 SJS/TEN 相比)。

与 SJS/TEN 相比:真皮炎症加速增多,表皮坏死减少,嗜酸性粒细胞减少。

实验室检查

80%患者在早期红斑丘疹或靶形损害外缘用 PCR 可检测到 HSV DNA。

治疗

1. 大多数病例:对症治疗。

2. 严重病例:考虑系统应用类固醇激素或免疫抑制剂。

3. HSV 的预防可以避免未来多形红斑暴发。

抗病毒防治(伐昔洛韦 1g/d 或泛昔洛韦 250mg/d):减少 90%疱疹相关性多形性红斑复发的频率和持续时间。

预后/临床病程

急性起病超过 24 小时,72 小时完全出疹,2 周自行消退不留后遗症。

例外:重型多形红斑伴有黏膜严重受累,持续时间长达 6 周,可能有眼部并发症(如果未进行适当的眼部护理)。

(三)Stevens-Johnson 综合征(SJS)和中毒性表皮坏死松解症(TEN,Lyell 综合征)

流行病学

1. SJS/TEN 总发病率为每年 5/100 万。

2. 女性多于男性;老年人更常见。

3. SJS/TEN 风险升高的群体

(1)乙酰化缓慢的基因型。

(2)HLA-B*1502(亚洲人和东印度人服用卡马西平;风险增高达 220 倍)。

(3)HLA-B*3101(欧洲人服用卡马西平)。

(4)HLA-B*5701(阿巴卡韦)。

(5)HLA-B*5801(中国汉族服用别嘌呤醇)。

(6)HLA-DQB1*0601(SJS 白色人种患者有眼部并发症)。

(7)AIDS 患者(风险升高 1000 倍)。

(8)接受放疗和抗惊厥治疗的患者。

发病机制

1. 确切的机制仍在研究中,但关键因素目前已可以明确。

(1)药物

◇与 MHC Ⅰ 复合物或其他细胞内肽结合,形成被细胞毒性 CD8+T 细胞识别的抗原,下游促凋亡效应。

(2)颗粒溶素

◇目前认为是 SJS/TEN 中细胞凋亡的主要介导

因素。

◇存在于CD8+T细胞、NK/T细胞和NK细胞的细胞毒性颗粒中。

◇分泌颗粒溶素直接靶向损伤角质形成细胞导致细胞凋亡。

(3)Fa配体(CD95L)

◇TNF家族的跨膜蛋白,发现于细胞毒性T细胞,NK细胞和角质形成细胞。

◇FasL靶向结合于角质形成细胞上的Fas死亡受体(CD95/Apo-1),形成Fa配体-Fas复合物,激活半胱天蛋白酶,导致细胞凋亡。

(4)颗粒酶B和穿孔素

◇活化的细胞毒性CD8+T细胞胞吐颗粒酶B和穿孔素,这些分子在靶细胞上穿刺出孔道并活化半胱天冬蛋白酶,导致凋亡。

2. SJS/TEN几乎都是药物引起。

(1)通常在接触药物后1~2周发生。

(2)接触抗惊厥药物发生的较晚(最初2个月内)。

(3)即使是同一类药物,半衰期较长的药物比半衰期短的药物更容易引起药物反应和死亡。

(4)最常见的致病药物

◇别嘌呤醇

◇抗惊厥药

- 拉莫三嗪、卡马西平、苯妥英钠、苯巴比妥。
- 前2个月风险最高。
- 丙戊酸不会和其他药物发生交叉反应。
- 拉莫三嗪不与芳香族抗惊厥药发生交叉反应。

◇抗生素(磺胺类多于β内酰胺类、头孢类、米诺环素、喹诺酮类和抗真菌药)

◇非甾体抗炎药

◇非核苷类逆转录酶抑制剂(奈韦拉平、阿巴卡韦、依法韦仑和依曲韦林)

◇其他值得注意的原因

- 肺炎支原体(更常见于重症EM的病因、造影剂、登革热病毒和巨细胞病毒)。

临床表现

1. SJS和TEN两者密切相关,是可能危及生命的药物不良反应,仅在严重程度上有所不同,由表皮剥脱程度决定(%BSA)。

(1)SJS:<10%。

(2)SJS-TEN重叠:10%~30%。

(3)TEN:>30%。

2. 出现皮疹前有前驱症状(发热、不适、厌食、鼻漏),然后出现非典型的靶形样斑疹,皮肤和黏膜红斑及疼痛,最后深色斑块伴全层皮肤剥脱。

3. 黏膜几乎总是受累(92%~100% SJS;约100% TEN)。

(1)口腔/眼部/生殖器黏膜糜烂和红斑。

(2)畏光及排尿疼痛。

(3)眼部和生殖器护理对于预防不良后遗症至关重要。

(4)25%呼吸道受累。

4. 特征性皮疹的形态。

(1)大小形态不一的边界不清的红斑及暗色斑疹。

◇斑疹通常会融合(TEN>SJS-TEN重叠>SJS)。

(2)扁平/非典型靶形红斑(红斑中央色暗)。

◇类似于EM的靶形皮疹,但缺少三个同心环且是扁平的(不可触及)。

◇SJS/TEN缺少隆起的靶形损害(与EM相比)。

5. 皮损首先出现在躯干,然后扩展到颈部/面部、上肢近端。

(1)与EM不同,肢体远端大部分皮疹稀疏。

(2)早期病变是大小和形态不一的红斑、暗紫色斑或扁平的不典型靶形损害,然后斑疹迅速融合,数小时至数天后全层皮肤坏死,接着暗红色斑疹发展成灰色斑,形成松弛性水疱,尼氏征和Asboe-Hansen征阳性(图3-9)。

◇尼氏征(+):沿切线方向按压导致表皮和真皮分离。

◇Asboe-Hansen征(+):沿垂直方向按压(水疱顶部)导致水疱扩大至周边先前没有水疱的位置。

组织病理学

1. 早期:单个凋亡的角质形成细胞分散在表皮全层;缺乏真皮淋巴组织细胞和嗜酸性粒细胞浸润。

2. 晚期:全层表皮坏死相互融合,表皮下水疱(由于弥漫性角质形成细胞坏死),真皮缺乏淋巴组织细胞和嗜酸性粒细胞浸润。

实验室检查

SCORTEN系统基于7个参数(表3-3和表3-4):

(1)血碳酸氢盐(<20mmol/L)是评估死亡率最重要的唯一危险因素。

(2)助记:TAMEBUG(心动过速,年龄,恶性肿瘤,

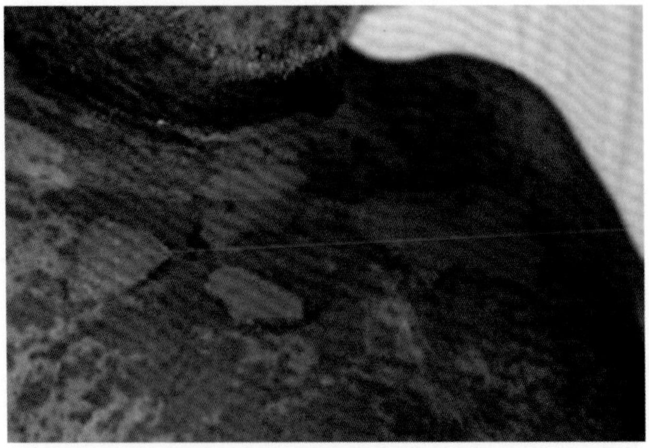

图 3-9 中毒性表皮坏死松解症。患者表皮薄片状剥脱，类似湿润的雪茄纸。注意躯干的广泛受累。(From Schwartz RA1, McDonough PH, Lee BW. J Amer Acad Dermatol. e1-e13;quiz 185-6. doi:10.1016/j.jaad.2013.05.003. Toxic epidermal necrolysis: Part Ⅰ. Introduction, history, classification, clinical features, systemic manifestations, etiology, and immunopathogenesis. Elsevier. 2013.)

表 3-3 SCORTEN 标准

临床表现	0 分	1 分
年龄(岁)	<40	>40
相关恶性肿瘤	否	是
心率(次/分钟)	<120	>120
血清血尿素氮(mg/dL)	<27	>27
表皮剥离或受累的面积(%)	<10	>10
血碳酸氢盐(mEq/L)	>20	<20
血葡萄糖(mg/dL)	<250	>250

表 3-4 SCORTEN-预测死亡率

分数	死亡率(%)
0~1	3.2
2	12.1
3	35.3
4	58.3
5 及以上	>90

表皮丢失>10%，碳酸氢盐，尿素，葡萄糖)。

治疗

1. 预防是最理想的方式。

FDA 建议在给予卡马西平之前对东亚患者进行常规 HLA-B*1502 筛查，并在治疗前对所有可能需用阿巴卡韦的患者进行 HLA-B*5701 筛查。

2. 早期处理至关重要。

(1)预后与停药的快慢相关。

(2)药物时间表：通常在发病 7 天甚至 21 天前开始用药(再次暴露的患者最早在 2 天内发病)。

3. 一开始就加强支持皮肤的治疗和护理(如果表皮广泛剥脱应送至 ICU 治疗)，±大剂量静注免疫球蛋白，营养/补液/电解质平衡支持治疗。

(1)大多数研究表明，早期给予大剂量静注免疫球蛋白(2~4g/kg，3~4 天)可降低死亡率。

(2)应积极缩减用药种类，尤其避免使用半衰期长的药物。

(3)系统应用类固醇激素和其他免疫抑制剂尚有争议。

预后/临床病程

1. 眼部后遗症是最常见的并发症(高达 80%)。

干眼症(最常见)、睑内翻、睑球粘连、失明、瘢痕和持续性糜烂。

2. 其他后遗症：包茎、阴道粘连、甲营养不良/脱落、脱发、多发痣。

3. 死亡率

(1)SJS：<5%。

(2)TEN：30%(报道的范围为 25%~50%)。

◇ SCORTEN 评估必须在住院第 1 天(24 小时内)和第 3 天进行，以发挥最大的预估作用。

◇ 快速停用致病药物可使死亡风险每天下降 30%。

◇ 最常见的死亡原因是感染(金黄色葡萄球菌和假单胞菌)。

- 其他原因：体液经体表丢失、电解质紊乱、抑制胰岛素分泌、胰岛素抵抗。
- Wood 灯可以用来鉴别假单胞菌荧光。

附加信息

1. 2013 年，FDA 发布了关于氯巴占的警告(苯二氮䓬类)，这是一种抗癫痫药，已被证实可以引起 SJS/TEN。

通常发生在用药的前 8 周或停药后再次用药。

2. 最近显示 HIV 感染者患 SJS/TEN 风险明显升高，这是由于缺乏保护皮肤的 CD4+/CD25+/调节性 T 细胞。

3. 磺胺类抗生素不会和磺胺类非抗生素药物发生交叉反应(氢氯噻嗪和降糖药)。

4. 已表明血清学检测颗粒溶素（80%敏感性和95%特异性）和高迁移率组蛋白 B1（HMGB1）可区分 SJS/TEN 和普通麻疹样药疹。

（四）苔藓样糠疹

1. 急性痘疮样苔藓样糠疹和慢性苔藓样糠疹代表一种疾病谱的两端，两者都以反复发生的能自行消退的皮疹为特征。

2. 病因不清；可能是感染/药物的反应，或是低度恶性的 T 淋巴细胞增生性疾病。

3. 急性痘疮样苔藓样糠疹（PLEVA）（图 3–10）

急性发作、分布广泛（躯干、臀部、四肢近端>其他部位）粉红色丘疹，演变成水疱、坏死性溃疡、紫癜、结痂性丘疹，愈合成痘疮样瘢痕。

◇ 发热性溃疡坏死性 Mucha–Haberman 病（PLEVA 变异型）：严重类型，伴有高热、全身症状、淋巴结肿大、关节炎、黏膜受累、肺脏受累、消化道受累伴有 TNF-α 水平升高。

4. 慢性苔藓样糠疹（PLC）

（1）泛发的、红棕色、鳞屑性丘疹和斑块。

（2）消退后有色素减退。

（3）持续时间比 PLEVA 长。

（4）成人：PLC>PLEVA。

组织学

1. PLEVA：角化不全，苔藓样浸润，红细胞外渗，V 形皮肤淋巴细胞浸润，急性表皮改变（角化不良，溃疡，中性粒细胞痂屑）。

2. PLC：与 PLEVA 改变相似，但角化不全且更轻微，界面空泡变性程度轻，角质细胞坏死更少，红细胞外渗更轻微，真皮炎症浸润更少，几乎没有溃疡。

3. 两者都没有嗜酸性粒细胞参与。

治疗

1. 一线：局部外用类固醇激素，光疗，系统应用抗生素（红霉素，阿奇霉素和四环素）。

2. 重型：甲氨蝶呤，环孢素，静注免疫球蛋白。

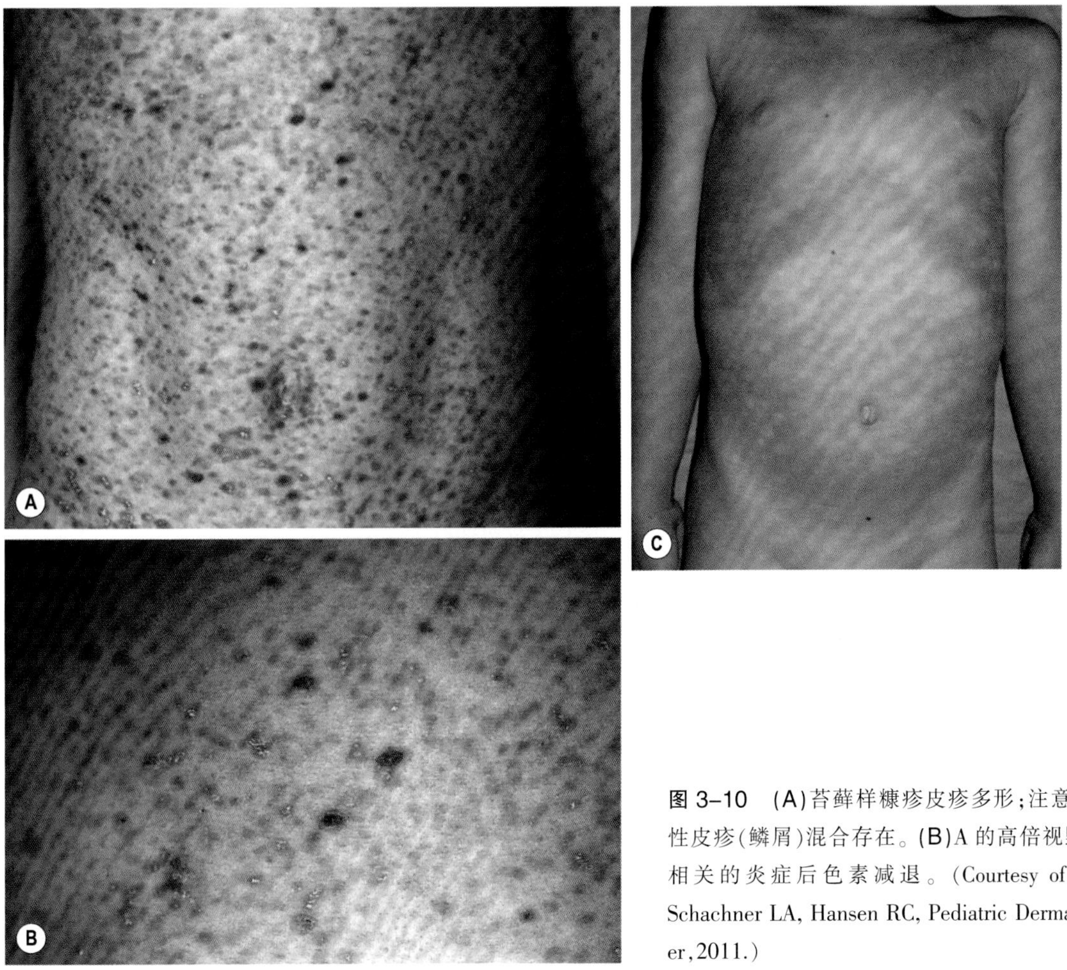

图 3–10　（A）苔藓样糠疹皮疹多形；注意急性皮疹（结痂）和慢性皮疹（鳞屑）混合存在。（B）A 的高倍视野。（C）与苔藓样糠疹相关的炎症后色素减退。（Courtesy of A. Torrelo, MD. From Schachner LA, Hansen RC, Pediatric Dermatology, 4th Ed. Elsevier, 2011.）

附加信息

1. 皮疹分布是预测疾病消退速度的最佳因素：弥漫性分布者消退最快（平均 11 个月）>中心分布>外周分布（最慢消退，平均 33 个月）。

2. 浸润中主要是 CD8+T 细胞在浸润中占主导地位，有助丁本病的鉴别诊断。

（五）固定型药疹（FDE）

发病机制

1. 最常见的致病药物

（1）磺胺类（占 75%，最常引起生殖器部位固定性药疹）。

（2）非甾体抗炎药（尤其是萘普生和其他吡唑啉酮衍生物），皮疹好发于唇部。

（3）四环素类。

（4）酚酞（以前用于泻剂，现在不常见，已停用）。

（5）其他：巴比妥类，ASA，OCP，卡马西平。

2. 非色素性 FDE（临床变异）

（1）伪麻黄碱（经典致病药）。

（2）其他：非甾体抗炎药，对乙酰氨基酚，四氢唑啉（滴眼液）。

临床表现

1. 最常见累及口腔和生殖器黏膜（最常见位置），面部、手足。

2. 最初阶段：在接触致病药物后 1~2 周发病。

3. 随后的阶段：再次暴露后，相同部位非常迅速再次起疹（30 分钟至 8 小时）。

4. 如果继续接触药物，可能出现泛发性 FDE。

泛发性 FDE 可能有黏膜累及（与 EM 和 SJS 鉴别困难）。

5. 边界清楚，水肿性斑块，紫红色。

6. 界面反应引起的表皮损伤通常会导致皮疹中央色暗、大疱或糜烂。

7. 皮疹 1~2 周后自行消退，伴有明显的炎症后色素沉着。

8. 临床变异

（1）无色素沉着 FDE。

◇通常由伪麻黄碱引起。

◇很大的，软的，鲜红的斑块。

（2）线状 FDE：有时与线状扁平苔藓混淆。

（3）外阴 FDE：小阴唇/大阴唇及会阴区对称性糜烂性外阴炎。

（4）泛发性大疱性 FDE（GBFDE）：与 SJS/TEN 显著重叠。

组织病理学

类似 EM 的界面空泡化改变，表皮全层散在凋亡的角质形成细胞，真皮浅中层血管周围中度淋巴组织细胞浸润，混合有嗜酸性粒细胞和中性粒细胞，真皮乳头层和网状层嗜黑素细胞增多（比其他界面反应更深）。

1. 与 EM 相比：炎症浸润更“混浊”（混合了嗜酸性粒细胞和中性粒细胞），有更深层真皮的色素沉积。

2. 与 SJS/TEN 相比：炎症更明显，淋巴细胞外渗更多，坏死更少，色素失禁更多。

实验室检查

对既往受累部位进行斑贴试验也许可以用来识别致病药物。

预后/临床过程

1. 良性：如果停止使用致病药物可以在数天至数周自行缓解。

2. 例外：GBFDE 可能和 SJS/TEN 的死亡率一样高（最高可达 22%）。

附加信息

偶尔会有药物接触后的不应期发生，所以每次使用致敏药物时不一定都会发生 FDE。

（六）移植物抗宿主病（GVHD）

流行病学

1. 同种异体造血干细胞移植（HSCT）常发生（>50%）并发症，出现严重皮肤病的概率和死亡率增加。

2. 在以下情况时不太常见。

（1）将未照射的血液制品输注到免疫受损的宿主。

（2）母婴输注。

（3）实体器官移植（小肠>肝脏>肾脏>心脏）。

3. HSCT 后发生 GVHD 的最重要的一个预报因素是 HLA 相容性。

在过去的几十年里，GVHD 的发生频率升高，很大程度上是由于使用匹配的无血缘关系供体（MUD），匹配的无血缘关系供体移植与匹配的有血缘关系供体相比，前者有更高的次要 HLA 不匹配的比率。

4. 其他 GVHD 的高风险因素

（1）女性供体（特别是多次生产的女性）与男性

受体

(2)年龄较大

(3)干细胞来源

◇GVHD风险：外周血(PB-HSCT)>骨髓>脐带血。

• 因PB-HSCT易于收集，在美国的受欢迎程度升高，但必须考虑GVHD风险。

(4)清髓预处理方案(因宿主组织损伤引起急性GVHD风险升高)

◇现在多个中心使用非清髓/低强度条件下的方案以降低毒性，现在的老年患者可以更好地耐受移植物了。

• 非清髓的方法可能会降低急性GVHD风险，但也可能使发病延迟超过典型发病时间的≤100天，使“迟发性急性GVHD”发病率升高。

5. HSCT受体发生GVHD的风险。

(1)HLA匹配的：40%。

(2)HLA不匹配的：60%~70%。

6. 在各型GVHD中，皮肤是最常见的受累器官。

发病机制

1. 急性GVHD

HSCT处理方案损伤宿主组织。

○ 激活宿主抗原呈递细胞(APC)。

○ 宿主抗原呈递细胞结合变异的宿主蛋白/新生抗原。

○ 供体淋巴细胞识别变异的宿主蛋白-APC复合物，供体淋巴细胞增殖并瞄准宿主皮肤组织、胃肠道、肝脏。

2. 慢性GVHD

(1)分子发病机制尚不清楚。

(2)可能涉及B细胞和T细胞的相互作用。

◇利妥昔单抗(抗CD20-抗体)在一些慢性GVHD病例中有治疗作用。

临床表现

1. 急性GVHD

(1)传统上定义为在移植后的100天内发病。

◇现在看来，发病时间对诊断来说不是绝对的和至关重要的。

(2)典型病例在HSCT后2~6周发病(30天达高峰)。

(3)最初麻疹样发疹。

◇首先累及部位：肢端(手、足、耳)和躯干上部。

◇早期诊断线索：

• 肢端红斑。

• 耳部紫色。

• 毛囊/汗腺周围红斑(深色点状皮损有助于与单纯的麻疹相鉴别)。

(4)皮疹可能发展为融合的红斑块(SJS/TEN样)。

(5)胃肠道和肝脏受累通常伴随有皮肤病变。

(6)临床分期基于3个因素。

◇皮肤：严重程度由%BSA评估。

◇胃肠道：严重程度由腹泻量(和严重的腹痛)评估。

◇肝：严重程度由胆红素升高水平评估。

2. 慢性GVHD

(1)传统上定义为移植后≥100天后发病(平均120天)。

◇现在认为发病时间对于诊断来说不是绝对的和至关重要的。

(2)50%继发于急性GVHD。

◇50%初始发病即为慢性GVHD。

(3)慢性GVHD影响多种脏器系统(几乎所有器官)。

(4)术语“苔藓样”和“硬皮病样”GVHD已不再是首选术语。

◇目前常用的术语为“非硬化性GVHD”和“硬化性GVHD”。

(5)非硬化性cGVHD。

◇通常(但不总是)在硬化性cGVHD期之前。

◇最常见的表现是苔藓样发疹(80% cGVHD病例)：融合性，轻度鳞屑，网状排列的紫红色至粉红色丘疹(图3-11)。

• 最常见的部位：手背/足背、前臂、躯干。

◇非硬化性cGVHD的其他皮疹形态：特应性皮炎样(最近报道)、银屑病样、皮肤异色样、狼疮样、毛周角化病样。

(6)硬化性cGVHD：包括多种形态，好发于受压部位。

◇硬化性苔藓样。

◇硬皮病样/硬斑病样斑块。

• 与真正的硬皮病不同，分布更散在，缺乏硬皮病典型特征(鸟样面容，肿胀/硬化的手，指端硬化)。

◇嗜酸性筋膜炎样。

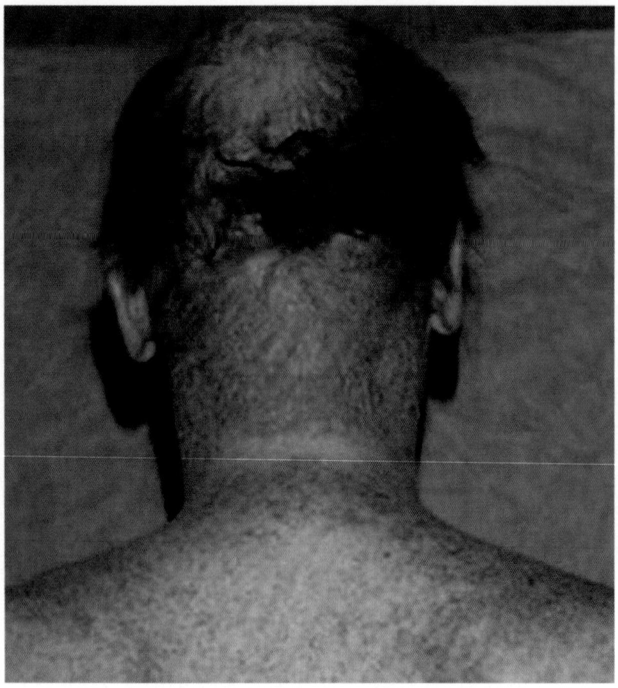

图 3-11 慢性移植物抗宿主病(GVHD)。表皮 GVHD 特征为颈后部和上背部皮肤表面扁平苔藓样改变。[From J Amer Acad Dermatol 2012 Apr; 66(4):515.e1-e18; quiz 533-4. doi: 10.1016/j.jaad. 2011.11.960. Graft-versus-host disease: part I. Pathogenesis and clinical manifestations of graft-versus-host disease. Hymes SR1, Alousi AM, Cowen EW. Elsevier. 2012.]

组织病理学

1. 急性 GVHD:基底空泡化变性,±角质形成细胞坏死(仅见于 2 级及以上),浅层血管周围稀疏淋巴组织细胞浸润。

(1)附属器(毛囊和汗管)中可见凋亡细胞:此线索非常有助于与单纯药疹鉴别。

(2)可见表皮成熟障碍(类似鲍温病样日光性角化病或化疗后的皮肤改变):几乎总是存在,是有用的线索。

2. 慢性 GVHD:多样的;两种最常见的模式如下。

(1)苔藓样:血管周围中等密度带状淋巴组织细胞浸润,伴有界面空泡化变性或苔藓样改变和角质形成细胞凋亡;苔藓样炎症的致密程度通常不如典型LP。

(2)硬皮病样:皮肤硬化±皮下组织和筋膜纤维化,可见上覆表皮空泡化或苔藓样界面改变。

实验室检查

1. 急性 GVHD:胆红素和腹泻量。

2. 慢性 GVHD:MRI 能检测筋膜炎(可暂不行筋膜活检)。

治疗

1. 预防可以提高生存率。

最常见的预防方案:MTX+环孢素或他克莫司。

2. 急性 GVHD

(1)局限的 GVHD(仅限皮肤):局部使用类固醇激素、TCI、光疗。

(2)大多数病例(累及皮肤和内脏):系统应用类固醇激素是一线治疗方案(加入现有的免疫抑制剂)。

◇系统应用类固醇激素仅在 50%的患者中达到持久的疗效。

◇类固醇激素难治性病例的死亡率为 70%。

3. 慢性 GVHD

(1)非常难以治疗。

(2)一线方案:局部+系统应用类固醇激素+免疫抑制剂。

◇仅对 50%患者有疗效。

(3)二线方案:以下可选方案没有可靠的疗效。

◇ECP,PUVA±异维 A 酸, 伊马替尼和 mTOR 抑制剂。

预后/临床过程

1. 急性 GVHD:中重度病例死亡率为 30%~50%(如果是类固醇激素难治性者,死亡率为 70%)。

2. 慢性 GVHD:最常见的死亡原因是感染。

附加信息

马拉韦罗(CCR5 抑制剂)通过阻断 CCR5 介导的募集到肝脏和肠道的 CD8+T 细胞以降低内脏 GVHD 发病率,可能对高风险的 GVHD 患者有用。

不降低皮肤 GVHD 发病率。

苔藓样界面皮炎

(一)扁平苔藓(LP)

流行病学

1. 成人皮肤 LP 患病率为 1%;口腔 LP 为 4%。

2. 中年人最常见(40~50 岁达高峰);女性多于男性。

发病机制

各种诱因(病毒、接触变应原、药物或特发性),基底角质形成细胞在细胞表面表达变异的自身抗原,T 细胞攻击基底角质形成细胞,较低水平(基底的)角质形成细胞凋亡。

(1)病毒

◇丙型肝炎病毒

● 涉及口腔溃疡性/糜烂性LP。

● Meta分析仅在选定地区(亚洲、南美、欧洲、中东国家)支持丙型肝炎病毒与LP有关,但在北美地区未检测到关联。

◇乙型肝炎(疫苗):引起口腔LP,儿童中的大疱性LP(另外的一种不常见表现)。

(2)接触变应原(汞合金,铜和金)

◇引起口腔LP。

◇95%在祛除过敏金属后可消退。

◇即使斑贴试验阴性,75%的患者在金属被祛除后皮损痊愈(可能与刺激性影响有关)。

(3)药物

◇最常见:HCTZ、β受体阻滞剂、ACEI、抗疟药、金盐类、TNF-α抑制剂、NSAID、青霉素类和奎尼丁。

临床表现

1. 皮肤、头发、甲、黏膜的炎性疾病。

2. 瘙痒性紫色多角形扁平丘疹。

(1)丘疹可以是脐状的。

(2)Wickham纹和灰白色小斑点。

(3)同形反应很常见。

3. 最常见的部位:口腔黏膜(位置#1),手腕/前臂,手背,小腿,生殖器,骶部,颈部。

口腔黏膜受累占75%的病例(经常是唯一受累部位);仅10%的口腔LP患者随后发展成皮肤LP。

4. 尽管LP是瘙痒的,但很少见到抓痕和化脓感染发生。

5. 多种临床变异型(表3-5)。

组织病理学

1. 所有临床变异型在组织学上都相似。

2. 典型特征:正角化过度,颗粒楔形增厚,棘层不规则肥厚,下缘锯齿状,基底层液化变性,角质形成细胞凋亡仅限于表皮基底层,有些可落入浅层真皮(细胞样/胶样小体),浅层真皮带状(苔藓样)淋巴细胞浸润。

3. 缺乏嗜酸性粒细胞。

例外:药物引起的LP,肥厚性LP(最新研究发现肥厚性LP中常见嗜酸性粒细胞)。

4. 缺乏角化不全。

例外:药物引起的LP和口腔LP。

5. 角化不良的角质形成细胞不在棘层和颗粒层出现,区别于EM,FDE和SJS/TEN(均有基底层上的角质形成细胞凋亡)。

例外:药物引起的LP。

6. 未发现真皮深层和小汗腺周围/毛囊周围炎症,区别于DLE和线状苔藓。

例外:药物引起的LP。

7. 淋巴细胞外渗最轻(与线状苔藓和PLEVA/PLC相比)。

8. 直接免疫荧光:沿基底膜带可见粗糙的胶原纤维;胶样小体IgM(>IgA,IgG,C3)染色(+)。

实验室检查

对口腔LP患者进行金属斑贴试验也许有帮助。

治疗

1. 首先,排除苔藓样药疹(活检不是可靠的鉴别诊断检查,需要仔细询问药物接触史)。

苔藓样药疹可能在停药后持续数月。

2. 一旦排除了药物引起的LP,就有了以下多种治疗方案。

(1)糖皮质激素(一线):局部、皮损内(适用于肥厚性LP)和系统应用(适用于更严重类型)。

(2)TCI:对口腔LP非常有效,但一些专家担心在口腔LP中,理论上鳞状细胞癌风险增高。

(3)MTX:对泛发性LP有效(>90%有疗效)。

(4)阿维A:对治疗抵抗的LP有效(64%有显著改善)。

(5)甲硝唑:对泛发性LP有效(有效率79%)。

(6)羟氯喹:主要用于LPP/前额纤维化脱发。

(7)口服环孢素(顽固病例)。

(8)光疗(UVB,UVA1和PUVA)。

预后/临床过程

1. 持续时间取决于LP的类型。

2. 大部分类型的LP在1~2年内缓解(60%在1年内缓解)。

3. 口腔(尤其是溃疡性),肥厚性和甲LP倾向于持久存在。

(1)口腔溃疡性LP很少缓解。

(2)结膜和食管受累尤其复杂。

4. 在肥厚性、口腔(溃疡型)和外阴阴道LP中SCC风险升高。

表 3-5 LP 变异型的关键特征

急性(发疹性)LP	快速产生弥漫性皮疹;可用 PIH 治愈;很快自愈(3~9 个月)
光化性 LP	最常见于中东和印度患者(也见于非洲人);年轻人或儿童;发生于春季或夏季在阳光暴露部位(面部,额头> 上肢伸侧,颈部,间擦部位);由红褐色环状斑块或黄褐斑样斑片组成(较少见)
环状 LP	通常无症状;环形斑块,中央皮疹消退,边缘为紫色至白色隆起;类似 GA 但表面有鳞屑;腋窝是最常见的发病部位,其次是阴茎
萎缩性 LP	可能代表 LP 的消退阶段,中央是低平的/萎缩的,色素沉着区;临床上类似于早期硬斑病或硬化性萎缩性苔藓(LSA);双下肢是最常见的发病部位
大疱性 LP	长期存在的 LP 由于表皮损伤广泛(扩大的 Max-Joseph 空隙),在原皮损上出现水疱
药物导致的 LP	与特发性 LP 相比:患者通常年长 10 岁(65 岁左右);经常不限于"典型的 LP 好发部位";病损更广泛,形态比典型 LP 更像湿疹样或银屑病样;无 Wickham 纹;经常分布于光照部位(特别是 HCTZ);不累及黏膜。组织学:与 LP 相似但经常出现角化不全,更深层的浸润,嗜酸性粒细胞,表皮上层的角质形成细胞凋亡;平均潜伏期为 12 个月;延迟痊愈(月)
生殖器 LP	男性:阴茎龟头上环形 LP;女性:外阴 LP 是最常见的糜烂病因,70%伴有阴道累及;经常累及口腔["外阴阴道-牙龈综合征",病程拖延可形成瘢痕,慢性疼痛,性交困难,累及指(趾)甲]
肥厚性 LP(又称为疣状 LP)	非常瘙痒的肥厚性鳞屑性斑块,最常见于足背和小腿;对称分布;持续时间更长(平均持续 6 年);可能引起多发性角化棘皮瘤或基于毛囊的鳞状细胞癌;活检可能显示多量嗜酸性粒细胞
反向型 LP	腋窝>腹股沟和乳房皱褶部>肘窝和腘窝;通常存在色素沉着(因此,可能与色素型 LP 重叠)
线状 LP	指皮损沿着 Blaschkoid 线分布,自行出现(而不是因为同形反应);好发于年轻患者(20~30 岁);可能因体细胞嵌合所致
口腔 LP	超过一半的皮肤 LP 患者有口腔累及 网状 LP:最常见;白色花边状隆起的线状皮疹;经常无症状;最常见于双侧颊黏膜>牙龈>舌>唇 萎缩性,糜烂性和大疱性口腔 LP:更加疼痛;女性多于男性;必须检查食管和生殖器受累情况;可能会进展成鳞状细胞癌(1%~2%)
甲 LP	见于 10%的 LP 患者;经常影响多个指(趾)甲;典型表现:纵脊、外侧变薄、裂隙、背侧翼状胬肉;儿童缺少这些表现但可能出现 20-甲营养不良(成人中罕见)
LP/LE 重叠	肢端部位有大疱、溃疡、甲脱落和疼痛;在临床表现、HE 染色和直接免疫荧光方面,有狼疮和 LP 的重叠特征
掌跖 LP	通常有溃疡(特别是足底);发生在 30~40 岁年龄组;非常疼痛且难以治疗;通常在其他部位有典型 LP 表现
类天疱疮性 LP	由于循环抗 BPAG2(180kD 抗原,XⅦ型胶原)IgG 抗体,皮肤任何部位都可出现水疱、大疱性病变(最常见于未受累的皮肤),在 LP 发病后数周至数月后出现;发病机制:LP 引起表皮损伤,T 细胞识别暴露出来的隐藏抗原
色素性 LP	3 型和 4 型皮肤;阳光暴露的面部出现棕色或灰褐色斑点;缺乏之前的红斑;演变成为网状色素沉着的斑片;典型 LP 皮损仅占 20%;出现在 30~40 岁,比灰皮病晚(童年期至 20 岁晚期)
毛发扁平苔藓(LPP)	毛囊周围角化过度;头皮上有窄的紫色边缘(>其他毛发区域);前额纤维化脱发:在老年女性中沿前额发际线的变异类型)
Graham-Little-Piccardi-Lasseur 综合征	LPP 变异型;经典三联征:非瘢痕性阴毛和腋毛脱落、散在的多刺状毛囊性丘疹(类似 KP),皮肤或黏膜 LP、头皮上的瘢痕性脱发

(二)慢性苔藓样角化病(KLC)

1. 四肢和躯干对称性紫红色角化性丘疹,可融合成斑块,线状或网状排列。

2. 典型线索:面中部油腻性银屑病样斑块。

3. 甲和头皮可累及。

4. 通常是慢性进行性;缺乏有效的治疗方法。

5. 组织学和 DIF 与 LP 相同。

(三)持久性色素异常性红斑(灰皮病,EDP)

1. 无症状,躯干上部、颈部、四肢近端对称分布。

2. 多见于拉丁美洲人。

3. 特征为慢性发生的石板样灰褐色或灰蓝色椭圆形斑疹和斑块，边缘有红斑。

4. 组织学：微小的基底层空泡化变性（通常只在活动性炎症边缘可见），真皮层许多噬黑色素细胞，±真皮带状淋巴细胞浸润（稀疏）。

5. DIF 与 LP 相同。

6. 病程：70%的儿童在 2~3 年缓解，成人通常病程更久。

7. 治疗：氯法齐明（ToC），氨苯砜，及与 LP 相同的治疗方案。

（四）苔藓样角化病（BLK 和 LP 样角化病）

1. 85%发生于 35~65 岁；女性多于男性。

2. 通常由雀斑、SK 或 AK 的炎症所致。

3. 孤立的、粉红色或红褐色、鳞屑性，0.5~1.5cm 斑块；皮损常与 BCC 混淆。

4. 最常见的部位：前臂，胸上部>小腿（女性），以及其他晒伤部位。

5. 组织学：与 LP 类似，但经常有嗜酸性粒细胞、海绵水肿、角化不全，与 LP 相比，颗粒层楔形增厚较少。

6. DIF：类似 LP。

7. 无须治疗。

8. 注意：Elston 表明，高达 1%~2%的“BLK” 切片深切后被证实为退化的原位黑色素瘤。

（五）光泽苔藓

1. 在儿童和年轻人中更常见。

2. 多发/簇状的、针尖大小、均匀一致的、散在的、有光泽的扁平或脐凹状肉色丘疹（图 3-12）。

（1）在深肤色患者中趋于色素减退。

（2）常见同形反应。

3. 好发部位：生殖器、下腹部、手背、手腕曲侧、大腿内侧。

不常见于口腔、甲、手掌/足底。

4. 组织学：典型“球形和爪形”表现。

（1）由淋巴细胞、组织细胞、巨细胞组成的局限性真皮浅层炎性结节，局限于 2~3 个网状嵴间；炎症浸润被增生的表皮网状嵴包围，形成“抱球状真皮浸润”。

（2）与 LP 相比，浸润更加“混合”（巨细胞和CD1a+朗格汉斯细胞）。

（3）界面改变（空泡-苔藓样）。

（4）上覆表皮萎缩，颗粒层消失，±帽状角化不全。

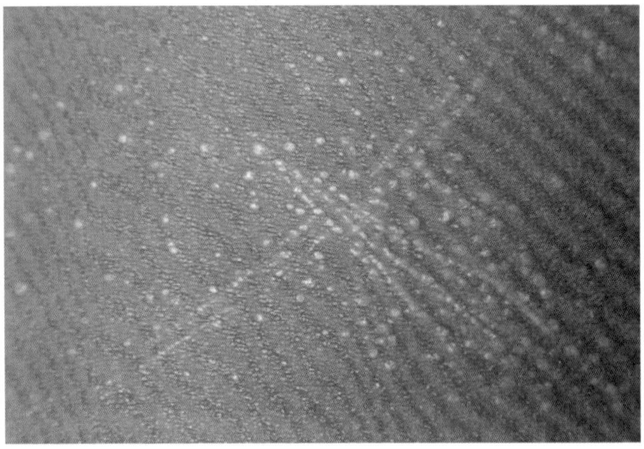

图 3-12 儿童先天性苔藓的同构反应。（From William L. Weston, Alfred T. Lane, Joseph G. Morelli. Color Textbook of Pediatric Dermatology. Elsevier：Mosby. 2007.）

5. 多数（60%~70%）在 1 年内自行消退。

6. 治疗通常只是对症：局部类固醇激素，TCI 和光疗。

7. 鉴别诊断

（1）小棘苔藓：颈部、臀部、腹部和上臂有中央角化嵴的毛囊性角化性丘疹。

（2）播散性和复发性漏斗部毛囊炎：躯干和四肢近端瘙痒的毛囊性皮疹；几乎只影响经常有特应性皮炎病史的年轻患者，健康的成年黑色人种患者在炎热和潮湿的环境中加重。

8. 治疗：UVR 或口服维 A 酸类。

（六）线状苔藓

1. 女性多于男性（平均年龄为 4 岁）。

2. 50%的受累患儿是特应性的。

3. 春季和夏季发生率升高。

4. 典型表现为无症状的 2~4mm 粉色或色素减退的鳞屑性丘疹，线状或沿 Blaschkoid 线分布。

（1）四肢多于面部、躯干、臀部。

（2）如果手指（趾）受累可能出现甲营养不良。

5. 治疗：外用类固醇激素和 TCI。

3~24 个月自行消退。

（七）硬化性苔藓（硬化性萎缩性苔藓、闭塞性干燥性龟头炎）

流行病学

1. 女性远多于男性，白色人种多于非白色人种。

2. 好发于任何年龄,但有两个发病高峰。

(1)第一高峰:40~50 岁绝经期后女性。

(2)第二高峰:青春期前女孩(8~13 岁)。

3. 与自身免疫性疾病相关(特别是女性)。

(1)最常见:自身免疫性甲状腺疾病(15%)。

(2)其他:恶性贫血、局限性硬皮病/硬斑病(6%)、银屑病、白癜风。

4. 最常累及男性和女性的肛周生殖器部位(85%)。

5. 生殖器外硬化性萎缩性苔藓(LSA)仅占 15%。

6. 男性阴茎受累为闭塞性干燥性龟头炎(BXO)。

包茎的常见原因。

发病机制

1. 尚不清楚,但被认为有遗传易感性,与 HLA-DQ7 相关。

2. 80%患者具有循环中抗 ECM-1 的 IgG 自身抗体。

ECM-1 为参与调节基底膜带完整性,胶原纤维的集聚和其他功能的糖蛋白。

3. 激素因子:在绝经后女性更显著,妊娠时缓解,患者中使用口服避孕药的比例较高。

临床表现

1. 典型皮损:硬化的,象牙白色,萎缩的,顶部扁平的丘疹,可融合成斑块。

毛囊堵塞在生殖器外 LSA 中更明显。

2. 生殖器 LSA 通常有症状 (瘙痒、疼痛和灼烧感),而生殖器外 LSA 通常无症状。

3. 与 LP 不同,LSA 极少影响口腔和阴道。

4. 生殖器 LSA(85%的病例)

(1)在女性中累及外阴和肛周区域最常见,呈典型的“数字 8”样(男性肛周受累很少见)。

(2)瘙痒和(或)疼痛是典型的(通常是严重的),排尿困难、便秘(特别是在儿童中;与排便疼痛相关),性交困难和出现分泌物。

(3)疾病进展:起初是边界清楚的薄的红色斑块,可能有局灶性浅表糜烂,然后发展成表皮萎缩,真皮瘢痕形成,色素减退,真皮出血/瘀斑,皲裂,最后发展成小阴唇粘连至大阴唇,阴蒂包皮闭塞,阴道狭窄。

(4)男性:龟头和阴茎(最常见),也可有包皮和冠状沟象牙白色斑块、瘢痕、糜烂,如果包皮未经环切可发展为包茎。

(5)肛门和生殖器 LSA 的紫癜/瘀斑区域经常被误诊为性虐待。

(6)生殖器 LSA 患者 SCC 风险升高(5%风险)。

(7)可能有同形反应。

5. 生殖器外 LSA(15%的病例)

(1)通常无症状。

(2)最常见部位:躯干上部/颈部,上肢近端和手腕屈侧。

(3)疾病进程:开始为多边形蓝白色有光泽丘疹,融合成象牙白色硬化斑块,然后出现毛囊角栓,毛细血管扩张和瘀斑。

组织病理学(图 3-13)

致密的正角化过度,毛囊角栓,表皮萎缩伴界面轻度空泡化变性,真皮乳头层水肿或均质化伴下方苔藓样淋巴细胞浸润。

助记:“红白蓝”=角质层正角化过度 (粉红色),真皮乳头水肿/透明样变 (苍白色),带状淋巴细胞浸润(蓝色带)。

治疗

1. 一线:成人和儿童外用超强效类固醇激素(如氯倍他索)。

即使长期应用也是安全的。

2. 包皮环切是包茎男性的试验治疗方法。

3. 二线:TCI。

理论上会使 SCC 和 HPV 复发的风险升高。

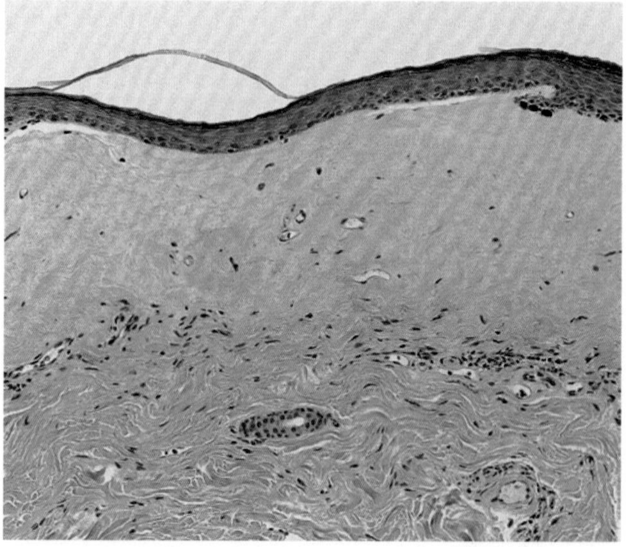

图 3-13 硬化性苔藓。(From Rapini R. Practical Dermatopathology, 1st Ed. Elsevier. 2007.)

4. 难治性病例：PUVA/UVA1，系统应用免疫抑制剂。

预后/临床过程

1. 在儿童期可能自行消退（特别是女孩的青春期），但在成人期会复发。

2. 50%的外阴 SCC 发生在 LSA 病例中。

3. 预估生殖器 LSA 发展成 SCC 的风险为 5%。

最近研究表明，发生在 LSA 基础上的外阴SCC 与 HPV 诱导的外阴 SCC 不同。

◇发展成侵袭性 SCC 的风险要高很多（33%对 5.7%）。

◇由 LSA 导致的 SCC 可能很难在组织学上进行诊断，因其分化良好，可被误认为表皮反应性增生。

4. 高达 55%的阴茎 SCC 与 LSA 有关。

附加信息

1. ECM-1 在类脂蛋白沉积症中发生突变。

2. 外阴 LS 的随机试验表明：

(1)氯倍他索优于 TCI 和 UVA-1。

(2)莫米松和氯倍他索等效。

第 4 节 大疱性疾病

天疱疮

1. 在正常组织中，上皮细胞由两种主要的细胞连接结合在一起。

(1)黏着连接：经典的钙黏蛋白（钙依赖性黏附蛋白；E-，P-和 N-钙黏蛋白）是跨膜蛋白，结合细胞质内犰狳斑块蛋白（β-连环蛋白、斑珠蛋白），结合细胞质内 α-连环蛋白，锚定肌动蛋白微丝束，介导快速但微弱的细胞黏附。

(2)桥粒：桥粒钙黏蛋白（钙依赖性黏附蛋白；桥粒芯糖蛋白和桥粒芯胶蛋白）是一种跨膜蛋白，与细胞内的桥粒斑蛋白（斑蛋白和斑珠蛋白）结合，并结合细胞质内血小板溶素（桥粒斑蛋白 1 和 2、BPAG1、网蛋白、外被斑蛋白、斑周蛋白），锚定角蛋白中间丝，介导缓慢但强力的细胞黏附（框 3-1）。

2. 在各种类型的天疱疮中自身抗体（IgG 或 IgA）干扰桥粒复合物中的多种蛋白质，导致相邻上皮细胞间失去连接，皮肤黏膜各个部位/水平发生棘层松解。

(1)桥粒芯蛋白 1：在表皮的各个水平表达（顶部多于底部）。

◇Dsg1 可以补偿皮肤中 Dsg3 的缺失，因此，如果仅攻击 Dsg3（像在寻常型天疱疮中），皮肤保持完整。

◇Dsg1 在黏膜上皮黏附中没有显著作用，不能补偿黏膜中 Dsg3 的缺失，如果 Dsg3 功能缺失（像在寻常型天疱疮中），黏膜水疱随之而来。

(2)桥粒芯蛋白 3：主要 Dsg3 是黏膜上皮细胞连接中的主要桥粒芯蛋白，表达于表皮下部和整个黏膜上皮细胞。

◇Dsg3 不能补偿表皮浅层 Dsg1 的缺失，如果 Dsg1 被攻击（像在落叶型天疱疮和黏膜皮肤的寻常型天疱疮中），皮肤就会出现水疱。

(3)桥粒芯蛋白 4：在毛囊中起到重要作用。

◇Dsg4 在常染色体隐性遗传性局限性稀毛症和常染色体隐性遗传性念珠状发中发生突变。

(一)寻常型天疱疮(PV)

流行病学

1. 在全世界大部分地区最常见的天疱疮类型（PV:PF 约为 3:1）。

2. 男性与女性比例相同；好发于 50~60 岁。

3. 犹太血统发病率增加 10 倍。

4. 可能与其他自身免疫性疾病相关：重症肌无力，胸腺瘤和自身免疫性甲状腺炎。

发病机制

1. 抗 Dsg3 自身抗体（黏膜受累为主的天疱疮）或同时抗 Dsg1 和 Dsg3 的自身抗体（黏膜和皮肤都受累的天疱疮）。

2. 在母亲有 PV 的新生儿中，母体中的抗 Dsg3 自身 IgG 抗体通过胎盘，婴儿可短暂发生水疱。

母亲有 PF，其新生儿不会发生 PF；因为新生儿皮肤具有和成人黏膜一样的 Dsg 表达模式（Dsg1 缺失可被 Dsg3 表达所补偿）。

框 3-1 说明

斑珠蛋白是一种犰狳蛋白，同时存在于桥粒连接和黏附连接：它可替代后者中的 β-连环蛋白

1)Dsg1 被金黄色葡萄球菌的剥脱毒素破坏（大疱性脓疱疮，SSSS）

2)Dsg1 突变(AD)出现在条纹状 PPK1 中（值得注意的是桥粒斑蛋白在条纹状 PPK2 中突变，以及角蛋白 1 在条纹状 PPK3 中突变；这些都是桥粒复合物中的一部分）

临床表现

1. 所有患者都有口腔疼痛性糜烂(最常见部位为颊黏膜和腭黏膜),边界不规则,形状和大小不一。

其他部位:食管(黏膜脱落)、结膜、鼻黏膜、阴道、阴茎和肛门。

2. 皮肤受累(50%):松弛性水疱/大疱(图 3-14),Nikolsky 征和 Asboe-Hansen 征阳性,大疱易破,剥脱,形成痂皮。

(1)愈合后无瘢痕。

(2)广泛的表皮剥脱可引起体液失衡或继发感染导致死亡。

3. 增殖型天疱疮:PV 的增殖性变异,累及间擦部位(多于头皮和面部)。

(1)摩擦的反应性现象。

(2)早期皮疹是松弛性脓疱而不是水疱,然后糜烂,最后增殖形成乳头状斑块。

(3)组织学:PEH,表皮内嗜酸性脓肿,以及基底膜上方棘层松解。

组织病理学

嗜酸性的海绵水肿(最早发现)→随后,看到典型的基底层上方棘层松解(垂直方向),不伴角化细胞坏死,"墓碑" 是基底角质细胞纵向附着在基底膜带上,但不附着周围的角质细胞,在疱腔内有单个圆形(棘层松解)的角质细胞(图 3-15);毛囊受累广泛。

与 Hailey-Hailey 比较(主要的组织学鉴别诊断):显著的毛囊棘层溶解,嗜酸性粒细胞增多,缺乏"倒塌的砖墙"样外观(即缺乏表皮上层的弥漫性棘层松解),并且缺乏表皮增生。

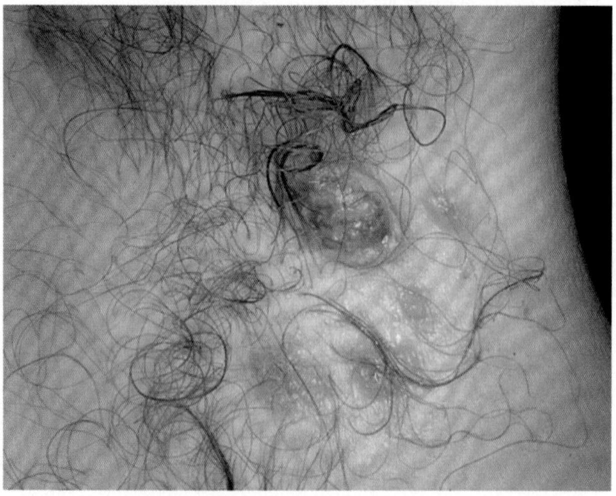

图 3-14 松弛性水疱和水疱破裂而导致的糜烂。(From Bolognia JL, Jorizzo JL, Rapini RP. Dermatology, 3rd Ed, Elsevier, 2012.)

实验室检测

1. DIF:为最可靠的试验(约 100%);病灶周边活组织检查;评估患者的皮肤中的体内结合 IgG;特征性的表皮细胞间"铁丝网"样 IgG 沉积(100%)伴或不伴有 C3,表皮下层沉积较明显。

2. IIF:评估患者的血清中循环 IgG 自身抗体(80%~90%);猴食管为最佳底物(框 3-2);与疾病活动水平相关联→用于监测。

3. 免疫沉淀和免疫印迹:通过蛋白电泳检测特定分子量的靶抗原;比 DIF 或 IIF 更准确地分辨天疱疮类型。

4. ELISA:评估患者血清中循环 IgG 自身抗体(Dsg1 和 Dsg3);与疾病活动性相关;可用于监测病情;能区分天疱疮的类型。

治疗

1. 一线:口服类固醇(每天 1mg/kg),联合免疫抑制剂(硫唑嘌呤可能最为有效)。

四环素类抗生素联合烟酰胺,对非常轻型的病例有效。

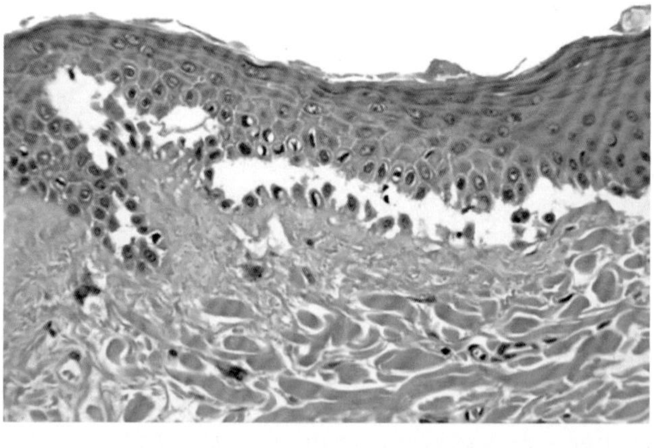

图 3-15 寻常型天疱疮的组织学。皮肤水疱表现为基底膜上方棘层松解,水疱腔内有少量棘层松解细胞。基底细胞通过半桥粒附着在基底膜上,形成"墓碑"状外观。(From Bolognia JL, Jorizzo JL, Rapini RP. Dermatology, 3rd Ed. Elsevier. 2012.)

框 3-2 说明

针对天疱疮各类型的最佳 IIF 底物

PF:豚鼠食管

PV:猴食管

PNP:大鼠膀胱

2. 二线：血浆置换，用于快速控制重症患者；高剂量的IVIG和利妥昔单抗对顽固性患者有效。

3. 用IIF或ELISA水平监测治疗反应。

（二）落叶型天疱疮（PF）

1. 第二种最常见的天疱疮*；温和型。

*例外：巴西（PF:PV为17:1），突尼斯（PF:PV为4:1），芬兰（PE:PV为2:1）。

2. 重要的临床变异型。

（1）巴西天疱疮：具有相同临床和组织学特征的PF地方变异型；发病率最高的地区是巴西的农村城镇，距离黑蝇繁殖密集的河流只有10英里（1英里≈1.6千米）。发生在儿童和青年人（典型PF主要发病在中老年人）。

（2）红斑型天疱疮（Senear-Usher综合征）：红斑狼疮/PF重叠；局限于面部颧部及其他脂溢性部位；DIF显示细胞间天疱疮模式，以及IgG和C3沿BMZ呈颗粒状、线性排列（狼疮模式）。

◇30%为ANA阳性。

◇治疗：防晒，类固醇激素±氨苯砜。

3. 发病机制：Dsg1自身抗体（IgG4亚型）。

4. 临床表现

（1）亚急性发作，在红斑基础上出现界限清楚、短暂性脓疱疮样的结痂性糜烂。

（2）好发于脂溢性分布（面部、头皮、躯干上部）（图3-16）。

（3）水疱表浅易破，通常只能见到糜烂或结痂的皮损，或斑块上带有“玉米片”样鳞屑。

（4）尼氏征（+）。

（5）无黏膜受累。

（6）无严重病例；死亡率低。

5. 组织病理学：嗜酸性海绵水肿（早期）→角层下方的棘层松解（颗粒层较中层表皮更为明显），在疱腔的顶部或底部可见孤立的棘层松解细胞；水疱腔内伴或不伴有中性粒细胞和嗜酸性粒细胞。

PF、天疱疮、SSSS和大疱性脓疱病在HE上的表现几乎相同。

6. DIF：和PV一样，但表皮上方染色更为明显。

特例：Senear-Usher综合征显示细胞间天疱疮模式，而且IgG和C3沿基底膜带呈颗粒状、线状沉积（狼疮模式）。

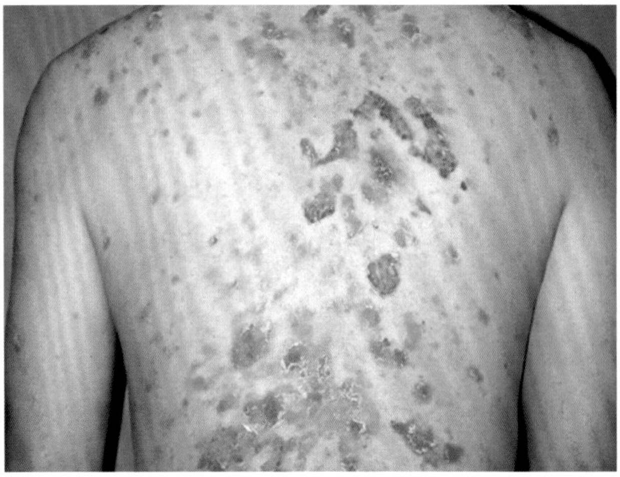

图3-16 落叶型天疱疮。背部分布广泛的鳞屑/结痂性损害。（From Bolognia JL, Jorizzo JL, Rapini RP. Dermatology, 3rd Ed, Elsevier, 2012.）

7. IIF：与PV表现相同；豚鼠食管是最佳底物（框3-2）。

8. 必须区别于药物诱导的PF和其他天疱疮变异型（表3-6）。

9. 治疗：系统应用类固醇激素，可联合使用氨苯砜（广泛型），局部外用超强效类固醇激素（局部型）。

10. 像PV一样，可能同时合并其他自身免疫性疾病。

（三）副肿瘤性天疱疮（PNP）

1. 多系统性、糜烂性、副肿瘤综合征常伴有各种潜在肿瘤（其中1/3的患者在PNP发作时并未明确诊断）。

非霍奇金淋巴瘤（40%）>CLL（30%）>Castleman病（占整体10%，儿童中的首要原因）>胸腺瘤（6%）、肉瘤（6%）和巨球蛋白血症（6%）。

2. 自身抗体几乎针对桥粒所有组成部分。

（1）血小板溶素家族：桥粒斑蛋白1和3、BPAG1、网蛋白、血小板旁蛋白、包斑蛋白和A2ML1。

（2）桥粒斑蛋白：Dsg1和Dsg3。

3. 黏膜受累更严重。

（1）口腔炎累及唇红，是最早、最常见和最持久的体征。

（2）严重的瘢痕性结膜炎；食管、生殖器和鼻咽病变也很常见。

表 3-6 天疱疮变异型

疱疹样天疱疮	临床上与 DH 相似的 PF 变异型(>PV)；可伴有瘙痒性荨麻疹样斑块及像疱疹样皮炎样排列的类似于 DH 的小水疱；组织病理学：轻微的或无棘层松解；嗜酸性海绵状水肿和角层下脓疱。DIF：与 PF 相同。抗原：Dsg1>Dsg3；慢性，但不严重；可以转化为典型的 PF(>PV)
IgA 天疱疮	中年–老年；可伴有瘙痒性松弛性水疱或脓疱，呈环状或旋涡状排列，中央结痂；最常见于腋窝、腹股沟；无黏膜受累；发病率较低；DIF：100% 阳性。IIF：50%阳性；可能同时伴有 IgA 丙种球蛋白血症(可能是多发性骨髓瘤)；首选治疗为氨苯砜(最常用；48 小时内起效)、磺胺吡啶、类固醇激素 SPD 型：临床及组织学上与 Sneddon–Wilkinson 无区别→需要 DIF/IF；DIF：表皮上部细胞间 IgA 沉积；靶抗原为桥粒斑蛋白 1。组织病理学：角层下中性粒细胞脓疱；棘层松解不常见 表皮内中性粒细胞型：水疱脓疱呈特征性“太阳花状”排列。DIF：IgA 沉积于整个表皮细胞间；靶抗原为 Dsg1 或 Dsg3。组织病理学：表皮中、下层嗜中性脓疱，伴或不伴有轻度棘层松解
药物性天疱疮	具有典型的 PF 表现(PF:PV 为 4:1)；常见于由含有硫醇(含巯基的)的药物引起(较不含硫醇多见) 硫醇(可能直接导致棘层松解) 青霉胺(50%)、ACE 抑制剂(卡托普利多于依那普利、赖诺普利)、ARB 非硫醇(通过免疫机制导致棘层松解，更可能导致 PV 样的表现)：β–内酰胺、金、CCB、β–阻滞剂、吡罗昔康、利福平

4. 皮肤表现为多形性。

(1)最常见的天疱疮样或苔藓样表现(最常见的慢性表现)。

◇其他表现：类天疱疮样的，EM 样的。

(2)手掌或足底经常受累(不同于 PV)。

5. 组织病理学：多形性，与临床表现相似(PV、LP、EM 表现重叠)。

基底膜上方棘层松解、空泡或界面皮炎，伴有角质细胞坏死(PV 中未见)，嗜酸性粒细胞浸润比 PV 少得多。

6. DIF：IgG 和 C3 沉积于细胞间并沿基底膜带呈线性沉积。

7. IIF：使用大鼠膀胱(最佳底物)显示同样的模式。

8. 诊断金标准：免疫沉淀反应或免疫印迹法(检测抗血小板溶素 IgG)，同时 ELISA 检测抗 Dsg IgG。

9. 治疗

(1)切除良性肿瘤(胸腺瘤和局部淋巴结增生)→6~18 个月内皮损消退。

(2)PNP 合并恶性肿瘤具有较高的复发率。

◆治疗潜在的恶性肿瘤。

◆预后不良(高达 90%的死亡率)。

◆最常见的死亡原因为潜在的恶性肿瘤和闭塞性毛细支气管炎(肺功能检查远多于 CT/X 线)。

(3)对症治疗：大剂量类固醇激素+免疫抑制剂。

自身免疫性表皮下大疱性疾病

1. 表皮下大疱是由基底膜带的成分受损引起的：损伤可能由自身抗体、突变基因或创伤介导。

2. 损伤部位：①基底的角质形成细胞(及其半桥粒斑块)；②透明层；③致密层；④致密下层。

3. 了解基底膜带的各个组成部分的位置和相互作用(图 3-17 和表 3-7)。

(一)大疱性类天疱疮(BP，类天疱疮)

流行病学

1. 最常见的自身免疫性大疱性疾病。

2. 常为慢性疾病；发病率高，但通常死亡率低。

3. 老年人(>60 岁，平均 75~81 岁)最易发病。药物诱导的 BP 通常影响较年轻的患者。

4. 轻微的男性优势。

5. 常伴有 HLA-DQB*0301(白色人种)。

发病机制

1. IgG(IgG1 和 IgG4)自身抗体结合半桥粒蛋白→补体激活→嗜酸性粒细胞和中性粒细胞聚集→释放基质金属蛋白酶、中性粒细胞弹性蛋白酶→降解 ECM 蛋白→表皮下水疱。

2. 最重要的靶抗原：

(1)BP180(BPAG2、XⅦ型胶原)：180kD 跨膜蛋白；BP 的主要介导成分；主要的致病因素为非胶原蛋

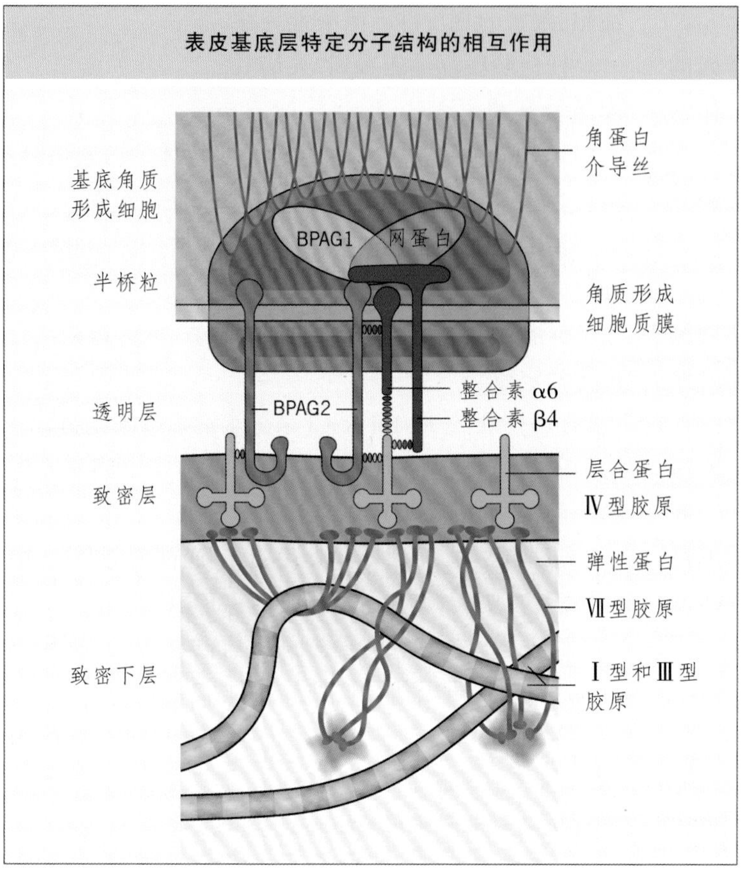

图 3-17　表皮基底层特定分子结构的相互作用。这些相互作用促进表皮黏附,并在许多皮肤病中发挥关键作用。重要的分子相互作用包括:(1)血小板溶素家族成员,BPAG1 和网蛋白,与角蛋白介导丝;(2)前者与 BPAG2 和整合素 α6β4 作用(尤其与整合素亚基 β4 的胞质区域);(3)BPAG2 和整合素亚基 β4 的细胞质结构域;(4)BPAG2 和整合素亚基 α6 的胞外结构域以及层合蛋白 332(以前是层合蛋白 5);(5)半桥粒中的 a6β4 和致密层的层合蛋白 332;(6)层合蛋白 332 和Ⅶ型胶原;(7)致密下层区域Ⅶ型胶原、Ⅳ型胶原、纤连蛋白、Ⅰ型胶原。(From Bolognia JL, Jorizzo JL, Rapini RP. Dermatology, 3rd Ed, Elsevier, 2012.)

表 3-7　表皮下大疱性疾病的特点

疾病	抗原	大小	DIF	皮肤盐裂
大疱性类天疱疮	BPAG1(血小板溶素) BPAG2(胶原蛋白 XⅦ)	230 180	C3 和 IgG 沿 BMZ 线性分布,呈“n 样锯齿状”	表皮
妊娠期天疱疮	BPAG2(胶原蛋白 XⅦ)	180	C3 >IgG,沿 BMZ 线性分布	表皮
LABD(线性 IgA 大疱性皮肤病)	LAD-1(BPAG2 的 120kD 裂解部分) LABD97(LAD-1 的 97kD 裂解部分)	120→97	IgA ±C3 沿 BMZ 线性分布	表皮(IgA)
黏膜类天疱疮(经典型)	BPAG2(C 端)	180	IgG 和 C3 沿 BMZ 线性分布	表皮(或表皮两面均有较强的染色)
眼睛为主的 MMP	β4 整合素	NA	IgG 和 C3 沿 BMZ 线性分布	表皮
抗表皮整联配体蛋白 MMP	层粘连蛋白 332	400~440	IgG 和 C3 沿 BMZ 线性分布	真皮
P200 类天疱疮	层粘连蛋白 γ1	200	IgG 和 C3 沿 BMZ 线性分布	真皮
P105 类天疱疮	NA	105	IgG 和 C3 沿 BMZ 线性分布	真皮
EBA	Ⅶ型胶原(锚定原纤维)	290	IgG>C3,沿 BMZ 线性分布,呈“u 样锯齿状”	真皮
大疱性 SLE	Ⅶ型胶原(锚定原纤维)	290	可见多个反应物(lgG、IgA、IgM、C3)呈颗粒状到线性分布	真皮
PCT	NA	NA	IgG(>IgM)、C3 和纤维蛋白原沿 BMZ 和浅表血管周围线性分布	阴性

白 NC16A 区域。

(2)BP230 (BPAG1):属于血小板溶素家族的 230kD 细胞质斑块蛋白;不是 BP 的主要中介物,作为次要现象(“抗原表位扩散”)。

3. BP 的早期荨麻疹样阶段常伴有 IgE,已检测到抗 X Ⅶ型胶原的自身 IgE 抗体。

临床特征

1. 非大疱期(早期):持续多形性皮损;可伴剧烈的瘙痒或固定的丘疹/斑块(通常为环状);通常累及躯干、腹部及四肢。

2. 大疱期:在荨麻疹背景下出现的紧张、充满液体的水疱/大疱(清亮的>血性的);瘙痒剧烈;躯干、腹部及四肢最多见。大疱破裂后留下的糜烂和结痂区域;可能会有口腔受累(10%~30%),但远低于 PV;其他黏膜部位不常受累;外周嗜酸性粒细胞(50%)。

3. 类天疱疮的变异型:表 3-8。

组织病理学

1. 荨麻疹期:嗜酸性海绵水肿伴有嗜酸性粒细胞在表皮真皮交界处线性分布,并散在分布于表皮真皮交界的真皮浅层及疱液中(代表早期水疱形成)。

2. 大疱期(图 3-18)在疱腔中有大量的嗜酸性粒细胞,致密的真皮淋巴嗜酸性炎症。

任何阶段都可能看到“火焰”征。

实验室检查

1. DIF(最敏感):体内结合自身抗体的皮肤试验;基质为患者病灶周围未受累的正常皮肤活组织。

沿 DEJ 分布的线性 C3(n-锯齿型)(约为 100%)和 IgG(>90%)。

2. 盐裂皮肤 DIF:改良的 DIF 检查,允许体内结合抗体的定位。

(1)技术:先用 1M NaCl 来分解活检组织透明层→用 DIF 检查体内结合抗体→确定抗体结合到水疱的哪一侧(上方或底部)。

(2)能区分 BP(“顶部染色”)与“底部染色”的大疱性疾病(主要为大疱性表皮松解症-EBA)。

(3)在标准 DIF 上锯齿型模式的检查(n-锯齿型对 u-锯齿型)可以代替这种技术(框 3-3)。

3. IIF(60%~80%敏感性):血清循环抗基底膜带 IgG 的检测;底物为盐裂的正常人类皮肤(非患者皮肤);允许通过循环自身抗体定位靶抗原。

(1)BP 患者血清→表皮(顶部)染色(相比 EBA 为真皮或底部染色)。

表 3-8 类天疱疮变异型

增殖型类天疱疮	褶皱部位的增殖性斑块
婴儿/儿童类天疱疮	通常可见肢端大疱→泛发;面部或生殖器部位受累增多;临床上与童年 LABD 或 CBDC 难以分辨→需行 DIF/IIF
结节性类天疱疮	临床上类似结节性痒疹;通常缺乏典型大疱
扁平苔藓类天疱疮	LP/BP 重叠综合征,具有循环 BP180 自身抗体;可能有 LP 样丘疹/斑块和皮肤上不受 LP 影响的紧张性大疱
类天疱疮妊娠(妊娠期类天疱疮、妊娠期疱疹)	突然发作;任何阶段(中期和后期最常见),产后可能立即发生,或常伴有滋养层的肿瘤(绒毛膜癌、葡萄胎);开始为位于躯干、腹部、脐部的荨麻疹样/水疱斑块→快速播散;75%的患者在生产时加重;抗 HLA 抗体(约为 100%);合并 HLA-DR3(70%)、DR4(50%)或两者都有(45%);DIF:线性 C3(100%)>线性 IgG(30%)。IIF:只有 30%为阳性;ELISA 法对 BP180-NC16A 进行血清检测最佳。早产儿和 SGA 新生儿的风险增加;新生儿可能出现短暂水疱(10%);在以后妊娠中会反复;常具有 Graves 病及抗甲状腺自身抗体;治疗:系统性类固醇激素
局限性类天疱疮	胫骨前、口周、外阴、脐、远端截肢(残肢天疱疮)、放疗部位、瘫痪肢体
药物相关性类天疱疮	呋塞米(最常见)、ACE 抑制剂、头孢菌素、β-内酰胺、D-青霉胺、磺胺嘧啶、非甾体抗炎药、抗精神病药、金、SSKI、布美他尼、光疗 记忆法:肥胖(F)的腹部(A)被(β)类天疱疮(P)覆盖(C)
抗 p200 类天疱疮	最常见的可能合并典型 BP 皮疹(>DH、湿疹表现);头部和黏膜更为常见;常合并银屑病;靶抗原:层粘连蛋白 γ1。盐裂皮肤:IgG 沉积于真皮侧
抗 p105 类天疱疮	黏膜和皮肤上广泛的水疱和糜烂,类似于 SJS/TEN(“p105=TEN”);靶抗原:105kDa 蛋白。盐裂皮肤:IgG 沉积于真皮侧

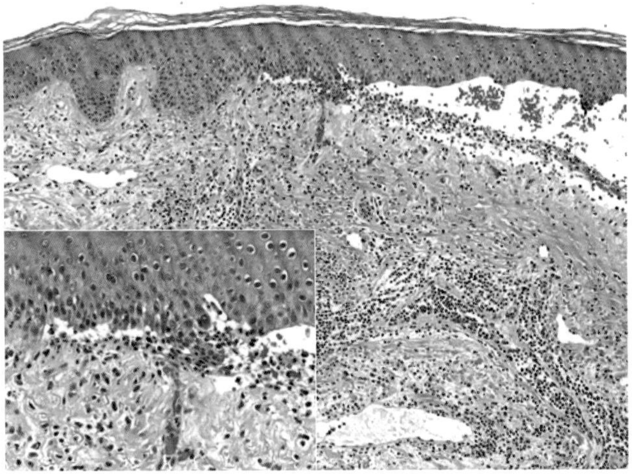

图 3-18 大疱性类天疱疮的组织学特征。表皮下水疱含有纤维蛋白、嗜酸性粒细胞和单核细胞。(From Bolognia JL, Jorizzo JL, Rapini RP. Dermatology, 3rd Ed. Elsevier, 2012.)

(2)IIF 水平与 BP 疾病活动性无关(这点与 PV 不同)。

4. ELISA(80%~90%敏感性):检测血清中 BP180 和 BP230 的循环抗体。

ELISA 水平(IgG 和 IgE)与 BP 疾病活动密切相关,有助于监测治疗反应。

治疗

1. 一线:系统性类固醇激素+免疫抑制剂(MMF、MTX、硫唑嘌呤和环磷酰胺)。

最新报道的替代药物:大面积外用超强效类固醇激素(皮肤萎缩的风险高)。

2. 其他疗法选择

(1)四环素类+烟酰胺(轻度疾病)。

(2)氨苯砜(以黏膜为主的 BP)。

(3)利妥昔单抗(对顽固病例有效)。

(4)IVIG、血浆置换。

预后和临床过程

1. 倾向于慢性,有显著的发病率和不同的报告死亡率(第一年 10%~40%)。

2. 当治疗中断时,ELISA 水平升高和(或)DIF 阳性者复发的概率很高。

框 3-3 表皮下大疱病的锯齿状模式

n 型锯齿状 DIF 模式:BP、线性 IgA

u 型锯齿状 DIF 模式:EBA

(二)黏膜类天疱疮(MMP,瘢痕性类天疱疮)

流行病学

1. 罕见,老年人慢性病(60~80 岁)。

2. 女性多于男性。

发病机制

1. 针对锚定长丝区各种抗原的自身免疫性 IgG 抗体(相比于传统 BP 抗半桥粒斑块)。

2. 三个明确的分组

(1)抗表皮整联配体蛋白 MMP:目标为层粘连蛋白 332(层粘连蛋白 5、表皮整联配体蛋白);盐裂皮肤显示真皮染色;强烈提示合并基础实质器官恶性肿瘤(最常见为腺癌)。

(2)眼睛 MMP:目标为 α6β4 整合素的 β4 亚基;几乎只有眼睛受累。

(3)抗 BP 抗原 MMP:目标为 BP180(C 端);皮肤和黏膜受累。

临床特征

1. 以主要累及黏膜(明显多于皮肤)、瘢痕为特征的慢性疾病;所有黏膜部位均易受累,但口腔黏膜(85%)和结膜最常见(图 3-19)。

(1)口腔(最常见的部位):牙龈、颊黏膜、腭(多于舌、唇);可伴有牙龈红斑和糜烂(牙龈脱皮),疼痛的慢性糜烂(尤其是上腭),很少发生水疱。

(2)结膜(次要部位):双侧多于单侧;起初为非特异性结膜炎→牙龈结膜纤维化→睑球粘连(附着球和

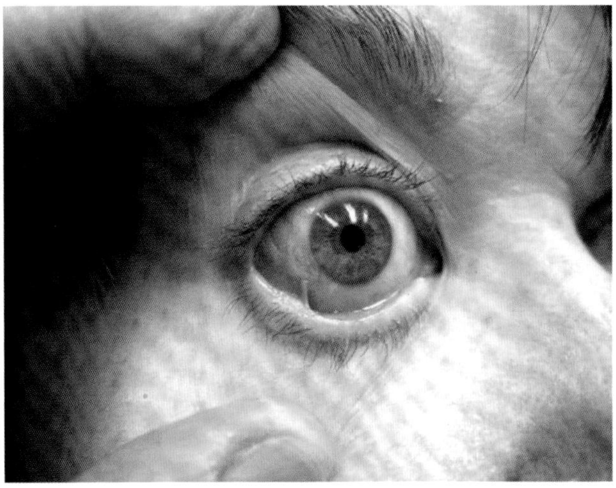

图 3-19 瘢痕性类天疱疮患者的眼部疾病。(From Callen JP, et al. Dermatological Signs of Internal Disease 4th Ed. Elsevier, 2009.)

睑结膜)，倒睫(内生睫毛)、睑内翻、外翻和干燥症→创伤诱发角膜新生血管形成、溃疡、失明。

(3)其他黏膜：鼻咽或上呼吸道(鼻出血和气道阻塞)；喉。(声音沙哑、危及生命的喉狭窄)；食管(吞咽困难和狭窄)；肛门生殖器(狭窄和闭锁孔)。

(4)皮肤受累(25%)：病灶较少，分布和形态与传统 BP 不同。

◇最常见的部位：头皮/面部/颈部和躯干上方。

◇红斑斑块和复发性水疱/糜烂→愈合后可见萎缩性瘢痕(BP 中未见)。

2. Brunsting-Perry 变异型：病变局限于头部或颈部→瘢痕性脱发；无黏膜受累。

组织病理学

与 BP 相似，但嗜酸性粒细胞较少(主要是淋巴细胞和浆细胞)，皮肤纤维化或瘢痕形成增多。

实验室检测

1. 最可靠的检查(80%~95%敏感性)→IgG、IgA 和(或)C3 沿着 BMZ 线性分布。

2. IIF：只有少数(20%~30%)有可检测到的循环抗体(低滴度)。

3. 盐裂皮肤：除抗表皮整联配体蛋白(抗层粘连蛋白 332)MMP(为真皮或底部染色)外，MMP 的所有形式均于表皮(顶部)染色。

治疗

1. 轻度-中度口腔和皮肤受累：氨苯砜(一线；对轻度眼病也有帮助)+强效外用/皮损内注射类固醇激素。其他选项包括：

(1)四环素类+烟酰胺(适用于轻度疾病)。

(2)短期口服类固醇。

2. 严重或进展性眼病：环磷酰胺(首选治疗)+系统类固醇激素或免疫抑制剂(MMF 和硫唑嘌呤)。

(1)IVIG 和生物制剂是严重疾病的选择。

(2)严重的眼部瘢痕只有在疾病得到控制后才能进行手术矫正。

预后和临床过程

慢性的、毁容性的、致盲的；但很少致命。

(三)线性 IgA 大疱性皮肤病/儿童慢性大疱病(LABD/CBDC)

1. 罕见的自身免疫性表皮下大疱性疾病，由于 IgA 沿 BMZ 的线性沉积而命名。

2. 见于老年人(平均年龄大于 60 岁；称为 LABD)和学龄前儿童(平均年龄为 4 岁；称为 CBDC)。

成人 LABD 通常是由药物引起→万古霉素(最常见)>PCN 或 CSN、卡托普利(多于其他 ACE 抑制剂)、NSAID>苯妥英、磺胺类>其他(如呋塞米和锂)。

3. 发病机制：IgA 自身抗体介导的针对两种相关性抗原，均来自 BPAG2。

(1)LAD-1(BP180 抗原的 120kD 裂解部分)。

(2)LABD97(LAD-1 的 97kD 裂解部分)。

4. 临床表现

(1)紧张性水疱或大疱和荨麻疹斑块，呈环状、多环形或疱疹样("宝石王冠")排列(图 3-20)。

(2)最常见部位：躯干/大腿/腹股沟/臀部和面部(儿童)。

(3)位于斑块周围或延伸边缘的水疱、脓疱(较为特异)。

(4)伴或不伴有黏膜受累，类似于 MMP。

(5)药物引起的 LABD 可能呈 TEN 样或麻疹样的外观→需要活检和 DIF。

5. 组织病理学(不能明确区分 DH，需要 DIF)

(1)组织病理学(不能与 DH 区分，需要 DIF)。

(2)早期荨麻疹样皮损：中性粒细胞沿 BMZ 广泛分布，基底层水疱样改变(代表早期表皮分离)有或无

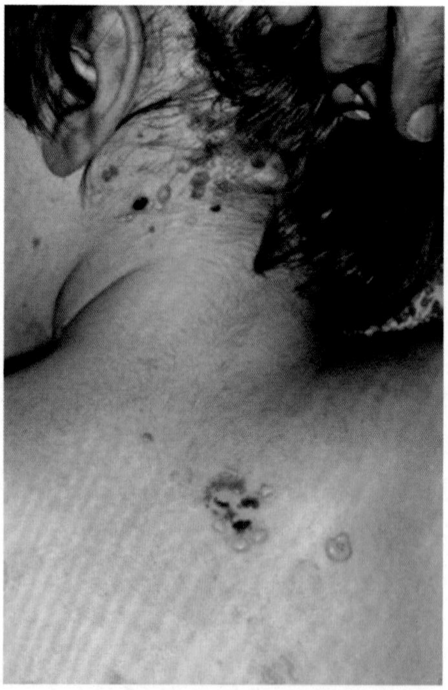

图 3-20 儿童慢性大疱病。(From Andrews et al. Andrews' Diseases of the Skin, 11th Ed. Elsevier. 2011.)

中性粒细胞乳头层浸润。

(3)充分成熟的大疱:表皮下大疱,疱腔内及表皮可见中性粒细胞。

6. DIF:IgA沿BMZ的线性沉积。

7. IIF(65%阳性):通常位于盐裂皮肤的表皮侧/顶部。

8. 治疗:氨苯砜(首选治疗)或磺胺吡啶→快速反应(<72小时)。

对难治性(罕见)病例可给予口服类固醇激素及免疫抑制剂。

9. 通常在少数情况下会自行缓解。

(四)获得性大疱性表皮松解症(EBA)

1. 获得性表皮下大疱性疾病,非常罕见。

2. 好发于成年人。

3. 东亚和非裔美国人的发病率较高。

4. 相关疾病:克罗恩病/IBD(最常见;25%~50%)>多发性骨髓瘤、SLE、RA、糖尿病和甲状腺炎。

5. 自身抗原:抗Ⅶ型胶原蛋白NC1区的IgG自身抗体(胶原纤维主要锚定成分,位于致密板/致密板下)。

6. MHC Ⅱ类HLA-DR2相关。

7. 两种不同的临床模式

(1)典型的机械性大疱EBA(图3-21):类似轻度营养不良EB;可能伴有肢端/创伤部位(肘部、膝部和背、手/足)的非炎症性大疱(通常是出血性)和糜烂→可能导致双手"连指"畸形、并指、甲营养不良/缺失;大疱病灶愈合伴有萎缩性瘢痕、粟丘疹及色素沉着;20%会累及头皮(→瘢痕性脱发);组织病理学,含少量细胞的表皮下水疱。

(2)炎性(类BP)EBA:临床上与BP相似;可有广泛分布的水疱和大疱,受累部位与BP相同;病灶可愈合,没有机械性大疱中典型的瘢痕或粟丘疹;口腔、眼睛、喉部和食管的糜烂/水疱与MMP极度相似→相同的并发症;组织病理学与BP不易区分→必须通过DIF锯齿型模式、盐裂皮肤DIF、IIF、免疫印迹或ELISA来区分。

8. DIF:周围皮肤IgG沿BMZ呈一致的线性条带(多于线性C3)(u-锯齿型)。

与BP模式相反(线性C3多于线性IgG;n-锯齿型)。

9. IIF:循环抗体只能检测到50%。

10. 盐裂皮肤:表皮(底部)染色。

11. 治疗:治疗困难;可以尝试系统应用类固醇激素、免疫抑制剂、环磷酰胺、秋水仙碱、氨苯砜、IVIG、利妥昔单抗或光疗。

(五)大疱性系统性红斑狼疮

1. 罕见的自身免疫性水疱病见于伴有系统性红斑狼疮的患者。

2. 自身抗原:抗胶原蛋白Ⅶ的IgG自身抗体。

3. 荨麻疹背景下产生的水疱/大疱。

4. 组织病理学:中性粒细胞浸润为主的表皮下水疱。

5. DIF: 多种免疫反应物 (IgG、C3、IgA、IgM)沿BMZ呈连续颗粒状分布。

6. 盐裂皮肤:表皮染色。

7. 实验室研究显示SLE(ANA和抗dsDNA阳性)的血清学证据。

8. 治疗:氨苯砜(首选治疗)。

(六)疱疹样皮炎(Duhring病)

流行病学

1. 最常发生于北欧人;在黑色人种和亚洲人很罕见。

2. 平均发病年龄为30~40岁,但儿童和老年人也可能患病。

3. 男性多于女性。

4. 超过97%的DH和乳糜泻患者(CD)有一个或两个HLA Ⅱ等位基因:

(1)HLA-DQ2(90%)。

(2)HLA-DQ8(7%)。

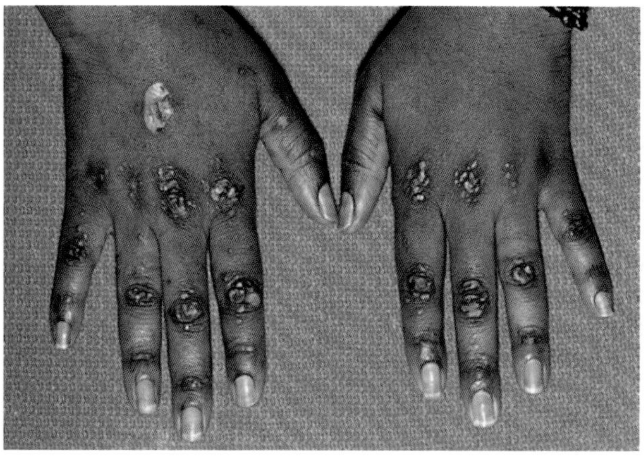

图3-21 获得性大疱性表皮松解症。(From James WD, Berger T, Elston D. et al. Andrews' Diseases of the Skin: Clinical Dermatology, 12th Ed. Elsevier. 2015.)

(3)提示：旧的教科书也引用了 HLA-B8、HLA-DR3、HLA-DR5 和 HLA-DR7，但已证实这些并没有影响。

5. 其他自身免疫性疾病：桥本甲状腺炎(最常见；大于 50%)>IDDM >恶性贫血>>Addison 病、斑秃、重症肌无力、白癜风和 SLE。

发病机制

1. 谷蛋白是小麦、黑麦和大麦中的一种谷物蛋白。

不是燕麦、大米或玉米。

2. 醇溶蛋白(谷蛋白的抗原成分)：麦胶蛋白的可溶性产物。

3. TTG2：谷氨酰胺转氨酶蛋白存在于胃肠道固有层内；抗 TTG2 IgA 抗体在 DH 和 CD 中仅影响肠道(非皮肤受累)。

4. TTG3(表皮谷氨酰胺转氨酶)：存在于表皮和真皮乳头层；抗 TTG3IgA 抗体在 DH 中累及皮肤。

5. 发病机制：摄入含谷蛋白的谷类→蛋白在胃肠道腔分解成醇溶蛋白→醇溶蛋白运输到胃肠道黏膜固有层→TTG2 在固有层对醇溶蛋白发生脱酰胺作用→脱酰胺后的醇溶蛋白与 TTG2 形成一个共价键→TTG2-醇溶蛋白复合物是被 APC 上的 HLA-DQ2 (或 HLA-DQ8)识别的新抗原→特定 Th 和 B 细胞激活→产生抗 TTG2 或 TTG2-醇溶蛋白复合物的自身抗体→IgA 抗体在固有层结合 TTG2 复合物→中性粒细胞聚集、损害肠道绒毛→肠病和绒毛萎缩→随后，抗原决定簇扩散，导致 IgA 自身抗体抗表皮谷氨酰胺转氨酶(TTG3)→血清抗 TTG3 IgA 在真皮乳头层内与 TTG3 局限结合→中性粒细胞聚集在真皮乳头层 (“嗜中性乳头炎”)→释放弹性蛋白酶和 MMP→真皮乳头层上方为主的表皮下水疱。

临床特征

1. 荨麻疹样斑块基础上发生的极痒的疱疹样水疱。

水疱极易破裂→检查时一般仅能看到表皮剥脱。

2. 经典分布(最有帮助的线索)：对称分布于四肢伸侧、臀部和背部/颈部(多于面部或头皮)。

出血性掌跖病变(有用线索)。

3. 只有 20%的 DH 患者有胃肠道症状，而胃肠道活检中有超过 90%的患者有一定程度的谷蛋白敏感性肠病。

组织病理学

1. 理想情况下，早期水疱活检 HE 染色可发现：表皮下大疱(真皮乳头层上方最明显)、中性粒细胞性乳头炎(中性粒细胞“填塞”真皮乳头)。

2. 在现实中，常常发现与 LABD 难以区分，但检测中 DH 真皮中性粒细胞浸润性炎症更轻，且水疱更多地局限于真皮乳头。

实验室检查

1. DIF：真皮乳头层颗粒状 IgA 沉积伴或不伴有 C3(90%)。

(1)其他模式(10%)：IgA 沿 BMZ 连续性颗粒状沉积。

(2)DIF 的理想活检位置：距水疱 1cm 处。

2. 血清学检查

(1)抗肌内膜抗体在 DH(80%)和 CD(超过 95%)中可能为阳性；滴度与谷蛋白相关性肠病病情有关。

(2)抗醇溶蛋白抗体也可能为阳性，但假阳性率较高。

3. 开始服用氨苯砜前，检查 G6PD 是否有缺陷。

治疗

1. 氨苯砜(首选治疗)：快速控制皮肤症状(小于 48~72 小时)；对胃肠道疾病或淋巴瘤的风险无影响。

如果患者对氨苯砜不能耐受，可以对其使用磺胺嘧啶(较好的二线药物，具有较低的溶血风险)。

2. 无谷蛋白饮食：控制皮肤和胃肠道症状；是降低胃肠道淋巴瘤风险的唯一途径。

3. 尽量避免服用碘化物(口服或局部使用)，因为可能会加重 DH 病情。

预后和临床过程

终生患病(90%)，病情反复。

(七)比较 DIF 图像

1. PV(图 3-22)——表皮染色呈网状模式；表皮下方染色最强(与 PF 相比)。

2. PF(图 3-23)——表皮内明显广泛的网状模式(表皮上层多于表皮下层)。

3. BP 对比 EBA(图 3-24 和图 3-25)。

4. PNP——红斑型天疱疮相似(图 3-26)。

5. DH(图 3-27)对比 LABD(图 3-28)。

6. PCT(图 3-29)。

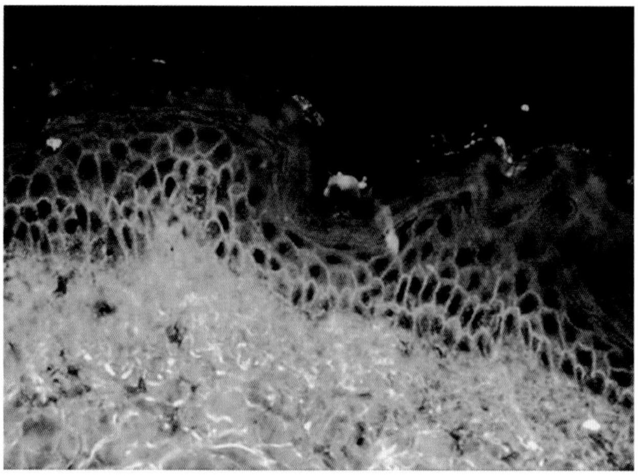

图 3–22 寻常型天疱疮血清含有抗桥粒芯蛋白 3(抗 Dsg3)IgG 抗体，沿着表皮下层的细胞表面沉积。(From Bolognia JL, Jorizzo JL, Rapini RP. Dermatology, 3rd Ed. Elsevier. 2012.)

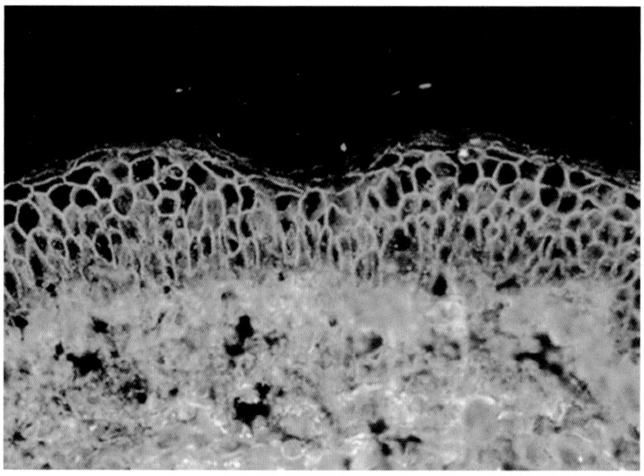

图 3–23 落叶型天疱疮血清，只含有抗 dsg1 IgG，在表皮全层的细胞表面沉积，表皮上方更明显。(From Bolognia JL, Jorizzo JL, Rapini RP. Dermatology, 3rd Ed. Elsevier. 2012.)

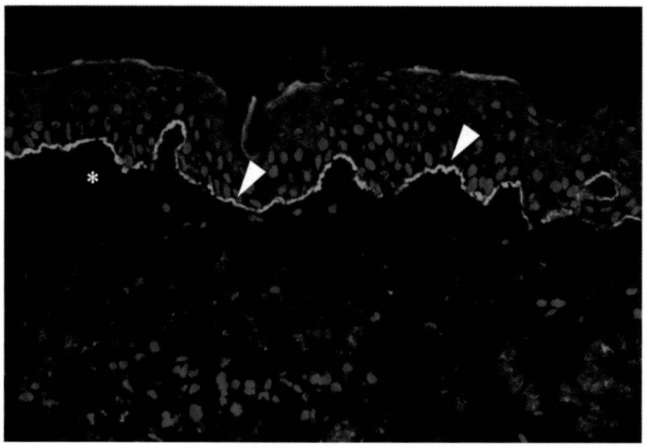

图 3–24 BP 患者的循环 IgG 自身抗体结合到盐裂表皮侧（上方，箭头）；星号处显示人工分离。(From Bolognia JL, Jorizzo JL, Rapini RP. Dermatology, 3rd Ed. Elsevier, 2012.)

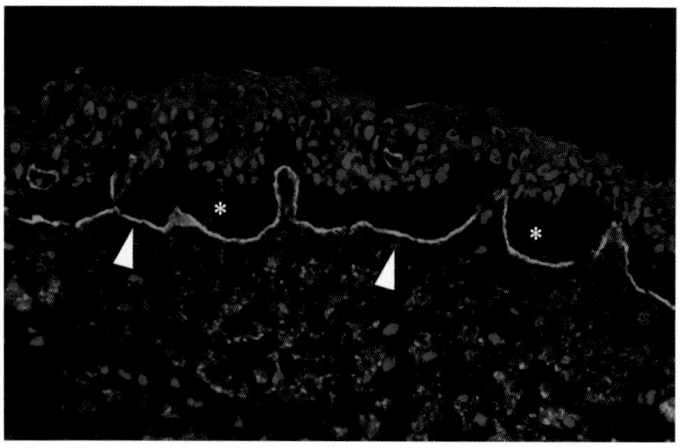

图 3–25 EBA 患者的 IgG 自身抗体，抗 p200 类天疱疮抗体及某些形式的黏膜类天疱疮抗体[例如，抗层粘连蛋白 5 或 332 抗体)与水疱(箭头)的真皮侧(底部)反应]。(From Bolognia JL, Jorizzo JL, Rapini RP. Dermatology, 3rd Ed. Elsevier, 2012.)

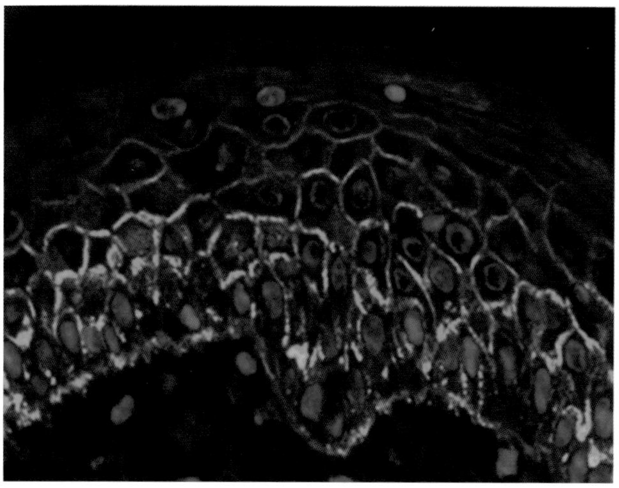

图 3–26 PNP 患者皮肤切片 DIF 显示 IgG 沿角质形成细胞的上皮细胞表面沉积，通常伴有基底膜区(BMZ)IgG 沉积。[From Poot AM, et al. Direct and indirect immunofluorescence staining patterns in the diagnosis of paraneoplasticpemphigus. Br J Dermatol 2016 Apr;174(4):912–915.]

遗传性大疱性疾病

(一)大疱性表皮松解症

见“儿科皮肤病学”章节。

(二)Darier 病(毛囊角化病)

1. AD；完全遗传，表现不一。
2. 高峰年龄为青春期(20 岁前占 70%)。
3. 慢性过程，无法自行缓解。
4. 突变：ATP2A2(编码 SERCA2 为内质网钙腺苷

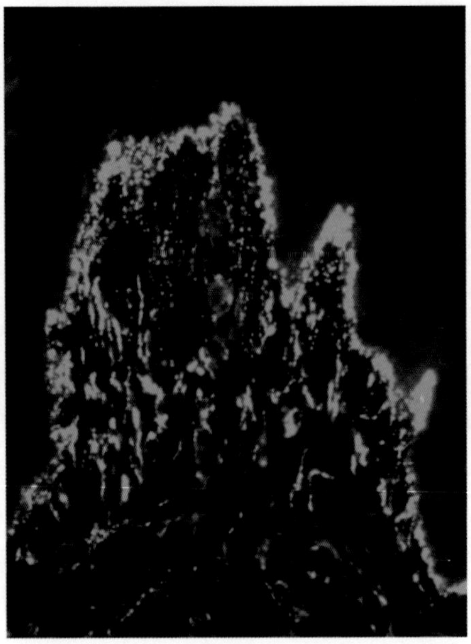

图 3-27 疱疹样皮炎。病灶周围的皮肤外观正常皮肤的真皮-表皮交界处可见颗粒状 IgA 沉积。(From Bolognia JL, Jorizzo JL, Rapini RP. Dermatology, 3rd Ed. Elsevier, 2012.)

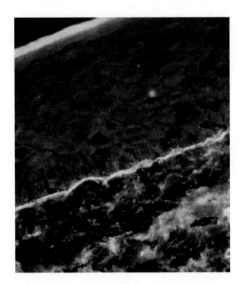

图 3-28 线性 IgA 大疱性皮肤病——直接免疫荧光。病灶周围皮肤 IgA 呈线性沉积。(From Bolognia JL, Jorizzo JL, Rapini RP. Dermatology, 3rd Ed. Elsevier. 2012.)

三磷酸酶)突变→进入内质网的钙离子减少→细胞黏附蛋白合成受损、减少→棘层松解和细胞凋亡。

5. 脂溢性部位有恶臭、疣状、结痂和红褐色丘疹或斑块(图 3-30);几乎经常见到掌跖角化性丘疹/凹坑;红色和白色交替的指甲纵行条纹,伴有远端"V 形"缺口;50%有口腔鹅卵石样改变(最常见的是硬腭)。

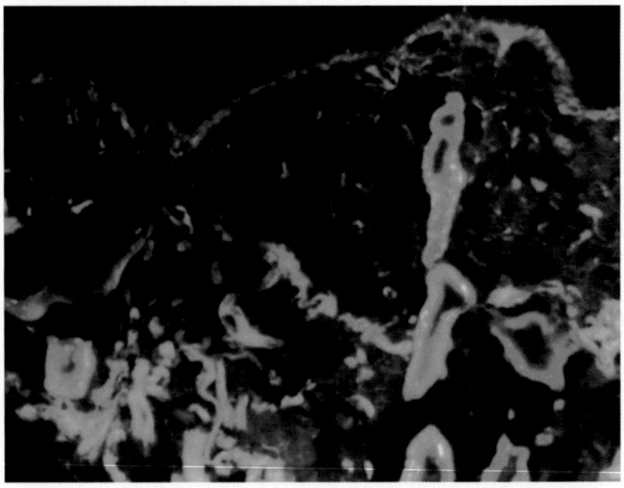

图 3-29 C5b-9 均匀染色,伴有患者 PCT 下显示的微血管内颗粒状沉积(直接免疫荧光;放大×1000)。[From KE. Vasil, CM. Magro. J Amer Acad Dermatol 56(1):96-104. Elsevier. 2007.]

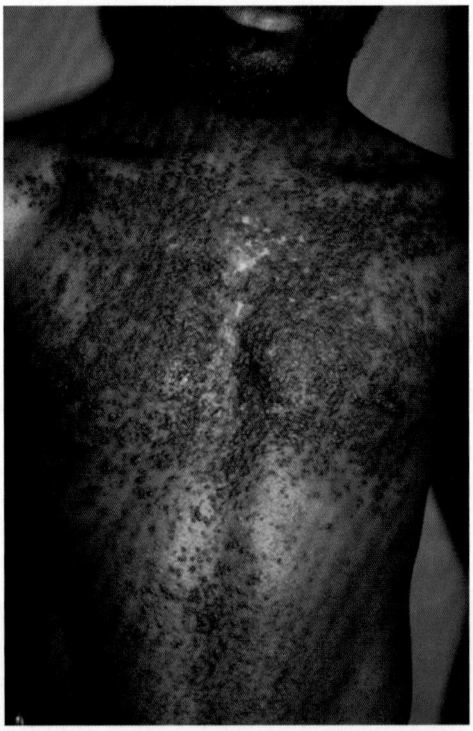

图 3-30 Darier 病。典型脂溢部位的棕色角化性丘疹。(Courtesy of Dr. Lawrence Lieblich.)

6. 局限性 Darier 病

(1)1 型(最常见):Darier 病变出现在 Blaschkoid 纹位置;ATP2A2 合子后突变。

(2)2 型:广泛性 Darier 病伴有局灶区域严重受累;杂合基因突变同时有其他等位基因合子后丢失。

7. 易继发感染(主要为卡波西水痘样疹)。

8. 易患癫痫、智力障碍、双相情感障碍和抑郁症。

9. 组织病理学：乳头瘤样表皮增生，伴有表皮棘层松解和角化不全（圆体和谷粒）。

（1）圆体：大的、圆形的刺状角质形成细胞，细胞核深染，周围为粉红色的浓缩角蛋白边缘；多位于棘层。

（2）谷粒：扁平的细胞由亮粉色的浓缩角蛋白和非常薄的深色核残体组成（看起来像角化不全的细胞核）；主要位于角质层。

10. 治疗：系统维 A 酸类（90%以上有效），局部外用类固醇激素和维 A 酸，局部外用抗菌药物减轻气味。

（三）Hailey-Hailey 病（家族性良性慢性天疱疮）

1. AD；显性遗传，表现不一。

2. 起病年龄范围比 Darier 病更广（青少年至 20 岁左右最多，但可能出现晚）。

3. 突变：ATP2C1（编码 hSPCA1，高尔基体的 Ca^{2+} ATP 酶）→钙离子进入高尔基体减少→参与细胞间黏附的蛋白合成减少→皮肤棘层松解。

4. 褶皱部位最常受累（侧颈、腋下、腹股沟、肛周）。

5. 在正常或炎症皮肤上出现的轻微的、松弛性水疱→破裂后形成浸渍、糜烂性斑块（图 3-31），通常为环状。

6. 不累及黏膜（有助于区别 Darier 病）。

7. 易继发感染（卡波西水痘样疹最常见）。

8. 组织病理学：银屑病样增生（与天疱疮区别），可见弥漫性棘层松解（类似于“倒塌的砖墙”）；与 Darier 病相比，角化不全细胞更少。

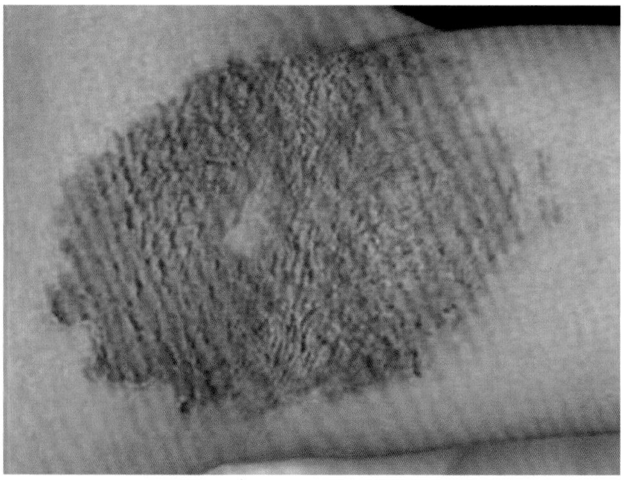

图 3-31　患者 47 岁，腋窝 Hailey-Hailey 病。[From M. Pretel-lrazabal, J. M. Lera-lmbuluzqueta and A. Espana-Alonso. Dermatology (ActasDermo-Sifiliogrficas, English Edition) 104 (4): 325-333. Elsevier. 2013.]

9. 治疗：局部类固醇激素；手术治疗（如 CO_2 激光消融）是非常有效的方法。

对于治疗 Darier 病，类视黄醇类的药物并不十分有效。

（四）其他大疱性疾病

1. 多种非免疫性大疱和非遗传性疾病可引起大疱性疾病。

2. 临床病理在准确诊断中的作用很大。

3. 见表 3-9 和表 3-10。

第 5 节　结缔组织病和硬化性皮肤病

结缔组织病的实验室检查

（一）抗核抗体（ANA）

1. ANA 是一系列针对核抗原的自身抗体。

（1）可提取性抗原（ENA）

◇ Ro/SSA：不仅存在于干燥综合征（70%）和新生儿红斑狼疮（约 100%）中，在 SCLE（75%~90%）和 SLE（50%）也会出现。

◇ La/SSB：可见于部分干燥综合征患者（40%），也可见于 SCLE。

◇ Scl-70（DNA 拓扑异构酶 Ⅰ）：可见于弥漫性系统性硬皮病（60%）。

◇ Jo-1（组氨酰-tRNA 合成酶）：伴有抗合成酶综合征的皮肌炎/多发性肌炎。

◇ Smith：在 SLE 中有高度的特异性（敏感性只有 10%~30%）。

◇ RNP：在混合结缔组织病中有非常高的效价相关性（100%），但在 SLE 中效价较低。

（2）非可溶性抗原靶点

◇ dsDNA（双链 DNA）：SLE 中有高度特异性（敏感性 60%），特别是狼疮肾炎阳性率更高，与非曝光部位的狼疮带实验阳性相关。

◇ 组蛋白：与大多数药物所致的 SLE 相关（95%）。

◇ 着丝粒：与 CREST 综合征相关（80%）。

2. ANA 可以用 ELISA（一种新型、便宜的方法）或 IIF（老式但是更敏感的方法；底物为 Hep2 的癌细胞

表 3-9 其他大疱性疾病

疾病	临床背景	临床表现	泡的位置
糖尿病性大疱病	长期糖尿病，伴有周围神经病变、视网膜病变或肾病	足部可见突发性、非炎性、透明的充满液体的水疱/大疱，0.5 厘米至数厘米(>小腿>手>前臂)；组织病理学，细胞稀少的表皮下水疱；DIF 阴性；治疗，2~6 周可自行缓解；如有不适可抽疱液	表皮下层
昏迷性水疱	药物性昏迷(巴比妥酸盐多于苯并物、酒精、阿片类)，或非药物性昏迷	意识丧失后 48~72 小时压力部位出现紧张性水疱；压力导致的坏死而引起的水疱；组织病理学，细胞稀少的表皮下水疱，伴有汗腺坏死，有或无表皮坏死；DIF 阴性；治疗，在 1~2 周内自行缓解	表皮下层
摩擦性水疱	穿一双不合脚的新鞋子；进行体育或军事活动	青年最为常见，体力活动、反复摩擦；最初摩擦部位为红色斑点→内含血性液体的痛性表皮内水疱；组织病理学，颗粒层下的无炎症性水疱；DIF 阴性；治疗，自行愈合；可以抽吸疱液减压	表皮内
大疱性小血管炎	患有小血管血管炎的患者(皮肤或全身)	白细胞碎裂性血管炎伴有叠加的出血性水疱和大疱，通常位于肢体远端→可能溃烂；组织病理学，LCV 伴有大量的表皮下水肿/大疱和表皮坏死	表皮下层
大疱型药疹	接受药物治疗的患者	见表 3-10	见表 3-10
虫咬性大疱	儿童或患有血液系统恶性肿瘤的患者(CLL>套细胞淋巴瘤，NK/T 细胞淋巴瘤)最为常见	瘙痒性丘疹，可见中央水疱；可有持续性丘疹(持续性节肢动物叮咬)；淋巴瘤患者在并没有确定虫咬时("虫咬样反应")可能有反应；组织病理学，嗜酸性粒细胞海绵层水肿、浅表和深层 PV/PA 淋巴-嗜酸性粒细胞炎症(有或无火焰征)，真皮浅层水肿；治疗，局部外用类固醇激素，口服抗组胺药	表皮内较表皮下水疱多见(如果皮肤水肿严重时可能发生)
延迟烧伤/移植后水疱	先前外伤部位（烧伤、移植部位)起水疱	原发创面完全愈合后数周至数月(平均每周 37 天)后出现紧张性水疱/大疱；由于新表皮真皮交界处的脆弱性；组织病理学，细胞稀少的表皮下水疱；DIF 阴性；治疗，可自行缓解	表皮下层
水肿性水疱	全身性水肿或慢性水肿急性加重	水肿相关部位(肢体远端、足部最常见)的紧张性水疱；组织病理学，细胞稀少的表皮下大疱伴有明显的真皮水肿和表皮海绵层水肿；治疗基础水肿	表皮下层

Modified from Table 33.1 in Bolognia JL, Jorizzo JL, Rapini RP. Dermatology, 3rd Ed. Elsevier. 2012.

系)检测。

(1)尽管经典的 IIF 检测有一定的局限性，但它仍是对系统性自身免疫性结缔组织病的最有效的筛查试验。

(2)ELISA 试验可以辨别出特异性抗原的靶点，可以在血清学上鉴别不同的 CTD。

3. ANA 效价：患者血清可产生荧光时的最高稀释度(若滴度>1:40 被视为是阳性)。

4. ANA 在"健康"个体中的范围。

(1)≥1:40(20%~30%)。

(2)≥1:80(10%~12%)。

(3)≥1:160(5%)。

(4)≥1:320(3%)。

5. ANA 的阳性率。

(1)SLE：99%。

◇低于 1%的狼疮患者在用 IIF 检测时会出现阴性的表现，也就是说此检测方法几乎不会出现阴性。

(2)SSc：90%。

(3)SjS：70%。

(4)DM/PM：40%~65%。

6. 常见的 ANA IIF 模式(ELISA 相应的抗原靶点)(图 3-32)。

(1)均质型(又名"弥漫型")：抗 dsDNA 和抗组蛋白抗体。

表 3-10 大疱性药疹

疾病	特征	通常涉及药物
固定药疹	严重的红斑到暗紫色斑块中央水疱或糜烂，往往缓解后有炎症后色素沉着，再次接触药物后在相同的位置复发	磺胺类、非甾体抗炎药、四环素、巴比妥酸盐、阿司匹林、对乙酰氨基酚(对乙酰氨基酚)、甲硝唑、酚酞
SJS，中毒性表皮坏死松解症(TEN)	具有发热和皮肤疼痛的前驱症状，与表皮剥脱有关的暗红斑[从<10%(SJS)到>30%(TEN)不等]；黏膜受累	非甾体抗炎药、抗生素(磺胺类药物和β-内酰胺类药物)、抗惊厥药、别嘌呤醇
药物引起的自身免疫性疾病	主要为线性IgA大疱性皮肤病、天疱疮、大疱性类天疱疮 诊断基于组织学表现、免疫荧光检查和用药史	线性IgA大疱性皮肤病：万古霉素多于β-内酰胺、卡托普利、非甾体抗炎药 天疱疮：青霉胺、卡托普利、β-内酰胺、金 大疱性类天疱疮：利尿剂(尤其是呋塞米)、抗生素
药物引起的假卟啉症	皮疹类似于迟发性皮肤卟啉病 卟啉的测定在正常范围内	非甾体抗炎药(特别是萘普生)、萘二酸、噻嗪类、呋塞米、四环素
急性泛发性发疹性脓疱病	急性起病，通常发生在药物暴露后2天内 红斑区域布满脓疱；偶见水疱 发热、不适、白细胞增多	β-内酰胺、大环内酯类、普斯汀霉素、特比萘芬、钙通道阻滞剂(双噻嗪)、羟氯喹、卡马西平、对乙酰氨基酚、甲硝唑
光毒性药疹	局限于阳光照射区域 类似日晒伤	四环素(特别是多西环素)、喹诺酮、补骨脂素、非甾体抗炎药、利尿剂
溴疹和碘疹	痤疮样皮疹、丘疱疹、结节及类似增殖型天疱疮的皮疹 可发展为清亮或血性水疱(在碘疹中更常见)	溴化物、含碘药物(如胺碘酮)、影像学造影剂
掌跖感觉异常型红斑(化疗毒性肢端红斑变形)	化疗后，主要出现在手掌、足底和手指上的疼痛性红斑 皮肤出现水肿，变为暗红色或紫罗兰色，可发生水疱和糜烂	阿糖胞苷、多柔比星、希罗达、5-氟尿嘧啶(特别是长期注射)、多激酶抑制剂(如索拉非尼、舒尼替尼)、布舒凡、紫杉烷、氯法拉滨、普拉曲沙

From Bolognia JL, Jorizzo JL, Rapini RP. Dermatology, 3rd Ed. Elsevier. 2012.

偶尔，湿疹性药物反应(例如，继发于华法林、钙通道阻滞剂)和全身接触性皮炎可出现丘疹性水疱；伴有药物反应的嗜伊红细胞增多和全身症状(DRESS)/药物引起的超敏综合征(DIHS))的患者也会出现水疱。

◇见于SLE和药物所致SLE。

(2)周边型(又名“边缘型”)：双链DNA。

◇见于SLE。

(3)斑点型(又称“颗粒型”)：R/SS-A、La/SS-B、U1RNP、Smith、RNA聚合酶和Scl-70。

◇非特异性，见于干燥综合征和混合结缔组织病。

(4)核仁型：RNA加工分子(纤维蛋白/U3RNP)，抗PM/Scl。

◇见于系统性硬皮病，多发性肌炎-系统性硬皮病重叠。

(5)着丝粒型(又名“离散斑点型”)：抗着丝粒抗体。

◇CREST特异性抗体。

7. 掌握每一种自身免疫性结缔组织病和自身抗体的相关性(表3-11)。

(二)狼疮带试验(LBT)

1. 在SLE患者的曝光部位或非曝光部位的皮损区和非皮损区行直接免疫荧光检查可见真表皮连接处有免疫球蛋白(IgM>IgG>IgA)和补体(C3)沉积形成的颗粒状连续荧光条带。

2. 有三种不同的狼疮带存在。

(1)病灶区LBT

◇在SLE患者中有高度的敏感性。

◇在CCLE患者中也可出现(60%~80%)。

◇帮助区别其他非SLE的皮疹。

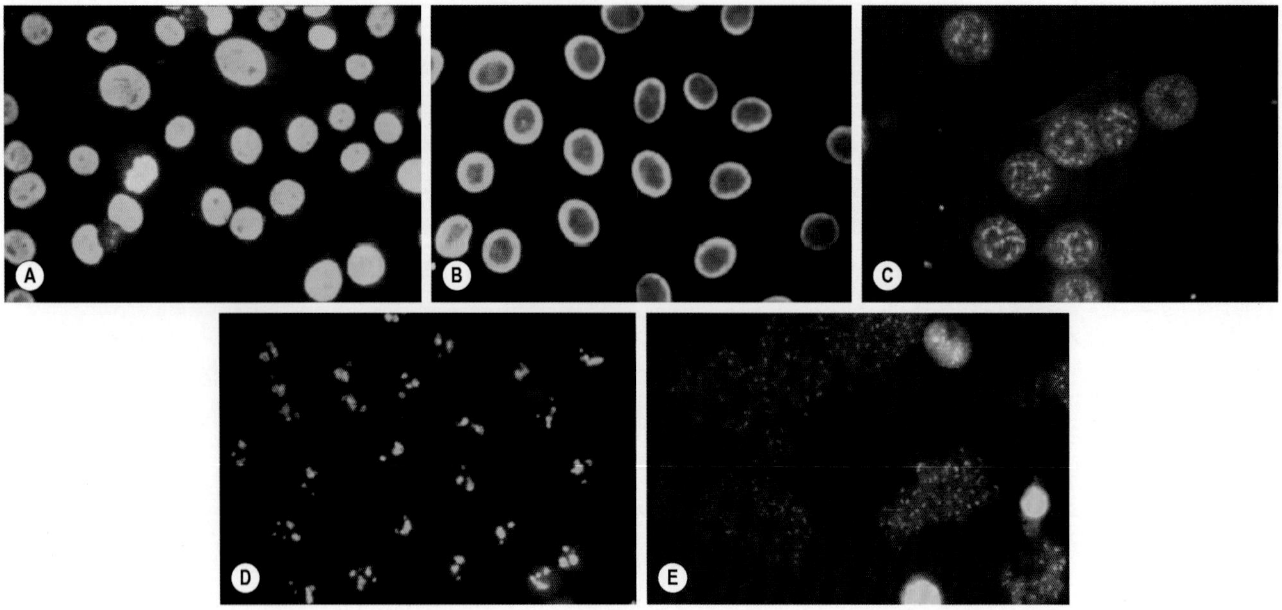

图 3-32 间接免疫荧光法检测 ANA。底物为 HEp-2 肿瘤细胞。免疫荧光图案包括均质型(A);周边型(B);斑点型(C);核仁型(D);着丝粒型(E)五种。图 E 是细胞分裂中期染色体准备阶段的图片。(From Bolognia JL, Jorizzo JL, Rapini RP. Dermatology, 3rd Ed. Elsevier. 2012.)

• 在酒糟鼻、毛细血管扩张和 PMLE 中可以出现假阳性→狼疮带通常荧光较弱、呈灶性分布或断续出现。

◇<5%的皮肌炎患者呈阳性。

◇免疫反应物越多越能特异性地提示 SLE。

(2)曝光且无皮疹处的皮肤(肩膀,前臂近侧伸肌)。

◇SLE 患者中的阳性率为 70%~80%。

◇对没有皮损的 SLE 患者有协助诊断的作用。

◇25%的非 SLE 患者表现为间断的线性和颗粒状的 IgM 和 C1q 沉积(IgG、IgA 和 C3 沉积较少),通常不符合 LBT 阳性的标准。

(3)非曝光、无皮疹处的皮肤(前臂内侧屈肌,上臂内侧和臀部)。

◇SLE 患者中的阳性率为 35%~55%。

◇对疾病的活动性和预后评估有较好的价值。

◇与抗 dsDNA 抗体有关→与严重的皮肤外疾病包括肾病相关。

红斑狼疮

1. 皮肤型红斑狼疮有 3 种主要形式:急性皮肤型红斑狼疮(ACLE),亚急性皮肤型红斑狼疮(SCLE)和慢性皮肤型红斑狼疮(CCLE)。

(1)这 3 种形式并非单独存在,患者可能会在同一时间存在不止一种的皮损形态。

(2)每一种皮肤狼疮都可见于 SLE 患者,或可作为一个独立的皮肤疾病出现。

(3)不同类型的皮肤狼疮与 SLE 的关联程度也不同(见表 3-12)。

2. 所有皮肤型红斑狼疮患者均应通过临床检查、组织活检(HE 和 DIF)和血清学检查来进行系统性疾病(SLE)的评估。

(一)慢性皮肤型红斑狼疮(CCLE)

流行病学

1. 女性多见。

2. 盘状狼疮占 CCLE 的大多数。

(1)40%~70%的 SLE 患者有盘状红斑狼疮皮疹。

(2)然而只有 5%~20%的 DLE 患者会进展为 SLE。

◇5%的患者只有头部受累。

◇20%的患者弥漫性受累。

(3)非洲裔美国人易患 DLE。

发病机制

1. 紫外线(UVB>UVA)是引发 CCLE 亚型的重要原因。

2. Ⅰ型干扰素作用,CD4+T 辅助 1(Th1)细胞以及 CD8+细胞毒性 T 淋巴细胞补充和激活。

表3-11 结缔组织病中常见的自身抗体

靶点	发生率(%)	分子特异性	主要相关性
红斑狼疮(主要指系统性红斑狼疮)			
ANA	99	不适用	SLE最敏感的血清学检测→SLE患者中最常见的IIF模式:均质型、周边型 SCLE中阳性率60%~80%(IIF模式为斑点型/微粒型) DLE中阳性率5%~25%
ssDNA	70	变性DNA	DLE患者有发展为SLE的风险,也可见于线状硬斑病
C1q	60	C1q补体成分	严重的SLE,低补体血症的荨麻疹性血管炎
dsDNA	60	双链(天然)DNA	对SLE有高度特异性;与狼疮性肾炎相关→对监测肾脏损害的活动性有意义
U1RNP	50(低滴度)	RNP片段	提示自身免疫性结缔组织病(AI-CTD)的重叠;在MCTD患者中有高滴度(100%)
Ro/SSA	50	hyRNP	新生儿狼疮/先天性心脏传导阻滞(99%);SCLE(75%~90%);原发性干燥综合征(70%),与光敏感相关
心磷脂	50	心磷脂(磷脂)	SLE患者的抗磷脂抗体综合征:反复流产、血小板减少、高凝状态、网状青斑、小腿溃疡、肢端缺血性梗死、出血性皮肤坏死
组蛋白	40	组蛋白	药物所致SLE
Sm	10~30	RNP片段	在SLE中有高度特异性:非洲裔的美国人和亚洲人中较多见(30%~40%)
β2糖蛋白	25	心磷脂辅酶因子	SLE患者血栓形成的风险高;原发性心磷脂抗体综合征
rRNP	7~15(40%发生于亚洲人)	核糖体P蛋白	在SLE患者中有高度特异性,尤其是伴有神经精神系统受累的LE
Ku	10	DNA修复复合物	多发性肌炎/皮肌炎与系统性硬皮病的重叠综合征
皮肌炎/多发性肌炎			
ANA	40	不适用	最主要的IIF模式:斑点型、核仁型
P155/140	80(无肌病的皮肌炎) 10~30(典型皮肌炎)	转录中介因子1-γ	临床上无肌病的DM;肿瘤相关性DM(成年人);儿童或成人严重的皮肤疾病
P140	25(青少年皮肌炎)	NXP-X	伴有钙质沉着的青少年DM
氨酰tRNA合成酶 抗Jo1 抗-PL7 抗PL12 EJ/OJ	上升至20 Jo1(20) PL7(5) PL12(3) EJ/OJ(<1)	tRNA合成酶	抗合成酶综合征:肌炎、机械工人手、关节炎、雷诺现象、严重的间质性肺炎
Mi-2	15	解旋酶	经典的皮肌炎皮肤表现,轻度肌肉表现,对治疗反应性良好
MDA5/CADM-140	10~15	MDA5	伴有进展性间质性肺炎的CADM患者(成年人和儿童);独特的皮肤表现(皮肤/口腔溃疡、手掌丘疹、机械工人手、脂膜炎)
SRP	5	信号识别颗粒	累及心脏的暴发性多发性肌炎/皮肌炎,预后差

(待续)

表 3-11(续)

靶点	发生率(%)	分子特异性	主要相关性
Ku	3	DNA 修复复合物	皮肌炎、SLE、干燥综合征、系统性硬化病的重叠综合征
SAE	不适用	产物修饰	部分成年 CADM 患者
系统性硬皮病			
ANA	95	不适用	最常见的模式斑点型、核仁型、着丝粒型(CREST 综合征)
着丝粒	30(进行性系统性硬化病) 80(CREST 综合征)	CENP-B	对 CREST 最有特异性,特别是伴有肺高压者
Scl-70	60(进行性系统性硬皮病) 15(CREST 综合征)	DNA 拓扑异构酶Ⅰ	在伴有肺纤维化的 PSS 中最常见
RNA 聚合酶(Ⅰ和Ⅲ)	45(进行性系统性硬化病) 6(CREST 综合征)	RNA 聚合酶Ⅰ/Ⅲ	在 PSSc,与严重的皮肤受累和肾脏危象紧密相关
核仁纤维蛋白(U3RNP)	5(全部)	U3RNP	伴有内脏器官受累
局限性硬皮病			
ANA	40	不适用	不适用
拓扑异构酶Ⅱα	75	拓扑异构酶Ⅱα	临床中未应用
ssDNA	50	不适用	在线状硬斑病中最普遍,与疾病活动性及严重程度相关
组蛋白	35	组蛋白	在线状硬斑病和泛发性硬斑病中最普遍,与疾病活动性及严重程度相关
原纤维蛋白Ⅰ	30	原纤维蛋白-1(ECM 的组成成分)	在 PSSc 和 RT 中很少阳性
类风湿关节炎			
类风湿因子	80	IgG 的 Fc 片段	低水平:无特异性,可能出现在其他自身免疫性结缔组织病、感染、肝脏疾病、类肉瘤、系统性血管炎疾病 高水平:与严重的侵蚀性 RA 和关节外损害有关(系统性血管炎、神经病变);在混合型冷球蛋白血症中也呈较高水平(Ⅱ型和Ⅲ型)继发于 HepC 感染
环瓜氨酸蛋白	70	皮肤(丝蛋白)和关节中的 CCP 蛋白	严重的 RA;对 RA 的发展有预测意义
干燥综合征			
α 蛋白	70	肌动蛋白(与分泌相关)	干燥综合征的较特异性抗体
Ro/SSA	60~70	hyRNP	对于新生儿狼疮(约 99%)和 SCLE(可能与光敏性相关)也很重要
La/SSB	20~40	hyRNP	不适用
混合性结缔组织病(MCTD)			
U1RNP	100(定义)	RNP 片段	SLE 中可见到低滴度阳性

Modified from Tables 40.2–40.5 in Bolognia JL, Jorizzo JL, Rapini RP. Dermatology, 3rd Ed. Elsevier. 2012.

3. 烟草

(1)吸烟是 DLE 发病的危险因素。

(2)戒烟有助于缓解顽固性皮损。

4. 遗传倾向性(多基因遗传)

CCLE 的临床亚型

【盘状狼疮】

1. 起初是红色丘疹或斑疹→后期发展为鳞屑、萎缩和瘢痕伴有中央色素减退和周围的色素沉着(多见

表 3-12　不同类型皮肤狼疮及其与 SLE 的关联

皮肤狼疮的类型	与 SLE 的关联性
急性皮肤红斑狼疮(ACLE)	++++
亚急性皮肤红斑狼疮(SCLE)	++
慢性皮肤红斑狼疮(CCLE)	
局限型 DLE(头部及颈部)	+
播散型 DLE	++
肥厚型 DLE	+
肿胀型红斑狼疮(LET)	+/–
狼疮性脂膜炎	+
冻疮样狼疮	++
其他变形	
大疱性 SLE	++++
Rowell 综合征	++至++++

From Bolognia JL, Jorizzo JL, Rapini RP. Dermatology, 3rd Ed. Elsevier. 2012.

于深肤色患者)(图 3-33)。

2. 猫舌:鳞屑的内侧面可见地毯钉样的刺样突起。

3. 典型部位:面部,头皮(瘢痕性脱发)和耳(特别是耳郭软组织)。

(1)也可以出现在非曝光区域。

(2)25%的患者黏膜受累。

4. 5%~25%的患者 ANA 阳性。

5. DLE 的分型

(1)局限型 DLE。

◇仅颈部以上受累。

(2)播散型 DLE

◇颈部上下均可累及。

◇与 SLE 有密切关系,多伴有血清学异常。

(3)儿童期 DLE

◇有很大的可能进展为 SLE。

【肥厚型(疣状)红斑狼疮】

1. 肥厚的、角化过度的、疣状的鳞屑性斑块,边缘较硬。

2. SCC 的风险增加(与肥厚型扁平苔藓相似)。

3. 典型部位:前臂伸侧,面部和躯干上部(曝光部位)。

好发于躯干上部(肥厚型扁平苔藓好发于躯干下半部分)。

4. 常伴有典型的盘状皮损。

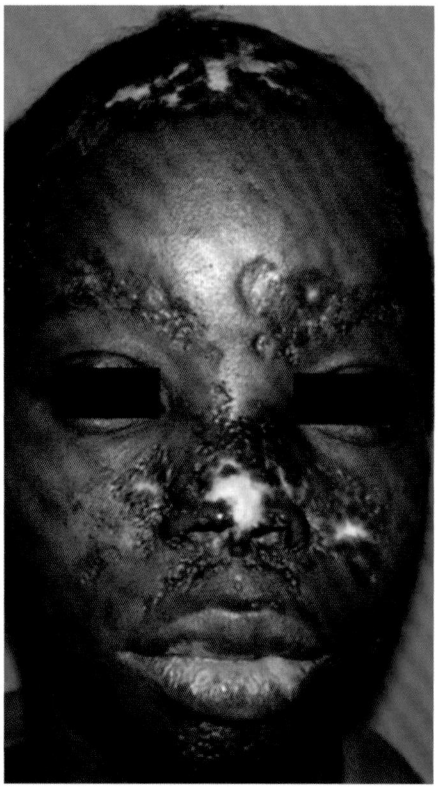

图 3-33　盘状红斑狼疮形成的广泛瘢痕。(From Andrews et al. Andrews' Diseases of the Skin, 11th Ed. Elsevier. 2011.)

【冻疮样红斑狼疮】

1. 红色和暗紫色的丘疹/斑块,主要存在于指尖,耳缘,小腿和足跟处。

2. 慢性复发的过程。

3. 寒冷可诱发,但经常持续一年以上(与非狼疮所致冻疮相对比)。

【肿胀性红斑狼疮】

1. 水肿性硬性红斑性皮损,常常表现为环状斑块,不累及表皮(图 3-34)。

斑块中央正常。

2. 典型部位:面部和躯干。

3. 对抗疟疾药物反应良好。

4. 在临床分型认为是 Jessner 病和网状红斑性黏蛋白沉积症(REM)为同一病谱,两者在组织学上表现相似。

5. 肿胀性狼疮、Jessner 病、REM 鉴别

(1)Jessner 病:临床表现相似,但主要为 CD8+浸润伴有黏蛋白降低。

(2)REM:在组织病理学上与肿胀性狼疮完全相同,但在形态学上有区别(背部和胸部中央网状分布

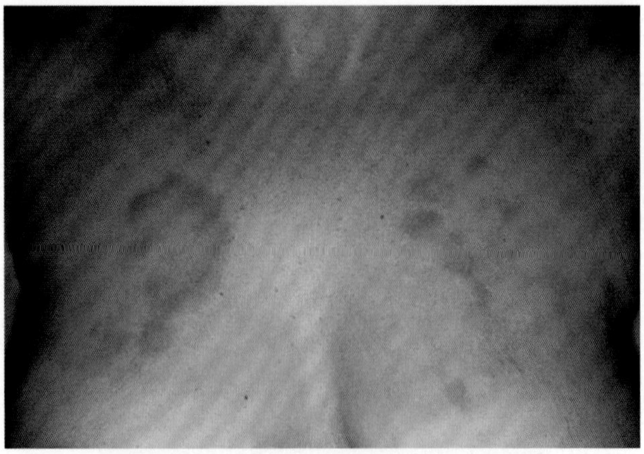

图 3-34 肿胀性红斑狼疮，在胸部可见粉色的环状斑块。(From Bolognia JL, Jorizzo JL, Rapini RP. Dermatology, 3rd Ed. Elsevier. 2012.)

的红斑、丘疹或斑块)。

【狼疮性脂膜炎/深在性红斑狼疮】

1. 无痛的质地坚实的结节和斑块，愈合后伴有萎缩。

2. 皮肤表面通常是正常的，但是也可能出现皮肤表面盘状改变。

3. 典型部位：面部、上臂、躯干上部、胸部、臀部和大腿。

4. 抗疟药有效。

5. 15%伴有 SLE(脂膜炎可能是首发症状)。

【盘状红斑狼疮-扁平苔藓重叠综合征】

1. DLE 和扁平苔藓皮损同时存在。

2. 掌跖部位受累为其特征表现。

3. DDx：在行抗疟药治疗的 SLE 患者中也可出现扁平苔藓样皮疹。

【黏膜型狼疮】

1. 不包括 SLE 患者非狼疮特异性的黏膜溃疡。

2. 常出现在有皮肤型 DLE 的患者。

3. 皮损

(1)典型斑块是伴有中央红斑和角化过度的白色边界，通常在硬腭。

(2)在口唇会出现盘状的皮损。

4. 典型部位：口腔黏膜，硬腭以及唇部(下唇多于上唇)。

5. 鳞状细胞癌风险增加。

6. 溃疡出现→发生系统性损害的风险增高。

实验室检查

ANA(±)，白细胞减少，血沉升高。

血清学的异常在播散型 DLE 中更加常见。

组织病理学

1. 盘状红斑狼疮

(1)HE 染色：角化过度，基底细胞液化变性，角质形成细胞坏死和色素失禁，表皮萎缩，基底膜增厚，毛囊角栓，在真皮浅层及深层血管周围和附属器周围可见淋巴组织细胞浸润，伴有浆细胞浸润和黏蛋白沉积(图 3-35)。

◇缺少嗜酸性粒细胞。

(2)直接免疫荧光法

◇75%的皮损处 LBT 阳性；理想的取材部位是存在了几个月或更长时间的皮损。

- 相比于躯干，头、颈部和四肢更容易出现阳性。

2. 肥厚型(疣状)红斑狼疮

和 DLE 有相似的组织学特点，但角化过度与毛囊角栓更加明显。

◇假性上皮瘤样增生常被误诊为 SCC。

3. 冻疮样红斑狼疮

(1)具有冻疮(乳头水肿，血管周围和真皮淋巴组织细胞浸润)和 DLE 的共同特征。

(2)DIF：LBT 阳性。

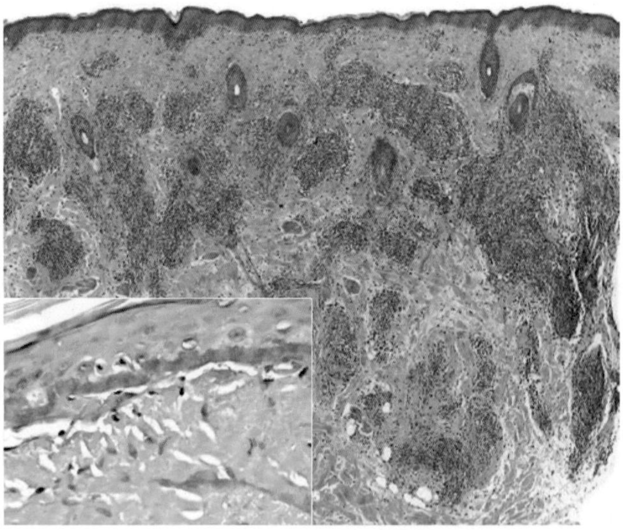

图 3-35 皮肤红斑狼疮的病理特点：慢性盘状红斑狼疮可见灶性界面皮炎，真皮全层血管及附属器周围大量淋巴细胞浸润。基底膜增厚具有特征性，通过 PAS 检测更易被发现。(Courtesy, Lorenzn Cerroni, MD. From Bolognia JL, Jorizzo JL, Rapini RP. Dermatology, 3rd Ed. Elsevier. 2012.)

4. 肿胀性红斑狼疮

(1)表皮没有明显的改变(缺乏毛囊角栓,基底细胞液化变性和基底膜肥厚)。

(2)和DLE有共同的真皮特征。

◇在真皮的深浅层均有血管周围和附属器周围的淋巴细胞聚集。

◇大量的黏蛋白沉积(比经典的DLE更多,与糖尿病类似)。

(3)在组织病理上与REM和Jessner病相似,但Jessner病以CD8阳性T淋巴细胞浸润为主,并且缺乏黏蛋白。

(4)DIF:50%可见LBT阳性。

5. 狼疮性脂膜炎

(1)DLE的组织学表现但没有临床表现。

(2)真皮的黏蛋白沉积。

(3)皮下的发现:

◇淋巴细胞性小叶性脂膜炎。

◇透明(粉色蜡样)脂肪细胞坏死。

◇结节性淋巴细胞浸润。

◇脂肪小叶边缘有淋巴细胞浸润。

• 区分皮下T细胞淋巴瘤的重要依据(不典型细胞、缺乏皮下淋巴细胞结节、缺乏黏蛋白)。

(4)DIF:35%~75% LBT阳性。

6. 盘状红斑狼疮-扁平苔藓重叠综合征

(1)通过HE染色或DIF可以找到LE或LP的典型表现。

(2)2种病变重叠的皮损可以表现出两者的典型特点。

7. 黏膜型狼疮

(1)角化过度,基底层变平,空泡变性-苔藓样界面皮炎,真皮深浅层均可见血管周围淋巴细胞浸润。

(2)DIF:LBT阳性。

治疗

治疗流程见图3-36。

临床预后

1. 5%~20%进展为SLE。

2. 播散性DLE和儿童DLE进展为SLE的风险增加。

(二)亚急性皮肤狼疮(SCLE)

流行病学

1. 女性多见(4:1)。

2. 白色人种多见(相比DLE)。

3. 最终30%~50%的有SCLE皮损的患者发展成SLE,但通常病情较轻。

发病机制

1. 可能的机制:UVR导致的细胞凋亡,凋亡小体含有高水平的核抗原(如Ro,La,DNA)→凋亡细胞的清除减慢(特别是补体缺乏相关的红斑狼疮)→免疫耐受消失→释放前炎性因子,产生ANA,最重要的是抗Ro/SS-A自身抗体。

2. 相关基因

(1)HLA-B8(关联紧密)、HLA-DR3和其他。

(2)遗传性补体缺乏。

3. 抗体

抗Ro/SS-A(75%~90%)。

◇认为在SCLE中致病。

◇可以导致临床与舍格伦综合征的重叠。

4. 补体

SCLE常伴随着补体缺陷,尤其是早期凝集素通路的缺陷(C1q/r/s,C2和C4)。

临床特征

1. 通常是慢性、反复的过程。

2. 50%有明显的光敏感。

3. 两种临床变异型。

(1)丘疹鳞屑性SCLE:银屑病样的斑块(图3-37)。

(2)环形SCLE:中央正常的多环形斑块,表面覆有鳞屑。

4. 典型部位:光照区域为侧面部(不累及面中部),颈部,胸前V区,上背部/四肢。

5. 愈合后通常有色素减退,但没有瘢痕形成。

6. 临床上可能会与舍格伦综合征相重叠(都有Ro/SS-A自身抗体)。

7. 系统性表现很常见,但只有30%~50%符合SLE的诊断标准。

关节炎和关节痛是最常见的系统性表现(高达70%)。

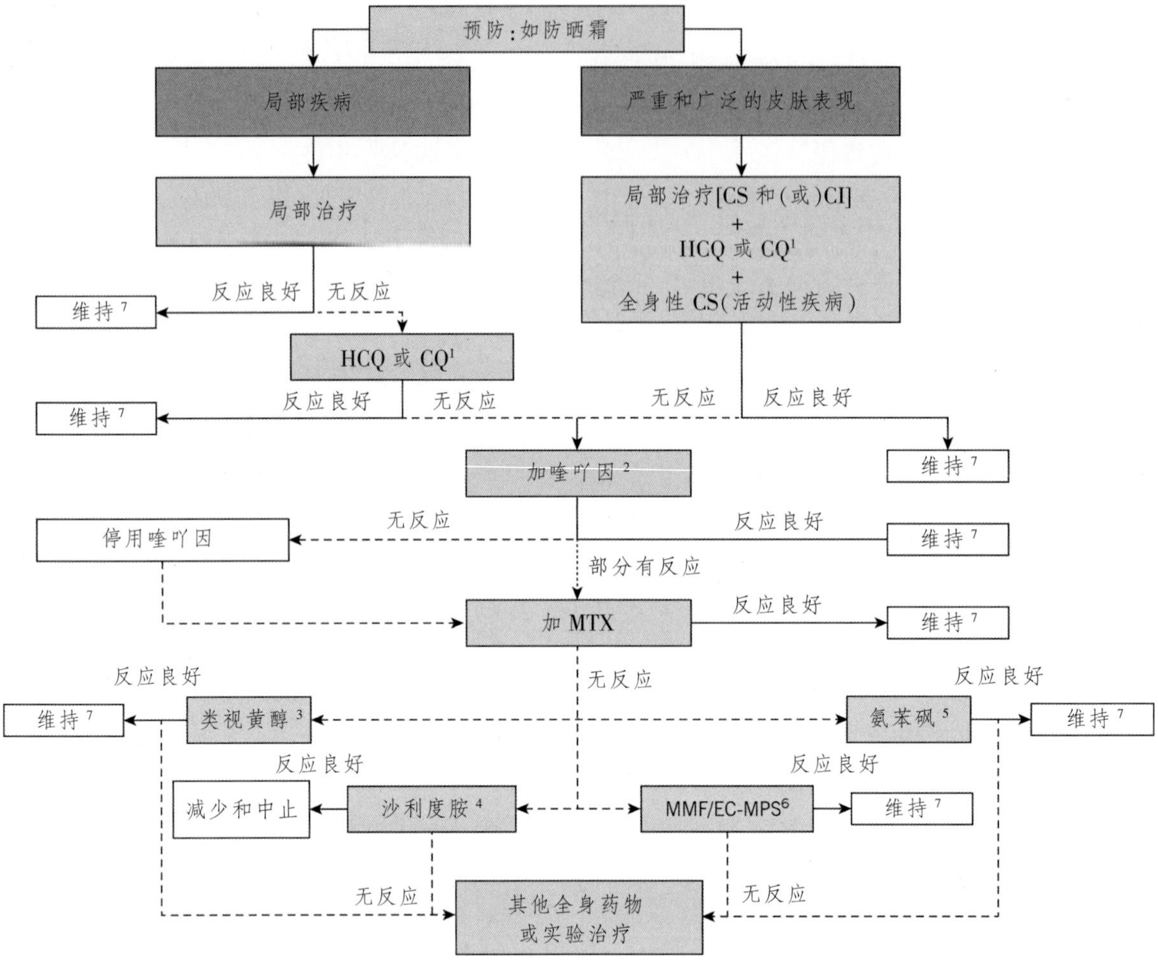

图 3-36 皮肤型红斑狼疮，更新治疗选择方案：皮肤型红斑狼疮治疗流程。局部用药包括糖皮质激素、钙调磷酸酶抑制剂、类视黄醇药物。DLE-扁平苔藓重叠综合种优先考虑早期应用类视黄醇类药物。HCQ，羟氯喹；CQ，氯喹；MTX，甲氨蝶呤；MMF，麦考酚酸吗乙酯；EC-MPS，霉酚酸钠。(Kuhn A，Ruland V，Bonsmann G. Cutaneous lupus erythematosus：Update of therapeutic options Part I. J Amer Acad Dermatol 2011；65：e179–e193.)

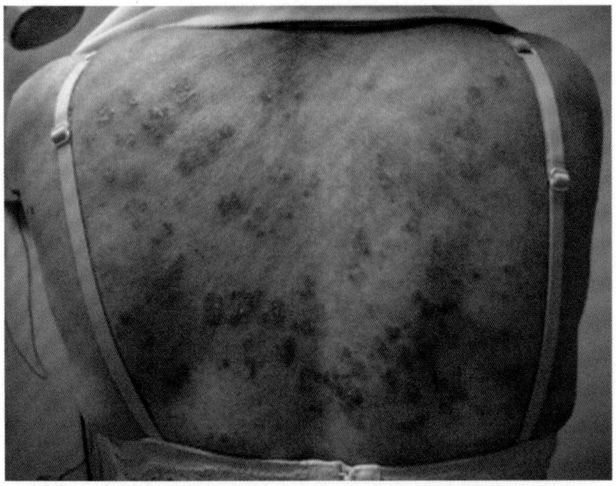

图 3-37 SCLE，丘疹鳞屑性，银屑病样皮损网状分布。[Courtesy of Okon LG，WerthVP，Cutaneous lupus erythematosus：diagnosis and treatment. Best Pract Res Clin Rheumatol 2013；27(3)：391–404.]

实验室检查

1. 抗体

(1)抗 Ro/SS-A(75%~90%)。

(2)抗-La(30%~40%)。

(3)ANA(60%~80%；通常为斑点型/颗粒型模式)。

2. 其他

白细胞减少症(20%)。

组织病理学

1. 过度角化，明显的表皮萎缩，基底细胞液化变性，色素失禁，基底膜增厚，血管周围和附属器周围淋巴细胞浸润(局限于真皮浅层)，散在浆细胞浸润和黏蛋白沉积。

缺少嗜酸性粒细胞和毛囊角栓。

2. DIF：60%~85% LBT(+)(不如 DLE 反应强)。

治疗

1. 一线治疗：使用抗疟药，避免光照。

2. 难治病例：可能需要其他的免疫抑制剂（表3-34）。

其他注意事项

1. 时刻考虑是否有药物因素和补体缺陷。

2. 药物导致的SCLE

（1）总是累及皮肤。

（2）很少伴有系统性损害。

（3）光敏感性丘疹鳞屑型皮疹（银屑病样到苔藓样）伴有躯干上部和上肢伸侧环状红斑块。

（4）抗体：抗Ro/SS-A（80%），抗La/SS-B。

（5）可能相关的重要药物：氢氯噻嗪（最常见）、特比萘芬、灰黄霉素、非甾体抗炎药（吡罗昔康）、钙通道阻滞剂、抗组胺药、质子泵抑制剂、多西紫杉醇、ACE抑制剂和TNF-α抑制剂（最常见的是依那西普）。

（三）SCLE样综合征

新生儿红斑狼疮（NLE）

1. 流行病学

女性多见，累及皮肤者女性与男性之比为3:1，累及心脏者女性与男性之比为2:1。

2. 发病机制

母体内的自身抗体经胎盘进入胎儿体内，主要是抗Ro/SSA（99%）。

◇自身抗体可致心脏传导阻滞，需安装起搏器治疗。

◇任何抗Ro/SSA抗体阳性的女性，其子女患NLE的概率为1%~2%。

◇患有SLE或其他结缔组织病，并且体内抗Ro/SSA抗体阳性的女性患者，其子女有15%患NLE的风险。

◇女性患者已经生育过一个NLE患儿，下一胎仍为NLE的可能性为25%。

3. 临床特点

（1）皮肤表现

◇皮损通常在出生一周内出现，而出生时没有。

◇皮损与SCLE的成年患者相似，但面部受累更加明显。

- 光敏性。
- 眶周红斑="浣熊眼"。
- 上覆细薄鳞屑的环形或多环状红斑块，中央皮肤正常，边缘隆起发红，常位于头皮，颈部或面部。
- 无瘢痕。
- 皮疹消退后可见局部色素减退和毛细血管扩张。

（2）系统性表现

◇心脏疾病（70%会有一些心脏的异常；30%~40%会有先天性的三度传导阻滞）。

◇传导阻滞在出生时就会表现，在妊娠16~24周已经开始出现。

◇通常是心动过缓和不可逆的完全性传导阻滞（三度）。

- 偶尔会有一度或二度传导阻滞→可以进展为完全性传导阻滞。

◇肝胆疾病（50%）

- 出生后前几周可有短暂性的结合性高胆红素血症或转氨酶升高。

◇血液学异常

- 血小板减少。
- 中性粒细胞减少，淋巴细胞减少和溶血性贫血。

（3）母体

◇50%生育了NLE患儿的女性在患儿出生时自身无症状。

- 50%起初无症状的母亲会发展为舍格伦综合征或SLE。

4. 组织学

（1）与SCLE相同。

（2）DIF：50%LBT（+）。

5. 实验室检查

（1）抗体

◇抗Ro/SS-A抗体（99%）。

◇抗Lo/SS-B抗体和抗U1RNP抗体与抗Ro/SS-A抗体可能同时存在（抗Lo/SS-B抗体和抗U1RNP抗体很少单独存在）。

（2）肝功能指标升高。

（3）血细胞减少（主要是血小板减少）。

6. 治疗

（1）皮肤疾病

◇避免光照+局部应用皮质激素。

（2）心脏疾病

◇出生前

- 系统应用皮质激素可降低先天性传导阻滞

的风险。

○但是不会降低皮肤 NLE 的风险。

• 妊娠期全程应用羟氯喹，可以降低患有 SLE 的妊娠女性生育的新生儿出现心脏 NLE 的风险，还可以降低抗 Ro/SS-A 抗体阳性且已经生育过 NLE 患儿的妊娠女性再次生育的新生儿出现心脏 NLE 的风险。

◇新生儿

• 完全性心脏传导阻滞是不可逆的。

• 2/3 的 NLE 伴有心脏传导阻滞者需要安装心脏起搏器。

(3)血液学和肝功能异常

◇一般不需要治疗。

7. 预后/临床病程

(1)NLE 患儿日后进展为 SLE 或其他自身免疫病的风险增高。

(2)皮肤疾病

◇皮损会在 6 个月恢复并且不会留下瘢痕(母源性抗体在新生儿体内被清除)。

◇遗留的皮肤萎缩，色素减退和毛细血管扩张会持续数月至数年。

(3)心脏疾病

◇轻微的房室传导阻滞是可逆的，有时不需要治疗便可恢复正常。

◇完全的阻滞是不可逆的(三度)。

◇NLE 引起的心脏病的死亡率为 20%~30%。

(4)血液学和肝功能异常

◇暂时性的血液学或肝功能异常会在 4~6 个月自行好转。

补体缺陷

1. 流行病学

(1)主要 C2 缺陷

◇通常是遗传性的补体异常。

◇只有 10%~20% 的纯合子 C2 缺陷会发展为 SLE(低风险)。

• 然而，由于 C2 缺陷相比其他早期补体缺陷更为常见，因此 C2 缺陷被认为是补体缺乏相关性 SLE 最常见的原因。

(2)原发性 C1q 和 C4 缺陷

◇纯合子缺陷非常少见，但是一旦出现则有非常高的风险进展为自身免疫病。

◇纯合子突变出现 SLE 的风险：C1q(~90%)>C1r/s>C4>C2(10%~20%)。

2. 发病机制

(1)紫外线损伤导致角质形成细胞凋亡并在细胞表面表达自身抗原(如 Ro/SSA)。

(2)早期的补体成分通常有助于清理这些凋亡的角质形成细胞。

(3)经典途径的早期补体缺乏(C1、C4、C2)→吞噬细胞清除含有高水平自身抗原的凋亡小体的能力受损→失去免疫耐受，出现自身抗体介导的炎症。

3. 临床

(1)任何经典途径的早期补体成分(C1、C2、C4)缺陷都会伴有 SLE 发病风险和荚膜细菌感染风险的增加。

(2)C2 缺陷相关的 SLE(最常见但最轻)。

◇成人期发病(平均 30 岁)。

◇女性多于男性。

◇系统受累不严重的系统性红斑狼疮（例如，症状轻微或无肾脏损害)。

◇严重的光敏性和 SCLE 损害。

◇荚膜菌感染风险增加，尤其是肺炎链球菌。

(3)C1q/r/s 和 C4 缺乏相关的 SLE(最少见但是较严重)。

◇儿童期发病。

◇严重且顽固的肾脏疾病。

◇伴有光敏感的 CCLE 和 SCLE。

◇掌跖角化病(仅 C4 缺陷时)。

◇感染荚膜菌和假丝酵母菌的风险增加。

(4)抗 C1q 自身抗体(获得性)。

◇30%~50%的 SLE 患者有该抗体，伴有狼疮肾炎。

◇低补体荨麻疹性血管炎患者几乎 100%出现该抗体。

4. 实验室检查

(1)抗 ANA 抗体滴度低或阴性。

(2)大多数可发现抗 Ro/SS-A 抗体。

(3)补体水平降低(筛选试验 CH50 显著下降)。

(四)急性皮肤红斑狼疮(ACLE)

1. 60%的 SLE 患者可见颊部皮疹。

2. 在三个主要的皮肤红斑狼疮亚型中，ACLE 与 SLE 关联性最强。

3. 典型的面部红斑=蝶形红斑(图 3-38)，在光照后出现的暂时性皮疹，持续数小时至数周。

(1)通常累及鼻梁和面部两侧颊部突起的部位，常不累及鼻唇沟处(区别于皮肌炎的面部红斑)，也可以累及前额、眶周以及颈侧部。

(2)皮损从轻微的红斑到水肿均可能出现。

(3)皮损可能出现鳞屑、丘疹、糜烂、皮肤异色症、萎缩、色素异常，有助于与其他面部皮疹进行辨别。

(4)颧骨的盘状皮损不能算作是蝶形红斑。

4. 蝶形红斑偶可出现泛发型曝光部位皮疹，累及颈部 V 区、上背部、四肢和手背部，不累及关节部位(与皮肌炎的紫红色水肿型融合性红斑不同)。

5. 组织病理学：界面空泡皮炎、真皮水肿和真皮浅层血管周围少量淋巴细胞浸润。

无毛囊角栓和其他真皮改变。

6. DIF：LBT(+)。

7. 实验室检查：ACLE 与 SLE 高度相关，两者的实验室检查结果相同，注意查找是否有靶器官损害。

8. 治疗：ACLE 皮损的治疗主要是针对系统性的症状；顽固的 ACLE 皮肤疾病治疗流程和 DLE 相同。

皮损的恶化往往与系统疾病的活动性相关。

(五)其他少见皮肤狼疮类型

大疱性 SLE

1. 流行病学

(1)女性多见。

(2)非洲裔美国人多见。

2. 发病机制

(1)抗体攻击Ⅶ型胶原蛋白的 NC1 和 NC2 区域(和 EBA 相同)。

(2)与 HLA-DR2 相关。

3. 临床

(1)患者必须符合 SLE 的 ACR 诊断标准方可考虑诊断为“大疱性 SLE”。

(2)在红斑或风团的基础上可见分布广泛、对称的紧张性表皮下大疱(图 3-39)。

(3)曝光部位与非曝光部位都可受累。

(4)典型部位：面部、颈部、躯干上部和四肢近端。

◇常累及黏膜。

(5)系统性症状与 SLE 相同。

4. 组织病理学

(1)在真皮表皮连接处和真皮乳头层可见含有中性粒细胞的表皮下大疱。

(2)DIF：沿基底膜有连续性的颗粒状或线状 IgG、IgM、IgA 和(或)C3 沉积。

5. 实验室检查

(1)盐裂皮肤：盐裂皮肤的真皮反应性。

(2)ELISA：Ⅶ型胶原蛋白的自身抗体。

(3)100% ANA 阳性：

◇抗 dsDNA 抗体、抗 Sm 抗体、抗 Ro/SSA 抗体和抗 La/SSB 抗体常呈阳性。

(4)此外，按照 SLE 实验室检查标准以确定是否伴有靶器官损伤。

6. 治疗

(1)氨苯砜(首选治疗)→1~2 天内可见显著的反应。

◇获得性大疱性表皮松解症(EBA)和大疱性 SLE 的鉴别。

(2)顽固病例可能需要免疫抑制剂的治疗。

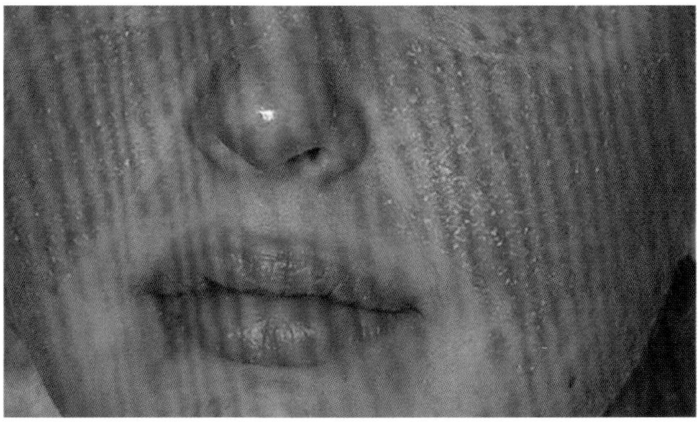

图 3-38 急性皮肤红斑狼疮(ACLE)，面部的“蝶形红斑”常是可变的，小片的表面剥蚀有助于临床的鉴别诊断。(From Bolognia JL, Jorizzo JL, Rapini RP. Dermatology, 3rd Ed. Elsevier. 2012.)

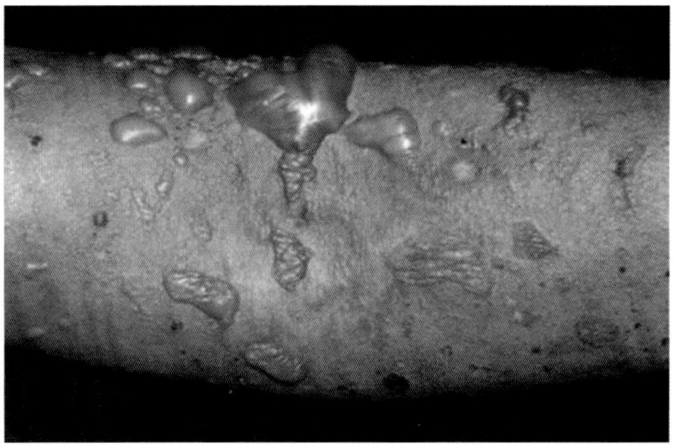

图 3-39 大疱性红斑狼疮。(From Andrews et al. Andrews' Diseases of the Skin, 11th Ed. Elsevier. 2011.)

7. 预后/临床病程

◇通常在 SLE 加重时出现。

◇大疱性红斑狼疮的皮损对氨苯砜反应非常显著，在数天内不再有新皮损出现，原有的皮疹愈合。

Rowell 综合征

临床上类似多形红斑的靶形皮损，出现在 ACLE，SCLE 或 DLE 患者中，尤其是 Ro/SSA 阳性者。

中毒性表皮坏死松解症样红斑狼疮

ACLE 或 SCLE 患者经过度紫外线照射后引发。

(六)系统性红斑狼疮(SLE)

流行病学

1. 80%的 SLE 患者会有皮肤异常。

(1)ACLE 是 SLE 最常见的皮肤表现，但任何形式的皮肤狼疮患者都有可能发展成为 SLE。

(2)此外，患有 SLE 的患者可能出现各种类型皮肤型狼疮的表现。

2. 女性多见。

3. 非洲裔美国人的发病率为其他人种的 4 倍，发病年龄越早，死亡率越高。

发病机制

1. 外周血白细胞中的Ⅰ型干扰素诱导的基因特征。

其他主要细胞因子包括 B 淋巴细胞刺激因子(BLyS)，IL-6，IL-17，IL-18 和 TNF-α。

2. 单核细胞和巨噬细胞清除凋亡细胞的吞噬功能缺陷。

3. 自身活化 B 细胞发生特异性针对 DNA 和核抗原的克隆选择、成熟和类别转换。

4. 遗传学

(1)遗传易感性强。

(2)SLE 高风险的易感基因位点。

◇编码早期补体成分的基因(C1，C2，C4)。

◇TREX1。

◇ITGAM。

5. 环境诱因：阳光、香烟、感染、维生素 D 缺乏症、雌激素。

临床表现

1. SLE 诊断标准(SLE 的 ACR 标准)

(1)需要满足 4 项(至少 1 条临床项目和 1 条免疫项目)或在 ANA 或抗 dsDNA 抗体阳性的情况下，活检证实存在 SLE 相符的肾炎(表 3-13)。

2. SLE 的皮肤表现

(1)SLE 特异皮肤表现

◇ACLE。

◇SCLE。

◇CCLE。

◇Rowell 综合征。

◇中毒性表皮坏死松解症样红斑狼疮。

◇大疱性 SLE。

(2)提示 SLE 的非特异性皮肤表现

◇弥漫性非瘢痕性脱发。

◇花环样毛细血管扩张和红斑。

• 皮肤镜检查：散在分布的扩张的肾小球样血管(相比之下，DM 和 SSc 镜下可见对称分布的扩张血管和血管数量的减少；Osler-Weber-Rendu 镜下有一半的毛细血管环扩张)。

◇非特异性黏膜溃疡。

◇血管炎

• LCV(最常见)。

• 荨麻疹性血管炎(尤其是低补体性荨麻疹性血管炎)。

• 中等血管 PAN 样病变。

• 嗜中性肉芽肿性皮炎/IGDA。

◇抗磷脂综合征(APLS)的皮肤表现

• 网状青斑(网状青斑+缺血性脑卒中=Sneddon 综合征)。

• 白色萎缩。

• 恶性萎缩性丘疹病。

• 溃疡形成。

• 灾难性抗磷脂综合征出现暴发性紫癜和网状紫癜。

◇丘疹结节性黏蛋白病

• 无症状的肤色或红色丘疹，伴有中央凹陷和色素沉着；主要出现在颈部 V 区、上胸/背部、上肢。

◇其他。

◇继发性雷诺现象，多发性发疹性皮肤纤维瘤和皮肤钙质沉着症。

3. SLE 和妊娠

(1)病情可能稳定、恶化或改善。

(2)患有狼疮性肾损害的患者发生并发症的风险增加。

(3)产后风险最高。

表 3-13 1982 年美国风湿病协会修订的关于 SLE 的分类诊断标准

标准	定义
颊部皮疹	平于或高于皮面的固定性红斑，不累及鼻唇沟
盘状红斑	隆起的红斑上可见黏着性鳞屑和毛囊角栓，陈旧性皮损可见萎缩性瘢痕
光敏性	通过患者病史或医生观察到对于日晒出现异常反应引起的皮疹
口腔溃疡	医生观察到的口腔及鼻咽部溃疡，通常为无痛性
关节炎	非侵蚀性关节炎，累及 2 个或以上周围关节，以关节肿痛及积液为特点
浆膜炎	1.胸膜炎：有确切胸痛病史，医生闻及胸膜摩擦音，或检出胸腔积液，或
	2.心包炎：有心电图异常或闻及心包摩擦音，或有心包积液
肾损害	1.持续蛋白尿：>0.5g/d 或>+++；或
	2.细胞管型：可为红细胞、血红蛋白、颗粒管型和混合性管型
神经系统异常	1.抽搐：非药物或代谢紊乱，如尿毒症、酮症酸中毒或电解质紊乱所致；或
	2.精神病：非药物或代谢紊乱，如尿毒症、酮症酸中毒或电解质紊乱所致
血液学异常	1.溶血性贫血伴网织红细胞增多；或
	2.白细胞减少：2 次或 2 次以上测定白细胞总数均<4×10^9/L；或
	3.淋巴细胞减少：2 次或 2 次以上测定淋巴细胞均<1.5×10^9/L；或
	4.血小板减少：<100×10^9/L，除外药物影响
免疫学异常	1.抗 dsDNA 抗体阳性；或
	2.抗 Sm 抗体阳性；或
	3.抗心磷脂抗体阳性
	(1)血清抗心磷脂抗体 IgG 或 IgM 水平异常
	(2)狼疮抗凝物(LA)阳性
	(3)梅毒血清试验假阳性至少 6 个月，并经梅毒螺旋体固定试验或荧光梅毒抗体吸收试验(FTA-ABS)证实
抗核抗体阳性	免疫荧光(或同等方法)检测抗核抗体滴度异常，并排除"药物狼疮综合征"

SLE 的上述 11 项诊断标准中，任何观察时段，同时或相继出现其中的 4 项或 4 项以上，即可诊断为 SLE。(From Bolognia JL, Jorizzo JL, Rapini RP. Dermatology, 3rd Ed. Elsevier, 2012.)

(4)胎儿并发症

◇早产。

◇先兆子痫，特别是有狼疮性肾炎者。

◇抗心磷脂抗体→增加胎儿死亡风险。

◇具有抗 Ro/SS-A 抗体和抗 La/SS-B 抗体的患者的新生儿 LE。

(5)妊娠期管理

◇羟氯喹和低剂量激素的持续治疗。

◇考虑硫唑嘌呤治疗。

◇APLS 的抗凝治疗。

组织病理学

请参考"狼疮特异性皮损的类型"内容。

实验室检查

1. 实验室常规：炎症标志物(ESR 和 CRP)升高，溶血性贫血(Coombs 试验阳性)，白细胞减少或淋巴细胞降低，血小板减少，蛋白尿和血尿。

2. 补体异常：总补体水平下降(CH50)，抗 C1q 抗体(伴有严重的狼疮肾炎和低补体型荨麻疹性血管炎者)。

3. 血清学

(1)抗 ANA 抗体(99%)

(2)抗 ssDNA 抗体

◇对 SLE 既不敏感也没有特异性。

(3)抗 dsDNA(60%)

◇对 SLE 敏感性差，但特异性高(95%)。

◇有助于对疾病活动性监测(特别是狼疮肾炎)。

◇与防晒部分的 LBT 结果有很强的相关性。

◇很可能与疾病的发病机制有关。

(4)抗 Smith 抗体(10%~30%)

◇对 SLE 不敏感，但有很高的特异性。

(5)抗 U1RNP(50%)

◇相比 MCTD(与 U1RNP 密切相关)，在 SLE 中 U1RNP 滴度较低。

(6)抗 Ro/SS-A 抗体(50%)

(7)抗组蛋白抗体

◇药物诱导的 SLE(>95%)。

(8)抗 RNP(核糖体 P 蛋白)抗体

◇对 SLE 有很高的特异性但是敏感性差。

◇伴有精神神经系统受累的 SLE。

◇目前临床中不常用。

(9)抗磷脂抗体

◇抗 β2 糖蛋白抗体 IgM/IgG/IgA。

◇抗心磷脂抗体 IgM/IgG/IgA。

◇狼疮抗凝血活性。

治疗

1. 轻型(无威胁生命的内脏器官受累):羟氯喹和非甾体抗炎药。

2. 中度-重度活动性,无肾脏受累:泼尼松+免疫抑制剂(硫唑嘌呤、甲氨蝶呤或霉酚酸酯)。

3. 伴有肾损害的重度活动性疾病:泼尼松(大剂量)+环磷酰胺或霉酚酸酯静脉冲击。

4. 中重度顽固性疾病。

(1)利妥昔单抗

◇可以对中重度伴有狼疮性肾炎的患者有益,尤其是非裔美国人和拉丁美洲人,但是此药还未在临床试验中得到最终证实。

(2)贝利木单抗

◇是一种人类单克隆抗体,它使 BlyS(也就是 B 淋巴细胞刺激物)失活,造成细胞凋亡,抑制 B 细胞成熟。

◇两例试验均证实了贝利木单抗在顽固性 SLE 中的疗效,但是并未对皮肤疾病做出独立评估。

预后/临床过程

1. 儿童期发作者患狼疮性肾炎及死亡的风险提高。

2. 10 年生存率约为 90%。

3. 最常见的死亡原因

(1)5 年以内者,SLE 炎性损伤及感染。

(2)超过 5 年者,动脉性疾病(如心肌梗死)及静脉性疾病(如深静脉血栓/肺栓塞);血栓形成。

◇伴有抗心磷脂抗体及口服避孕药者,其血栓形成的风险增加。

(七)药物诱导的 SLE(DILE)

1. 因持续的药物暴露引起狼疮样表现(通常在应用药物 1 年以上),停止药物接触后会在 4~6 周内症状缓解。

2. 血清学特点:抗组蛋白抗体阳性(>95%);抗 dsDNA 自身抗体阴性

抗核抗体阳性,其水平可能会在 12 个月内持续阳性,即使缺乏临床症状。

3. 患者通常并不符合美国风湿病协会(ACR)制订的 SLE 标准。

4. DILE 缺乏典型的皮肤表现,相较于特发性 SLE,DILE 的系统损害较轻(无肾脏及中枢神经系统损害)。

5. 最常见的临床表现

(1)关节炎/关节痛(90%)。

(2)肌痛(50%)。

(3)浆膜炎(心包炎、胸膜炎)。

(4)发热、体重减轻。

6. 最重要的相关药物

(1)高风险:普鲁卡因胺、肼屈嗪。

◇伴有慢乙酰化者。

(2)中到低风险:奎尼丁、甲基多巴、异烟肼、氯丙嗪、D-青霉胺、丙硫氧嘧啶、补骨脂素紫外线疗法(PUVA)、米诺环素、TNF-α 抑制剂(英夫利昔单抗及依那西普单抗>阿达木单抗)。

◇D-青霉胺可以导致典型的 SLE。

◇米诺环素诱导的与典型的 DILE 不同之处:

• 抗组蛋白抗体常为阴性。

• MPO-ANCA 或弹性蛋白酶相关的 ANCA(+)。

◇TNF-α 抑制剂诱导的 LE 与典型的 DILE 不同处:

• 抗 dsDNA 抗体常常阳性(>抗组蛋白抗体)。

• 皮肤损害更加严重(面颊皮疹、光敏性、SCLE 及 DLE 皮损)。

(八)狼疮相关性疾病

Jessner 皮肤淋巴细胞浸润症

1. 流行病学

(1)主要见于中年人。

(2)无性别倾向。

2. 发病机制

(1)光敏性皮疹。

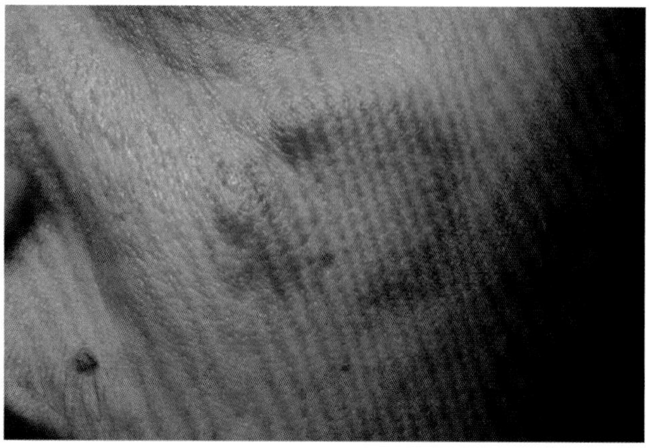

图 3-40　Jessner 皮肤淋巴细胞浸润症，在面部可见环状红色斑块。(From Bolognia JL, Jorizzo JL, Rapini RP. Dermatology, 3rd Ed. Elsevier. 2012.)

(2)可能是红斑狼疮的变异型,与肿胀型 LE 及网状红斑性黏蛋白沉积症(REM)属同一病谱。

3. 临床表现

(1)红色丘疹和斑块(经常呈环形,中央正常)。

(2)表皮无改变。

(3)好发位置:头部、颈部及上背部。

(4)持续时间:数周至数月。

(5)无系统性表现。

4. 组织病理学

(1)与肿胀型 LE 及 REM 相似,但抑制性 CD8+T 细胞更加明显,黏蛋白减少。

(2)无界面皮炎改变。

(3)真皮浅层及深层血管周围和附属器周围致密淋巴细胞浸润。

(4)直接免疫荧光(-)。

5. 实验室检查

无相关化验异常。

6. 治疗

(1)防晒。

(2)抗疟药。

7. 预后/临床病程

可自然消退,不留后遗症。

网状红斑性黏蛋白沉积症

1. 使用过晒黑床的中年女性多见。

2. 可能是红斑狼疮的变异型，与肿胀型 LE 属同一病谱。

3. 表现为持续存在的,光照后(UVA、UVB)加重的皮疹,在胸背部中央出现红色丘疹或斑块,呈典型的网状结构。

4. 加重因素:口服避孕药、月经期、妊娠、发热及出汗。

5. 组织病理学:同组织肿胀型 LE;DIF(-)(大多数病例)。

6. 实验室检查:无相关化验异常。

7. 治疗:防晒,抗疟药。使用抗疟药后可在 4~8 周缓解。

其他自身免疫的结缔组织病和硬化性皮肤病

(一)皮肌炎(DM)

流行病学

1. 女性多见。

2. 可出现 2 次发病高锋:儿童期(5~14 岁)及成人期(45~65 岁)。

发病机制

1. 环境因素(例如,恶性肿瘤,病毒感染)在易感人群中激发了免疫介导的过程。

2. 遗传易感性

(1)在多种多样的 HLA 等位基因中呈现多形态性。

(2)TNF-α308A 多态性(常见于青少年型皮肌炎),引起血小板反应蛋白-1 升高(是一种很强的血管生成因子),从而使得毛细血管堵塞增多。

3. 药物引起的皮肌炎

(1)羟基脲(最常见,>50%)。

(2)他汀类。

(3)D-青霉胺。

(4)环磷酰胺。

(5)卡介苗。

(6)TNF-α 抑制剂。

临床表现

1. 肌肉表现

(1)慢性病程,对称性近端肌无力(伸肌>屈肌)。

(2)通常无肌痛。

(3)常累及肩膀、臀部腰带处及颈屈肌,引起上楼梯困难、坐位时起立困难或梳头困难。

(4)若食管/口咽部肌肉受损,可引起吞咽困难、吸入性肺炎。

(5)心脏疾病(常见)

◇最常见的是临床症状不明显的心电图异常。

◇临床上症状明显的疾病少见但危及生命(例如,充血性心力衰竭、完全性心脏传导阻滞、严重的心律失常及冠状动脉性心脏病)。

(6)膈肌无力(少见但危及生命)。

2. 典型的皮肤表现

(1)Gottron 丘疹(特征性表现)

◇指关节上覆苔藓样丘疹(>其他伸侧关节)(图 3-41)。

◇比 Gottron 征少见(关节处红斑)。

(2)对称性融合性暗紫色红斑(CMVE)

◇面颊部红斑,通常包含鼻唇沟(可与狼疮鉴别)。

◇眼睑处 Heliotrope 征伴或不伴有眶周水肿。

- 由眼轮匝肌下炎症引起,而不是皮肤炎症。

◇大腿侧面"枪套"征。

◇关节处 Gottron 征:

- 多见于手肘、膝部、远端指间关节、近端指间关节及掌指关节处。

◇手及前臂伸侧肌腱部位:上覆线状红斑。

◇光照部位 CMVE 或皮肤异色病(色素沉着、色素减退、毛细血管扩张、萎缩)。

◇胸部/背部上方可见"V"形征(又叫"披肩"征)。

3.其他常见的皮肤表现

(1)技工手

◇粗糙,角化过度,手指的侧面和掌侧面皲裂,通常多数足趾也受累(图 3-42)。

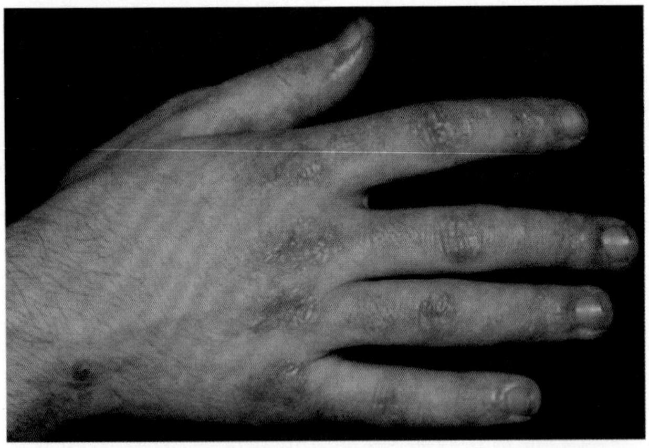

图 3-41 皮肌炎——Gottron 征。可见掌指关节处皮损明显,其上可见粉色-紫红色苔藓样丘疹。(Courtesy, Julie V Schaffer, MD. From Bolognia JL, Jorizzo JL, Rapini RP. Dermatology, 3rd Ed. Elsevier. 2012.)

◇常伴有抗合成酶综合征。

(2)指甲改变

◇"锯齿状"外观。

◇近端甲皱襞出现扩张的毛细血管环,与出血相交替(图 3-43)。

◇甲周红斑。

(3)瘙痒——常为剧烈瘙痒(特别是头皮)

◇可与狼疮及银屑病鉴别,后两者无明显瘙痒症状。

(4)头皮银屑病样皮炎。

4. 少见的皮肤表现。

(1)皮肤钙质沉着症

◇在青少年型皮肌炎中更常见(25%~70%),成人型皮肌炎(<20%)。

- 在青少年型 DM 中常伴有抗 P140(NXP-2)自

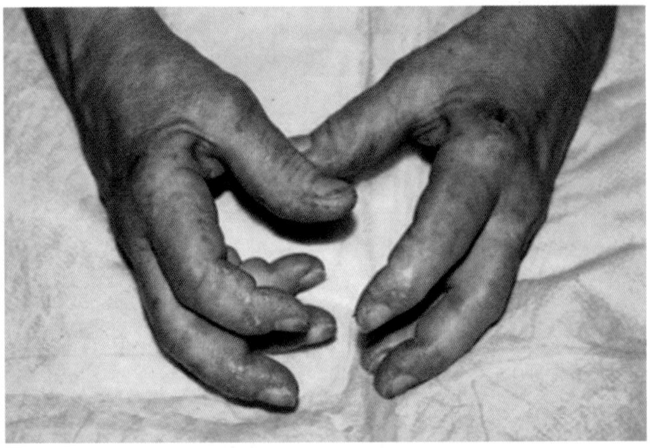

图 3-42 皮肌炎——"技工手"。(From Andrews et al. Andrews' Diseases of the Skin, 11th Ed. Elsevier. 2011.)

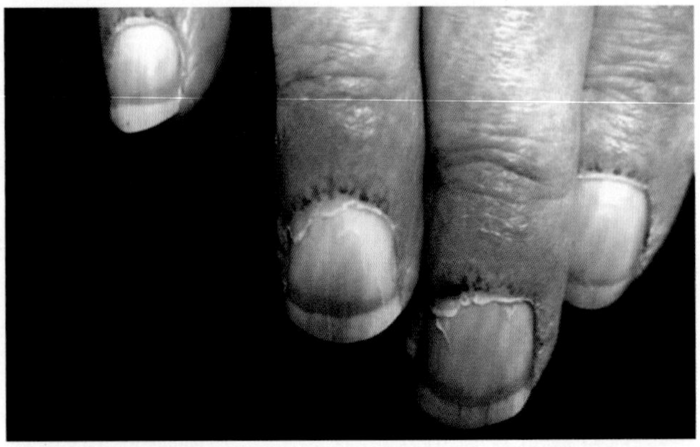

图 3-43 皮肌炎患者皮肤肥厚,裂片状出血,甲周毛细血管扩张。(From Callen JP et al. Dermatological Signs of Internal Disease 4th Ed. Elsevier. 2009.)

身抗体。

◇好发于肘部、膝部及臀部。

◇可伴有指尖溃疡,病程长。

(2)手掌丘疹

◇手掌红色丘疹或斑点,伴或不伴有表面角化过度/溃疡。

◇疼痛(区别于 Gottron 丘疹)。

◇伴有抗 CADM-140 抗体。

(3)临床特征与 PRP 相近(Wong 氏 DM)。

(4)血管炎(恶性征象!)

◇成人常伴有恶性肿瘤。

◇伴有全身血管炎的青少年型 DM 又称为"青少年性 DM Banker 变异型"。

• 皮肤溃疡,肌肉梗死,胃肠道症状——出血、溃疡、穿孔、大范围的钙质沉着,对治疗反应差。

(5)其他:鞭笞样红斑、获得性脂质代谢障碍、多毛症、雷诺现象及红皮病。

5. 其他常见的全身表现(非肌肉性)

(1)肺部疾病(15%~65%)

◇可表现为不同程度的弥漫性间质性肺病(ILD)。

◇迅速进展型 ILD:常伴有抗合成酶抗体及抗 CADM-140 抗体。

(2)关节痛和(或)非侵蚀性关节炎。

分类(框 3-4)

1. 成人型 DM

(1)经典型 DM

◇缓慢进展的对称性近端肌无力,伴有典型的皮肤表现。

框 3-4　皮肌炎的分类

成人型 DM

- 经典型 DM
- 肿瘤相关型肌炎(CAM)
- DM 重叠综合征
- 临床无肌病型 DM(CADM)
  - 无肌病型 DM
  - 低肌病型 DM

青少年型 DM

- 经典型 DM
- 临床无肌病型 DM(CADM)
  - 无肌病型 DM
  - 低肌病型 DM

(2)临床无肌病型 DM(无肌病型或低肌病型)

◇典型的皮肤损害,不伴有临床肌肉疾病。

◇常有 ILD。

◇常有抗 CADM-140(MDA5)自身抗体。

(3)肿瘤相关型肌炎

◇可表现为经典型 DM 或 CADM。

◇与以下因素有关:高龄(50~60 岁最常见)、起病迅速、皮肤坏死、甲周红斑、ESR 或 CK 水平显著提高、查到抗 P155/140 自身抗体,无抗合成酶综合征的特征,无雷诺现象。

◇最常见的肿瘤

• 卵巢肿瘤(经典)和胃肠肿瘤(结肠>其他)是最多的。

• 鼻咽癌在亚洲人群中更常见。

• 其他:乳腺癌、肺癌、胰腺癌、非霍奇金淋巴瘤。

◇时序

• 恶性肿瘤也许在诊断 DM 之前、之后或被同时发现。

• 在 DM 诊断之前的 2 年以内,癌症可被确诊。

• 大多数癌症在 DM 诊断后 1~2 年内被检测到。

• DM 确诊后 5 年仍没有发现肿瘤,则癌症的风险恢复至正常(除胰腺癌、结直肠癌,其风险在 5 年后仍持续升高)。

(4)抗合成酶综合征

◇快速起病。

◇原发症状。

◇雷诺现象。

◇"技工手"。

◇非侵蚀性关节炎。

◇ILD。

◇抗合成酶自身抗体。

(5)DM 重叠综合征

◇定义:DM+其他结缔组织病。

◇自身抗体提示重叠

• 抗 U1-RNP(混合结缔组织病)。

• 抗 Ku(多发性肌炎与 SLE、干燥综合征、硬皮病重叠)。

• 抗 PM/Scl(PM-1)(DM/PM 与硬皮病重叠,即硬化性 DM)。

2. 青少年型 DM(JDM)

(1)患者年龄<16 岁(平均年龄 7 岁);女性多于男

性[(2~5):1]。

(2)青少年型DM并无恶性肿瘤的风险。

(3)在JDM中重要的自身抗体(相对于成人,一些抗体在儿童患者身上也许有不同的联系)。

◇抗CADM-140(MDA5),儿童常伴随ILD。

◇抗P155/140,儿童常伴随广泛的皮肤疾病,但无恶性肿瘤风险的增加。

◇抗P140(识别核基质蛋白NXP-2),儿童常伴有钙质沉着及挛缩。

(4)变异型

◇经典型JDM(Brunsting变异型)

• 最常见(90%)。

• 典型的皮肤及肌肉疾病缓慢出现。

• 频繁的皮肤钙质沉着,常出现在受伤部位(手指、肘部、膝部及臀部);可以出现溃疡。

• 对皮质类固醇有效。

◇血管病变型或溃疡型JDM(Banker变异型)

• 罕见(<10%)。

• 严重肌病快速发病。

• 常伴有严重血管炎和皮肤溃疡、网状青斑、严重的甲周毛细血管改变、肌肉梗死及胃肠道溃疡、积气和穿孔。

• 对皮质类固醇的治疗抵抗,预后不良。

组织病理学

1. 轻度界面空泡变性,可有少量坏死角质细胞,表皮萎缩,基底膜带上移,血管/附属器周围少量淋巴细胞浸润,真皮大量黏蛋白沉积。

2. 直接免疫荧光(非特异性):免疫球蛋白及C3在基底膜带及胶质小体上呈颗粒状沉积(50%)。

实验室检查

1. ANA(+)(40%)。

2. 肌酶明显升高(CK、醛缩酶)

在DM肌肉损害中,CK是较敏感的一项标志物,但也可能存在CK指标正常但醛缩酶异常升高的情况。

3. 肌电图。

4. 影像学:MRI或超声造影。

5. 肌肉活检(金标准)。

6. 肌炎的特异性抗体(表3-11)。

表3-11里使用的缩写:临床无肌病性皮肌炎(CADM)、肿瘤相关型皮肌炎(CAM)、黑素瘤变异相关基因5(MDA5)、不适用(N/A)、转录中介因子1-γ(TIF1-γ)。

治疗

1. 单纯皮肤疾病

(1)一线:防光剂,局部外涂激素和钙调磷酸酶抑制剂,加用或不用抗疟药。

◇注意联合抗疟药时,药效降低,皮肤出现药疹的风险增加,与狼疮相关。

(2)二线:甲氨蝶呤、吗替麦考酚酯、静脉注射免疫球蛋白及其他免疫抑制剂。

(3)皮肤钙质沉着:地尔硫䓬、手术切除;早期积极治疗青少年型DM可降低患皮肤钙质沉着的风险。

(4)疾病监测

◇每2~3个月复查肌酶和临床表现,若激酶升高,则需开始系统应用激素。

◇在诊断后最初2~3年内,每4~6个月行体格检查,筛查恶性肿瘤。

2. 皮肤+肌肉疾病

(1)一线:系统应用皮质类固醇、甲氨蝶呤,硫唑嘌呤。

(2)二线用药:静脉输注丙种球蛋白及其他免疫抑制剂。

预后/临床过程

1. 成人型DM

恶性肿瘤、缺血性心脏病和肺部并发症是最常见的死亡原因。

2. 青少年型DM

(1)在类固醇皮质激素使用之前,此型患者通常预后不佳:1/3死亡,1/3疾病进展严重,剩下1/3呈慢性活动性进展。

(2)使用激素治疗后,大多数患者得到满意疗效,后遗症轻微或没有后遗症。

(3)激素治疗延迟或不当,通常预后不佳,呈慢性病程。

附加注意事项

1. 药物诱导性DM可分为羟基脲诱导型和非羟基脲诱导型两组:

(1)羟基脲诱导型:药物反应的潜伏期更长(平均60个月);无肌炎表现(0%);仅有16%患者ANA(+)。

(2)非羟基脲诱导型:用药后在2个月之内发病,80%有肌无力或肌炎表现;ANA通常(+)(54%)。

2. 两组均有DM的特异性皮损(Heliotrope征、Got-

tron 丘疹),ANA 可以(+)。

3. 两型均在终止药物后 1~2 个月逐渐痊愈。

(二)干燥综合征

流行病学

1. 平均发病年龄为 30~50 岁。

2. 女性多见(女:男为 9:1)。

3. 1/3 患者可有腺体外症状。

4. 可为原发或继发于其他结缔组织病(类风湿关节炎、系统性红斑狼疮、系统性硬化症)。

发病机制

1. 外分泌腺淋巴细胞浸润(泪腺及唾液腺)。

2. 经常伴有抗 Ro/SS-A 抗体(60%~70%)及抗 La/SS-B 抗体(20%~40%):

当初发年龄低及腺体外疾病风险增加时,自身抗体阳性。

3. TNFAIP3 基因异常,增加抗原驱动的 B 细胞淋巴瘤的风险。

临床表现

ACR 诊断标准

具有干燥综合征症状的患者,需要同时满足以下 3 条客观表现中的至少 2 条才能确诊干燥综合征。

◇抗 SSA/Ro 和(或)抗 SSB/La 或 RF(+),ANA 滴度≥1:320。

◇唇部唾液腺活组织检查(+)。

◇眼染色法评分≥3 分的干燥性角结膜炎。

症状及体征

1. 黏膜表现

(1)疾病发作后期,因>50%的腺体被破坏,出现黏膜干燥症状,所以疾病早期可能仅表现为非特异性症状,如疲乏、关节痛及肌痛。

(2)干眼病(又叫干燥性角结膜炎)

◇泪腺受损。

◇症状:眼睛干燥、疼痛、畏光,或有异物感。

◇并发症:角膜炎、角膜溃疡、反复感染。

◇泪腺功能受损的检查(不常用)。

- Schirmer 试验:将厄特曼纸折叠放置在下眼睑(在 5min 内泪膜移动范围<5mm 即为试验阳性)。
- Rose Bengal 试验:检测眼表面上皮细胞质量。

(3)口腔干燥

◇大的腺体(腮腺及颌下腺)和小唾液腺受损。

◇症状:口唇干燥、疼痛或烧灼感,吞咽困难,双侧或单侧腮腺及颌下腺暂时性肿胀。

- 若持续肿胀,需要考虑检查淋巴瘤。

◇并发症:传染性口角炎、鹅口疮、龋齿、严重的胃食管反流病(GERD)。

◇反映受损唾液腺功能/流速的检查:唾液腺闪烁显像、唾液流率或腮腺的涎管造影(不常用)。

(4)阴道干燥病

◇症状:性交困难,干燥和烧灼感。

◇并发症:细菌及假丝酵母菌过度生长。

2. 皮肤表现

(1)干燥或瘙痒

◇最常见的皮肤表现。

(2)血管炎(由于其相关并发症,是最重要的皮肤表现)

◇可以是小血管炎,也可以是大血管炎(任何大小的血管都可以受累)。

- 典型的白细胞碎裂性血管炎(±冷球蛋白)。
- 荨麻疹性血管炎(低补体或正常补体)。
- 结节性多动脉炎样的皮下结节和溃疡。

◇血管炎可伴有

- 系统损害(关节炎、周围神经病变、雷诺现象及肾脏损害)。
- 血清学异常(抗 Ro/SS-A、ANA 及 RF)。
- ESR 加快。
- 淋巴瘤。
- 死亡率升高。

(3)干燥综合征的环状红斑(AE-SS)

◇临床上与亚急性皮肤狼疮相似,日本最多见。

(4)雷诺现象

(5)组织学上有毛细血管性紫癜。

(6)巨球蛋白的高丙种球蛋白血症的紫癜。

(7)结节性红斑

(8)网状青斑。

3. 系统性表现

(1)神经系统表现

◇神经病变:末梢的、对称性疼痛的感觉或感觉运动的多神经病(最常见)。

◇其他:记忆受损,听力减弱,Devic 综合征(又叫视神经脊髓炎;各种各样的伴有视神经炎和横贯性脊髓炎的多发性硬化症)。

(2)关节炎

◇通常多关节受损,慢性病程。

◇可能非对称。

◇踝关节及膝部最常受累。

(3)淋巴瘤(最严重的并发症)

◇非霍奇金淋巴瘤的风险增加19倍,主要是节外边缘区B细胞淋巴瘤最多见(又叫MALT,即黏膜相关淋巴样组织),常常累及干燥综合征最易受累的器官,例如,大唾液腺(最常见)。

(4)血管球型肾炎

(5)妊娠

◇母体内有抗Ro/SS-A抗体,其新生儿患狼疮的风险会增加。

组织病理学

唾液腺组织学

1. 淋巴细胞性唾液腺炎,即在腺体组织中每4mm视野就有50个或50个以上的淋巴细胞聚集的区域达到2个或2个以上。

2. T细胞和B细胞混合存在,CD4与CD8的比例正常。

实验室检查

1. 自身抗体

(1)抗胞衬蛋白抗体(70%),是最敏感及特异的指标。

(2)抗Ro/SS-A(60%~70%)。

(3)抗La/SS-B(20%~40%)。

2. 其他:ESR或CRP升高,高丙种球蛋白血症,贫血,白细胞减少,混合性冷球蛋白血症。

治疗

1. 主要症状的治疗

(1)干眼症

◇白天外滴不含防腐剂的人造泪液。

◇夜间外涂润滑的软膏。

◇针状堵塞:将塞子放置在泪小点处,增加泪液的积聚。

◇对于中重度的干眼症,用0.05%的环孢素滴眼,1日2次。

(2)口腔干燥

◇人造唾液(但通常耐受性不好)。

◇多饮水。

◇对有残余唾液腺功能的患者。

- 应用唾液腺刺激物(例如,含有木糖醇和山梨糖醇的无酸、无糖的口香糖)。
- 催涎治疗(毛果芸香碱、西维美林)。

◇细致的牙齿卫生及氟化物治疗,预防龋齿。

◇严禁喝酒、吸烟及饮用低pH值的饮料(如碳酸饮料)。

2. 免疫抑制剂仅用于出现严重的腺体外系统受累的患者。

3. 对于难治性患者,可以考虑应用利妥昔单抗。

预后/临床过程

1. 一般来讲,死亡率与一般人群相似,但是有腺体外疾病的患者其死亡率升高2~3倍。

2. 可升高死亡率的不利因素:低补体血症、冷球蛋白血症、血管炎、淋巴增生性疾病。

(三)复发性多软骨炎

流行病学

1. 发病年龄为20~60岁。

2. 约30%还伴有第二种自身免疫疾病。

3. 男女发病比例相同。

发病机制

1. 关节及非关节软骨的炎症间歇性发作,可引起软骨炎及结构坍塌。

2. 抗Ⅱ型胶原的自身抗体滴度与疾病的活动度相关,但仅有30%~50%的患者存在此抗体。

3. 可有HLA-DR4。

临床表现

1. 诊断标准:6条标准中需要满足3条才能确诊。

(1)双侧耳郭复发性软骨炎(90%)

◇25%存在症状。

◇耳朵软骨部分呈鲜红色、肿胀、触痛,不累及耳垂。

◇反复发作导致耳朵松弛(菜花样)(图3-44)。

◇外耳道坍塌及水肿,可导致传导性听力减弱。

(2)鼻软骨的软骨炎(70%)

◇鼻塞、鼻漏、结痂、鼻出血、嗅觉减弱。

◇可能导致鼻鞍畸形(在女性及年轻患者中多见)。

(3)非侵蚀性炎症性多发性关节炎(50%~75%)

◇偶尔发作,游走性,不对称,非侵蚀性的少关节或多关节炎,特别容易累及膝关节、手腕、掌指关节及近端指间关节。

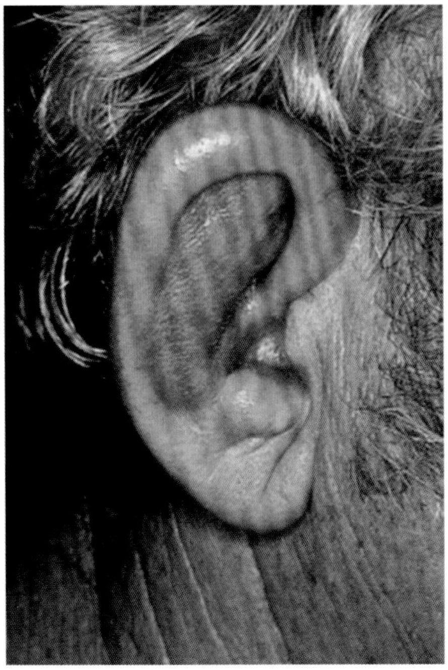

图 3-44 复发性多软骨炎。典型的软骨损害位于耳部的软骨部分，未累及耳垂。(From Andrews et al. Andrews' Diseases of the Skin, 11th Ed. Elsevier. 2011.)

◇周围关节炎预后不佳。

◇其他关节损害

- 肋软骨炎。
- 胸锁关节炎及胸骨柄的关节炎。

(4)眼部结构的炎症(65%)

◇眼部任何部位均可受损，如结膜炎、角膜溃疡、巩膜炎、虹膜炎、葡萄膜炎。

(5)呼吸道的软骨炎(喉、气管、支气管软骨)

◇嘶哑，哮喘，咳嗽，呼吸困难，声门下狭窄。

◇可能引起气道坍塌或阻塞，患肺炎的风险增加(导致死亡的首要因素)。

(6)耳蜗和(或)前庭损伤

◇感觉神经性听力损伤，耳鸣和眩晕。

2. 其他临床表现

(1)心血管疾病

◇心脏瓣膜病(常见的二尖瓣及主动脉瓣反流)。

◇血管炎

- 预后不佳(第二个常见死亡原因)。
- 小血管至大血管的血管炎，伴有动脉扩张，最常见的是腹主动脉及胸主动脉。

(2)非特异性皮肤表现(35%)

◇口腔溃疡、结节性红斑。

3. 相关疾病

(1)其他自身免疫疾病

◇MAGIC 综合征(伴软骨炎的口腔、生殖器溃疡)，即是白塞病+复发性多软骨炎。

(2)血液肿瘤：最常见的是骨髓异常增生综合征。

组织病理学

1. 早期：软骨中性粒细胞浸润。

2. 晚期：淋巴细胞浆细胞浸润，软骨组织被肉芽组织替代及纤维化。

实验室检查

正细胞正色素性贫血(常预后不佳)，ESR/CRP 升高，轻度白细胞增多，肌酐/尿素氮升高，镜下血尿(当血管炎影响肾脏时)。

治疗

1. 一线用药：泼尼松[0.5~1mg/(kg·d)，若出现全身症状，可加量]。

若出现发热、耳软骨膜炎、关节痛，可加用非甾体抗炎药、秋水仙碱、氨苯砜。

2. 免疫抑制剂有不同的反应(甲氨蝶呤最有效)。

预后

1. 在过去，死亡率及发病率均高。

2. 目前，治疗后 8 年生存率>95%。

3. 慢性病程急性发作，持续数日至数周，可破坏软骨，引起支撑结构的坍塌。

4. 最常见的死亡原因：感染(肺炎)居第 1 位，其次依次为系统性血管炎、大动脉瘤剥离或破裂、气道坍塌、肾衰竭、恶性肿瘤。

5. 预后不佳的因素：贫血、鞍鼻畸形、关节炎及血管炎。

(四)混合结缔组织病(MCTD)

流行病学

1. 女性多见(女:男为 9:1)。

2. 大多在 20~40 岁出现症状。

发病机制

1. 出现以下 2 种或 2 种以上结缔组织病的特征：系统性红斑狼疮、多发性肌炎/皮肌炎、硬皮病或类风湿关节炎。

2. 抗 U1-RNP(高滴度)抗体被认为有致病作用。

3. 伴 HLA-DR4。

临床表现

1. 已经出版了 3 种 MCTD 的分类标准，但目前尚未达成共识。

2. 最常见的症状：雷诺现象，食管功能障碍，手指/手肿胀（香肠指），关节痛/关节炎，炎性肌病。

3. 临床表现

（1）硬皮病样表现

◇ 雷诺现象（约 100%）：最早也是最常见的现象，可以发展成手指血管梗死、坏疽。

◇ 食管蠕动障碍（85%）。

◇ 双手肿胀，香肠指。

◇ 指端硬化。

◇ 毛细血管扩张。

◇ 肺动脉高压（25%）MCTD 最严重的并发症，占其死亡原因的 40%。

◇ 肺纤维化（通常较轻）。

◇ 特别注意，面部、躯干及四肢近端未见弥漫性硬皮病样损害。

（2）皮肌炎样表现

◇ 炎性肌病，可伴或不伴躯干上部及四肢近端的皮肤异色症。

◇ 皮肌炎特异性皮肤损害不多见（Gottron 丘疹、紫红色斑、银屑病样头皮皮炎）。

（3）狼疮样表现：盘状红斑狼疮（DLE）、亚急性皮肤型红斑狼疮（SCLE）及急性皮肤型红斑狼疮（ACLE）样的皮损。

（4）其他发现：关节痛/关节炎（50%~70%），浆膜炎（胸膜炎及心包炎），神经病学表现，血细胞减少，抗磷脂抗体综合征（APLS）及肾小球性肾炎。

组织病理学

所取活检的皮损类型决定其组织病理表现。

实验室检查

1. ANA（+），斑点型、核仁型。

2. 高滴度抗 U1RNP 自身抗体（血清学标志）。

无抗 dsDNA 抗体、Smith 抗体及低补体血症，有助于与 SLE 鉴别。

3. 血细胞减少。

4. 抗磷脂抗体。

治疗

1. 一线用药：泼尼松。

2. 辅助用药：非甾体抗炎药、抗疟药。

相较于硬皮病样皮损（例如，指端硬化、雷诺现象、肺动脉高压），狼疮样、类风湿关节炎样及皮肌炎样的皮损对激素更加敏感。

3. 对于严重性关节炎，甲氨蝶呤是一线用药，但因在 MCTD 患者中频繁出现的肺纤维化，需小心使用。

预后/临床病程

1. 对激素治疗敏感，预后较好。

2. 40%发展成 6 种结缔组织病中的一种。

（1）存在抗 dsDNA 者，常发展为 SLE。

（2）存在食管运动减弱/扩张，指端硬化者，常发展为系统性硬化症。

3. 生存率

（1）5 年生存率为 98%，10 年生存率为 88%。

（2）死亡原因依次为：肺动脉高压（40%）、急性心血管事件/血栓性血小板减少性紫癜/溶血性尿毒综合征、感染。

（五）类风湿关节炎

流行病学

1. 1%~3%的美国成年人群受累。

2. 女性好发（女男比例为 3:1）。

3. 发病高峰为 30~55 岁。

4. 可伴有 HLA-DR1 和 DR4。

发病机制

1. CD4+T 细胞自身激活后产生 Th1 和 Th17 细胞因子，促进炎症发生，刺激滑膜内巨噬细胞及成纤维细胞产生致前炎性因子（如 TNF-α、IL-1 及 IL-6）和蛋白酶，分解软骨，刺激 B 细胞分化为浆细胞，从而产生下游效应。

（1）RANKL（基质细胞、滑膜内成纤维细胞及 T 细胞表达）在破骨细胞上与 RANK 结合，从而发生骨蚀。

（2）类风湿因子及抗 CCP 抗体在关节内形成了免疫复合物，从而激活补体级联反应。

2. 大多数皮肤的症状是由中性粒细胞介导的损害所致（作为补体活化的一个结果）。

3. 基因学说

（1）PTPN22 基因

◇ 编码淋巴细胞特异性的蛋白酪氨酸磷酸酶，产生功能多态性，从而导致选择性 T 细胞和 B 细胞自身反应（对类风湿关节炎、幼年特发性关节炎及其他结缔组织病敏感）。

(2)HLA-DRB1

◇易于形成抗循环瓜氨酸蛋白(CCP)的自身抗体：

• 循环瓜氨酸蛋白(CCP)是分布于皮肤和关节的一种蛋白。

临床表现

1. 2010 年 ACR/EULAR 诊断标准要求分数≥6 分(总共 10 分)才能明确诊断。

(1)关节损害：关节肿胀或压痛，可通过影像学确认(“大关节”包括肩关节、肘关节、髋关节、膝关节及踝关节；“小关节”包括掌指关节、近端指间关节、第 2~5 跖趾关节、拇指指间关节及腕关节，排除远端指间关节、第 1 掌指关节和第 1 腕掌关节)。

◇1 个大关节(0 分)。

◇2~10 个大关节(1 分)。

◇1~3 个小关节(伴或不伴大关节的损害)(2 分)。

◇4~10 个小关节(伴或不伴大关节的损害)(3 分)。

◇>10 个关节(至少有 1 个小关节)(5 分)。

(2)血清学

◇RF 及 CCP 均阴性(0 分)。

◇RF 弱阳性(低于正常上限 3 倍)或抗 CCP 抗体弱阳性(低于正常上限 3 倍)(2 分)。

◇RF 强阳性(高于正常上限 3 倍)或抗 CCP 抗体强阳性(高于正常上限 3 倍)(3 分)。

(3)急性期反应物

◇CRP 及 ESR 均正常(0 分)。

◇CRP 或 ESR 异常(1 分)。

(4)症状持续时间

◇低于 6 周(0 分)。

◇≥6 周(1 分)。

2. 皮肤表现。

(1)类风湿结节(20%~30%)

◇通常发生在伴有高滴度 RF 的患者。

◇在骨性隆起处可见不活动的、无触痛性丘疹或结节(尤其发生在前臂伸肌、手背及肘部)，但也可发生在任何位置包括内脏器官(图 3-45)。

◇结节可位于皮肤表面、皮下组织或黏附在关节囊或肌腱周围，可导致肌腱断裂。

◇类风湿结节病：为一种变异型，患者可伴有多个溃疡性结节及高滴度的 RF，但无活动性关节疾病。

◇治疗诱导的类风湿结节病：

• 发生在既往有类风湿关节炎的患者，特别是应用过 MTX 治疗的患者(称之为 MTX 诱导的加速性结节病，即 MAIN)。

• 近来更常见的是由应用 TNF-α 抑制剂引起。

• 可急性发作，有大量对称分布群集的类风湿结节，常常有疼痛(与正常的类风湿结节不同)。

(2)类风湿性脉管炎

◇是具有严重侵蚀性 RA、高滴度的 RF 及类风湿结节患者的晚期并发症(但关节疾病已不明显)。

◇可有系统性血管炎(神经病变、牙槽炎、心肌炎及脑梗死)的 CSVV 或结节性多动脉炎样损害。

◇通常死亡率较高(可达到 40%)→必须参考风湿病学进行积极治疗(环磷酰胺+系统应用激素)。

(3)Bywater 征

◇通常在指垫处可见紫癜样丘疹，组织学上倾向于白细胞碎裂性血管炎。

◇不伴有其他器官的系统性血管炎(可与类风湿样的血管炎相鉴别)。

(4)浅表溃疡性渐进性坏死(又称为风湿性渐进性坏死)

◇表面萎缩、光滑、毛细血管扩张、边缘红棕色的黄色斑块，与伴溃疡的类脂质渐进性坏死相似。

◇通常在双侧下肢出现大量皮损。

◇通常发生在伴有高滴度 RF 和类风湿结节的严重性 RA 患者。

(5)嗜中性皮病

◇持久性隆起性红斑。

◇Sweet 综合征。

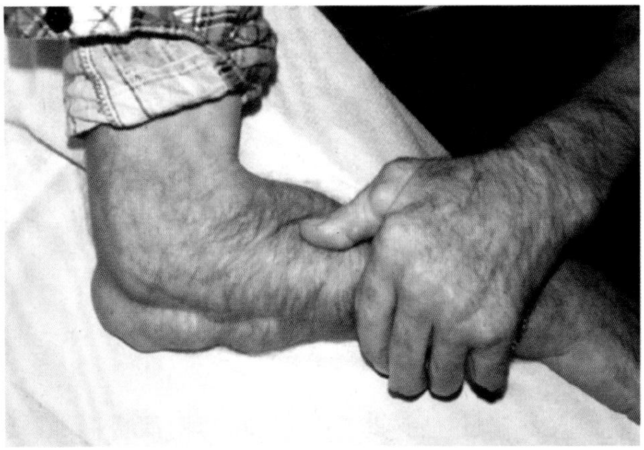

图 3-45 类风湿结节。在前臂伸侧及鹰嘴囊可见大的类风湿结节。(From Goldmann L, Schater AI. Goldman-Cecil Medicine, 25th Ed, Elsevier, 2015.)

◇坏疽性脓皮病。

◇类风湿性嗜中性皮炎/皮病

• 持久性风团样红色丘疹或斑块，对称分布在前臂伸侧和双手。

• 组织学表现为中性粒细胞浸润的风团(或偶尔呈 Sweet 样表现)。

◇MTX 诱导的丘疹性发疹

• 在臀部和四肢近端可见红色风团样丘疹或斑块。

• 通常在疾病治疗期间应用 MTX 后加剧发生。

◇肉芽肿型皮炎(PNGD)

• 丘疹呈侵蚀性带有脐凹，对称分布在关节(肘、膝、指)表面。

• 可能代表早期阶段的类风湿结节。

◇间质性肉芽肿性皮炎和关节炎(IGDA)

• 在躯干和摩擦区域可见呈环形的紫红色斑块，有时呈"绞索"征(鲜红色绳索样皮损向下延伸至侧方或背部)。

组织病理学

1. 类风湿结节

(1)早期皮损(与 PNGD 及 IGDA 相似)：间质性肉芽肿性或中性粒细胞浸润，伴或不伴有白细胞碎裂性血管炎。

(2)晚期皮损(充分发展的皮损)：在真皮深层或皮下组织的嗜酸性变性的结缔组织和纤维蛋白周围有大的栅栏状肉芽肿围绕，常伴有中性粒细胞碎片。

2. 类风湿性脉管炎：组织学特征与临床形态相关，可见能触及的紫癜样或结节性多动脉炎样改变。

直接免疫荧光：在小至中等血管壁有明显的 IgM 和 C3 沉积(典型的结节性多动脉炎则仅在中血管内沉积且荧光较弱)。

实验室检查

1. RF(+)(敏感性 80%，特异性 85%)。

2. 抗 CCP(敏感性 70%，特异性 95%)。

治疗

1. 关节炎的治疗

(1)治疗目标：减少疾病活动，控制症状，预防终末器官损伤。

(2)糖皮质激素：用于在 DMARD 起效前快速控制病情。

(3)改变病情抗风湿药(DMARD)。

◇非生物制剂型 DMARD(一线用药)

• 甲氨蝶呤、柳氮磺胺吡啶、羟氯喹及来氟米特。

◇生物型 DMARD(二线用药)

• TNF-α 抑制剂、阿巴西普、托珠单抗(IL-6 抑制剂)及利妥昔单抗。

(4)非甾体抗炎药常用作 DMARD 的辅助药物。

2. 类风湿结节

关节炎的治疗无明显效果时，可以考虑病灶内应用激素(使面积减小)或切除(但常复发)。

预后

1. 大多数呈慢性病程，可随时间加重或减轻。

2. 一些患者病情可能呈侵蚀性快速进展，形成侵蚀性关节炎。

3. 死亡率较正常人群高 2 倍，最常见的死亡原因是缺血性心脏疾病(最常见)和感染。

4. 预后不佳的因素：关节外疾病、功能性减低、社会经济状况差、文化水平低、长期使用泼尼松。

其他注意事项

Felty 综合征：RA 血清反应呈阳性，以中性粒细胞减少、脾大、难治性下肢溃疡为特点(与坏疽性脓皮病相似)。

1. 淋巴瘤或白血病的风险增加。

2. 治疗：粒细胞集落刺激因子(G-CSF)和(或)脾切除。

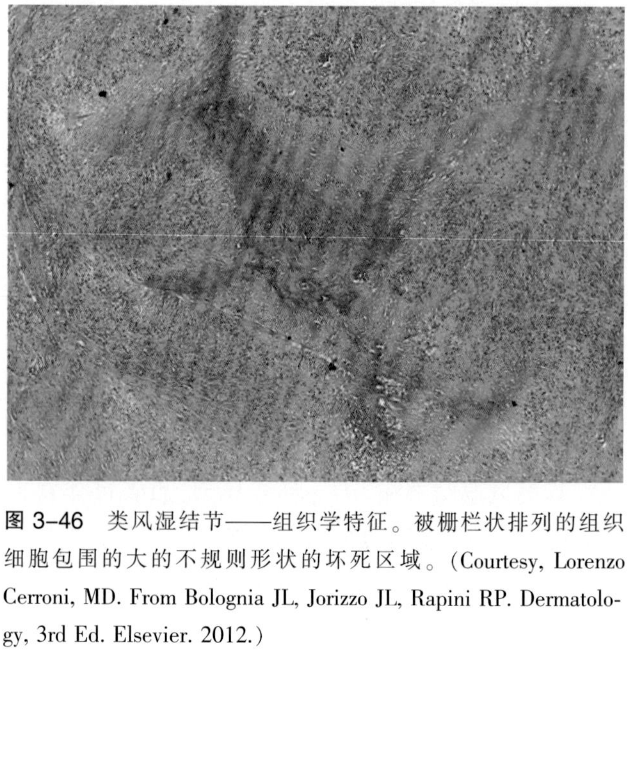

图 3-46 类风湿结节——组织学特征。被栅栏状排列的组织细胞包围的大的不规则形状的坏死区域。(Courtesy, Lorenzo Cerroni, MD. From Bolognia JL, Jorizzo JL, Rapini RP. Dermatology, 3rd Ed. Elsevier. 2012.)

(六)系统性少年特发性关节炎(Still 病)

流行病学

1. Still 病仅是许多少年特发性关节炎(JIA)中的一种(占 20%),但与皮肤表现更加相关,其他型的 JIA 皮肤表现罕见:

其他型的 JIA(不做进一步描述)。

◇ RF(-)的多关节炎(5%):好发于小关节(双手及双足),通常非侵蚀性,RF(-)及 ANA(-)。

◇ RF(+)的多关节炎(15%):好发于小关节(双手及双足),通常有侵蚀性,与成人 RA 特征相同,如类风湿结节、100% RA(+),通常 ANA(+)。

◇ 少关节的关节炎(60%):是最常见的一型 JIA,好发于膝关节,可分为 2 型。Ⅰ型,最常见的亚型,发病年龄为 1~8 岁,50%患有葡萄膜炎,ANA(+),RF(-);Ⅱ型,发病年龄为 9~16 岁,与 HLA-B27 密切相关,RF(-),ANA(-)。

◇ 其他罕见类型:肌腱端炎相关的关节炎(伴有 HLA-B27)、银屑病关节炎(ANA 阴性,可伴有前葡萄膜炎)。

2. JIA 是儿童中最常见的风湿疾病。

3. 男女比例相同(在所有其他类型的 JIA 中,女性相比男性更常见)。

4. 根据定义,发病年龄≤16 岁(平均年龄 6 岁)。

发病机制

最好将此病归入自身炎症性综合征(先天免疫系统紊乱),而不是自身免疫疾病(获得性免疫系统紊乱)。

先天免疫系统的激活,炎症小体产生 IL-1 增多,出现下游效应。

◇ 2014 年研究证实使用过多疗程抗生素的儿童患有 JIA 的风险会增高 3 倍。

临床表现

诊断标准

(1)定期发热(>38.9℃),时间≥2 周;或每天发热,≥3 天。

◇ 典型发生在午后和傍晚。

(2)加上以下表现之一。

◇ 短时出现易于消退的橙红色皮疹(90%):典型发生在午后/傍晚(与发热高峰一致);广泛分布(好发于腋窝及腰部);伴有线状皮损的同形反应(图 3-47)。

• 少见的皮肤表现:持续存在的丘疹和斑块,眶周水肿,类风湿结节样皮损。

◇ 广泛的淋巴结肿大。

◇ 肝/脾大。

◇ 浆膜炎(心包炎、胸膜炎、腹膜炎)。

◇ 对称的多关节炎>少关节炎,侵蚀性占 20%。

组织病理学

两种类型的皮损,每一种都有自己的特征。

1. 短暂发疹型:真皮浅层水肿,真皮浅层、血管周围及间质内中性粒细胞浸润(比荨麻疹的中性粒细胞浸润更密集),无血管炎表现。

2. 持续性丘疹/斑块型:除了以上表现,伴有角化不全及表皮内散在分布坏死角质细胞。

实验室检查

1. 白细胞增多、贫血、血小板增多。

2. ESR/CRP 增高。

3. 铁蛋白明显增高(极度增高)。

4. RF(-)(>95%)。

5. ANA(-)(>95%)。

治疗

1. 轻度关节或关节外疾病:非甾体抗炎药±羟氯喹。

2. 中重度疾病:系统应用激素±非激素的免疫抑制剂(甲氨蝶呤、TNF-α 抑制剂)。

3. IL-1 受体拮抗剂(如阿那白滞素、利纳西普、卡

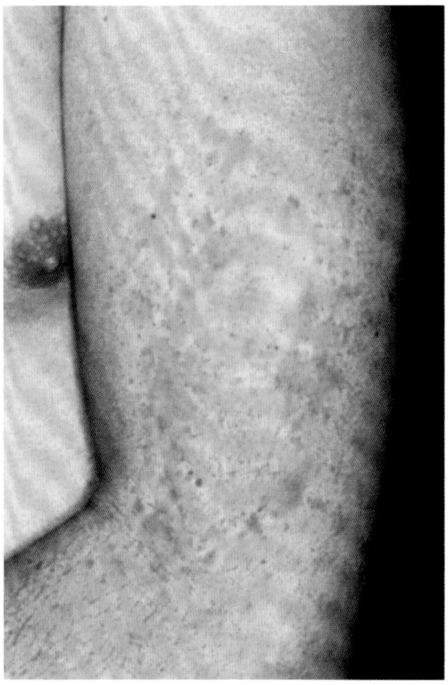

图 3-47 Still 病短暂出现的皮损。(From Andrews et al. Andrews' Diseases of the Skin, 11th Ed. Elsevier. 2011.)

纳单抗)和 IL-6 受体拮抗剂(如托珠单抗)对 Still 病有效;对于难治性疾病,可以考虑造血干细胞移植。

预后/临床过程

1. 50%患者的关节炎完全缓解。

其他 50%患者呈慢性病程,伴长期关节炎及全身并发症。

2. 广泛的关节炎或症状持续超过 6 个月,一般预后不佳。

3. 5%发展为巨噬细胞活化综合征(危及生命)。

(1)高度活跃的免疫状态,出现噬血现象及细胞因子过度产生。

(2)特征是伴有全血细胞减少、凝血障碍、肝细胞损害及神经系统并发症。

(3)需要应用大剂量激素或其他免疫抑制剂治疗。

(七)成人 Still 病

流行病学

1. 大多数低于 30 岁发病。

2. 女性多见。

发病机制

1. 可能被一种感染因素触发了反应条件。

2. 可伴有大量 HLA 基因组,提示有遗传因素。

临床表现

1. 早期是伴有咽喉痛的流感样症状,出现高热、关节痛及肌痛。

2. 通常发热>39℃,有发热高峰(午后至傍晚)。

3. 皮肤表现

(1)三文鱼斑疹(无症状,时间短暂)

◇随着发热高锋出现。

◇好发于躯干及挤压部位,出现同形反应。

(2)紫色至红棕色、表面有鳞屑、持续存在的丘疹和斑块(50%)。

4. 全身症状

(1)关节痛/关节炎(65%~100%)

◇好发于膝关节、腕部及踝部,对称性分布。

◇腕关节出现关节强直(典型特征):活动范围受限,疼痛轻。

(2)肝脾大。

5. 并发症

巨噬细胞活化综合征(15%),可危及生命。

组织病理学

同 Still 病(经典型 Still 病)。

实验室检查

1. ANA 及 RF 均(-)。

2. 常有贫血,白细胞增多,血小板增多。

3. ESR/CRP 升高。

4. 铁蛋白明显增高

(1)其水平同疾病活动度相关。

(2)常伴疾病慢性进展,复发性加剧,预后不佳。

5. 巨噬细胞活化综合征(MAS)的实验结果异常。

治疗

1. 大多数患者需要全身应用激素(泼尼松 40~60mg/d)。

可加用免疫抑制剂(甲氨蝶呤为首选)。

2. IL-1 受体抑制剂(阿那白滞素)及 IL-6 受体抑制剂(托珠单抗)可能有效。

预后

1. 通常预后较好,不致命,死亡率低(3%~10%)。

2. 死亡原因有感染、急性呼吸窘迫综合征、因 MAS 引起多发性器官衰竭和血栓性微血管病变。

(八)硬斑病(局限性硬皮病)

流行病学

1. 2/3 发生在儿童。

2. 女性多于男性(2.6:1)。

除外:线状局限性硬皮病无性别倾向。

3. 多种多样的硬斑病类型

(1)斑块型(>50%):成人最常见的一型。

(2)线状(20%):儿童最常见的一型。

(3)泛发型(13%)。

(4)深在性硬斑病(11%)。

发病机制

1. 基因易感性加上环境因素诱发,出现血管损伤(如降低毛细血管密度、血管内皮损伤),引起炎性反应,产生促纤维化的 Th2 细胞因子(IL-4、IL-6 及 TGF-β),使成纤维细胞增殖,胶原沉积。

2. 环境因素诱发:创伤、辐射、药物(如博来霉素、溴隐亭和 D-青霉胺)及包柔螺旋体(主要在欧洲和日本,还有阿夫采利疏螺旋体和 B.garinii)。

临床表现

临床类型

(1)斑块型硬斑病(最常见的一型,成人多见)

◇开始时在躯干和四肢近端出现红色和紫色斑,后逐渐发展成硬化性的色素沉着或呈象牙白的斑块;斑块上经常无毛和无汗,毛孔明显。

◇边缘可出现淡紫色炎症边缘(代表持续活动)(图 3-48)。

◇常常在受压区域发展。

(2)点滴状硬斑病

◇形状多种多样,呈小的白垩色,扁平或轻度凹陷的斑点,仅有轻度硬化。

◇其表现与点滴状 LSA 相似,但无毛囊角栓和表皮萎缩。

◇好发于躯干上部。

(3)线状硬斑病

◇因发病率高而受到重视(尤其好发于儿童)。

◇形态与斑块型硬斑病相似,但呈线状分布,常常沿着 Blaschko 线。

◇最常见的部位:下肢(最多)>上肢>头部,躯干。

◇可能涉及更深层结构(肌肉,筋膜和骨骼)。

◇抗-ssDNA 自身抗体常见。

◇典型位置:四肢和躯干。

◇并发症:四肢发育不全(永久性)(图 3-49),畸形,关节限制/挛缩(如果斑块累及关节部位,风险最高),以及关节痛。

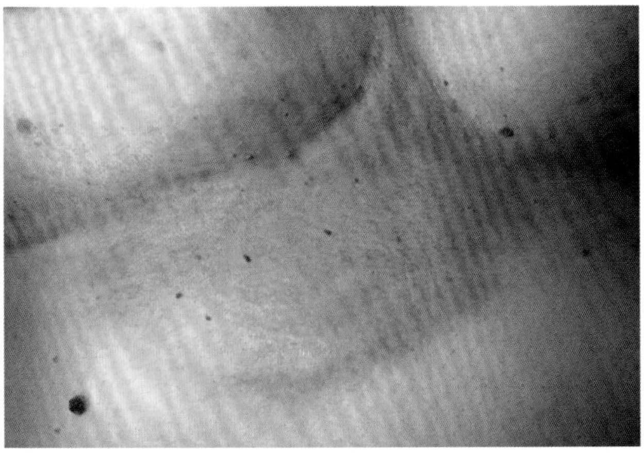

图 3-48 硬斑病。通常在躯干上出现单个或几个椭圆形区域的非凹陷性红斑和水肿。紫色边界(淡紫色环)围绕着硬化区域。病变的中心形成光滑的,象牙色的无毛或色素沉着斑块,并且丧失出汗的能力。(From Habif TP. Clinical Dermatology:A Color Guide to Diagnosis and Therapy,6e. Elsevier 2015.)

◇头部或颈部线状硬斑病的亚型。

- 带状硬皮病
  - 前额、额顶、矢状面前额或头皮有凹陷。
- Parry-Rombery 综合征(又称进行性面肌萎缩)
  - 面部单侧萎缩包括真皮、皮下组织、肌肉和骨骼(图 3-50 和图 3-51)。
  - 可能伴有癫痫、眼球突出、头痛、三叉神经痛、眼肌肌病、脑萎缩、白质高信号或斑秃。
- 患有头颈部硬斑病的儿童应定期进行眼科检查,以监测无症状的眼部受累。

(4)Pasini-Pierini 皮肤萎缩

◇大片(可达 20cm)褐灰色色素沉着的椭圆形、萎缩性、界限清晰的斑块,边界呈尖锐倾斜(悬崖坠落)。

◇典型位置:年轻女性的躯干/上臂(通常为 20~30 岁)。

◇开始为持续性单一病变,随着时间的推移形成更多的病变。

◇组织学:真皮厚度与正常皮肤相比明显减少。

- 活检应包含受影响的皮肤和邻近的正常皮肤,以显示"悬崖坠落"的边缘。

◇变异型

- Moulind 带状皮肤萎缩:带状皮肤萎缩为慢性过程,但非进行性,呈良性病程;与其他类型的硬斑病相比,硬化和色素变化较少。

(5)泛发性硬斑病

◇广泛的硬化斑块累及整个躯干和四肢,可引起肌肉萎缩和呼吸困难(由于绷紧的皮肤对胸部的收缩作用)。

◇很可能出现皮肤外的症状(疲劳,不适和肌痛/关节痛)。

◇自愈罕见。

◇ANA 通常(+)。

◇变异型

- Pansclerotic 硬斑病。
  - 儿童<14 岁。
  - 是涉及深层结构的泛发性硬斑病类型,可引起残疾和四肢挛缩。

(6)大疱性硬斑病

◇罕见,通常只见于泛发性硬斑病。

◇病因:弥漫性皮肤硬化→淋巴流动受损→淋巴

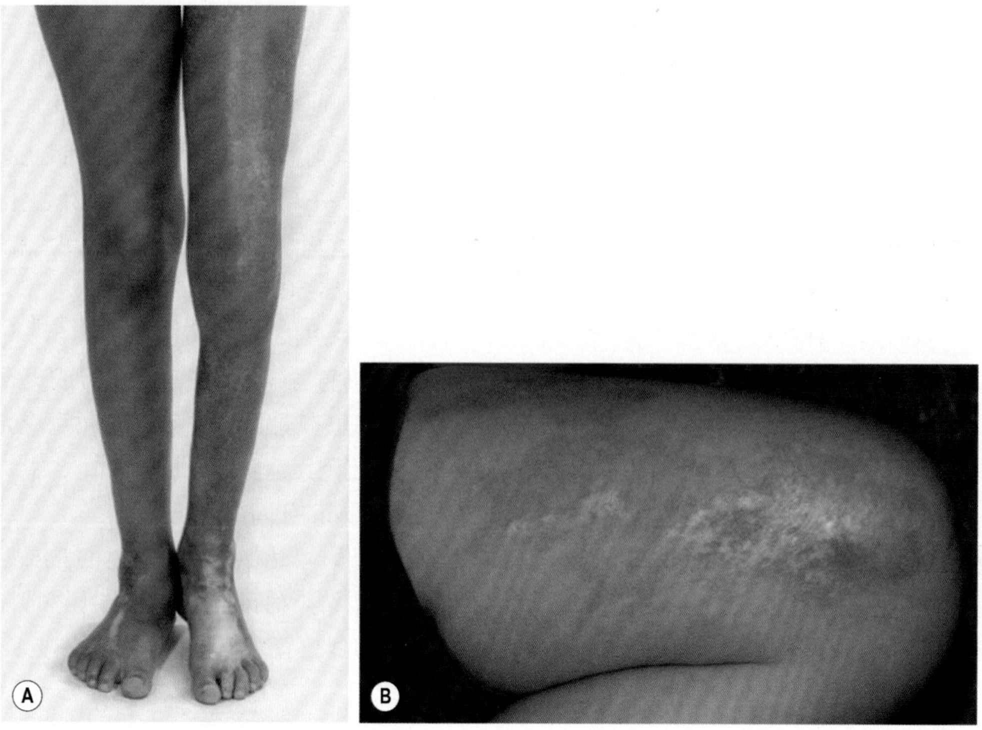

图 3–49 两个青少年下肢的线性硬斑病。(A)左下肢广泛硬结，发育不全，膝关节明显屈曲挛缩；右足也受到累及。(B)在大腿上线性分布融合硬化斑块；注意紫色边界。(Part B is courtesy, Julie V Schaffer, MD. From Bolognia JL, Jorizzo JL, Rapini RP. Dermatology, 3rd Ed. Elsevier. 2012.)

囊肿/大疱的形成。

(7)深部硬斑病

◇硬斑病主要累及皮下组织(筋膜，肌肉和骨骼)，出现深层硬化；表面的皮肤可以外观正常、褶皱("假性脂肪团")或色素沉着过度。

◇对皮质类固醇反应差(与嗜酸性筋膜炎相关)。

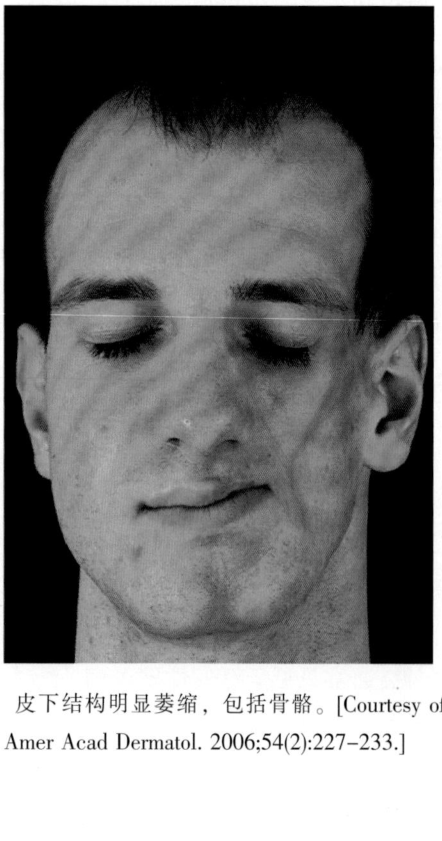

图 3–50 皮下结构明显萎缩，包括骨骼。[Courtesy of Sommer A et al. J Amer Acad Dermatol. 2006;54(2):227–233.]

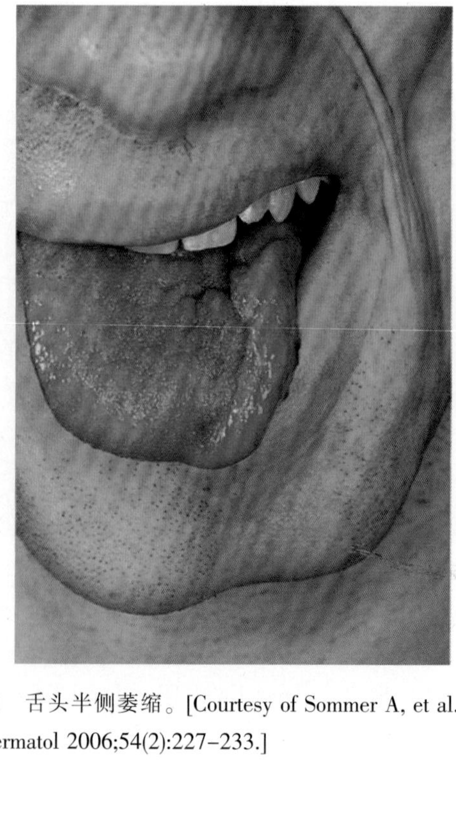

图 3–51 舌头半侧萎缩。[Courtesy of Sommer A, et al. J Amer Acad Dermatol 2006;54(2):227–233.]

◇在病变中可以发展为皮肤骨瘤。

◇并发症：畸形、溃疡、鳞状细胞癌、关节限制和挛缩。

(8)结节性硬斑病(瘢痕疙瘩)

◇类似瘢痕疙瘩的色素沉着的硬化结节；可伴有经典的斑块局限性硬皮病。

(9)硬皮病-硬化性苔藓重叠

◇同时患有硬斑病和LSA的患者。

组织病理学

1. 早期

(1)淋巴细胞和浆细胞浸润于真皮-皮下组织连接处。

(2)CD34+树突状细胞的缺失(在NSF和硬化性黏液水肿中增多)。

2. 晚期

(1)炎症减少。

(2)"方形活组织检查"征象。

(3)真皮乳头苍白，水肿，均质化。

(4)毛囊皮脂腺单位/皮肤附属器周围脂肪缺失。

(5)"被困的汗腺"为汗腺/导管被周围硬化的胶原压迫。

实验室检查

1. 所有形式的硬斑病缺乏抗Scl-70(Topo I)和抗着丝粒抗体(与SSc相反)。

2. 所有形式都具有抗拓扑异构酶Ⅱ抗体 (+)(总体上75%，泛发性硬斑病中85%~90%)。

3. 斑块硬斑病

(1)ANA通常(-)。

(2)缺乏抗ssDNA和抗组蛋白抗体。

4. 线性和全身性硬斑病

(1)比其他型的ANA(+)更高。

(2)通常抗ssDNA(+)和抗组蛋白抗体阳性→与疾病的严重性/活性相关。

5. ESR/CRP可能升高，尤其是线性或深部硬斑病。

治疗

1. 见治疗流程(图3-52)。

2. 治疗可以阻止疾病的发展。

3. 局部治疗用于表面局限性病变。

(1)可以使用局部或皮损内注射皮质类固醇，但可能引起萎缩。

(2)TCI、维生素D类似物和咪喹莫特都有疗效报道。

4. 更广泛的疾病考虑长波紫外线-1光疗法，但只能穿透真皮，因此，对更深层的病变无益。

5. 中度至重度硬斑病需要MTX治疗，通常前2~3个月与全身性皮质类固醇联合使用。

预后/临床过程

1. 浅表斑块硬斑病通常是自限性的；3~5年后可以软化。

2. 系统性硬斑病的预后较差。

3. 积极治疗儿童线性硬斑病是很重要的→防止肢体缩短和关节收缩。

其他注意事项

肢骨纹状肥大为线性硬斑病区域下方的长骨表面变粗糙(也是Buschke-Ollendorff综合征)，X线片的表现类似蜡油滴过蜡烛表面。

(九)硬皮病(又称系统性硬化症)

流行病学

1. 女>男(3:1)。

2. 典型发病年龄：30~50岁。

发病机制

1. 主要致病特点包括血管功能障碍、细胞和体液免疫失调、皮肤和内脏器官中过多的胶原蛋白/细胞外基质蛋白沉积。

2. 血管功能障碍，主要是微循环，是最早的特征，包括内皮损伤、血管渗漏、异常血管痉挛、内膜增生、管腔阻塞、毛细血管破坏和血运重建。

3. 自身抗体产生(例如，抗着丝粒和抗Scl-70)，自身抗原驱动以Th2为主的T细胞活化，产生促纤维化细胞因子/生长因子(IL-2，IL-13，TGF-β，PDGE和内皮素-1)升高→肌成纤维细胞在受累组织中积聚→过量的胶原蛋白(主要是Ⅰ型和Ⅱ型)和其他细胞外基质蛋白生成。

临床表现

1. 诊断标准：评分≥9确诊系统性硬化症(敏感性91%；特异性92%)。

(1)"双手手指皮肤增厚，延伸至掌指关节近端(9分，充分标准)。

◇早期(水肿)阶段(图3-53)：手指/足趾凹陷性水肿。

• 50%病例的最初征象。

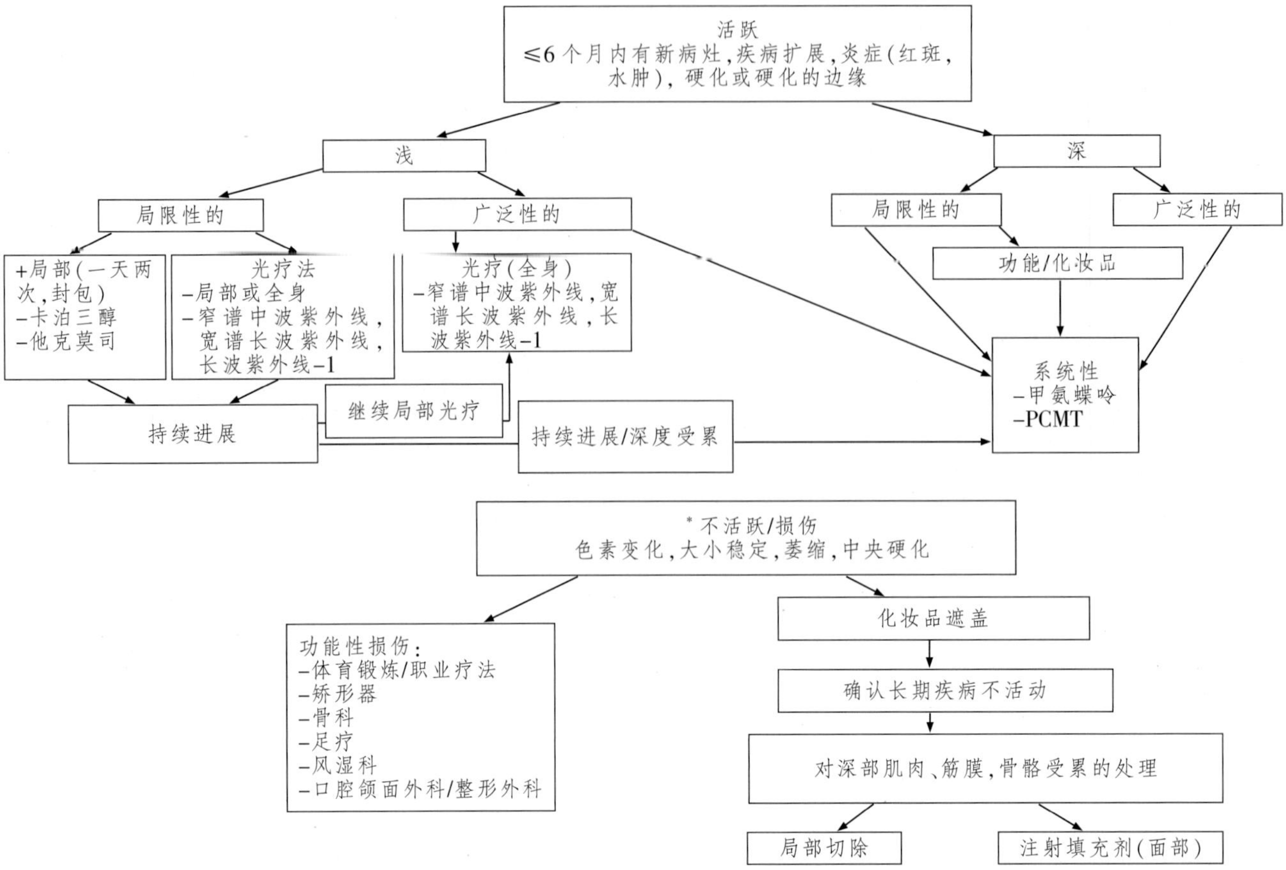

图 3–52 基于现有证据的硬斑病治疗流程。浅表受累是由组织学上真皮乳头受累定义的。深层受累被定义为网状真皮，皮下组织，筋膜或肌肉的硬化或炎症。推荐行组织学检查和（或）磁共振成像来评估病变的受累深度、确定合适的治疗方法和评估治疗效果。PCMT，皮质类固醇加甲氨蝶呤的静脉冲击。*硬斑病损害的治疗临床证据很少。这些措施的有效性的证据也不多。疾病再激活的风险也是未知的，但是应该在长期不活动的疾病中采取手术措施。在疾病活动期和进行性功能损伤的情况下（例如，运动范围减小、挛缩和肢体长度差异），局部治疗不应该用作单一疗法。硬斑病中的系统表现最常报告的是关节炎、癫痫/头痛（带状硬皮病）和眼部表现。应评估所有硬皮病患者的现状，并进行适当的转诊。（Courtesy of Zwischenberger BA et al. J Am Acad Dermatol 2011;65:925–941.）

◇硬化期：水肿的手指变硬，变得紧致有光泽。

◇晚期（萎缩性）阶段：皮肤萎缩伴屈曲挛缩。

（2）手指皮肤增厚（仅计数最高分）

◇手指水肿，伴有软组织弥漫性非指凹性增厚（2分）。

◇手指硬皮病（从4个掌指关节到指间关节）（4分）。

（3）手指垫组织缺失的指尖病变（仅计入更高分数）

◇指/趾尖端溃疡（2分）

• 由创伤引起。

◇指尖点状瘢痕（3分）

• 由缺血引起。

（4）毛细血管扩张症（2分）

◇面部/口唇/手掌毛细血管扩张（在局限性硬皮病/CREST中更常见）。

• 毛细血管扩张有平滑/"席状"方形边缘。

• 相比之下，遗传性出血性毛细血管扩张症（HHT）有不规则的毛细血管扩张症状和放射血管。

（5）甲褶皱毛细血管异常（2分）

◇扩张的毛细血管环与毛细血管退缩相交替。

（6）肺动脉高压（PAH）和（或）ILD（最高分为2）

◇PAH（2分）。

◇ILD（2分）。

（7）雷诺现象（3分）

◇继发性雷诺现象的主要原因。

◇50%的SSc中最早出现的体征。

（8）任何与SSc相关的自身抗体：抗着丝粒，抗拓扑异构酶Ⅰ（Scl–70）或抗RNA聚合酶Ⅲ（3分）。

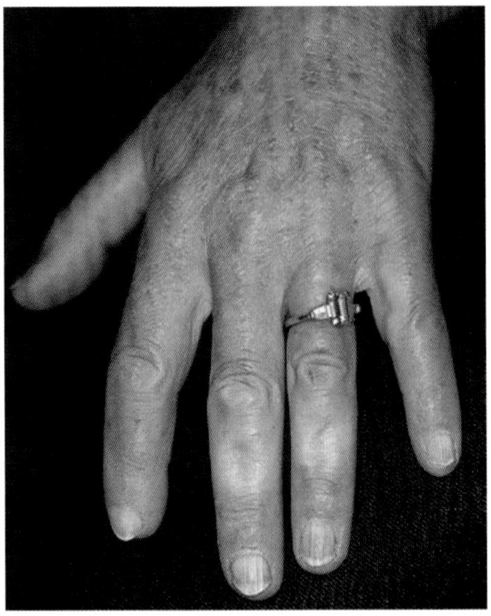

图 3–53 系统性硬化症的早期水肿期。注意两个手指上的凹陷性水肿。(Courtesy, Jean L. Bolognia, MD. From Bolognia JL, Jorizzo JL, Rapini RP. Dermatology, 3rd Ed. Elsevier. 2012.)

2. 硬皮病亚型

(1)局限的系统性硬化症(SSc)

◇定义:局限于肢体远端(掌指关节/指间关节远端)和面部受累。

◇缺乏严重的肾/肺受累→总体死亡率降低。

- 单独的肺动脉高压常见。

◇变异型

- CREST 综合征。
  - 皮肤钙沉积(40%)
  - 雷诺现象(99%)
  - 食管运动障碍(90%)
  - 指端硬化
  - 毛细血管扩张症(指垫毛细血管扩张;90%)
- 系统性硬化症没有皮肤硬化。
  - 雷诺现象和阳性血清学,但无皮肤受累。

(2)弥漫性系统性硬化症("进行性系统性纤维化",PSS)

◇有更严重的内脏疾病和更差的预后。

◇硬化累及肢体的远端和近端以及面部和躯干。

3. 其他皮肤发现

(1)喙鼻、小口和皱纹减少。

(2)皮质钙沉着,通常在关节上,可能会形成溃疡。

(3)皮肤干燥性瘙痒。

(4)色素沉着:两种类型。

◇暴露于阳光或压力相关部位的弥漫性色素过度沉着。

◇上躯干/面部的色素减退而毛囊周围不受累("盐和胡椒"征)(图 3–54)。

(5)翼状胬肉:甲床在甲板下的延伸。

4. 从无症状到严重的皮肤外发现。

(1)肺部(70%)

◇最常见的死亡原因。

◇ILD(在弥漫性硬皮病/PSS 中更常见)。

◇肺动脉高压(在局限的 SSc/CREST 中更常见)。

(2)心血管

◇动脉粥样硬化,心肌梗死和脑卒中的风险增加。

◇心肌纤维化→限制性心肌病和心律失常。

(3)胃肠道(90%)

◇最常见的内脏疾病部位。

◇增加了发病率但没有增加死亡风险。

◇食管下段吞咽困难/运动障碍 (90%)→误吸和食管炎。

◇胃轻瘫。

◇胃窦血管扩张症(GAVE,又名"西瓜胃")(1%~20%)。

◇小肠和大肠运动障碍。

◇肠鸣音弱→大便失禁。

(4)肾

◇硬皮病肾脏危象(SRC)

- 肌酐迅速上升。
- 影响 20%弥漫性 SSc 患者(PSS)。

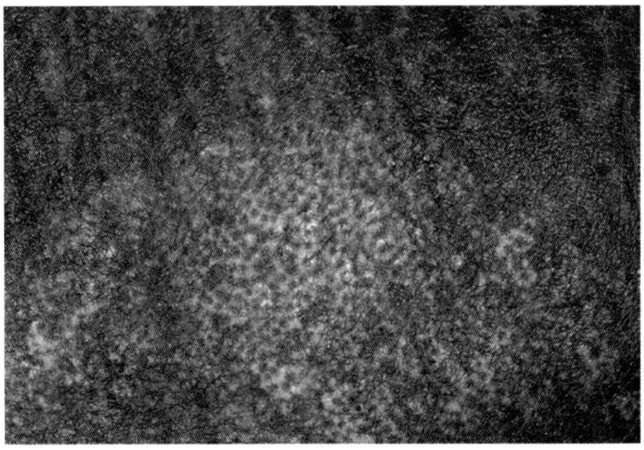

图 3–54 "盐和胡椒"征。在 1 例系统性硬化症患者中白皮肤和毛囊周围色素存留。(From Bolognia JL, Jorizzo JL, Rapini RP. Dermatology, 3rd Ed. Elsevier. 2012.)

- 在局限的硬皮病中几乎没有发生。
- ACE-Ⅰ类药物将降低风险。

(5)肌肉骨骼

◇关节痛/关节炎。

◇肌腱摩擦感。

组织病理学

与硬斑病相同。

实验室检查

1. ANA(+)(>90%)。

2. 抗着丝粒抗体

(1)局限性硬皮病>弥漫性硬皮病。

(2)PAH和指/趾溃疡的风险升高。

3. 抗拓扑异构酶Ⅰ(抗Scl-70)

(1)弥漫性硬皮病>局限性硬皮病。

(2)ILD、指/趾溃疡、滑膜炎、关节挛缩和心脏受累的风险增加。

4. 其他:表3-11。

治疗

1. 最重要的目标为控制内脏器官受累。

(1)肾脏疾病:ACE抑制剂可预防SRC。

(2)肺病

◇ILD:环磷酰胺,利妥昔单抗,MMF,HSCT和N-十六烷基半胱氨酸佐剂。

◇PAH:内皮素受体拮抗剂、磷酸二酯酶5型抑制剂和前列腺素类。

(3)胃肠道受累:PPI用于GERD症状和促进胃肠动力药物。

(4)心脏受累:抗高血压药物、MMF和环磷酰胺。

2. 特定的针对皮肤的治疗(通常无效)。

(1)雷诺现象:戒烟,避免寒冷和血管扩张剂(CCB,磷酸二酯酶5型抑制剂,局部硝酸甘油、前列腺素和内皮素受体拮抗剂)。

(2)足趾溃疡:一线与雷诺现象相同的措施;其他选择包括伊洛前列素Ⅳ(前列腺素类似物,证实有效)和波生坦(内皮素受体拮抗剂;证实预防新溃疡有效)。

(3)皮肤硬化症:光疗法(PUVA,UVA1)。外皮电疗、糖皮质激素、免疫抑制剂(MMF和利妥昔单抗)和自体HSCI(已在RCT中显示疗效)。

(4)皮肤钙沉着:手术切除(可复发),CCB(效果不确定)和体外冲击波碎石术。

预后/临床过程

1. 死亡率(10年生存率)。

(1)弥漫性硬皮病(PSS):50%。

(2)局限性硬皮病:70%。

2. 由于ACE抑制剂用于SRC,ILD现在是导致死亡的首要原因。

应用高分辨率CT和PFT筛查肺病。

3. 生存率低的指标。

(1)年龄较大,男性,非裔美国人,社会经济地位差。

(2)ESR升高和贫血。

(3)主要器官受累:肌炎,广泛的皮肤受累,心脏受累。ILD和PAH。

(4)存在肌腱摩擦感。

其他注意事项

1. 雷诺现象和手部水肿是硬皮病的两个最早和最常见的表现。

2. CXCL4是皮肤和肺纤维化以及PAH的新标志物。

(十)嗜酸性筋膜炎(舒尔曼综合征)

流行病学

1. 女性和高加索人是主要发病人群。

2. 大多数患者为40~60岁。

发病机制

1. 发病机制尚未知,但TGF-β水平显著升高。

2. 伴有近期剧烈活动史(30%)。

其他潜在的诱因:创伤,疏螺旋体病和他汀类药物的使用。

临床表现

1. 关键特征:快速出现的对称性水肿/硬结、四肢疼痛和外周嗜酸性粒细胞增多。

(1)手、足和面部不受累。

(2)逐渐进展为木板样硬化和纤维化,呈橘皮样外观("假脂肪团"外观)。

(3)在伍迪硬化和纤维化的过程中,有一种"橘皮"样外观("假脂肪团"的外观)。

(4)"干河床"或"凹槽"征为硬化皮肤内静脉的线性凹陷。

(5)无雷诺现象。

2. 相关疾病(不常见):炎性关节炎、关节挛缩、腕管综合征、溶血性贫血、骨髓增生异常症、淋巴瘤/白血病、单克隆免疫球蛋白血症和多发性骨髓瘤。

3. 鉴别诊断。

(1)硬皮病

◇嗜酸性筋膜炎不累及手,足和面部。

◇嗜酸性筋膜炎缺乏雷诺现象和内脏受累。

(2)嗜酸粒细胞增多症-肌痛综合征(L-色氨酸),西班牙毒油综合征(菜籽油)。

◇嗜酸性筋膜炎缺乏突出的全身症状(发热、肌痛和肺部受累)。

组织病理学

深筋膜大量增厚和纤维化(正常宽度的10~50倍);淋巴浆细胞浸润±嗜酸性粒细胞。

1. 必须做深层活检(至筋膜)。

2. 嗜酸性粒细胞偶尔存在于活组织检查中,然而,组织嗜酸性粒细胞增多对诊断不是必需的——外周嗜酸粒细胞增多更为典型。

实验室检查

1. 外周嗜酸性粒细胞增多(80%),ESR升高,高球蛋白血症。

2. 金属蛋白酶抑制剂-1(TIMP-1)为疾病活动的新血清学标志物。

3. MRI或CT扫描显示筋膜增厚→在某些情况下可能不再需要进行活检。

治疗

1. 对全身性类固醇激素治疗的反应良好(深部硬斑病不同)。

2. 非类固醇药物:羟氯喹、环孢素、氨苯砜、MTX、PUVA、UVA1±阿维A和TNF-α抑制剂。

3. 物理治疗,以防止关节挛缩。

预后/临床过程

1. 多达1/3的患者可能会自行消退,但某种程度的硬化通常会持续存在。

2. 类固醇治疗几周后即可以看到治疗效果。

3. 难治性病例的特点

(1)伴随类似硬斑病的皮肤病变。

(2)躯干受累。

(3)发病年龄小。

(4)组织病理学显示真皮纤维化。

(十一)肾源性系统性纤维化(肾源性纤维化皮肤病,NSF/NFD)

流行病学

1. 主要发生在50余岁人群。

2. 没有性别和种族的倾向。

发病机制

由暴露的环境中带有钆元素导致皮肤和内脏器官的纤维化而出现急性肾衰竭和严重的慢性肾病。

1. 发病理论:钆元素渗漏入组织中→被巨噬细胞吞噬→释放促纤维化细胞因子和生长因子→循环中的纤维细胞聚集到皮肤(CD34+,前胶原I+细胞)→产生过量的胶原和细胞外基质。

2. 起病:接触钆元素后2~4周起病,但也可以在数年后出现。

临床表现

1. 皮肤表现

(1)隐匿出现的对称性、无痛性、色素增加伴硬化的花纹状斑块(网状或多角形)(图3-55)。

◇四肢>躯干

(2)肢体近段的深部硬化导致"假脂肪团"样或"鹅卵石"样外观。

(3)显著的木板样硬化伴"橘皮"样外观。

(4)肢体近端局部皮肤的纤维化使外观出现皱纹样或捆绑样条带。

(5)真皮丘疹:真皮棕色或正常皮色的丘疹或结节,表皮正常。

2. 巩膜斑(仔细检查):在<45岁的患者,可以见到巩膜黄白色斑伴有毛细血管扩张(>45岁患者由于有结膜黄斑,巩膜黄斑不明显)。

3. 皮肤以外的表现(很少见)

睾丸、硬脑膜、隔膜、肾小管、心脏和肺部的纤维化及钙化。

组织病理学

1. 与硬化性黏液水肿很相似,但纤维化累及得更深(脂肪和筋膜层)。

(1)典型的表现位于皮下脂肪间隔,必须获得深部活检(筋膜层)。

(2)胶原束(轻度增厚)增多,纺锤状纤维细胞增多(CD34+,前胶原I+细胞)增多,深入到皮下脂肪间隔。

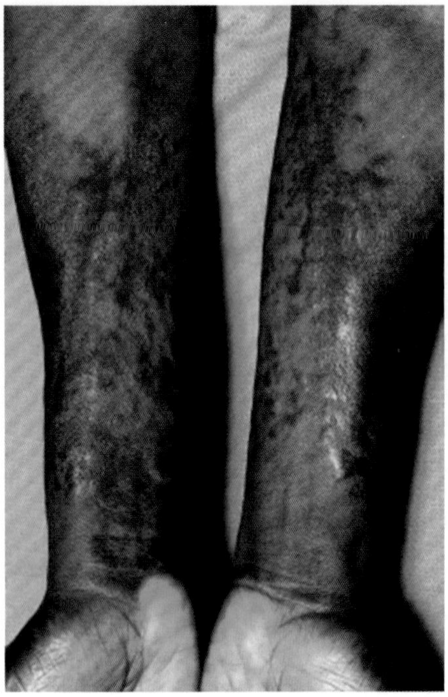

图 3-55 肾源性纤维化性皮病的色素沉着性硬化斑块。(From Andrews et al. Andrews' Diseases of the Skin, 11th Ed. Elsevier. 2011.)

(3)相反,硬斑病和硬皮病真皮的 CD34+细胞减少或缺失。

2. 黏蛋白增多。

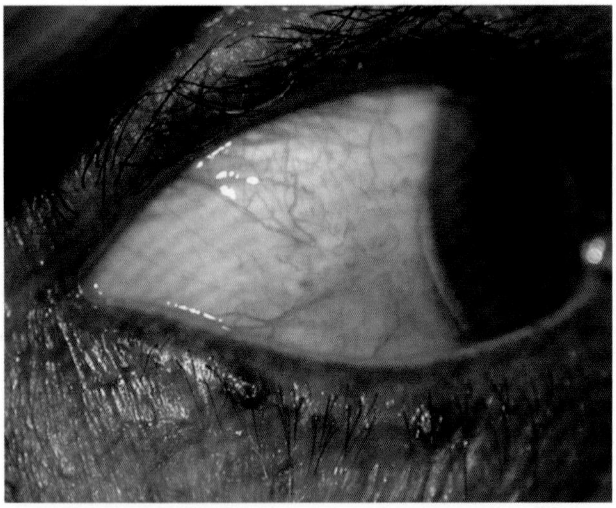

图 3-56 肾源性系统性纤维化(NSF)——临床特征。一例不到45 岁的患者的巩膜斑块,是 NSF 的次要标准。(From Bolognia JL, Jorizzo JL, Rapini RP. Dermatology, 3rd Ed. Elsevier. 2012.)

实验室检查

1. Cr/BUN 升高。

2. 钙和(或)磷异常。

治疗

1. 治疗抵抗的病例使用皮质类固醇和其他免疫抑制剂。

2. 治疗肾脏疾病是最重要的→可能会减缓或改善 NSF。

3. 对所有患者进行物理治疗,以防止关节挛缩。

4. 一些无对照组的报道认为,伊马替尼、西罗莫司、光动力疗法、UVA-1、静脉内免疫球蛋白治疗、血浆置换、体外光照和停用促红细胞生成素可以改善病情。

预后/临床过程

1. 慢性,进行性过程。

2. 2 年死亡率约为 50%。

其他注意事项

了解主要的硬化/纤维化性皮肤病之间的鉴别(表 3-14)。

(十二)其他硬化/纤维化皮肤病

见表 3-17。

皮肤纤维和弹性组织的异常

(一)穿孔疾病(穿通性弹性蛋白病,反应性穿通性胶原病/获得性穿通皮肤病,穿通性钙化性弹性组织病)

1. 见表 3-16。

2. 所有这组疾病都是以经表皮清除真皮结缔组织为特点。

3. 所有患者均出现带有角栓的丘疹和结节。

4. 治疗

(1)穿通性弹性蛋白病/反应性穿通性胶原病一般较轻微;采用局部疗法,避免创伤。

(2)获得性穿通皮肤病难以治疗:宽谱或窄谱 UVB 最有效。

(二)结缔组织异常

见表 3-17。

表3-14　系统性硬化症以及其他相关皮肤硬化性疾病的主要临床和实验室表现

	系统性硬化症	硬斑病	嗜酸性筋膜炎	硬肿症	苔藓性黏液水肿	NSF
主要临床类型	局限型 弥漫型	斑块型硬斑病 线状硬斑病 泛发型硬斑病	感染后(Ⅰ型) 单克隆丙种球蛋白病相关(Ⅱ型) 糖尿病相关(Ⅲ型)			
雷诺现象	++	-	-	-	-	-
对称性硬化	++*	-	++*	++	++	+
肢端硬化	++	-	-	-	-	-
面部受累	+	-斑块型和泛发型 +线性(类军刀伤)	-	±Ⅰ型Ⅱ型 -Ⅲ型	+	-
系统受累	++	-	少见	-	++	+
抗核抗体	++	±泛发型和线性 -斑块型	-	-	-	-
抗着丝粒抗体	+局限型系统性硬化症	-	-	-	-	-
抗拓扑异构酶Ⅰ(Scl-70)抗体	+弥漫型系统性硬化症	-	-	-	-	-
单克隆丙种球蛋白病	-	-		+Ⅱ型	++	-
自发缓解	-	++斑块型 +全身化 ±线型	++	++Ⅱ型 ±Ⅱ型 Ⅲ型	-	±†

NSF,肾源性系统性纤维化;++,几乎总是;+,常见;±有时候;-,罕见或不常见(Courtesy, Vincent Falanga,MD)。

* 可能先于水肿期出现。

† 肾功能改善。

From Bolognia JL, Jorizzo JL, Rapini RP. Dermatology, 3rd Ed. Elsevier. 2012.

第6节　肉芽肿性/组织细胞性疾病

非感染性肉芽肿

(一)环状肉芽肿

流行病学

1. 儿童和青年最常受影响(有2/3在30岁之前发病)。

2. 发病率女性>男性(2:1)。

发病机制

1. 病因不明;最有可能是对各种诱发因素(创伤/同形反应、昆虫叮咬、结核菌素皮肤试验、分枝杆菌/病毒感染或紫外线辐射)的Th1型迟发型超敏反应。

诱发因素→Th1反应→真皮中单核细胞的聚集→溶酶体酶的释放→弹性纤维的降解。

2. 大多数受影响的患者都很健康(特别是局限型环状肉芽肿)。

泛发型环状肉芽肿常合并高脂蛋白血症(高达45%)、1型糖尿病、HIV、甲状腺疾病和恶性肿瘤。

临床表现

1. 良性、自限性疾病,无症状,由多个小的、无鳞屑、肉色、粉红色或紫罗兰色丘疹组成环状/弧状斑块。

(1)孤立的脐状丘疹常见于手指/手部。

(2)环状皮损的中心(曾经受累)皮肤通常是红棕色的。

2. 分布:最常见于单独手/手臂(60%;特别是手背/手指背侧和肘部)>单独的下肢/足(20%,特别是足背和足踝)>上肢和下肢都受累(7%)。

(1)不太常见:孤立的躯干部分(7%)或躯干+其他

表 3–15 其他硬化/纤维化皮肤疾病

疾病	临床	其他
黏液病		
硬肿病	皮肤红斑和木板样硬化，呈橘皮样外观；内脏受累罕见 类型 1(55%)：通常以上呼吸道感染开始，特别是链球菌性咽炎；特别影响中年女性，涉及面部(面无表情/张开的口)，颈部，躯干，上肢近端；通常在 6 个月至 2 年后缓解 类型 2(25%)：与类型 1 临床表现相同，伴有 IgGκ 单克隆病种球蛋白病 类型 3(20%，又称为糖尿病硬肿病)：伴有糖尿病，好发于中年肥胖男性，累及上颈部和上背部	组织学显示胶原蛋白束之间的缝隙增宽，被黏蛋白填充
苔藓性黏液水肿	进行性病程，以广泛、对称、线性分布的蜡状丘疹为特征，通常涉及面部/颈部，手背，前臂伸侧，肘部和上躯干；弥漫性浸润可以像硬皮病并导致狮面；在组织学上与 NSF 相似，但纤维化不会深入到皮下组织和筋膜中；皮肤外受累常见(GI，吞咽困难；骨骼肌肉，关节炎，近端肌无力，腕管综合征；神经，周围神经病变)	伴有 IgGγ 蛋白血症和 HIV
胫前黏液水肿	胫部蜡样硬化的结节或斑块，橘皮样外观	由于透明质酸的沉积，最常见于 Grave 病，但也可见于甲状腺功能减退，很少见于甲状腺功能正常者
免疫性疾病		
慢性移植物抗宿主病	躯干硬斑病样的斑块，也可能会泛发	通常在组织学上仍然会看到一定程度的界面皮炎
副肿瘤/肿瘤		
POEMS 综合征(多发性神经病，器官肿大，内分泌病，M 蛋白和皮肤改变)	硬化性皮肤改变好发于四肢，色素沉着过度，多毛症，多汗症，杵状指，白甲症	肾小球血管瘤密切相关(仅存在于少数患者)
淀粉样变性(原发性系统型)	面部，肢体远端和躯干的弥漫性硬化	不适用
类癌综合征	下肢的皮肤硬化	不适用
铠甲状癌	由癌细胞浸润导致胸壁硬皮病样的硬化	乳腺癌最常见
代谢性疾病		
糖尿病	对称，无痛的关节活动丧失，手的小关节僵硬，手和足的背侧硬皮病样的皮肤增厚；“祈祷者”征	30%~50% 的慢性 2 型糖尿病患者；与微血管疾病相关
迟发性皮肤卟啉症	曝光区域硬斑病样的斑块，色素沉着过度和多毛	假卟啉症缺乏硬皮样改变、色素沉着过度和多毛症
由外源性物质引起的弥漫性硬皮病样表现		
油中毒综合征	可移动性皮疹，流感样症状，外周嗜酸性粒细胞增多和肺水肿；最初皮肤肿胀和增厚→接着皮肤萎缩/纤维化，皮肤硬化，关节挛缩，干燥症状和雷诺现象	由于摄入苯胺降解的油菜籽食用油；1981 年在西班牙出现
嗜酸细胞增多性肌痛综合征	最初表现为发热，乏力，虚弱，严重的肌痛，外周嗜酸性粒细胞增多和非特异性红斑斑疹；一半发展为硬皮病样皮肤改变，包括嗜酸性筋膜炎(30%)，硬斑病和弥漫性/局限性硬皮病	由于摄入受污染的 L–色氨酸，见于 1989 年
聚氯乙烯	接触聚氯乙烯的工作者可以出现类似硬皮病的皮肤表现，包括皮肤弥漫性硬化，肢端硬化，雷诺现象和肝/肺纤维化	缺乏自身抗体

(待续)

表 3-15(续)

疾病	临床	其他
博来霉素	肺纤维化,雷诺现象和皮肤变化与进行性系统性硬化无法区分	缺乏自身抗体
紫杉烷(多西紫杉醇,紫杉醇)	弥漫性水肿(下肢为最常受累部位)→慢慢硬化;可能导致屈曲挛缩	缺乏自身抗体;可在一个或几个疗程的化疗后发生
肾源性系统性纤维化	在 NSF 章节讨论	与肾脏疾病时使用含有钆的造影剂有关
由外源物质引起的局限性硬皮样病样表现		
辐射诱发的硬斑病	照射区域出现类似硬斑病的斑块(有时会延伸到照射区域以外);胸壁是最常见的部位	有X线照射史的乳腺癌患者最常见
注射部位硬化	维生素 K(Texier 病),硅胶或石蜡植入/注射,病灶内博莱霉素,阿片类药物(美沙酮,喷他佐辛)	全身使用博莱霉素可能引起类似SSc的弥散性发疹

表 3-16 主要穿通性疾病

	临床	组织病理学	主要相关事实
家族性反应性穿通性胶原病(RPC)	少见,童年发病;发病率男女相同;上肢;在创伤部位出现的角化性丘疹(3~4周潜伏期);自行痊愈(6~10周)	角化过度/角化不全结痂的角栓;胶原纤维通过表皮延伸到角栓中	轻微创伤的部位 胶原蛋白穿通 上肢
获得性穿通皮肤病(包括获得性反应性穿通性胶原病,慢性皮肤角化病)	常见;成年发病;发病率男女相同;糖尿病/肾衰竭;强烈的瘙痒症;下肢或全身;Koebner现象;中央角化栓	最常见的类似于RPC(也可能类似于穿通性毛囊炎;少数情况像匐行穿通性弹性组织变性)	几乎总是合并糖尿病或肾衰竭(10%的透析患者) 下肢(伸侧)
匐行性穿通性弹性组织变性(EPS)	罕见;童年或成年早期发病;发病率男>女(4:1);环状/匐行斑块,边缘有角化性丘疹;最常见于侧颈>面部,手臂,屈侧	角化结痂性角栓伴有周边上皮增生("蟹爪")抓住真皮浅层粉红色弹性纤维(VVG染色:弹性纤维染成黑色,胶原染成粉色)	MAD　　PORES 马方综合征 M　　青霉胺 P 肢端早老症 A　　成骨不全 O 唐氏综合征 D　　罗-汤综合 R 征 埃-当综合征 E 硬皮病 S 可能发生在威尔逊异卵双生子和D-青霉胺治疗的胱氨酸尿症患者
穿通型钙化性弹力纤维病	很少见;成年;大多是黑色人种女性;腹部(脐周)斑块与周边角化性丘疹	经表皮消除 钙化弹性纤维(PXE样)	肥胖高血压多产黑色人种女性 腹部(尤其是脐周)

Modified from Bolognia JL, Jorizzo JL, Rapini RP. Dermatology, 3rd Ed. Elsevier. 2012.

部位(5%)。

3. 变异型

(1)斑片型环状肉芽肿:通常表现为在双侧足背(或躯干和四肢)上的对称性红色斑片;通常缺乏环状形态;组织学常表现为间质性环状肉芽肿。

(2)皮下型/真皮深部环状肉芽肿("假类风湿结节"):常见于6岁以下的患儿;足背(最常见部位)、手掌、胫部、臀部和头皮出现大的、无症状的"类风湿样"的结节;常有外伤史;50%也有经典的环状肉芽肿皮损。

(3)泛发型(播散型)环状肉芽肿:少见;发病年龄较晚(40~50岁);由无数小的红色或紫色丘疹融合成小的环状斑块,特别是在躯干上部/上肢近端(图3-57);对治疗反应不佳; 通常3~4年自愈;45%伴有脂质异常,21%有糖尿病 (局限型环状肉芽肿仅10%);HLA-

表 3-17 结缔组织异常

	临床	组织病理学	主要相关事实
皮肤中层弹性组织溶解	罕见;局限性细皱纹区域;对称发生在躯干,侧颈,四肢;好发于中年白色人种	正常 HE,弹性组织染色可见真皮中层弹性纤维的选择性缺失	紫外线可能在发病机制中起作用
皮肤松垂	1~2cm 的松弛/皱纹皮肤,通常隆起(>凹陷或扁平);颈部,躯干,上肢;女性>男性,15~25 岁	正常的 HE,弹性组织染色显示乳头层和网状真皮中弹性纤维几乎完全丧失;可见弹性纤维碎片残留	原发性(特发性) Jadassohn-Pellizzari(炎症性) Schweninger-Buzzi(非炎症性) 继发性 感染、青霉胺、炎症性皮肤病、自身免疫性(狼疮、干燥综合征、Graves 病)、皮肤肿瘤
毛囊性皮肤萎缩	像酒窝一样的"冰锥"样毛囊凹陷;手背/足和脸颊;出生到幼儿期发病	扩张的毛囊有毛囊角栓,炎症和真皮胶原硬化	与 Bazex-Dupre-Christol 综合征(滤泡性萎缩症、面部基底细胞癌、粟粒疹、颈部以上局部少汗症、毛发稀少)相关
虫蚀样皮肤萎缩	毛囊性皮肤萎缩的变异型,仅发生在面部/脸颊;可能是 1)零星的,2)遗传病的唯一表现(AD),3)综合征的一部分或 4)呈现 KP-萎缩症的特征	与上面相同	相关的有: Rombo 综合征(虫蚀样皮肤萎缩、粟丘疹、肢端红斑、外周血管扩张伴发绀、多发性基底细胞癌) Nicolau-Balus 综合征(全身性发疹性汗管瘤、虫蚀状皮肤萎缩和粟粒疹) 其他阴囊舌和掌跖角化病和角膜后沉着物
萎缩纹	沿着皮纹的线状萎缩病变,颜色为紫罗兰色;高加索人;女性>男性	临床诊断	青春期,妊娠;在马方综合征中增多
肥厚型瘢痕/瘢痕疙瘩	皮肤较深,通常有家族性倾向;10~30 岁 肥厚性瘢痕局限于伤口边界并隆起 瘢痕疙瘩出现晚,延伸到伤口边界以外	肥厚型瘢痕:成纤维细胞增生/胶原蛋白部分排列与皮肤表面平行,如正常瘢痕和涡纹状结节;血管垂直排列 瘢痕疙瘩:增厚的透明胶原蛋白束随意排列	肥厚型瘢痕自发消退 瘢痕疙瘩在没有治疗的情况下持续存在;治疗方法:皮损内类固醇激素治疗(一线)、切除、X 线、局部使用咪喹莫特、激光、白介素,5-氟尿嘧啶

Bw35 阳性率升高。

(4)穿通型环状肉芽肿:占环状肉芽肿病例的5%,最常见于手和手指背侧;小丘疹中央带有角栓、脐凹或溃疡;经组织学观察到经表皮清除变性胶原。

(5)环状肉芽肿样发疹:可能与实体器官肿瘤、B 细胞和 T 细胞淋巴瘤、HIV(泛发型环状肉芽肿>局限型环状肉芽肿)或局部以往形成的带状疱疹瘢痕有关。

组织病理学

1. 所有类型的特征是肉芽肿性真皮炎症,伴有局灶性胶原纤维/弹性纤维变性病灶;黏蛋白增加,嗜酸性粒细胞散在分布。

2. 如果存在白细胞碎裂性血管炎、肉芽肿性血管炎或血栓形成,则全身性疾病的风险增加(可能是 PNGD 的变异型)。

3. 3 种常见的组织学模式

(1)间质性(最常见;70%的病例):最不明显的模式;胶原纤维之间单个排列的组织细胞;胶原蛋白/弹性纤维轻度降解;诊断的关键是胶原纤维之间真皮黏蛋白增多(最好用胶体铁或阿新蓝染色)和血管周围

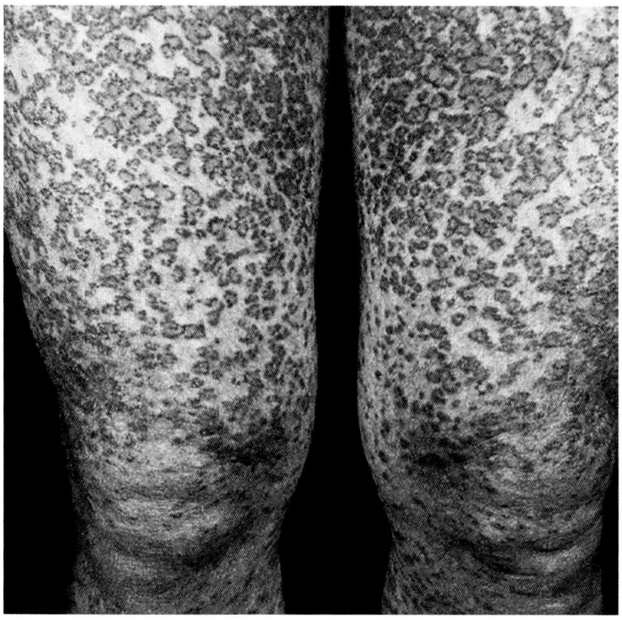

图 3–57 播散性环状肉芽肿。许多丘疹和环状小斑块。(From Bolognia JL, Jorizzo JL, Rapini RP. Dermatology, 3rd Ed. Elsevier. 2012.)

嗜酸性粒细胞分布。

(2)栅栏状肉芽肿(25%):低倍视野下最容易观察,可见一个或多个栅栏状肉芽肿,中央的胶原纤维/弹性纤维变性,真皮黏蛋白增多。

(3)肉瘤样模式(5%):罕见的组织学表现,由形成良好的上皮样组织细胞结节组成。

4. 深部环状肉芽肿:栅栏状肉芽肿中央有蓝色的黏蛋白(而 RA 中是粉红色纤维蛋白)。

5. 穿通性环状肉芽肿:典型的 GA,加上经表皮清除变性的胶原蛋白和肉芽肿碎片。

治疗

1. 局限性/无症状的:不必担心,强效局部或皮损内使用类固醇激素、TCI、激光和光冷冻疗法。

在某些情况下,组织病理活检可导致皮损消退。

2. 严重疾病:光化学疗法、抗疟药、烟酰胺、异维A 酸、氨苯砜、己酮可可碱、光动力疗法、三联抗生素治疗方案(米诺环素、氧氟沙星和利福平)和 INF-α 抑制剂。

预后/临床过程

1. 50%患者在 2 年内自发消退。

2. 复发率为 40%,但复发病例消退更快。

(二)环状弹性溶解巨细胞肉芽肿(AEGCG,O'Brien 光化性肉芽肿和非典型面部 NLD)

1. GA 的变异型,好发于长期暴露在阳光下的皮肤(面部、颈部、上部躯干和手臂)。

2. 可能是由紫外线的炎性反应引起的;最常见于中年女性。

3. 开始是肉色到粉红色丘疹→融合成直径 1~10cm 的环形斑块;通常<10 个病灶。

4. 组织病理学:间质性(>形成的良好栅栏状)肉芽肿浸润;较环状肉芽肿有更多的多核巨细胞;在组织细胞和巨细胞内有被吞噬了的弹性纤维;没有胶原蛋白变化或脂质沉积,缺乏黏蛋白;VVG 染色显示受累区域没有弹性纤维和日光性弹性纤维的缺如。

5. 处理:通常持续存在;对标准的环状肉芽肿的治疗方案反应差。

(三)间质性肉芽肿性皮炎和关节炎(IGDA);栅栏状中性粒细胞肉芽肿性皮炎(PNGD)

1. 发病率女性>男性。

2. 这两种肉芽肿性皮炎属于同一个病谱(见表 3-18)。

3. 两者都伴有全身性疾病。

(1)SLE 和 ANCA 血管炎(PNGD>IGDA)。

(2)RA(两者)。

(3)其他自身免疫性疾病(两者)。

4. 发病机制:自身免疫状况→真皮血管壁内/周围的免疫复合物沉积→慢性,低强度的血管炎(中性粒细胞更加丰富和活跃)→逐渐影响通向真皮胶原蛋白的血流→胶原变性→针对变性的胶原蛋白出现"栅栏"状肉芽肿性炎性反应。

5. ANA(+)占 50%。

6. 除了治疗基础疾病没有其他特异的治疗方法,可对局部/皮损内使用类固醇激素。

7. 2/3 的患者可达到完全缓解(数月或数年),1/3 的患者的病情表现为持续、慢性、复发的。

(四)间质肉芽肿性药疹

1. 临床表现与间质性环状肉芽肿、IGDA 或

表 3-18 IGDA/PNGD

IGDA	PNGD
环形斑块或线性红色到皮肤色的锁条(又名“绳索”征;通常在腋下)	脐状的皮肤色至紫罗兰色丘疹±穿通/溃疡
躯干,臀部和皱褶部位(对称)	指趾伸肌,肘部和其他伸肌对称性受累
组织学:网状真皮的中/深层围绕小的变性胶原纤维病灶(比环状肉芽肿小)有玫瑰形栅栏状排列的组织细胞(“底部重”);无黏蛋白;±中性粒细胞;无明显的血管炎	组织学:小血管白细胞碎裂性血管炎和嗜碱性胶原变性(早期)→带有嗜碱性胶原变性的栅栏状肉芽肿±胶原穿通(晚期)
最常见的相关疾病:RA、血清阴性关节炎、自身免疫性甲状腺炎、SLE	最常见的相关疾病:RA、SLE、ANCA + 血管炎(Wegener 肉芽肿/Churg–Strauss 综合征>其他)、恶性肿瘤
关节痛或关节炎(50%)	

PNGD 相似。

表现为环状的、红色的、无鳞屑的丘疹和斑块,边缘硬化,容易累及皱褶部位和曝光部位;黏膜部位不受累。

2. 通常由 CCB 及 ACEI 类药物引起(通常在药物使用后数月或数年)。

其他:RA 患者的 TNF-α 抑制剂、他汀类药物、呋塞米、β 受体阻滞剂、抗组胺药、HCTZ、阿那白滞素和沙利度胺。

3. 组织学:类似于间质 GA、IGDA 或 PNGD,但常有更深层的真皮受累(真皮的下 2/3)、界面皮炎、非典型淋巴细胞且缺乏黏蛋白。

4. 通常在停药数月后可缓解。

(五)类脂质渐进性坏死[糖尿病类脂性渐进性坏死(NLD)]

流行病学

1. 女性>男性(3:1)。

2. 仅有 0.03%的糖尿病患者患有 NLD,但 22%的 NLD 患者已患有或即将发展为糖尿病/糖耐量减低。

3. 糖尿病出现 NLD 的患者,其外周神经病变、视网膜病变和关节活动受限的风险增加。

4. 可能伴有吸烟。

发病机制

血管壁上免疫物质沉积对血管的损害或糖尿病相关微血管病变→亚急性真皮缺血→真皮胶原蛋白变性→继发性肉芽肿性炎性反应。

临床特征

1. 早期皮损表现为质硬、略带红色的丘疹→扩大成双侧胫部的萎缩的斑块(通常为多发),周边为紫色到红色的边缘,中央的萎缩变为黄褐色,伴有毛细血管扩张(图 3-58)。

轻微外伤即可导致溃疡(30%)。

2. NLD 患者皮损斑块中常常丧失皮肤附属器和神经元→针刺感或轻触觉减弱、少汗和局部毛发脱落。

组织病理学

1. “方形活检”征。

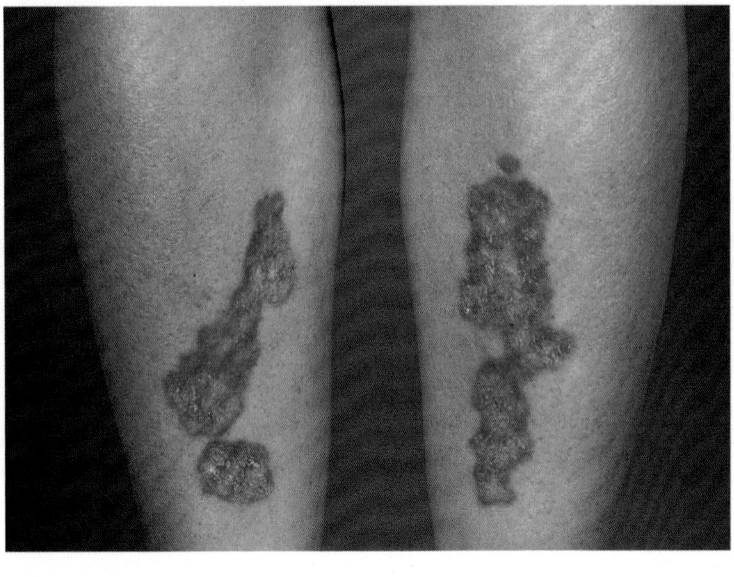

图 3-58 类脂质渐进性坏死。胫骨前红棕色萎缩斑片。(From Bolognia JL, Jorizzo JL, Rapini RP. Dermatology, 3rd Ed. Elsevier. 2012.)

2. 水平排列(层状)的栅栏状肉芽肿性炎症伴水平层状的胶原纤维变性(大小和形状不规则)和真皮硬化。

3. 广泛累及全部真皮和皮下脂肪间隔(相比于 GA 患者——皮损往往呈斑片状,且主要为浅表真皮炎症)。

4. 缺乏黏蛋白。

5. 浆细胞和多核巨细胞丰富(两者在 GA 中都不常见)。

6. ±表皮萎缩;±血管透明化(图 3-59)。

治疗

1. 一线治疗:使用强效的局部和(或)皮损内类固醇激素(注射到炎症边缘);钙调磷酸酶抑制剂(早期病变)。

2. 系统性类固醇、秋水仙碱、环孢素、TNF-α 抑制剂、CO_2 激光、司坦唑醇和己酮可可碱可应用于慢性/顽固性的病例。

3. 在严重的溃疡性病例中,手术切除和皮肤移植可能是必要的。

预后/临床过程

1. 很少能自行消退(17%的病例需要经过 8~12 年时间自行消退)。

2. 控制血糖对病程没有影响。

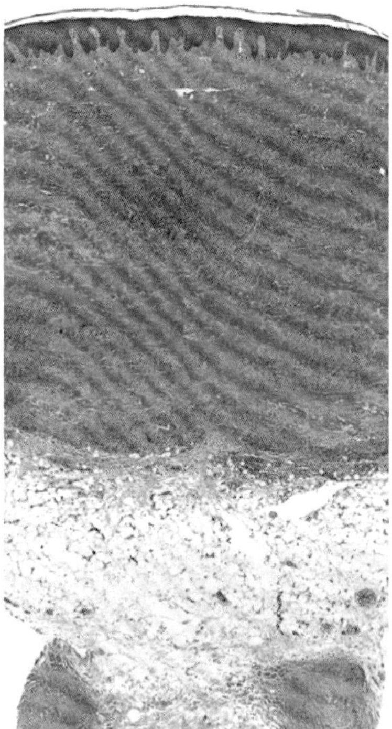

图 3-59 类脂质渐进性坏死——组织学表现。真皮全层和皮下脂肪多个肉芽肿,可见与皮肤表面平行排列的层状的肉芽肿炎症。(Courtesy, Lorenzo Cerroni, MD. From Bolognia JL, Jorizzo JL, Rapini RP. Dermatology, 3rd Ed. Elsevier. 2012.)

3. 在大量的双盲研究中没有发现有效的治疗方法。

4. 慢性溃疡性皮损可以发生鳞状细胞癌。

(六)渐进性坏死性黄色肉芽肿

1. 60 岁为发病高峰,男女发病率相同。

2. 多系统组织细胞疾病,伴有坚固的黄色瘤样的斑块和结节,最常见于眶周区(图 3-60)(>躯干,近端肢体)。

常发生溃疡并导致瘢痕形成。

3. 50%有眼部表现(眼病、角膜炎、葡萄膜炎、上睑下垂),大多数还伴有心内膜受累;肝脾肿大多见。

4. 常会伴有 IgGκ 单克隆免疫球蛋白病(由于浆细胞病或多发性骨髓瘤)。

皮肤表现常先于发现恶性肿瘤 2~20 年。

5. 组织病理学:弥漫性(广泛真皮和皮下)"栅栏"样黄色肉芽肿伴有坏死胶原,泡沫组织细胞,"脏真皮"(散在的炎症细胞碎片),丰富的胆固醇裂隙,大量的 Touton 巨细胞和异物巨细胞(巨大的多核细胞,25~50 个核排列成"马蹄形"→这些细胞不存在于 NLD 或 GA 中)。

6. 治疗:尚无有效方法治疗潜在的恶性肿瘤和副蛋白血症。

(七)皮肤克罗恩病

流行病学

1. 20%~45%的克罗恩病患者有皮肤或黏膜表现。

2. 克罗恩特异性表现(少见):邻近肛周/生殖器/口腔的克罗恩病,远端(转移性)克罗恩病。

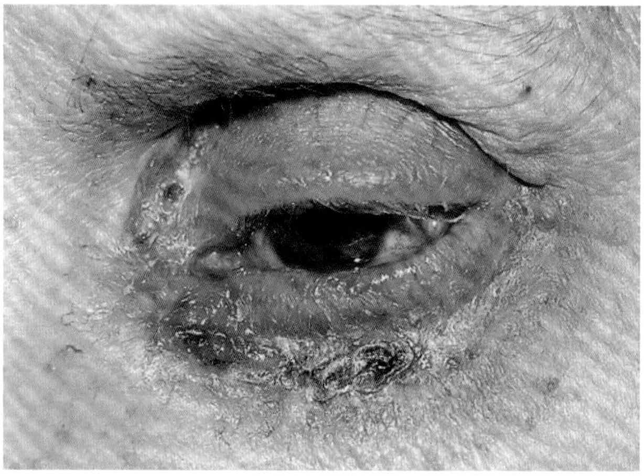

图 3-60 一例患有副蛋白血症的渐进性坏死性黄色肉芽肿患者。(From Callen JP, et al. Dematological Signs of Internal Disease 4th Ed. Elesvier, 2009.)

3. 克罗恩病的非特异性/反应性表现(更常见):结节性红斑、坏疽性脓皮病(溃结>克罗恩病)、增殖性脓性口炎(溃结>克罗恩病)、过敏反应(创伤后的脓疱反应)、获得性大疱性表皮松解症(IBD 是引起 EBA 获得性大疱性表皮松解症的最常见原因)以及缺锌引起的"肢端皮炎样综合征"。

4. 发病率女>男,平均发病年龄 35 岁。

5. 皮肤克罗恩病更常见于大肠病变,而不是小肠。

6. 皮肤表现可先于胃肠道克罗恩病的诊断(20%)。

发病机制

遗传易感性+微生物清除缺陷, 黏膜受累或肠道菌群平衡被改变(生态失调)→上调了 Th1 和 Th17 细胞对肠道菌群的反应性→肠道和皮肤肉芽肿性病变。

临床特征

1. 生殖器克罗恩病:阴囊或阴唇水肿+红斑/裂隙/溃疡(图 3-61)。

2. 肛周克罗恩病:溃疡、窦道、裂隙或侵蚀性外生斑块,病变通常累及会阴、臀部、腹部和腹部手术或造口部位。

造口处克罗恩病:造口周围表现为裂隙和瘘管。

3. 口腔克罗恩病:颊黏膜"鹅卵石"样改变,增殖性脓性口炎,肉芽肿性唇炎,牙龈增生,弥漫性口腔肿胀,裂隙,口疮样溃疡,线状溃疡和牙龈处小结节。

4. 生殖器外(转移性)克罗恩病:暗红色丘疹/斑块→边缘破损的溃疡、瘘管,鼻窦瘘管和瘢痕;最常见的累及部位为下肢/足底(38%)>腹部/躯干(24%)>上肢

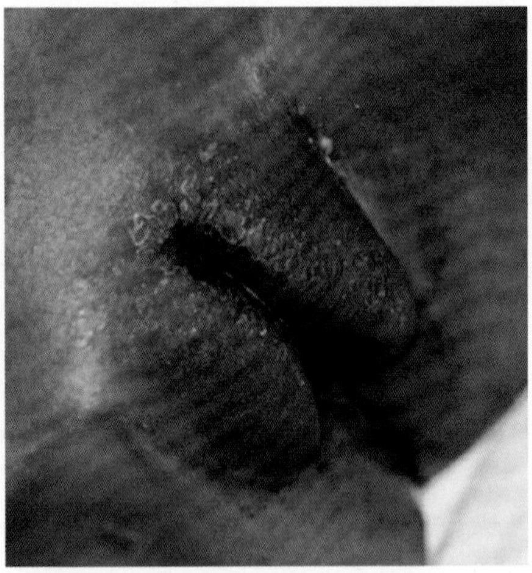

图 3-61 皮肤克罗恩病。注意这例女性患者阴唇的肿胀和呈紫色的变化。(Courtesy, Joseph L, Jorrizo, MD. From Bolognia JL, Jorizzo JL, Rapini RP. Dermatology, 3rd Ed. Elsevier. 2012.)

(15%)>面部/口唇 (11%)>褶皱部位 (8%)>广泛分布(4%)。

组织病理学

真皮浅层及深层非干酪性结核样肉芽肿,边缘为淋巴细胞浸润,常见朗格汉斯巨细胞。

治疗/预后

1. 一线:口服甲硝唑、局部或皮损内使用类固醇激素以及 TCI。

2. 重症病例:口服类固醇激素、磺胺嘧啶、MTX、MMF,环孢素、沙利度胺、硫唑嘌呤、6-MP 和 TNF-α 抑制剂。

3. 疾病常呈慢性过程,皮肤与胃肠道症状的严重程度往往不相关。

(八)结节病

流行病学

1. 2 个发病高峰:25~35 岁及 45~65 岁。

2. 女性>男性。

3. 非洲裔美国人发病率最高,且疾病更加趋于严重和进行性发展。

4. 冬春两季发病率升高→环境/感染因素诱发假说。

发病机制

1. 多系统肉芽肿性疾病是由 CD4+TH1 细胞上调所致。

2. 遗传易感性+单核细胞表达的 MHC Ⅱ类分子未知抗原→活化的 CD4+TH1 细胞→上调 IL-2、IFN-1、TNF-α 和单核细胞趋化因子(MCF)的表达→单核细胞离开循环进入外周组织,包括皮肤,形成肉芽肿→肉芽肿有可能导致终末器官功能障碍。

3. 药物性结节病

(1)丙肝的治疗(IFN-α,利巴韦林)。

(2)艾滋病病毒感染者的鸡尾酒疗法。

(3)其他药物:TNF-α 抑制剂、维莫拉尼、伊匹木单抗和阿仑单抗。

临床表现

1. 35%的结节病患者发生皮肤病变。

(1)皮肤可能是唯一受累的部位。

(2)所有的皮肤结节都需要进行胸部 X 线、肺功能和定期的眼部检查。

2. 表现为红褐色或红色的丘疹和斑块,且玻片压

诊时呈现出特征性的"苹果酱"色(肤色较浅患者更易观察到)。

(1)皮损通常缺乏继发性改变。

(2)更易发生在面部(图3-62)(尤其是口唇和鼻)、颈部和上半身。

(3)病变通常出现在既往的瘢痕、穿刺或文身处。

(4)较少见的表现:色素减退、鱼鳞病样表现、血管迂曲(突出的毛细血管扩张)、银屑病样、环状、疣状、瘢痕性脱发和红皮病性。

3. 结节性红斑:结节病最重要的非特异性表现,因为它预示着良性的、自限性的病程。

4. 其他部位的累及。

(1)肺部受累(90%):肺泡炎、毛细支气管炎和胸膜炎;可导致肺的"蜂窝状"变化,伴有肺纤维化和支气管扩张症。

(2)淋巴结病(90%):出现在肺门和(或)气管旁,通常无症状。

(3)眼部受累(20%~50%):前葡萄膜炎(最常见)、视网膜炎、泪道炎和结膜炎→可能导致失明。

(4)高钙血症(10%):由于结节性肉芽肿的钙合成(将25-羟维生素D转化为活性更强的1,25-二羟基维生素D)→高钙血症、高尿钙、肾脏钙沉着症→肾衰竭。

(5)其他:指甲改变(杵状甲、甲剥离、甲下角化过度)、口腔受累(唾液腺、牙龈、硬腭/软腭和舌)、肝脏和心脏受累。

5. 肉瘤变异型(表3-19)。

组织病理学

真皮浅表和深部布满了结构良好的非干酪性裸上皮样肉芽肿(上皮样肉芽肿缺乏周边淋巴细胞和浆细胞构成的炎症边缘)。

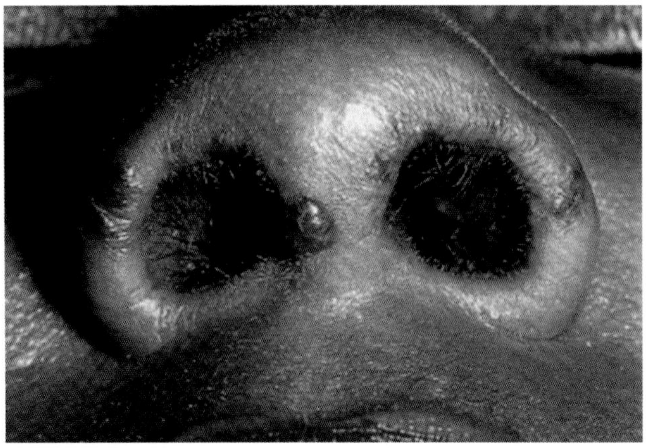

图3-62 鼻孔处结节病的典型丘疹。(From Andrews et al. Andrews' Diseases of the Skin, 11th Ed. Elsevier. 2011.)

星形小体(星形嗜酸性胶样小体)和肖曼小体(嗜碱性钙和蛋白小体)在组织细胞GC中普遍存在。

实验室检查

1. Kveim-Siltzbach试验(非常规进行):向结节病患者的皮肤内注射肉瘤样脾悬液→注射部位出现结节性肉芽肿。

2. CXR或CT扫描(最敏感):肺门/气管旁淋巴结受累±肺浸润。

3. 肺功能检测:限制性肺疾病→全肺容量下降→弥散功能减退→肺活量下降。

4. ACE水平上升(60%;监测治疗反应比诊断更有用)。

5. 血沉升高;高钙血症,淋巴细胞减少。

表3-19 肉瘤变异型

冻疮样狼疮	紫色(而非红褐色)丘疹融合成浸润性斑块;鼻/耳垂/面颊为最常见累及部位;沿鼻缘呈"串珠状"(图3-63);愈合后有瘢痕形成(不像大多数皮肤肉瘤);常常合并有慢性肺结节病(75%)和上呼吸道(50%)疾病,远端指骨囊性变性,眼球运动和网状内皮受累;很少自行恢复,预后差
Darier-Roussy型结节病	皮下肉瘤;无痛,牢固,深在可推动结节;90%有肺门腺病和多发性病变;预后良好
Löfgren综合征	急性类型的结节病;伴有结节性红斑+肺门腺病+发热+游走性关节炎+急性虹膜炎;最常见于斯堪的纳维亚白种人,黑种人罕见;预后良好
Heerfordt综合征(腮腺热)	葡萄膜炎+腮腺肿大+发热+脑神经麻痹(面神经最多见)
Mikulicz综合征	已经过时的、非特异性术语(可见于结核、肉瘤、Löfgren综合征、淋巴瘤),指的是增大的唾液腺、泪腺及腮腺
Blau综合征	由NOD 2突变引起的早发(年龄<5岁)肉瘤样疾病;皮肤、眼睛和关节三联征
	药物诱导的皮肤肉瘤 IFN-α(丙型肝炎患者)、接受HAART的HIV患者、TNF-α抑制剂

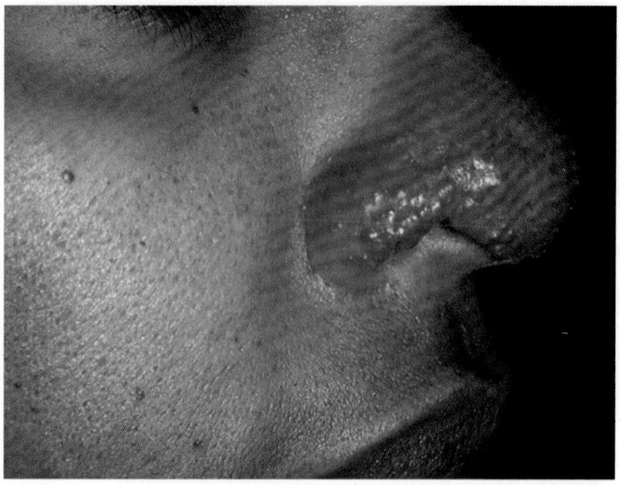

图 3-63 结节病——临床变异性。冻疮样狼疮的鼻部出现融合性紫色丘疹,注意鼻缘的凹陷。(From Bolognia JL, Jorizzo JL, Rapini RP. Dermatology,3rd Ed. Elsevier. 2012.)

治疗

1. 一线治疗:对全身受累者口服泼尼松,皮肤受累给予局部或皮损内注射类固醇激素;肺、眼和其他内部受累的程度决定了泼尼松减量的速度。

2. 治疗慢性皮肤受累最有效的方法:羟氯喹和氯喹。

3. 其他:TNF-α 抑制剂、MMF、硫唑嘌呤、米诺环素和来氟米特。

其他注意事项

肉芽肿性皮炎概要见图 3-64、表 3-20、表 3-21。

(九)异物反应(表 3-22,表 3-23)

1. 沉积在真皮/皮下组织中的无机和高分子量有机物,能够抵抗炎症细胞的生物降解,可能会引起异物反应。

2. 伴有硬化的红色或红褐色丘疹融合成斑块±溃疡。

3. 组织病理学:异物肉芽肿±可识别的异物。

4. 不常见的反应模式:假淋巴瘤样、苔藓样和湿疹性。

组织细胞增多症

1. 一组增生性疾病, 共性是源于骨髓中的 CD

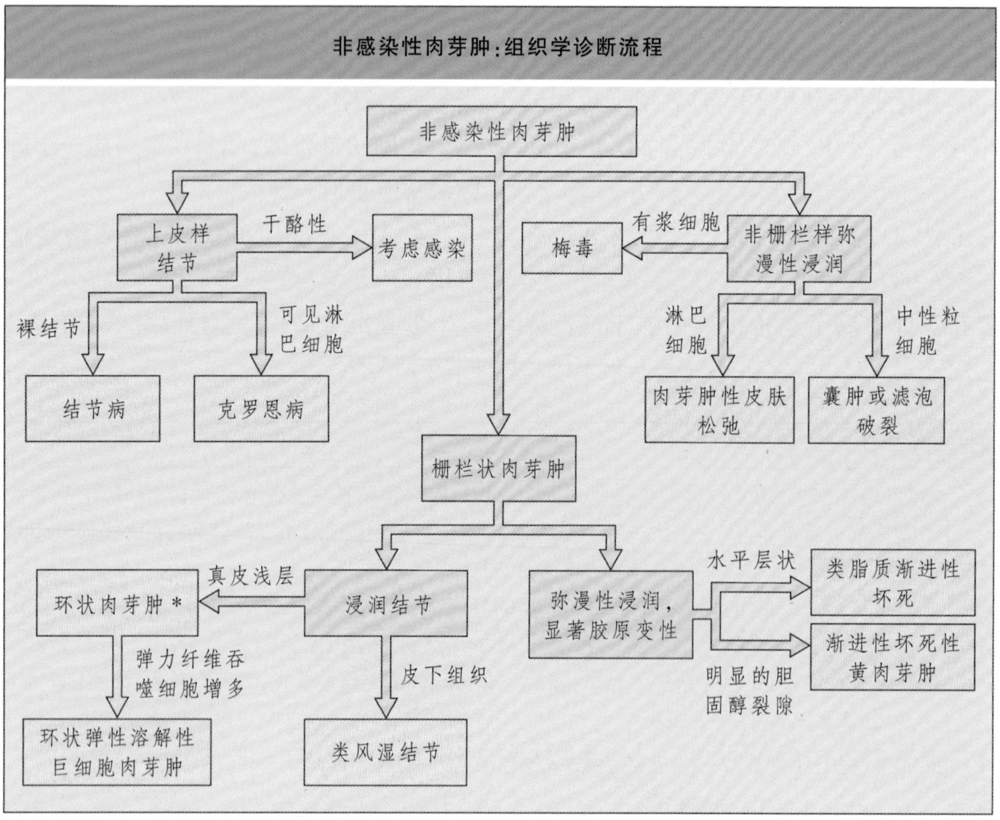

图 3-64 非感染性肉芽肿:组织学诊断流程。对间质肉芽肿性皮炎和栅栏状中性粒细胞和肉芽肿性皮炎有不同的诊断考虑。*也可能无"栅栏"状的片状真皮间质,或皮下"栅栏"状,比类风湿结节有更多的黏蛋白。(From Bolognia JL, Jorizzo JL, Rapini RP. Dermatology, 3rd Ed. Elsevier. 2012.)

表 3-20　主要的肉芽肿性皮炎的临床特点

	结节病*	经典环状肉芽肿†	类脂质渐进性坏死	AEGCG	皮肤克罗恩病	类风湿结节
平均年龄(岁)	23~35 45~65	<30	30	50~70	35	40~50
性别倾向	女	女	女	无	女	男‡
美国种族倾向性	非洲裔美国人	无	无	美国人	德系犹太人	无
部位	对称分布于面部、颈部、上躯干、四肢	手、足、四肢伸侧	下肢远端前侧面	面部、颈部、前臂(长期日晒部位)	生殖器官,下肢>上肢	关节旁区,特别是肘部、手、足踝、足
外观	红色到红褐色的丘疹和斑块,偶尔呈紫色或环状	丘疹融合成环状斑块	边缘隆起,中央毛细血管扩张的斑块	环状斑块	暗色红斑和肿胀性溃疡	肤色、坚实、可移动的皮下结节
皮损大小	0.2cm 或>5cm	1~3mm 丘疹,环形斑块通常<6cm	3~10cm 或 10cm 以上	1~6cm	多变	1~3cm
皮损数量	多变	1~10	1~10	1~10	1~5	1~10
相关疾病	结节病的系统表现;α-干扰素治疗丙肝病毒感染>>黑色素瘤	罕见糖尿病、HIV 感染、恶性肿瘤	糖尿病	光化学损伤	肠道克罗恩病	类风湿关节炎
特殊临床特征	偶发中央萎缩和色素减退;瘢痕	中央色素沉着	中央黄褐色萎缩,溃疡	中央萎缩和色素减退	引流窦和瘘管	偶尔溃疡,特别是在创伤部位

AEGCG,环状弹性溶解性巨细胞肉芽肿;HIV,人类免疫缺陷病毒。

* 临床变异型包括冻疮样狼疮和皮下(Darier-Rossy)型、银屑病样、鱼鳞病样、毛细管扩张性狼疮疹样和溃疡性结节病。

† 临床变异包括弥漫型、微丘疹样、结节性、穿孔性、皮下型和斑片性环状肉芽肿。

‡ 尽管类风湿关节炎患病率,女:男为 2~3:1。

From Bolognia JL, Jorizzo JL, Rapini RP. Dermatology, 3rd Ed. Elsevier. 2012.

34+祖细胞。

2. 这一共同的祖细胞后来分化成多种“组织细胞”:

(1)郎格汉斯细胞:能迁移到表皮和从表皮迁移的强大的抗原递呈细胞,染色时 CD1a、S100 和 Langerin 呈阳性(CD 207 最为特异,染 Birbeck 颗粒);在电镜下胞质内 Birbeck 颗粒有特异性。

(2)单核细胞/巨噬细胞能迁移到真皮和从真皮迁移,具有吞噬和抗原呈递能力,CD 68 和 HAM 56 染色阳性。

(3)真皮树突状细胞/树突状细胞(两种类型)

◇1 型真皮树突状细胞:多功能因子 XⅢa+细胞,存在于真皮乳突,参与抗原呈递、吞噬、胶原生成和伤口愈合。

◇2 型真皮树突状细胞:目前,对于这种 CD 34+细胞了解较少;存在于网状真皮中。

3. 任何类型组织细胞异常增殖都会导致各种形式的组织细胞增生症(表 3-24 和表 3-25)。

4. 每一组内疾病的临床和组织学存在高度的重叠性(即各种非朗格汉斯组织细胞增生症彼此非常相似,但都不同于 LCH)。

(一)郎格汉斯细胞组织细胞增生症

1. 预后主要取决于全身受累的程度。

(1)新的分类方法根据系统受累程度对 LCH 进行

表 3-21 主要的肉芽肿性皮炎的组织学特征

	结节病	环状肉芽肿	类脂质渐进性坏死	AEGCG	皮肤克罗恩病	类风湿结节	间质肉芽肿性皮炎*	栅栏状中性粒细胞和肉芽肿性皮炎*
典型位置	真皮浅深层	真皮浅中层	真皮全层，皮下组织	真皮浅中层	真皮浅深层	真皮深层，皮下组织	真皮中层及深层	真皮全层
肉芽肿模式	结节周围少量淋巴细胞（"裸结节"）	栅栏状或间质性	弥漫性"栅栏"状和间质性；水平带状	"栅栏"状，不规则的	结节周围淋巴细胞	"栅栏"状	"栅栏"状排成"小玫瑰花环"	"栅栏"状；主要中性粒细胞和白细胞碎裂
渐进性坏死（胶原变性）	无	有（蓝色）	有（红色）	无	无	有（红色）	有（蓝色）	有（蓝色）
巨细胞	有	可变	有	有	有	有	可变	可变
弹性组织分解	无	可变	可变	有	无	无	可变	可变
弹力吞噬细胞增多症	无	无	无	有	无	无	无	无
星状小体	有	可变	可变	有	无	无	可变	可变
黏附素	无	有	极少量	有	无	无	可变	可变
胞外脂质	无	可变	有	无	无	可变	无	无
血管改变	无	可变	有	无	无	有	无	有

*间质肉芽肿性皮炎和栅栏状中性粒细胞和肉芽肿性皮炎常被认为是一个病谱的两端。ARGCG，环状弹性溶解性巨细胞肉芽肿。
From Bolognia JL, Jorizzo JL, Rapini RP. Dermatology, 3rd Ed. Elsevier. 2012.

表 3-22 异物反应

异物	临床症状	组织病理	其他要点
文身染料	红色文身（硫化汞，又名朱砂）是最常见的引起迟发型反应的原因，通常引起苔藓样或假淋巴瘤样丘疹和结节 湿疹样皮炎 光过敏反应，通常是对黄色油墨（硫化镉）、红色油墨（硒化镉）或黄-红（偶氮染料）的反应	苔藓样皮炎或假淋巴瘤样（红色文身） 棘细胞层水肿性皮炎（许多其他） 肉芽肿（铝，其他）	真皮中的文身色素颗粒比内源性色素（铁血黄素和黑色素）更小、更深 多种调 Q 开关激光器可用于文身：QS-红宝石（694nm），Qs-绿宝石（755nm）。QS-ND:YAG（1064 或 532nm），红宝石、绿宝石、Nd:YAG（1064nm）均可处理黑色、蓝色、深褐色文身 红宝石和翠绿宝石可用于绿色文身 只有倍频 ND:YAG（532nm）对红色、黄色、浅棕色、紫色和白色有效 如果文身发炎，切除（代替激光）可以降低系统致敏的风险
硅石（二氧化硅）	涉及沙子、土壤、岩石、玻璃的穿透性损伤，潜伏期延长（长达 25 年），可以出现瘢痕内的结节和硬化斑块 播散性丘疹（爆炸伤）	含有无色双折射晶体的结节状肉芽肿	治疗：切除

（待续）

表 3-22(续)

异物	临床症状	组织病理	其他要点
滑石(含水的硅酸镁)	常见的粉尘组分(脐带残端处理,肥胖患者间擦部位),外科手套润滑剂,以及医用药片的填充剂(静脉吸毒者将药物捣碎并注射) 常出现结节样丘疹:可出现化脓性肉芽肿样改变	结节状或异物肉芽肿,呈针状或圆形结晶,在偏振光上呈白色和双折射	HE 染色观察,针状或圆形滑石粉结晶的颜色是高度可变的(清晰的,蓝-绿或黄-棕色) 治疗:切除
锆盐	止汗剂中的锆盐——腋窝部的持久性软性丘疹	结节性肉芽肿:未见极化颗粒	锆盐颗粒太小,不能用偏振光显微镜观察到,需要先进的 X 线/电子成像技术观察 治疗:切除
铍	过去用于制造荧光灯:可能导致全身或局部反应 系统性铍病:吸入性职业暴露——罕见皮肤受累(<1%)的肉芽肿性肺疾病,表现为散在的肉样瘤性丘疹 局限性皮肤铍中毒:荧光灯泡刺伤——愈合缓慢的结节/溃疡	干酪性肉芽肿(局限性皮肤型);未见极化颗粒	诊断系统性铍病需要支气管肺泡液灌洗 铍颗粒太小,不能用偏振光显微镜观察——需要先进的 X 线/电子成像技术 治疗:切除
铝	疫苗注射部位持续性皮下结节:接种数月后出现	肉芽肿中可见中央颗粒碎片和周围组织细胞状排列:未见极化颗粒	局部用氯化铝止血能使愈合伤口的组织细胞出现相似的点状外观 铝颗粒太小,不能用偏光显微镜观察——需要先进的 X 线/电子成像技术 治疗:切除
锌	含锌胰岛素注射器引起的罕见注射反应:可在注射部位出现疖→萎缩性瘢痕愈合	密集的中性粒细胞浸润与双折射菱形晶体相→肉芽肿和纤维化(终末期)	治疗:切除
滑石	由于伤口被手术手套的滑石粉污染;可见丘疹、结节	伴有卵圆形嗜碱性滑石颗粒的异物肉芽肿;PAS+	
仙人掌(仙人掌属)	圆顶状的,肤色的丘疹,中央有一个黑色的点:发生于那些剥或卖刺梨的人	肉样瘤性或异物肉芽肿;带有 PAS+ 的尖刺(细胞外和细胞内)	
海蜇、珊瑚、海胆刺	瘙痒性苔藓样丘疹和斑块(暴露后 2~3 周) 线形、锯齿状和鞭状(鞭毛状)红斑/水肿(早期);色素沉着或苔藓样丘疹(晚期)	苔藓样皮炎	可见到双折射方解石晶体(海胆刺) 治疗:对于迟发性反应,皮损内注射类固醇激素
角蛋白	表皮样囊肿破裂 假毛囊炎/瘢痕疙瘩性痤疮 化脓性肉芽肿样皮损,内生甲藏毛窦	异物肉芽肿伴有双折射角蛋白碎片	
皮损内类固醇皮质激素	由于注射物质分散不均匀,数周至数月后形成 在先前注射类固醇的部位出现肤色至黄白色丘疹	HE 染色切片上可见异物肉芽肿,中央浅蓝色物质(类似黏蛋白)	
缝线	伤口中炎症性的丘疹,打开后形成瘘管	带双折射缝合材料的异物肉芽肿	

Adapted from Table 94.3 in Bolognia JL, Jorizzo JL, Rapini RP. Dermatology, 3rd Ed. Elsevier. 2012.

表 3-23 异物肉芽肿的染色特征鉴别

双折射的		无双折射的
PAS+	PAS-	
淀粉、仙人掌、棘、木材、碎片	二氧化硅、滑石、锌、角蛋白、海胆刺、缝合线、节肢动物肢体	铝、铍、锆

分类。

(2)然而,旧的分类方法(见表 3-24)仍然有一定的用途。

2. 单纯皮肤型进展到全身受累型罕见。

3. 如果患者患有多系统疾病,但年龄超过 2 岁后,仍没有肝、肺、脾或造血系统受累,则存活率有可能达到 100%。

4. 预后不良的特征:BRAF V600E 突变和 6 周内对治疗无反应。

(二)非朗格汉斯细胞组织细胞增生症

见表 3-25。

第 7 节 与皮肤科有关的单克隆丙种球蛋白病

1. 单克隆抗体病常出现于浆细胞恶性增生或多发性骨髓瘤。

2. 它们与各种皮肤病的相关性是考试中经常出现的内容(表 3-26)。

第 8 节 黄瘤

1. 脂质沉积于细胞内和真皮——黄色的皮损。

2. 易发生在皮肤、肌腱和眼周。

3. 由于脂质代谢异常(原发性或继发性;可伴有

表 3-24 朗格汉斯细胞组织细胞增生症

BRAF V600E 突变(60%)和 MAP2K1 突变→ERK 激活起作用
S100+,CD1a+,Langerin+
XⅢa 因子、CD 68 和 HAM 56 阴性
组织学:真皮乳头层具有肾形核的朗格汉斯细胞及嗜酸性粒细胞致密浸润,表皮内有单个和巢状朗格汉斯细胞

	年龄(岁)	临床表现	其他要点
Letterer-Siwe	通常发生于 2 岁前	急性、播散性、内脏性和皮肤性病变;头皮上直径 1~2mm 的粉红脂溢性丘疹/脓疱/水疱;颈屈曲处/腋窝/会阴、躯干;常见瘀点、紫癜、鳞屑、结痂、糜烂、脓疱化、裂隙	预后不良;广泛内脏损伤和疼痛性溶骨性损伤;血小板减少和贫血为预后不良 诊断线索为头皮丘疹比脂溢性皮炎更分散(图 3-65),瘀点和紫癜;在脂溢性皮炎皮损中不典型
Hand-Schüller-Christian	2~6 岁	三联征:尿崩症、溶骨性病变(颅骨)、眼球突出(最不常见);皮肤病变(30%)的分布与 Letterer-Siwe 相似	尿崩症通常是不可逆的:用血管升压素治疗;骨损害治疗采用刮除术
先天性自愈性网状组织细胞增生症(Hashimoto-Pritzker)	从出生开始到几天后	病变限于皮肤,迅速自愈;广泛(>单发)红色或紫褐色丘疹结节±糜烂→结痂,并在几周后消退	迅速自愈,但患者应密切跟踪随访
嗜酸细胞肉芽肿	7~12 岁	局限型 LCH:孤立的,通常无症状的骨损害(颅骨>肋骨、脊柱、长骨),很少累及皮肤或黏膜	自发性骨折常为首发症状;骨损害治疗采用刮除术

表 3-25 非朗格汉斯细胞组织细胞增生症

- 均为 CD68+, XⅢa 因子±
- 均为 Langerin(-)
- S100 除 ICH 及 Rosai-Dorfman 外,均为阴性
- CD1a 除 ICH 外均为阴性

	年龄(岁)	临床表现	其他要点
主要为皮肤表现,可自愈			
幼年性黄色肉芽肿(JXG)	0~2 岁(15%为出生时患病,75%在出生后第 1 年)	一个至几个皮损>>多个/广泛;粉红色至红色/黄色;头/颈>上半身、四肢(图 3-66);黏膜幼年性黄色肉芽肿罕见;单侧眼受累约 0.5%(虹膜最常见)→前房积血,青光眼→致盲	3~6 岁自然消退;罕见脏器损害;40%眼受累患者也有皮肤受累。眼部受累的危险因素:多发性皮肤 JXG 及<2 岁的儿童 JXG 三联征、1 型神经纤维瘤病和幼年型粒细胞白血病发病风险升高 20 倍以上 组织学:真皮边界清楚的、致密的泡沫化组织细胞浸润,Touton 巨细胞和嗜酸性粒细胞;表皮突消失±溃疡
良性头部组织细胞增生症(可能为幼年性黄色肉芽肿变异)	婴儿(通常<1 岁)	许多(比典型的 JXG 更多发的病变)面部/颈部红褐色斑点和丘疹(图 3-67),可累及上躯干	自限性 无内脏或黏膜受累 电子显微镜下的胞浆内"逗号状/蠕虫状"小体(非特异的);组织学:与 JXG 非常相似,但没有 Touton 巨细胞,几乎没有脂质化的组织细胞
泛发性发疹性组织细胞增生症(可能为幼年性黄色肉芽肿变异)	成人(20~50 岁)>儿童	轴向分布(躯干、四肢近端>面部)的、反复发作的、数百个小的(<1cm)红棕色丘疹;愈后伴有色素沉着	自限性:无内部或黏膜受累 组织学:与 BCH 相同,需要临床鉴别
未定类细胞组织细胞增生症(ICH)	任何年龄	孤立型和广泛型均有:累及躯干,四肢;皮疹在临床表现和组织学上与 BCH 和 GEH 没有区别→需要免疫染色来鉴别	罕见内脏和骨损害,偶见死亡病例; S 100(+)和 CD1a(+),类似 LCH 没有 Birbeck 颗粒,Langerin(-),与 LCH 可鉴别
皮肤+常有的系统累及			
渐进性坏死性黄色肉芽肿(NXG)	50 岁	破坏性多系统疾病;黄色黄瘤样斑块/溃疡;眼眶周围>面部其他部位、躯干、四肢;50%有眼部并发症;肝脾大、白细胞减少和血沉增快	IgGk 单克隆丙种球蛋白病(>80%),伴有浆细胞恶性增生或多发性骨髓瘤 组织学:参见 NXG 部分
网状组织细胞增生症(多中心性网状组织细胞增生症和单发网状组织细胞瘤)	30~40 岁(儿童罕见)	多中心型:女>男;红褐色或黄色结节;易发生于肢体末端(头、手背>肘部)(图 3-68);50%有口腔或鼻咽病变;严重破坏性关节炎→关节残毁(45%):尚无有效的治疗方法 孤立型:孤立,无症状的<1cm 黄-红结节;头部最常累及;年轻人(男女发病率相同):无全身累及;可自愈,也可切除	多中心型:ESR 增快,发热,贫血;30%发生实体器官恶性肿瘤 "珊瑚珠"现象为甲周丘疹 组织学:单个核和多核组织细胞真皮浸润,胞质为粉紫色颗粒状(双染性毛玻璃),周围有空晕(腔隙)

(待续)

表 3-25(续)

	年龄(岁)	临床表现	其他要点
Rosai-Dorfman	10~30	儿童或年轻人的多系统疾病;大范围但无症状的双侧颈部淋巴结病:发热/盗汗/体重减轻;ESR上升,多克隆性高γ球蛋白血症,可累及任何内部器官,10%的患者有皮肤病变(眼睑和颧骨最常受累)多个红褐色或黄瘤样丘疹/斑块;疾病通常自行缓解	西印度人发病率提高 组织学:真皮全层非常大的、泡沫化的S100+/CD 68+组织细胞浸润,有胞吞现象(吞噬了完整的淋巴细胞和浆细胞),有丰富的浆细胞 局限于皮肤型:良性;老年和女性患者常见(全身受累多见于男性和年轻患者)
播散性黄瘤	<25(60%),也可发生于任何年龄	三联症:皮肤黄瘤,黏膜黄瘤(最常见的是口腔和上呼吸道),尿崩症数以百计的红褐色或黄色丘疹融合成图案奇特的黄瘤样斑块(图 3-69);对称性累及屈侧和皱褶部位	正常血脂:常伴有单克隆丙种球蛋白病,浆细胞恶性增生 组织学:真皮致密的大量泡沫细胞浸润,偶有 Touton 巨细胞;慢性过程;无有效的治疗方法
系统性,通常不累及皮肤			
Erdheim-Chester	任何年龄	发热、骨质损害、尿崩症、眼球突出、中枢神经系统、多脏器损害,少数皮肤受累(25%):眼睑和上半身的红褐色至黄色硬结/斑块	高死亡率

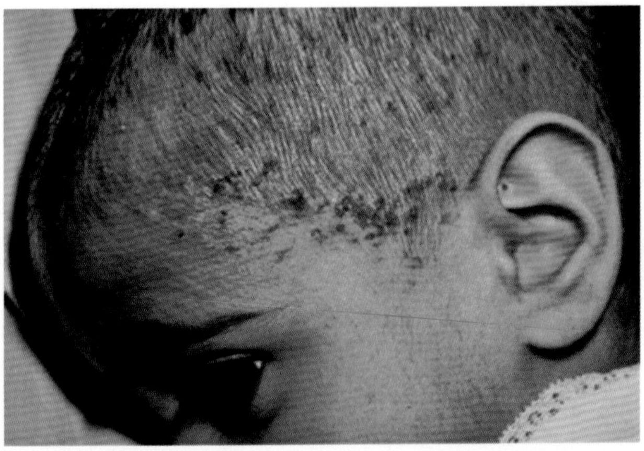

图 3-65 朗格汉斯细胞组织细胞增生症,脂溢性皮炎样损害伴出血。(From Andrews et al. Andrews' Diseases of the Skin, 11th Ed. Elsevier. 2011.)

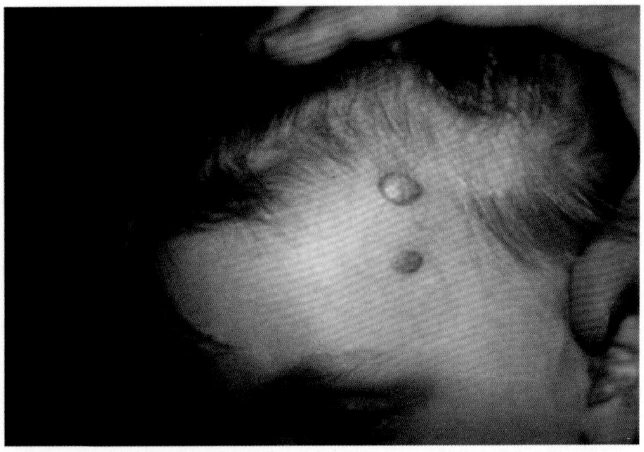

图 3-66 幼年性黄色肉芽肿,多发结节。(From Andrews et al. Andrews' Diseases of the Skin, 11th Ed. Elsevier. 2011.)

动脉粥样硬化)或单克隆性丙种球蛋白病(如 MGUS、多发性骨髓瘤、CLL、巨球蛋白血症;通常是 IgG,也可以是 IgA 或 IgM)。

(1)脂蛋白:将血浆脂质输送到外周细胞。

◇基本结构=内核(甘油三酯+胆固醇酯)+外壳[磷脂,游离胆固醇和载脂蛋白(结合受体和激活酶)]。

◇存在脂蛋白合成的外源性途径和内源性途径。

◇脂蛋白类型

- 乳糜微粒:主要由外源性途径产生。
  - 以甘油三酯为核心;外壳含有各种载脂蛋白(B-48、E、AL、A-Ⅱ和 C-Ⅱ)。
  - 在大部分的甘油三酯成分被水解后变成乳糜微粒残体。
- VLDL:主要在肝内经内源性途径产生。

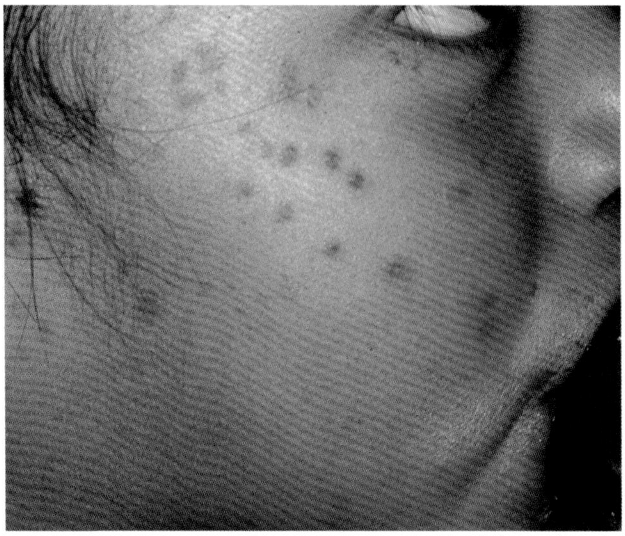

图 3-67　良性头部组织细胞增多症，在 1 例患儿的面部有多个棕色的丘疹。(From Bolognia JL, Jorizzo JL, Rapini RP. Dermatology, 3rd Ed. Elsevier. 2012.)

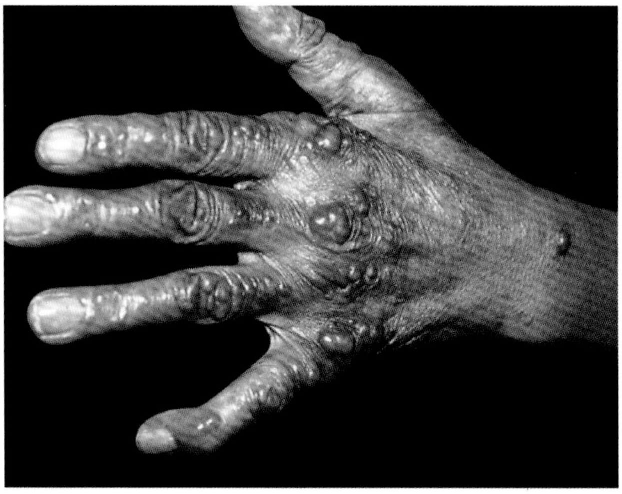

图 3-68　多中心网状组织细胞增生症。1 位 73 岁的非洲裔美国女性的手指、手和手腕的背侧面，有群集的、坚硬的红褐色丘疹。(Courtesy, Susan D Laman, MD. (From Bolognia JL, Jorizzo JL, Rapini RP. Dermatology, 3rd Ed. Elsevier. 2012.)

○ 以甘油三酯为核心，外壳含 B-100、E 和 C-Ⅱ。

○ C-Ⅱ 需要脂蛋白脂酶激活。

• IDL：脂蛋白脂酶水解 VLDL 中大部分甘油三酯后的残余物。

• LDL：IDL 的进一步甘油三酯水解产物(现在主要是胆固醇酯核，表面主要是 B-100)。

○ 通过载脂蛋白 B-100/E 被肝细胞摄取。

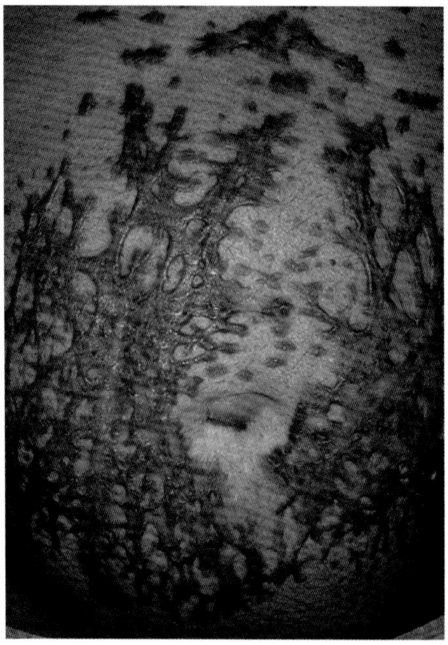

图 3-69　播散性黄瘤。1 例患有多发性骨髓瘤的患者的硬化型播散性黄瘤。(From Bolognia JL, Jorizzo JL, Rapini RP. Dermatology, 3rd Ed. Elsevier. 2012.)

表 3-26　皮肤科的单克隆丙球蛋白病

疾病	免疫球蛋白型
扁平黄瘤	IgG
Sweet 综合征	IgA
原发性淀粉样变性	IgG
渐进性坏死性黄色肉芽肿	IgGκ
硬肿病	IgGκ
硬化性黏液水肿	IgGλ
IgA 天疱疮与角层下脓疱病	IgA
坏疽性脓皮病	IgA
持久性隆起性红斑	IgA
POEMS 综合征	IgA 和 IgG
Schnitzler 综合征	IgM
冷球蛋白血症	单克隆 IgM 和 IgG(Ⅰ型)
	单克隆 IgM+多克隆 IgG(Ⅱ型)
	多克隆 IgM 和(或)IgG(Ⅲ型)
Waldenstrom 巨球蛋白血症	IgM

• HDL：从组织中移除胆固醇。

○ 由卵磷脂酯化的游离胆固醇：胆固醇酰基转移酶。

○ 需要 HDL 上的载脂蛋白 A~I。

4.高脂蛋白血症有各种各样的临床发现(表 3-27)。

黄瘤类型

1.发疹型黄瘤：大量红黄色丘疹出现在身体伸侧、臀部、皱褶部位和口腔内(图 3-70)。

(1)甘油三酯通常>3000mg/dL。

(2)发病机制：原发性或继发性。

◇原发性：Ⅰ型、Ⅳ型和Ⅴ型高脂血症。

◇继发性：肥胖、糖尿病、酗酒、药物诱导(口服类视黄醇、蛋白酶抑制剂、奥氮平和雌激素)。

2.结节性黄瘤：黄粉色硬结节，主要分布在肘部和膝关节。

主要发生Ⅱ型和 Ⅲ型。

3.腱黄瘤：在 30 岁左右出现在跟腱和手指/手伸肌腱上的硬结节。多见于Ⅱ型高脂血症(>Ⅲ型)。

4.扁平黄瘤：可以是局限性或弥散性的。

(1)发生在手掌皱褶/指节折痕(掌纹黄色瘤)，是 3 型高脂蛋白血症的特征性症状(图 3-71)。

(2)黄瘤发生在褶皱部位和指蹼区域，通常对纯合子家族性高胆固醇血症(Ⅱ型高脂血症)具有诊断意义(图 3-72)。

(3)可以发生在单克隆丙种球蛋白病(通常为浆细胞恶性增生)中，不伴脂质异常；好发于颈部、上躯干、褶皱部位和眼周区域。

5.睑黄瘤为眼睑上的扁平黄瘤。

(1)只有 50%的人患有高脂血症。

(2)首选外科治疗。

表 3-27 主要的高脂蛋白血症

类型	发病机制	实验室检查	临床表现 皮肤(黄瘤类型)	临床表现 系统
Ⅰ型(家族性脂蛋白酯酶缺陷，家族性高乳糜微粒血症)	脂蛋白酯酶缺陷或异常 Apo C-Ⅱ缺陷 糖基化磷脂酰肌醇-锚定的 HDL 结合蛋白缺陷	乳糜微粒清除缓慢 LDL 和 HDL 水平降低 高甘油三酯血症	发疹性	不增加冠状动脉疾病的风险
Ⅱ型(家族性高胆固醇血症或家族性 apo B-100 缺陷)	LDL 受体缺陷 由 apo B-100 缺陷(配基)导致 LDL 和 LDL 受体的亲和力降低* 由于 PCSK9 错义突变加速 LDL 受体的降解 由于 LDL 受体适配蛋白Ⅰ缺陷(受体内质化所需)	LDL 清除减少，高胆固醇血症	腱黄瘤，结节发疹性、结节性、扁平黄瘤(睑黄瘤、皱褶部位、指间潮湿部位♀)	外周和冠状动脉硬化
Ⅲ型(家族性高β脂蛋白血症、残余物清除疾病、宽β疾病、apo E 缺陷)	由 apo E 异常导致肝脏代谢物清除受损，患者只表达 apo E2 同种型蛋白，该蛋白与 apo E 相互作用很差	乳糜微粒残基和 IDLS 增多 高胆固醇血症，高甘油三酯血症	结节发疹性、结节性、扁平黄瘤(手掌折纹)——最有特异性 腱黄瘤	外周和冠状动脉硬化
Ⅳ型 (内源性家族性高甘油三酯血症)	VLDL 产生增多，与糖耐量和高胰岛素血症相关	VLDL 产生增多，高甘油三酯血症	发疹性	常与 2 型非胰岛素依赖型糖尿病、肥胖、酗酒有关
Ⅴ型	乳糜微粒和 VLDL 增多，与 apo A-V 缺陷有关	LDL 和 HDL 降低，高甘油三酯血症	发疹性	糖尿病

Apo-apo，脂蛋白；HDL，高密度脂蛋白；IDL，中密度脂蛋白；LDL，低密度脂蛋白；LPL，脂蛋白酯酶；PCSK9，前蛋白转化酶枯草杆菌蛋白酶/Kexin 9 型；VLDL，极低密度脂蛋白。

*功能获得突变导致常染色体显性的高胆固醇血症；功能丢失突变(主要和非洲裔美国人有关)导致 LDL 水平降低[5]。

♀对纯和状态具有诊断价值。

From Bolongnia JL, Jorizzo JL, Rapini RP. Dermatology, 3rd Ed. Elsevier. 2012.

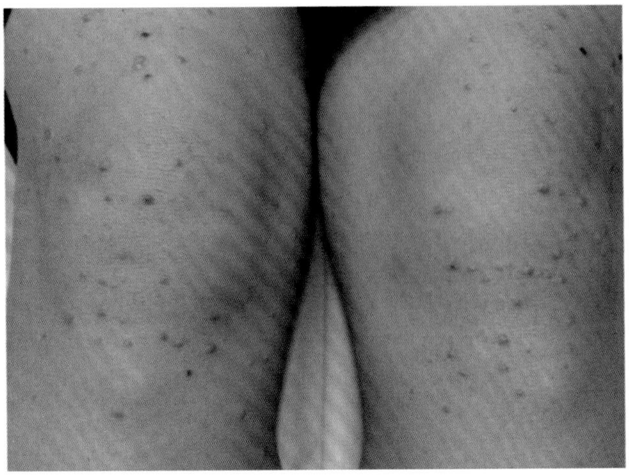

图 3–70　由高甘油三酯血症导致的发疹型黄瘤。病变好发于下肢伸面，尤其是膝部。(From Bolognia JL, Jorizzo JL, Rapini RP. Dermatology, 3rd Ed. Elsevier. 2012.)

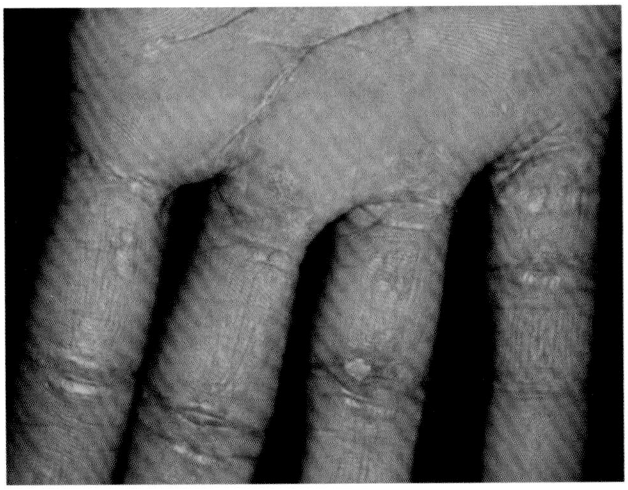

图 3–71　掌纹黄瘤。(From Andrews et al. Andrews' Diseases of the Skin, 11th Ed. Elsevier. 2011.)

6.疣状黄瘤。

(1)通常发生在口腔或生殖器区域的良性疣状斑块。

(2)在临床和组织学上经常和疣混淆。

(3)并非一定伴有高脂血症。

(4)可伴有 CHILD 综合征和任何导致表皮损伤的疾病(大疱性表皮松解、GVHD、LSA 和天疱疮)。

(5)独特的组织学：表皮乳头状瘤增生，真皮乳头有泡沫细胞。

组织病理

真皮中有泡沫细胞(巨噬细胞胞浆脂质化)：

泡沫细胞在扁平黄瘤中分布更表浅，在结节性黄瘤和腱黄瘤中分布更深。

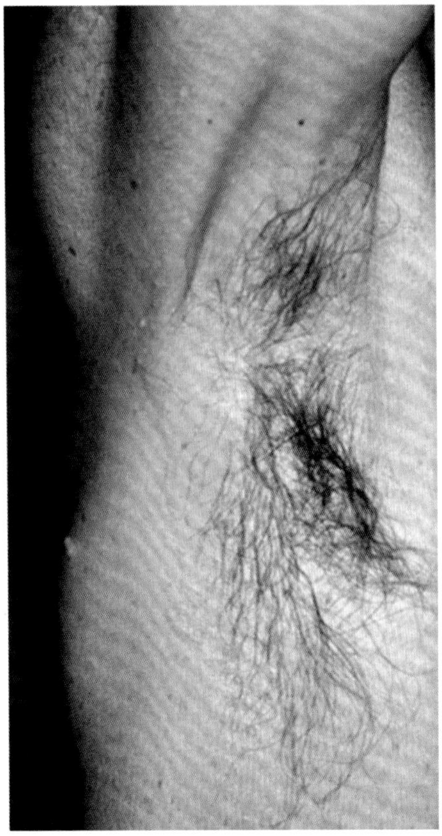

图 3–72　扁平黄瘤。(From Andrews et al. Andrews' Diseases of the Skin, 11th Ed. Elsevier. 2011.)

治疗

确定潜在的脂蛋白紊乱和影响因素，通过各种干预措施纠正(改善饮食、使用降脂药物、外科切除以及单克隆丙种球蛋白病的化疗)。

第 9 节　荨麻疹与血管神经性水肿

(一)荨麻疹

流行病学

1.高达 20%的人口患有急性荨麻疹(病程<6 周)。

1%的患者病情可能发展为慢性荨麻疹(持续时间≥6 周)。

2.对于慢性荨麻疹、皮肤划痕症和寒冷性荨麻疹，总体来说，发病率女性>男性。

迟发性压力性荨麻疹的发病率男性>女性。

发病机制

1.大多荨麻疹的病例都是特发性的，原因各不相同(例如,过敏、自身免疫、感染和药物)。

2.在儿童中,最常见的原因是病毒性或特发性。其他原因包括:

(1)感染(评估尿路感染、上呼吸道感染或消化道感染的症状)。

(2)过敏:食物、药物和其他环境变应原。

(3)物理刺激:压力、日光、胆碱能和寒冷。

(4)节肢动物咬伤(丘疹性荨麻疹)。

(5)恶性肿瘤(淋巴瘤最常见)。

3. 肥大细胞是引起荨麻疹的主要细胞(尽管嗜碱性粒细胞和嗜酸性粒细胞也起作用)。

(1)含有促炎介质,包括:

◇预先形成的:组胺、蛋白酶和肝素。

◇新生成的:前列腺素 D2、白细胞三烯 C4/D4/E4、血小板激活因子、细胞因子(TNF-α、IL-4、IL-5、IL-6、和 IL-8)。

(2)脱颗粒刺激→肥大细胞释放介质。

◇免疫机制:针对 FcεRI 的自身抗体(在慢性荨麻疹患者中比例较高;通过受体的自身免疫交联发生)或 IgE;IgE 依赖性过敏反应(例如,食物、中药、胶乳或感染):

- 药物诱导的免疫性荨麻疹:青霉素和头孢菌素(>TMP/SMX 和米诺环素),胶乳手套或医疗器械。

◇非免疫机制:阿片类物质介导的肥大细胞内容物、补体 C5a、干细胞因子、神经肽(如 P 物质和 VIP)的释放。

4. 引起荨麻疹的其他原因包括免疫复合物沉积(荨麻疹性血管炎),血管活性刺激如荨麻、阿司匹林/非甾体抗炎药、放射性造影剂、多黏菌素 B、血管紧张素转化酶抑制剂(缓激肽升高)和膳食假性变应原。

阿司匹林→30%慢性荨麻疹的加重因素。

临床表现

1.以风团为主:真皮浅层血浆渗漏引起的皮肤肿胀和红斑。

(1)红斑周围可能有红晕。

(2)非常痒。

(3)病变持续<24 小时。

2.急性和慢性荨麻疹

(1)急性

◇最常见的原因:特发性(第 1 常见)>上呼吸道感染(第 2 常见)>药物(最常见 β-内酰胺类)和食物。

◇通常发病快(例外,药物诱发的急性荨麻疹可能在接触后几天发病)。

(2)慢性

◇最常见的原因:普通型(60%,针对 FcεRI 或 IgE Fc 段的特发性和自身免疫性抗体,感染相关,假性过敏)>物理性(35%)>血管炎(5%)。

◇自身免疫性病因高达 50%。

◇与自身免疫性甲状腺疾病、白癜风、胰岛素依赖型糖尿病、类风湿关节炎、幽门螺杆菌胃炎和寄生虫感染相关。

◇平均持续时间:3~5 年。

3.物理性荨麻疹:由物理刺激诱发。

(1)皮肤划痕症:在摩擦/擦伤/按压的部位出现荨麻疹。

◇是最常见的物理性荨麻疹。

搔抓背部可使皮疹再现——在激发后几秒钟到几分钟出现。

◇夜晚加重。

(2)迟发性压力性荨麻疹:在高度摩擦/压力的解剖区域出现深红色水肿(例如,穿着紧身衣服后的腰围)。

◇刺激后可能会持续至 12 小时。

◇疼痛,瘙痒可能持久存在→生活质量下降。

◇可能伴有关节痛、不适和流感样症状。

(3)热荨麻疹:非常罕见,只需几分钟的热接触即可诱发。

(4)寒冷性荨麻疹:暴露后迅速出现瘙痒、红斑和水肿;诱发因素包括寒冷天气、空调和冷藏物;“冰块”测试有助于诊断(PCCU+,在反射性冷荨麻疹和家族性冷荨麻疹均是阴性);患者不应单独游泳,因为大量介质释放可导致低血压。

◇原发性冷接触性荨麻疹(PCCU):通常为特发性,好发于年轻人,呈急性或慢性,可有全身症状如晕厥,冰块试验阳性。

◇继发性冷接触性荨麻疹:可能由冷球蛋白血症、冷纤维蛋白原血症、乙型肝炎、淋巴增殖性疾病或单核细胞增多症引起。

◇反射性冷荨麻疹:全身性冷却后出现广泛性荨麻疹。

◇家族性冷荨麻疹(在儿科皮肤学章节中讨论)。

(5)胆碱能性荨麻疹:年轻人出汗/体温升高后出

现明显皮损(多发性 2~3mm 微丘疹性风团伴明显红晕)(例如,运动后、热水浴和情绪激动)。

◇可能有全身症状(例如晕眩和哮喘)及进展为慢性病程。

(6)肾上腺素性荨麻疹:粉红色风团周围绕有血管收缩形成的苍白。

◇皮内注射去甲肾上腺素可能引起皮损。

(7)日光性荨麻疹:在"物理性皮肤病"部分讨论。

(8)水源性荨麻疹:皮损与胆碱能性荨麻疹类似,由接触水引起。

◇可见于囊性纤维病。

4. 荨麻疹性血管炎:类似于荨麻疹的皮损表现但持续>24h,出现烧灼感/疼痛而不是瘙痒,经常有紫癜,组织学显示轻度白细胞碎裂性血管炎(±嗜酸性粒细胞)。

(1)好发于中年女性。

(2)疼痛/灼热>痒。

(3)通常是慢性的。

(4)1/3 的患者出现血管性水肿。

(5)关节痛(50%),胃肠道受累(20%),阻塞性肺病(20%)和其他(肾、眼、心脏、青斑和颅内高压)。

(6)可能伴有自身免疫性结缔组织病和感染。

(7)可能有红细胞沉降率增高、补体降低和 ANA(+)。

(8)非甾体抗炎药为一线用药,但可能需要其他药物配合(例如,秋水仙碱、氨苯砜、甲氨蝶呤或类固醇)。

5. Schnitzler 综合征:慢性荨麻疹(烧灼感>瘙痒)、发热、骨痛、关节痛/关节炎、红细胞沉降率升高和 IgM 丙种球蛋白病。

组织病理学有中性粒细胞浸润;阿那白滞素疗效较好。

组织病理学

1. 真皮浅层水肿,血管扩张,血管周围和间质中性粒细胞为主(>嗜酸性粒细胞,淋巴细胞)的浸润。

血管内腔边缘也可见中性粒细胞。

2. 1 小时后真皮可见中性粒细胞。

测试

1. 放射变应原吸附试验(RAST)和点刺(皮内)实验有助于辨别急性荨麻疹中的环境变应原。

(1)最有助于确定引起急性荨麻疹的食物、毒液和药物。

(2)RAST 的假阴性率为 20%。

2. 对于顽固性慢性荨麻疹,考虑检测全血细胞计数及分类、ESR/CRP、甲状腺抗体、甲状腺功能、抗 FcεRI 和抗 IgE 抗体、免疫测定、功能测定(例如,HRA)和自身反应(例如,自体血清皮肤试验)。

治疗/病程

1. 润肤液[例如,含有普莫卡因和(或)薄荷脑];避免诱发物(例如,过热,冷暴露和振动刺激)。

2. 可能需要避免使用阿司匹林、非甾体抗炎药和阿片类药物。

3. 在某些情况下,排除饮食/低变应原饮食可能有所帮助。

4. 一线治疗为 H1 抗组胺药(镇静和非镇静);可以考虑加入 H2 抗组胺药。

5. 对于更顽固的病例,考虑多塞平、短程全身性类固醇激素、孟鲁司特、光疗、柳氮磺胺吡啶、环孢菌素、秋水仙碱、氨苯砜、抗疟药、吗替麦考酚酯和奥马珠单抗。

(二)血管性水肿

流行病学

1. 病因:特发性(最常见原因)、物理刺激(温度、振动)、Ⅰ型超敏反应(ACE-Ⅰ以外的药物、节肢动物咬伤、食物过敏)、假性过敏(非甾体抗炎药、阿司匹林)、C1 抑制因子缺乏综合征(HAE、AAE)和 ACE-Ⅰ诱导的血管神经性水肿。

2. 遗传性血管神经性水肿(HAE):发病率 1:50 000~1:10 000;幼年发病,在青春期加重。

(1)Ⅰ型 HAE 最常见(80%~85%为 HAE 病例)。

(2)性别倾向:Ⅰ型和Ⅱ型(发病率男性 =女性);Ⅲ型(女性>男性)。

3. 获得性血管神经性水肿(AAE):中年发病。

发病机制

1. 大多数荨麻疹+血管性水肿病例与荨麻疹相似;对于不伴荨麻疹(HAE、AAE)的血管性水肿和 ACE-Ⅰ诱发血管水肿的病例,过多缓激肽是诱发因素。

2. 不伴荨麻疹的血管性水肿病例中必须排除 C1 酯酶抑制剂(C1 inh)缺乏症。

3. 遗传性血管神经性水肿(HAE)

(1)由 C1 inh 突变导致Ⅰ型和Ⅱ型(Ⅰ型 C1 inh 水平降低;Ⅱ型 C1 inh 功能降低)。

(2)Ⅲ型由 HageMan 因子(FXII)的激活突变引起。

(3)所有形式的 HAE 均为常染色体显性遗传。

4. 获得性血管神经性水肿(AAE)

(1)可以是Ⅰ型(消耗 C1 inh)或Ⅱ型(针对 C1 inh 的抑制性自身抗体)。

(2)可能是 B 细胞淋巴增生性疾病、浆细胞病或自身免疫性结缔组织病。

5. 获得性和遗传性形式导致缓激肽水平升高和 C4 水平降低(选择的筛选试验)。

(1)C1q 水平降低仅在获得性血管性水肿中见到。

(2)C1 inh 水平有助于区分Ⅰ型和Ⅱ型 HAE。

◇Ⅰ型 HAE 中 C1 inh 减少。

◇Ⅱ型 C1 inh 正常或升高。

6. 药物性血管神经性水肿

(1)最常见 ACE 抑制剂(赖诺普利、依那普利>卡托普利),占所有新发病的 0.2%;黑种人的患病风险会增加 5 倍;77%患者在前 3 周内发病,几乎所有患者都在第 1 年内发病;ACE 抑制剂阻断激酶Ⅱ→缓激肽升高。

(2)其他原因(非缓激肽诱导):青霉素、头孢菌素、非甾体抗炎药、造影剂和单克隆抗体(生物制剂)。

临床表现

1. 以皮肤/黏膜深度肿胀(真皮深层和皮下/黏膜下层)为特征。

(1)疼痛,无红斑。

(2)无凹痕,无瘙痒(但可能会有烧灼感或引起疼痛)。

(3)通常持续 2~5 天(前 36 小时最严重)。

(4)面部最常受影响(唇、眼睑、喉咙、耳和鼻)。

(5)如果累及喉咙可能导致严重过敏(喉头或会厌水肿+喘鸣)。

(6)相关症状:胃肠道疼痛,伴或不伴有腹泻(肠壁水肿)和尿潴留。

(7)高达 50%的慢性荨麻疹患者在某些时候也会出现血管性水肿;但是如果在没有荨麻疹的情况下诊断血管性水肿,必须考虑 HAE 和 AAE。

2. 振动性血管神经性水肿:振动→局部肿胀持续约半小时。

(1)原因包括跑步和操作机器(例如,割草机)。

(2)家族型有全身症状。

3. 遗传性血管神经性水肿(HAE)

(1)Ⅰ型和Ⅱ型:雌激素和创伤可以引起发作。

◇症状持续 2~3 天。

◇避免 ACEI(可以诱发)。

(2)Ⅲ型:发病年龄较晚(青少年),面部水肿增多。

诊断

如果怀疑有 HAE 或 AAE,请检查 C4,C1 inh(定量和功能)和 C1q。

治疗/病程

1. 与治疗荨麻疹相似。

2. 可能需要加强支持(例如,插管和气管切开术)。

3. 在口咽部血管性水肿的情况下应携带肾上腺素注射器。

4. 对于 C1 inh 缺乏患者,过敏性休克首选口服达那唑治疗,急性发作首选 C1 酯酶抑制剂治疗。

(1)达那唑和 C1 浓缩液可以在外科手术前预防性使用。

(2)较新的选择是艾替班特,一种合成的缓激肽 B2 受体拮抗剂。

5. 过敏性休克:对药物导致的皮肤荨麻疹/血管性水肿和全身性症状(低血压和心动过速)等有危及生命的反应;在肠外(>口服)给药后几分钟内发生;最常见的药物/物质有青霉素(1/5000 的患者)、胶乳(特别是黏膜接触)、局部使用抗生素(杆菌肽、新斯波林和利福霉素)、造影剂(过敏性);治疗:严重病例住院+全身性类固醇+皮下注射肾上腺素。

第 10 节 嗜中性皮肤病

(一)Sweet 综合征(急性发热性中性粒细胞性皮肤病)

流行病学

1. 通常是中年发病。

2. 发病率女性>男性(经典型 Sweet 综合征为 3:1)。肿瘤相关的 Sweet 综合征,发病率男性=女性。

3. 5 种主要亚型:经典(60%~70%),肿瘤相关(10%~20%),炎症相关(10%~15%),药物诱导(5%)和妊娠(2%)。

发病机制

不明;可能有针刺反应(+)。

临床表现

1. 压痛/灼热、红色、边界清晰、凸起、水肿/湿润型丘疹/斑块(图 3-73)。

(1)容易累及头部/颈部和上肢。

(2)起病急。

(3)可能进展为水疱大疱性或脓疱性,可能具有靶型外观。

(4)药物诱导的 Sweet 综合征中,在给药后 1~2 周发病。

(5)溃疡、大疱和口腔病变→强烈提示伴有血液系统疾病/恶性肿瘤。

2. 皮肤外表现:发热(50%~80%)、乏力、病前上呼吸道感染或流感样症状、白细胞增多(70%)、关节痛/关节炎、眼部受累(结膜炎、巩膜外层炎和虹膜睫状体炎)。

3. 实验室检查

(1)ESR/CRP 升高(90%)。

(2)白细胞增多:中性粒细胞增多(核左移)。

4. 各种诱发因素

(1)感染:主要是链球菌和耶尔森鼠疫杆菌肠道病。

(2)肿瘤:特别是急性髓细胞性白血病,还有其他血液和实体恶性肿瘤。

(3)炎性肠病。

(4)药物:粒细胞集落刺激因子、粒细胞巨噬细胞刺激因子、全反式维 A 酸、TMP/SMX、米诺环素、口服避孕药、呋塞米和肼屈嗪。

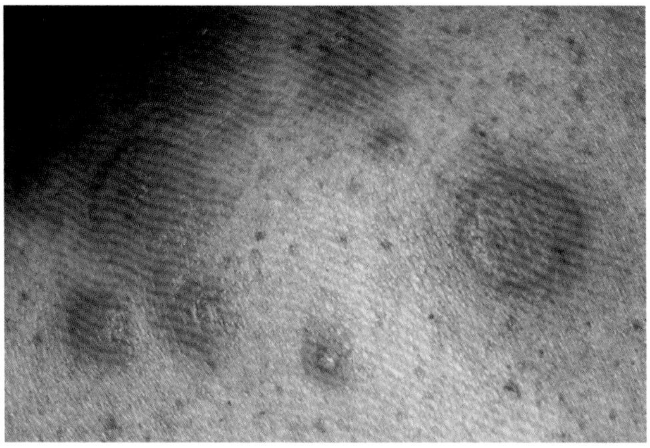

图 3-73 Sweet 综合征,上背部明显水肿型红斑。(Courtesy, Kalman Watsky, MD. From Bolognia JL, Jorizzo JL, Rapini RP. Dermatology, 3rd Ed. Elsevier. 2012.)

(5)其他:自身免疫性结缔组织病、妊娠、HIV 和丙肝。

组织病理学

1. 弥漫性皮肤中性粒细胞浸润、核碎裂+大量真皮乳头水肿。

(1)一般无白细胞碎裂性血管炎(会对炎症灶内的血管造成一些附加损害)。

(2)大量真皮乳头水肿造成假性水疱的临床表现。

2. 变异型

(1)皮下 Sweet 综合征:中性粒细胞累及皮下小叶组织;造成四肢深部红色结节。

(2)组织细胞 Sweet 综合征(变异型):皮肤和(或)皮下浸润中性粒细胞和"组织细胞样"细胞(未成熟的骨髓细胞、髓过氧化物酶染色阳性);最近的研究表明,这种形式可能与血液系统恶性肿瘤有较强的关联性。

治疗/病程

1. 在 2~3 个月内缓解,无瘢痕(与坏疽性脓皮病相鉴别)。

2. 多达 1/3 的患者可能复发。

3. 首选治疗为全身性类固醇 (泼尼松每天 0.5~1.0mg/kg,4~6 周;快速起效)。

其他:饱和碘化钾、氨苯砜和秋水仙碱。

其他

马歇尔综合征:罕见的儿童疾病,具有类似 Sweet 综合征的症状,可以导致受累部位的获得性皮肤松弛。

(二)手背中性粒细胞性皮肤病

1. 有坏疽性脓皮病+Sweet 综合征的特点。

2. 手背上的溃疡性红紫色斑块(图 3-74)。

3. 治疗:泼尼松、氨苯砜。

(三)坏疽性脓皮病(PG)

流行病学

1. 好发于成人(20~60 岁);发病率女性>男性。

2. 50%与全身炎性疾病相关 (最常见的是炎性肠病,高达 30%),以及血液系统疾病(如 IgA 单克隆丙种球蛋白病、急性髓细胞白血病、慢性粒细胞白血病、毛细胞白血病和真性红细胞增多症)或炎症性关节炎。

发病机制

1. 可能是免疫紊乱。

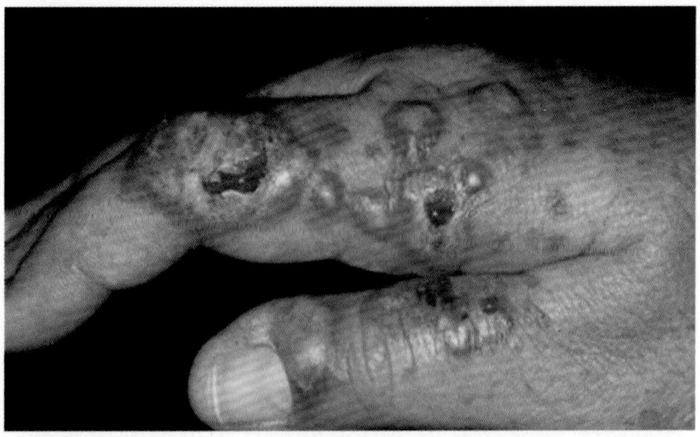

图 3-74 手背中性粒细胞性皮肤病。(From Andrews et al. Andrews' Diseases of the Skin, 11th Ed. Elsevier. 2011.)

2. 基因因素:某些病例是由 CD2 结合蛋白 1 突变引起的(PAPA 综合征)。

3. 过敏(30%):可能会诱发和(或)加重疾病。

临床表现

1. 主要类型包括经典型(溃疡性)、大疱型(破坏性小于溃疡型;强烈提示伴有骨髓增生性疾病)、脓疱型,以及浅表肉芽肿型(又称增殖型,躯干上的筛状浅表溃疡)。

2. 经典型(溃疡性)PG

(1)起始于炎性丘疹脓疱/大疱→疼痛的破坏溃疡,突出的不规则的、紫红色的边缘和脓性基底;卫星病变出现在溃疡周围→穿透并与中央溃疡融合。

◇治愈后有萎缩性纤维性瘢痕。

◇最常见于下肢(胫侧)。

(2)相关变异型

◇增殖性脓性口炎:与炎性肠病相关的口腔黏膜慢性增殖性脓皮病。

◇口周 PG:造口周围疼痛、破坏性损伤;与炎性肠病相关。

◇儿童经典 PG(罕见):最常见于头部和肛门生殖器区域,通常与炎性肠病或白血病相关。

3. 脓疱性 PG

(1)多个小脓疱,不会发展成溃疡。

(2)在大多数情况下,与炎性肠病相关。

4. 大疱性 PG

(1)比经典的 PG 更表浅,破坏性小。

(2)更广泛的分布(面部、手背)→与大疱性 Sweet 综合征重叠。

(3)与血液系统恶性肿瘤呈强相关性(急性髓细胞性白血病、慢性粒细胞白血病、骨髓增生异常综合征、真性红细胞增多症)。

5. 增殖型 PG

(1)最不具侵袭性的类型。

(2)躯干浅表无痛性筛状溃疡;对保守治疗反应良好。

(3)通常由创伤(例如,手术)引起。

(4)与潜在的系统性疾病不相关。

组织病理学

1. 表皮溃疡伴有密集的真皮浅层和深层中性粒细胞浸润(炎症较 Sweet 综合征更深)、白细胞碎裂、表皮脓疱和真皮水肿。

中性粒细胞浸润横向延伸超过溃疡边界(破坏渗透)。

2. PG 是排除诊断。

(1)组织学特征不是完全特异性的。

(2)必须排除感染、血管炎、血管病和恶性肿瘤。

治疗/病程

1. 疗程因 PG 的类型而异。

2. 良好的伤口护理对所有患者都至关重要。

3. 必须寻找潜在的并发症。

(1)胃肠道:结肠镜检查、粪便研究。

(2)血红素:全血细胞计数、外周涂片、血清蛋白电泳、±骨髓活检。

4. 治疗

(1)初始:局部皮损内使用类固醇激素(轻度疾病);如果较严重可全身用类固醇(1mg/kg,每天)。

(2)顽固性/非常严重的疾病:英夫利昔单抗和环孢菌素;如果无效,可以尝试其他免疫抑制剂。

(四)白塞病

流行病学

1. 分布于日本、中东和地中海地区(土耳其患病率最高)。

2. 通常好发于 20~35 岁。

3. 发病率男性>女性。

4. 部分病例可能是家族性的。

发病机制

1. 多因素;循环免疫复合物和中性粒细胞失调→血管损伤。

2. 与 HLA-B51 等位基因有强相关性。

临床表现

1. 复发性口腔溃疡(阿弗他口炎为首发和最常见的症状)一年至少 3 次并发以下 2 种。

(1)复发性生殖器溃疡:阴囊、阴茎和外阴上大而不规则的溃疡。

(2)眼部病变:葡萄膜炎(后部>前部)、结膜炎、虹膜睫状体炎和视网膜血管炎(可能导致失明)。

(3)皮肤病变[面部/肢端丘疹脓疱(图 3-75)]、紫癜、下肢/臀部的结节性红斑样病变,以及针刺反应阳性。

◇针刺反应:针刺或生理盐水皮内注射→创伤部位在 24~48 小时出现脓疱丘疹。

2. 值得注意的是,口腔溃疡可发生在口腔/唇的任何部位,可为单个或多个,直径大且有灰色基底,周围有红斑。

3. 可以影响所有器官导致不可预测的病程。

(1)眼睛(90%)

◇发病率最高,包括失明。

(2)血管:浅表性迁移性血栓性静脉炎(30%)和较少发生的上腔静脉血栓形成。

(3)其他:关节(50%发展为关节炎)、神经系统疾病(脑膜脑炎、多发性硬化症状)、心、肺、肾(肾小球肾炎)和胃肠道。

组织病理学

典型的血管周围中性粒细胞浸润,伴有白细胞碎裂性血管炎:

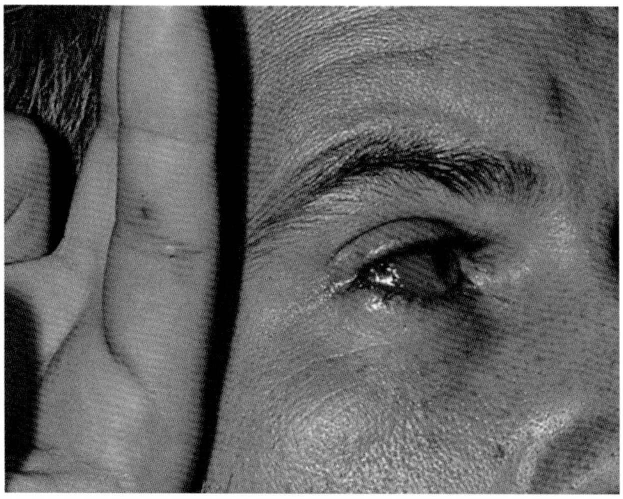

图 3-75 白塞病:系统受累。虹膜炎、皮肤脓疱型血管炎。(From Bolognia JL, Jorizzo JL, Rapini RP, Dermatology, 3rd Ed. Elsevier. 2012.)

在陈旧皮损中可见淋巴细胞性血管炎。

治疗/病程

1. 全身性的治疗很重要,但是很难控制(不存在首选治疗):

可选择:秋水仙碱、氨苯砜、沙利度胺、IFN-α-2a、甲氨蝶呤、TNF-α 抑制剂和硫唑嘌呤。

2. 缓解症状很重要(例如,使用温和的漱口水和硫糖铝悬浮液)。

其他

MAGIC 综合征具有白塞病和复发性多发性软骨炎的特征。

(五)肠相关性皮肤关节炎综合征(肠旁路综合征)

流行病学/发病机制

1. 经典型与空肠旁路手术和肠道盲袢有关。

(1)肠手术后 1~6 年发生。

(2)其他原因:胆胰分流、胃切除、炎性肠病、消化性溃疡和憩室炎。

2. 肠道盲肠中的细菌→具有细菌抗原的免疫复合物沉积在皮肤/滑膜中。

临床表现

1. 全身和血清病样症状(如乏力、发热、寒战、关节炎/肌痛)通常先于皮疹发生。

2. 经典皮疹为在近端和躯干上的红紫色的丘疹脓疱。

可能出现压痛性皮下结节(躯干、四肢;由于小叶性脂膜炎;愈合后伴有萎缩性瘢痕)或结节性红斑样皮损(小腿;无瘢痕)。

3. 腹泻/吸收不良、肝衰竭、肾结石和胆结石。

组织病理学

1. 经典丘疹脓疱:结节性或真皮血管周围中性粒细胞性炎症。

2. 压痛性瘢痕性皮下结节:小叶性中性粒细胞性脂膜炎(→脂肪小叶缺失和瘢痕)。

结节性红斑样病变:类似于结节性红斑。

治疗/病程

1. 皮肤损伤可持续长达 1 个月并经常复发。

2. 抗生素和免疫抑制剂可暂时改善。

3. 肠道盲袢的外科矫正或旁路的修正是有疗效的。

第 11 节　嗜酸性粒细胞紊乱

多种疾病都可以在组织学中出现大量嗜酸性粒细胞，包括：节肢动物叮咬、荨麻疹、变应性接触性皮炎和特应性皮炎、药物反应和自身免疫性水疱病（如BP、PV、炎性获得性大疱性表皮松解症）。

（一）面部肉芽肿

在脉管炎和血管炎部分讨论。

（二）嗜酸性毛囊炎

在毛囊和外泌/顶泌障碍部分讨论。

（三）Ofuji 丘疹性红皮病

1. 最常见于日本老年男性。

2. 广泛的瘙痒红棕色丘疹→不累及皮肤皱褶的红皮病（躺椅标志）。

3. 嗜酸性粒细胞增多，淋巴细胞减少，IgE 增多，常见淋巴结肿大；有时与胃癌、B 细胞淋巴瘤和 T 细胞淋巴瘤相关。

4. 慢性但对全身性类固醇有反应，光化学疗法和口服类视黄醇有效。

（四）Well 综合征（嗜酸细胞性蜂窝织炎）

1. 病因不明，但可由骨髓增生性疾病、感染、药物、节肢动物叮咬和变应性肉芽肿性血管炎引发。

2. 复发性压痛/瘙痒的红斑硬结蜂窝织炎样斑块（偶尔呈弧形）。

（1）四肢>躯干。

（2）通常有乏力和嗜酸性粒细胞增多。

（3）病灶消退需 1~2 个月以上。

3. 组织学：可见真皮间质中明显的嗜酸性细胞浸润/典型的“火焰征”。

火焰征为包绕嗜酸性颗粒蛋白的胶原纤维（是最重要的主要基本蛋白）。

4. 全身性类固醇皮质激素是首选治疗方法→可以迅速改善。

（五）嗜酸性粒细胞增多综合征（HES）

1. 诊断标准

（1）外周血嗜酸性粒细胞计数>1500/mm^3，持续时间≥6 个月（或<6 个月伴有器官损伤）。

（2）没有感染、过敏或其他潜在原因的证据。

（3）终末器官受累的症状/体征。

2. 黏膜皮肤病变（>50%）

（1）最常见的是瘙痒性红色丘疹/结节、荨麻疹、血管神经性水肿。

（2）黏膜溃疡（与骨髓增生性 HES 和更具侵略性的病程有关）。

3. 全身症状：发热、咳嗽、乏力和肌痛。

4. 首要死亡原因为充血性心力衰竭（5 年生存率为 80%）。

5. 治疗成功与否与嗜酸性粒细胞计数减少相关（1000~2000mc）。

6. HES 的 2 个主要亚型。

（1）骨髓增生性 HES

◇最常见的是 FIP1L1–PDGFRA 融合基因→形成活化的酪氨酸激酶。

◇可能有血清类胰蛋白酶和维生素 B_{12} 增多、心内膜心肌纤维化/心肌病、肝脾大、骨髓活检中 CD25+不典型肥大细胞及全身症状。

◇治疗包括伊马替尼（如果存在融合基因）、泼尼松羟基脲、干扰素和美泊利单抗/瑞利珠单抗（抗 IL–5 抗体）。

（2）淋巴细胞性 HES

◇克隆性 T 细胞增殖（Th2 细胞因子增多，特别是 IL–5→嗜酸性粒细胞激活）。

◇瘙痒/湿疹/红皮病、IgE 升高、嗜酸性粒细胞增多症和淋巴结病变。

◇一般为良性病程（与骨髓增生性 HES 相比）。

很少出现心脏并发症。

然而，有增加 T 细胞淋巴瘤发病率的风险。

◇治疗：泼尼松（一线），干扰素和美泊利单抗/瑞利珠单抗。

第 12 节　红斑性疾病

（一）离心性环状红斑（EAC）

流行病学

50 岁为发病高峰期。

发病机制

不明，但可能是对抗原的免疫反应，如感染(如足癣、其他皮肤癣菌感染、其他真菌、病毒和寄生虫)、药物、妊娠和肿瘤(通常是淋巴增殖性恶性肿瘤)。

临床表现

1. 初发为坚实的粉红色丘疹→呈离心迁移（向外；两周最多可达 6cm 直径）。

2. 边缘鳞屑(内缘脱皮)常见于浅表病灶，而不常见于深部病灶。

3. 最常见于大腿/臀部，但可蔓延全身。

组织病理学

1. 表浅 EAC：轻度海绵状水肿，局灶性角化不全和血管周围淋巴组织细胞浸润，及其致密(套袖结构)。

2. 深部 EAC：深部血管周围淋巴细胞浸润。

治疗

预防潜在疾病，发病后可局部使用类固醇。

预后/临床病程

病变持续数天至数月。

(二)环状红斑

流行病学

1. 主要见于未接受 A 组 β-溶血性链球菌感染治疗的 5~15 岁的儿童(约 3%未治疗的患者)。

2. 在不发达国家更为普遍。

发病机制

见于风湿热（对 A 组 β-溶血性链球菌感染的异常体液/细胞免疫应答；可能与交叉反应表位有关）。

(1)风湿热：感染后 2~5 周开始；除 A 组链球菌感染(培养，抗 DNase B 滴度和抗链球菌溶血素 O)的证据外，还有 2 个主要或 1 个主要+2 个次要标准。

◇ 琼斯主要标准：心肌炎、迁移性多关节炎、环形红斑、皮下结节或 Sydenham 舞蹈症。

◇ 琼斯次要标准：发热、关节痛或实验室检查异常(ESR 升高、CRP 升高和 PR 间期延长)。

临床表现

1. 起始于斑疹的迁移性扩张的环状/多环斑片/斑块：

(1)半天可以迁移 2~12mm。

(2)通常在躯干、腋窝和近端四肢。

2. 通常几周后就会痊愈，可见不活跃期的风湿热(与心肌炎相关)。

治疗/临床病程

没有证据表明治疗会改变自然疾病的病程。

(三)游走性红斑

流行病学

1. 最常见于美国(新英格兰南部和东南、纽约、北爱尔兰、巴拿马东部、马里兰州东部、特拉华州和威斯康星州/密歇根州的某些地区)和欧洲(中欧尤其常见)。

2. 白足小鼠和白尾鹿是伯氏疏螺旋体的天然宿主。

发病机制

1. 由伯氏疏螺旋体引起，通过硬蜱叮咬传播。

注意：这些蜱也可以传播巴贝虫病和人粒细胞无形体病。

2. 蜱必须附着>1 天(或者>48 小时)方可传播此病。

临床表现

1. 在蜱脱离后 7~15 天，在蜱叮咬位点的螺旋体感染处出现大的环状红色扩张斑(≥5cm)。

(1)常见于躯干和皱褶区域。

(2)有莱姆病的初期表现(高达 90%的感染患者有游走性红斑)。

(3)较小的继发性损害可能是由于多只蜱叮咬的淋巴/血液播散。

2. 莱姆病在不同阶段有不同的症状。

(1)早期局部症状：流感样表现和淋巴结肿大。

(2)早期播散性病变：面神经麻痹、关节痛、房室传导阻滞和虹膜炎。

(3)慢性病变：慢性关节炎(通常是单侧大关节)、脑病和慢性萎缩性肢端皮炎(慢性硬化性皮炎)。

实验室检查

红斑迁移+已知暴露或实验室暴露证据（阳性组织/液体培养、组织/液体 PCR，以及酶联免疫吸附试验和蛋白印迹显示抗伯氏疏螺旋体抗体——在感染 36 周后出现 IgM 反应峰值)方可确诊。

治疗

1. 取决于疾病的阶段、年龄和妊娠状况。

2. 对于早期局限性疾病和轻度早期播散性或慢性疾病、未妊娠成年女性和>8 岁的患儿通常用多西环素(对 8 岁以下儿童或妊娠女性用阿莫西林)。

3. 头孢曲松是最好的静脉注射治疗药物(通常用于莱姆脑膜炎)。

预后/临床过程

如果未及时处理：

1. 游走性红斑在6周内自行消退。

2. 60%可发展为关节炎(通常是膝关节)。

3. 10%发生神经系统疾病(通常是面神经麻痹)。

4. 5%发生心脏问题(通常为房室传导阻滞)。

附加信息

1. 阅读 Bhate 和 Schwartz 于 2011 年在 JAAD 上发表的莱姆病 CME 综述的第一部分和第二部分以获取更多信息。

2. 伯氏疏螺旋体琼脂板为 Barbour-Stoenner-Kelly 培养基。

(四)匐行性回状红斑

1. 副肿瘤性疾病，可能是由针对肿瘤相关抗原以及随后的皮肤抗原的免疫反应引起(由于肿瘤相关抗原和皮肤抗原之间的相似性/交叉反应)。

最常见的恶性肿瘤：肺(最常见)>乳房和胃肠道(特别是食管/胃)。

2. 多发性皮损，红斑呈同心圆样而有"木纹"(多环和匐行)样外观(图 3-76)，快速扩大(1cm/d)，伴有瘙痒和边缘鳞屑；手足不受累。

3. 发病率男性>女性。

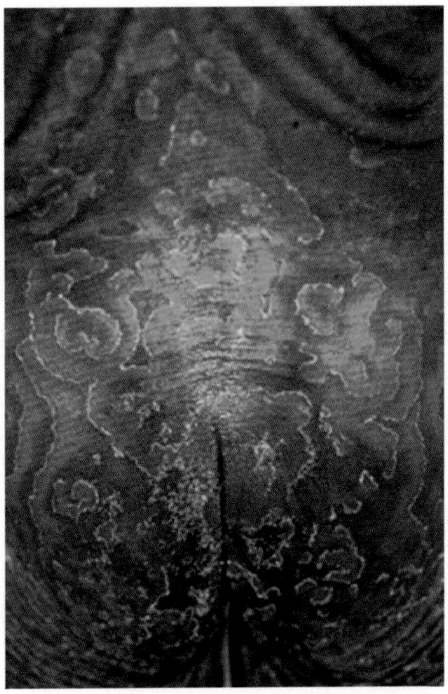

图 3-76 匐行性回状红斑。(From Andrews et al. Andrews' Diseases of the Skin, 11th Ed. Elsevier. 2011.)

4. 肿瘤治疗后病灶消退；皮损在癌症诊断前1年至诊断后1年之间出现。

(五)潮红

1. 不是成型的红斑，但仍然是红斑(皮肤颜色因真皮血管扩张出现的改变)。

2. 差异较大(框 3-5)，包括常见和严重的医疗行为，以及药物和饮酒。

第13节 毛囊与外泌汗腺/顶泌汗腺疾病

(一)寻常痤疮

流行病学

发病高峰为青春期，累及85%的11~30岁的人群。

发病机制

1. 毛囊皮脂腺单位的疾病，具有多因素参与的发病机制：痤疮丙酸杆菌、皮脂分泌过剩、角化异常和(或)炎性反应。

2. 毛囊角化异常和微粉刺形成→粉刺破裂→释放角蛋白和皮脂→炎性丘疹/脓疱→结节/囊肿。

3. 性激素

(1)在皮脂腺的基底层和毛囊外根鞘发现雄激素受体。

(2)雄激素水平升高出现在出生后6个月和肾上腺功能初现时(脱氢表雄酮 DHEAS 水平升高)。

4. 痤疮丙酸杆菌

(1)革兰阳性厌氧棒状杆菌。

(2)产生脂酶能够将皮脂中的甘油三酯分解成游离脂肪酸，游离脂肪酸容易产生粉刺且有促炎性作用。

(3)活化巨噬细胞上的 TLR-2 受体，能够诱导促炎性细胞因子(IL-1、IL-8、IL-12 和 TNF-α)并且吸引中性粒细胞。

(4)产生粪卟啉Ⅲ，在伍德灯下发出荧光。

5. 饮食

尚不清楚，但是脱脂牛奶、乳清蛋白和高血糖负荷可能导致痤疮发病。

临床特征

1. 最常见的部位(皮脂溢出部位)：面、颈部、耳

框 3-5　潮红的鉴别诊断

常见原因

- 良性皮肤潮红
  - 情绪
  - 温度
  - 食物或饮料
- 酒渣鼻
- 更年期潮红
- 发热
- 酒精

不常见的、严重的原因

- 良性肿瘤
- 嗜铬细胞瘤
- 肥大细胞增多症
- 过敏反应

其他原因

- 甲状腺髓样癌
- 胰腺细胞瘤(VIP 肿瘤)
- 肾细胞癌
- 进食鱼类
  - 组胺
  - 鱼肉毒
- 精神病或焦虑症
- 特发性潮红
- 神经性
  - 帕金森病
  - 偏头痛
  - 多发性硬化症
  - 三叉神经损伤
  - Horner 综合征
  - Frey 综合征
  - 自主神经性癫痫
  - 主神经反射亢进
  - 直立性低血压
  - Streeten 综合征
- 药物

罕见原因

肉状瘤病、二尖瓣狭窄、倾倒综合征、男性雄激素缺乏、砷中毒、POEMS 综合征、嗜碱性粒细胞白血病、支气管肺癌、恶性组织细胞瘤、恶性神经母细胞瘤、恶性星形胶质细胞瘤、主动脉周围手术、Lehigh 综合征、Rovsing 综合征

From Leonid lzikson, Joseph C. English Ⅲ Matthew J. Zirwas. Journal of the American Academy of Dermatology. Volume 55, Issue 2, pp. 193–208. Elsevier. 2006.

后、躯干上部和上臂。

2. 初发多为开放性和闭合性粉刺。

3. 可能发展成更具有炎性的皮损,包括:丘疹、脓疱、结节和囊肿;结节囊肿性皮损能够融合成斑块和窦道。

4. 随着皮损的消退,可能留下炎症后色素沉着/红斑或瘢痕(碎冰锥样的、起伏的、矩形的、皮肤松弛样的、肥厚的和瘢痕疙瘩)。

5. 女性可能在月经期前一周加重。

组织病理

毛囊内填满了层积的角蛋白和碎片,±化脓性炎症。

治疗/临床病程

1. 治疗痤疮的方法见表 3-28。

2. 外用:类视黄醇、过氧苯甲酰、壬二酸、克林霉素、氨苯砜、红霉素、磺胺醋酰/硫化钠、水杨酸、化学剥脱剂和光/激光治疗。

3. 口服:口服抗生素(四环素族、青霉素、磺胺类和红霉素)、激素类(螺内酯、口服避孕药)、异维 A 酸和泼尼松。

4. 皮损内糖皮质激素。

5. 瘢痕的多种治疗方式,包括激光换肤、皮下切除、磨皮术和填充治疗。

其他信息

1. 外用类视黄醇药物可下调 TLR2 的表达。

2. FDA 对有乳腺癌病史的患者使用螺内酯有黑框警示。

痤疮的变异型

(一)暴发性痤疮

1. 好发于 13~16 岁男性。

2. 可能发生在异维 A 酸治疗后或剂量增加后。

3. 最严重的囊肿型痤疮伴有系统表现。

(1)急性化脓性结节和斑块。

(2)皮损易碎且伴有出血性痂;能够溃烂形成黑色焦痂。

(3)经常形成瘢痕。

表 3-28 痤疮的治疗方法

	外用类视黄醇	外用过氧苯甲酰	外用过氧苯甲酰+外用抗生素	全身应用抗生素	激素治疗(仅用于女性)	异维 A 酸
痤疮的类型和严重程度						
粉刺型	√	√	√	×	×	×
炎性						
轻度	√	√	√	×	×	×
中度	√	√	√	√	√	×
重度	√	√	√	√	√	√
结节囊肿型	×	×	×	√	√	√

(4)发生在胸部、肩部和背部;很少发生在面部。

(5)发热、白细胞升高和血沉增快。

(6)也可见到无菌性溶骨性病变(胸骨、锁骨和长骨)、关节痛、肌痛和肝脾大。

4. 治疗:口服糖皮质激素,急性炎症退去后给予口服异维 A 酸。

如果正在服用异维 A 酸的患者发展成暴发性痤疮→异维 A 酸立即减量。

5. TLR-4 的多态性可能对发生暴发性痤疮起保护作用。

(二)聚合性痤疮

1. 发病率女性远高于男性。

2. 严重的结节囊肿性痤疮,不伴有系统表现(对比暴发性痤疮)。

(1)囊肿、结节和伴有窦道形成的大脓肿。

(2)特征性表现是化脓(皮损含有少量黏稠、黄色的血性液体)。

(3)继发性粉刺可以是白色坚实囊肿样或多发开口的群集黑头粉刺。

(4)经常形成瘢痕。

(5)通常在躯干(尤其是后背);面部不太严重。

(6)用异维 A 酸治疗;可能需要用泼尼松进行预处理。

(三)面部坚实水肿性痤疮

1. 在面部中线和面颊处发生肿胀。

2. 木板样非凹陷的无法捏起皮的硬化(橘皮现象)。

3. 痤疮比水肿早 2~5 年发生。

4. 首选治疗为异维 A 酸±酮替芬(抗组胺药)。

也可以尝试泼尼松,但往往不太成功。

(四)机械性痤疮

1. 反复的压迫/摩擦→毛囊皮脂腺阻塞(头盔、背包、衣领处和提琴手颈部)。

2. 基于外部的诱发因素有不同寻常的分布部位。

(五)剥脱性痤疮

1. 好发于年轻女性;可能和基础疾病有关:抑郁或焦虑症、强迫症、躯体变形障碍、进食障碍、拔毛癖或边缘性人格障碍。

2. 因想象的痤疮样皮损或轻度的痤疮样皮损自残→糜烂结痂剥脱。

3. 治疗:抗抑郁药、行为改变和心理治疗。

(六)新生儿痤疮

流行病学

1. 在出生后几周内发病,3 个月内消退。

2. 可累及 20%的健康新生儿。

3. 发病率女患儿多于男患儿。

发病机制

1. KOH 可能发现马拉色菌(新生儿痤疮的亚型,称新生儿头部脓疱病)。

治疗:酮康唑霜。

2. 其他情况可能与母体的或暂时产生的雄激素对皮脂腺的刺激有关。

临床特征

1. 皮损常发生于面颊和鼻梁，但是可见于面/头/颈部的任何部位。

2. 炎性丘疹和脓疱比粉刺更常见。

治疗/临床病程

1. 通常几个月后消退。

2. 如果是轻度的，用温和的肥皂和水清洗。

3. 外用类视黄醇，外用抗生素或过氧苯甲酰。

4. 口服抗生素（红霉素），如果严重则口服异维A酸。

其他信息

一些唐氏综合征新生儿可能发生类白血病反应，表现为严重的面部脓疱，类似新生儿痤疮。

（七）婴儿痤疮

流行病学

1. 发生在3~6个月；通常2~3年消退。

2. 女性多于男性。

发病机制

激素失衡（雄激素过多症）。

临床特征

1. 与新生儿痤疮相比更严重，持续时间更长。

2. 粉刺（原发的）和炎性皮损，偶尔会有深在的囊肿。

3. 能够形成瘢痕。

4. 通常局限于面部。

治疗/临床病程

1. 由于有瘢痕形成的风险，治疗通常是必需的。

2. 治疗方法同新生儿痤疮。

3. 如果痤疮发生在1~7岁（幼年痤疮）并且发现青春期发育的征象（阴毛初现、乳房初长），应该用以下实验室检查进行内分泌评估：脱氢表雄酮、雄烯二酮、17-OH-黄体酮和骨龄。

4. 预示将来可能会发展成痤疮。

（八）横向鼻折痕

1. 在儿童早期发病。

2. 在鼻中下部1/3处的三角区和鼻软骨连接处的水平解剖界限。

3. 可能包括粟丘疹/囊肿/粉刺。

（九）内分泌异常所致的痤疮

流行病学/发病机制

雄激素过多是由于：

1. 多囊卵巢综合征（PCOS），具有多毛症和月经不规律的女性应怀疑；是最常见的和痤疮有关的内分泌病。

2. 先天性肾上腺增生（儿童伴发痤疮）。

3. 分泌雄激素的肿瘤和库欣综合征。

临床特征

1. 分布取决于雄激素分泌过多的原因。

2. 成年女性可能在下颌线或下面部出现痤疮。

检查

1. 初步检查：总/游离睾酮、脱氢表雄酮（DHEAS）、黄体生成素（LH）和促卵泡激素（FSH）[也可以考虑性激素结合球蛋白（SHBG）、17-羟孕酮、催乳素、清晨皮质醇和促肾上腺皮质激素刺激试验]。

（1）总睾酮升高→提示卵巢来源。

◇多囊卵巢综合征有睾酮升高和LH/FSH比率升高。

◇卵巢肿瘤总睾酮水平>200ng/dl。

（2）DHEAS升高或17-羟孕酮升高→提示肾上腺来源。

◇先天性肾上腺增生（21-羟化酶或11-羟化酶缺陷）；皮质醇缺陷导致ACTH过度分泌和肾上腺过度刺激→雄激素过剩。

◇肾上腺肿瘤的DHEAS>8000ng/mL。

治疗/临床病程

1. 治疗潜在的疾病。

2. 口服避孕药或螺内酯。

其他信息

XYY基因型可能有更严重的痤疮。

（十）美容性痤疮

经常或大量使用包含羊毛脂、凡士林、植物油、丁基硬脂酸盐、异丙基十四酸盐月桂酰硫酸钠、月桂基乙醇或油酸的化妆品→小的闭合性粉刺、小丘疹和脓疱。

(十一)润发油痤疮

1. 多见于在头皮使用油腻/含油的美容品的非裔美国人。

2. 在前额和两鬓有小的、密集性的、形态单一的闭合性粉刺。

(十二)氯痤疮

1. 职业性痤疮的类型,由暴露于含氯的芳香族烃类(发现于电子导体、绝缘体和杀虫剂/杀菌剂/除草剂)所致。

受到 2,3,7,8-四氯二苯并对二噁英(二噁英)污染的橙剂,前者是一种含氯的碳氢化合物。

2. 在暴露后数周出现痤疮。

3. 在暴露多年后可能有复发性痤疮的暴发。

4. 好发部位是面部、颈部(包括耳后)、腋下、阴囊、阴茎。

5. 治疗困难;首选异维 A 酸(大剂量应用然后低剂量维持)或外用类视黄醇。出现大片皮损时可采用手术干预。

(十三)放射性痤疮

1. 放射线诱导毛囊的上皮化生→过度角化栓。

2. 放射线暴露部位出现粉刺样的丘疹。

3. 在放射性皮炎急性期消退后出现。

痤疮样皮疹

(一)药物诱导的痤疮

流行病学/发病机制

1. 多种相关药物

(1)合成类固醇

(2)雄激素(睾酮)

(3)糖皮质激素

(4)卤素(碘化物和溴化物)

(5)异烟肼

(6)口服避孕药(包括雄激素样孕酮)

(7)锂剂

(8)苯妥英钠

(9)维生素 B_2、B_6 和 B_{12}

(10)表皮生长因子受体抑制剂(EGFR)(单克隆抗体有西妥昔单抗和帕尼单抗;酪氨酸激酶抑制剂有吉非替尼、埃罗替尼和阿帕替尼)。

(11)其他与痤疮样皮损有关的化学疗法

◇mTOR 抑制剂(西罗莫司和大环哌喃)

◇多重激酶抑制剂(舒尼替尼和索拉菲尼)

◇MEK 抑制剂(曲美替尼)

2. 治疗:类固醇(合成的糖皮质激素)、卤素、异烟肼、EGFR 抑制剂、锂剂、狄兰汀(苯妥英钠)、维生素 $B_2/B_6/B_{12}$、睾酮。

临床特征

1. 突然暴发形态单一的炎性丘疹或脓疱(经典的糖皮质激素诱导性痤疮)。

2. 通常粉刺少见。

3. 躯干多于面部。

4. 在应用 EGFR 抑制剂的情况下:通常发生在痤疮好发的部位和曝光部位,出现于治疗后 1~3 周,反应的严重性与对药物的临床反应呈正相关;>80%的患者发生。

治疗/临床病程

1. 尽可能停止致病药物。

2. 对于应用 EGFR 抑制剂者:在开始应用 EGFR 抑制剂治疗的当天用多西环素或米诺环素预防;不要外用如类视黄醇或过氧苯甲酰类的刺激性物质。

痤疮相关的综合征

(一)慢性复发性多病灶骨髓炎(SAPHO)

1. 滑膜炎、痤疮、脓疱病、骨肥大、骨炎。

2. 累及儿童和年轻人(通常在 30~40 岁发病),在日本常见。

3. 炎性疾病,病因不清。

4. 以类风湿因子阴性的骨关节病为特征,伴有多种不同程度的皮肤表现。

5. 多数情况下骨疾病先于皮肤疾病出现。

6. 胸骨锁骨区域是炎症最常见的部位。

7. 胸壁和下颌骨是肌肉骨骼痛最常见的部位。

8. 痤疮从轻度到聚合性/暴发性痤疮;也可见化脓性汗腺炎和蜂窝织炎。

9. 脓疱病包括掌跖脓疱病和脓疱型银屑病(也可见寻常型银屑病)。

10. 与炎性肠病相关。

11. 治疗：双膦酸盐、TNF-α 抑制剂、甲氨蝶呤、非甾体抗炎药、糖皮质激素、秋水仙碱和阿那白滞素。

12. 值得注意的是，可以在 X 线下看到“公牛头”征象。

（二）PAPA

1. 化脓性关节炎（无菌性）、坏疽性脓皮病、聚合性痤疮。

2. CD2 结合蛋白 1 上发生 AD 突变（CD2BP1；又称 PSTPIP1）。

当 CD2BP1 与脓蛋白相互作用时，出现自身炎症疾病群的一部分（突变→不可控制的炎症）。

3. 治疗：系统或局部使用糖皮质激素、氨苯砜、英夫利昔和阿那白滞素。

4. 也称为 PASH [坏疽性脓皮病（Pyoderma gangrenosum）、痤疮（Acne）、化脓性汗腺炎（Suppurative Hidradenitis）] 和 PAPASH [化脓性关节炎（Pyogenic Arthritis）、坏疽性脓皮病（Pyoderma gangrenosum）、痤疮（Acne）、化脓性汗腺炎（Suppurative Hidradenitis）]。

（三）HAIR-AN 综合征

1. 高雄激素血症、胰岛素抵抗、黑棘皮病。

2. 在女性中可以视为多囊卵巢综合征的一个特殊亚型。

3. 治疗：抗雄激素（如螺内酯）、口服避孕药、胰岛素促敏性药物。

（四）Apert 综合征[尖头并指（趾）（畸形）]

1. 在成纤维细胞生长因子受体 2（FGFR2）上的 AD 突变；FGFR2 信号增加→毛囊角化过度和皮脂腺肥大。

2. 手/足、脊柱椎体和头颅骨性连接。

3. 中到重度弥漫性痤疮，尤其是在上肢伸侧、臀部和大腿内侧。

4. 甲营养不良和皮肤/眼睛色素减退。

5. 治疗：异维 A 酸。

玫瑰痤疮

流行病学

发病高峰在 30~40 岁；女性多于男性；通常为Ⅰ型和Ⅱ型皮肤。

发病机制

1. 慢性血管性炎性疾病。

2. 多因素：血管敏感性增高、慢性日光性损伤、对热敏感、皮肤敏感性高、与毛囊虫相关。

临床特征

1. 通常局限于面部中心。

2. 取决于亚型（见玫瑰痤疮亚型部分）。

组织病理

血管周围和毛囊周围淋巴组织细胞浸润，血管扩张，轻度水肿和皮脂腺增生。

治疗/临床病程

1. 避免诱因（日晒、热/冷、压力、情绪激动、酒精、热饮、辛辣食物和化学刺激）和防晒霜。

2. 外用药物：甲硝唑、磺胺醋酰/硫化钠、壬二酸、过氧苯甲酰、克林霉素和绿染的化妆品。

3. 全身治疗：四环素类、阿莫西林，如果病情严重则使用异维 A 酸。

4. 其他：IPL 和 PDL（对肥大性酒渣鼻使用 CO_2 激光和电外科）。

其他信息

Haber 综合征：遗传性皮肤病伴玫瑰痤疮样皮疹和疣状皮损。

玫瑰痤疮亚型

（一）红斑毛细血管扩张型（血管型）

1. 面部中央反复发作的潮红最终发展为持久性红斑。

2. 烧灼感、刺痛感；伴有粗糙感和鳞屑，易激惹。

3. 具有相关的水肿。

4. ±毛细血管扩张。

（二）丘疹脓疱型（炎症型）

1. 类似于寻常痤疮，但是皮损可能为深红色并且没有粉刺。

2. 持久的面部中央红斑伴有暂时性丘疹/脓疱。

（三）鼻赘型

1. 由于皮脂腺的过度生长致皮肤增厚。

2. 最常见于鼻部（肥大型酒渣鼻）；也可以累及下颏（颌瘤）、前额（额部肿块）、耳垂（耳郭肿块）和眼睑（睑瘤）。

(四)眼型

1. 累及约50%的玫瑰痤疮患者。

2. 可有很多不适感,包括干燥、异物感、光敏感、烧灼感/刺痛、睑炎、复发性睑板腺囊肿、结膜炎、角膜炎、虹膜炎和巩膜炎。

3. 治疗:多西环素/米诺环素。

玫瑰痤疮变异型

(一)玫瑰痤疮面部坚实水肿(Morbihan疾病和玫瑰痤疮淋巴水肿)

1. 病因不清,可能是慢性炎症的结果→淋巴管阻塞或纤维化。

痤疮有类似的情况。

2. 前额、眉间、鼻子和面颊坚硬的非凹陷性水肿。

3. 可能在晨间更明显。

4. 如果眼睑受累则会导致视力下降。

5. 不会出现自发性好转。

6. 首选治疗为异维A酸±酮替芬(抗组胺药)。

其他治疗方法:全身应用糖皮质激素、抗生素和淋巴引流/压迫治疗。

(二)面部脓皮病(暴发型玫瑰痤疮)

1. 在20~30岁的女性中发病。

2. 发病迅速,在暗红色到青紫色红斑上出现剧烈的炎性波动性融合结节和囊肿;可有窦道形成和脓液排出。

3. 面部中央区域,其他部位不受累且无粉刺形成(对比暴发型痤疮)。

4. 多数形成瘢痕。

5. 可以有低热、肌痛、白细胞升高和血沉增快。

6. 治疗(同暴发型痤疮):泼尼松(逐渐减量)和异维A酸。

(三)肉芽肿性玫瑰痤疮

1. 好发于中年女性。

2. 在蝶形区域中,广泛发红增厚的皮肤上出现散在的黄色/棕红色坚实丘疹或结节,也可以出现在面部周边或口周区域。

3. 组织学上为非干酪样上皮样肉芽肿;类似结节病。

4. 治疗:四环素类和异维A酸。

(四)颜面播散性粟粒性狼疮

1. 年轻人;在亚洲人中更常见(尤其是日本人)。

2. 可见光滑的、坚实的、黄-棕色至红色的,直径1~3mm的单一形态的丘疹(图3-77)。

3. 出现在玫瑰痤疮典型的蝶形区域,但是在侧面(下颌骨下)和口周也能见到。

4. 典型的特征是眼睑受累。

5. 瘢痕愈合。

6. 治疗困难:可以试用异维A酸和四环素类。

(五)口周皮炎

流行病学

1. 20~30岁的年轻女性。

2. 儿童也可能受累。

发病机制

1. 不明原因的炎症情况,可能和玫瑰痤疮相关。

2. 最常见的原因为外用氟化糖皮质激素或面部化妆品。

临床特征

1. 口周群集性粉色、散在的、鳞屑性小丘疹/脓疱,在唇周可见未受累区域。

也可以累及鼻唇沟和面颊。

2. 烧灼感、轻微瘙痒。

治疗/临床病程

1. 有自限性,但消退需要数月至数年。

2. 避免使用化妆品、外用类固醇和其他刺激性外用物。

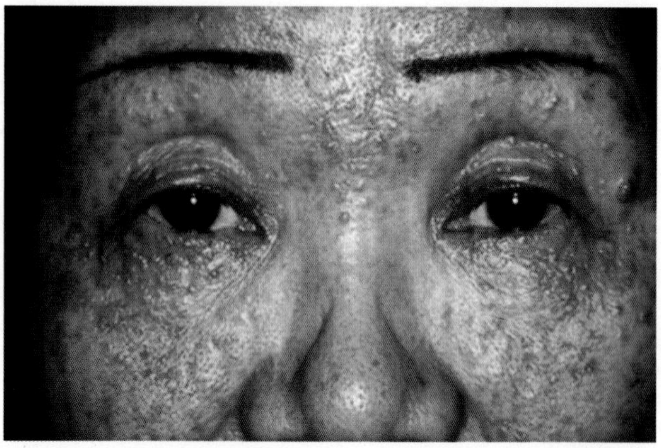

图3-77 颜面播散性粟粒性狼疮。(From Andrews et al. Andrews Disease of the Skin, 11th, Ed. Elsevier. 2011.)

3. 使用四环素类(或儿科用红霉素)治疗 6~8 周后逐渐减量以防快速反弹。

4. 钙调神经磷酸酶抑制剂,外用抗菌药和外用甲硝唑。

变异型

1. 眶周/眼周皮炎。

2. 口周/眶周皮炎是口周皮炎和眶周/眼周皮炎的结合。

毛囊炎

(一)浅表毛囊炎

1. 通常对脓疱进行培养=正常菌群

当培养为阳性时,金黄色葡萄球菌为最常见的感染病因。

2. 在终毛区域(头皮、胡须、躯干、臀部和大腿),在红斑基础上出现毛囊周围脓疱。

3. 治疗取决于培养结果;如果培养阴性则外用过氧苯甲酰、抗生素和四环素类。

(二)革兰阴性毛囊炎

1. 发生于长期接受抗生素治疗的痤疮患者(如四环素类)。

2. 演变至革兰阴性菌定植的区域(变形杆菌、肠杆菌、大肠杆菌或克雷白杆菌)。

3. 男性中更常见。

4. 基础上出现大量脓疱;持续时间较短,但是新的皮损会不断出现。

5. 面部中央区域,皮损从鼻/口呈扇形展开累及鼻侧/胡须部位。

6. 瘙痒。

7. 首选治疗为使用异维 A 酸。

(三)热水浴缸毛囊炎

1. 一种由绿脓杆菌感染引起的革兰阴性毛囊炎。

2. 发病前 12~48 小时使用热水浴缸。

3. 发生在躯干的、粉色至红色水肿性的毛囊周围丘疹和脓疱。

4. 自行消退。

(四)嗜酸性毛囊炎

3 种类型:

(1)嗜酸性脓疱性毛囊炎

◇30 岁;女性多于男性;在日本更常见。

◇反复发作的毛囊性丘疹和脓疱,剧烈瘙痒,成群暴发。

- 也可以有红色斑片和斑块,上覆融合性的脓疱。
- 中央消退,离心扩散形成几何图形样/匐行的皮损。
- 最常见于面部、后背和上肢伸侧。
- 外周嗜酸性粒细胞增多。

◇自行消退之后每 3~4 周复发。

◇针对瘙痒对症治疗,口服吲哚美辛可能有效。

(2)与 AIDS 相关的嗜酸性毛囊炎

◇见感染性皮肤病章节。

(3)新生儿嗜酸性脓疱性毛囊炎

◇在婴儿早期发病。

◇在红斑基础上出现瘙痒性毛囊周围脓疱和水疱,通常发生在头皮。

- 常有继发性结痂。

◇具有自限性,病程循环数周到数年。

(五)播散性复发性漏斗部毛囊炎

1. 发生于肤色深的成人中。

2. 大量单一的、1~2mm 瘙痒性肉色的、毛囊性丘疹(外观像鸡皮疙瘩),躯干>颈部和上肢。

3. 持续数月至数年。

4. 治疗:外用糖皮质激素、乳酸霜、尿素霜。

(六)须部假性毛囊炎

1. 在刮剃胡须的卷发非裔美国男性中最常见。

2. 剃须后可见紧密卷曲的毛发向后卷入皮肤→发生炎性丘疹性脓疱反应。

3. 可能有色素沉着,肥厚型瘢痕和瘢痕疙瘩。

4. 治疗:停止剃须;激光脱毛、化学脱毛剂,口服抗生素和局部应用糖皮质激素以对抗炎性反应,维 A 酸可用来加强皮肤屏障。

如果必须剃须,指导患者轻轻地剃除向内生长的毛发并且沿着毛发生长的方向剃须。

(七)瘢痕疙瘩性痤疮

1. 好发于男性；非裔美国人>拉丁美洲人>亚洲人>高加索人。

2. 颈后和枕部头皮出现圆顶状、瘙痒的、毛囊性丘疹。

3. 发展成瘢痕疙瘩样丘疹，融合成大的斑块在后发际线附近呈带状分布；在受累的部位出现瘢痕性脱发。

4. 治疗：减少受累区域的机械刺激，维A酸凝胶加强效糖皮质激素，皮损内注射糖皮质激素，如果有炎症口服或外用抗生素，行外科手术切除和使用 CO_2 激光。

毛囊闭锁四联征(聚合性痤疮、化脓性汗腺炎、头皮分割性蜂窝织炎和藏毛囊肿)

(一)化脓性汗腺炎(反常性痤疮)

流行病学

1. 青春期后发病。

2. 女性多于男性，但是伴有严重的致人虚弱的疾病时，男性多于女性。

3. 在非裔美国人中更常见。

发病机制

1. 毛囊闭锁+免疫调节异常(包括先天免疫和适应性免疫)。

2. 在家族性突变中可见 γ 分泌酶。

3. 相关因素：肥胖、吸烟、代谢综合征和抑郁。

临床特征

1. 累及顶泌汗腺分布区域(腋窝、腹股沟、肛门与生殖器部位和乳房下)。

2. 开始为复发性、质软的/痛性炎性结节和无菌性脓肿。

3. 随后逐渐发展成窦道、肥厚型瘢痕，或发生挛缩；表浅的窦道表现为双黑头粉刺。

4. 有黏稠的脓液慢性排出；常伴有恶臭；±继发性感染。

5. 贫血、继发性淀粉样变性、淋巴水肿、瘘管形成、慢性瘢痕导致的鳞状细胞癌。

组织病理

化脓性毛囊炎伴脓肿形成，毛囊堵塞，肉芽组织和炎症可累及顶泌汗腺；后期可有纤维化。

治疗/临床病程

1. 减轻体重、减少摩擦/保湿、口服抗生素、外用克林霉素和皮损内或全身性使用糖皮质激素。

2. 外科手术切除、袋形缝合术、具有二级愈合作用的 CO_2 激光、Nd:YAG。

3. 有效药物：异维A酸、非那雄胺、环孢菌素和 TNF-α 抑制剂。

(二)藏毛囊肿

1. 男性多于女性，20~40岁。

2. 相关因素：卷发、肥胖、卫生条件差和久坐。

3. 骶尾部有液体流出的窦道，伴有疼痛：

可以被毛发巢填满。

4. 治疗：外科手术切除；如果有炎症则口服抗生素。

(三)头皮分割性蜂窝织炎和聚合性痤疮

在“脱发和痤疮”章节中讨论。

外泌汗腺和顶泌汗腺的其他疾病

(一)多汗症

发病机制

1. 出汗是一种由交感神经系统控制的反射；神经在解剖学上是交感神经但是在功能上是胆碱能性的。

2. 原发性局部多汗是最常见的类型。

3. 继发性多汗是由基础疾病导致的。根据神经冲动的来源有多种分类。

(1)皮质的(情绪)

◇由于情绪或感官刺激使来自大脑皮质的神经冲动增多。

(2)下丘脑的(体温调节)

◇由于体温的升高或来自下丘脑的直接刺激。

(3)髓质的(味觉的)

◇生理性髓质多汗：来自味觉受体的传入冲动刺激出汗(辣的食物、酒精和柑橘属水果)。

◇病理性髓质多汗：出现在耳颞部或弗雷综合征。

(4)脊髓的(脊髓横断)

◇脊髓疾病能够导致在损伤部位以下热出汗缺失，在损伤水平部位出现多汗症或其他不寻常的出汗模式。

(5)轴索反射(局部炎症)

◇交感神经轴索的直接刺激能够导致出汗（电、物理或药物诱导的刺激)。

◇来自炎性皮肤疾病的介质（银屑病和皮炎)能够导致局部多汗。

临床特征

1. 皮肤表面潮湿有光泽或衣服上汗渍过多。

2. 原发性局限性多汗症:掌跖>腋下>前额。

3. 继发性多汗症:可以是局限性的也可以是泛发性的。

4. 淀粉-碘技术能够帮助测定出汗最活跃的区域。

治疗/临床病程

外用止汗药(氯化铝)、电离子透入疗法、肉毒杆菌毒素、系统抗胆碱能药物(格隆溴铵和奥昔布宁)、α-肾上腺阻滞剂(可乐定)、胸部交感神经切除术和行为修正/心理治疗。

(二)少汗症和无汗症

流行病学/发病机制

1. 中枢或神经性疾病(如脑肿瘤和脊髓损伤)或干扰神经冲动的药物(如抗胆碱能药和α-肾上腺阻滞剂)。

2. 汗腺的先天性改变(如外胚层发育不良)。

3. 汗腺的后天破坏/萎缩(如烧伤、硬皮病、硬斑病和移植物抗宿主病)。

4. 汗腺阻塞(如痱子、鱼鳞病、银屑病和湿疹样皮肤病)。

临床特征

1. 皮肤表现不明显,但是可有汗液减少或消失并且导致体温过高。

2. 试图诱发出汗(在温度高的房间里运动或使用电热毯),随后使用淀粉-碘技术证实出汗减少或缺失。

治疗/临床病程

1. 停用致病药物。

2. 避免体温过高,维持一个凉爽的环境。

3. 如果汗腺导管阻塞,可用温和的剥脱剂。

(三)痱子

流行病学

1. 最常见于外分泌腺导管未完全发育的新生儿。

2. 处于炎热潮湿气候中的成年人。

发病机制

出汗过多导致角质层浸软→外泌汗腺导管堵塞→汗液潴留在导管内。

临床特征

见表3-29。

(四)腋臭

1. 顶浆分泌的腋臭:顶泌汗腺产生的氨和短链脂肪酸被细菌降解;腋下体味更加明显。

2. 外分泌的腋臭:有3种类型。

(1)生酮性:过多汗液浸软的角质层被细菌降解。

(2)新陈代谢性:氨基酸或崩解产物的异常分泌,可在遗传性代谢性疾病中见到(例如,苯丙酮尿症有像老鼠的气味,或枫糖尿症有甜味)。

(3)外源性:产生气味的化合物如大蒜、芦笋和咖喱。

(五)色汗症

发病机制

1. 顶浆分泌的色汗症:肾上腺刺激导致肌上皮收缩。

2. 外分泌的色汗症:无色的外泌汗液被色原体污染。

表3-29　3种类型的痱子

类型	阻塞部位	皮损	发病人群	最常见的部位
白痱	角质层	非瘙痒的、清澈的、易破的、1mm小水疱	<2周的新生儿、炎热气候中的儿童和成人	面部和躯干
红痱	表皮中部	瘙痒的、红斑的、1~3mm丘疹;可能有脓疱	1~3周的新生儿、炎热气候中的儿童和成人	颈部和躯干上部
深痱	真表皮交界处	非瘙痒的、白色的、1~3mm丘疹	炎热气候中的成人;经常有多簇红痱	躯干和四肢近端

临床特征

1. 有色汗液。

2. 顶浆分泌的色汗症

(1)通常发生于面部和腋下。

(2)黄色为脂褐质。

3. 外分泌的色汗症

(1)蓝色或蓝/绿色为铜。

(2)褐色为二羟基丙酮(如美黑产品)。

(3)红色为氯法齐明和利福平。

(4)褐色为褐黄病。

(六)福克斯-福代斯病(顶浆分泌粟丘疹)

1. 青少年/年轻女性顶浆分泌汗腺堵塞。

2. 瘙痒剧烈,在顶浆分泌区域有肤色或黄色圆顶状的毛囊性丘疹(腋窝>乳晕周围和肛门生殖器)→降低毛发密度(图 3-78)。

3. 治疗困难——选择:维 A 酸、外用糖皮质激素、TCI、外用抗生素和外科手术切除;妊娠可以改善症状。

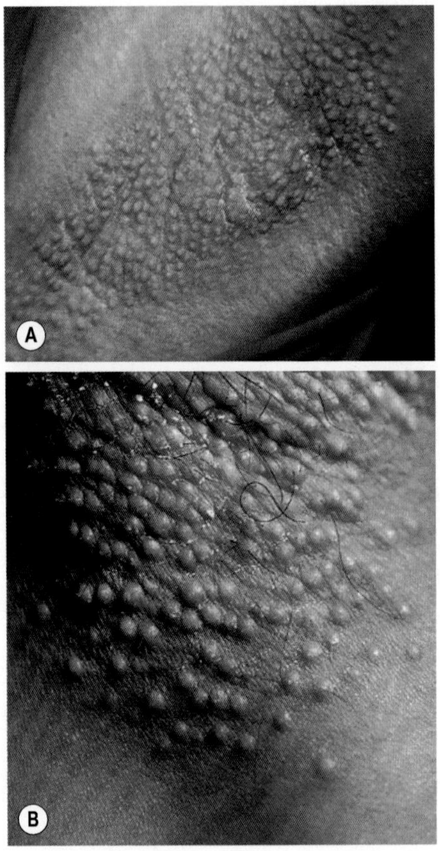

图 3-78 福克斯-福代斯病。腋窝单一形态的肤色的丘疹。皮损可能剧烈瘙痒,患者也可能意识不到皮损的发生。(From Bolognia JL, Jorizzo JL, Rapini RP. Dermatology, 3rd Ed. Elsevier. 2012.)

第 14 节 药物反应

1. 皮肤药疹(CDE)是最常见的药物不良反应之一;在接受全身药物治疗的患者中发生率高达 1%。

高风险药物(发生皮疹的概率):氨基青霉素(高达 8%)>抗惊厥药(5%)>甲氧苄啶/磺胺甲基异噁唑(TMP/SMX)(4%)>非甾体抗炎药(0.5%)。

2. CDE 可以分为单纯型(不累及内脏及各系统)和复杂型(累及各系统)。

SCAR 在所有 CDE 中占 2%(严重的皮肤不良反应为 SJS/TEN、DRESS/DHS、AGEP、过敏性休克、抗凝剂诱导的皮肤坏死和泛发性 FDE)。

◇SCAR 见于 1/1000 的住院患者。

3. 最常见的 3 种形态:麻疹样(>92%)>荨麻疹(6%)>血管炎(2%)。

4. 可能是免疫介导的(表 3-30)或非免疫性的(药物过量、药理副作用、累积毒性、延迟毒性、药物之间的相互作用、新陈代谢的改变和现有疾病的恶化)。

5. HIV(+)的患者 CDE 的发生率

(1)每年在 1000 例 HIV 患者中就有 1 例出现(普通人群为 1/1 000 000)。

(2)当 CD4 计数为 100~400/mm^3 时,风险最高。

(3)最常见的药物:磺胺甲噁唑/甲氧苄啶(TMP/SMX)(在 40%的 HIV 患者中发生皮疹)、氨苯砜、β-内酰胺、奈韦拉平、阿巴卡韦和抗惊厥药。

(一)麻疹样药疹(又称发疹性或斑丘疹药疹)

1. 最常累及皮肤的药物反应;机制为细胞介导的超敏反应;典型反应是在应用药物 7~14 天后发疹。

2. 最常见的致病药物(均可以导致>1%的患者出

表 3-30 免疫性药物反应

类型	机制	举例
Ⅰ型	IgE 介导	荨麻疹、血管性水肿、过敏性休克
Ⅱ型	细胞毒性(由于抗体直接针对特定抗原)	药物诱导的血小板减少症
Ⅲ型	免疫复合物型	血清病、血管炎、部分荨麻疹
Ⅳ型	迟发型/细胞介导	麻疹、FDE、苔藓样药疹、SJS/TEN

现 CDE):β-内酰胺类(青霉素类和头孢类)、TMP/SMX、抗惊厥药和别嘌呤醇。

3. 病毒感染会增加药物反应的发生率。

(1)EBV 单核细胞增多症患者使用氨苄西林→100%儿童发生皮疹,高达 70%成人发生皮疹。

(2)有将近 40%的 AIDS 患者在使用 TMP/SMX 后发生皮疹。

4. 皮疹最初表现为在大腿/腋窝的红-粉色斑疹和丘疹→之后在躯干和四肢近端对称分布,表现为红色斑疹和丘疹,常伴明显瘙痒(以此来鉴别病毒疹)±低热→随着时间的推移,皮疹融合;四肢远端可能出现瘙痒性皮疹;也可播散至黏膜;停止用药 1~2 周后皮疹开始减退。

SCAR 的相关特征:面部水肿或外周嗜酸性粒细胞增多 (DRESS);黏膜受累或皮肤暗淡或感到疼痛 (早期 SJS/TEN)。

5. 组织病理:轻度的基底层空泡化和棘层水肿伴有一些角质形成细胞坏死(50%),真皮浅层至中层有血管周围淋巴组织细胞浸润,并伴有一些嗜酸细胞。

6. 治疗:营养支持,外用类固醇和止痒剂;通常要停止用药,但是如果必须使用,可以尝试继续治疗(进展到 SJS/TEN 的概率非常低)。

(二)荨麻疹、血管神经性水肿和过敏性休克

见“荨麻疹和血管神经性水肿”部分。

(三)药物诱导的超敏综合征/伴嗜酸性粒细胞增多和全身症状的药物反应(DIHS/DRESS)

1. 严重的系统性药物反应,死亡率为 10%。

2. 服用抗惊厥药物或磺胺类药物时,发病率高达 1/1000,非裔美国人风险增高。

3. 用药后 2~6 周出现(晚于其他药物反应)。

4. 最常见的症状为发热(85%)和麻疹样皮疹(75%);也可出现淋巴结病、关节痛(>关节炎)、多器官受累(表 3-31)(肝脏最常见且最严重,其次是肾脏)、外周嗜酸性粒细胞增多 (嗜酸性粒细胞绝对值>1500)、单核细胞增多性不典型淋巴细胞增多症。

5. 起初皮疹出现在面部和躯干上部/四肢;开始时为麻疹样皮疹→出现水肿(面部水肿是典型的早期线索),伴毛囊增强,伴或不伴紧张性水疱/大疱、脓疱和紫癜样皮损。

表 3-31 药物超敏综合征的内脏损伤

药物	临床异常
别嘌呤醇	肾
氨苄西林	心脏
卡马西平	肾
氨苯砜	肝脏和肾
米诺环素	肝脏、肺和心脏
苯妥英钠	肝

From DRESS syndrome: Part Ⅰ. Clinical perspectives. Husain Z., Reddy B.Y., Schwartz R.A. Journal of the American Academy of Dermatology. Elsevier. Volume 68, Issue 5. pp 693.e1-693. e14.2013.

6. 晚期后遗症:甲状腺炎/Graves 综合征、抗利尿激素分泌异常综合征(SIADH)和糖尿病。

7. 危险因素

(1)HLA-A*3101(服用卡马西平的北欧人)。

(2)HLA-B-5801(服用别嘌呤醇的汉族人)。

(3)自身不能对芳香烃类氧化物代谢物解毒(苯巴比妥、苯妥英钠、卡马西平)。

(4)慢乙酰化(磺胺类药)。

(5)HHV-6 再激活也可能有一定作用(>HHV-7、CMV 和 EBV)。

8. 最常见的药物:芳香族的抗惊厥药(苯妥英钠、卡马西平和苯巴比妥;所有交叉反应)、拉莫三嗪(与丙戊酸钠合用时)、磺胺类药物、米诺环素、氨苯砜、别嘌呤醇、阿巴卡韦和奈韦拉平。

9. DIHS 变异型

(1)抗惊厥超敏综合征:如果不能解毒芳香烃类氧化物的代谢产物,风险会增加;肝脏受累占 70%;肾脏、肺或心脏受累较少见;可改用丙戊酸或左乙拉西坦替代芳香族抗惊厥剂。

(2)别嘌呤醇超敏综合征:常见于肾衰竭患者;合并 HLA-B-5801 的汉族患者风险明显增加;肝脏受累占 70%;肾脏高达 80%;常伴有胰腺炎和糖尿病;极少有肺部或淋巴结受累;死亡率为 25%。

(3)磺胺超敏综合征:慢乙酰化使风险增高。

(4)氨苯砜超敏综合征:常伴溶血和高铁血红蛋白症 (由于氨苯砜的作用)→胆红素升高→黄疸;80%出现淋巴结受累;嗜酸性粒细胞缺乏;肝脏受累可能是致命性损伤。

(5)米诺环素超敏综合征:典型患者为接受痤疮

治疗的年轻人；发病率女性>男性；与谷胱甘肽S-转移酶缺乏相关；与嗜酸性粒细胞性间质性肺炎明显相关；肝脏受累者占75%；肾脏受累者高达20%。

10. 治疗：停用药物，局部使用超强效类固醇激素(仅皮肤受累的疾病)。如果肺脏和心脏受累，需全身使用类固醇激素(对肾脏和肝脏受损无效)。

(1)类固醇减量太快会导致复发→通常数周到数月。

(2)使用丙戊酸或左乙拉西坦代替芳香族抗惊厥剂。

(四)急性泛发性发疹性脓疱病(AGEP)

1. 该病类似于急性泛发性脓疱性银屑病。

2. 超过90%的发病由药物引起

(1)其他原因：汞暴露、放射或肠道病毒。

(2)用药后迅速发生(<4天)。

3. 表现为高热，在水肿性红斑基础上出现小的(<5mm)非毛囊性无菌性脓疱；最常起始于面部及间擦部位→数小时内泛发。

(1)50%的患者具有紫癜性或多形红斑样皮损，且累及黏膜，伴有手/面部水肿，或大疱→这些表现有利于鉴别脓疱性银屑病。

(2)WBC计数显著升高，伴外周中性粒细胞增多，伴或不伴有嗜酸性粒细胞增多、低钙血症和肾功能不全。

4. 大部分斑贴试验呈阳性(50%~60%)。

5. 最常见的药物：β-内酰胺(青霉素和头孢菌素)和大环内酯类抗生素>CCB(地尔硫䓬最常见)和抗疟药。

6. 组织病理学：角层下及表皮内海绵状脓疱，真皮浅层明显水肿，血管周围混合性炎症浸润，可见嗜酸性粒细胞。

水肿和嗜酸性粒细胞的存在，以及缺乏明显的棘层肥厚可帮助鉴别诊断脓疱型银屑病。

7. 治疗：停止用药，支持治疗，局部外用类固醇和解热药。

(五)光敏性药疹

1. 由外源性光敏剂造成(药物)；也可能是光毒性反应(最常见)或光变态反应。

2. 光毒性：常见且可预测；发生于任何接受足够药物和紫外线(UVR)的人；大多由全身性药物导致。

(1)机制：UVR(UVA最常见)与药物/药物代谢产物之间的直接相互作用→自由基→损伤皮肤细胞。

(2)表现为显著的疼痛性晒伤样皮疹，伴或不伴有数小时内起疱→愈后留有色素沉着。

(3)组织病理学(同“晒伤”)：角质形成细胞坏死(“晒伤细胞”)，真皮水肿，轻微的真皮炎症和血管扩张。

(4)最常见的药物：四环素类(地美环素>多西环素>四环素>>>米诺环素)、非甾体抗炎药(萘普生和吡罗昔康)、氟喹诺酮类、胺碘酮类、补骨脂素类、吩噻嗪类(氯丙嗪和普鲁氯嗪)、伏立康唑类(XP样表现伴侵袭性SCC风险明显增高、暴发性雀斑样痣、早衰、早死)、贯叶连翘和氢氯噻嗪。

(5)临床变异型

◇伪紫质症

• 病因：非甾体抗炎药(萘普生最常见)、噻嗪类、伏立康唑、呋塞米、四环素类、萘啶酸和日光床浴；也可能发生在血液透析的患者中。

• 皮肤表现类似于迟发性皮肤卟啉病，但缺乏毛发过多、硬皮病样特征和色素沉着等症状。

• 卟啉检查正常。

• 组织学：类似于迟发性皮肤卟啉病。

◇光照性甲分离(补骨脂素和四环素类)

◇石板灰样色素沉着(胺碘酮、三环类抗抑郁药、地尔硫䓬)

◇光化性苔藓样疹(通常为氢氯噻嗪和非甾体抗炎药)

◇UV召回(MTX)

◇植物日光性皮炎(含呋喃香豆素的植物为欧芹、芹菜、酸橙、无花果、蓍草)。

3. 光变态反应：不常见，但比光毒性反应更慢且更具有特异性；仅发生于对光敏感的患者(迟发型超敏反应)；通常在停用药物后持续存在；最常见的原因是局部的光致敏原。

(1)机制：细胞介导的超敏反应；紫外线辐射(尤其是UVA)诱发药物化学变化→成为光致敏原→在7~10天的潜伏期后发生致敏反应。

(2)起初在光暴露部位出现瘙痒、湿疹样或苔藓样皮疹→随后蔓延至非光暴露部位；很少出现类似于光毒性反应中的大疱。

(3)组织病理学：棘层海绵水肿，浅表血管周围炎症伴嗜酸性粒细胞浸润。

(4)最常见的药物：含氧苯桐(苯并酚-3)的遮光剂>香精(6-甲基香豆素、葵子麝香、檀香油)、非甾体抗炎药[匹罗西康(硫柳汞斑贴阳性)和酮洛芬]、灰黄霉素、奎尼丁/奎宁、磺胺类药物和喹诺酮。

(5)通过斑贴试验确诊(利用 UVA)。

(六)药物引起的色素改变

1. 色素沉着

(1)可以是局部的，也可以是全身性的；经常沿光暴露部位分布。

(2)发生机制有很多，包括：①药物/药物代谢产物沉积；②诱导黑色素产生；③光敏反应的炎症后改变。

(3)通常伴有黑甲(纵向、弥漫性或横向)和(或)口腔色素沉着。

(4)最常见的药物：米诺环素、化疗药物和 AZT(齐多夫定)、抗疟药和重金属。

(5)通常是可逆的，但可能需要数月到数年去恢复。

2. 色素减退

(1)最常见的原因是局部用药，也可见于使用酪氨酸激酶抑制剂后(伊马替尼最常见；因参与黑色素生成的 KIT 受体抑制剂而受到抑制)。

(2)毛发也可能会变白。

(3)最常见的药剂：①苯酚/儿茶酚(包括对苯二酚、MBEH、MMEH、多种苯酚衍生物和对甲酚)；②巯基(包括甲巯咪唑)；③其他药物(PPD、糖皮质激素、壬二酸、苯甲醇、酪氨酸激酶抑制剂、汞、砷、噻替派、毒扁豆碱)。

(4)为可逆性改变，除 MBEH(应用部位和远处皮肤有永久性色素脱失)。

(七)大疱性药物反应

在"水疱病"部分讨论。

苔藓样药疹见"苔藓样界面皮炎"部分。

其他类型药疹见表 3-32。

表 3-32　其他未包括在内的药疹

疾病	临床病理特点	常见药物
香豆素诱导的皮肤坏死	罕见，反应可危及生命；用药 2~5 天后，当 C 反应蛋白水平达到最低点时开始发病；对于有 C 蛋白缺陷的患者风险增高(遗传性或获得性)；初发表现为伴有疼痛的红斑，之后在脂肪部位出现出血性水疱和溃疡(乳房、臀部、大腿)；治疗为停用华法林，予维生素 K、肝素，输注 C 蛋白；组织学表现为非炎性血栓性血管病(真皮/皮下组织血管多发纤维蛋白血栓)，缺乏 LCV	香豆素(发生概率为 1/10 000)
肝素诱导的皮肤坏死（肝素诱导的血小板减少伴血栓形成综合征）	全身性表现：PLT 降低，血栓形成和皮肤坏死；机制为抗肝素/血小板因子 4 复合物的自身抗体→结合抗体致 PLT 聚集及消耗→血小板减少和凝固(由于 PLT 聚集)；组织学表现为 PLT 凝集造成血栓性血管病(通常 HE 染色很难看到)；治疗为停用肝素，应用直接凝血酶抑制剂或 Xa 因子抑制剂	未分级的肝素(>分级的低分子肝素)
溴疹和碘疹	痤疮样皮损、丘脓疱疹、结节、增生病变类似增殖性天疱疮或芽生病菌；清亮/出血性水疱(碘疹>其他)；皮损通常出现于长期暴露后；组织学表现为 PEH 伴表皮内中性粒细胞微脓肿、真皮致密中性粒细胞炎症(需要对 Ho 深部真菌进行细菌染色)	溴化物、含碘造影剂、含碘药物(胺碘酮、SSKI、碘营养补充剂、聚维酮碘)

(待续)

表 3-32(续)

疾病	临床病理特点	常见药物
药物导致的色素过度沉着		
化学疗法	BCNU(卡莫司汀)和氮芥(二氯甲基二乙胺):用药部位局部色素沉着;角质形成细胞中黑色素细胞和黑色素增加 博来霉素(静脉/皮损内注射):躯体出现线性或鞭状色素沉着斑;掌纹和关节表面皮肤色素沉着;可能与细小创伤/搔抓有关;横向黑甲;硬皮病样改变;角质形成细胞中黑色素增加,但是黑色素细胞数量正常 白消安:泛发的 Addison 病样色素沉着±肺纤维化;角质形成细胞黑色素增加+真皮噬黑色素细胞 环磷酰胺:弥漫性皮肤黏膜色素沉着或在指甲、牙齿、手掌/足底出现局部色素沉着;12 个月内消退 异环磷酰胺:与环磷酰胺色素沉着有关——皱褶部位、手、足、阴囊、封闭湿敷处(例如,噻替哌) 5-FU:光毒性皮炎后的色素沉着(系统应用 5-FU 后)或注入的静脉上有蛇纹色素沉着;组织学表现为坏死角质形成细胞、色素失禁、基底层黑色素升高 羟基脲:关节早期苔藓样/皮肌炎样皮损→受累部位 PIH;黑甲、甲半月色素沉着 伊马替尼:泛发或局限色素脱失(40%,由于 c-KIT 封闭) 舒尼替尼:使毛发脱色,皮肤变黄 MTX:光毒性皮炎→发生 PIH 放线菌素 D:面部可逆性色素沉着(>泛发的) 阿霉素:手背/关节、掌纹、口腔黏膜和足底色素沉着;横向黑甲;角质形成细胞中黑色素细胞和黑色素增加	
抗疟药	服用抗疟药的患者中有 25%会出现色素沉着;停药后不能完全消退;组织学表现为真皮内药物黑色素复合物 (Fontana Masson 染色阳性)和含铁血黄素(Perls 染色阳性)沉积 氯喹/羟氯喹:胫前区蓝黑色至灰色色素沉着(最常见的表现,看起来与小腿 2 型米诺环素的色素沉着相同)>面部、口腔黏膜(甲下、硬腭)、巩膜 米帕林:皮肤和眼睛出现弥漫性黄褐色脱色(类似黄疸)	氯喹、羟氯喹、米帕林
重金属	砷:色素沉着斑伴叠加的雨滴状色素沉着;常见于擦烂区、手掌/足底、压迫点;可暴露后 20 年发病(强剂量依赖性);色素沉着阶段后可出现 PPK 和 SCC 组织学:砷在真皮和表皮沉积,角质形成细胞黑色素增加 铋:头/颈、手背、口腔黏膜泛发蓝灰色脱色 组织学:真皮铋沉积 金(金质沉着病):面部永久性蓝灰色色素沉着(眼周首位),其他曝光部位 组织学:血管周围/外分泌腺周围的巨噬细胞内金沉积;颗粒在偏振光下有橘红色双折射;不结合于基底膜带和外分泌固有膜(区别于银中毒) 铁:发生于注射铁剂后,使用蒙赛尔溶液(碱式硫酸铁),后硬化疗法,或慢性瘀滞或 PPD 组织学:真皮含铁血黄素(Perls 染色阳性)沉积在胶原纤维和巨噬细胞内 铅:齿龈边缘出现铅线 组织学:上皮下铅沉积	

(待续)

表 3-32(续)

疾病	临床病理特点	常见药物
	汞:局部汞软膏(现已不再使用)导致青灰色脱色 组织学:真皮浅层巨噬细胞内有巨大棕黑色汞颗粒沉积(300μm);汞摄取(由于使用婴儿出牙粉)→肢端痛(肢端呈暗红色、疼痛) 意外植入(温度计破裂)→硬化性肉芽肿结节 银(银中毒):弥漫性青灰色着色,曝光部位加重;由于在烧伤部位使用银代替药物/药剂、磺胺嘧啶银盐;±巩膜和甲色素沉着 组织学:沉积的银结合在基底膜带和小汗腺固有膜上(通过暗视野显微镜下最易见)	
口服避孕药	黄褐斑±乳头色素沉着、痣颜色变深 组织学:黑色素细胞数量增加、黑色素生成增加	
胺碘酮	高达60%的患者在治疗>3个月甚至6个月后会产生色素沉着;最常见的是面部光毒性皮疹(红斑)(>其他曝光部位)→小部分发生青灰色褪色;最常见于长期服用胺碘酮;停药后色素会慢慢消退 组织学:独特的表现是在血管周围巨噬细胞中出现脂褐质(Fontana Masson 染色+)黄棕色小颗粒;EM 显示脂质样溶酶体包含物(具有特异性)	
AZT(齐多夫定)	广泛性皮肤黏膜色素沉着(可逆),曝光部位和摩擦部位加重;经常有纵向黑甲(>横向或弥漫性) 组织学:真皮噬黑色素细胞、角质形成细胞黑色素增加	
氯法齐明	常见于麻风病的治疗;类似于米诺环素,会有弥漫性(皮肤和结膜红棕色)或皮损处色素沉着(面部蓝灰色脱色) 组织学:只有在新鲜冷冻组织中的血管周围可见氯法齐明双折射红色晶体(常规 HE 染色不显示)	
地尔硫䓬	发生于深色皮肤的患者(Fitz Ⅳ~Ⅵ型);非裔美国人的风险升高;阳光暴露区的皮肤有网状或毛囊周深青灰色褪色 组织学:苔藓样皮炎伴噬黑色素细胞	
氢醌	两种机制:刺激性接触性皮炎(→PIH),或外源性褐黄病 组织学:外源性褐黄病显示真皮内黄褐色香蕉样沉积物;停药后色素沉着消退	
伊马替尼	齿龈和牙齿色素沉着;黑甲(弥漫型);皮肤色素减退 注意:出现眶周水肿	
米诺环素	典型出现在长期服药后,与药物剂量有关(除1型);40%的患者在1年内出现色素沉着;口腔黏膜、巩膜、指甲、骨、软骨部位(耳朵)、牙齿也可能受累;特点是停药后慢慢消退;可用调Q-开关激光治疗 1型:在炎症或瘢痕区域会有灶性的蓝黑色色素沉着(特别是痤疮);非剂量依赖性 组织学:铁/含铁血黄素(Perls 染色阳性)的药物复合物在真皮沉积 2型:胫骨前区和手臂局限性蓝灰色擦伤样色素沉着 组织学:铁/含铁血黄素(Perls 染色阳性)的药物复合物和黑色素(Fontana Masson 染色阳性)在真皮沉积 3型:阳光暴露区弥漫性棕色色素沉着;由于低度光毒性皮炎;基底层角质形成细胞黑色素升高,真皮噬黑色素细胞/黑色素(Fontana Masson 染色阳性)	注意:胎儿暴露于四环素会对不同位置牙齿染色 四环素用于齿龈的1/3

(待续)

表 3-32(续)

疾病	临床病理特点	常见药物
前列腺素类似物	眼周色素沉着,睫毛多毛症,使用青光眼药物后会出现虹膜过度色素沉着;停药可自行消退	前列腺素 F-2α 类似物(比马前列素、拉坦前列素)
补骨脂素	可能是弥漫性(全身性 PUVA)或病灶性色素沉着(局部 PUVA 或含有补骨脂素植物导致的植物光皮炎) 组织学:角质形成细胞黑色素增加和真皮噬黑色素细胞	
抗精神病药物及抗抑郁药	在光线暴露区出现进行性蓝灰色色素沉着 组织学:血管周围的巨噬细胞中折射出金棕色小颗粒(Fontana Masson 染色+,Perls 染色-)	吩噻嗪类(甲硫哒嗪、氯丙嗪、异丙嗪)、三环类抗抑郁药
化疗相关药物反应(CDE)		
化疗中毒性红斑(TEC)	涵盖多种化疗引起 CDE 的临床变异的统称;化疗药物浓集于小汗腺→对小汗腺有直接毒效(>表皮)导致皮疹;所有 TEC 变异临床特点有重叠(肢端感觉障碍、手红肿、躯体麻疹样皮疹、显著脱屑),以及相似的组织学特点(表皮成熟不良、散在的坏死性角质形成细胞和小汗腺细胞、小汗腺鳞状细胞化生);开始于服药后数天至数月 治疗:支持疗法 TEC 变异:小汗腺导管鳞状化生、中性粒细胞汗腺炎、掌跖红斑感觉障碍/手足综合征/肢端红斑、Ara-C、假性蜂窝织炎	最常见:阿糖胞苷/Ara-C、紫杉烷类(非典型手/足综合征,伴有手背/跟腱/外踝红斑、甲毒性(±甲沟炎)、蒽环霉素(阿霉素、柔红霉素、去甲氧基柔红霉素)、5-FU 其他:卡培他滨(5-FU 前体)、甲氨蝶呤(MTX)、白消安、顺铂、环磷酰胺、吉西他滨、拓扑替康
手足皮肤反应	临床表现类似于 TEC 肢端红斑变异,但是很少有肢端感觉障碍及手部红肿;典型表现是摩擦部位出现显著角化过度斑块 治疗:他扎罗汀、40%尿素和氟尿嘧啶(治疗角化过度)	多激酶抑制剂(索拉菲尼、舒尼替尼、VEGF 抑制剂)
放疗增强和放疗回忆反应	放疗增强:阿霉素、羟基脲、紫杉烷类、5-FU、依托泊苷、双氟胞嘧啶核苷、MTX 放疗回忆反应:MTX、其他化疗、高剂量 IFN-α、辛伐他汀 晒伤回忆反应:MTX	MTX(放疗回忆反应)是最重要的
光敏性	在日光暴露区出现光毒性皮疹	5-FU(和 5-FU 前体药)、MTX、羟基脲、多西他赛、达卡巴嗪
脱发	生长期脱发是化疗最常见的副作用之一;头皮最常见(>眉毛、腋窝、阴部毛发);可逆性;毛发卷曲再生	可逆性脱发:大多数化疗药物 不可逆性脱发:白消安、多西他赛
黏膜炎	口服和消化道用药常会影响黏膜区(口腔炎最常见,40%);可能会很严重并且需要限制剂量;主要是由于对快速分裂的黏膜上皮细胞的直接毒性作用;第 1 周内开始发病;3 周内消退;治疗:注意口腔卫生,使用抗菌剂降低继发感染(念珠菌、HSV),帕利夫明(角质形成细胞生长因子)	大部分化疗药物
外渗反应	注射化疗药物时渗露导致局部溃疡和(或)硬化红色斑块	5-FU、蒽环类(阿霉素+道诺霉素)、卡莫司汀、长春碱、长春新碱(注意,也可引起外周神经病)、丝裂霉素 C

(待续)

表 3-32(续)

疾病	临床病理特点	常见药物
化疗回忆反应	在之前化疗药物渗漏的部位或注射的部位产生质软的无菌炎性结节	5-FU、丝裂霉素C、紫杉醇、蒽环类药物
甲色素沉着(黑甲)	纵向、横向或泛发性黑甲	阿霉素(首位)、5-FU、环磷酰胺、羟基脲、博来霉素
炎性光线性角化病	日光性角化炎症	5-FU(和5-FU前体药)
炎性DSAP	弥漫性浅表性光敏性汗孔角化症发生炎症	5-FU(和5-FU前体药)、紫杉烷类
炎性脂溢性角化病	脂溢性角化发生炎症	阿糖胞苷、紫杉烷类
特殊药物的重要反应	弯曲的静脉色素沉着(发生在注入静脉):5-FU 甲分离症(疼痛、出血):紫杉烷类 渗出性甲下皮炎:多西他赛和卡培他滨联合应用(治疗乳腺癌) 下肢/足部溃疡:羟基脲 皮肌炎样皮损:羟基脲 坏死性银屑病样斑块:大剂量MTX(治疗原有的银屑病) 明暗相间的毛发带:MTX 类似扁平疣的口腔白斑:帕利夫明 面部潮红:门冬酰胺酶,大剂量的卡莫司汀 荨麻疹:门冬酰胺酶 获得性皮肤粘连/黏性皮肤综合征:阿霉素+酮康唑 硬皮病样反应(下肢最常见):紫杉烷类 掌跖角化病:卡培他滨 鞭毛状色素沉着:博来霉素>>多西他赛 雷诺综合征±指端坏死:博来霉素 肢端硬化症:博来霉素 闭塞的皮肤色素沉着:噻替哌(见于80%的儿童患者;开始表现为弥漫性红斑,消退后留有色素沉着)	
干扰素反应	血管病变、坏死,银屑病加重、皮肤结节病	
IL-2反应	肉芽肿性皮疹、小叶性脂膜炎	
索拉菲尼反应	多酪氨酸激酶抑制剂,可能会导致PPK、肢端/面部红斑、SCC、KA、指甲裂片出血、疣样鳞状增生病变、头皮瘙痒、面部潮红、脱发(见"舒尼替尼")、口腔炎(见"舒尼替尼")、毛发角化病样皮疹(见"舒尼替尼")、乳头乳晕角化症(见"舒尼替尼")	舒尼替尼是一种类似于索拉菲尼的多酪氨酸激酶抑制剂,可引起毛发脱色、面部水肿、皮肤变黄、手足部皮肤反应(类似于索拉菲尼,在摩擦力大的区域出现痛性斑片,例如,足后跟)
黑甲	见"指甲部分"	化疗药物(阿霉素、5-FU)、齐多夫定(AZT)、补骨脂素
非黑色素脱色	见"指甲部分"	米诺环素、抗疟药、金
甲沟炎和甲周化脓性肉芽肿	见"指甲部分"	类视黄醇(异维A酸)、HAART药物(茚地那韦、依法韦仑、拉米夫定)、EGFR抑制剂、MTX,西罗莫斯、卡培他滨

(待续)

表 3-32(续)

疾病	临床病理特点	常见药物
缺血性改变	雷诺综合征、肢端缺血	β 阻断剂、博来霉素
注射部位反应		
维生素 K	红色环形斑块，或 Texier 病(硬化性/硬斑病样斑块)	
肝素/低分子肝素	坏死、瘀斑、皮肤钙质沉着	
美容真皮填充物(透明质酸、硅胶)	肿胀、肉芽肿、皮肤硬化	
皮质激素	真皮和皮下脂肪萎缩、血管扩张、色素减退	曲安奈德
维生素 B_{12}	瘙痒、硬化性硬斑病样斑块	
含铝疫苗	肉芽肿性结节	
醋酸格拉替雷	用于治疗多发性硬化症(皮下注射)的免疫调节剂；表现为皮肤纤维化、脂膜炎/皮下萎缩、血管痉挛	
药物性皮肤栓塞(Nicolau 综合征)	几乎任何肌内注射药物都可能发生；由动脉周围注射导致血管血栓；表现为剧痛、缺血，数分钟内注射部位苍白，进而变成紫色，出现树突状青斑斑块，随后形成溃疡 治疗：如果严重坏死需要手术(可能需要截肢)	多种药物(NSAID、疫苗、抗生素、皮质激素、IFN、醋酸甲羟孕酮、局部麻醉药)
其他药物反应		
牙龈肥大	常见于服药第 1 年；开始于门牙牙间乳突；可能进展到其余牙齿受累伴牙龈多结节过度生长；无牙区不受累；增生程度与口腔卫生不良有显著关系 组织学：正常牙龈组织过度堆积 治疗：严格注意口腔卫生，停药，以上无效者可手术去除	苯妥英 (最常见，50%)>硝苯地平(25%)和环孢霉素(25%) 不常见：其他抗痉挛剂、其他 CCB、锂、安非他命、OCP
黏膜炎	口腔和舌的糜烂以及溃疡；膦甲酸可引起阴茎溃疡	多见于化疗或免疫抑制药物(5-FU、MTX、阿霉素)
脱发	药物引起的脱发呈弥漫性、可逆性且不留瘢痕；主要有 2 种类型 静止期脱发：迟发型(开始服药后 2~4 个月)，弥漫性，不留瘢痕 生长期脱发：快速型(开始服药后 2 周内)，弥漫性，不留瘢痕；原因是毛发基质中细胞分裂(有丝分裂)迅速终止	静止期脱发：肝素、β 受体阻断剂、IFN、锂、类视黄醇、OCP 停药后、抗抑郁药、抗痉挛药、ACEI、秋水仙碱、NSAID 生长期脱发：化疗药、重金属(砷、金、铊、铋)
假性淋巴瘤 (皮肤淋巴组织增生)	药物治疗导致免疫失调→B、T 淋巴细胞多克隆异常增殖，高丙种球蛋白血症；表现为单发或多发聚集的(>广泛分布)，红色至梅花色坚实的斑块和结节，表面没有改变；最常累及上半身：面、颈、上肢，躯干上部；±淋巴结病 治疗：自行缓解；停药数周内消退 组织学： T 细胞假性淋巴瘤：类似蕈样肉芽肿(MF)、DEJ 淋巴细胞带状浸润，表皮变性和淋巴细胞异型性(脑形核)；通常为多克隆(偶尔单克隆，通过临床表现与 MF 鉴别) B 细胞假性淋巴瘤：真皮致密混合浸润(淋巴细胞>嗜酸性粒细胞，浆细胞)，有境界带；真皮浸润数量多且体积大的蓝色结节(毛囊)，贯穿真皮和浅层皮下脂肪，±毛囊内白色生发中心 (着色小体巨噬细胞)；毛囊周围环绕外观正常的淋巴细胞(不同于真性 B 细胞淋巴瘤)；免疫组织化学(IHC)可见混合 κ 和 λ；IGH 基因重排无克隆性	抗痉挛剂(苯妥英、镇静安眠剂、卡马西平、拉莫三嗪)、精神安定剂(异丙嗪、氯丙嗪)、ARB、伊马替尼、抗生素(TMP/SMX、CSN)、抗抑郁药、抗组胺药、β 受体阻滞剂、CCB、他汀类药物、NSAID、苯二氮䓬类 其他常见原因： 节肢动物叮咬/感染、包柔螺旋体、刺青反应、HSV、HIV、后带状疱疹(皮区)、疫苗接种(甲肝、乙肝)

(待续)

表 3-32(续)

疾病	临床病理特点	常见药物
血清病疹	麻疹样-荨麻疹样斑块或血管炎；表现为发热、关节痛、关节炎、淋巴结病、肾病、低补体血症、循环免疫复合物；多源于非人类蛋白质应用 组织学：LCV	抗胸腺细胞球蛋白、英夫利昔单抗、米诺环素
血清病样疹	麻疹样-荨麻疹皮疹，开始于服药后 1~3 周；最常累及儿童；面部、手/足水肿；±关节痛、关节炎、淋巴结病、发热；缺少真性血清病的很多要素(血管炎、肾病、低补体血症、循环免疫复合物)；有自限性 治疗选择：长效 H1 抗组胺药、±H2 抗组胺药、NSAID、全身性皮质激素	氯氨苄西林(首位)>>其他 β 内酰胺类抗生素、NSAID、米诺环素、苯妥英
对称性药物相关性擦烂及屈侧皮疹(SDRIFE、狒狒综合征)	对称分布，表现为肛门生殖器部位境界清楚的红色斑块±服用全身性药物后出现的擦烂/屈侧皮疹(可能是首次出现或反复暴露)；缺乏系统性症状 (注意：SDRIFE 和系统性 ACD 变异型狒狒综合征在临床表现上有相似之处，两者都被称为狒狒综合征)	β 内酰胺类抗生素(氨基青霉素和 CSN)、造影剂、其他抗生素
鞭毛疹	博来霉素：初始为荨麻疹，之后色素沉着；出现在搔抓部位 采食生香菇：荨麻疹多于博来霉素 其他原因：成人发作 Still 病、皮肌炎、多西他赛	
红人综合征	药物注射 10 分钟内出现，后颈部发红，±面部、躯干上部出现瘙痒，低血压，±血管性水肿；非免疫性肥大细胞脱颗粒 治疗：降低注射速率，抗组胺药物预先处理	万古霉素(如果注射太快)
辐射诱导多形红斑(EM)	在特殊的临床场景下发生，将苯妥英用于接受全脑放射治疗的神经外科手术时发生；头部辐射区出现水肿和变红→两天内发展为多形红斑(EM)或 SJS 样表现，并向下蔓延±黏膜受累；组织学表现和 EM 或SJS 相同	苯妥英+辐射

Adapted from Tables 33.2, 21.13, 66.9, 67.3 and 71.8 in Bolognia JL, Jorizzo JL, Rapini RP. Dermatology, 3rd Ed. Elsevier. 2012.

第 15 节　光线性皮肤病及其他物理性皮肤病

温度相关性皮肤病

(一)热灼伤

1. 由皮肤受热过度导致。

2. 一级：红斑+表皮剥脱(如普通晒伤)。

3. 二级：两种形式。

(1)浅表的：由真皮浅层和表皮水肿引起的疼痛水疱；不留瘢痕；可能需要 3 周才能痊愈。

(2)深层的：皮肤苍白、麻木；愈后形成瘢痕(由于真皮网状层/附属器损伤)。

4. 三级和四级：三级(皮肤全层破坏→溃疡→瘢痕)，四级(皮肤和皮下脂肪±下方结构缺失)。

(1)通常需要植皮以恢复功能和缓解挛缩。

(2)需要切除不愈合组织。

(3)银敷料可降低感染风险。

(4)勤于伤口护理和控制感染是关键。

(5)如果大于身体面积的 2/3 则预后差，死亡率升高(女性、婴儿、幼儿)。

(6)对于大面积的灼伤需要静脉液体复苏。

(二)火激红斑

1. 慢性、非燃烧性的、热/红外辐射作用于特定的解剖部位，出现较厚的网状红斑和色素沉着。

2. 发病率女性>男性。

3. 典型部位和发病原因：小腿(空间加热器)、背部下方(电热毯)、大腿前侧(手提电脑)。

4. 可能增加 SCC 风险。

(三)冷损伤

1. 手足发绀

(1)手部蓝色变色，伴或不伴足部多汗；温度较低。

◇ 主要是年轻女性。

◇ 可能与亚硝酸丁酯、干扰素-α2a、恶性肿瘤、神经性厌食有关。

(2)需要与雷诺综合征鉴别(发作式;依据冷的程度,有红色/白色/蓝色阶段;能够导致溃疡和指尖末梢吸收)。

2. 冻疮

(1)肢端皮肤出现对称的红蓝/紫色斑疹或丘疹(足趾/手指最为常见),在遇冷或潮湿时会发生烧灼感/瘙痒。

◆可能会出现溃疡。

◆组织学:浅表和深部PV及汗腺周围致密淋巴细胞浸润,真皮水肿。

(2)鉴别诊断包括冻疮样狼疮[通过血清检验和(或)活组织检查排除]和恶病质(通过全血细胞计数加分类、冷球蛋白、冷纤维蛋白原、冷凝集素和血清蛋白电泳/间接免疫荧光排除)。

(3)治疗:保暖措施(几周后消退);可以使用硝苯地平。

3. 冻伤

(1)冰冷、变白、麻木,木质样/硬的皮肤→红色或紫色(由于充血),水疱、疼痛→脱皮/愈合(严重者可能截肢)。

(2)发病机制:皮肤温度降到−2℃,造成血管收缩和闭塞,导致皮肤损伤。

(3)最常见部位为耳朵和鼻子。

(4)治疗用37℃~39℃温水快速洗浴。

光线性皮肤病

(一)晒伤和色素沉着

1. UV暴露增加(UVB最常见)→强烈的炎症/红斑±水疱/水肿(UVB峰值在12~24小时)→脱皮。

(1)红色会持续数天才能褪去。

(2)重症病例需要住院治疗。

(3)使用NSAID、皮质类固醇、霜剂/乳液或摄入水分可缓解症状。

2. 皮肤色素沉着/变成褐色的几种形式

(1)立即产生色素沉着:暴露于UVA光中10~20分钟;继发于黑色素光氧化+黑色素在黑色素细胞内重新分布。

(2)持久色素沉着:在UVA光中暴露超过2小时,表现为皮肤呈棕色,持续24小时;黑色素氧化造成。

(3)延迟型色素沉着/皮肤晒成褐色:经过数日、数周到数月的发展;由UVB光(主要的)造成黑色素合成增加。

(二)光老化

1. 日光弹力组织变性:对于慢性日光损伤性皮肤,出现皮肤增厚、起皱纹、变黄的现象。

颈部菱形皮肤:日光性弹力组织变性累及后颈时,形成几何形状的皮革样皱纹皮肤。

2. Civatte皮肤异色病:在颈侧形成网状红棕色毛细血管扩张斑(颏下中间区域未受累)。

3. 结节性类弹性纤维病Favre-Racouchot综合征:出现在眶周侧面或下方/颞骨处的成簇大的开放性粉刺+日光性弹力组织变性。

4. 胶样粟丘疹:1~2mm黄白色皮下丘疹,通常成组出现在面部的曝光部位。

5. 糜烂性脓疱性皮肤病:见于老年脱发男性,头皮部严重光损害的区域出现脓疱、结痂和糜烂。

没有持续有效的治疗方法;可以试用局部类固醇或钙调神经磷酸酶抑制剂。

(三)多形性日光疹

1. 最常见于光敏性皮肤病;累及5%~20%的白种人。

2. 在日光暴露区域(颧骨、颈部V形区、手臂外侧、手背)会出现红斑、瘙痒性丘疹、水疱或斑块(因此为多形性);暴露在UVA(>UVB>可见光)1~4天后发生。

(1)在有色人种皮肤可见簇集性针尖大小丘疹,类似光泽苔藓。

(2)青少年春季疹是一种变异型,发生在5~12岁男性患儿中(见"小儿皮肤病")。

3. 年轻女性>男性(3:1)。

4. 发生在春季/初夏,特别是在北纬地区。

5. 皮疹持续数天至数周。

6. 随着夏季度过逐渐改善。

7. 病因不明,可能是皮肤UVR诱导的新抗原迟发型超敏反应。

8. MED光敏试验可能会正常,也可能对UVA和(或)UVB降低。

9. 组织学:真皮乳头显著水肿+血管周围致密淋巴细胞炎症。

10. 治疗

(1)光保护(一线):广谱防晒霜可阻止UVA(阿伏苯宗、二氧化钛、氧化锌),DermaGard窗户膜。

(2)其他:光疗(在早春预防性应用),抗疟药、皮质类固醇用于预防潮红(如果严重可系统使用皮质类固醇)。

(四)牛痘样水疱病

见“小儿皮肤病”。

慢性光化性皮炎

1. 发生在日光分布区域的慢性、瘙痒性、湿疹样皮损。

(1)皮肤沟纹,上眼睑、鼻唇沟、耳郭后部、指蹼等部明显。

(2)随时间延长会蔓延到非日光暴露部位。

(3)皮损长时间后会苔藓化、肥厚。

2. 见于>50岁的男性,主要分布于温带气候;夏天加重。

3. 光敏试验对UVA、UVB阳性,±可见光阳性(UVA+UVB最为常见)。

4. 病因未知——可能是对继发于紫外线诱导的皮肤免疫抑制或免疫反应增强的紫外线损伤分子的过敏接触反应。

5. 斑贴试验和光斑贴试验可能是阳性(特别是菊科或防晒霜)。

6. 治疗:光防护,避免可能的变应原,PUVA,局部和系统性免疫抑制剂;重度UVB光敏感和超过两种接触性变应原,是预后很差的因素。

(五)光化性痒疹

见“小儿皮肤病”。

日光性荨麻疹

1. 暴露于可见光(首要原因)或UVA(次要原因)后30分钟内在曝光部位(特别是上胸部和手臂外侧)出现荨麻疹性、瘙痒或有烧灼感的皮损。

(1)皮损24小时内消退。

(2)女性>男性,中年多见。

(3)会发生红细胞生成性原卟啉病。

(4)严重发作罕见:支气管痉挛、昏厥、恶心。

2. 病因未知,可能是Ⅰ型超敏反应(例如,皮肤载色体吸收光子→转变成内源性光变应原→被IgE识别)。

3. 治疗:光防护、抗组胺药(高剂量、非镇静)、光疗、免疫调节剂(IVIG、奥马珠单抗)。

(六)伴皮肤表现的卟啉病

1. 光保护是基础,包括物理防晒、避免皮肤创伤,以及良好的皮肤护理。

2. 迟发性皮肤卟啉病(PCT)

(1)最常见的卟啉病。

(2)由于肝脏尿卟啉原脱羧酶(UROD)活性降低。

◇3种类型(Ⅰ,家族性;Ⅱ,散发性/获得性;Ⅲ,正常UROD基因,但是多种因素影响家庭成员)。

Ⅱ型(散发性/获得性)最为常见。

(3)皮肤表现包括:皮肤脆弱、水疱、大疱、糜烂、粟丘疹、瘢痕、色素沉着,以及光分布区多毛(特别是手背和前臂)。

照片是典型的手背出血性水疱(图3–79)。

(4)可见肝大和肝硬化。

(5)血浆荧光发射峰值达到620nm;尿液中尿卟啉Ⅲ、七羧化卟啉和其他卟啉均升高(包括五羧基卟啉和粪卟啉);粪便中异粪卟啉升高、七羧基卟啉Ⅲ升高。

(6)有多种诱因的多因素病(酗酒、雌激素、铁和血色沉着病、丙肝、HIV)。

(7)组织学:炎症细胞少的表皮下大疱,真皮乳头“彩球现象”“毛虫体”(水疱腔和表皮有粉色基底膜样物质沉积)。

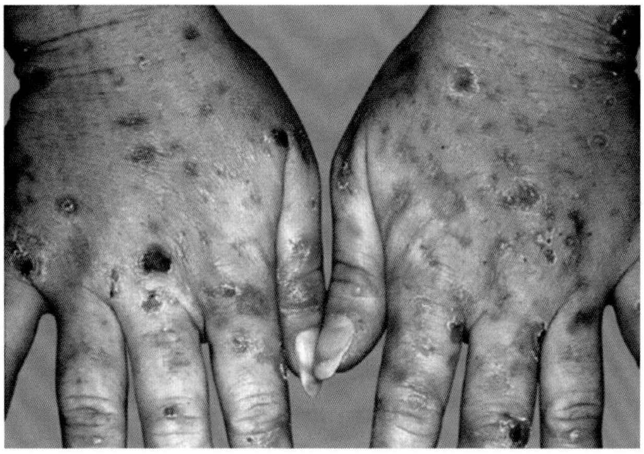

图3–79 迟发性皮肤卟啉病。皮肤显著脆弱伴有多发出血性结痂、糜烂、粟丘疹和瘢痕。(From Bolognia JL, Jorizzo JL, Rapini RP. Dermatology, 3rd Ed. Elsevier. 2012.)

(8)DIF:IgG、IgM、纤维蛋白原,C3 沿着 BMZ 和浅表真皮血管线性沉积(血管周围可见厚层沉积)。

(9)治疗:避免诱发因素(酒精和雌激素),光防护/避免日晒,治疗基础疾病(如果有的话),放血疗法,小剂量羟氯喹、地拉罗司。

3. X 连锁显性原卟啉病:表现类似于红细胞生成性原卟病症 EPP(更常伴肝部疾病),是编码 5-ALA 合酶在 ALAS2 基因中发生功能突变所导致。

4. 肝性红细胞生成性卟啉病

(1)尿卟啉原脱羧酶(UROD)纯合子突变。

(2)实验室检查:红细胞锌原卟啉升高,细胞质荧光发射峰值达到 620nm;尿卟啉升高,尿液和粪便中的尿卟啉/粪卟啉升高。

(3)开始于儿童期/婴儿期(图 3-80)→瘢痕、硬皮病样改变、光敏性致残损、多毛症、粟丘疹、水疱/大疱/糜烂/溃疡。

(4)治疗:光防护,避免阳光和创伤。

5. 变异性卟啉病

(1)原卟啉原氧化酶 AD 变异(位于线粒体中)。

(2)罕见——见于于南非和智利。

(3)皮肤表现类似迟发性皮肤卟啉病 PCT±神经内脏症状。

(4)实验室检查:血浆荧光发射峰值为 626nm;尿液中 ALA 升高/PBG 升高/粪卟啉升高;粪便中原卟啉Ⅸ升高/粪卟啉Ⅲ:Ⅰ比值升高(原卟啉>粪卟啉)。

(5)治疗:避免诱因(例如,卟啉原药物、酒精、激素);对于急性卟啉发作,ICU 予以充足的热量补充进行维持疗法,氯化血红素或血红素精氨酸盐静脉输注,支持治疗(β 受体阻滞剂、麻醉药、吩噻嗪、加巴喷丁、轻泻药);黄体生成素释放激素 LHRH 或生长激素释放激素 GHRH 兴奋剂,预防性氯化血红素和西咪替丁可预防将来发作。

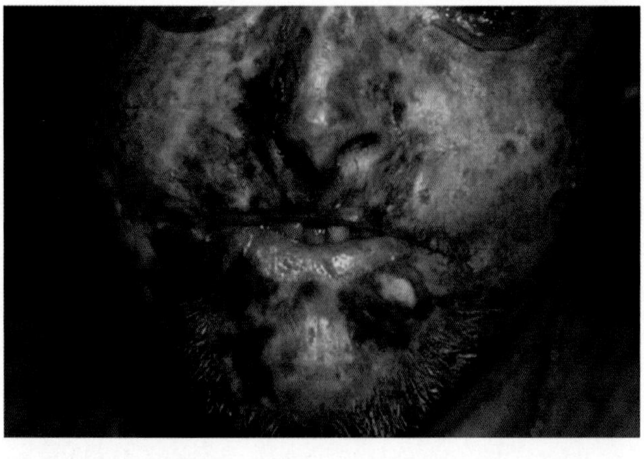

图 3-80 肝性红细胞生成性卟啉病。可见多毛症和严重的瘢痕,导致临床表现类似于先天性红细胞生成性卟啉病。(Courtesy, José Mascaro, MD. From Bolognia JL, Jorizzo JL, Rapini RP. Dermatology, 3rd Ed. Elsevier. 2012.)

6. 遗传性粪卟啉病

(1)粪卟啉Ⅲ氧化酶 AD 突变(位于线粒体中)。

(2)急性发作女性比男性更常见。

(3)神经内脏症状+皮肤表现类似 PCT。

(4)实验室:尿液中 ALA 升高/PBG 升高;粪卟啉Ⅲ:Ⅰ比率升高(粪卟啉Ⅲ>原卟啉)。

(5)治疗与 VP 类似。

7. 先天性红细胞生成性卟啉病

(1)尿卟啉原Ⅲ合成酶(UROS)AR 缺陷→红细胞、血浆、尿液和粪便中尿卟啉Ⅰ和粪卟啉Ⅰ生成过多。

◇GATA1 中 XLR 突变(调节 UROS 表达的转录因子)。

(2)皮肤特征:光敏感的水疱、瘢痕、致残的皮肤畸形、硬皮病样改变、多毛症、皮肤变色、脱发(图 3-81)。

(3)幼儿期红尿症是由于粪卟啉增多,在 400~410nm 时(Soret 带)被可见光兴奋,发射出红色荧光。

(4)脾大、胆石症、溶血性贫血。

(5)病理性骨折、骨质减少、脊椎压缩、手指挛缩。

(6)结膜炎、角膜瘢痕。

(7)红牙→在 Wood 灯下牙齿发出荧光。

(8)尿液/红细胞尿卟啉Ⅰ升高;尿液和粪便中粪卟啉原Ⅰ和尿卟啉原Ⅰ升高。

(9)治疗:严格的光保护、高灌注,用去铁胺进行祛铁治疗;可以考虑脾切除术,建议使用抗坏血酸和 α

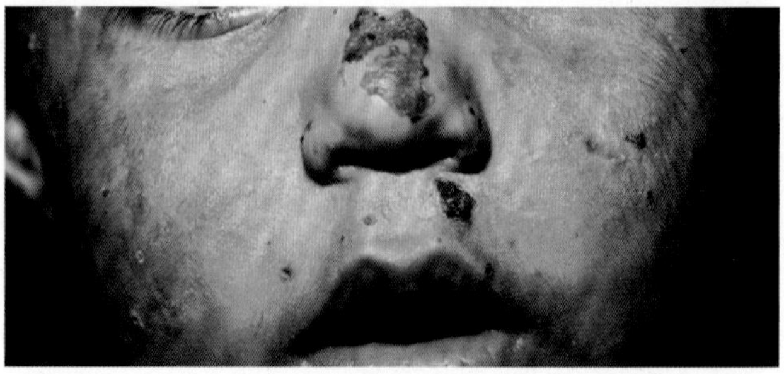

图 3-81 先天性红细胞生成性卟啉病。在曝光部位有水疱、大疱、结痂。(From Paller S, Mancini AJ. Hurwitz Clinical Pediatric Dermatology, 4th, Ed. Elsevier. 2011.)

生育酚；眼润滑剂和同种异体骨髓移植。

(10)对于严重血液病患者或早期出现者，除非进行造血细胞移植治疗，否则预后差。

8. 红细胞生成性原卟啉病

(1)最常见于儿童的卟啉病。

(2)因亚铁螯合酶突变导致

◇AD和AR形式。

(3)通常在1~6岁出现症状。

(4)表现为日光暴露5~30分钟后出现烧灼/刺痛/瘙痒。

(5)瘙痒性红斑/水肿斑块在日光暴露后持续1~2天。

(6)色素减退/色素沉着、光照性甲分离。

(7)面部可能出现浅的线状凹点，伴随指关节处丘疹性皮疹。

(8)可见溶血性贫血和轻度高甘油三酯血症。

(9)胆石症；原卟啉在肝内累积可造成肝中毒和进行性肝功能不全。

(10)治疗：严格的光防护，口服β-胡萝卜素可能对部分患者有帮助；高灌注/血浆置换法/换血疗法可能对部分患者有帮助；肝移植对于肝衰竭的患者是很重要的。

机械损伤

1. 胼胝：继发于足部习惯性创伤/摩擦而产生的广泛角化(如不合适的鞋、足部骨性解剖结构不良或体育活动的影响)。

2. 鸡眼：与胼胝相比较小，边界更清晰，分为两种类型(硬茧，坚实伴中央半透明核；软茧，足趾间疼痛性丘疹)。

鉴别诊断：疣没有中央半透明核，表面剥削后可见毛细血管血栓和点状出血，可破坏皮纹(不同于胼胝有正常皮纹)。

3. 慢性结节性耳轮软骨皮炎

(1)耳轮、反耳轮软骨淡粉色痛性结痂性丘疹(男性常见于上耳轮，女性常见对于中耳轮)。

(2)好发于中老年人。

(3)组织学：棘层肥厚、角化不全伴表皮破坏/溃疡、下方真皮有修复性改变/纤维化、软骨坏死(表现为苍白或粉红色，非正常的蓝紫色)。

(4)治疗：特制枕头、外科手术、类固醇激素。

4. 压力性丘疹患者站立时重量集中于足跟，脂肪穿过外侧足跟筋膜形成疝。

5. 创伤性耳郭血肿：外耳创伤→耳软骨膜下血肿→若不治疗随时间推移形成菜花耳(血肿组织发展为纤维软骨±钙化)。

(1)常见于摔跤运动员，耳前上部疼痛性硬结。

(2)治疗：清除血肿+复发预防(如使用夹板)。

6. 黑踵(乌爪)：常见于足后跟，表现为黑色簇状针尖样斑点。

运动损伤→浅表真皮血管破裂→角质层血红蛋白沉积。

7. 裂纹性棘皮瘤：耳后上方、鼻上外侧的肤色/红色坚实性斑块，有沟槽垂直穿过病变中心；与眼镜架佩戴不当有关。

第16节　淀粉样变

1. 一组细胞外淀粉样沉积的疾病

淀粉样蛋白：跨β折叠中的纤维蛋白(包括AL和AA在内的多种类型)。

◇组织学：均质、嗜酸性的裂隙肿块，经刚果红染色后在偏振光下呈绿色折光。

◇淀粉样蛋白结晶紫、PAS和硫黄素T染色均呈阳性。

◇AA淀粉样蛋白(继发性系统性淀粉样变)遇高锰酸钾后不能与刚果红结合。

2. 分为系统原发性、继发性、遗传性(如在“小儿皮肤病”章节中讨论的自身炎症综合征和MEN2A)、血液透析相关型(β2-微球蛋白)和局限性(皮肤、内分泌和脑)。

(1)局限性皮肤淀粉样变性

◇三型：斑状、苔藓样和结节状淀粉样变(表3-33)和(图3-82)。

◇无特殊治疗方法——视病变深度选择局部治疗、光疗/激光或手术治疗。

◇在亚洲人、西班牙人和中东人中更为常见。

(2)原发系统性淀粉样变(AL-IG轻链，通常为λ亚型)

◇可累及多器官系统(心血管受累预后最差)。

◇1/3患者出现皮肤黏膜损害。

◇与浆细胞异常增生相关(15%伴发骨髓瘤)。

◇丘疹/结节/斑块[蜡质、半透明和(或)紫癜样]、瘀斑/挤压性紫癜(眼睑、颈部、肛门生殖器和腋窝)、巨

表 3-33 皮肤淀粉样变

类型	描述	来源	蛋白	其他	组织学
斑状淀粉样变	融合性或波纹状（盐和胡椒面）瘙痒性色素沉着斑（最常见于背部肩胛区）	角质形成细胞张力丝（通常为角蛋白 5）	Aker	与感觉异常性背痛不同但可重叠	淀粉样蛋白沉积于真皮乳头层
苔藓样淀粉样变	伸侧表面波纹状、伴有色素沉着的瘙痒性丘疹/斑块（如胫前）	角质形成细胞张力丝（通常为角蛋白 5）	Aker	详见 MEN 2A（多发性内分泌肿瘤 2 型）	淀粉样蛋白沉积于真皮乳头层
结节性淀粉样变	粉色至黄色蜡状结节和（或）斑块	Ig 轻链	AL	可能与干燥综合征、硬皮病和类风湿关节炎有关，7%发展为系统性淀粉样变	淀粉样蛋白沉积于真皮网状层、皮下、血管壁

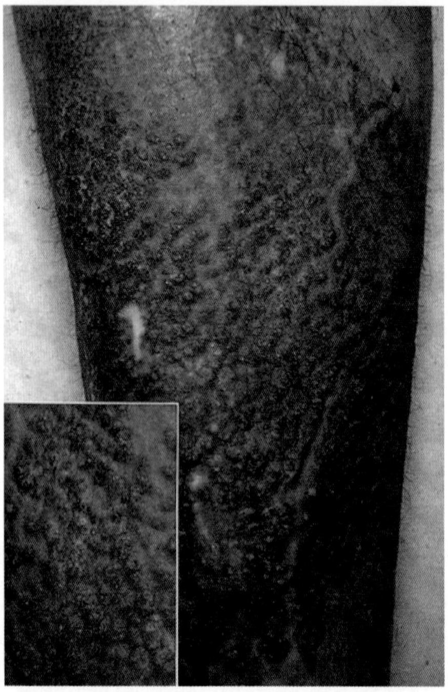

图 3-82 苔藓样淀粉样变。下肢角化、色素沉着斑块。左下插图：单个角化丘疹近照。（Courtesy, St John's Institute of Dermatology. From Bolognia JL, Jorizzo JL, Rapini RP. Dermatology, 3rd Ed. Elsevier. 2012.）

舌症（舌侧可见齿痕）、腕管综合征和大疱性淀粉样变（罕见）。

可伴有脱发、皮肤轮匝样改变等硬皮病表现。

◇组织学：真皮全层、皮下组织、汗腺和血管壁的淀粉样蛋白沉积。

◇检查：UPEP/SPEP 和 IFE。

◇预后不良。

(3)继发性全身性淀粉样变(AA 淀粉样变)

◇严重的慢性炎性疾病后遗症（如强直性脊柱炎、结核、空肠回肠性关节病、营养不良性 EB(大疱性表皮松解症)、硬皮病和自身炎症综合征，如肾淀粉样变性(Muckle-Wells 综合征)。

◇血清淀粉样蛋白 A(SAA)在组织中加工成 AA 淀粉样蛋白。

◇皮肤沉积罕见；通常累及肾、肝脏、脾脏、肾上腺和心脏。

值得注意的是，血液透析患者的淀粉样变具有 Aβ2M 淀粉样蛋白(β2-微球蛋白)，通常不累及皮肤，但可在下背部看到皮下结节。

第 17 节 神经皮肤病学与心理皮肤病学

瘙痒相关介质：

(1)浅表皮肤中的 C 和 A-δ 神经纤维产生瘙痒感。

(2)组胺通过 H1 受体产生瘙痒。

(3)其他：胰蛋白酶、5-羟色胺、木瓜蛋白酶、激肽释放酶、缓激肽、P 物质、血管活性肠肽(VIP)和激肽释放酶。

(4)前列腺素可加重瘙痒。

(5)阿片类药物可通过中枢和外周反应产生瘙痒。

(一)瘙痒症的内因

1. 慢性肾脏疾病

(1)20%~80%患者伴有慢性肾功能不全，出现局部或全身顽固性、阵发性剧烈瘙痒，夜间和血液透析后 2 天最严重。

(2)治疗：NB-UVB、润肤剂、加巴喷丁，肾移植也有效。

2. 胆汁性瘙痒症

(1)患者伴有梗阻性肝炎,包括肝癌。

(2)泛发转移性瘙痒且不能通过搔抓减轻;夜间加重,手、足和衣服覆盖区域更严重。

(3)治疗肝脏基础疾病,研究表明考来烯胺、熊果苷、利福平、纳曲酮、纳洛酮和沙利度胺可改善胆汁性瘙痒症。

3. 真性红细胞增多症(PCV)

(1)30%~50% PCV 伴有瘙痒,多为水源性(与水接触数分钟后发生严重瘙痒,皮肤无明显变化)。

(2)发病机制:血小板聚集导致 5-羟色胺和组胺释放;JAK2 基因突变→嗜碱性粒细胞的构性激活和激动剂超敏反应。

(3)治疗:阿司匹林、NB-UVB、PUVA 和口服抗组胺药治疗瘙痒;治疗真性红细胞增多症。

4. 恶性肿瘤

(1)持续的、不明原因的顽固性瘙痒,无原发性皮肤损害。

(2)与血液或胆道恶性肿瘤相关。

(3)治疗:治疗基础恶性肿瘤,选择性 5-羟色胺再摄取抑制剂(SSRI)、米氮平、沙利度胺。

5. 内分泌

(1)全身剧烈瘙痒(甲状腺功能亢进),糖尿病患者可出现泛发瘙痒或局限性生殖器/肛周瘙痒。

◇ 女性生殖器局部瘙痒与血糖控制不佳有关。

(2)治疗:纠正甲状腺功能亢进状态,改善血糖。

(二)肛门瘙痒症

1. 肛门及肛周皮肤瘙痒(占人群 1%~5%);男性>>女性。

2. 皮肤表现:正常至重度激惹(红斑/结痂/苔藓化、糜烂/溃疡)。

3. 发病机制

(1)原发性肛门瘙痒:不伴有皮肤、肛门直肠或结肠疾病的瘙痒,可能与饮食、个人卫生不良或心理障碍相关。

(2)继发性肛门瘙痒:大便或痔疮刺激、原发性皮肤病、感染或寄生虫、既往放疗史、肿瘤或接触性过敏。

4. 治疗:坐浴、冷敷减轻刺激,注意卫生,局部应用弱效类固醇或钙调神经磷酸酶抑制剂,治疗基础疾病。

(三)阴囊/阴道瘙痒

1. 阴囊或外阴急慢性瘙痒;夜间加重;反复摩擦/搔抓会引起苔藓化。

2. 发病机制——急性:感染、过敏性或刺激性接触性皮炎;慢性:继发于皮肤病、恶性肿瘤、萎缩性外阴阴道炎、腰骶神经根病、刺激性或精神性疾病(占 1%~7%)。

3. 治疗:病因治疗。

(四)头皮瘙痒

1. 原发(无皮肤损害,与焦虑和抑郁有关)或继发于皮肤病(银屑病、脂溢性皮炎和毛囊炎)。

2. 治疗:润肤剂、局部类固醇;焦油或水杨酸洗发剂、小剂量多塞平。

(五)水源性瘙痒症

1. 接触水后发生严重瘙痒或灼痛,与水温无关;接触后 30 分钟内发生,皮肤无明显变化;可持续 2 小时;不累及头部、手掌/足底和黏膜。

2. 发病机制:通常继发于系统性疾病(如真性红细胞增多症)或其他皮肤疾患。

3. 治疗:洗澡水碱化至 pH 值为 8,口服抗组胺药,进行光疗和使用辣椒碱;可乐定和普萘洛尔可用于水源性瘙痒。

(六)药物性瘙痒症

1. 慢性瘙痒,伴或不伴有皮疹。

2. 常见的致病药物:阿片类药物(继发于对皮肤和中枢的各种阿片受体的作用)、氯喹和羟乙基淀粉(注射到皮肤中的扩容剂→直接刺激皮肤神经)。

3. 治疗:停止用药。

(七)慢性单纯性苔藓

1. 边界清楚的苔藓化斑块、色素沉着和多样性红斑,单发或多发,常见于颈后、头皮枕部、肛门生殖器皮肤、胫/踝部、手背和足、前臂,好发于伴有皮肤干燥、特应性、淤积性、有心理问题的老年患者,或继发于全身性疾病。

较结节性痒疹皮损薄,且范围广,但都存在瘙痒-搔抓循环,使病情持续。

2. 治疗:治疗基础的全身性或精神疾病;避免搔

抓/摩擦；局部/皮损内用药（皮质类固醇和钙调神经磷酸酶抑制剂）；局部止痒药（薄荷醇和普拉莫辛）、抗组胺药和行为治疗。

（八）结节性痒疹

1. 多发的半球形、坚实性、伴有色素沉着的瘙痒性丘疹结节，中央可伴鳞屑/结痂/糜烂/溃疡，对称性分布于四肢伸侧，偶见于中背部（“蝴蝶征”）。

2. 由于全身性瘙痒或皮肤疾病，或心理疾病引起慢性反复性搔抓所致。

3. 最常见于有基础皮肤/心理疾病的中年人，偶见于特应性体质儿童。

4. 治疗：SSRI/TCA类药物可治疗心理疾病，多塞平、甲氨蝶呤、沙利度胺/雷利度胺，外用辣椒碱、卡泊三醇、液氮和环孢素。

精神疾病或自我诱导的皮肤表现

（一）寄生虫妄想症

1. 躯体妄想障碍；平均发病年龄50~60岁；可能与亲密接触者分享其妄想。

2. 青少年患者：社会经济地位较低，伴有药物滥用史。

3. 老年患者：社会经济地位较好。

4. 患者在没有临床表现的情况下，坚持错误地认为自己被寄生虫感染；有虫咬、爬行或刺痛的感受；“火柴盒征”（内装有患者带来自认为是寄生虫的皮肤组织或其他物质）。

5. 治疗：抗精神病药物，首选吡莫齐特（注意心电图QT延长、锥体外系副作用及药物之间的相互作用）；新型非典型抗精神病药物（利培酮和奥氮平）能有效改善副作用。

（二）神经官能性表皮剥脱/神经官能症

1. 表皮剥脱随着疾病发展至不同阶段分别表现为地图状/棱角的；好发于上肢伸侧、头皮、面部、上背部及臀部。

2. 有意识的、反复的、不可控的抓挠所导致：

患者承认抓挠，但无法自控。

3. 治疗：首选多塞平、SSRI、行为矫正、行为和认知疗法、局部止痒和伤口护理。

（三）人工皮炎/人为皮炎

1. 患者自虐造成的皮肤损伤，但患者否认是自我损害。

2. 手可触及的区域，表皮剥脱/糜烂/溃疡。

3. 见于青少年或青年女性，可能在医疗卫生领域工作或有个人障碍。

4. 治疗：支持治疗和精神护理；可能需要抗抑郁、抗焦虑或抗精神病药物治疗。

（四）Gardner-Diamond综合征

1. 患者通过各种方法诱发损伤，导致创伤部位突然出现疼痛、肿胀的瘀斑；可发生于任何解剖部位，大小多变，2周内消退再复发。

2. 多见于有潜在精神问题的女性。

3. 治疗：非常困难，抗抑郁治疗和精神治疗可能有帮助。

（五）拔毛癖

详见本章第25节“脱发”部分。

（六）躯体变形性障碍

1. 患者被自己身体的外表所吸引，并开始强迫性地检查镜子中的自己是否有瑕疵，并且可能会重复进行美容手术。

2. 典型的关注领域包括面部、头发、乳房和生殖器。

3. 治疗：SSRI（用于强迫症）和抗精神病药物（用于妄想等症状）。

（七）拔罐/刮痧

1. 拔罐：用于刺激穴位的传统中医方法，将燃烧的棉花置于罐中然后放在皮肤上→产生真空→祛除后出现环形红斑和（或）瘀斑。

2. 刮痧：用于改善循环的传统中医方法，包括用硬币或勺子在涂油的皮肤对称线状摩擦，产生有图案/线性的瘀斑。

其他神经性皮肤病

（一）头皮感觉障碍/头皮灼痛综合征

1. 无原发性皮肤病变前提下，头皮弥漫性灼痛/瘙痒/麻木/刺痛，常见于抑郁/焦虑的中老年女性。

继发原因：脂溢性皮炎、毛发扁平苔藓、接触性皮炎、毛囊炎、皮肌炎和盘状红斑狼疮。

2. 头皮是与应激性的生活事件相关的最常见身体部位。

3. 治疗：加巴喷丁、三环类抗抑郁药和外用辣椒碱。

(二)口灼痛综合征

1. 舌前2/3、上腭、下唇双侧黏膜烧灼痛(除颊黏膜和口腔底部)，无原发皮损。

2. 好发于中老年女性。

3. 必须排除继发原因：口腔恶性肿瘤、口腔干燥症、接触性皮炎、药物、营养缺乏症、内分泌疾病和精神疾病。

4. 治疗：抗抑郁药、苯二氮䓬类药物、加巴喷丁、抗真菌药、抗生素和"神奇漱口水"组合。

(三)肱桡瘙痒症

1. 前臂背侧、肘部慢性间歇性瘙痒或灼痛(覆盖肱桡肌位置)。

2. 可继发于光敏感或颈部神经根受损(大多患者前期有过背部损伤)。

3. 治疗：如存在颈椎问题，予对应治疗；防晒、局部辣椒碱/普拉莫辛/阿米替林/氯胺酮、加巴喷丁、物理疗法和针灸。

(四)感觉异常性背痛

1. 成人伴有局限性的强烈瘙痒、疼痛、感觉异常，上背部感觉敏感(靠近肩胛骨内侧缘)±慢性摩擦引起的色素沉着斑。

2. 病因可能与感觉神经病变有关；高达60%的患者存在脊柱损伤。

3. 治疗：局部辣椒碱、皮质类固醇或麻醉剂，加巴喷丁、针灸、椎旁阻滞、局部肉毒毒素注射。

(五)感觉异常性股痛

1. 股外侧皮神经通过腹股沟韧带下方时受到压迫导致大腿前外侧感到局部麻木、烧灼、刺痛、触摸痛或瘙痒，常见于中年肥胖男性。

2. 与肥胖、妊娠、久坐、紧身衣和(或)裤袋中放置较重钱包有关。

3. 治疗：控制诱发因素、局部神经阻滞、手术减压、局部辣椒碱/皮质类固醇/麻醉剂、加巴喷丁和针灸。

(六)复合性区域疼痛综合征/反射性交感神经营养不良

1. 疾病的不同阶段有不同的临床表现。

2. 最常见的症状是上肢灼痛，运动或摩擦后加重；受累皮肤可能出现发亮、冰冷和萎缩。

3. 包括5种主要表现：疼痛、水肿、自主神经失调、运动功能改变和营养不良变化。

4. 末梢疼痛受体损伤→复杂信号级联，最终放大中枢神经系统疼痛反应→临床症状。

5. 治疗：针对性阻滞自主神经系统；经常无效。

(七)三叉神经营养综合征

1. 三叉神经感觉支受到撞击或损伤所致感觉异常/感觉障碍，引起面部中央自我损伤。

2. 可能表现为鼻翼结痂或溃疡，可延伸至脸颊或上唇，不累及鼻尖。

3. 经常发生于通过消融Gasserian神经节治疗三叉神经痛后；也可继发于感染、脑卒中和中枢神经系统肿瘤。

4. 治疗：首选用带神经的皮瓣进行手术修复±多种精神科药物。对患者进行教育，夜间穿戴保护屏障。

(八)家族性自主神经功能异常/Riley–Day综合征

1. 神经退行性疾病→各种皮肤和全身表现：流泪缺陷、舌乳头缺失伴味觉障碍和流涎增加、温度和血压调节受损、痛感降低、肌腱反射缺乏、多汗症、躯干短暂性红斑、呕吐危象、手足发绀。

2. 发病机制：IKBKAP的常染色体隐性遗传(基因座9q31)。

3. 治疗：支持疗法；因存在呼吸问题，年龄为30岁的患者死亡率也可高达50%。

第18节　掌跖皮肤角化病

1. 手掌和(或)足底皮肤角化过度。

2. 遗传性(见"小儿皮肤病")。

3. 获得性掌跖皮肤角化病(PPK)

(1)围绝经期角化症

◇45 岁以上女性足跟压力点过度角化(或卵巢切除术后的年轻女性)。

◇可有压痛。

(2)水源性 PPK

◇浸水后手掌部位增厚且出现纯白色卵石样丘疹(速发)。

◇伴有肿痛。

◇女性>男性;通常始于青少年期;与囊性纤维化有关。

◇氯化铝治疗有效。

(3)剥脱性角质松解症

◇手掌和足跖有离心性分布的剥脱性斑点。

◇剥脱周围可见环形领圈状脱屑,无红斑。

◇可能是一种轻度湿疹。

(4)掌皱褶点状角化病

◇多发生于非洲裔美国人,表现为手掌/手指皱褶处 1~5mm 的小角栓。

(5)点状掌跖角化病(棘状角化病)

◇通常<1mm,多发病灶。

◇常见于黑人、男性,可能是常染色体显性遗传。

(6)局限性掌跖角化不足

◇手掌(特别是大鱼际和小鱼际)或足底(特别是内侧)有边界清楚的粉色圆形凹陷。

◇女性>男性,中老年好发。

◇组织学:灶性角质层/颗粒层减少,下方血管形成。

4. 掌跖角化病相关

(1)恶性肿瘤

◇PPK 可伴发于各种癌症(如肺癌和乳腺癌)。

◇PPK 还可发生于遗传性致癌性疾病[如 Huriez 综合征(肢端 SCC)、Howel-Evans 综合征(食管癌)]。

◇砷角化病为手掌/足底出现局灶性角化性丘疹→范围扩大、量增加、扩散→溃疡和鳞癌。

• 见于摄入砷 10 年以上。

(2)甲状腺功能减退:典型的甲状腺功能减退性黏液水肿;治疗后消退。

5. 治疗:各种角质溶解剂(如乳酸铵、尿素等);CO_2 激光。

第 19 节　营养障碍性皮肤病

1. 可能由多种原因(营养摄入不足、并发疾病、新陈代谢问题)导致。

2. 蛋白质-能量营养不良

(1)夸希奥科病(恶性营养不良):蛋白质摄入减少至少数周(例如,饮食以米饭为主)。

◇皮肤表现

• 色素异常。

• 创伤后色素减退。

• 皮肤脱屑/糜烂(最常见的检查结果为“表皮剥脱/片状油漆”外观)。

• 头发颜色深浅相间,呈条形排列(“旗帜标志”)且稀疏/干燥/脆弱。

• 伤口愈合不良,伴有溃疡和糜烂。

• 水肿/全身水肿。

• 继发感染。

(2)消瘦征:能量摄入量不足持续数月至数年。

◇皮肤表现

• 皮肤变薄、干燥、松弛、苍白、皱纹。

• 胎毛样发。

• 紫癜。

• 毛囊角化过度。

• 头发和指甲生长受损。

• 瘦弱(“猴子相”——颊脂垫变薄)。

3. 必需脂肪酸缺乏症

(1)继发于营养不良;其他问题→脂肪吸收障碍,肠外营养未补充脂肪和肾病综合征。

(2)皮肤表现:皮肤干燥、粗糙、脱屑;皱褶部位糜烂和皮疹(与生物素和锌缺乏相似);脱发伴色泽变淡;继发感染。

(3)亚油酸、亚麻酸和花生四烯酸减少。

(4)棕榈油酸、油酸和 5,8,11-二十碳三烯酸增多。

4. 维生素过量和维生素缺乏

(1)特定的维生素异常,见表 3-34。

(2)病理学:(糙皮病、肠病性肢端皮炎、获得性锌缺乏症和胰高血糖素瘤)表皮上 1/3 层苍白±银屑病样表皮改变。

5. 神经性厌食症:可见胎毛样发。

6. 神经性贪食症:指关节/手背可见老茧/瘢痕(Russell 征),唾液腺肥大和牙釉质侵蚀。

表 3-34 维生素/锌过量和缺乏

维生素	皮肤表现 缺乏	过量	其他
维生素 A	蟾皮病(角化性毛囊丘疹类似蟾蜍皮)、失明、干眼症	脱屑、干燥、唇炎、鼻出血、皮炎、脱发(视为系统性类视黄醇的副作用)	
β-胡萝卜素		胡萝卜素血症及胡萝卜素皮肤病(掌跖及面中部变黄)	可见于糖尿病、肾病综合征、甲状腺功能减退
生物素	脱发,类似于锌缺乏的皮疹(例如,口周皮炎)		婴儿型由于生物素酶缺陷 新生儿型由于羧化全酶合成酶缺陷 获得性生物素缺乏症:①富含生蛋清的饮食,其中含亲和素(一种与生物素结合并将其灭活的糖蛋白);②缺乏生物素的肠外营养;③某些抗惊厥药物(如苯妥英钠、卡马西平)
硒	皮肤/头发色素减退、白甲症、干燥症	皮炎、脱发、甲异常	
维生素 B_1(硫胺素)	舌炎、水肿		
维生素 B_2(核黄素)	口眼生殖器综合征(唇炎、口角炎、脂溢性皮炎样皮疹、舌萎缩/舌炎、生殖器和鼻周皮炎)		可见于母乳喂养的婴儿,其母亲缺乏核黄素
维生素 B_3(烟酸)	糙皮病 "皮肤病"如同戴项链(上胸/颈部)、舌炎/唇炎、光敏感(尤其是手背)、会阴部皮疹 另:腹泻、痴呆和死亡	脸红、瘙痒、黑棘皮病	缺乏原因:Hartnup 病、酒精中毒、类癌综合征、异烟肼、5-氟尿嘧啶、硫唑嘌呤、厌食、吸收不良综合征
维生素 B_6(吡哆醇)	脂溢性皮炎样皮疹、口角炎、擦烂、舌炎	光敏感	酗酒者患缺乏症的风险最高
维生素 B_9(叶酸)	色素沉着(尤其手、甲、面部、掌褶皱处、间擦部位;口周可累及)、舌炎、口角炎、毛发色素缺失		饮用山羊奶者易患
维生素 B_{12}(钴胺素)	类似叶酸对皮肤的副作用		缺乏可致神经后遗症(在叶酸缺乏症中不典型) 吸收不良是常见原因
维生素 C(抗坏血酸素)	维生素 C 缺乏病:卷曲发、毛周出血/过度角化(首发皮肤症状)、出血性牙龈炎、指甲裂片性出血		
维生素 D	脱发	维生素 D 过多症	
维生素 E		瘀点瘀斑	
维生素 K	紫癜、瘀斑、出血		抗生素可降低肠道细菌对维生素 K 产生的反应,在应用华法林的患者中需谨慎,因 INR 可能会异常的高
锌	口周、肛周、肢端糜烂;红斑和结痂 脱发、甲沟炎、甲营养不良、口炎、继发感染 仅 20%可有经典三联征(皮炎、腹泻、抑郁)		缺乏症可以 AR 模式遗传 (肠病性肢端皮炎 SLC39A4 基因突变) 获得性缺乏的危险因素有:酗酒、素食、厌食、HIV、某些药物(如青霉胺) 锌缺乏症患者血清碱性磷酸酶水平低

第 20 节 钙沉积和钙化疾病

其余章节未涉及的钙沉积和钙化疾病见表 3–35。

第 21 节 溃疡

皮肤溃疡见表 3–36。

1. 表皮和真皮受损缺失。

2. 有多种原因和类型——重点在于寻找临床线索,有序地进行检查工作。

第 22 节 血管炎、血管病和其他血管疾病

血管炎主要根据病变血管大小进行分类(表 3–37)。

小血管血管炎

流行病学

成人>儿童。

病理生理学

1. 毛细血管后静脉免疫复合物沉积→激活补体→中性粒细胞炎性反应→血管损伤、出血和组织缺血。

通过溶酶体酶(胶原酶和弹性蛋白酶)和活性氧化物质产生血管纤维样坏死。

2. 存在各种诱因(表 3–38)。

临床表现

1. 下肢、低位区和穿紧身衣的部位可被部分漂白,出现对称、可触及性紫癜。

(1)其他表现:红斑丘疹、荨麻疹、水疱、脓疱和网状青斑。

(2)面部、手掌、足底或黏膜很少发生。

2. 在暴露后 7~10 天出现,3~4 周消退伴暂时性色素沉着和(或)萎缩。

3. 皮肤症状:无症状、瘙痒、烧灼或疼痛。

4. 全身症状:发热、乏力、关节痛、肌痛和消化/泌尿道症状。

如存在以上表现,请考虑系统性血管炎。

5. 预后:10%有慢性复发病程。

病理

1. 活检 HE 染色最好在 18~48 小时,DIF 最好更早(8~24 小时)。

48 小时后,病理学无特异性,可能显示单一核细胞而不是中性粒细胞。

2. 血管周围中性粒细胞浸润(伴白细胞破碎),围绕毛细血管后小静脉,伴血管壁纤维蛋白样坏死、内皮肿胀和红细胞外渗。

伴随更大更深的血管受累预示系统性血管炎。

3. DIF:80% 存在血管周围 C3 和 IgM 沉积。

实验室检查

1. ESR 升高提示全身性疾病。

2. 显著的补体消耗提示病变广泛或全身性疾病。

3. 如果怀疑有全身性疾病,请按表 3–39 进行评估。

治疗

取决于疾病严重程度(表 3–40)。

重点

常见表现为下肢可触及性紫癜。

(一)皮肤小血管血管炎的亚型

过敏性紫癜(HSP)

流行病学

1. 最常见的小儿血管炎。

2. 90%发生于 10 岁以下儿童,男性居多。

3. 季节性变化,冬季好发。

病理生理学

1. 小血管中的 IgA 沉积导致

(1)几种细胞因子的激活。

(2)中性粒细胞活化一氧化氮和活性氧。

2. 诱因

(1)发生在上呼吸道感染或链球菌感染后 1~2 周。

◇其他感染:汉氏巴尔通体、细小病毒 B19、金黄色葡萄球菌、幽门螺杆菌和柯萨奇病毒。

(2)少数患者有药物暴露史。

临床表现

主要分为 4 种类型

(1)皮肤:臀部和下肢可触及的紫癜(100%)。

(2)肌肉骨骼:关节痛(75%);膝关节和踝关节炎。

(3)消化系统:腹部绞痛(65%)、腹泻±黑便;便血

表3-35 前文未涉及的钙沉积和钙化紊乱

疾病	组织病理学	临床表现	要点
痛风	真皮层具有针状裂隙的非晶态物质，周围有巨细胞浸润 负性双折射	组织尿酸单钠结晶→痛风性关节炎（多见于第1跖趾关节）、肾结石/肾损害或有痛风石（坚韧黄白色皮下结节） 好发于中年，男性>女性 危险因素：肥胖、酗酒、肾脏问题、使用利尿药 痛风石常见于耳郭及皮肤包覆的小关节（手指、足趾），<10%患者可出现	乙醇是最佳预防剂，对急性关节炎的炎性关节→抽吸关节液中尿酸盐结晶可用于诊断 20%硝酸银染色黑色 治疗选择：非甾体抗炎药、秋水仙碱、别嘌呤醇、非布索坦 鉴别诊断：假性痛风（关节和软组织中焦磷酸钙晶体沉积），可引起痛风性假性脱发
胶状粟粒疹	真皮浅层非晶态粉色均质结节样物质伴或不伴裂隙 有无浸润带 成人型可在日光弹力纤维病中见到深部结节	成人型（最常见）：多为中年至中老年，光损伤严重，男性>女性；日光暴露区多发半透明黄色丘疹 其他型：青少年多见，色素沉着（对苯二酚作用），结节性胶样变性	染色与淀粉样蛋白类似（刚果红、硫黄素T、阳离子结晶紫） PAS(+)
营养不良性钙化	详见相关章节	自身免疫性结缔组织病：最常见于CREST综合征和儿童糖尿病；在糖尿病患者中可发展成为全身钙质沉着症（严重表现） 脂膜炎：小叶型，特别是胰腺脂膜炎、新生儿皮下脂肪坏死、深部狼疮 遗传性皮肤病：弹性纤维假黄瘤（真皮弹力纤维钙化）、Ehlers-Danlos综合征、降钙素原（长期存在） 感染：肠扭转和猪带绦虫 肿瘤：毛母细胞瘤（75%）、基底细胞癌、表皮/毛囊囊肿	
转移性钙化	钙质羟化酶：皮下脂肪中血管周围和血管内钙→血栓性病变	临床：紫色网状斑块（青斑）及皮下结节→痛性坏死、紫癜性溃疡/大疱；女性>男性；危险因素有肥胖、二型糖尿病、营养不良；高死亡率；检查C蛋白活性/功能 组织学：血栓性血管变性、血管钙化、皮肤软组织坏死 治疗：低钙透析、磷酸盐结合剂、重碳酸盐、纤溶酶原激活剂、甲状旁腺切除术、外科清创术、治疗感染组织	慢性肾衰竭：导致转移性钙化的首要原因；由于PO^{4-}清除减少、D31-α羟基化减少、钙吸收减少；继发于甲状旁腺功能亢进 其他转移性钙化原因：乳碱综合征和高维生素D症
特发性钙化	阴囊特发性钙化结节：阴囊皮肤内上皮囊肿形成时可见钙化	阴囊特发性钙化结节：阴囊多发白色小结节 肿瘤钙沉积症：关节周围皮下巨大痛性磷酸钙结节，可发展为溃疡	其他因素包括粟粒样钙沉积症（通常在唐氏综合征患者手背/面部）及皮下钙化结节
骨肉瘤	真皮/皮下骨质形成	遗传因素：渐进性骨化性纤维发育不良（软骨内发生，显性遗传；编码激活素A受体的ACVR1基因突变；可能有畸形大踇趾）、进行性骨异型增生、盘状骨肉瘤、Albright遗传性骨营养不良，以及面部粟粒状骨瘤：成人面部白肤色小丘疹；与痤疮和四环素药物史相关	

表 3-36 皮肤溃疡主要特点

溃疡种类	临床表现	要点
静脉性	浅黄色纤维素性基底边缘不规则 典型部位为内踝上方（继发于科克特穿孔静脉） 常伴有静脉淤血(棕色含铁血黄素+单纯性紫癜、LDS、水肿)和静脉曲张	危险因素：高龄、女性>男性、肥胖、妊娠、长期站立、身高增加 由静脉缺氧和功能不全造成 双侧不充分±静脉造影有助于诊断疾病 治疗：保湿/封包、清创、湿敷(制造湿润环境并吸收多余渗液)、抗感染、压迫(不适用于动脉功能不全患者)、负压治疗、人工淋巴引流，使用乙酮可可碱、肠溶阿司匹林胶囊、粒细胞集落刺激因子
淋巴水肿	典型表现始于足背点状水肿继而发展到下肢 皮肤改变：硬结、溃疡、继发感染 疣状象皮肿：足/下肢慢性淋巴水肿→真皮和皮下纤维化→疣状增生、角化过度、鹅卵石样改变、乳头瘤样外观	引流不畅导致间隙淋巴液增多 原发(例如，Nonne-Milroy 症、Meige 症、迟发性淋巴水肿)或者继发(恶性肿瘤、射线、淋巴结清扫、深静脉血栓、复发性蜂窝织炎、肥胖症、丝虫病)
动脉性(外周动脉疾病)	边界清楚的痛性溃疡、圆形基底、穿凿性干性坏死 多发于受压点(如外踝、第 1 和第 5 跖骨) 通常有皮肤/毛发萎缩、跛行史	足动脉搏动减弱伴毛细血管充盈时间增加，抬高时苍白 依据肱踝指数诊断；可能需要 CTA、MRA、有创 DSA 检查 由于缺乏血液灌流(外周动脉疾病) 危险因素：吸烟、2 型糖尿病、高血压、高同型半胱氨酸血症、肝豆状核变性 不要用封闭式负压吸引治疗或过度清创 可能需要手术重建和(或)血管形成术
糖尿病性/神经病变性(穿通性)	穿孔、异味、基底潮湿、边界茧化 多发于受压点(如跖骨头、大踇趾、足跟) 常继发于周围神经病变和(或)足畸形(如锤状足趾)	可能需要骨 bx/cx 发现潜在骨髓炎(MRI 最有助于诊断) 15%糖尿病患者有足部溃疡，须接受下肢截肢术 治疗：减压措施(如避免接触、穿治疗鞋)、伤口促愈(如清创术)、抗感染、高压氧、负压治疗、外源性生长因子(如生长因子凝胶)、人工皮肤、外敷、使用粒细胞集落刺激因子
卧位/压力性	由于行走/活动减少，长期受压导致溃疡、骨性凸起和表面软组织受压 常见部位：骶骨、足跟、坐骨结节、大转子、内踝(外侧>内侧) 4 个阶段：①不褪色红斑；②皮肤表皮和(或)真皮脱落、糜烂/浅溃疡；③有皮肤缺失和皮下损伤，但未及筋膜；④深达肌肉、骨质或支持结构的组织坏死	危险因素：长期卧床、感觉障碍、营养不良、循环问题 治疗：减压(如变换位置，用泡沫垫之类的支撑表面)、良好的伤口护理 第④阶段的溃疡可能需要外科治疗
弥漫性真皮血管瘤	下肢、胸部、前臂的紫斑/红斑性斑块/斑片伴溃疡	与血管粥样硬化与吸烟密切相关 可能需要外科手段干预 推荐异维 A 酸作为治疗选择
Martorell 动脉硬化性溃疡	痛性红疱，继而出现蓝色紫癜病变、溃疡；溃疡继发于胫前色素性皮损 常见于下肢前侧或内侧 常有浅表溃疡伴坏死性基底及莱花状边缘红斑，较深且逐渐扩大	50~70 岁女性多见 愈合不良或愈合缓慢 大多与高血压相关 组织学：动脉中膜、内膜增厚，伴或不伴有透明质酸增多症、钙沉积症，可伴有动脉周围炎、动脉内膜增生 有多种治疗方式(如负压封闭引流、控制高血压、使用压力袜)
血液学		贫血，特别是血红蛋白病 恶性血液病相关：坏疽性脓皮病、血管炎、Ⅰ型冷球蛋白血症 凝血异常：莱顿第Ⅴ因子缺乏、C 蛋白/S 蛋白缺乏、抗凝血酶Ⅲ缺乏、凝血酶原 G20210A 突变、抗磷脂抗体综合征、高同型半胱氨酸血症、纤溶酶原激活物抑制剂缺乏/增加

（待续）

表 3-36(续)

溃疡种类	临床表现	要点
炎症性		考虑血管炎、结节性多动脉炎、类风湿关节炎/Felty 综合征、坏疽脓皮病和脂样坏死、白塞病——前述常见于下肢肢端部位 溃疡性扁平苔藓、溃疡性结节病、青斑样血管病变 考虑脂膜炎(胰腺性、α1-抗胰蛋白酶、硬红斑)
感染性		怀疑感染时,应广泛培养以排除细菌(如炭疽分枝杆菌)、病毒(特别是单纯疱疹病毒)、真菌、寄生虫(棘阿米巴、阿米巴病)
肿瘤性		几乎所有皮肤恶性肿瘤都会发展为溃疡(鳞状细胞癌最常见,也可见基底细胞癌、淋巴瘤、卡波西肉瘤、肉瘤血管肉瘤) 鳞状细胞癌会发展为慢性溃疡,结痂,且出现慢性炎症(例如,在化脓性汗腺炎或 LSA 中)
代谢性		溃疡可发生于有沉积紊乱的近关节处(如钙沉着、痛风),以及钙化类病变中的脂肪堆积区
遗传性		Adams-Oliver 综合征可见溃疡(头皮发育不良)、脯氨酸酶缺乏(下肢溃疡)、家族性肿瘤样钙沉积症、Werner 综合征(下肢溃疡)、Flynn-Aird 综合征、Klinefelter 综合征(下肢溃疡)
药物性		羟基脲是常见致病物(踝关节、胫骨嵴疼痛),其他致病药物如干扰素(注射部位),银屑病患者使用甲氨蝶呤、抗凝剂(华法林(获得性 C 蛋白缺乏症),以及肝素性坏死(肝素诱导的血小板减少症)
其他		人工皮炎、非法用药、烧伤、冻伤、辐射诱发、化学腐蚀

* 血管炎和血管闭塞在血管扩张症、血管病和其他血管疾病章节中讨论。

(20%)。

(4)肾(40%~50%):血尿伴肾炎风险,终末期肾功能不全(1%~3%)。

成人过敏性紫癜的主要特征

1. 易发展为伴有腹泻和慢性肾功能不全的进行性病程。

2. 合并发热、ESR 升高和腰部以上紫癜的成年人更易发生 IgA 肾炎。

3. 易伴发实体器官肿瘤(特别是肺癌)>血液肿瘤。

4. 常见水疱病变和皮肤坏死(60%)。

5. 预后:复发率高达 40%。

儿童过敏性紫癜的主要特征

1. 5%~7%可发生严重肾脏疾病。

2. 腹痛是预测肾炎的一个重要指标。

治疗

一线:支持治疗(自限性疾病,可在数周至数月内自愈)

(1)泼尼松±硫唑嘌呤或环孢素治疗腹痛、关节炎或重症肾炎。

◇应用泼尼松预防肾脏疾病尚存争议(Cochrane 评估并未显出益处)。

(2)氨苯砜可缩短病程,改善皮肤表现。

(3)雷尼替丁可减轻腹痛的持续时间和严重程度。

(4)快速进行性肾小球肾炎可考虑静脉滴注丙种球蛋白。

实验室检查:详见皮肤小血管炎章节

1. DIF 示血管壁 IgA 沉积。

2. 需要长期随访(血尿、蛋白尿和异常肌酐)。

3. 对腹痛或怀疑胃肠道出血者,可应用愈创木酚。

病理学

1. 白细胞碎裂性血管炎(LCV)。

2. DIF 示真皮小血管中 IgA 沉积伴 C3 和纤维蛋白。

3. 如果皮肤活检没有嗜酸性粒细胞,肾脏疾病的发病率更高。

表 3-37 根据血管管径分类血管炎

	临床表现	示例
小血管炎	隐匿性紫癜 瘀点 水疱 脓疱	过敏性紫癜 婴儿急性出血性水肿 荨麻疹性血管炎 点状隆起型红斑 面部肉芽肿 继发性血管炎 药物性 感染性 恶性肿瘤性 自身免疫性
中小血管混合型血管炎	混合小血管炎和中血管炎的特点	混合型小球蛋白血症Ⅱ型和Ⅲ型 ANCA 相关的: 显微镜下多血管炎 韦格纳肉芽肿 变应性肉芽肿
中血管炎	网状青斑 疱疹样紫癜 溃疡 皮下结节	结节性多动脉炎 川崎病
大血管炎	疾病具有特异性 颞动脉炎: 额颞部头皮红斑性软结节或溃疡 Takayasu 动脉炎: 红斑样皮下结节 红斑狼疮中 PG 样病变 LE>UE	颞动脉炎 Takayasu 动脉炎

表 3-38 皮肤小血管炎触发因子

触发因子	示例
原发性皮肤小血管炎	
特发性(50%)	
继发性皮肤小血管炎	
感染(15%~20%)	细菌:A 型 β-溶血性链球菌、金黄色葡萄球菌、衣原体、奈瑟菌、分枝杆菌 病毒:丙型肝炎病毒>乙型>甲型;HIV 真菌/酵母菌:念珠菌
炎性(15%~20%):可表现为小和(或)中动脉炎	自身免疫性结缔组织病包括:系统性红斑狼疮、干燥综合征、风湿性关节炎>皮肌炎、硬皮病、多动脉炎 炎性肠病 白塞病
药物(10%~15%):药物刺激后 1~3 周出现,第 3 常见的皮肤药疹(2%)	最常见: 抗生素:β-内酰胺类(青霉素、头孢菌素)、磺胺类、米诺环素、喹诺酮类 抗炎:NSAID、COX-2 抑制剂 其他: 白三烯抑制剂 抗甲状腺药物:丙硫氧嘧啶 抗高血压药物:噻嗪类、肼屈嗪 生物制品:TNF-α 抑制剂、甲氨蝶呤、利妥昔单抗 激素:口服避孕药 G-CSF 类视黄醇:异维 A 酸 左旋咪唑可卡因 别嘌呤醇 造影剂
肿瘤(5%)	最常见: 恶性血液病(多发性骨髓瘤、单克隆丙球蛋白病、T 细胞白血病、蕈样肉芽肿、急性白血病、慢性粒细胞白血病、弥漫性大细胞白血病、毛细胞白血病) 次常见: 实质器官(泌尿系统,前列腺癌;肾癌消化系统,结肠癌)
其他	血栓 栓子 冷球蛋白血症

婴儿急性出血性水肿

流行病学

1. 发生于 3 岁以下儿童。
2. 70%是男孩。

病理生理学

1. 小血管免疫复合物沉积。
2. 多种诱因(表 3-41)。

临床表现

1. 发生于头部(面颊和耳朵)和上肢的大型环状或靶状/帽状水肿性出血性斑块(图 3-83)。
2. 质软非凹陷性颜面水肿。
3. 可能出现不明显的发热。
4. 预后:1~3 周消退。

病理

1. 白细胞碎裂性血管炎。
2. DIF 示 IgA 沉积。

表 3-39 系统性血管炎评估

常规检查	如果没有全身受累的表现
	全血细胞计数(变应性肉芽肿中嗜酸细胞增多)、血生化(肌酐升高)、血沉加快(>40mm/h)、肝功能指标升高、肾功能异常(血尿/蛋白尿)
拓展检查	**如果有全身受累的表现,在常规检查基础上外加**
消化系统	便潜血(过敏性紫癜患者±黑便)
肾脏	一系列肾功能检查(血尿、蛋白尿)
感染性	乙型肝炎和丙型肝炎
	HIV
	ASO 滴度[如果呈(+)考虑链球菌感染]
	异常的胸片(浸润、混浊)
	对高热或心脏杂音患者,考虑予经食管超声心动图检查和血培养
	依据病史予其他培养
炎症性	血沉加快
	CRP 升高(感染性疾病和自身免疫性疾病中升高)
	ANA
	类风湿因子[阳性(+)考虑干燥综合征、类风湿关节炎、冷球蛋白血症]
	C3、C4、CH50、C1q (NUV 中在正常范围;HUV、SLE、其他自身免疫性血管病、动脉栓塞中C3/C4/C1q 降低)
	ANCA[韦格纳肉芽肿中 c-ANCA(+)、MPA、变应性肉芽肿、结节性多动脉炎中 p-ANCA(+)、APLS 中抗磷脂抗体(+)]
肿瘤性	SPEP/UPEP(+)时考虑恶性血液病
	胸片(结节或团块提示恶性)
	异常外周血涂片
其他	冷球蛋白(阳性考虑冷球蛋白血症)
	免疫球蛋白[过敏性紫癜 IgA(+)、变应性肉芽肿 IgE(+)]

表 3-40 皮肤小血管炎治疗方法

疾病严重程度	
较轻	支持治疗:90%可自行缓解,10%可发展为慢性病程
	去除可疑药物
	抬高患肢穿压力袜
	应用 NSAID 治疗关节炎尚有争议
	H1-阻断剂,H2-阻断剂
	外用激素
慢性或较重	秋水仙碱(0.6mg,2~3 次/天)
	氨苯砜(100~200mg/d)
	秋水仙碱联合氨苯砜或秋水仙碱联合可可碱比单一疗法更有效
重度溃疡	口服泼尼松(0.5~1mg/kg,4~6 周)
	可加免疫抑制剂:
	硫唑嘌呤[1~2mg/(kg·d)]
	霉酚酸酯(每天最多 2g)
	环磷酰胺[1~2mg/(kg·d)]
	环孢素[2.5~5mg/(kg·d)]
	静脉注射免疫球蛋白(免疫缺陷患者)
	血浆置换术(难治性病例)

表 3-41 婴儿急性出血性水肿诱因

诱因	
感染:病毒或细菌	上呼吸道:腺病毒、柯萨奇病毒、EB 病毒
	腹泻性疾病:甲型肝炎病毒、空肠弯曲菌、轮状病毒
	泌尿道:大肠杆菌
	其他:HSV、VZV
药物	抗生素:β-内酰胺、TMP/SMX
	镇痛药:NSAID、对乙酰氨基酚
	接种疫苗

治疗

使用抗组胺药;可在 1~3 周内自行消退。

荨麻疹性血管炎

1. NUV(70%~80%):补体正常性荨麻疹性血管炎。局限于皮肤和特发性。

2. HUV(20%~30%):低补体血症性血管炎。与全身性疾病高度相关。

流行病学

常见于>50 岁的女性,尤其是 HUV (与 AI-CTD 人口统计学相同)。

病理生理学

1. 补体和免疫复合物在血管壁中沉积和补体级联的激活。

低补体血症:IgG 抗体结合 C1q,降低 C1q 血清水平。

2. 致病因子:通常具有特发性,多种诱因可起作用(表 3-42)。

临床表现

1. 躯干和肢端持续的疼痛/灼烧性荨麻疹样皮损>24 小时(普通荨麻疹<24 小时);消退后遗留色素沉着

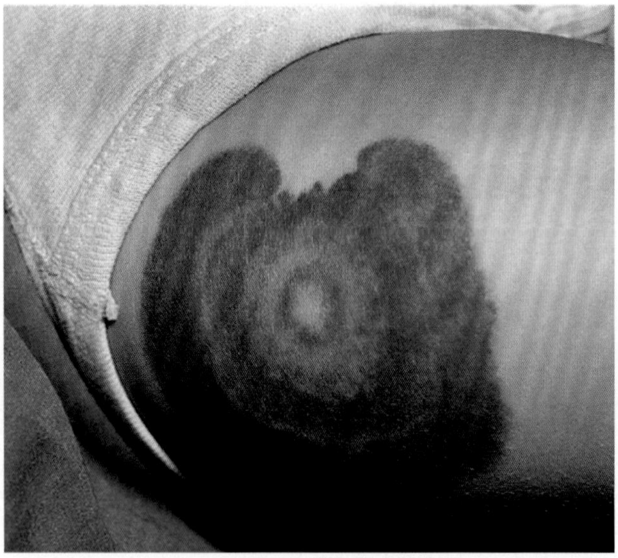

图 3-83 急性出血性水肿，典型的大型环状出血性斑块。(From Andrews et al. Andrews'Diseases of the Skin, 11th Ed. Elsevier. 2011.)

表 3-42 荨麻疹性血管炎病因

特发性	
自身免疫性疾病	SLE(HUV 相关性)
	干燥综合征
病毒感染	乙型/丙型肝炎、EB 病毒
药物	NSAID
	甲氨蝶呤、TNF-α 抑制剂
	西咪替丁
	氟西汀
	碘化钾
恶性肿瘤	白血病/淋巴瘤
	丙种球蛋白血症(IgM、IgG)
其他	血清病

或紫癜;可能伴有血管性水肿。

2. 反复发作持续数月至数年。

3. 全身性表现(在 HUV 中更常见)见表 3-43 中的描述。

病理

1. 白细胞碎裂性血管炎(程度轻微)。

2. 在 HUV 当中,间质弥漫性中性粒细胞更常见,可能与全身性红斑狼疮有关。

3. DIF:70%血管周围有免疫球蛋白和 C3 沉积,但狼疮带(颗粒状 Ig 或 C3 沿基底膜带分布)增加了 HUV 患者患 SLE 的风险。

表 3-43 荨麻疹性血管炎的系统受累

系统	相关症状或疾病
肌肉骨骼(50%)	关节痛、肌痛
消化系统(15%~30%)	反复腹痛、腹泻、恶心/呕吐
肺(20%)	气促、重度慢阻肺、喉头水肿
肾(20%~30%)	肾小球肾炎或间质性肾炎
眼部(10%)	葡萄膜炎、结膜炎、巩膜外层炎
全身症状	发热、乏力、关节痛、肌痛

实验室检查

1. NUV:与皮肤小血管炎相同。

2. HUV:CH50、C3 和 C4 降低;抗 C1q 抗体(100% HUV 患者)和 ESR 升高。

检查 ANA 提示 HUV 与 SLE 的高相关性(高达 50%)。

治疗

见表 3-44。

重点

Schnitzler 综合征:荨麻疹性血管炎+IgM 丙种球蛋白病及以下症状中的 2 种:发热、关节痛、骨痛、ESR 升高或 WBC 升高。

持久性隆起红斑

流行病学

1. 发生于中老年人的罕见慢性疾病。

2. HIV 相关。

病理生理学

1. 免疫复合物沉积与反复炎症愈合过程导致血管周围纤维化。

2. 可能和多系统疾病相关(表 3-45)。

表 3-44 荨麻疹性血管炎治疗方法

早期	抗组胺药
	口服类固醇
	吲哚美辛
选择性的	氨苯砜
	秋水仙碱
	羟氯喹
重症	泼尼松+霉酚酸酯
	利妥昔单抗
	静脉注射免疫球蛋白

表 3-45 持久性隆起红斑的诱因	
感染	β 溶血性链球菌
	HIV
	HBV
	结核
	梅毒
自身免疫性疾病	炎性肠病、乳糜泻、SLE、类风湿关节炎
恶性血液病	IgA 副蛋白血症/单克隆丙种球蛋白血症
	骨髓异常增生

临床表现

1. 早期皮损：伸侧表面和近关节处的红褐色紫罗兰色丘疹结节和斑块。

2. 晚期皮损：先前发炎部位的质硬结节和肿块。

3. 系统相关：眼部（巩膜炎/葡萄膜炎）和关节痛。

病理

1. 早期：白细胞碎裂性血管炎伴间质中性粒细胞浸润的嗜中性皮肤病。

2. 晚期：血管周围席纹状纤维变性（真皮血管周围“洋葱皮样纤维化”）伴中性粒细胞浸润。

治疗

1. 氨苯砜是首选药物。

2. 其他药物：非甾体抗炎药、四环素和秋水仙碱。

混合性冷球蛋白血症

见“冷球蛋白血症”。

面部肉芽肿

流行病学

好发于成人（高加索人>非裔美国人），男>女。

临床表现

面部单发或多发，散在的红褐色丘疹、斑块和结节，特别是鼻、颧突、额头和耳。

1. 有人认为面部肉芽肿和持久性隆起红斑是同一疾病但发生于不同解剖部位。

2. 可有毛囊显著、毛细血管扩张或“橘皮样”外观。

病理

1. 白细胞碎裂性血管炎（可能难以识别）。

2. 无浸润带。

3. 由嗜酸性粒细胞、中性粒细胞、淋巴细胞和浆细胞组成的真皮致密混合浸润（图 3-84）。

治疗

1. 皮损内注射曲安奈德（2.5~5mg/mL）。

2. 冷冻疗法+皮损内注射曲安奈德。

3. 外用类固醇。

4. 外用他克莫司。

5. 如果治疗反应不佳，可用氨苯砜（50~100mg/d）、秋水仙碱或羟氯喹。

6. 脉冲染料激光（PDL）。

中小血管血管炎

一般特征

（1）皮肤小血管炎和中型血管病变的混合表现

◇青斑、网状紫癜、溃疡和皮下结节。

◇尤其合并肺部和（或）肾脏受累时需考虑本病。

（2）分类

◇ANCA（+）：韦格纳肉芽肿、显微镜下多血管炎、Churg-Strauss 综合征（变应性肉芽肿）。

◇结缔组织病（SLE 和 RA）。

◇混合性冷球蛋白血症（Ⅱ型和Ⅲ型）。

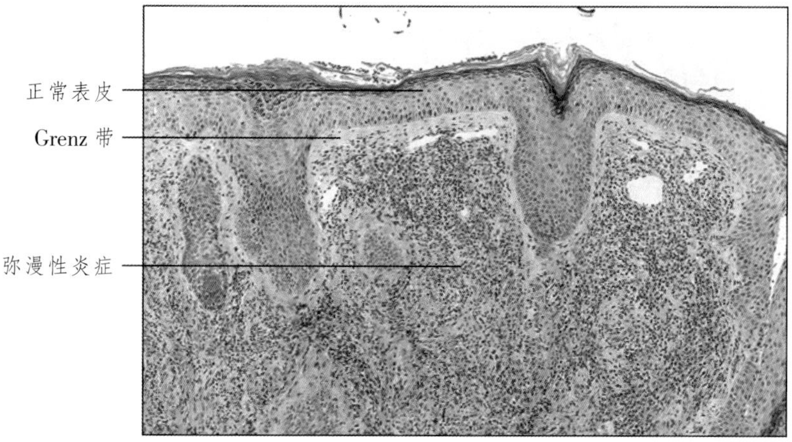

图 3-84 面部肉芽肿（低倍放大）。(From Rapini R. Practical Dermatopathology, 2nd Ed. Elservier. 2012.)

ANCA 阳性血管炎

ANCA 阳性血管炎见表 3-46 和表 3-47。

(1)病理生理学

ANCA 介导的血管损伤是由中性粒细胞和单核细胞产生的毒性氧代谢产物引起的。

(2)重要的 ANCA 相关疾病(提示:如果在考试中不能回忆起特定的 ANCA 相关疾病,只需判断是否为 p-ANCA,由于它是特异性较低的自身抗体,因此,与大多数疾病相关)。

◇多血管炎肉芽肿(韦格纳肉芽肿):c-ANCA。

◇左旋咪唑诱导的血管炎:p-ANCA。

◇变应性肉芽肿:p-ANCA>>c-ANCA。

◇显微镜下多血管炎:p-ANCA>c-ANCA。

◇米诺环素诱导的红斑狼疮:p-ANCA。

韦格纳肉芽肿(WG)

流行病学

好发于中年人及儿童。

病理生理学

1. c-ANCA 介导的(抗 PR3)Th1 免疫应答→肉芽肿形成。

2. 诱因未知。

临床表现

1. 三联征

(1)上下呼吸道坏死性肉芽肿

◇呼吸道:咳嗽、咯血和气促。

◇鼻/鼻窦症:鼻漏、鼻窦炎、脓性或血性鼻分泌物。

(2)系统性血管炎

◇肌肉骨骼:关节痛。

◇眼:结膜炎、突眼和角膜炎。

◇中枢神经系统:周围神经病变与脑血管意外。

(3)肾小球肾炎

◇若不治疗则会死于肾脏疾病(年死亡率>80%)。

2. 皮肤表现:10%~21%在早期表现,15%~46%贯穿疾病全程。

(1)低位区重力支撑部位可触及紫癜。

表 3-46 ANCA 自身抗体的特征

p-ANCA(特异性低)	髓过氧化物酶	核周染色	变应性肉芽肿,显微镜下多血管炎>结节性多动脉炎 其他自身免疫性疾病 慢性感染
c-ANCA(特异性高)	丝氨酸蛋白酶 3	细胞质颗粒染色	韦格纳肉芽肿>>显微镜下多血管炎

表 3-47 ANCA 阳性血管炎

疾病	ANCA 类型	系统症状体征	皮肤表现	其他特性
韦格纳肉芽肿	c-ANCA	鼻/鼻窦:鼻窦炎、鼻漏 肺:咳嗽、咯血 肾:肾小球肾炎伴血尿 CNS:周围神经病、CVA	可触及的紫癜 PG 样结节 草莓龈	肉芽肿性
显微镜下多血管炎	p-ANCA>c-ANCA	鼻/鼻窦:无 肺:肺泡出血 肾:肾小球肾炎伴血尿 CNS:神经病变、多发性单神经炎	可触及的紫癜 网状青斑 网状紫癜 溃疡	非肉芽肿性
变应性肉芽肿	p-ANCA	鼻/鼻窦:鼻息肉、过敏性鼻炎 肺:哮喘(成人发作) 肾:少见 CNS:多发性单神经炎、对称性多神经病 心脏:心肌病、心包炎、瓣膜病 消化道:恶心/呕吐、腹痛	可触及的紫癜 痛性皮下结节	肉芽肿性 嗜酸性粒细胞

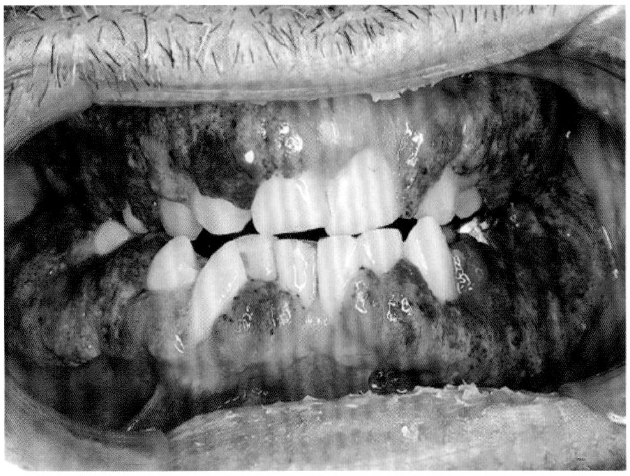

图 3–85　韦格纳肉芽肿，草莓牙龈。(From Andrews et al. Andrews' Diseases of the Skin，11th Ed. Elsevier. 2011.)

(2)口腔溃疡常见，牙龈增生呈"草莓龈"(图 3–85)，罕见但可确诊。

(3)痛性坏疽性脓皮病样结节或坏死性溃疡。

(4)皮肤表现与血管炎更早期和更广泛的发病有关。

3. 局限型：皮肤型或肺亚型。

4. 全身症状：发热、体重减轻、厌食和不适。

病理

白细胞碎裂性血管炎，血管坏死性栅栏状肉芽肿及嗜碱性碎片("蓝色肉芽肿")。

实验室检查

1. ESR 升高和 WBC 升高。

2. c–ANCA(+)

(1)敏感性(高达 90%)和特异性(80%~100%)。

(2)局限性 WG 患者可能阴性。

(3)可起到病情监控的作用。

3. 异常 UA：显微镜下血尿或红细胞管型。

4. 异常胸片：常可见结节、浸润和空洞。

5. 鼻窦受累：鼻窦 X 线片、鼻窦 CT 或鼻腔活检异常。

治疗

1. 诱导：环磷酰胺[2mg/(kg·d)]+口服类固醇[泼尼松 1mg/(kg·d)]。

2. 维持

(1)MTX(20~25mg/w)±口服类固醇。

(2)硫唑嘌呤[2mg/(kg·d)]+口服类固醇。

3. 预后

复发率：5 年内为 50%。

显微镜下多血管炎(MPA)

流行病学

男性>女性，发病高峰在 65~75 岁。

病理生理学

1. 尚不明确，可能是 ANCA 介导。

2. 可能与感染性心内膜炎、药物、恶性肿瘤有关。

临床表现

1. 皮肤有可触及紫癜、瘀斑>网状青斑、网状紫癜、溃疡和裂片状出血。

2. 症状可持续数月至数年。

3. 系统症状见表 3–48。

肺–肾综合征的最常见原因见表 3–49。

病理

1. 白细胞碎裂性血管炎伴节段性小血管血管炎>中型血管血管炎。

2. 与韦格纳肉芽肿和变应性肉芽肿不同，没有肉芽肿形成。

实验室检查

见"皮肤小血管血管炎"，应特别注意：

1. p–ANCA(抗髓过氧化物酶，60%)>c–ANCA(抗蛋白酶 3，30%)。

2. 尿常规异常(蛋白尿或血尿)。

3. 胸片或胸部 CT 异常。

4. 其他：肌电图或肺/神经/肾活检异常。

治疗

1. 诱导

(1)环磷酰胺[2mg/(kg·d)]+口服类固醇[1mg/(kg·d)]。

表 3–48　MPA 与 PAN 对比

	PAN	MPA
肾：肾小球肾炎	–	+
高血压和微动脉瘤	+	–
肺部症状	–	+
ANCA(+)	–(可能性更小)	+(可能性更大)
乙型或丙型肝炎相关	+	–

表 3–49　显微镜下多血管炎的系统受累

肾(79%~90%)	局灶节段性坏死性肾小球肾炎
肺(25%~50%)	肺毛细血管炎、肺出血
神经病学(高达 33%)	多发性单神经炎、周围神经病

(2)利妥昔单抗+环磷酰胺。

2. 缓解

甲氨蝶呤或硫唑嘌呤,与韦格纳肉芽肿相似。

3. 局限性的

TMP/SMX+口服类固醇。

Churg-Strauss 综合征(CSS、变应性肉芽肿病)

流行病学

好发于中年人群。

病理生理学

1. 混合炎症和 ANCA 介导的组织损伤伴肉芽肿形成和中性粒细胞血管炎。

2. 可能的诱因:激素减量过快、疫苗接种、白三烯抑制剂和抗 IgE 抗体(奥马珠单抗)。

临床表现:3 个经典阶段(表 3-50)

1. 皮肤:14%有症状,但绝大多数会在疾病的某个阶段发展。

(1)下肢可触及紫癜。

(2)四肢和头皮对称性痛性皮下结节。

2. 系统表现:见表 3-50。

病理

1. 白细胞碎裂性血管炎伴嗜酸性粒细胞、中性粒细胞、淋巴细胞及肥大细胞的混合浸润。

2. 栅栏状嗜中性和嗜酸性血管外肉芽肿伴胶原纤维变性("红色肉芽肿")。

实验室检查

1. ANCA(+):患者更容易发生神经和肾脏疾病。

2. ANCA(-)与心脏病有关。

3. 白三烯相关 CSS 中 p-ANCA>c-ANCA。

表 3-50 Churg-Strauss 综合征三阶段

阶段	表现
1	成人发作性哮喘
	鼻息肉
	过敏性鼻炎
2	嗜酸细胞增多症
	肺炎
	消化道:恶心/呕吐、腹痛
3	系统坏死性血管炎
	肺:哮喘、鼻窦炎、过敏性鼻炎
	神经:多发性单神经炎、对称性多神经病
	心脏:心包炎、瓣膜病、心肌病(致死原因)

4. 嗜酸性粒细胞增多症(嗜酸性粒细胞>1500/μL)。

5. 白细胞增多。

6. IgE 升高。

7. 胸片:斑片状浸润、间质性疾病和结节性肿块。

治疗

1. 口服类固醇[1mg/(kg·d)]。

2. 内脏受累

环磷酰胺[2mg/(kg·d)]+口服类固醇。

重点

1. 主要表现为哮喘和嗜酸性粒细胞增多症。

2. 局限性肾脏受累,与 WG 和 MPA 不同。

中血管血管炎

(一)亚型:结节性多动脉炎与川崎病

结节性多动脉炎(PAN)

流行病学

1. 男性>女性,发病高峰 40~60 岁。

2. 皮肤型可在任何年龄段出现。

病理生理学

1. 可能的诱因:药物、感染、炎性疾病(炎性肠病、SLE)和毛细胞白血病;可能是免疫复合物介导的。

2. 与乙型肝炎(5%~7%)和丙型肝炎有关。

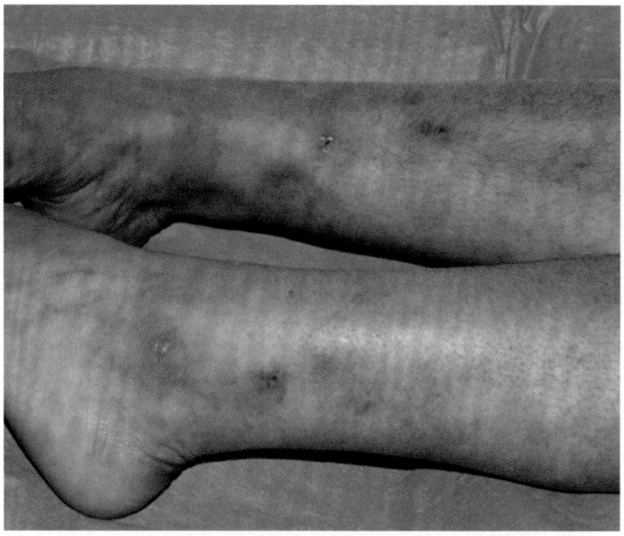

图 3-86 1 例青少年皮肤型结节性多动脉炎,可见下肢网状青斑伴多发穿凿样小溃疡。此病可与结节性多动脉炎样综合征重叠,是抗磷脂酰肌氨酸凝血酶原复合物抗体对抗凝的反应。(Courtesy, Julie V Schaffer, MD. From Bolognia JL, Jorizzo JL, Rapini RP. Dermatology, 3rd Ed. Elsevier. 2012.)

3. 皮肤型

(1)儿童与链球菌感染有关。

(2)与米诺环素有关。

临床表现

分为2型

1. 经典亚型:多系统血管炎。

2. 有限系统受累的皮肤亚型(图3-86、表3-51)。

病理

1. 白细胞碎裂性血管炎。

2. 中型动脉坏死性动脉炎。

在皮肤中,这些血管位于皮下组织和真皮皮下脂肪交界处。

3. 微动脉瘤→血栓、缺血和坏死。

中型血管造影(冠状动脉、肾动脉、腹腔动脉和肠系膜动脉)可见微动脉瘤。

4. 晚期表现为纤维化。

5. DIF:皮肤血管壁中IgM和(或)C3沉积。

实验室检查:见“皮肤小血管血管炎”

1. 全血细胞计数:贫血与白细胞增多。

2. 血尿和红细胞管型。

3. 乙型肝炎和丙型肝炎。

4. ANCA(p-ANCA<20%阳性)。

5. 如怀疑微动脉瘤或狭窄,应考虑血管造影术。

6. 儿童考虑检查抗链球菌溶血素O。

治疗

1. 皮肤亚型

(1)如果皮肤严重受累,可在皮损内使用类固醇、非甾体抗炎药,口服类固醇3~6个月。

(2)儿童:因与链球菌感染相关,可使用青霉素。

2. 严重的全身性疾病

(1)环磷酰胺[每日2mg/(kg·d)]+口服类固醇12个月。

(2)甲氨蝶呤(7.5~20mg/W)。

(3)静脉注射免疫球蛋白。

3. 乙型肝炎(+)

α干扰素±阿糖腺苷/拉米夫定+血浆置换。

考试重点

罕有肺脏受累,与ANCA相关血管炎不同。

川崎病(急性发热性皮肤黏膜淋巴结综合征)

流行病学

1. 80%见于5岁以下儿童,男性>女性。

2. 日本发病率较高。

病理生理学

1. 病因不明,可能与不明感染有关。

2. 遗传和种族因素导致易感性增加。

3. 包括冠状动脉在内的大、中、小弹性动脉的炎症、瘢痕形成、狭窄和动脉瘤形成。

临床表现(图3-87)

1. 发热至少5天并伴有以下症状

(1)结膜充血(通常无渗出)。

(2)黏膜:唇/口腔黏膜红斑、裂隙唇、草莓舌、口腔及咽黏膜充血。

(3)皮肤:皮疹多形性,包括银屑病样皮疹、麻疹

表3-51 经典型和皮肤型结节性多动脉炎的特点

	主要皮肤特点	系统表现
经典亚型(PAN)	下肢可触及紫癜 下肢痛性单发/多发皮下结节,可破溃 结节可沿浅表血管发展,尤其在下肢 网状青斑 手指或阴茎梗死罕见	全身症状:发热、体重减轻、关节痛、乏力 多器官受累 肾:高血压和肾衰竭(最常见的死因) 心脏:心肌病、心肌梗死、心律失常 神经系统:感觉异常,运动或多神经病(足下垂) 消化道:恶心/呕吐、肠梗阻、出血、肠系膜缺血 泌尿道:睾丸炎 动脉瘤导致多器官梗死
皮肤亚型(C-PAN)	下肢近踝部出现粉色至紫红色结节并可向附近延伸 白色萎缩:萎缩、象牙色、星状瘢痕 网状青斑 指部坏疽	全身症状:发热、肌痛 小器官受累 神经:周围神经病 肌肉骨骼:关节痛、肌痛

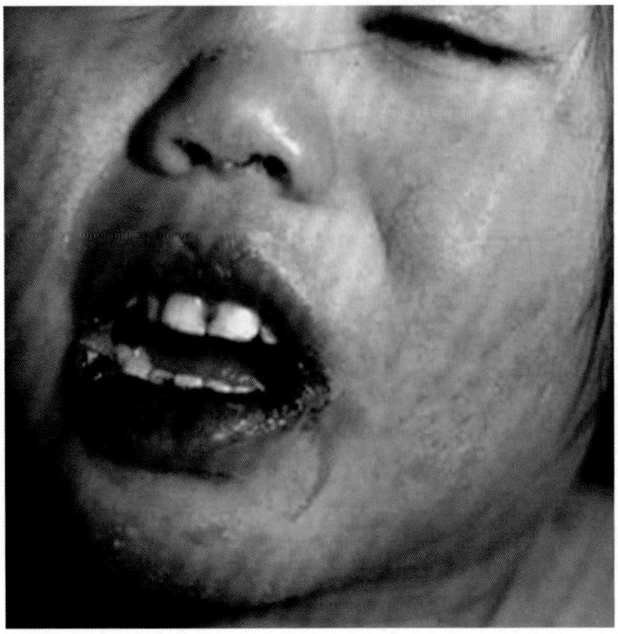

图 3-87 川崎病患者唇部红斑、裂口和出血。口咽体征出现在80%~90%患者中，包括口唇、舌及喉咙发红。口唇裂口和干燥也常见。[From Bayers S, et al. J Amer Acad Dermatol 69(4); 501e1-501e11, Elsevier. 2013.]

样皮疹、猩红热样皮疹（尤其是会阴部脱屑）和手/足部红斑样皮疹。

（4）颈部淋巴结病。

（5）肢端改变：手/足水肿/红斑，或甲周脱屑。

2. 发热≥5 天并伴上述 5 条中的 4 条方可诊断。

3. 可能会出现橙色-褐色或白色横向指甲变色。

4. 全身并发症

（1）心脏：冠状动脉瘤/扩张（继发于血管炎）和心肌炎。

（2）肌肉骨骼：关节炎/关节痛。

（3）肺：肺炎。

（4）中枢神经系统：无菌性脑膜炎和面神经麻痹。

（5）眼部：前葡萄膜炎。

（6）消化道：胃肠炎、肝大、胆管炎/肝炎、黄疸和胰腺炎。

实验室检查

1. CRP 升高，血沉升高。

2. 全血细胞计数（贫血、白细胞增多，中性粒细胞/嗜酸性粒细胞和血小板增多）。

3. 白蛋白、钠、钾和高密度脂蛋白均降低。

4. 肝功能指标升高，GGT 升高。

5. 诊断时及患病第 2、6、8 周行超声心动图检查。

治疗

1. 大剂量阿司匹林[80~100mg/(kg·d)]+静脉滴注免疫球蛋白(2g/kg)

2. 发病 10 天内给药，可降低冠状动脉损伤的风险。

3. 治疗抵抗者：静脉滴注免疫球蛋白+类固醇、环磷酰胺、环孢素/CI、血浆置换、TNF-α 抑制剂、甲氨蝶呤、利妥昔单抗和阿那白滞素。

4. 维持：阿司匹林。

考试重点

1. 与心肌梗死相关（美国儿童获得性心脏病首要病因）。

2. 对<12 月龄患者治疗效果不佳。

大血管血管炎

（一）亚型：颞动脉炎和高安动脉炎

颞动脉炎（巨细胞动脉炎）

流行病学

1. 高加索女性常见。

2. 50 岁以上。

病理生理学

1. 受累血管：任何中大血管（尤其颞动脉）。

2. 肉芽肿性血管炎→缺血、闭塞、梗死、动脉瘤。

临床表现

1. 早期：表现为沿着头皮和颞骨处的压痛和红斑，沿颞侧头皮可能出现索状结节。

（1）其他皮肤症状：红斑、紫癜，受累皮肤部位脱发、头皮坏死。

（2）单侧颞头痛。

（3）颞动脉搏动消失。

（4）下颌跛行。

（5）舌炎、舌前部坏死（舌动脉）。

2. 晚期：溃疡或坏疽。

3. 系统性表现

（1）风湿性多肌痛（40%~60%）伴肢体和腰部肌肉疼痛、僵硬、无力。

（2）发热和体重减轻。

（3）神经系统：视力丧失（14%）、脑卒中、蛛网膜下隙出血和精神状态改变。

病理

1. 节段性肉芽肿性大动脉炎伴巨细胞浸润。

2. 内弹力膜节段性破裂。

实验室检查

1. ESR 升高和 CRP 升高。

2. 抗心磷脂抗体(可能升高)。

3. MRA。

4. 颞动脉活检。

治疗

1. 阿司匹林 81mg/d+口服类固醇(40~60mg/d)。

2. 如果有急性视力丧失,考虑甲基泼尼松龙(1g/d,3~5 天)。

高安动脉炎

流行病学

女性>男性,40 岁以下。

病理生理学

1. 受累血管:主动脉及其主要分支。

2. 肉芽肿性血管炎:狭窄、闭塞和动脉瘤。

临床表现

1. 50%病例有皮肤症状,包括

(1)紫癜。

(2)红斑性皮下结节,结节性红斑样皮损,坏疽性脓皮病样皮损。

(3)雷诺现象和指端坏疽。

2. 系统性症状

(1)全身症状:发热、疲劳、乏力、盗汗和体重减轻。

(2)高血压。

(3)颈动脉或桡动脉搏动消失。

病理

主动脉及其主要分支的肉芽肿性炎症。

实验室检查

1. 血沉升高。

2. 主动脉弓各分支可视化 MRA。

治疗

1. 口服泼尼松(1mg/kg)1~3 个月,6~12 个月减药。

2. 甲氨蝶呤 15~25 毫克/周+泼尼松

3. 环磷酰胺。

4. 英夫利昔单抗或依那西普可能有效。

5. 外科干预脑低灌注、瓣膜功能不全及动脉瘤。

6. 多种血管炎中器官系统受累的总结见表 3-52。

冷球蛋白血症

流行病学

1. 地域多变,可能与 HCV 流行有关。

2. 女性>男性,平均年龄 50 岁。

病理生理学

1. 冷球蛋白是在较冷的温度下沉淀的免疫球蛋白;有各种诱发因素(表 3-53)。

表 3-53 冷球蛋白血症比较

类型	原因	关联性
Ⅰ型 (20%~25%)	单克隆免疫球蛋白 (IgM>>IgG,IgA,轻链)	淋巴增殖性病变 慢性淋巴细胞白血病 多发性骨髓瘤 特发性巨球蛋白血症 B 细胞非霍奇金淋巴瘤
混合型		
Ⅱ型和Ⅲ型 (75%~80%)	单克隆 (Ⅱ型) 或多克隆(Ⅲ型)IgM 复合物及多克隆 IgG	感染 丙型肝炎(皮肤症状更常见) 自身免疫性疾病 SLE(冷球蛋白伴肾炎风险) 干燥综合征 类风湿关节炎

表 3-52 血管炎中受累器官系统总结

器官系统	PAN	WG	MPA	CSS	CV	UV	HSP
皮肤	40%~50%				90%~100%		
肺	罕见	90%	35%	60%			
肾	30%	80%~90%		35%			50%
耳鼻喉		90%		50%			
肌肉骨骼	40%~75%						
神经	50%~60%		35%	70%			
胃肠	30%	40%~50%			30%		60%

*经典型 PAN 不累及肺部。

2. Ⅰ型：单克隆冷球蛋白升高(IgM>>IgG、IgA、轻链)→血管腔被透明物质完全闭塞。

缺乏 LCV。

3. Ⅱ型和Ⅲ型(混合型)：复合免疫球蛋白在较低温度下沉淀并阻塞血管→触发补体→LCV。

临床表现

1. 皮肤表现

(1)Ⅰ型表现

◇雷诺现象。

◇紫癜、网状青斑和溃疡。

◇耳郭发绀(寒冷诱发)。

(2)Ⅱ型和Ⅲ型表现

◇可触及紫癜和荨麻疹样皮损。

◇系统性症状常见。

病理

1. Ⅰ型：闭塞性血管病变，血管完全被均质透明物质充盈，无 LCV 征象。

2. Ⅱ型和Ⅲ型：典型 LCV 特征。

实验室检查

1. 冷球蛋白升高。

2. 补体(90%可有低补体血症；C4 降低)。

3. 类风湿因子(+)(Ⅱ型和Ⅲ型)。

4. 乙型/丙型肝炎。

5. 肝功能。

治疗：治疗基础病

1. 丙肝相关的

(1)α 干扰素±利巴韦林预防复发。

(2)低剂量口服类固醇[0.1~0.3mg/(kg·d)，用于关节痛/无力患者]。

(3)高剂量[0.5~15mg/(kg·d)]用于肾脏或神经系统受累。

2. HCV 无关疾病(结缔组织或恶性肿瘤)尚不清楚。

血栓形成与血栓综合征

1. 如存在网状青斑和(或)网状紫癜(血管闭塞的迹象)，考虑闭塞性血管病变。

2. 血栓综合征分为两大类

(1)急性病患：DIC、暴发性紫癜、血栓性血小板减少性紫癜、香豆素坏死、肝素诱导的皮肤坏死、阵发性睡眠性血红蛋白尿、溶血性尿毒症综合征、胆固醇栓塞和败血症性血管炎。

◇暴发性紫癜：进行性出血性皮肤坏死和弥漫性血管内凝血(DIC)的急性综合征；儿童>成人；可能是特发性的，由感染(最常见的是脑膜炎球菌、链球菌、葡萄球菌或水痘)引发，或与蛋白 C 或蛋白 S 先天性缺陷相关；好发于肢端和臀部，表现为突发性痛性紫癜和瘀斑，迅速扩大，边缘红斑，中央可见出血性大疱和(或)坏死；好发于肢端和臀部。

(2)无症状患者：抗磷脂综合征、青斑血管病、遗传性凝血病(蛋白质 C 或 S、抗凝血酶Ⅲ、莱顿第Ⅴ凝血因子)和Ⅰ型冷球蛋白血症。

(一)重要亚型

抗磷脂综合征(APLS)

流行病学

多见于年轻女性。

病理生理学

1. 病因不明。

2. 与磷脂反应的免疫球蛋白有关。

3. 血栓形成倾向。

临床表现

1. 血管内血栓形成、早产、流产、不稳定血压病史。

2. 皮肤表现

(1)网状青斑(最常见)。

(2)下肢溃疡、假性血管炎、指端坏疽、皮肤坏死、碎片出血和网状紫癜(提示闭塞)。

(3)白色萎缩。

3. 系统表现

(1)深静脉血栓形成，肺栓塞、脑卒中、肾梗死、心肌梗死、关节炎、癫痫。

(2)与 SLE(最常见)和其他自身免疫性疾病(包括 RA 和溃疡性结肠炎)相关。

4. 诱因：手术、药物(氢氯噻嗪、口服避孕药、ACEI)、感染。

病理

动脉和小动脉纤维蛋白闭塞；微小炎症；无白细胞碎裂性血管炎。

实验室检查结果

1. 抗磷脂抗体(+)：抗心磷脂抗体(最敏感，阳性最常见)、狼疮抗凝剂和抗 β2-糖蛋白Ⅰ抗体(最具特异性)——以上一种或多种阳性。

2. 梅毒血清学假阳性。

治疗

合并狼疮患者可经验性应用抗凝药物、抗血小板药物和抗疟药。

青斑样血管病(白色萎缩)

流行病学

1. 女性>男性,平均发病年龄为45岁。

2. 夏季加重。

发病机制

不明,可能与凝血障碍相关。

临床表现

1. 溃疡所致踝关节灼痛。

2. 皮肤表现

(1)紫癜性病变进展为下肢不规则疼痛性溃疡。

(2)网状青斑。

(3)白色萎缩:瓷白色瘢痕(图3-88)。

(4)炎症后色素沉着。

3. 系统表现

(1)与自身免疫疾病相关

◇系统性红斑狼疮、硬皮病和抗磷脂综合征。

(2)与高凝状态相关

◇高同型半胱氨酸血症,莱顿第Ⅴ因子、凝血酶原突变、蛋白质C缺乏症。

(3)与动脉粥样硬化和瘀滞相关。

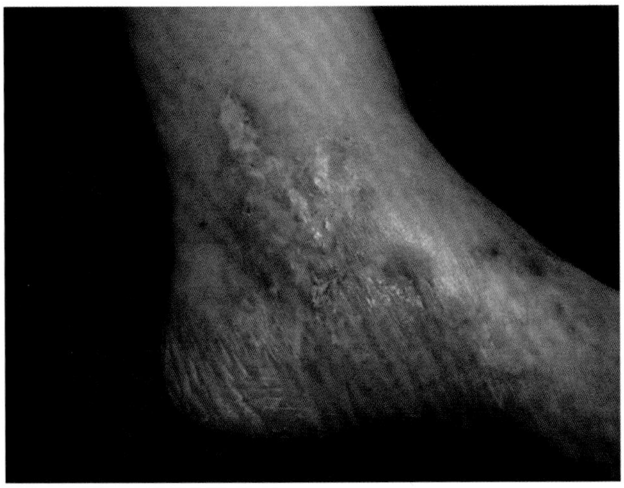

图3-88 网状血管病变所致白色萎缩。[From Thornsberry LA. et al. J Amer Acad Dermatol 69(3);450-462. Elsevier. 2013.]

病理

1. 真皮中上部小血管节段性透明化与血栓形成。

2. 晚期表皮萎缩和血管透明样变。

实验室检查

进行凝血病相关检查(冷球蛋白、同型半胱氨酸、蛋白质C或S、抗凝血酶Ⅲ、ANA、抗心磷脂抗体、莱顿第Ⅴ因子突变和凝血酶原突变)。

治疗

1. 阿司匹林。

2. 双嘧达莫。

3. 戊氧福林。

4. 复发或顽固病例

(1)抗凝(肝素、华法林和利伐沙班)。

(2)口服类固醇。

(3)西地那非(部分文献报道使用)。

其他血管病

其他血管病见表3-54。

其他血管异常

(一)静脉湖

1. 主要发生于唇部的、小的(<1cm)深蓝色软丘疹。

2. 真皮内可见血管显著扩张。

(二)毛细血管扩张

真皮血管持续性扩张,呈红色。

(1)原发性

◇蜘蛛痣(也可继发于雌激素升高)

◇遗传性良性毛细血管扩张症

◇匐行性血管瘤

- 女性<20岁。
- 斑片/斑块中针尖样点状红紫色瘀斑,好发于单个肢体,呈匐行分布。

◇单侧痣样毛细血管扩张症

- 三叉神经/上颈椎皮节±Blaschko线毛细血管扩张。
- 部分病例是获得性的,继发于雌激素水平升高。

◇泛发性特发性毛细血管扩张症

- 好发于成年女性。
- 从下肢开始蔓延,波及面积大。

◇皮肤胶原性血管病变

- 广泛的解剖区域——不具有女性分布区域

表 3-54 其他未讨论的血管病

原因	关键特征	实验室检查和治疗
栓子：胆固醇、细菌性或真菌性心内膜炎、草酸酯		
胆固醇栓子	常表现为网状青斑，其次可见网状紫癜或肢端坏疽。临床背景：置管后（数小时至数日）、溶栓（数小时至数日）、抗凝（1~2 个月）；可有发热、高血压和（或）精神状态改变 发病机制：栓塞的动脉粥样硬化斑块破裂 组织学：小血管腔内可见胆固醇结晶	**实验室检查：** 常见嗜酸性粒细胞增多症 血沉加快 BUN/肌酐升高 **治疗：** 支持，阿司匹林、抗血小板、他汀类药物
炎症：色素性紫癜、Waldenstrom 高球蛋白血症性紫癜		
色素性紫癜（毛细血管炎）	一组群集性瘀点疾病 病理生理学：引起出血的毛细血管炎症 分类 Schamberg：下肢分布（尤其是胫、踝部）辣椒粉状紫癜可扩散；见于中老年人 Majocchi 毛细血管扩张性环状紫癜：青少年女性躯干和下肢伴点状出血的环状斑块 Guogerot 和 Blum 苔藓样皮炎：见于中老年男性的锈色苔藓样丘疹和 Schamberg 样紫癜性病变 Doucas 和 Kapetanakis 湿疹样紫癜：见于中老年男性的鳞屑性和湿疹性瘀斑及紫癜 金黄色苔藓：下肢单发的金色或铁锈色斑片 线状色素性紫癜：单侧线状黄褐色斑点、斑片和红褐色紫癜；好发于青少年和儿童 组织学：含铁血黄素的巨噬细胞伴红细胞外渗、内皮肿胀和血管周围淋巴细胞浸润。Guogerot，苔藓样浸润；Doucas 和 Kapetanakis，海绵变性和角化不全	**治疗：** 外用类固醇治疗瘙痒，PUVA，NB-UVB，压力袜
Waldenstrom 高球蛋白血症性紫癜	下肢分布的灼痛/刺痛性瘀斑和（或）紫癜皮损，常见于女性。与多克隆丙种球蛋白（IgG 和 IgA-RF）和 CTD（干燥综合征）有关 病理生理学：原因不明，可能是免疫复合物介导的（IgG 和 IgA） 组织学：出血、轻度血管周围淋巴细胞浸润，或白细胞碎裂性血管炎	**治疗：** 使用阿司匹林和压力袜控制；避免诱发因素，包括酒精
出血：外伤、血小板减少症、血小板功能障碍、药物（阿司匹林、类固醇）		
其他：左旋咪唑诱发血管炎、Degos 病、Sneddon 综合征、Schnitzler 综合征		
左旋咪唑诱发血管炎	可卡因可能含有左旋咪唑（一种抗蠕虫药），导致其刺激作用和时效增加 最近研究表明可引起血管炎和血管病变 表现：耳垂（还有鼻子、面颊、四肢）紫癜和坏死、LCV 样病变、瘀斑和系统性血管炎，尤其是肾/肺/睾丸 组织学：血栓性血管炎/LCV±血管闭塞	**实验室检查：** p-ANCA（>80%）、c-ANCA（50%），以及人中性粒细胞弹性蛋白酶升高 粒细胞缺乏症 白细胞减少症 **治疗：** 治疗手段饱受争议 停用可卡因，偶尔使用免疫抑制剂
Degos 病（恶性萎缩性丘疹病）	一批小的红斑丘疹产生中央凹陷/象牙色瘢痕。外周红斑和周围毛细血管扩张（似白色萎缩） 全身性症状包括：消化道症状（肠穿孔） 见于中青年男性 病理生理学：不明，可能是血管病变 组织学：楔形区出现真皮水肿、黏蛋白、硬化，以及血管血栓形成	**治疗：** 尚无确定性治疗 阿司匹林±乙酮可可碱

（待续）

表 3-54(续)

原因	关键特征	实验室检查和治疗
Sneddon 综合征	葡萄状青斑和青斑样血管病伴不稳定血压和中枢神经系统病变(TIA、脑卒中、痴呆),脑外血栓形成,见于 20~30 岁青年女性 病理生理学:与抗磷脂综合征、血管病变或血管凝血病有关 组织学:内皮炎症、内皮下内膜平滑肌增生、部分或完全小动脉闭塞	抗磷脂抗体升高 **治疗:** 华法林(INR 2~3)

倾向或向心性蔓延。

• 真皮血管扩张伴血管周围基底膜带透明样变(胶原Ⅳ染色/PAS 阳性)。

• 对激光治疗不敏感。

(2)继发性

◇光损伤、放疗后、毛细血管扩张性酒渣鼻、退化性血管瘤、雌激素相关(如肝病、妊娠、激素替代疗法或口服避孕药)、皮质类固醇使用、自身免疫性结缔组织病(如 CREST 综合征)、HIV 感染(胸部)、肥大细胞增多症(TMEP)、类癌及药物(CCB→曝光部位毛细血管扩张)。

◇遗传性皮肤病:先天性毛细血管扩张性大理石样皮肤、遗传性出血性毛细血管扩张症、共济失调-毛细血管扩张症、K-T 综合征、龙博综合征、布鲁姆综合征、Rothmund-Thomson 综合征、先天性角化不良、着色性干皮病、Goltz 综合征(在 Blaschko 线内)、脯氨酸酶缺乏症、假丝酵母-淋巴水肿-毛细血管扩张综合征。

(三)红斑性肢痛症

1. 表现为四肢远端有红、肿、热、疼痛/烧灼感(特别是下肢——足/小腿)。

2. 通常在上午/晚间发作。

3. 多数病例与小纤维神经病相关。

4. 受热/活动后加重;冷却可缓解,典型行为如"将足伸进冷水中"。

5. 1 型:伴发于血小板增多症。

(1)可出现缺血性坏死。

(2)组织学见闭塞性血栓。

(3)阿司匹林和羟基脲可有效。

6. 2 型:特异性原发。

(1)可在童年发病,具有家族倾向(SCN9A 突变)。

(2)可用钠通道阻滞剂治疗(如美西律和氟卡尼)。

7. 3 型:伴发于基础病(非血小板增多症)。

8. 治疗:支持治疗,使用辣椒碱乳膏、阿米替林-氯胺酮凝胶、利多卡因贴剂或静脉注射、抗抑郁药、抗惊厥药、CCB、米索前列醇、硝普钠、前列腺素 E1,或行麻醉剂硬膜外注射/腰椎阻滞和交感神经切除术。

(四)网状青斑(LR)

1. 网状血管形成通常是良性的(生理性的),但可能与潜在的疾病[如自身免疫性结缔组织病(AICTD)或抗磷脂抗体综合征(APLS)]有关。

(1)生理性:是受冷引起的血管痉挛反应,受热后可改善;与皮肤内的血液减少或血液流入/流出皮肤减少、静脉丛中低血氧有关,皮肤为网状表现。

◇生理性常表现为正常、完整的网格结构。

(2)特发性/原发性 LR:持续性小动脉、血管痉挛,下肢持续性 LR。

(3)继发于血管痉挛的 LR:可见于 AICTD 和雷诺综合征。

(4)继发于血管壁问题的 LR:通常见于中度血管炎(尤其是皮肤 PAN;系统性 PAN、冷球蛋白性血管炎、继发于 AICTD 的血管炎);也可见于钙过敏。

◇网状青斑:表现为较大分支状及不完整环状结构(与较小的、完整环状 LR 相比)。

见于 Sneddon 综合征和 APLS。

(5)继发于管腔内异常的 LR:血管内血流缓慢(冷球蛋白血症、冷纤维蛋白原血症、PCV、血小板增多症、APLS、蛋白质 C 或 S/抗凝血酶Ⅲ缺陷)与血管阻塞(胆固醇栓塞、APLS、肝素/华法林坏死、高草酸尿、网状血管病)。

(6)其他病因:金刚烷胺、嗜铬细胞瘤和反射性交感神经营养不良。

2. 活检:对网状中心外观正常的皮肤进行椭圆形切除送病理活检。

（五）耳颞神经综合征（Frey 综合征）

1. 腮腺切除术中最常见的并发症

腮腺炎、腮腺脓肿、小脑脑桥肿瘤或手术也可引起神经损伤。

2. 耳后神经损伤后副交感神经纤维的异常再生。

3. 儿童最常见的原因是产钳分娩后的神经损伤（开始进食固体食物时出现）。

4. 出现沿耳颞神经分布的面红和（或）出汗（单侧>双侧）。

5. 通常因摄取某些食物（尤指酸或辣的食物）而受到刺激，与嗅觉或触觉刺激关系不大。

6. 变化一般很短暂；可使用肉毒毒素治疗。

第 23 节　脂膜炎和脂肪代谢障碍

（一）结节性红斑（EN）

流行病学

最常见的脂膜炎，尤其好发于 20~40 岁女性。

发病机制

1. 针对多种抗原发生的迟发性超敏反应（Th1 细胞因子模式）。

2. 特发性病因最常见，其次是链球菌感染（首要可确定的原因）、其他感染[消化道细菌感染（耶尔森菌、沙门菌、弯曲杆菌）、病毒性尿路感染、球孢子菌病、结核病和组织胞浆菌病]、药物（雌激素/口服避孕药、磺胺类和非甾体抗炎药）、结节病和炎性肠病（克罗恩病>溃疡性结肠炎）。

洛夫格伦综合征：结节病合并结节性红斑、肺门淋巴结病、发热、多关节炎和葡萄膜炎；预后良好。

临床表现

1. 双侧胫前区（最常见）的急性疼痛性皮下结节，表面红斑至瘀伤样斑片。

（1）发生 1~2 周后可自行消退。

（2）1~2 个月后可出现新皮损。

（3）可表现为发热、关节痛、乏力（可先于皮肤表现）。

2. 慢性型（亚急性结节性游走性脂膜炎/迁移性结节性红斑）也可发生。

（1）女性为主；单侧；离心性扩大的移行结节（疼痛不及 EN）。

（2）通常是特发性的，但可能与链球菌感染有关；可以用饱和碘化钾溶液（SSKI）治疗。

组织病理学

1. 间隔性脂膜炎伴间隔纤维化/增厚。

2. 特别是在病变早期可见中性粒细胞。

3. Miescher 结节：小组织细胞聚集于中央卫星形裂隙周围；位于皮下脂肪间隔。

4. ±血栓性静脉炎（更常见于贝赫切特综合征的结节性红斑样病变）。

治疗/病程

1. 皮损持续数日至数周，消退后不留瘢痕，可复发。

2. 治疗基础疾病（如可确诊）。

3. 首选治疗：卧床/患肢抬高、非甾体抗炎药、饱和碘化钾溶液、秋水仙碱（特别是白塞病的结节性红斑）、氨苯砜、TNF-α 抑制剂[特别是炎性肠病（IBD）的结节性红斑]和全身免疫抑制剂。

扩展知识

与球孢子菌病、结节病相关的结节性红斑预后可改善。

（二）α_1-抗胰蛋白酶缺陷性脂膜炎

发病机制

1. α_1-抗胰蛋白酶（肝脏合成的丝氨酸蛋白酶抑制剂）缺乏→免疫系统失调和中性粒细胞升高→蛋白水解酶释放→脂肪坏死。

2. 各种等位基因

（1）M 为中等（酶含量正常）。

（2）S 为慢（酶含量中度减少）。

（3）Z 为非常慢（酶含量重度减少）。

3. 含 1 份 Z 或 S 的杂合子有轻度/中度缺陷（PiMS，PiMZ）；最严重的疾病含有纯合子等位基因 Z（PiZZ）。

临床表现

1. 躯干下部及四肢近端有红色/淤青状的疼痛性斑块→溃疡或坏死→油性分泌物排出。

2. 1/3 的患者曾有外伤史。

3. 该病对治疗抵抗，会形成永久性瘢痕/萎缩。

4. 常伴有慢性肝脏疾病（肝硬化）、肺气肿、胰腺炎、膜增生性肾小球肾炎、c-ANCA 血管炎、血管性水肿。

组织病理学

1. 小叶性或混合性脂膜炎，伴中性粒细胞浸润。

2. 皮下脂肪（小叶和小叶间隔）和真皮层的液化性坏死。

治疗

1. 首选治疗为α1-抗胰蛋白酶替代物→可快速改善病情。

2. 其他治疗：多西环素、秋水仙碱、环磷酰胺、氨苯砜，以及减少酒精摄入、行血浆置换和肝移植。

（三）硬红斑/结节性血管炎

流行病学

好发于30~40岁女性。

发病机制

1. 可能与结核病（Bazin硬红斑）相关或是特发性的（结节性血管炎）。

2. 分枝杆菌组织培养常为阴性→PCR检测对结核分枝杆菌更敏感。

3. 可能为针对抗原的细胞介导的Ⅳ型变态反应。

临床表现

1. 复发性紫红色疼痛性结节和斑块，多见于小腿。

2. 可以形成溃疡、引流和瘢痕。

组织病理学

1. 小叶和小叶间隔脂膜炎（图3-89），伴中性粒细胞、淋巴细胞、巨噬细胞、巨细胞浸润+中型血管血管炎（见于结缔组织间隔/脂肪小叶）。

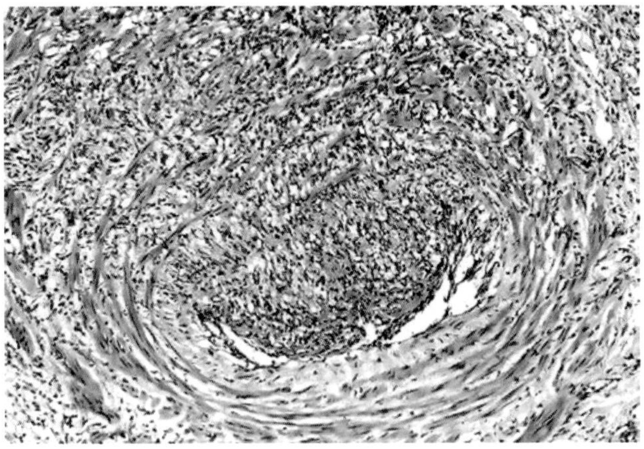

图3-89 结节性血管炎：此视野内受累血管的改变为特征性表现。（From Calonje E, et al. Mckee's Pathology of the Skin, 4th Ed. Elsevier. 2011.）

主要鉴别诊断为结节性多动脉炎（均影响中型血管，但结节性多动脉炎没有明显的脂肪小叶受累）。

2. 可能有干酪样或凝固性坏死±栅栏肉芽肿。

治疗

如果存在结核则应予治疗；否则给予支持治疗+多种全身性治疗（糖皮质激素、非甾体抗炎药、四环素类药物和饱和碘化钾溶液）。

（四）胰腺脂膜炎

发病机制

1. 与胰腺疾病（例如，胰腺炎、胰腺癌和假性囊肿）有关。

2. 与脂肪酶、淀粉酶和胰蛋白酶对脂肪的水解作用有关。

可检测到这3种酶中任何1种（或全部）酶的血清水平升高。

临床表现

1. 下肢皮下结节（最常见的部位）

（1）可在胰腺疾病之前出现。

（2）红色/棕色坚实疼痛性皮损，可能发生溃烂和油性分泌物排出。

2. 可能并发全身症状：Schmid三联征（结节性病变、多关节炎、嗜酸性粒细胞增多症）提示预后不良。

组织病理学

混合性脂膜炎，伴有"鬼影细胞"（无核坏死脂肪细胞）形成、脂肪坏死与钙盐皂化提示受损脂肪小叶呈嗜碱性。

治疗

治疗胰腺的基础疾病。

（五）硬化性脂膜炎

流行病学

1. 好发于中老年人。

2. 女性多于男性。

发病机制

由于同时发生静脉功能不全和纤维蛋白溶解异常→毛细血管渗透性增加→纤维蛋白原渗漏→血管周围形成纤维蛋白环→O_2交换减少/组织缺氧→囊性脂肪坏死±皮肤淤滞样改变。

临床表现

1. 急性（发红、疼痛和灼热）→慢性（边界清晰的

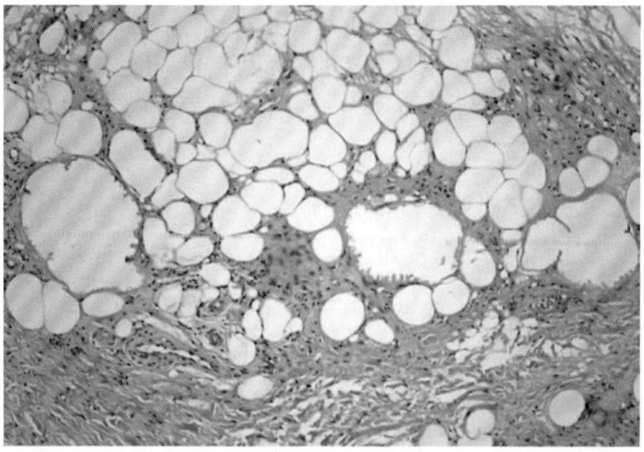

图 3–90 硬化性脂膜炎：小囊肿高倍镜视图。(From Calonje E et al. McKee's Pathology of the Skin, 4th Ed. Elsevier. 2011.)

硬结伴色素沉着，由于硬化呈"倒酒瓶"样外观)。

2. 多见于小腿，其次为踝部。

组织病理学

间隔增厚(图 3–90)和纤维化、嗜脂细胞(组织细胞吞噬坏死脂肪细胞中的脂类)包绕囊性脂肪坏死、轻度非特异性炎症、脂膜变化和(或)瘀滞变化的迹象(血管增生、炎症和纤维化)。

治疗

1. 下肢加压并抬高。

2. 系统治疗：达那唑、氧甲氢龙、己酮可可碱。

(六)继发于外部因素的脂膜炎

1. 寒冷性脂膜炎：在寒冷条件下暴露 1~3 天之后出现的急性、坚实、疼痛、冰冷(体温)的红斑斑块/结节；最常累及脂肪富集区(面颊中央、大腿和背部)。

(1)特殊类型

◇流行性脂膜炎：主要见于婴儿面颊(由于饱和脂肪酸与不饱和脂肪酸比率较高)。

◇马术性脂膜炎：见于年轻的女马术运动员的大腿上。

在新生儿中，危险因素包括缺血缺氧性脑病导致的头部或全身体温过低，以及使用冰疗法治疗室上性心动过速。

(2)组织学：小叶性脂膜炎+典型的冻疮改变(浅表和深部 PV/外分泌腺周围淋巴组织细胞浸润与真皮乳头水肿)。

(3)数周后消退；受累部位可能发生脂肪萎缩。

2. 身体创伤/异物

(1)硬化性脂肪肉芽肿：男性生殖器(主要是阴茎)注射油剂后发生，对此有争议。

(2)其他注射剂(例如，人工制剂、化妆品)。

(3)钝挫伤。

(4)组织学表现：空泡化结构、异物征(例如，硬化性脂肪肉芽肿中的"瑞士奶酪"样外观)、针刺伤样痕迹。

(七)脂肪代谢障碍

伴有脂肪选择性减少±其他部位脂肪堆积的疾病见表 3–55。

第 24 节 妊娠皮肤病

(一)妊娠期间的生理变化

变化多样，但最常见的是黑中线(腹部)、黄褐斑、休止期脱发、妊娠纹和掌红斑。

(二)妊娠皮肤病

妊娠皮肤病见表 3–56。

第 25 节 毛发指甲和黏膜疾病

非瘢痕性脱发

(一)雄激素性脱发(AGA)

流行病学

80%的男性和 50%的女性在 70 岁之前有患此病的可能。

发病机制

1. 明显的遗传倾向(多基因遗传)。

2. 在男性中，二氢睾酮(DHT)的高表达起着重要作用。

5α–还原酶催化睾酮向 DHT 转化

◇Ⅰ型：5α–还原酶——存在于皮肤，毛囊和皮脂腺。

◇Ⅱ型：5α–还原酶——主要在前列腺，头发也有(内毛根鞘)。

- 此酶缺乏可防止男性雄激素性脱发。

临床表现

1. 男性的 Norwood–Hamilton 分类系统(汉密尔顿

表 3-55　脂质代谢障碍

疾病	发病机制	临床表现	其他
先天性全身性脂肪营养不良 (Berardinelli-Seip 综合征)	常染色体隐性遗传 AGPAT2(1型) BSCL2/Seipin(2型) CAV1(3型) 巴西的发病率最高	面部(如耳前)及躯干、四肢、内脏、±掌跖/眼眶/舌/乳房/外阴/关节周围的脂肪减少[在1型和3型中(-),在2型中(+)] 黑棘皮病、多毛症、黄瘤 肌肉肥大 骨硬化和溶解性骨改变 女性男性化/仅发生于儿童的生殖器增大 出生时发病	糖尿病/胰岛素抵抗更常见,包括代谢综合征 甘油三酯升高 HDL降低 3型维生素D抵抗 多囊卵巢综合征、不孕症(女性) 肥厚型心肌病(通常有致命性,平均寿命为32岁;多见于2型)、动脉粥样硬化、肝衰竭、脂肪肝/肝硬化、器官肿大、急性胰腺炎、蛋白尿肾病、精神发育迟缓(多见于2型)
家族性部分脂肪营养不良 (Kobberling-Dunniga 综合征)	常染色体显性遗传 LMNA、PPARγ(临床症状较轻,但代谢表现较重)、AKT2、PLIN1	四肢/臀部±躯干(前部>后部)脂肪减少 面部/颈部、大阴唇脂肪增多 肌肉肥大,可见明显的静脉 青春期发病 结节性黄瘤、黑棘皮病、多毛症	糖尿病/胰岛素抵抗更常见 甘油三酯升高 HDL降低(PPARG型更严重) 急性胰腺炎、脂肪肝/肝硬化、月经不调、多囊卵巢综合征、动脉粥样硬化、肥厚型心肌病 女性更重 有下颌骨发育不良的亚型 (LMNA或ZMPSTE24突变)
获得性全身性脂肪营养不良 (劳伦斯综合征)	未知	面部、躯干、四肢脂肪减少(包括手掌/足底) 内脏脂肪减少但骨髓脂肪尚在(不同于先天性全身性脂肪营养不良) 由于脂肪减少而表现为肌肉发达 黑棘皮病、色素沉着、暴发性黄色瘤、多毛症 儿童期/青春期发病(脂膜炎型好发于7岁,自身免疫型15岁,特发性20岁)	糖尿病/胰岛素抵抗更常见 甘油三酯升高 HDL降低 30%有过AICTD(2型;例如,幼年糖尿病)或感染、1/4有脂膜炎病史(1型) 阴蒂肥大、多囊卵巢综合征、月经不调 冠状动脉疾病、周围性血管疾病 器官增大 脂肪肝/肝硬化(比先天性全身性脂肪营养不良更为致命) 肝硬化、蛋白尿肾病
获得性部分脂肪营养不良 (Barraquer-Simons 综合征)	散发性或常染色体显性遗传 LMNB2 与感染和自身免疫性疾病有关	女性≥男性 面部(苍白相)、上肢、躯干(由上向下发展)脂肪减少、下肢不受累 髋部、下肢、臀部脂肪增多 黑棘皮病、多毛症 儿童/青春期发病	可能会出现甘油三酯升高和2型糖尿病/胰岛素抵抗,但代谢综合征少见 可能之前有过感染和(或)AICTD(系统性红斑狼疮、糖尿病) 月经不调 膜增生性肾小球肾炎(发生于脂肪营养不良数年后,占1/5) 肾病因子C3降低和C3升高 (多克隆IgG;结合C3)→补体替代途径激活→脂肪细胞死亡和脑膜炎奈瑟菌感染增多

表 3–56 妊娠皮肤病

疾病	起始	表现	治疗/病程	对胎儿的风险	注意事项
妊娠类天疱疮(妊娠疱疹)	妊娠中期和晚期或产后立即发生	瘙痒性丘疹/斑块→水疱/大疱，主要发生在躯干(脐不除外)	根据疾病的严重程度局部或全身应用糖皮质激素(一旦水疱消退逐渐减量) 自发消退，但可能在产后因为月经或口服避孕药恶化/复发 分娩后可能需要数周到数月才能完全消退 通常再次妊娠时会复发(发病更严重/更早)	发生早产和提前生产的风险增加 婴儿可能有轻度短暂的类天疱疮病变 胎儿患病风险与疾病的严重程度相关	可能发生绒毛膜癌 Graves 病的风险增加 由于 IgG1 自身抗体抗 BP180 NC–16A(直接免疫荧光示：病灶周围基底膜带 C3 线性沉积) 与 HLA–DR3 和 DR4 显著相关
妊娠多形疹	妊娠晚期或产后立即发生	荨麻疹样、瘙痒性丘疹/斑块，多见于妊娠纹部位(脐除外) 通常不累及面部/四肢	4 周后消退 外用糖皮质激素和抗组胺药可能会缓解 通常不会再发	无	主要见于初产妇 多胎妊娠的女性风险会增加
妊娠期肝内胆汁淤积症	妊娠晚期	极度、广泛的瘙痒，无原发性皮疹 夜间更甚 手掌/足底严重 四肢伸侧皮肤可见抓痕/痒疹为特点 10%有黄疸	必须降低血清胆汁酸水平——口服熊去氧胆酸 再次妊娠可能会复发并且可能会因口服避孕药而暴发 可能因为脂肪泻和维生素 K 缺乏症→产后出血 瘙痒在分娩后不久就会消退	发生早产、胎儿窘迫、死胎的风险增加 风险与胆汁酸水平相关(即 >40μmol/L)	由排泄减少引起的总血清胆汁酸水平升高(>11μmol/L)
妊娠期异位性皮疹(妊娠痒疹)	通常在妊娠早期和中期	好发于典型部位(例如，屈侧)的湿疹或丘疹，通常发生于具有特应性病史的患者 可能是先前存在的皮炎或首次出现的皮炎(80%)	治疗：外用类固醇、润肤剂、抗组胺药、UVB，以控制症状 通常再次妊娠时复发	无	大多数人都有 IgE 升高 可能是 Th2 介导的反应 为妊娠期最常见瘙痒症
疱疹样脓疱病	通常在妊娠晚期	广义的脓疱型银屑病，屈侧发病(以腹股沟为主)	支持治疗、泼尼松 通常分娩后显著缓解 再次妊娠和口服避孕药会复发	胎盘功能不全、死胎、严重疾病所致新生儿死亡	与低钙血症和维生素 D 降低有关 母亲可能有心脏/肾衰竭

分级)

额颞部发际线逐渐后退，额部和顶部头皮变薄。

2. 女性的 Ludwig 量表

(1)前额发际不变，从顶部到额部的头皮逐渐变薄。

(2)中央部分宽度增加，出现“圣诞树样图案”。

组织学

1. 毫毛和微型化毛发增多(毛发都很细小、短，无或轻微着色)

(1)毫毛：一直保持细小毛发状态(不会变为终毛)。

(2)“微型化毛发”：之前是大的终毛，但随着时间的推移会萎缩成大小与毫毛相当的细小毛发。

2. 终毛(粗、长、色深)减少

由于毛发进行性微型化。

3. 斜纹肌病：毛干粗细的可变性增加。

由于终毛的进行性微型化，类似于天然毫毛。

◇这一发现在水平层面是非常有用的线索。

4. 生长期缩短→休止期/生长期比率轻微升高（“退行期/休止期偏移”）。

退行期/休止期偏移在雄激素性脱发中是轻微的，与斑秃或拔毛癖/牵引性脱发症相比，退行期/休止期偏移变化并不明显。

5. 纤维带增多：在微型化或休止期毛发下面有纤维黏液带残留。

(1)纤维带的增多可以提示下面两个过程之一：

◇毛发正在经历微型化过程（从粗硬的终毛变为毫毛样细发）。

◇毛发从生长期到休止期的循环更快（“退行期/休止期偏移”）。

◇两种过程都会导致在雄激素性脱发中纤维带增多。

(2)注意：纤维带明显增多也见于斑秃和拔毛癖/牵引性脱发。

◇在这些疾病中，大幅度的退行期/休止期偏移是造成纤维带急剧增多的主要原因。

治疗

FDA 批准用于治疗雄激素性秃发的只有米诺地尔和非那雄胺。

(1)外用 2%或 5%的米诺地尔。

◇延长毛发生长期，并增加血流量。

◇对头顶部毛发的再生最有效（效果优于额部毛发）；至少需要 4 个月，并且必须持续使用以保持效果。

◇男性：5%的溶液比 2%溶液更有效，效果相差 45%。

◇女性：2%的溶液几乎与 5%的溶液效果相同，并且可降低面部多余毛发生长的风险。

(2)非那雄胺，每天 1mg 口服（Ⅱ型 5α-还原酶抑制剂）。

◇仅获批用于男性。

◇妊娠女性使用，可能有男性胎儿生殖器异常的风险。

(3)度他雄胺，每天 0.5mg 口服（Ⅰ型和Ⅱ型 5α-还原酶抑制剂）。

◇可能比非那雄胺更有效（JAAD 2014 非那雄胺和度他雄胺的大型随机对照试验显示）。

◇尚未获得 FDA 批准。

◇注意：Ⅰ型和Ⅱ型均可抑制。

(4)抗雄激素：螺内酯、醋酸环丙孕酮（仅限女性）。

(5)低剂量光照/激光治疗。

(6)毛发移植。

（二）休止期脱发（TE）

临床表现

1. 由压力引起的休止期偏移致毛发脱落增多。

2. 正常情况下每天有 100~150 根头发脱落，但在休止期脱发中可能会超过 150 根。

3. 通常在诱因出现 3~4 个月后发生（见框 3-6）。

4. 通常是暂时的：在纠正诱因 6~12 个月后可以改善。

慢性者偶发，见于有刺激因素的女性。

5. 头皮整体变薄，头发的密度降低。

6. 头发牵拉测试阳性（牵拉 40 次，>4~6 根休止期毛发被拽掉）→显示毛发总量中休止期毛发的数量。

组织学

1. 退行期毛发总量/休止期毛发总量比率轻度升高（退行期/休止期偏移）：

(1)>20%，但不到 50%→提示休止期脱发（正常头皮<15%）；

(2)>50%，提示斑秃、拔毛癖/牵拉性脱发。

2. 毛发总量正常。

（三）生长期脱发

见药物反应部分。

（四）拔毛癖

1. 拔毛冲动控制障碍或强迫症。

框 3-6 休止期脱发的常见原因

- 甲状腺异常
- 铁缺乏
- 产后/妊娠
- 药物——口服避孕药、类视黄醇、抗凝血剂、抗甲状腺药物、抗惊厥药、干扰素-α、重金属、β 受体阻滞剂
- 重度应激
- 住院或手术
- 高热
- 严重的疾病
- 营养不良（如蛋白质或铁缺乏）

2. 表现为大面积，呈不规则/几何图形的脱发（头皮>眉毛>睫毛>生殖器毛发），可与未累及、完全正常的头皮共存。

受累部位可见不同长度的头发。

3. 食毛癖（咀嚼和吞咽头发），可能导致肠梗阻和毛粪石。

4. 女性多于男性(5:1)。

5. 平均发病年龄：8 岁（男孩），12 岁（女孩）。

组织病理学："退行期/休止期偏移"显著（退行期/休止期毛发显著增加；通常 50%以上的毛发处于退行期或休止期），色素管型，生长期空毛囊（由于毛干被拔出），毛发软化（扭曲的毛干）和出血。

6. 毛发镜：许多不同长度和形状的断发，毛囊周围无变化。

7. 确认试验：毛发生长窗口。

在反复剃除特定区域的毛发时，正常密度的毛发会重新生长[因为毛发太短而无法操作（拔毛）]。

8. 治疗：行为改变疗法、氯米帕明（首选治疗）、5-羟色胺再摄取抑制剂；年龄较小的儿童比年龄较大的儿童/青少年的预后较好。

（五）斑秃(AA)

发病机制

1. 免疫赦免的丧失。

2. 自身反应性细胞毒性 CD8+T 细胞以毛囊抗原为靶点。

3. 1 型细胞因子(IL-2、IFN-γ 和 TNF-α)。

4. 1/4 的患者有家族史。

临床表现

1. 伴有非瘢痕性脱发的圆形斑片（可见毛囊口）。

(1)全秃：头发全部脱落。

(2)普秃：头发和身体的毛发全部脱落。

(3)匐行性脱发：枕骨和颞部的带状脱发；为预后不佳的因素。

(4)Sisapho 模式与之相反，在这些区域中毛发生长，但其他区域毛发脱落。

2. 再生毛发为灰色或白色。

3. 可能有经常性的指甲凹陷和糙甲症。

预后不佳的因素。

4. 皮肤镜检查：短"感叹号"发和毛囊周围黄点（在斑秃中小而在盘状红斑狼疮中较大）。

5. 呈慢性/复发性，可以发生在任何年龄（持续发病 5 年以上为预后不良的因素）。

预后较差：发生于儿童或有广泛性脱发者。

6. 相关的疾病

(1)特应性疾病（特应性皮炎为预后不良的因素）。

(2)自身免疫性甲状腺疾病。

(3)白癜风。

(4)红斑狼疮。

(5)炎性肠病。

组织学

1. 经典表现：毛球周淋巴细胞浸润（"蜜蜂群征"），显著的"退行期/休止期"偏移（退行期和休止期毛发增多），微型化毛发增多（含超小纳米毛发），偶尔可见毛发软化±色素管型。

注意：在斑秃中可以看到毛发软化和色素管型→可能会与拔毛癖混淆。

2. Elston 等人近期报道了在缺乏经典"蜜蜂群征"时其他有用的线索：

纤维束中含淋巴细胞(94%)、黑色素细胞(84%)和嗜酸性粒细胞(44%)。

治疗

(1)局部或皮损内使用糖皮质激素。

(2)局部应用 2%或 5%的米诺地尔。

(3)局部致敏剂[方酸、DNCP 和 DPCP（二苯环丙烯酮）]。

(4)光疗。

(5)全身应用糖皮质激素。

（六）颞三角形脱发

1. 在出生时或 10 岁之前出现。

2. 颞部缺少终毛（仅有细小的毫毛）。

3. 受累区域内毛发总数正常。

4. 伴随终身。

（七）伴有丘疹的先天性脱发

1. 无毛基因或维生素 D 受体的遗传缺陷。

2. 表现为出生后毛发脱落，之后几乎无毛发再生。

3. 晚年还可见毛囊囊肿和粟丘疹。

瘢痕性脱发

一般要点

1. 无毛囊口+脱发。

2. 当怀疑瘢痕性或非瘢痕性脱发时，应进行 2 种活检(一个是水平切片,另一个是垂直切片)。

(1)垂直切片:适用于瘢痕性脱发;但是并未显示出足够多的毛囊,所以对于非瘢痕性脱发(可能是除了斑秃之外)来说并不适用。

(2)横向/水平切片:显示标本中的所有毛囊单位→是确定非瘢痕性脱发的最佳方法;也可用于瘢痕性脱发,但大多数皮肤病理医生倾向于用垂直切片,因为也能看到表皮(尤其对 DLE 和 LPP 有帮助)。

原发性瘢痕性脱发

1. 毛囊是炎症的靶点。

2. 按炎症类型分类见表 3–57。

继发性瘢痕性脱发

毛囊总是扮演"无辜的旁观者"的角色(例如,烧伤、放射性皮炎、皮肤癌、结节病、淀粉样变和类脂质渐进性坏死)。

(一)中央离心性瘢痕性脱发

流行病学

女性多于男性;好发于非洲裔。

发病机制

与使用化学松弛剂、热梳子、创伤性发型和润发油相关。

临床表现

1. 破坏性、慢性和进行性的瘢痕性脱发。

2. 瘢痕从头顶部开始,然后离心性扩散,有黄白色样头发。

轻度脆弱。

治疗

1. 停止创伤性护发。

2. 长期应用四环素类药物。

3. 局部或皮损内使用糖皮质激素。

组织学

1. 内根鞘过早剥离。

2. 同心板层纤维组织增生。

3. 外毛根鞘偏心性变薄。

4. 毛囊周围淋巴细胞炎症(通常不像毛囊性扁平苔藓那样密集或呈苔藓样变)。

5. 多毛症(毛囊漏斗融合),组织学表现与"洋娃娃样毛发"相关。

(二)毛囊性扁平苔藓(LPP)

流行病学

好发于中年的白种人女性。

临床表现

1. 炎症;瘢痕性脱发,伴瘙痒和灼热感。

2. 散在的毛囊周围红斑、鳞屑和瘢痕。

3. 50%可有皮肤和甲扁平苔藓表现。

4. 前额纤维化性脱发

(1)独特的临床变异型,具有相似的组织病理学表现。

(2)最常见于绝经后的白种人女性。

(3)进行性额部发际线后退,伴有萎缩性瘢痕和毛囊周围丘疹。

(4)眉毛缺失(重要线索)。

5. 毛囊扁平苔藓综合征

(1)与 LPP 相关。

(2)头皮瘢痕性脱发。

(3)腋窝和耻骨区非瘢痕性脱发。

(4)躯干毛发角化病样棘状毛囊性丘疹。

组织学

1. 在漏斗水平毛囊上皮,表现为致密苔藓样界面皮炎,伴有细胞样小体、色素失禁和真皮/毛囊周围纤维化(瘢痕)。

(1)表皮真皮交界处无界面皮炎(与 DLE 相比)。

(2)缺乏浅表和深层 PV/PA 炎症(与 DLE 相比)。

2. DIF(直接免疫荧光)可能显示表皮真皮交界处的细胞小体及粗糙的纤维蛋白沉积。

治疗

1. 口服抗疟药。

2. 局部、口服和(或)皮损内应用糖皮质激素。

表 3–57 瘢痕性脱发

淋巴细胞	中性粒细胞	混合性
盘状红斑狼疮	脱发性毛囊炎	瘢痕疙瘩性痤疮
毛囊性扁平苔藓(LPP)	分割性蜂窝织炎	坏疽性脓皮病
前额纤维化性脱发		坏死性痤疮
布罗克假斑秃		
中央离心性瘢痕性脱发(CCCA)		
黏蛋白性脱发		
毛囊角化病		
棘状脱发性毛囊角化病		

3. PPAR-γ 拮抗剂(如吡格列酮)。

4. 甲氨蝶呤、环孢素、阿维 A 和霉酚酸酯。

5. 非那雄胺/度他雄胺对于额部纤维化脱发是很好的选择。

(三)项部瘢痕疙瘩性痤疮

临床表现

1. 枕部头皮和颈后坚实的毛囊周围丘疹,可形成瘢痕疙瘩并融合成斑块。

2. 黑种人最常见。

3. 最终发生瘢痕性脱发。

组织学

1. 峡部和下漏斗部的混合性(淋巴浆细胞和中性粒细胞)毛囊周围炎症。

2. 层状纤维组织增生。

3. 皮脂腺消失。

治疗

1. 局部或皮损内应用糖皮质激素。

2. 全身和局部抗生素治疗。

3. 手术切除。

(四)头皮分割性蜂窝织炎(头部脓肿性穿掘性毛囊周围炎)

流行病学

最常见于年轻的黑种人男性。

临床表现

1. 许多炎症结节形成沼泽样、相互连通的、化脓性的窦道,并有脓液排出→表面覆盖瘢痕并伴有脱发(图 3-91)。

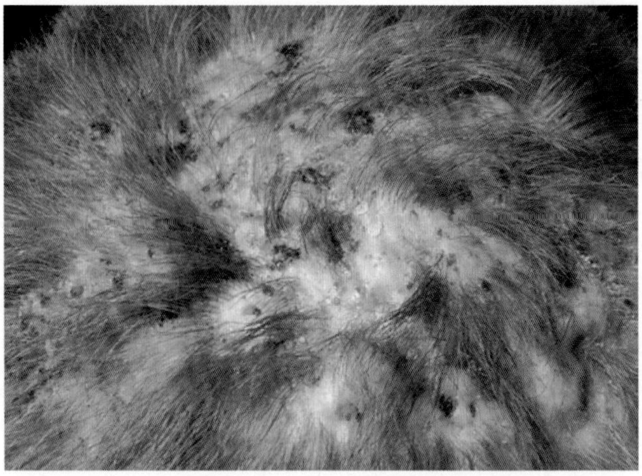

图 3-91 头皮分割性蜂窝织炎。(From Lebwohl MG, et al. Treatment of Skin Disease:Comprehensive Therapeutic Strategies, 4th ed. Elsevier. 2013.)

2. 好发于头顶和枕部。

3. 毛囊闭塞四联征:聚合性痤疮、化脓性汗腺炎、分割性蜂窝织炎和藏毛囊肿。

组织学

1. 真皮全层的致密中性粒细胞炎症,伴有脓肿、瘢痕和窦道形成。

2. 后期的炎症可能是淋巴浆细胞性或混合性,而不是完全中性粒细胞性。

治疗

很难治疗。

可选择的治疗方法:口服异维 A 酸、皮损内注射糖皮质激素、口服抗生素[如四环素类、克林霉素/利福平(若金黄色葡萄球菌阳性)]、切开引流、手术切除、TNF-α 抑制剂、窦道皮损内注射硬化剂。

(五)脱发性毛囊炎

流行病学

最常见于黑种人男性。

临床表现

1. 头顶部成批出现散在的、结痂的炎症性丘脓疱疹→瘢痕性脱发。

2. 常有金黄色葡萄球菌定植。

组织学

1. 在毛囊上部,有致密的中性粒细胞毛囊周围炎症(与 LPP 相同)。

2. 后期常为混合性炎症(中性粒细胞+淋巴浆细胞)。

治疗

1. 局部应用克林霉素、糖皮质激素和硫化硒洗发水。

2. 口服四环素类、利福平+克林霉素。

(六)牵拉性脱发

流行病学

最常见于黑种人女性。

发病机制

反复创伤性发型产生的张力(例如,扎紧的马尾辫、辫子、编发、接发和卷发)。

临床表现

1. 沿着额颞发际线的脱发/变薄。

2. 双相性——最初是暂时性的，但可以发展为永久性的。

3. “边缘征”：头发前部的边缘留存可见。

组织学

1. 非瘢痕期（早期）：与拔毛癖相同。

2. 瘢痕期（晚期）：结缔组织柱替代毛囊；终毛数量明显减少。

毛干异常

1. 此类疾病中有许多已经在别处讨论过，但在这里简要回顾一下。

2. 毛干异常分为与毛发脆性增加有关的疾病和与毛发脆性增加无关的疾病。

3. 见表3-58。

多毛症和女性多毛症

（一）多毛症

1. 定义：毛发过度生长。

与女性多毛症相比：女性在“男性分布区”的终毛生长增多（上唇、面颊、胸部中央）。

2. 毫毛比终毛更多。

3. 可以分为广泛性和局限性；也可分为先天性和后天性。

4. 常见的表现形式

（1）获得性毫毛增多症

◇与肺癌、结肠癌和乳腺癌相关的副肿瘤性疾病。

◇全身的毫毛迅速增多，尤其是面部→“猿猴样”外观。

（2）获得性泛发性多毛症

◇中等厚度的终毛缓慢生长。

◇前额、颞部、躯干和四肢屈侧最突出。

◇可逆的。

◇药物诱导（最常见）：米诺地尔、苯妥英钠和环孢素。

◇其他原因：甲状腺功能减退症、POEMS综合征、卟啉症、HIV晚期、皮肌炎和系统性红斑狼疮，以及神经性厌食症。

（3）获得性粗长症（主要是睫毛）

◇可能与HIV感染相关。

◇可能与药物相关（获得性最常见的原因）：环孢素、苯妥英钠、米诺地尔、表皮生长因子受体（EGFR）抑制剂、托吡酯、他克莫司、干扰素-α、达那唑、前列腺素F-2α和局部应用拉坦前列素/比马前列素。

（4）局部多毛症

◇原因：贝克痣、黑色素细胞痣、伴有“毛发领圈征”的脊柱发育不全和皮肤再生不良、创伤（慢性摩擦或四肢骨折后石膏固定区域）或药物诱导（前列腺素类似物、PUVA部位）。

（二）女性多毛症

1. 定义：女性的终毛生长增多，具有“男性型模式”（例如，上唇、面颊、胸部中央、耻骨上区域、背部）。

2. 常见；累及5%~10%的育龄期女性。

3. 与雄激素增多有关（来自卵巢或肾上腺）或终末器官对来自肾上腺和卵巢的雄激素敏感性增加：

（1）DHEA-S即肾上腺雄激素的标志物。

（2）△-4-雄烯二酮即卵巢雄激素的标志物。

4. 经验法则

（1）突然发病且快速进展的多毛症提示肿瘤（肾上腺、卵巢或垂体）。

（2）仅限于乳晕、侧面部或颈部的多毛症提示很有可能为卵巢来源。

（3）中央多毛症（耻骨三角到上腹部区域和胸骨角直到下颌）提示很有可能为肾上腺来源。

（4）侧面部和背部提示医源性多毛症。

5. 实验室检查：建议检查总睾酮、DHEA-S、24小时尿皮质醇、△-4-雄烯二酮、SHBG、催乳素和3-α-雄甾烷二醇葡萄糖苷酸（DHT的代谢产物）。

基于一些初始研究，可检查17-OH-孕酮（由于21-羟化酶的缺乏，致使17-OH-孕酮在先天性肾上腺皮质增生症中升高）和其他检查项目（图3-92）。

6. 四条主要原因

（1）多囊卵巢综合征（占多数）

◇以不孕症为特征，怀疑大型多囊卵巢、继发性闭经、或月经周期不规则。

◇90%伴女性多毛症；另外伴有痤疮（70%）、肥胖（50%）、雄激素性脱发、黑棘皮病和胰岛素抵抗。

◇实验室检查：FSH降低、LH升高、LH:FSH>3、睾酮升高、雌酮升高、SHBG降低和DHEA-S正常。

（2）先天性肾上腺皮质增生症（CAH）

◇可能是由多种酶缺乏引起的，但95%的CAH

表 3-58 毛发结构异常

疾病	受影响的基因/发病机制	表现
毛发结构异常，伴有毛发脆性增加		
泡沫状发	创伤性热定型	年轻女性局部毛发不均匀、脆弱 光学显微镜：毛干具有大而间隔不规则的“气泡”，使头发皮质扩张并变薄，导致毛发在较大气泡的部位折断
念珠状发	常染色体显性遗传：毛发皮质特异性角蛋白基因 KRT86（最常见；以前称为 hHb6）和 KRT81（hHb1） 常染色体隐性遗传：Dsg4	出生时头发正常 出生后的最初几个月内，正常头发被短而脆弱、焦枯的头发所取代，并伴有毛囊周围红斑和毛囊角化过度 通常只有头皮受累（偶尔累及眉毛、睫毛） 毛发有均匀的、厚度正常的椭圆形结节和间歇性的异常收缩
扭曲发	门克斯综合征：X 染色体连锁隐性遗传病，ATP7A（导致铜转运缺陷） Bjornstad/Crandall 综合征：常染色体隐性遗传病，BCS1L 基因 Netherton 综合征：SPINK5 基因（编码丝氨酸蛋白酶抑制剂 LEKTI） 尿素循环缺陷（瓜氨酸血症、精氨酸琥珀酸尿症） 获得性扭曲发：神经性厌食症、口服类视黄醇	毛干扁平，毛纤维沿长轴发生扭曲 遗传表现：出生时头发异常，或出生时正常，然后在婴儿期头发变得脆弱易断；体毛也变得稀疏，直至消失；没有有效的治疗方法，但在青春期会有所改善 门克斯综合征：扭曲发（头皮/眉毛/睫毛上的毛发稀疏，无光泽）和结节性脆发病；生长障碍、缝间骨/骨折、神经系统异常（癫痫发作、嗜睡，精神/精神运动性发育迟缓，肌张力过高）、“丘比特弓样”上唇；皮肤苍白；弥漫性色素减退（酪氨酸酶需要铜！） Bjornstad 综合征：扭曲发+听力受损 Crandall 综合征为 Bjornstad 综合征+性腺功能减退症 Bazex-Dupre-Christol：扭曲发、基底细胞癌、粟丘疹、毛囊性皮肤萎缩（手背/足背、面、肘、膝）、少汗症、少毛症（±扭曲发）
套叠性脆发病（竹节样毛发）	Netherton 综合征：SPINK5 基因（编码丝氨酸蛋白酶抑制剂 LEKTI）	Netherton 综合征：回旋型线状鱼鳞病、特应性皮炎和毛发异常（套叠性脆发病、结节性脆发病） 在婴儿时期出现毛发异常，表现为毛发短而稀疏，非常脆弱 断发点出现在毛干远端套叠部（“球”）套入近端部位（“窝”） 也可以看到毛干近端具有高尔夫球座样外观
结节性脆发病	先天性：最常见于精氨酸琥珀酸尿症（常染色体隐性遗传病，精氨琥珀酸裂解酶）或瓜氨酸血症（常染色体隐性遗传病，精氨琥珀酸合成酶）；也可见于门克斯综合征，毛发硫营养障碍症，内瑟顿综合征 获得性：3 种变异型 （1）近端结节性脆发病：见于常年拉直头发的患者 （2）远端结节性脆发病：由获得性、积累性、表皮损伤导致 （3）局限性结节性脆发病：可累及头皮、胡须或络腮胡	在所有毛发结构异常中最为常见 光学显微镜下表现为毛干折断，邻近的碎片向外张开，类似两个刷子的末端相互推挤 瓜氨酸血症：扭曲发、结节性脆发症、高血氨症、嗜睡、呕吐、癫痫发作、中枢神经系统症状 精氨酸琥珀酸尿症：扭曲发、结节性脆发症、高血氨症、呕吐、癫痫发作 新生儿更为严重——成长障碍、肝大、嗜睡 成人发病不太严重，但仍有精神发育迟滞和共济失调 限制蛋白质饮食，并给予精氨酸补充治疗；肝移植可能有效
毛发硫营养障碍症	常染色体隐性遗传病 特点是毛发缺硫；与一些遗传缺陷相关，如 TFIIH/XPD-XPB 复合物	显微镜检查：横向折断（裂发），以及在偏振光下明暗相间的带 临床表现：可能为单发或伴有 PIBIDS[毛发低硫营养不良伴着色性干皮病（D 组）突变]

（待续）

表 3-58(续)

疾病	受影响的基因/发病机制	表现
毛发结构异常,不伴有头发脆性增加		
获得性进行性发扭结	可能是雄激素性脱发的早期征兆	见于年轻男子,在雄激素性部位逐渐发展为卷曲、毛躁、无光泽的头发→进展为雄激素性脱发
生长期头发松动综合征	内根鞘的角化不良,干扰了内毛根鞘毛小皮和毛发毛小皮的正常交错结合,从而使生长期头发锚定不良	典型表现:常见于有金色短发的年轻女性,很少需要剪发;可见弥漫性或斑片状脱发 头发脆性不增加 生长初期毛发可以轻松无痛地从头皮上拔出 毛发镜:近端角质层皱缩、缺少毛根鞘、毛小皮卷曲
环纹发(环状头发)	散发的或常染色体显性遗传病	由于毛发内的气泡使得环状头发有明暗相间的条带 不需要偏振光即可见(与毛发硫营养障碍症相比)
毛干分叉	–	毛干的多重分叉;每个分支都有自己的毛小皮
多生毛	–	多个毛干由一个乳头产生 每根毛发都有自己的内根鞘,但所有的毛发都被一个共同的外根鞘包围 最常见于胡须部位
玻璃丝发(蓬发综合征)	–	头发具有"玻璃丝样"外观且难以梳理 由于扁平毛发表面的光反射,毛干的横截面呈三角形并具有纵行的凹槽,最好通过扫描电子显微镜进行观察
羊毛状发综合征	Naxos 病(弥漫性非表皮松解性掌跖角化病,右心室肥大和羊毛状发):斑珠蛋白突变 Carvajal 综合征(条纹状表皮松解性掌跖角化病,左心室肥大,羊毛状发):桥粒蛋白突变	镜下表现:横截面呈椭圆形、轴向扭曲、±三角形结节
羊毛状发痣	–	边界清楚的局限性片状羊毛状发

Adapted from Bolognia JL, Jorizzo JL, Rapini RP. Dermatology, 3rd Ed.

是由 21-羟化酶缺乏引起的。

• 经典的"耗盐模式":出生后最初 2 周盐消耗,伴脱水和电解质异常(由于缺乏肾上腺皮质醇);女性婴儿性别不明确和男性化;两种性别在儿童早期均有腋毛和阴毛的过早生长;17-OH-黄体酮升高(由于缺乏 21-羟化酶的作用而积聚)、DHEA-S 升高、ACTH 加速增加、睾酮正常或轻度升高。

◇ 检测 17-羟孕酮和行 ACTH 刺激试验,排除迟发性 CAH(21-羟化酶或其他酶部分缺乏)。

(3)肿瘤

◇ 如果有女性男性化,或睾酮非常高(>6.9nmol/L)提示病因很可能是肿瘤(例如,男性细胞瘤、Leydig 细胞肿瘤)。

◇ 睾酮高速升高,但 DHEA-S 正常提示卵巢肿瘤。

◇ 睾酮高速升高,同时 DHEA-S 高速升高提示肾上腺肿瘤。

(4)原发性多毛症

◇ 无激素分泌异常。

◇ 在某些种族中更常见(例如,南欧和东欧、西南亚)。

7. 治疗:抗雄激素(如螺内酯、亮丙瑞林、氟他胺、非那雄胺)、口服避孕药,局部应用依氟鸟氨酸、二甲双胍、脱毛剂,或行激光脱毛。

甲病

1. 指甲的解剖结构(图 3-93)。

2. 指甲部位的疾病可导致多种临床表现(图 3-94 和表 3-59)。

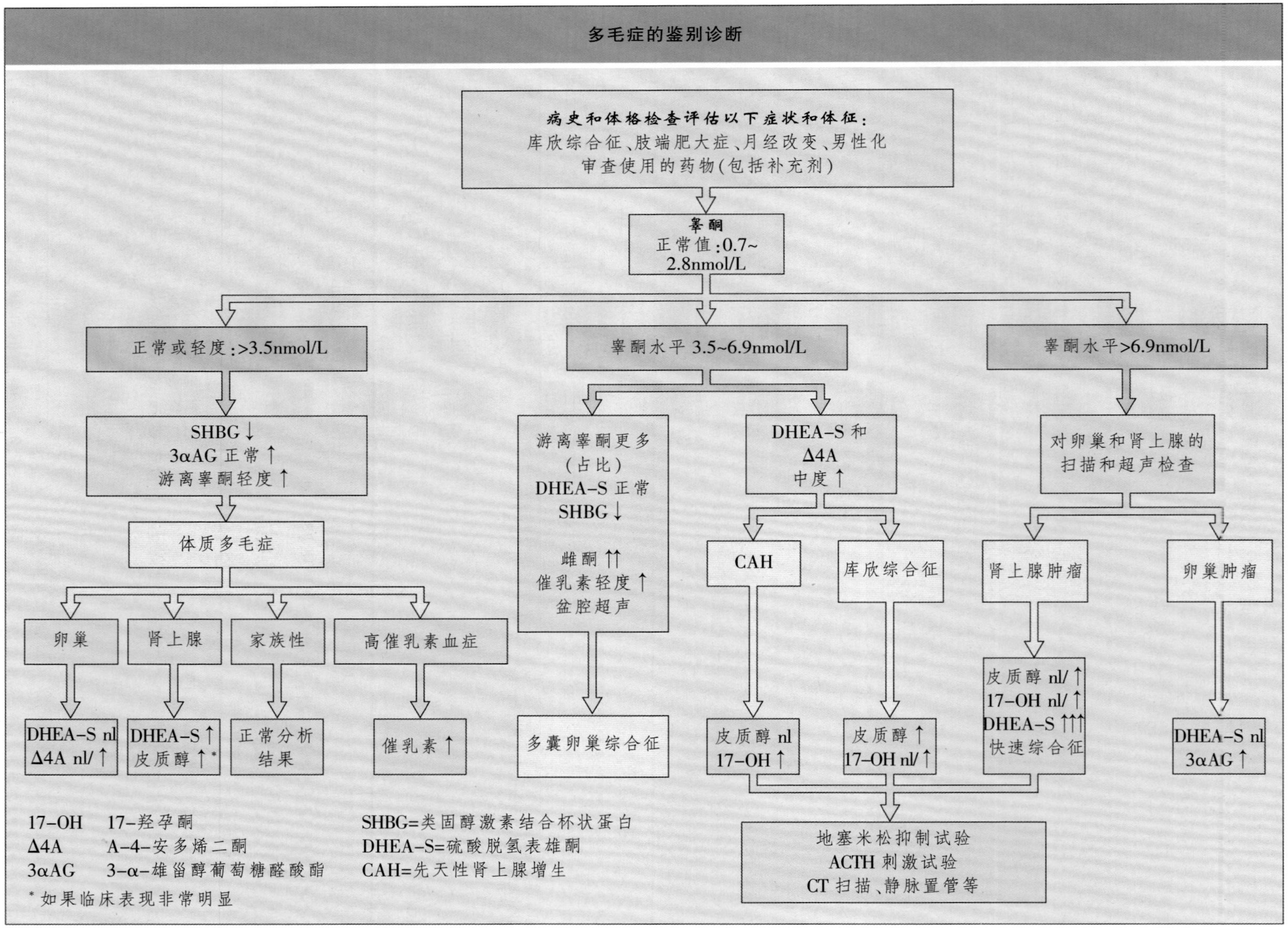

图 3-92 多毛症的鉴别诊断。评估循环卵泡刺激素(FSH)和黄体生成素(LH)水平的最佳时间是月经停止后的 3~5 天。(From Bolognia JL, Jorizzo JL, Rapini RP. Dermatology, 3rd Ed. Elsevier. 2012.)

黏膜疾病

黏膜疾病见表 3–60。

第 26 节 色素性疾病

色素减退和色素脱失

(一)白癜风

流行病学

平均发病年龄为 20 岁;女性患病更早。

发病机制

1. 具有遗传和非遗传的多因素发病。
2. 黑色素细胞破坏造成功能性黑色素细胞缺乏。
3. 对于白癜风的发病机制存在各种假说。

自身免疫理论表明,细胞或体液免疫改变而导致黑色素细胞破坏:

◇ 可能继发于自身反应性 T 细胞对黑色素细胞的细胞毒活性。

其他理论:黑色素细胞结构/功能的内在缺陷、神经系统调节异常导致黑色素细胞损伤、细胞毒性代谢物(外源性或内源性的)、生化异常(如生物蝶呤路径)和氧化应激(如过氧化氢酶水平下降)。

4. 遗传学包括不完全外显率、遗传异质性和多种易感基因位点。

临床表现

1. 边界清楚的、无症状性脱色的斑点/斑片。

(1)好发部位:手指、手腕、腋窝、腹股沟、生殖器和面部(口/眼周围)。

(2)受累范围可以随着时间的推移,缓慢或快速地扩大。

(3)Köebner 现象。

2. 可以发生在任何部位,通常分为局限型(节段型(主要见于儿童)、局灶性或黏膜性、泛发型(最常见)、全身型(>80%的皮肤)。

3. 白癜风的各种临床变异型:白斑病、炎性白癜风、蓝色白癜风和三色白癜风。

4. 起病隐匿,并且病程不可预测。

相关疾病和鉴别诊断

1. 可伴有其他自身免疫性疾病[甲状腺功能紊乱(最常见的)]、1 型糖尿病、Addison 病和恶性贫血、晕痣、斑秃和葡萄膜炎。

2. Vogt–Koyanagi–Harada 综合征:双侧肉芽肿性葡萄膜炎、无菌性脑膜炎、听力障碍/耳聋、白发症/脱发、白癜风。

3. 眼–皮肤–耳综合征:单侧面部白癜风/脊髓灰质炎伴同侧视力/听力受损。

4. 歌舞综合征:发育迟缓、先天性心脏缺陷、骨骼异常/身材矮小,以及自身免疫疾病(如白癜风)。

治疗

局部类固醇激素、钙调磷酸酶抑制剂、维生素 D 类似物、NB–UVB 光疗/准分子激光、系统性免疫抑制剂、手术治疗和脱色素治疗。

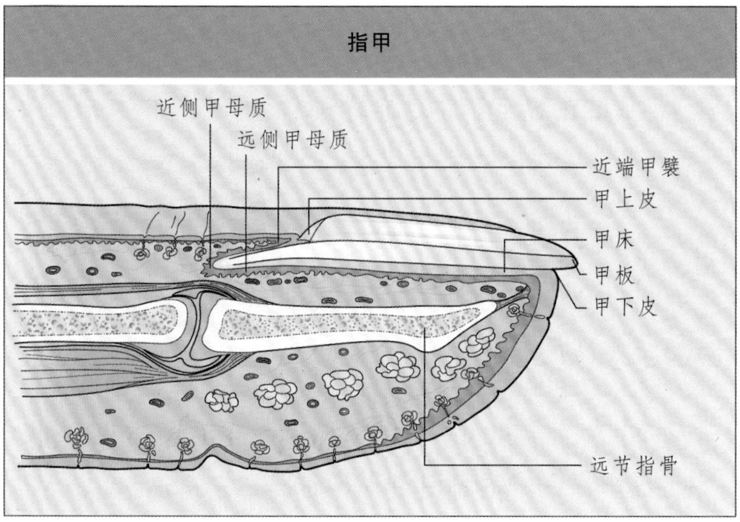

图 3–93 指甲纵切面的示意图。(From Bolognia JL, Jorizzo JL, Rapini RP. Dermatology, 3rd Ed. Elsevier. 2012.)

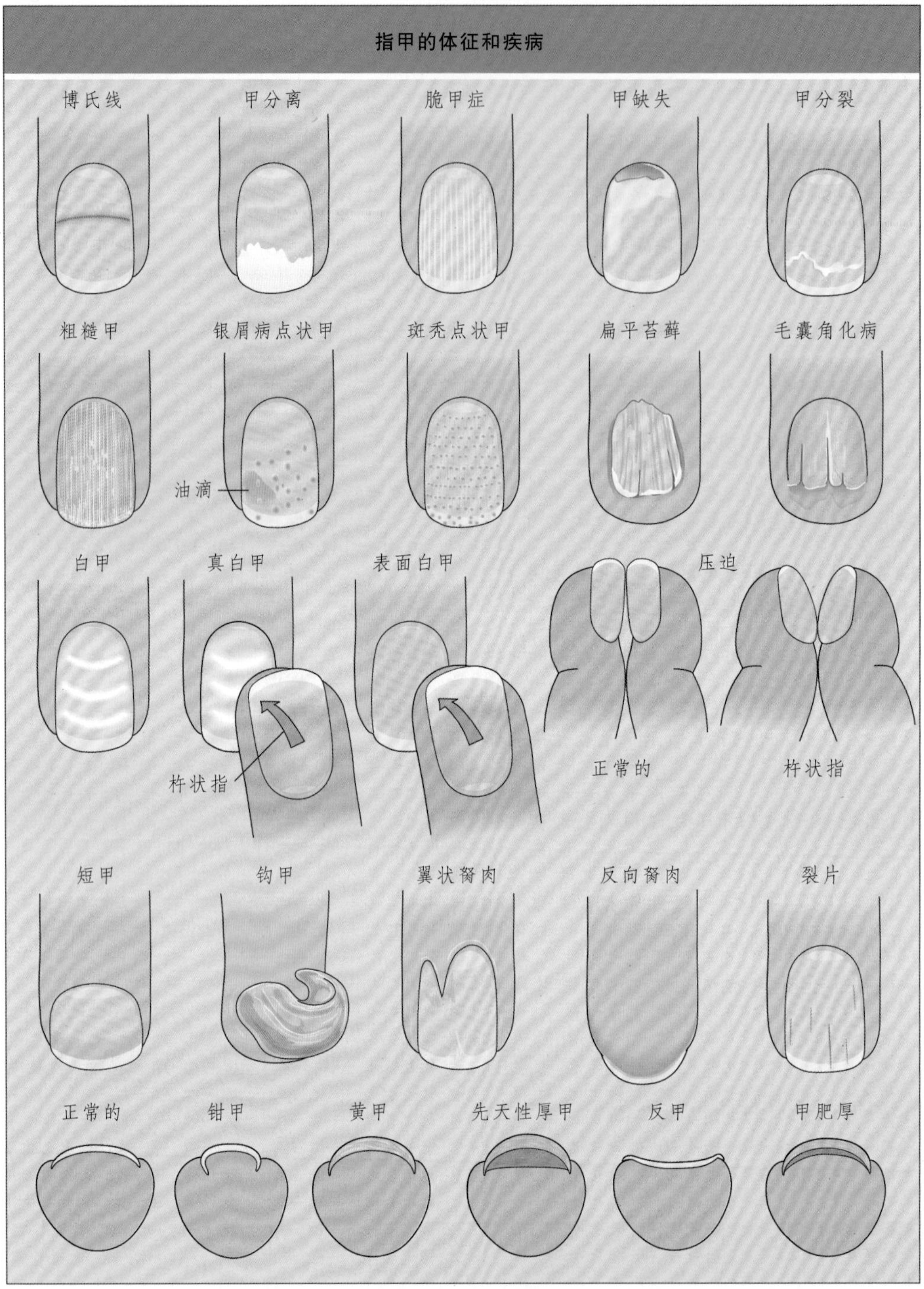

图 3–94 指甲的体征和疾病。(From Bolognia JL, Jorizzo JL, Rapini RP. Dermatology, 3rd Ed. Elsevier. 2012.)

预后/病程

1. 预后不良的因素:黏膜受累、有家族史、同构反应和非节段性疾病。

2. 预后良好的因素:近期发病、年轻、面部/颈部/躯干皮损。

3. 典型表现是毛囊色素再生(黑色素细胞从毛囊迁移)。

(二)晕痣

1. 黑色素细胞痣伴周围边界清楚的低色素/脱色素皮肤。

通常在上背部。

2. 在组织学上,黑色素细胞巢周围有密集的淋巴细胞和巨噬细胞呈带状浸润。

表 3–59 常见甲病

甲表现或疾病	原因/损伤部位	相关说明
博氏线	母质(近端)——生长暂时停止	通常由机械创伤或近端皱襞的皮肤病引起;以及化疗、身体受压(例如,分娩)、全身性疾病、严重创伤等
甲缺失	母质(近端)——生长暂时停止	同上所述;也见于柯萨奇病毒感染(手足口病)
甲凹点	母质(近端)	银屑病
		斑秃(几何形、规则分布的网格状表浅小凹点)
脆甲(易脆指甲)	母质	扁平苔藓
		长期在潮湿环境下工作、经常使用指甲油、进食障碍
粗糙甲(砂纸甲)	母质	斑秃(儿童多于成人)
		扁平苔藓、银屑病和其他自身免疫病
真白甲	母质	点状:常见于儿童外伤
		条纹:见于修甲的女性指甲;鞋不合适导致的巨大趾甲
		米斯线(Mee 线):见于砷和铊中毒
		弥漫性:罕见,可能是先天性的
反甲	母质	出现在儿童中是正常现象;成人出现可能与缺铁有关(例如,普鲁默-文森综合征)
甲分离	甲板脱离(远端)	银屑病
		甲癣
		外伤(例如,不合适的鞋导致巨大趾甲)、药物(例如,由四环素类/氟喹诺酮类/氯霉素/补骨脂素+紫外线引起的光化性甲分离)
		系统性原因(如甲状腺问题)
甲肥厚	甲下角化过度提示甲增厚	病因包括银屑病、甲真菌病、湿疹
嵌甲(内生甲)	外侧甲过度生长入甲襞提示假性异物反应/炎症	无,但可能被甲周化脓性肉芽肿模仿(这可能是各种药物,如异维A酸、蛋白酶抑制剂和 EGFR 抑制剂所致)
表面白甲	甲床水肿(加压后白色消失)	化疗
		慢性低白蛋白血症(Muehrcke 甲,即与甲半月平行的横向白色条带)
		肝硬化(Terry 甲,即甲板大部分变白的白甲)
		慢性肾脏病伴血液透析(对半甲,即甲板一半变白的白甲)
纵行红甲	从甲母质到远端甲真皮带的红斑	见于炎性疾病(如扁平苔藓、Darier 病)
裂片出血	甲床毛细血管受损	远端(常见于外伤、银屑病、甲真菌病)
		近端(心内膜炎、血管炎、旋毛虫病、APLS)——罕见
纵向黑甲	甲板内黑色素(如黑色素细胞激活或增生)	甲母质黑色素瘤/痣
		非黑色素细胞肿瘤
		黑色素细胞激活[混血种族(如非裔美国人)、HIV、药物(例如,抗艾滋病药物、抗疟药、米诺环素、金制剂)]、Addison 病、Peutz-Jegher/Laugier-Hunziker 综合征、甲真菌病(红色毛癣菌、柱顶孢霉属)
哈钦森征	近端甲皱襞有色素沉着伴有纵向黑甲	可能是甲黑色素瘤的征兆,尤其在成人
绿甲综合征	由假单胞菌的绿脓菌素导致的甲板呈绿色	病因:潮湿工作导致的感染(如理发师、洗碗工)、甲外伤、恶劣的暴露因素
		值得注意的是,黑甲可能由奇异变形杆菌或红色毛癣菌引起
红色甲半月	甲半月的红斑	系统性红斑狼疮、斑秃、类风湿关节炎、皮肌炎、心力衰竭、肝硬化、性病性淋巴肉芽肿、银屑病、白癜风、慢性荨麻疹、硬化萎缩性苔藓(LSA)、一氧化碳中毒、慢性阻塞性肺疾病
短甲	指骨远端缩短提示球拍样拇指	先天性,可见于鲁宾斯坦-泰比综合征

(待续)

表 3-59(续)

甲表现或疾病	原因/损伤部位	相关说明
甲-髌综合征	LMX1B 突变(常染色体显性遗传)	表现包括:甲异常(可出现三角形甲半月,最常见于拇/踇指桡侧)、骨骼表现(例如,髌骨缺失/发育不良、髌骨角)、肾病/肾功能不全、Lester 虹膜(虹膜瞳孔边缘色素沉着)
杵状指	指/趾远端软组织生长提示甲板弯曲、增大	多种原因,但最常见的为肺部疾病;另一种原因是 HIV
黄甲综合征	甲生长受阻提示呈黄色、缺乏甲上皮、增厚/弯曲(横向和纵向)	常伴有淋巴水肿、胸腔积液、支气管扩张、慢性肺部感染/鼻窦炎
急性甲沟炎	金黄色葡萄球菌或化脓性链球菌感染提示手指红肿疼痛	通常由外伤导致 治疗:脓肿引流和治疗感染
慢性甲沟炎	近端甲襞的炎症提示甲组织和甲上皮丢失	通常由于持续的接触暴露/潮湿的工作(例如,食品处理人员) 常见于念珠菌的继发感染
习惯性抽搐畸形	由于累及拇指的中部甲小皮,导致中央纵向凹陷	中部管状营养不良,可为"倒冷杉树"亚型外观
钳甲	甲板过度弯曲	由远端甲床受到夹捏引起的疼痛 遗传性与获得性(鞋子导致的外伤) 侧缘甲床切除术是首选治疗 要排除甲下外生骨疣
甲床瘤	肿瘤,甲板增厚伴有许多纵行的中空空间(内含肿瘤)	常见于中年人 甲的正面观:增厚的游离缘有小孔 甲纵向黄白色增厚伴有碎片出血
甲下外生骨疣	甲下骨性生长,逐渐发展为结节,导致甲板抬高	常见于受外伤的年轻患者,拇/踇指多见 X 线检查可确诊
黏液囊肿[指(趾)黏液样囊肿)	末节指关节腔隙通过管道外翻	最常见的是甲肿瘤 典型表现为靠近近端甲皱襞的半透明小结节,伴有甲板远端凹槽
翼状胬肉	甲上皮与甲母质之间的瘢痕化	扁平苔藓的典型表现
甲反向胬肉	远端甲床与甲板腹侧相连	常伴有结缔组织病,如硬皮病

表 3-60 黏膜疾病

疾病/表现	临床表现	相关表现/治疗
皮脂腺异位症(Fordyce 颗粒/Fordyce 斑)	唇部和颊黏膜处针尖大小的黄白色丘疹	皮脂腺异位,如睑板腺(眼睑)、蒙哥马利结节(乳晕腺)、Tyson 囊肿(小阴唇、包皮)
地图舌	界限清楚的萎缩性斑片伴周围红斑,在舌背被白色/黄色扇形边缘包绕	常伴银屑病和特应性表现;组织学表现像银屑病
裂纹舌	舌背部有很深的凹槽	相关疾病:梅克松-罗森塔尔综合征(常伴有复发性或持久性面神经麻痹和面/口唇肿胀)、唐氏综合征、多发性错构瘤综合征
腭隆凸	在硬腭中间的骨性突出物(正常变形)	
毛舌	舌背侧深色毛状外观 角蛋白蓄积提示肥厚的乳头脱落减少 颜色可能是由细菌(卟啉产物)、烟草、食物造成的	风险因素:卫生较差、吸烟、热饮 治疗:舌刮刀±稀释的 H_2O_2
光面舌(萎缩性舌炎)	舌乳头萎缩导致舌外观光滑、疼痛、敏感,有烧灼感 可能会呈现出类似牛肉样的红色外观	可能是由于营养物质缺乏[例如,维生素 B_1、B_2、B_6、B_{12},铁(如 Plummer-Vinson 病)、叶酸]或其他疾病(如舍格伦综合征)

(待续)

表 3-60(续)

疾病/表现	临床表现	相关表现/治疗
正中菱形舌炎	在舌背侧中央,有边界清楚的红斑性光滑区域(在轮廓乳头前方;可能是发育缺陷所致)	常伴有口腔念珠菌病 如果病变更为广泛的话,可能是 HIV 感染或 2 型糖尿病的征兆 应与疱疹地图样舌炎鉴别(舌背几何图形的裂隙斑片,常伴有 HSV1 感染)
坏死性溃疡性牙龈炎	牙龈坏死、疼痛、肿胀,呈红色、血性,并且在牙间乳头有穿凿样溃疡 由混合性细菌感染导致	危险因素:免疫低下、营养不良、压力、吸烟、口腔卫生不良
纤维瘤	通常在颊黏膜上沿着咬合线存在的粉红色光滑丘疹	排名首位的口腔肿瘤 主要见于中年女性
牙源性皮肤窦道	龋齿的后遗症, 其中感染性脓肿可延伸至牙齿的顶端,然后侵及髓质,最终侵犯口腔黏膜表面/面部的皮肤, 并在该处排出, 在牙齿附近有红色糜烂丘疹,下颌比上颌多见	
白色海绵状痣	通常为颊黏膜上边界清晰的、白色的海绵状小斑块,但也可见于口腔的其他区域	角蛋白 4 和角蛋白 13 突变
咬颊症	双侧颊黏膜前部出现白色粗糙碎片状变化 由习惯性咀嚼损伤黏膜所致	
牙龈肿大(药物)	用药的第一年出现牙龈肿大 如果口腔卫生条件差则加重	病因:苯妥英钠、硝苯地平、环孢素,但其他抗惊厥药物和钙离子通道阻滞剂也可引起
接触性口腔炎	主要是由肉桂调味剂和牙科用汞合金导致 可见红斑和(或)白色糜烂、溃疡斑片,可能与汞合金所在部位相邻	组织病理学可见黏膜扁平苔藓
复发性阿弗他性口腔炎	在非角化黏膜上有痛性椭圆形小溃疡-基底呈白色/灰色,周围伴红晕 类型:小型溃疡(最常见,溃疡<5mm),较重型[溃疡更大(>1cm)、位置更深、持续时间更长]和疱疹型(多个成群的小溃疡,类似 HSV 感染)	有广泛差异性的多因素致病(排除维生素缺乏、全身性疾病) 男性多于女性,多见于青少年 首选外用糖皮质激素和(或)局部麻醉剂治疗,如果需要可加用秋水仙碱或氨苯砜
口腔黏膜嗜酸性溃疡	罕见的自限性溃疡,舌后部较黏膜常见,上覆假膜的硬化边缘迅速扩大,可达 1~2cm	病理可见大量的嗜酸性粒细胞 可能与外伤有关;部分与 HIV 相关 具有自限性
口面部肉芽肿病	唇部("肉芽肿性唇炎"——可见于梅克松-罗森塔尔综合征;上唇先于下唇)、面部、口腔区域的慢性肿胀 主要见于青壮年	组织学上为非干酪性肉芽肿 可见于结节病或克罗恩病
口腔黏膜白斑/增殖性红斑	黏膜白斑即边界清楚的白色斑片/斑块 癌前病变(可恶化成 SCC);与烟草、酒精相关 最常见于口腔底部、舌侧/舌腹、软腭 增殖性红斑即边界清晰的红色斑片/斑块 恶性肿瘤的可能性更高(SCCIS、SCC)	黏膜白斑为最常见的口腔癌前病变,男性多于女性,发病高峰年龄>50 岁 增殖性红斑很少见
黏液囊肿	黏膜上质软的半透明至蓝色的丘疹 (最常见于下唇黏膜) 由于小唾液腺导管破裂,黏液进入黏膜下组织/形成假性囊肿	

(待续)

表 3-60(续)

疾病/表现	临床表现	相关表现/治疗
剥脱性唇炎	唇部的脱屑/剥脱性炎症状态提示红色/裸露/柔嫩的外观	原发:上唇;鳞屑/结痂 继发:下唇;可能是脂溢性皮炎、特应性皮炎或其他因素导致
口角唇炎(传染性口角炎)	唇结合处的红斑和裂隙,多由自然界中的刺激物所致 ±继发念珠菌/葡萄球菌感染	风险因素:老年人(特别是有假牙者,核黄素缺乏症、吮指癖、唐氏综合征、AIDS)
腺性唇炎	下唇肿大/外翻,有针尖大小的红斑(分泌管的炎症)以及黏性的黏液样薄膜;腺体增大呈结节样	见于常暴露于日光照射的成年人 SCC 的风险增加
增殖性化脓性口炎	几个到多个针尖大小的黄色脓疱(呈“蛇形”图案),基底红,逐渐形成糜烂/溃疡(“蜗牛径迹”样溃疡) 唇、牙龈、颊黏膜最常见 颊黏膜深在水肿性皱褶	常伴有炎性肠病(溃疡性结肠炎较克罗恩病多见) 治疗炎性肠病,进而改善疾病 男性多于女性,多见于青少年人群、中年人群
浆细胞性龟头炎(Zoon 龟头炎)	龟头处有散在的、边界清楚的鲜红色光滑斑块(可能有“接吻”样损伤,如龟头和包皮内部),比外阴部位多见	多见于中年,男性多于女性 苔藓样界面皮炎,伴有明显的浆细胞增多 男性行包皮环切术治疗

3. 许多晕痣数月内消退。

4. 因为它可能是黑色素瘤的标志,所以需要进行全面的皮肤检查。

(三)化学和物理性因素诱导的色素减退

1. 化学性白斑病包含皮肤/毛发的色素减退/色素脱失,可由各种各样的化学性和药物性试剂(例如,酚类/儿茶酚类和巯基)引起:

(1)苯酚衍生物、对苯二酚单苄基醚提示色素脱失。

(2)局部应用类固醇、氢醌和伊马替尼提示色素减退。

2. 烧伤、冷冻、辐射、激光、手术、紫外线照射和身体创伤造成的物理性伤害可能会造成黑色素细胞损伤,引起色素减退/色素脱失。

(四)特发性滴状色素减少症

1. 发病率随年龄增长而升高;有色人种更为常见。

2. 被认为与日晒、衰老和遗传有关。

3. 表现为无症状的、边界清楚的色素减退/色素脱失斑,好发于四肢。

(五)进行性斑状色素减少症

1. 通常见于热带地区肤色较深的女性。

2. 病因不明,但可能与痤疮丙酸杆菌有关。

3. 表现为在躯干/上肢边界不清的色素减退斑点/斑片,无鳞屑可以融合。

4. 治疗:过氧化苯甲酰、局部克林霉素和 UVA 照射。

(六)贫血痣

1. 通常出现在单侧皮肤(5~10cm),苍白且轮廓不规则。

2. 出生时出现,常见于躯干部位。

3. 由血管对儿茶酚胺的局部超敏反应导致了血管收缩和真皮乳头中的血流减少;最明显的是受热或情绪紧张时周围血管扩张,玻片压诊法检查时痣消失不见。

色素嵌合现象

(一)伊藤色素减少症

1. 嵌合现象导致了沿 Blaschko 线的色素减退。

2. 又称线性痣样色素减退。

3. 出生时或婴儿早期/童年时出现。

4. 最常见于躯干和四肢;可以为单侧或双侧。

5. 30%的患者有中枢神经系统、肌肉骨骼系统或眼科异常。

(二)无色素痣

1. 为边界清楚、轮廓不规则的色素减退斑片。

2. 典型表现出现在婴儿期的躯干，有明显的中线分界但边界不太明显。

3. 大小和分布终生保持稳定。

4. 组织病理学：黑色素细胞数量正常，黑色素细胞和角质形成细胞中黑色素体的数量减少。

5. 节段性色素沉着障碍是一种变异型，表现为色素沉着和色素减退交替形成的棋盘样外观。

色素沉着性疾病

(一)黄褐斑

流行病学

好发于有亚洲、西班牙、非洲或中东血统的青年至中年女性。

发病机制

1. 确切的发病机制尚不清楚，然而紫外线照射和可见光可能会刺激黑色素细胞亢进，从而产生更多的黑色素。

2. 恶化因素：日晒、雌激素(妊娠、口服避孕药和激素替代治疗)、遗传、甲状腺功能紊乱和药物(苯妥英钠和光毒性药物)。

临床表现

常见的后天性疾病，以面部对称性浅至深棕色/灰色不规则斑片为特征。

(1)3 种模式：面部中央、颧骨和下颌骨。

(2)4 种类型：表皮型、真皮型、混合型和不确定型。

◇ 表皮型伍德灯下明显，真皮型不明显。

组织学

表皮各层黑色素增加，嗜黑色素细胞增加，表皮黑色素细胞正常或增加。

治疗

1. 广谱光防护/避光。

2. 涂抹化妆品遮盖。

3. 黄褐斑的表皮型可使用对苯二酚、维 A 酸、类固醇药物，或行换肤术治疗。

(二)色素性扁平苔藓

1. 扁平苔藓的变异型，见于有Ⅲ~Ⅴ型皮肤的青年和中年人。

2. 在曝光部位或间擦部位有不规则椭圆形的、褐色至灰褐色斑点和斑片(图 3-95)。

通常为对称性；可呈网状或毛囊状。

3. 组织学上，真皮上部血管周围轻度浸润或带状浸润、真皮噬黑色素细胞、基底细胞液化变性。

(三)线状和旋涡状痣样过度黑色素沉着病

1. 多样化、散在的皮肤嵌合状态，皮肤细胞克隆导致色素增加。

2. 色素沉着性斑沿 Blaschko 线呈旋涡状和条纹状分布，典型者常发生在 1 岁之前(图 3-96)。

3. 伴或不伴相关的系统性表现：神经系统、肌肉骨骼或心脏。

持续时间并不明确；尚无有效的治疗方法。

(四)色素性痒疹

1. 好发于年轻人，女性多于男性；尤其是日本人。

2. 表现为背部/颈部/胸部的瘙痒性红斑丘疹和丘疱疹，在 1 周内快速发展然后消失，遗留网状色素沉着斑。

3. 治疗：米诺环素/多西环素、氨苯砜。

(五)家族性进行性色素沉着症

1. 显性遗传病；KIT 配体基因突变(KITLG)。

2. 婴儿期发病，色素沉着的面积随着年龄的增长

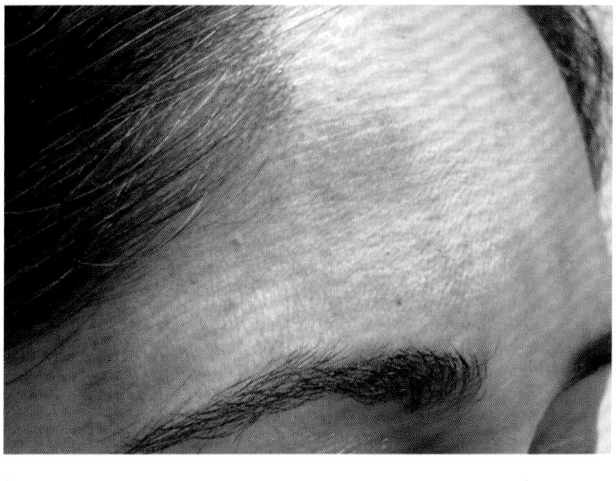

图 3-95　面部色素性扁平苔藓。(From Molinar VE, et al. What's New in Objective Assessment and Treatment of Facial Hyperpigmentation?-Dermatologic Clinics. Elsevier. 2014.)

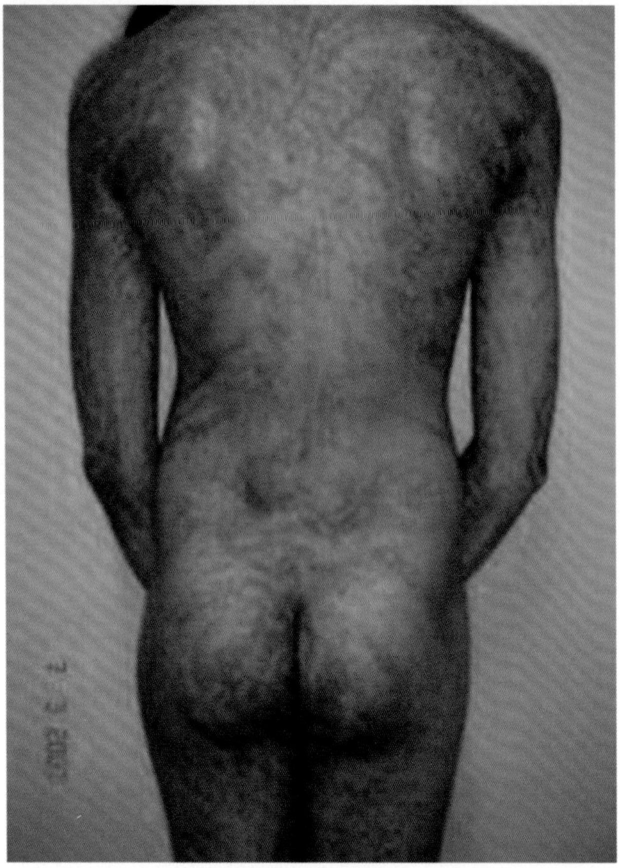

图 3-96 沿 Blaschko 线的色素斑线状或环状排列。(From Ilgen E, et al. Linear and whorled nevoid hypermelanosis: Dermatoscopic features. J Amer Acad Dermatol. Elsevier. 2008.)

而增加。

3. 弥漫性色素沉着斑片,累及手掌、足底、唇部和结膜。

(六)内分泌疾病

Addison 病、库欣综合征、肢端肥大症和甲状腺功能亢进都会影响 ACTH 和 MSH 水平,从而导致全身色素增加。

(七)色素性分界线(亦称 Futcher 线、Voight 线、Ito 线)

1. 背侧和腹侧皮肤表面之间的分界线,其中背侧色素沉着更重。

2. 常见于上肢的前外侧和大腿的后内侧。

3. 在肤色较深的个体中更明显。

(刘源 范丽云 孙长贵 齐蔓莉 孔杰 赵乐然 周全 译)

延伸阅读

Abajian M, Mlynek A, Maurer M. Physical Urticaria. Curr Allergy Asthma Rep 2012;12:281-7.

Abate M, Schiavone C, Salini V, Andia I. Occurrence of tendon pathologies in metabolic disorders. Rheumatology (Oxford) 2013;52(4):599-608.

Agmon-Levin N, Damoiseaux J, Kallenberg C, et al. International recommendations for the assessment of autoantibodies to cellular antigens referred to as anti-nuclear antibodies. Ann Rheum Dis 2014;73(1):17-23.

Ahmed AR, Shetty S. A comprehensive analysis of treatment outcomes in patients with pemphigus vulgaris treated with rituximab. Autoimmun Rev 2015;14(4):323-31.

Ahronowitz I, Harp J, Shinkai K. Etiology and management of pyoderma gangrenosum: a comprehensive review. Am J Clin Dermatol 2012;13(3):191-211.

Aletaha D, Neogi T, Silman AJ, et al. 2010 Rheumatoid arthritis classification criteria: an American college of rheumatology/European league against rheumatism collaborative initiative. Arthritis Rheum 2010;62(9):2569-81.

Alkhalifah A, Alsantali A, Wang E, et al. Alopecia areata update: part II. Treatment. J Am Acad Dermatol 2010;62(2):191-202.

Alomari A, McNiff JM. The significance of eosinophils in hypertrophic lichen planus. J Cutan Pathol 2014;41:347-52.

Anasetti C, Logan BR, Lee SJ, et al. Peripheral-blood stem cells versus bone marrow from unrelated donors. N Engl J Med 2012;367:1487-96.

Andre J, Sass U, Richert B, Theunis A. Nail pathology. Clin Dermatol 2013;31(5):526-39.

Annessi G, Paradisi M, Angelo C, et al. Annular lichenoid dermatitis of youth. J Am Acad Dermatol 2003;49:1029-36.

Antiga E, Caproni M, Fabbri P. Linear immunoglobulin A bullous dermatosis: need for an agreement on diagnostic criteria. Dermatology 2013;226:329-32.

Armstrong AW, Harskamp CT, Armstrong EJ. Psoriasis and metabolic syndrome: a systematic review and meta-analysis of observational studies. J Am Acad Dermatol 2013;68(4):654-62.

Armstrong AW, Harskamp CT, Dhillon JS, Armstrong EJ. Psoriasis and smoking: a systematic review and meta-analysis. Br J Dermatol 2014;170(2):304-14.

Atzori L, Pinna AL, Ferreli C, Aste N. Pityriasis rosea-like adverse reaction: review of the literature and experience of an Italian drug-surveillance center. Dermatol Online J 2006;12:1.

Atzori L, Pinna AL, Pau M, Aste N. D-penicillamine elastosis perforans serpiginosa: description of two cases and review of the literature. Dermatol Online J 2011;17(4):3.

Axelrod S, Davis-Lorton M. Urticaria and angioedema. Mt Sinai J Med 2011;78:784-802.

Barbaud A, Collet E, Milpied B, et al. A multicentre study to determine the value and safety of drug patch tests for the three main classes of severe cutaneous adverse drug reactions. Br J Dermatol 2013;168(3):555-62.

Barnes BE, Mawr B. Dermatomyositis and malignancy. A review of the literature. Ann Intern Med 1976;84:68-76.

Barsotti S, Bellando Randone S, Guiducci S, Della Rossa A. Systemic sclerosis: a critical digest of the recent literature. Clin Exp Rheumatol 2014;32(6 Suppl. 86):S194-205.

Bayers S, Shulman ST, Paller AS. Kawasaki disease: part I - diagnosis, clinical features, and pathogenesis. J Am Acad Dermatol 2013;69(4):501.e1-11.

Bayers S, Shulman ST, Paller AS. Kawasaki disease: part II - complications and treatment. J Am Acad Dermatol 2013;69(4):513.e1-8.

Benmaman O, Sanchez JL. Treatment and camouflaging of pigmentary disorders. Clin Dermatol 1988;6(3):50-4.

Bernstein JA. HAE update: epidemiology and burden of disease. Allergy Asthma Proc 2013;34(1):3–6.
Bhate C, Schwartz RA. Lyme disease: Part I. Advances and perspectives. J Am Acad Dermatol 2011;64(4):619–36.
Bhate C, Schwartz RA. Lyme disease: part II. Management and prevention. J Am Acad Dermatol 2011;64(4):639–53.
Biazar C, Sigges J, Patsinakidis N, et al. Cutaneous lupus erythematosus: First multicenter database analysis of 1002 patients from the European Society of Cutaneous Lupus Erythematosus (EUSCLE). Autoimmun Rev 2013;12(3): 444–54.
Bischoff L, Derk CT. Eosinophilic fasciitis: demographics, disease pattern and response to treatment: report of 12 cases and review of the literature. Int J Dermatol 2008;47(1):29–35.
Blake T, Manahan M, Rodins K. Erythema nodosum – a review of an uncommon panniculitis. Dermatol Online J 2014;20(4):3.
Blankenship DW, Zech L, Mirzabeigi M, Venna S. Verruciform xanthoma of the upper-extremity in the absence of chronic skin disease or syndrome: a case report and review of the literature. J Cutan Pathol 2013;40(8):745–52.
Bolognia JL, Cooper DL, Glusac EJ. Toxic erythema of chemotherapy: a useful clinical term. J Am Acad Dermatol 2008;59(3):524–9.
Bolongia JL, Jorizzo JL, Schaffer JV. Dermatology. 3rd ed. Philidelphia: Elsevier Saunders; 2012.
Bolotin D, Petronic-Rosic V. Dermatitis herpetiformis. Part I. Epidemiology, pathogenesis, and clinical presentation. J Am Acad Dermatol 2011;64(6):1017–24.
Bolotin D, Petronic-Rosic V. Dermatitis herpetiformis. Part II. Diagnosis, management, and prognosis. J Am Acad Dermatol 2011;64(6):1027–33.
Bork K, Davis-Lorton M. Overview of hereditary angioedema caused by C1-inhibitor deficiency: assessment and clinical management. Eur Ann Allergy Clin Immunol 2013;45(1):7–16.
Bork K, Steffensen I, Machnig T. Treatment with C1-esterase inhibitor concentrate in type I or II hereditary angioedema: a systematic literature review. Allergy Asthma Proc 2013;34(4): 312–27.
Borowicz J, Gillespie M, Miller R. Cutaneous amyloidosis. Skinmed 2011;9(2):96–100.
Boulton AJ, Cutfield RG, Abouganem D, et al. Necrobiosis lipoidica diabeticorum: a clinicopathologic study. J Am Acad Dermatol 1988;18(3):530–7.
Brandt JT, Triplett DA, Alving B, Scharrer I. Criteria for the diagnosis of lupus anticoagulants: an update. On behalf of the Subcommittee on Lupus Anticoagulant/Antiphospholipid Antibody of the Scientific and Standardisation Committee of the ISTH. Thromb Haemost 1995;74:1185–90.
Brenaut E, Horreau C, Pouplard C, et al. Alcohol consumption and psoriasis: a systematic literature review. J Eur Acad Dermatol Venereol 2013;27(Suppl. 3):30–5.
Brinster NK, Liu V, Diwan AH, McKee PH. Dermatopathology. Philidelphia: Elsevier Saunders; 2011.
Brodrick B, Belkin ZR, Goldstein AT. Influence of treatments on prognosis for vulvar lichen sclerosus: facts and controversies. Clin Dermatol 2013;31:780–6.
Burke RJ, Chang C. Diagnostic criteria of acute rheumatic fever. Autoimmun Rev 2014;13(4–5):503–7.
Callen JP, Klein J. Subacute cutaneous lupus erythematosus. Clinical, serologic, immunogenetic, and therapeutic considerations in seventy-two patients. Arthritis Rheum 1988;31(8):1007–13.
Callen JP. Chronic cutaneous lupus erythematosus. Clinical, laboratory, therapeutic, and prognostic examination of 62 patients. Arch Dermatol 1982;118:412–16.
Calonje E, Brenn T, Lazar A, McKee PH. McKee's pathology of the skin. 4th ed. Philidelphia: Elsevier Saunders; 2012.
Chan MP. Neutrophilic panniculitis: algorithmic approach to a heterogeneous group of disorders. Arch Pathol Lab Med 2014; 138(10):1337–43.
Chantorn R, Lim HW, Shwayder TA. Photosensitivity disorders in children: part II. J Am Acad Dermatol 2012;67(6):1113.e1–15.
Chantorn R, Lim HW, Shwayder TA. Photosensitivity disorders in children: part I. J Am Acad Dermatol 2012;67(6):1093.e1–18.
Chen K-R, Carlson JA. Clinical Approach to Cutaneous Vasculitis. Am J Clin Dermatol 2008;9(2):71–92.
Chen W, Obermayer-Pietsch B, Hong JB, et al. Acne-associated syndromes: models for better understanding of acne pathogenesis. J Eur Acad Dermatol Venereol 2011;25(6): 637–46.
Chodkiewicz HM, Cohen PR. Paraneoplastic erythema annulare centrifugum eruption: PEACE. Am J Clin Dermatol 2012;13(4):239–46.
Chopra T, Kandukurti K, Shah S, et al. Understanding nephrogenic systemic fibrosis. Int J Nephrol 2012;2012:912189.
Chu DH, Rubin AI. Diagnosis and management of nail disorders in children. Pediatr Clin North Am 2014;61(2):293–308.
Chua A, Lee A, Zawar V, et al. Pityriasis rosea – an update. Indian J Dermatol Venerol Leprol 2005;71(5):311–15.
Cimaz R, Spenxe DL, Hornberger L, Silverman ED. Incidence and spectrum of neonatal lupus erythematosus: a prospective study of infants born to mothers with anti-Ro autoantibodies. J Pediatr 2003;142(6):678–83.
Cozzani E, Gasparini G, Parodi A. Pyoderma gangrenosum: a systematic review. G Ital Dermatol Venereol 2014;149(5): 587–600.
Crowson AN, Magro C. The cutaneous pathology of lupus erythematosus. J Cutan Pathol 2001;28(1):1–23.
Dabade TS, Davis MD. Diagnosis and treatment of the neutrophilic dermatoses (pyoderma gangrenosum, Sweet's syndrome). Dermatol Ther 2011;24(2):273–84.
Daftari Besheli L, Aran S, Shaqdan K, et al. Current status of nephrogenic systemic fibrosis. Clin Radiol 2014;69(7):661–8.
Davì S, Minoia F, Pistorio A, et al. Performance of current guidelines for diagnosis of macrophage activation syndrome complicating systemic juvenile idiopathic arthritis. Arthritis Rheumatol 2014;66(10):2871–80.
Davis MD, Bhate K, Rohlinger AL, et al. Delayed patch test reading after 5 days: the Mayo Clinic experience. J Am Acad Dermatol 2008;59(2):225–33.
Del Pino M, Rodriguez-Carunchio L, Ordi J. Pathways of vulvar intraepithelial neoplasia and squamous cell carcinoma. Histopathology 2013;62:161–75.
Dessinioti C, Antoniou C, Katsambas A. Acneiform eruptions. Clin Dermatol 2014;32(1):24–34.
Dharamsi JW, Victor S, Aguwa N, et al. Morphea in adults and children corhort III: nested case-control study – the clinical significance of autoantibodies in morphea. JAMA Dermatol 2013;149(10):1159–65.
Dogra A, Arora AK. Nail psoriasis: the journey so far. Indian J Dermatol 2014;59(4):319–33.
Domsic RT. Scleroderma: the role of serum autoantibodies in defining specific clinical phenotypes and organ system involvement. Curr Opin Rheumatol 2014;26(6):646–52.
Downey A, Jackson C, Harun N, Cooper A. Toxic epidermal necrolysis: review of pathogenesis and management. J Am Acad Dermatol 2012;66:995–1003.
Dubas LE, Waymire DM, Adams BB. Resident rounds – part II – study aid: nutritional deficiencies. J Drug Dermatol 2013;12(7): 816–17.
Eichenfield LF, Tom WL, Berger TG, et al. Guidelines of care for the management of atopic dermatitis: section 2. Management and treatment of atopic dermatitis with topical therapies. J Am Acad Dermatol 2014;71(1):116–32.

Eichenfield LF, Tom WL, Chamlin SL, et al. Guidelines of care for the management of atopic dermatitis: section 1. Diagnosis and assessment of atopic dermatitis. J Am Acad Dermatol 2014;70(2): 338–51.

Elftheriou D, Brogan PA. Vasculitis in Children. Best Pract Res Clin Rheumatol 2009;23(3):309–23.

Endo Y, Tamura A, Matsushima Y, et al. Eosinophilic fasciitis: report of two cases and a systematic review of the literature dealing with clinical variables that predict outcome. Clin Rheumatol 2007; 26(9):1445–51.

Fernandez-Flores A. Cutaneous amyloidosis: a concept review. Am J Dermatopathol 2012;34(1):1–14.

Fett N, Haynes K, Propert KJ, Margolis DJ. Five year malignancy incidence in patients with pruritus: a population-based cohort study aimed at limiting unnecessary screening practices. J Amer Acad Dermatol 2014;70(4):651–8.

Fink B, Landthaler M, Hafner C. Skin alterations due to illegal drug abuse. J Dtsch Dermatol Ges 2011;9(8):633–8.

Fiorentino D, Chung L, Zwerner J, et al. The mucocutaneous and systemic phenotype of dermatomyositis patients with antibodies to MDA5 (CADM-140): a retrospective study. J Am Acad Dermatol 2011;65(1):25–34.

Fiorentino DF. Cutaneous Vasculitis. J Am Acad Dermatol 2003;48: 311–40.

Fiorenza CG, Chou SH, Mantzoros CS. Lipodystrophy: pathophysiology and advances in treatment. Nat Rev Endocrinol 2011;7(3):137–50.

Foidart JM, Abe S, Martin GR, et al. Antibodies to type II collagen in relapsing polychondritis. N Engl J Med 1978;299:1203–7.

Forsyth EL, Milard TP. Diagnosis and pharmacological treatment of crhonic actinic dermatitis in the elderly: an update. Drugs Aging 2010;27(6):451–6.

Fortuna G, Salas-Alanis JC, Guidetti E, Marinkovich MP. A critical reappraisal of the current data on drug-induced linear immunoglobulin A bullous dermatosis: a real and separate nosological entity? J Am Acad Dermatol 2012;66(6):988–94.

Fraser K, Robertson L. Chronic urticaria and autoimmunity. Skin Therapy Lett 2013;18(7):5–9.

Fujimoto N, Wakabayashi M, Kato T, et al. Wells syndrome associated with Churg-Strauss syndrome. Clin Exp Dermatol 2011;36(1):46–8.

Fujita Y, Yoshioka N, Abe R, et al. Rapid immunochromatographic test for serum granulysin is useful for the prediction of Stevens-Johnson syndrome and toxic epidermal necrolysis. J Am Acad Dermatol 2011;65:65–8.

Funaro D, Lovett A, Leroux N, Powell J. A double-blind, randomized prospective study evaluating topical clobetasol propionate 0.05% versus topical tacrolimus 0.1% in patients with vulvar lichen sclerosus. J Am Acad Dermatol 2014;71:84–91.

Gao QQ, Xi MR, Yao Q. Impetigo herpetiformis during pregnancy: a case report and literature review. Dermatology 2013;226(1):35–40.

Gathers RC, Lim HW. Central centrifugal cicatricial alopecia: past, present, and future. J Am Acad Dermatol 2009;60(4):660–8.

Gerfaud-Valentin M, Jamilloux Y, Iwaz J, Sève P. Adult-onset Still's. Autoimmun Rev 2014;13(7):708–22.

Gilchrist H, Patterson JW. Erythema nodosum and erythema induratum (nodular vasculitis): diagnosis and management. Dermatol Ther 2010;23(4):320–7.

Girardi M, Kay J, Elston DM, et al. Nephrogenic systemic fibrosis: clinicopathological definition and workup recommendations. J Am Acad Dermatol 2011;65(6):1095–106.

Goeser MR, Laniosz V, Wetter DA. A Practical approach to the diagnosis, evaluation, and management of cutaneous small-vessel vasculitis. Am J Clin Dermatol 2014;15(4):299–306.

Goletz S, Hashimoto T, Zillikens D, Schmidt E. Anti-p200 pemphigoid. J Am Acad Dermatol 2014;71(1):185–91.

González Fernández D, Gómez Bernal S, Vivanco Allende B, Pérez Oliva N. Cutaneous collagenous vasculopathy: description of two new cases in elderly women and review of the literature. Dermatology 2012;225(1):1–8.

Gonzalez-Santiago TM, Davis MD. Update of management of connective tissue diseases: livedoid vasculopathy. Dermatol Ther 2012;25(2):183–94.

Gotlib J. World Health Organization-defined eosinophilic disorders: 2014 update on diagnosis, risk stratification, and management. Am J Hematol 2014;89(3).325–37.

Greenberger PA. Chronic urticaria: new management options. World Allergy Organ J 2014;7(1):31.

Griffiths WAD. Reticulate pigmentary disorders – a review. Clin Exp Dermatol 1984;9:439–50.

Grillo E, Pérez-García B, González-García C, et al. Spiky keratotic projections on the palms and fingers. Spiny keratoderma. Dermatol Online J 2012;18(6):8.

Grimes P, Nordlund JJ, Pandya AG, et al. Increasing our understanding of pigmentary disorders. JAAD 2006;54:S255–61.

Grönhagen CM, Fored CM, Granath F, et al. Increased risk of cancer among 3663 patients with cutaneous lupus erythematosus: a Swedish nationwide cohort study. Br J Dermatol 2012;166(5): 1053–9.

Guegan S, Bastuji-Garin S, Poszepczynska-Guigne E, et al. Performance of the SCORTEN during the first five days of hospitalization to predict the prognosis of epidermal necrolysis. J Invest Dermatol 2006;126:272–6.

Gul A, Ohno S. HLA-B*51 and Behçet Disease. Ocul Immunol Inflamm 2012;20(1):37–43.

Gunawardena H, Betteridge ZE, McHugh NJ. Myositis-specific autoantibodies: their clinical and pathogenic significance in disease expression. Rheumatology (Oxford) 2009;48:607–12.

Gupta R, Woodley DT, Chen M. Epidermolysis bullosa acquisita. Clin Dermatol 2012;30(1):60–9.

Haimovic A, Sanchez M, Judson MA, Prystowsky S. Sarcoidosis: a comprehensive review and update for the dermatologist: part I. Cutaneous disease. J Am Acad Dermatol 2012;66(5):699.e1–18.

Haimovic A, Sanchez M, Judson MA, Prystowsky S. Sarcoidosis: a comprehensive review and update for the dermatologist: part II. Extracutaneous disease. J Am Acad Dermatol 2012;66(5): 719.e1–10.

Haimowitz JE, McCauliffe DP, Seykora J, Werth VP. Annular erythema of Sjögren's syndrome in a white woman. J Am Acad Dermatol 2000;42(6):1069–72.

Hajas A, Szodoray P, Nakken B, et al. Clinical course, prognosis, and causes of death in mixed connective tissue disease. J Rheumatol 2013;40(7):1134–42.

Halder RM, Nandedkar MA, Neal KW. Pigmentary disorders in ethnic skin. Dermatol Clin 2003;21:617–28.

Hatemi G, Yazici Y, Yazici H. Behçet's syndrome. Rheum Dis Clin North Am 2013;39(2):245–61.

Hoffman MD. Atypical ulcers. Dermatol Ther 2013;26(3): 222–35.

Hon KL, Leung AK. Neonatal lupus erythematosus. Autoimmune Dis 2012;2012:301274.

Horner ME, Alikhan A, Tintle S, et al. Cutaneous porphyrias part I: epidemiology, pathogenesis, presentation, diagnosis, and histopathology. Int J Dermatol 2013;52(12):1464–80.

Housman E, Reynolds RV. Polycystic ovary syndrome: a review for dermatologists: Part I. Diagnosis and manifestations. J Am Acad Dermatol 2014;71(5):847.e1–10.

Hsu L, Armstrong AW. JAK inhibitors: treatment efficacy and safety profile in patients with psoriasis. J Immunol Res 2014;2014:283617. 280.

Hugh J, Van Voorhees AS, Nijhawan RI, et al. From the Medical Board of the National Psoriasis Foundation: The risk of cardiovascular disease in individuals with psoriasis and the

potential impact of current therapies. J Am Acad Dermatol 2014;70(1):168–77.
Husain Z, Reddy BY, Schwartz RA. DRESS syndrome: part I. Clinical perspectives. J Am Acad Dermatol 2013;68(5):693.e1–14.
Husain Z, Reddy BY, Schwartz RA. DRESS syndrome: part II. Management and therapeutics. J Am Acad Dermatol 2013;68(5):709.e1–9.
Hymes SR, Alousi AM, Cowen EW. Graft-versus-host disease: part I. Pathogenesis and clinical manifestations of graft-versus-host disease. J Am Acad Dermatol 2012;66:515 e1–18, quiz 33–34.
Hymes SR, Alousi AM, Cowen EW. Graft-versus-host disease: part II. Management of cutaneous graft-versus-host disease. J Am Acad Dermatol 2012;66:535 e1–16, quiz 51–52.
Ilkit M, Durdu M, Karakaş M. Cutaneous id reactions: a comprehensive review of clinical manifestations, epidemiology, etiology, and management. Crit Rev Microbiol 2012;38(3):191–202.
Ivanova K, Itin P, Haeusermann P. Pityriasis rubra pilaris: treatment with biologics – a new promising therapy? Dermatology 2012;224(2):120–5.
Izikson L, English JC 3rd, Zirwas MJ. The flushing patient: differential diagnosis, workup, and treatment. J Am Acad Dermatol 2006;55(2):193–208.
Jain S. Pathogenesis of chronic urticaria: an overview. Dermatol Res Pract 2014;2014:674709.
James WB, Berger TG, Elston DM. Andrews' diseases of the skin: clinical dermatology. 11th ed. Philidelphia: Elsevier Saunders; 2011.
Jen M, Yan AC. Syndromes associated with nutritional deficiency and excess. Dermatol Clin 2010;28(6):669–85.
Jimbow M, Jimbow K. Pigmentary disordersin oriental skin. Dermatol Clin 1989;7(2):11–18.
Kaltoft B, Schmidt G, Lauritzen AF, Gimsing P. Primary localised cutaneous amyloidosis – a systematic review. Dan Med J 2013;60(11):A4727.
Kaplan AP. Therapy of chronic urticaria: a simple, modern approach. Ann Allergy Asthma Immunol 2014;112(5):419–25.
Karpouzis A, Giatromanolaki A, Sivridis E, Kouskoukis C. Acquired reactive perforating collagenosis: current status. J Dermatol 2010;37(7):585–92.
Kasperkiewicz M, Zillikens D, Schmidt E. Pemphigoid diseases: pathogenesis, diagnosis and treatment. Autoimmunity 2012;45(1):55–70.
Kavanaugh A, Tomar R, Reveille J, et al. Guidelines for clinical use of antinuclear antibody test and tests for specific autoantibodies to nuclear antigens. American College of Pathologists. Arch Pathol Lab Med 2000;124:71.
Kawakami T. New algorithm (KAWAKAMI algorithm) to diagnose primary cutaneous vasculitis. J of Dermatol 2010;37(2):113–24.
Kelly A, Tizard EJ. Vasculitis in children. Pediatrics and Child Health 2010;20(2):65–72.
Kenney JA Jr. Pigmentary disorders in black skin. Dermatol Clin 1989;7(2):1–10.
Kerk N, Goerge T. Livedoid vasculopathy-current aspects of diagnosis and treatment of cutaneous infarction 2013. J Dtsch Dermatol Ges 2013;11(5):407–10.
Khandpur S, Verma P. Bullous pemphigoid. Indian J Dermatol Venereol Leprol 2011;77(4):450–5.
Khokhar O, Khachemoune A. A case of granulomatous rosacea: sorting granulomatous rosacea from other granulomatous diseases that affect the face. Dermatol Online J 2004;10(1):6.
Kim JH, Kim SC. Epidermolysis bullosa acquisita. J Eur Acad Dermatol Venereol 2013;27:1204–13.
Kissel JT, Mendell JR, Rammohan KW. Microvascular deposition of complement membrane attack complex in dermatomyositis. N Engl J Med 1986;314(6):329–34.
Kluger N, Frances C. Cutaneous vasculitis and their differential diagnosis. Clin Exp Rheumatol 2009;27(1 Suppl. 52):S124–38.
Knowles SR, Uetrecht J, Shear NH. Idiosyncratic drug reactions: the reactive metabolite syndromes. Lancet 2000;356:1587–91.
Knudson RM, Kalaaji AN, Bruce AJ. The management of mucous membrane pemphigoid and pemphigus. Dermatol Ther 2010;23:268–80.
Kourilovitch M, Galarza-Maldonado C, Ortiz-Prado E. Diagnosis and classification of rheumatoid arthritis. J Autoimmun 2014;48-49:26–30.
Kreuter A, Kryvosheyeva Y, Terras S, et al. Association of autoimmune diseases with lichen sclerosus in 532 male and female patients. Acta Derm Venereol 2013;93:238–41.
Kuhn A, Landmann A. The classification and diagnosis of cutaneous lupus erythematosus. J Autoimmun 2014;48-49:14–19.
Kuhn A, Ruland V, Bonsmann G. Cutaneous lupus erythematosus: Update of therapeutic options Part I. J Am Acad Dermatol 2011;65:e179–93.
Kulkarni S, Barbagli G, Kirpekar D, et al. Lichen sclerosus of the male genitalia and urethra: surgical options and results in a multicenter international experience with 215 patients. Eur Urol 2009;55:945–56.
Kundu BK, Naik AK, Bhargava S, Srivastava D. Diagnosing the SAPHO syndrome: a report of three cases and review of literature. Clin Rheumatol 2013;32(8):1237–43.
Kurtzman DJB, Jones T, Lian F, Pen LS. Metastatic Crohn's disease: a review and approach to therapy. J Am Acad Dermatol 2014;71(4):804–13.
Lang DM. Evidence-based diagnosis and treatment of chronic urticarial/angioedema. Allergy Asthma Proc 2014;35:10–16.
Langford CA. Vasculitis. J Allergy Clin Immunol 2009;125(2):S216–25.
Laureano A, Carvalho R, Chaveiro A, Cardoso J. Alpha-1-antitrypsin deficiency-associated panniculitis: a case report. Dermatol Online J 2014;20(1):4.
Leffler J, Bengtsson AA, Blom AM. The complement system in systemic lupus erythematosus: an update. Ann Rheum Dis 2014;73:1601–6.
Lehrhoff S, Pomeranz MK. Specific dermatoses of pregnancy. Dermatol Ther 2013;26(4):274–84.
Li Z, Yanqiu L, Yan W, et al. Two case report studies of Langerhans cell histiocytosis with an analysis of 918 patients of Langerhans cell histiocytosis in literatures published in China. Int J Dermatol 2010;49(10):1169–74.
Lipowicz S, Sekula P, Ingen-Housz-Oro S, et al. Prognosis of generalized bullous fixed drug eruption: comparison with Stevens-Johnson syndrome and toxic epidermal necrolysis. Br J Dermatol 2013;168:726–32.
Lisnevskaia L, Murphy G, Isenberg D. Systemic lupus erythematosus. Lancet 2014;384(9957):1878–88.
Lowe GC, Henderson CL, Grau RH, et al. A systematic review of drug-induced subacute cutaneous lupus erythematosus. Br J Dermatol 2011;164(3):465–72.
Lyon MJ. Metabolic panniculitis: alpha-1 antitrypsin deficiency panniculitis and pancreatic panniculitis. Dermatol Ther 2010;23(4):368–74.
Maderal AD, Vivas AC, Zwick TG, Kirsner RS. Diabetic foot ulcers: evaluation and management. Hosp Pract (1995) 2012;40(3):102–15.
Magro CM, Crowson AN, Regauer S. Granuloma annulare and necrobiosis lipoidica tissue reactions as a manifestation of systemic disease. Hum Pathol 1996;27(1):50–6.
Magro CM, Crowson AN, Regauer S. Mixed connective tissue disease. A clinical, histologic, and immunofluorescence study of eight cases. Am J Dermatopathol 1997;19(3):206–13.
Mallal S, Phillips E, Carosi G, et al. HLA-B*5701 screening for hypersensitivity to abacavir. N Engl J Med 2008;358:568–79.

Marzano AV, Ishak RS, Saibeni S, et al. Autoinflammatory skin disorders in inflammatory bowel diseases, pyoderma gangrenosum and Sweet's syndrome: a comprehensive review and disease classification criteria. Clin Rev Allergy Immunol 2013;45(2):202–10.
Marzano AV, Vezzoli P, Berti E. Skin involvement in cutaneous and systemic vasculitis. Autoimmun Rev 2013;12(4):467–76.
Maurer M, Magerl M. Hereditary angioedema: an update on available therapeutic options. J Dtsch Dermatol Ges 2010;8(9): 663–72.
Maurer M, Parish LC. The dermatology view of hereditary angio-oedema: practical diagnostic and management considerations. J Eur Acad Dermatol Venereol 2013;27(2):133–41.
McAdam LP, O'Hanlan MA, Bluestone R, Pearson CM. Relapsing polychondritis: prospective study of 23 patients and a review of the literature. Med (Baltimore) 1976;55:193–215.
McCalmont TH. In the thick of it. J Cutan Pathol 2012;39:574–6.
Menter A, Korman NJ, Elmets CA, et al. Guidelines of care for the management of psoriasis and psoriatic arthritis: section 6. Guidelines of care for the treatment of psoriasis and psoriatic arthritis: case-based presentations and evidence-based conclusions. J Am Acad Dermatol 2011;65(1):137–74.
Miller J, Yentzer BA, Clark A, et al. Pyoderma gangrenosum: a review and update on new therapies. J Am Acad Dermatol 2010; 62(4):646–54.
Miller K, Hunt R, Chu J, et al. Erythema ab igne. Dermatol Online J 2011;17(10):28.
Molina-Ruiz AM, Cerroni L, Kutzner H, Requena L. Cutaneous deposits. Am J Dermatopathol 2014;36(1):1–48.
Mollet I, Ongenae K, Naeyaert JM. Origin, clinical presentation, and diagnosis of hypomelanotic skin disorders. Dermatol Clin 2007; 25:363–71.
Mubki T, Rudnicka L, Olszewska M, Shapiro J. Evaluation and diagnosis of the hair loss patient, parts I and II. J Amer Acad Dermatol 2014;71(3):414–41.
Mubki T, Rudnicka L, Olszewska M, Shapiro J. Evaluation and diagnosis of the hair loss patient: part II. Trichoscopic and laboratory evaluations. J Am Acad Dermatol 2014;71(3):431.
Mubki T, Rudnicka L, Olszewska M, Shapiro J. Evaluation and diagnosis of the hair loss patient: part I. History and clinical examination. J Am Acad Dermatol 2014;71(3):415.
Murray TS, Shapiro ED. Lyme disease. Clin Lab Med 2010;30(1): 311–28.
Mutasim DF, Adams BB. Immunofluorescence in dermatology. J Am Acad Dermatol 2001;45(6):803–22.
Mutasim DF, Bilic M, Hawayek LH, et al. Immunobullous diseases. J Am Acad Dermatol 2005;52(6):1029–43.
Nakajima S, Watanabe H, Tohyama M, et al. High-mobility group box 1 protein (HMGB1) as a novel diagnostic tool for toxic epidermal necrolysis and Stevens-Johnson syndrome. Arch Dermatol 2011;147:1110–12.
Nickle SB, Peterson N, Peterson M. Updated physician's guide to the off-label uses of oral isotretinoin. J Clin Aesthet Dermatol 2014;7(4):22–34.
Nigam PK. Hereditary angioedema: an update. Indian J Dermatol Venereol Leprol 2011;77(5):621–4.
Nihtyanova SI, Ong VH, Denton CP. Current management strategies for systemic sclerosis. Clin Exp Rheumatol 2014;32(2 Suppl. 81): 156–64.
Nishimura K, Sugiyama D, Kogata Y, et al. Meta-analysis: diagnostic accuracy of anti-cyclic citrullinated peptide antibody and rheumatoid factor for rheumatoid arthritis. Ann Intern Med 2007;146(11):797–808.
Nocturne G, Boudaoud S, Miceli-Richard C, et al. Germline and somatic genetic variations of TNFAIP3 in lymphoma complicating primary Sjogren's syndrome. Blood 2013;12(25): 4068–76.
O'Connor EA, Dzwierzynski WW. Palmoplantar keratoderma: treatment with CO2 laser case report and review of the literature. Ann Plast Surg 2011;67(4):439–41.
O'Neil KM. Progress in pediatric vasculitis. Curr Opin Rheumatol 2009;21:538–46.
O'Toole EA, Kennedy U, Nolan JJ, et al. Necrobiosis lipoidica: only a minority of patients have diabetes mellitus. Br J Dermatol 1999;140(2):283–6.
Ong S, Coulson IH. Diagnosis and treatment of calciphylaxis. Skinmed 2012;10(3):166–70.
Orac A, Artenie A, Toader MP, et al. Sneddon syndrome: rare disease or under diagnosed clinical entity? Review of the literature related to a clinical case. Rev Med Chir Soc Med Nat Iasi 2014;118(3):654–60.
Ortega-Hernandez OD, Shoenfeld Y. Mixed connective tissue disease: an overview of clinical manifestations, diagnosis and treatment. Best Pract Res Clin Rheumatol 2012;26(1):61–72.
Ortonne JP. Chronic urticarial: a comparison of management guidelines. Expert Opin Pharmacother 2011;12(17):2683–93.
Oyama N, Chan I, Neill SM, et al. Autoantibodies to extracellular matrix protein 1 in lichen sclerosus. Lancet 2003;362:118–23.
Ozkan S, Atabey N, Fetil E, et al. Evidence for Borrelia burgdorferi in morphea and lichen sclerosus. Int J Dermatol 2000;39(4): 278–83.
Ozkaya-Bayazit E. Specific site involvement in fixed drug eruption. J Am Acad Dermatol 2003;49:1003–7.
Paller A, Mancini A. Eczematous eruptions in childhood. Hurwitz clinical pediatric dermatology: a textbook of skin disorders of childhood and adolescence. 4th ed. Philidelphia: Elsevier; 2011. p. 37–70. Print.
Pandya AG, Guevara IL. Disorders of hyperpigmentation. Dermatol Clin 2000;18(1):91–7.
Parish LC. Hereditary angioedema: diagnosis and management – a perspective for the dermatologist. J Am Acad Dermatol 2011;65: 843–50.
Park L, Schiltz C, Korman N. Langerhans cell histiocytosis. J Cutan Med Surg 2012;16(1):45–9.
Parsi K, Partsch H, Rabe E, Ramelet AA. Reticulate eruptions: part 2. Historical perspectives, morphology, terminology and classification. Australas J Dermatol 2011;52(4):237–44.
Passeron T, Mantoux F, Ortonne JP. Genetic disorders of pigmentation. Dermatol Clin 2005;23:56–67.
Pedrosa AF, Lisboa C, Gonçalves Rodrigues A. Malassezia infections: a medical conundrum. J Am Acad Dermatol 2014;71(1):170–6.
Peroni A, Colato C, Schena D, et al. Interstitial granulomatous dermatitis: a distinct entity with characteristic histological and clinical pattern. Br J Dermatol 2012;166(4):775–83.
Petri M, Orbai AM, Alarcon GS, et al. Derivation and validation of the Systemic Lupus International Collaborating Clinics classification criteria for systemic lupus erythematosus. Arthritis Rheum 2012;64(8):2677–86.
Petty RE, Southwood TR, Baum J, et al. Revision of the proposed classification criteria for juvenile idiopathic arthritis: Durban, 1997. J Rheumatol 1998;25:1991–4.
Phillips KA, Menard W. Olfactory reference syndrome: demographic and clinical features of imagined body odor. Gen Hosp Psychiatry 2011;33(4):398–406.
Pickert A. An approach to Vasculitis and vasculopathy. Cutis 2012;89(5):E1–3.
Pickert A. Resident Rounds – part II – A quick reference for mouth and tongue troubles. J Drugs Dermatol 2013;12(5):580–2.
Pina T, Blanco R, Gonzalez-Gay MA. Cutaneous vasculitis: a rheumatologist perspective. Curr Allergy Asthma Rep 2013;13: 545–54.
Plewig G, Kligman AM. Acne and Rosacea. Berlin: Springer; 2000.

Plötz SG, Hüttig B, Aigner B, et al. Clinical overview of cutaneous features in hypereosinophilic syndrome. Curr Allergy Asthma Rep 2012;12(2):85–98.
Ploysangam T, Breneman DL, Mutasim DF. Cutaneous pseudolymphomas. J Am Acad Dermatol 1998;38(6 Pt 1):877–95, quiz 896–897.
Porro AM, Caetano Lde V, Maehara Lde S, Enokihara MM. Non-classical forms of pemphigus: pemphigus herpetiformis, IgA pemphigus, paraneoplastic pemphigus and IgG/IgA pemphigus. An Bras Dermatol 2014;89(1):96–106.
Prey S, Paul C, Bronsard V, et al. Assessment of risk of psoriatic arthritis in patients with plaque psoriasis: a systematic review of the literature. J Eur Acad Dermatol Venereol 2010;24(Suppl. 2): 31–5.
Ramos-Casals M, Anaya JM, García-Carrasco M, et al. Cutaneous vasculitis in primary Sjögren syndrome: classification and clinical significance of 52 patients. Medicine (Baltimore) 2004;83(2): 96–106.
Rapini RP. Practical dermatopathology. 2nd ed. Philidelphia: Elsevier Saunders; 2012.
Raza S, Kirkland RS, Patel AA, et al. Insight into Sweet's syndrome and associated-malignancy: a review of the current literature. Int J Oncol 2013;42(5):1516–22.
Reid SD, Ladizinski B, Lee K, et al. Update on necrobiosis lipoidica: a review of etiology, diagnosis, and treatment options. J Am Acad Dermatol 2013;69(5):783–91.
Reshef R, Luger SM, Hexner EO, et al. Blockade of lymphocyte chemotaxis in visceral graft-versus-host disease. N Engl J Med 2012;367:135–45.
Reyes MC, Cooper K. An update on vulvar intraepithelial neoplasia: terminology and a practical approach to diagnosis. J Clin Pathol 2014;67(4):290–4.
Richmond NA, Maderal AD, Vivas AC. Evidence-based management of common chronic lower extremity ulcers. Dermatol Ther 2013; 26(3):187–96.
Rongioletti F, Fausti V, Parodi A. Erythema gyratum repens is not an obligate paraneoplastic disease: a systematic review of the literature and personal experience. J Eur Acad Dermatol Venereol 2014;28(1):112–15.
Rosman IS, Lloyd BM, Hayashi RJ, Bayliss SJ. Cutaneous effects of thiotepa in pediatric patients receiving high-dose chemotherapy with autologous stem cell transplantation. J Am Acad Dermatol 2008;58(4):575–8.
Ross EK, Tan E, Shapiro J. Update on primary cicatricial alopecias. J Am Acad Dermatol 2005;53(1):1–37, quiz 38–40.
Roujeau JC, Bioulac-Sage P, Bourseau C, et al. Acute generalized exanthematous pustulosis. Analysis of 63 cases. Arch Dermatol 1991;127(9):1333–8.
Roujeau JC, Stern RS. Severe adverse cutaneous reactions to drugs. N Engl J Med 1994;331(19):1272–85.
Rubiez N, Kibbi AG. Disorders of pigmentation in infants and children. Dermatol Clin 2002;20:4–10.
Ruocco E, Wolf R, Caccavale S, et al. Bullous pemphigoid: associations and management guidelines: facts and controversies. Clin Dermatol 2013;31:400–12.
Russell JP, Gibson LE. Primary cutaneous small vessel vasculitis: approach to diagnosis and treatment. Int J Dermatol 2006; 45(1):3–13.
Samarasekera EJ, Sawyer L, Wonderling D, et al. Topical therapies for the treatment of plaque psoriasis: systematic review and network meta-analyses. Br J Dermatol 2013;168(5): 954–67.
Santoro FA, Lim HW. Update on photodermatoses. Semin Cutan Med Surg 2011;30:229–38.
Schlosser BJ, Pirigyi M, Mirowski GW. Oral manifestations of hematologic and nutritional diseases. Otolaryngol Clin North Am 2011;44(1):183–203.
Schreml S, Szeimies RM, Vogt T, et al. Cutaneous amyloidoses and systemic amyloidoses with cutaneous involvement. Eur J Dermatol 2010;20(2):152–60.
Schwartz RA, McDonough PH, Lee BW. Toxic epidermal necrolysis: Part I. Introduction, history, classification, clinical features, systemic manifestations, etiology, and immunopathogenesis. J Am Acad Dermatol 2013;69(173):e1–13, quiz 85-86.
Schwartz RA, McDonough PH, Lee BW. Toxic epidermal necrolysis: Part II. Prognosis, sequelae, diagnosis, differential diagnosis, prevention, and treatment. J Am Acad Dermatol 2013;69(187): e1–16, quiz 203-204.
Scott DG, Watts RA. Epidemiology and clinical features of systemic vasculitis. Clin Exp Nephrol 2013;17:607–10.
Sehgal VN, Verma P, Sharma S, et al. Acrodermatitis continua of Hallopeau: evolution of treatment options. Int J Dermatol 2011; 50(10):1195–211.
Seidler AM, Gottlieb AB. Dermatomyositis induced by drug therapy: a review of case reports. J Am Acad Dermatol 2008;59(5): 872–80.
Sharma A, Gnanapandithan K, Sharma K, Sharma S. Relapsing polychondritis: a review. Clin Rheumatol 2013;32(11):1575–83.
Sharon VR, Konia TH, Barr KL, Fung MA. Assessment of the 'no eosinophils' rule: are eosinophils truly absent in pityriasis lichenoides, connective tissue disease, and graft-vs.-host disease? J Cutan Pathol 2012;39:413–18.
Shelley WB, Shelley ED. Aquadynia: noradrenergic pain induced by bathing and responsive to clonidine. J Am Acad Dermatol 1998; 38(2 Pt 2):357–8.
Shiboski SC, Shiboski CH, Criswell L. American College of Rheumatology classification criteria for Sjögren's syndrome: a data-driven, expert consensus approach in the Sjögren's International Collaborative Clinical Alliance cohort. Arthritis Care Res (Hoboken) 2012;64(4):475–87.
Sidbury R, Davis DM, Cohen DE, et al. Guidelines of care for the management of atopic dermatitis: section 3. Management and treatment with phototherapy and systemic agents. J Am Acad Dermatol 2014;71(2):327–49.
Sidbury R, Tom WL, Bergman JN, et al. Guidelines of care for the management of atopic dermatitis: Section 4. Prevention of disease flares and use of adjunctive therapies and approaches. J Am Acad Dermatol 2014;71(6):1218–33.
Silva JA, Mesquita Kde C, Igreja AC, et al. Paraneoplastic cutaneous manifestations: concepts and updates. An Bras Dermatol 2013; 88(1):9–22.
Simon A, Asli B, Braun-Falco M, et al. Schnitzler's syndrome: diagnosis, treatment and follow-up 2013. Allergy 2013;68: 562–8.
Simon HU, Klion A. Therapeutic approaches to patients with hypereosinophilic syndromes. Semin Hematol 2012;49(2): 160–70.
Singh S. Evidence-based treatments for pemphigus vulgaris, pemphigus foliaceus, and bullous pemphigoid: a systemic review. Indian J Dermatol Venereol Leprol 2011;77(4):456–69.
Slatore CG, Tilles SA. Sulfonamide hypersensitivity. Immunol Allergy Clin North Am 2004;24:477–90, vii.
Smolen JS, Landewé R, Breedveld FC, et al. EULAR recommendations for the management of rheumatoid arthritis with synthetic and biological disease-modifying antirheumatic drugs: 2013 update. Ann Rheum Dis 2014;73(3):492–509.
Sokumbi O, Wetter DA. Clinical features, diagnosis, and treatment of erythema multiforme: a review for the practicing dermatologist. Int J Dermatol 2012;51:889–902.
Solish N, Bertucci V, Dansereau A, et al.; Canadian Hyperhidrosis Advisory Committee. A comprehensive approach to the recognition, diagnosis, and severity-based treatment of focal hyperhidrosis: recommendations of the Canadian Hyperhidrosis Advisory Committee. Dermatol Surg 2007;33(8):908–23.

Sonthalia S, Singal A. Comparative efficacy of tacrolimus 0.1% ointment and clobetasol propionate 0.05% ointment in oral lichen planus: a randomized double-blind trial. Int J Dermatol 2012;51:1371–8.
Stanek G, Wormser GP, Gray J, Strle F. Lyme borreliosis. Lancet 2012;379(9814):461–73.
Steen VD, Medsger TA. Changes in causes of death in systemic sclerosis, 1972-2002. Ann Rheum Dis 2007;66(7):940–4.
Szalat R, Arnulf B, Karlin L, et al. Pathogenesis and treatment of xanthomatosis associated with monoclonal gammopathy. Blood 2011;118(14):3777–84.
Tangamornsuksan W, Chaiyakunapruk N, Somkrua R, et al. Relationship between the HLA-B*1502 allele and carbamazepine-induced Stevens-Johnson syndrome and toxic epidermal necrolysis: a systematic review and meta-analysis. JAMA Dermatol 2013;149:1025–32.
Tani C, Carli L, Vagnani S, et al. The diagnosis and classification of mixed connective tissue disease. J Autoimmun 2014;48-49:46–9.
Tatnall FM, Schofield JK, Leigh IM. A double-blind, placebo-controlled trial of continuous acyclovir therapy in recurrent erythema multiforme. Br J Dermatol 1995;132:267–70.
Tebbe B. Clinical course and prognosis of cutaneous lupus erythematosus. Clin Dermatol 2004;22(2):121–4.
Terras S, Gambichler T, Moritz RK, et al. UV-A1 Phototherapy vs clobetasol propionate, 0.05%, in the treatment of vulvar lichen sclerosus: a randomized clinical trial. JAMA Dermatol 2014; 150(6):621–7.
Thornsberry LA, English JC 3rd. Etiology, diagnosis, and therapeutic management of granuloma annulare: an update. Am J Clin Dermatol 2013;14(4):279–90.
Thornsberry LA, LoSicco KI, English JC 3rd. The skin and hypercoagulable states. J Am Acad Dermatol 2013;69(3):450–62.
Tintle S, Alikhan A, Horner ME, et al. Cutaneous porphyrias part II: treatment strategies. Int J Dermatol 2014;53(1):3–24.
Todd DJ, Kagan A, Chibnik LB, Kay J. Cutaneous changes of nephrogenic systemic fibrosis: predictor of early mortality and association with gadolinium exposure. Arthritis Rheum 2007; 56(10):3433–41.
Tomita Y, Suzuki T. Genetics of pigmentary disorders. Amer J Med Gen Part C 2004;131C:75–81.
Torchia D, Miteva M, Hu S, et al. Papuloerythroderma 2009: two new cases and systematic review of the worldwide literature 25 years after its identification by Ofuji et al. Dermatology 2010; 220(4):311–20.
Torchia D, Miteva M, Hu S, et al. Papuloerythroderma 2009: two new cases and systematic review of the worldwide literature 25 years after its identification by Ofuji et al. Dermatology 2010; 220:311–20.
Trentham DE, Le CH. Relapsing polychondritis. Ann Intern Med 1998;129(2):114–1122.
van Bon L, Affandi AJ, Broen J, et al. Proteome-wide analysis and CXCL4 as a biomarker in systemic sclerosis. N Engl J Med 2014; 370(5):433–43.
Vandertop WP. Syringomyelia. Neuropediatrics 2014;45:3–9.
Vantyghem MC, Balavoine AS, Douillard C, et al. How to diagnose a lipodystrophy syndrome. Ann Endocrinol (Paris) 2012;73(3): 170–89.
Vasekar M, Craig TJ. ACE inhibitor-induced angioedema. Curr Allergy Asthma Rep 2012;12(1):72–8.
Vashi N, Chu J, Patel R. Acquired plate-like osteoma cutis. Dermatol Online J 2011;17(10):1.
Vassileva S. Bullous systemic lupus erythematosus. Clin Dermatol 2004;22(2):129–38.
Vaughan Jones S, Ambros-Rudolph C, Nelson-Piercy C. Skin disease in pregnancy. BMJ 2014;348:g3489. doi:10.1136/bmj.g3489.
Vedove CD, Del Giglio M, Schena D, Girolomoni G. Drug-induced lupus erythematosus. Arch Dermatol Res 2009;301:99–105.
Virgili A, Borghi A, Toni G, et al. First randomized trial on clobetasol propionate and mometasone furoate in the treatment of vulvar lichen sclerosus: results of efficacy and tolerability. Br J Dermatol 2014;171:388–96.
Vuerstaek JD, Reeder SW, Henquet CJ, Neumann HA. Arteriolosclerotic ulcer of Martorell. J Eur Acad Dermatol Venereol 2010;24(8):867–74.
Wagner G, Liefeith J, Sachse MM. Clinical appearance, differential diagnoses and therapeutical options of chrondrodermatitis nodularis chronic helicis Winkler. JDDG 2011;9:287–91.
Wanat KA, Elenitsas R, Chachkin S, et al. Extensive lichen nitidus as a clue to underlying Crohn's disease. J Am Acad Dermatol 2012; 67:e218–20.
Warshauer E, Mercurio M. Update on dermatoses of pregnancy. Int J Dermatol 2013;52(1):6–13.
Warshaw EM, Maibach HI, Taylor JS, et al. North American contact dermatitis group patch test results: 2011-2012. Dermatitis 2015; 26(1):49–59.
Weedon D. Weedon's Skin Pathology. 3rd ed. Churchill Livingstone; 2009.
Wei J, Zhang Y, Xu H, et al. Atopic dermatitis-like presentation of graft-versus-host disease: a novel form of chronic cutaneous graft-versus-host disease. J Am Acad Dermatol 2013;69: 34–349.
Xu LY, Esparza EM, Anadkar MJ, et al. Cutaneous manifestations of vasculitis. Semin Arthritis Rheum 2009;38:348–60.
Yang C, Mosam A, Mankahla A, et al. HIV infection predisposes skin to toxic epidermal necrolysis via depletion of skin-directed CD4 T cells. J Am Acad Dermatol 2014;70:1096–102.
Yeong EK, Lee CH, Hu FC, M Z W. Serum bicarbonate as a marker to predict mortality in toxic epidermal necrolysis. J Intensive Care Med 2011;26:250–4.
Yong AA, Tey HL. Paraneoplastic pemphigus. Australas J Dermatol 2013;54:241–50.
Zaiac MN, Walker A. Nail abnormalities associated with systemic pathologies. Clin Dermatol 2013;31(5):627–49.
Zattra E, Belloni Fortina A, Peserico A, Alaibac M. Erythroderma in the era of biological therapies. Eur J Dermatol 2012;22(2):167–71.
Zelger B. Panniculitides, an algorithmic approach. G Ital Dermatol Venereol 2013;148(4):351–70.
Zuber JP, Spertini F. Immunological basis of systemic sclerosis. Rheumatology 2006;45:iii23–5.
Zuberbier T, Iffländer J, Semmler C, Henz BM. Acute urticaria: clinical aspects and therapeutic responsiveness. Acta Derm Venereol 1996;76(4):295–7.
Zwischenberger BA, Jacobe HT. A systematic review of morphea treatments and therapeutic algorithm. J Am Acad Dermatol 2011;65(5):925–41.

第 4 章

小儿皮肤病

Kara N. Shah, Megha M. Tollefson

第 1 节　新生儿皮肤病

新生儿的外伤可以发生在子宫内胎儿期或产后期，但大多数是在生产过程中造成的（表 4-1）。

新生儿的一过性皮损为良性，常具有自限性，一般不需要积极治疗（表 4-2）。

非血管性胎记可出现于出生时或儿童早期，其中少部分伴有系统性疾病的发生，大部分有眼部、神经系统和（或）骨骼的受累（表 4-3）。

先天性畸形在出生时即存在，但有可能后来才出现明显的症状。其中大多数是罕见的发育异常。面部先天性畸形，尤其是面部中线附近的畸形，可能是神经外胚层发育异常。表 4-4 详细列出了先天性囊肿和发育残留的常见部位。表 4-5 中讨论了先天性感染。

表 4-1　新生儿损伤

诊断	流行病学与发病机制	临床表现	组织学和实验室检查	治疗	病程和预后
胎头水肿	发生于产程延长时 分娩时的压力导致血液/血清渗入骨膜外	头皮弥漫性肿胀；横跨骨缝；伴或不伴瘀斑		无	出生时即有；数天后自行消失
胎头血肿	发生于产程延长时 分娩中导静脉或板障静脉破裂，导致骨膜下出血	顶骨上的单侧肿胀最为常见；不跨越骨缝；无淤血	全血细胞计数 严重时可查胆红素	无	出生后数小时至数天后出现；数周后消退
帽状腱膜下血肿	发生于创伤性或有创分娩后 导静脉破裂 在分娩创伤时导静脉破裂；出血并流入帽状腱膜下腔	大面积坠积性水肿；伴或不伴波动性；可跨越骨缝并从项部延伸至前额；可导致贫血、DIC 和休克	全血细胞计数 严重时可查凝血功能	密切监护；及时补液和输血	出生后迅速发生
环状脱发	发生于产程延长时 分娩时软组织损伤或缺氧所致	头顶和头皮处 1~4cm 宽的环形无发带；仅累及头部；伴或不伴坏死和瘢痕		如有坏死则需要处理伤口；面积大的脱发区需要手术切除；监测患儿发育情况	出生后迅速出现；症状较轻者可有毛发生长

（待续）

表 4-1(续)

诊断	流行病学与发病机制	临床表现	组织学和实验室检查	治疗	病程和预后
皮下脂肪坏死	见于健康的足月儿和过期产儿,以及接受低温治疗的新生儿 脂肪的缺氧性损伤;由外伤和围生期并发症引起	1个或数个坚硬的紫红色或红色斑块/结节;好发于脂肪丰富的部位,如背部、双颊、臀部和大腿(图 4-1)	可见“针”状裂隙形成,脂肪坏死并结晶,肉芽肿性炎性浸润 6个月内注意筛查高钙血症	支持治疗;避免补充维生素D;治疗高钙血症	出生后最初几周内出现;数周至数月后消退;可遗留瘢痕
新生儿硬化病/新生儿硬肿症	发生在虚弱的早产儿和足月儿中,目前仅见于发展中国家 受损的脂肪酶和丰富的饱和脂肪酸共同导致了脂肪的硬化和硬肿症的发生	生后最初几周突然出现的弥漫性皮肤硬化;不累及掌跖部位和生殖器部位	脂质晶体形成放射状的细针样裂隙,但缺乏肉芽肿性炎症(对比新生儿皮下脂肪坏死)	加强支持治疗;全身应用类固醇激素仍存争议	多数死于败血症和休克;治疗潜在疾病则可能会逆转病程

表 4-2 新生儿一过性皮损

诊断	流行病学和发病机制	临床表现	组织学和实验室检查	病程和预后
新生儿中毒性红斑	发生于2.5kg以上的足月儿	红斑、丘疹、脓疱和风团;可出现在掌跖以外的任何部位	角质层下和毛囊内嗜伊红性脓疱 疱液瑞氏染色可见嗜酸性粒细胞	通常在出生后24~48小时出现,但自出生至2周内亦可见 有自限性,数周内自行消退
新生儿暂时性脓疱性黑变病	足月儿;黑色人种多见	三个阶段:无红斑基础的脓疱;“领圈”状鳞屑;色素沉着斑 皮损可群集出现;全身均可受累,最常见于前额、耳部、背部、指趾(图 4-2)	角质层下脓疱含有中性粒细胞和纤维蛋白,嗜酸性粒细胞罕见 疱液瑞氏染色可见中性粒细胞	出生时即有或生后迅速出现,但鳞屑和色素沉着常在数天至数周后发生;有自限性,数周后自行消退
先天性粟粒疹	16%~50%的新生儿可发生本病 起源于毳毛漏斗部的表皮内小囊肿	微小的白色丘疹,表面光滑,好发于面部;多发,数个至数十个不等 值得注意的是,口面指综合征可表现为量多且持续的粟粒疹		数月后自行消退
Bohn 结节/Epstein 珍珠疹	沿着融合的胚线形成的口腔微角化囊肿	沿着腭中缝或者牙槽嵴排列的直径为1~2mm、灰白色、光滑的丘疹		大多数在5个月内自行消退
嗜酸性脓疱病/毛囊炎	平均发病年龄为6个月;男性多于女性	脓疱和红斑 主要累及头面部;偶发于躯干和四肢	毛囊周围密集的混合性细胞浸润,可见大量嗜酸性粒细胞 全血细胞计数嗜酸性粒细胞增多(嗜酸性粒细胞增多症)	可发生于出生时或生后数天至数周 可表现为瘙痒 脓疱可反复出现,病程反复直到数月后最终缓解
晶型粟粒痱	角质层内小汗腺导管受阻;通常有发热病史	壁薄、清亮的小水疱,周围无红晕;前额、躯干上部和手臂最常见		可见于新生儿及婴幼儿 有自限性
红色粟粒疹	小汗腺导管阻塞发生在表皮稍深处,伴炎性反应;常有发热或过度保暖病史	红斑丘疹与脓疱常密集分布于1~2个部位;好发于摩擦褶皱且不透气的部位(颈部、腹股沟、腋窝)	真皮内堵塞的小汗腺导管周围炎症浸润	可见于新生儿及婴幼儿 有自限性

表 4-3 非血管性胎记

诊断	流行病学与发病机制	临床表现	组织学	治疗、病程与预后	扩展材料
结缔组织痣(CTN)	由真皮结缔组织(胶原蛋白、弹性蛋白或糖胺聚糖)的一种或多种成分过度沉积而成 可独立发生或作为某种常染色体显性遗传性皮肤病的症状之一	躯干或四肢上出现的无症状、坚硬、皮色至黄色的结节/斑块;可以是孤立的或多发性皮疹;可呈鹅卵石样、皮革样或橘皮样;出生时即可发现,或于儿童至青少年时期变得明显	真皮内显示有过多的胶原纤维和(或)弹性纤维 组织学表现可能不明显,因此需要对附近正常未受累的皮肤进行活检以进行比较	不需要治疗,有美容需求时可手术切除皮疹 皮疹可能随着身体的生长发育而增大,一段时间后趋于稳定;无恶变倾向	遗传性皮肤病中结缔组织痣的表现:结节性硬化症中的"鲨革斑块"或胶原瘤(在儿童晚期出现) Buschke-Ollendorff 综合征表现为多发性弹性纤维痣伴骨斑点症 家族性皮肤胶原瘤:性腺功能减退症和心肌病 足底的脑状胶原瘤可独立发生或作为 Proteus 综合征的表现之一
先天性平滑肌错构瘤	男性发病率略高于女性 真皮网状层的错构瘤由致密的立毛肌组成	色素沉着性斑块或斑片,伴多毛症,有时可见毛周丘疹;皮疹最常见于下背部/腰骶部,也可见于四肢近端;皮疹通常单发,也可多发;在出生时或生后不久就很明显	在真皮网状层内有许多界限清楚、方向各异的平滑肌束	无须治疗;有美容需求时可予手术切除 无恶变倾向	Becker 痣可能与先天性平滑肌错构瘤有明显的组织学重叠(两者都有真皮平滑肌束增多和表皮色素增加),但 Becker 痣往往出现在青春期,好发于上躯干部和上肢,并且可能有器官的发育不全(尤其是乳房发育不全)
单纯痣("鲑鱼斑")	常见(可见于 50% 的新生儿),良性、暂时性的毛细血管床扩张	在眉间("天使之吻"),眼睑和枕骨("鹳咬")上可见边界不清的粉红色到浅红色、且颜色可变淡的斑点和斑块;鼻、上唇、腰骶和背部少见	可见真皮上层的浅表毛细血管,其上有正常皮肤覆盖	除非病变持续存在并且有美容需求,否则不需要治疗,治疗可考虑使用脉冲染料激光 大多数患儿的皮疹在数月至数年内消退,但枕部的皮疹通常持续存在	此病的泛发型称为"复杂性单纯痣";与葡萄酒样痣相比,单纯痣更为常见(发生于 50% 的新生儿,前者发病率仅为 1%),皮疹边界更模糊,浅粉色(与深红色或"葡萄酒色"相比),并且是暂时性的

(待续)

表 4-3(续)

诊断	流行病学与发病机制	临床表现	组织学	治疗、病程与预后	扩展材料
真皮黑色素细胞增多症	新生儿患者中非裔美国人(95%)>亚洲人(85%)>拉丁裔(65%)>高加索人(13%) 神经嵴黑色素细胞迁移缺陷,致其无法迁移至真表皮交界处	石蓝色、灰色或黑色的斑块,通常直径几厘米,最常见于臀部和骶骨部位,但可出现于任何部位(图 4-3) 真皮黑变病在特殊部位的亚型:太田痣(常见于眼周/颊部和巩膜,亚洲高发)和伊藤痣(肩带部位;亚洲高发)	聚集的纺锤形黑色细胞分散在正常非硬化真皮(与蓝痣中的硬化相比)胶原纤维之间	对大多数蒙古斑不建议治疗 调 Q 激光(红宝石激光、翠绿宝石激光或 Nd:YAG 激光)可用于治疗太田痣或伊藤痣(90%有效) 骶骨部的皮疹数年后会趋于褪色或消失;其他部位皮疹可能会持续存在	蓝色是由于丁达尔效应(从皮肤深层的黑色素反射回来);泛发性真皮黑色素细胞增多常见于婴幼儿 GM1 神经节苷脂沉积症,斑痣性错构瘤病,色素性血管炎

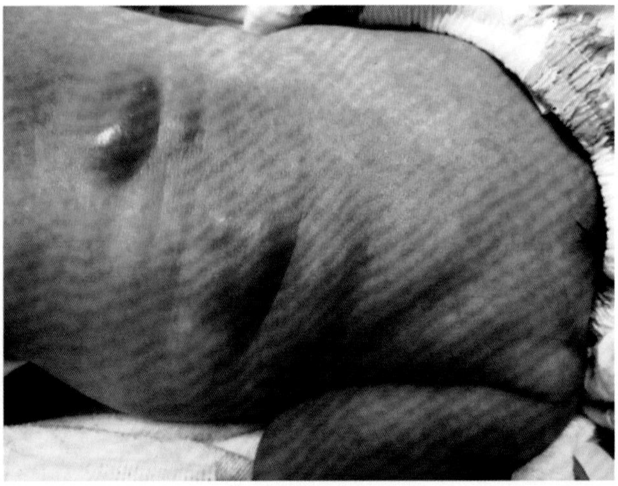

图 4-1 皮下脂肪坏死。(From Eichenfield LF, et al. Neonatal and Infant Dermatology, 3rd Ed. Elsevier. 2015.)

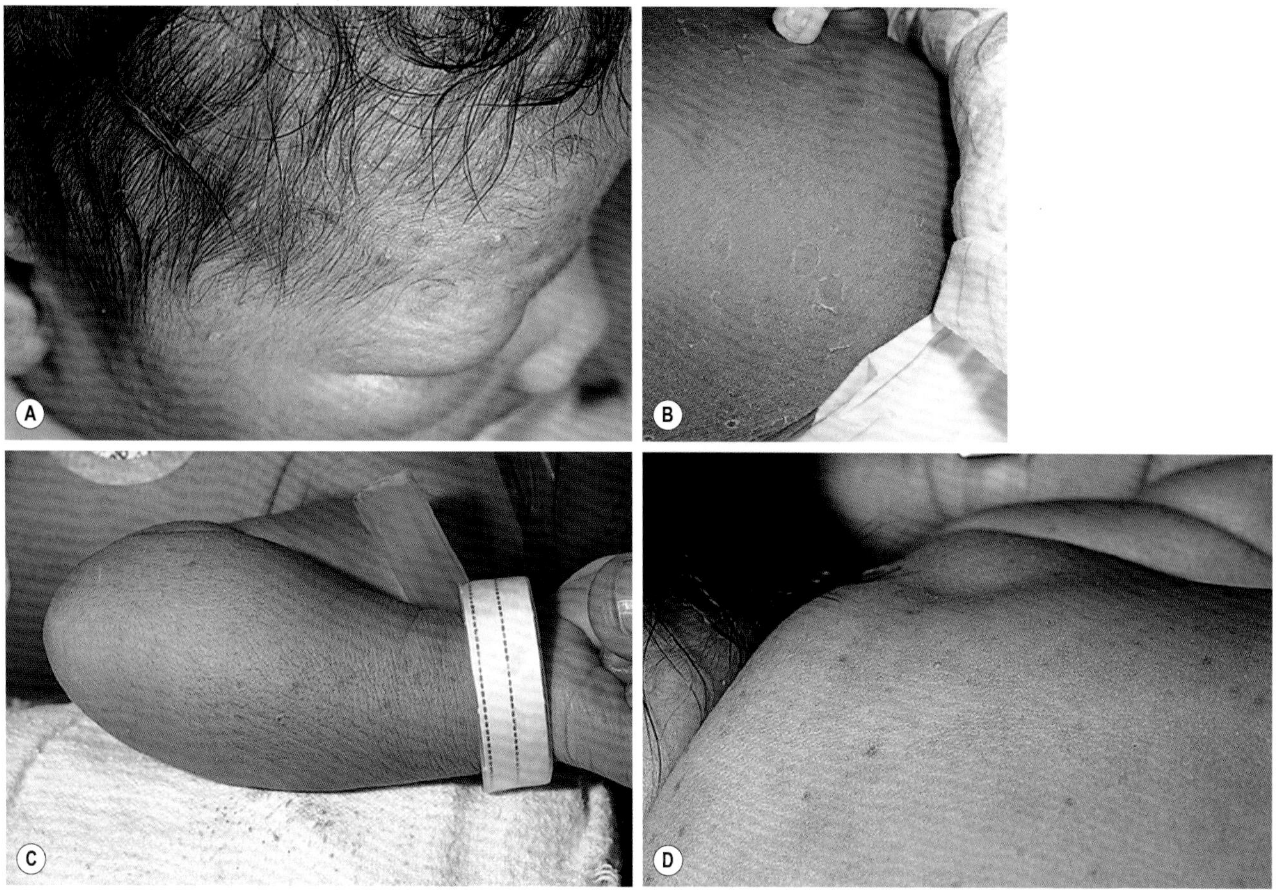

图 4–2　(A)新生儿暂时性脓疱性黑变病最初表现为小的、浅表性非炎症性脓疱。(B)进展期典型表现为“领圈”状鳞屑，偶见于新生儿，没有明显的脓疱或(C)继发于脓疱破裂后。(D)晚期表现为扁豆大小的色素沉着斑，于数周至数月后逐渐褪色。(From Eichenfield LF, et al. Neonatal and Infant Dermatology, 3rd Ed. Elsevier. 2015.)

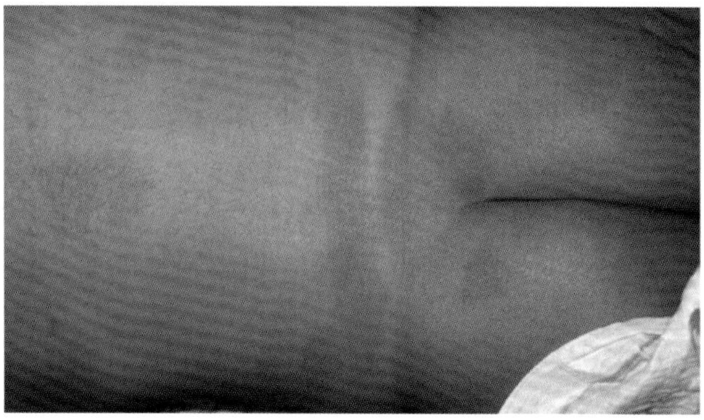

图 4–3　背部及臀部的真皮黑变病(蒙古斑)。(Courtesy of Dr S. Friedlander. From Eichenfield LF, et al. Neonatal and Infant Dermatology, 3rd Ed. Elsevier. 2015.)

表 4-4 发育异常

诊断	发病机制	临床表现	组织学和实验室检查	治疗、病程和预后	补充材料
先天性皮肤发育不全/"发圈"征	其病因不单一；病变位于中线的病例是由神经管不完全闭合所致；病变位于单侧的病例是由胚胎融合线不完全闭合所致	单发的 0.5~10cm（多发皮损罕见）、边界清楚的圆形或星形区域，局部缺乏表皮、真皮，甚至是皮下组织、颅骨；在出生时可表现为溃疡、糜烂或具有光泽感的膜，消退后留下无毛发生长的瘢痕；大多数(高达 90%)发生在头皮部位（发旋附近），但亦可见于面部、躯干和四肢；"发圈"征是在皮肤发育不全或其他先天性头皮病变皮损周围围绕的一圈致密、深黑色、粗糙的终毛先天性环，提示颅骨闭合不全(图 4-4)	表皮萎缩；真皮浅层被疏松结缔组织取代，无附属器结构；发圈处显示增生且聚集的毛囊 如果怀疑潜在的中枢神经系统病变或颅骨缺损，可行 MRI 检查	对小皮损无须干预 如果皮损较大（> $4cm^2$)，可予手术切除以尽量降低并发症的概率（例如，出血、脑膜炎和血栓形成） 自发消退，遗留瘢痕；如果皮疹位于中线且其内有可触的内容物，则发生颅骨或中枢神经系统缺陷的风险更高	与致畸药物(甲巯咪唑)、常染色体显性遗传 Adams–Oliver 综合征(伴有颅骨缺损的皮肤发育不全+先天性心脏病+先天性毛细血管扩张性大理石样皮肤+肢体缺损)、Bart 综合征(皮肤发育不全+显性营养不良性大疱性表皮松解症)、脐膨出、胃痉挛、脊柱功能障碍、脊髓脊膜膨出、13–三体综合征、外胚层发育不良、局灶性皮肤发育不全、羊膜带综合征和先天性感染（如水痘–带状疱疹病毒、单纯疱疹病毒)有关
鼻神经胶质瘤	神经外胚层异位	通常为鼻根处坚实、无弹性、无触痛、皮色(可以是蓝紫色)的结节；可能发生在鼻外(60%)或鼻内(30%)		外科手术切除 一段时间后趋于稳定，不再累及颅内	可能加宽鼻骨，表现出眼距过宽的外观
脑(脊)膜膨出/脑膨出	颅内容物通过颅骨缺损处突出；妊娠早期，神经外胚层与表面外胚层未正确分离	位于枕骨处的半透明、可压缩的皮下结节；也可能发生在鼻根、眼眶和前额	存在的神经组织类型决定了发生脑膨出(脑膜和神经胶质组织)还是脑膜膨出(仅脑膜组织) 手术前必须行影像学检查	手术切除 由于与中枢神经系统相连，颅内压增高时(例如，哭泣、紧张时)肿块可增大	可能与脑畸形、眼距过宽和面裂有关；当有"发圈"征、毛细血管痣及肿块时，应高度怀疑颅骨不全症
副耳屏	先天性；第一鳃弓的发育不良	包含或不包含软骨的外生性丘疹，可发生于自耳前到口角之间的任何部位；单发或多发均可；可双侧出现	结缔组织中有微小的毛囊，有时具有软骨核	手术切除(软骨可与外耳道相通)	通常是单独存在的，但可能与其他鳃弓综合征有关(例如，眼–耳–脊椎发育不良综合征或称 Goldenhar 综合征)
先天性颈部残留	鳃弓的残余；沿着鳃弓融合线发生	颈部质柔软至坚硬的软骨结节(胸锁乳突肌前缘)	成熟的软骨小叶嵌入软骨	手术切除(可能含有软骨)	
中线颈裂	先天性颈前侧中线缺损	在纵行的线性萎缩性斑块上方的小皮损；可以是在萎缩性斑块底部含有异位唾液组织的小窦道		手术切除	可与唇裂、腭裂，下颌骨、下颌、舌或中线颈部发育不全有关

（待续）

表 4–4(续)

诊断	发病机制	临床表现	组织学和实验室检查	治疗、病程和预后	补充材料
唇窝	下颌突沟不完全闭合	下唇双侧凹陷;亦可为单侧 与唇裂或腭裂相关(Van de Woude 综合征)	由分层的鳞状上皮和散在的黏液性腺泡排列组成的瘘管腔 如果需要,评估唇裂/腭裂	手术修复 可能引起异常流涎	
脐肉芽肿	脐带分离后不完全上皮化	鲜红色、易损伤的、基底宽阔的丘疹;出生时无	炎症性血管肉芽组织	硝酸银(大范围使用时要小心) 数周至数月后消退	
脐发育异常	脐尿管残留或脐肠系膜管不闭合	脐内有红色到粉红色的结节,有时下方有肿块 持续排出黏液	从复层鳞状上皮到腺体上皮的突然转变 考虑查腹部超声;转诊到小儿外科手术	手术切除 可能会出现感染和发炎	
羊膜带综合征	羊膜囊过早破裂并形成纤维束	肢体远端的环形狭窄带;末梢淋巴水肿、局部缺血和截肢;早期破裂可导致其他皮肤外畸形		手术矫正 狭窄可导致缺血和截肢	
皮样囊肿	胚胎融合线发育不良	坚硬、无痛、皮色至蓝色的皮下结节,最常见于前额上外侧、眉周、覆盖前囟门或在矢状缝和冠状缝的交界处,但可见于面部任何部位、头皮或脊髓轴。可能依附于其下的骨膜	对于那些病变位于中线的患者,建议行影像学检查(通常选择 MRI)。组织学显示囊肿由复层鳞状上皮排列组成,可能包含有毛囊、皮脂腺和汗腺	手术切除是首选的治疗方式。通常不会复发	

表 4–5 先天性感染

	流行病学和发病机制	临床表现	组织学和实验室检查	治疗预后/临床病程	补充材料
先天性风疹	母体感染（于妊娠的头 12 周感染后果最为严重），导致胎儿细胞感染和器官缺陷	皮肤：皮肤髓外造血（EMH），表现为柔软海绵状的、直径 2~20mm 的红斑或紫癜性丘疹（“蓝莓松饼”婴儿）；可见出血、瘀点 其他：小于胎龄、小头畸形、耳聋（最常见的症状）、白内障、先天性心脏病、脉络膜视网膜炎、视网膜病变、动脉导管未闭、颅内钙化和肝脾大	EMH：红细胞（有核红细胞）前体，未成熟粒细胞和巨核细胞 鼻咽病毒培养；血清学不敏感，但可以做急性期（脐带血）和恢复期（4~6 个月）的病毒滴度	无治疗方案 通用疫苗接种，旨在预防先天性感染 先天性风疹的症状终生存在，但可在儿童期才开始显现	
先天性弓形虫病	食用未煮熟的肉类或接触猫粪	先天性：脉络膜视网膜炎、脑积水、±颅内钙化、瘀点、髓外造血（EMH；“蓝莓松饼”婴儿） 产后：大多数是无症状的；表现不一	EMH 血清学 羊水 PCR 淋巴结的组织学	乙胺嘧啶、磺胺嘧啶、叶酸连服 1 年 预后随治疗而改善，但病情也可能很严重	
先天性巨细胞病毒感染	先天性感染和最常见的皮肤髓外造血是最常见的病因 3 种感染途径： 1.潜在的母体疾病再激活→无皮肤红斑 2.主要在妊娠期（早期更严重）发生的母体感染 3. 分娩期间或哺乳期间的产后暴露	“蓝莓松饼”斑（EMH），瘀点，宫内生长受限，小头畸形，脑瘫，脉络膜视网膜炎，肝脾大和肺炎 是先天性耳聋和精神发育迟滞最常见的感染性病因	EMH 培养：尿液和唾液 PCR：血浆 血清学（很少用于新生儿）：IgG 滴度上升，IgM 在新生儿中不敏感	静脉注射更昔洛韦 口服缬更昔洛韦（新生儿数据有限） 先天性巨细胞病毒感染无法治愈，只能抑制	
先天性梅毒	出生时即有或生后几天内出现；约 30% 的病例缺乏产前护理；母亲患有一期或二期梅毒；在美国的一些地区发病率不断上升 梅毒螺旋体侵入胎盘，血液和器官；黏附于内皮并引起血管炎	早期（<2 岁）：扁平湿疣，手、足和口周的大疱或糜烂；鳞屑、红斑、二期梅毒样丘疹鳞屑性皮损和黏膜斑；肝脾大、鼻塞、黄疸、梅毒性假性瘫痪（由疼痛性骨骺炎所致）、贫血和水肿 晚期（>2 岁）：间质性角膜炎、神经性耳聋、胫骨前突（佩刀胫）、骨树胶肿、前额圆凸、胸锁关节骨质肥厚（锁骨内侧 1/3 增厚）、桑椹齿、赫秦生齿、鞍鼻、口周皲裂和克勒顿关节（膝关节无痛性对称性肿胀）、脊髓痨	内皮细胞肿胀增殖；血管周围浆细胞和淋巴样细胞浸润 暗视野检查；DFA；梅毒血清学–婴儿性病研究实验室（VDRL）试验，快速血浆反应素试验（RPR）滴度是母亲滴度的 4 倍，但如果在妊娠晚期感染疾病，则可能有假阴性结果；IgM 荧光密螺旋体抗吸收试验（FTA–ABS）特异性最高；皮肤活检	青霉素（根据临床表现和 CDC 指南、AAP 指南的方式和剂量给药） 取决于症状的严重程度；梅毒及时治疗后预后很好	非梅毒螺旋体血清抗体检查（VDRL 和 RPR）假阳性：传染病、恶性肿瘤和结缔组织病 其他螺旋体感染性疾病和莱姆病可出现 FTA–ABS 和梅毒螺旋体抗体微量血凝试验 MHA–TP 假阳性

（待续）

表 4-5(续)

诊断	流行病学和发病机制	临床表现	组织学和实验室检查	治疗预后/临床病程	补充材料
先天性水痘	胎儿：妊娠前 20 周感染 新生儿：分娩前 7 天至分娩后 2 天产妇原发性水痘感染	胎儿(出生时出现)：星状深瘢痕；肢体麻痹、发育不全、脉络膜视网膜炎、低出生体重、精神发育迟滞、小眼畸形、白内障、眼球震颤和脑积水 新生儿(0~14 天出现)：红斑基础上的水疱；病变通常处于同一阶段；广泛分布，往往比外界新生儿期患儿发病广泛得多	新生儿：与细胞内水肿和内含包涵体的多核上皮细胞相关的表皮内水疱 赞克试验，荧光抗体，病毒培养和血清学检测均不可靠；产前影像学(超声，MRI)；病毒通常很难从胎儿水痘综合征病例中分离出来	水痘-带状疱疹免疫球蛋白阿昔洛韦 胎儿：根据皮肤外表现而不同 新生儿：出生 5 天内感染的死亡率高达 30%；5 天后的感染趋于良性病程	1 岁以内发生水痘，而没有原发性水痘感染病史时通常考虑宫内感染所致；<1 岁的婴儿更容易发生继发性链球菌感染
先天性(子宫内)单纯疱疹	见于出生时，或生后几天内 通过上行感染（继发性母体感染）或来自原发性母体感染的病毒血症	水疱、脓疱、大面积的糜烂、先天性瘢痕和皮肤发育不全 任何部位均可累及，但头皮常出现类似皮肤发育不全的区域；TORCH 感染的征象，如低出生体重；小头畸形和脉络膜视网膜炎；如果不治疗，死亡率为 50%~75%	赞克试验；免疫荧光抗体或免疫过氧化物酶玻片试验、PCR 和病毒培养	静脉注射阿昔洛韦	
新生儿单纯疱疹	在出生后 5~14 天时出现 分娩时感染或围生期感染	皮肤、眼睛和口；播散性感染；中枢神经系统感染(40%有神经系统后遗症) 皮肤：水疱、脓疱、痂皮和糜烂(头皮和躯干好发)；可能累及黏膜(图 4-5) 败血症征象；烦躁和嗜睡	与细胞内水肿和内含包涵体的多核巨细胞相关的表皮内水疱 赞克试验；DFA 或免疫过氧化物酶玻片试验、PCR 和病毒培养	静脉注射阿昔洛韦 通常 5~14 天	
先天性念珠菌病/新生儿念珠菌病	危险因素：早产、子宫颈/子宫异物、母体阴道念珠菌定植 上行感染致宫内绒毛膜羊膜炎	出生时或生后数天至数周出现红斑，小的、单个的丘疹和脓疱(图 4-6) 超早早产儿表现为灼烧样皮炎，并伴有鳞屑 好发于上半身和掌跖部位 系统性感染在健康的足月儿中罕见	如果 KOH 阴性并且表现出有中性粒细胞浸润的角层下脓疱，则皮肤活检也许能帮助诊断；PAS 将突出酵母相 KOH：菌丝和芽殖酵母	如果是局部感染，可以局部应用咪唑或制霉菌素治疗；如果是泛发感染，或者婴儿患病、早产或极低出生体重，则需要系统应用抗真菌药 健康足月儿的局限性感染通过局部治疗可迅速消退 早产儿的发病率可能升高	

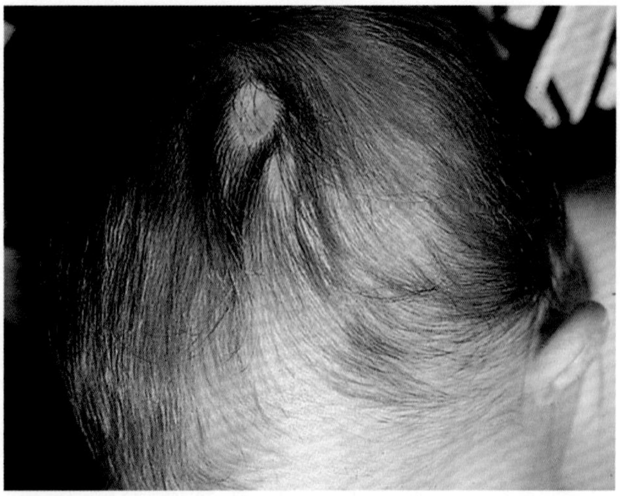

图 4-4 膜性发育不全可见轻微的“发圈”征。(From Eichenfield LF, et al. Neonatal and Infant Dermatology, 3rd Ed. Elsevier. 2015.)

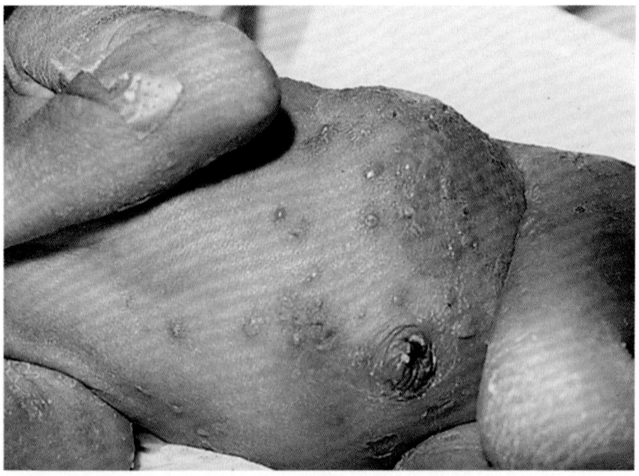

图 4-5 新生儿单纯疱疹。脐周和左腹部红斑基础上有大量水疱及结痂的丘疹。(From Eichenfield LF, et al. Neonatal and Infant Dermatology, 3rd Ed. Elsevier. 2015.)

第 2 节 儿童病毒疹和感染性疾病

(一)麻疹(“第一种病”)

1. 疾病暴发在免疫接种率低的地区。

2. 由麻疹病毒(RNA 病毒;副黏病毒家族)引起。

3. 通过呼吸道飞沫传播。

4. 感染始于鼻咽或结膜→随后扩散至淋巴结/血液(病毒血症)。

5. 1~2 周的潜伏期→发热，咳嗽 (cough)/鼻炎

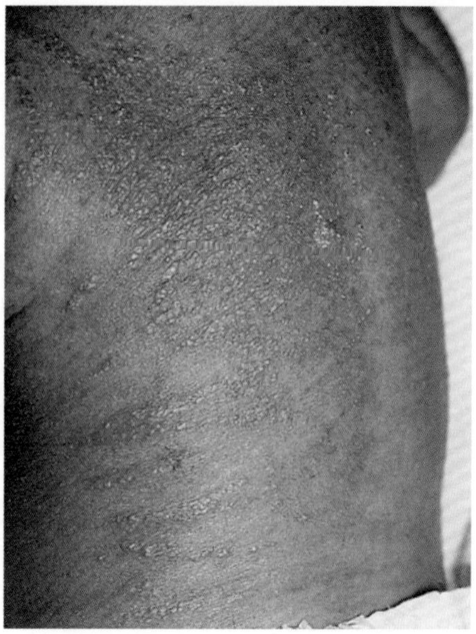

图 4-6 先天性念珠菌病。弥漫性红斑及脓疱性发疹。(From Eichenfield LF, et al. Neonatal and Infant Dermatology, 3rd Ed. Elsevier. 2015.)

(coryza)/结膜炎前驱症状(conjunctivitis)(3C 症状)。

(1)黏膜疹:Koplik 斑(颊黏膜上的灰色/白色丘疹;皮疹出现前消退)。

(2)皮疹:从前额发际和耳后区域开始的麻疹样发疹(斑丘疹),随后自头向足扩散。

6. 可能的并发症:上呼吸道或下呼吸道感染、中耳炎、胃肠道(GI)症状、脑炎、心肌炎和亚急性硬化性全脑炎(SSPE),于感染后数年发生。

7. 麻疹特异性血清学改变可作为诊断依据:

(1)皮疹出现后 3 天内 IgM 可为阴性。

(2)感染后 IgG 浓度是之前的 5 倍。

(3)取鼻咽拭子或尿液行 PCR 亦可作为诊断依据。

8. 维生素 A 缺乏的门诊儿童麻疹患者、6 个月至 2 岁的住院儿童麻疹患者，以及有危险因素的 6 个月以上儿童麻疹患者推荐使用维生素 A 补充剂。

9. 感染后 3 天内给予麻疹疫苗可能有所帮助,感染后 6 天内可给予免疫球蛋白治疗。

10. 通过两剂间隔免疫接种可预防疾病 (麻疹/腮腺炎/风疹);第一剂在 12~15 个月注射,第二剂在 4~6 岁注射。

(二)风疹(德国麻疹,“3 天麻疹”或“第三种病”)

1. 由风疹病毒(RNA 病毒;披膜病毒家族)引起。

2. 通过呼吸道飞沫传播(似麻疹);因为在很多方面类似麻疹,故又称"3天麻疹",但其病程更短,症状更轻;最重要的是要避免妊娠期间感染(参考"TORCH综合征")。

3. 感染始于鼻咽部,然后扩散到淋巴结,随后发展成病毒血症。

(1)前驱症状:发热、头痛和上呼吸道症状。

(2)皮疹:从头/颈部开始的麻疹样发疹(似麻疹),逐渐向下扩散。

(3)黏膜疹:"Forchheimer"征(腭瘀点)。

(4)淋巴结病变具有广泛、疼痛的特征,常累及枕下/耳后/颈部淋巴结。

4. 并发症(一般较轻微):关节炎和关节痛(约50%的女性)、肝炎、心肌炎、心包炎、溶血性贫血、血小板减少症和脑炎。

5. 诊断:风疹特异性IgM(+)或1~2周内特异性IgG增加4倍;鼻咽拭子PCR检测。

6. 支持治疗:对于接触过病毒但未接种疫苗的妊娠女性,可考虑注射免疫球蛋白。

(三)传染性红斑("第五种病","拍红性面颊病")

1. 由细小病毒B19(单链DNA病毒)引起。

2. 通过呼吸道分泌物、血液传播,被感染的妊娠女性可通过胎盘传染胎儿。

(1)感染始于呼吸道,随后出现病毒血症(病毒血症随着IgM的出现而消退)。

(2)IgG伴随皮疹和关节炎症状而出现。

(3)细小病毒B19有骨髓趋向性,在红细胞前体细胞中复制(与球蛋白-血型P抗原结合);因此,在病毒血症期间,血红蛋白一过性减少。

3. 病毒血症期间的前驱症状包括发热、肌痛和头痛。

4. 皮疹(7~10天后出现)

(1)发疹后不再具有传染性。

(2)拍红性面颊:双侧脸颊中央型红斑。

◇成年患者可不出现面部红斑。

(3)"花纹状、网状"的斑丘疹,四肢尤著(图4-7);数周内皮疹可有显著变化。

5. 关节炎(以小关节为主)

(1)成人常见(女性>男性),儿童罕见(约10%)。

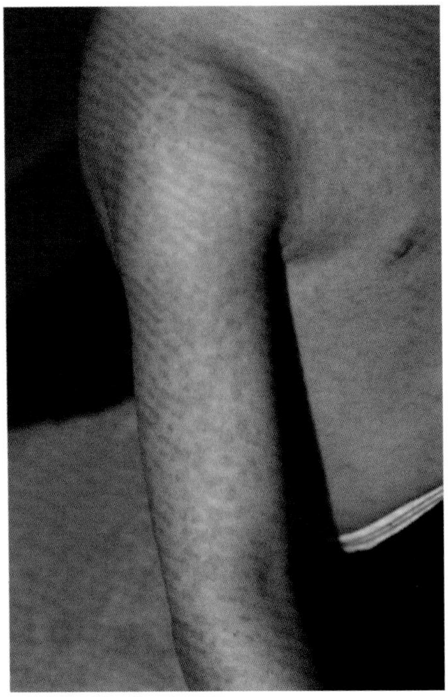

图4-7　细小病毒B19感染的儿童患者上肢桡侧的花纹状发疹。(Weston WL,Lane AT,Morelli JG. Color Textbook of Pediatric Dermatology,4th Ed. 2007.)

(2)可没有皮肤表现。

(3)出现关节炎症状的患者不具有传染性。

6. 相对贫血,在健康个体中不表现出症状。存在诱因(如镰状细胞性贫血和其他血红蛋白病)时可引起再生障碍性贫血和全血细胞减少症。

7. 胎儿感染

(1)在妊娠20周前感染风险最高。

(2)妊娠中期流产率最高。

(3)可能对胎儿造成的影响:贫血、高输出性充血性心力衰竭、胎儿水肿和胎儿宫内死亡。

(四)丘疹紫癜性手套和短袜样综合征

1. 青年患者居多,由细小病毒B19感染所致,最常见于春季。

2. 掌侧/足底的对称性水肿和红斑,亦可延伸至手背/足背。

3. 瘀点和紫癜在手腕和足踝处有明显的分界线。

4. 1~2周后自行消退。

5. 患者发疹的同时出现病毒血症,因此,与传染性红斑不同,患者在皮疹出现时被认为具有传染性。

6. 感染后4个月内IgM(+),IgG(+)在感染1周后出现并持续终身。

7. 大多数患者感染后不遗留后遗症。

(五)幼儿急疹(婴儿玫瑰疹,"第六种病")

1. 好发于6~24个月的婴幼儿,最常见于春季。

2. 由HHV-6(HHV-7相对少见)感染所致,为一种DNA病毒。

(1)两种基因型:HHV-6A(见于HIV患者)和HHV-6B(导致幼儿急疹)。

(2)通过口腔分泌物传播。

3. 潜伏期1~2周→高热(> 40℃)长达5天(±上呼吸道症状和淋巴结肿大)。幼儿急疹是热性惊厥的常见原因。

4. 疹出热退

(1)皮疹:广泛但轻微的斑丘疹发疹,主要为躯干受累;通常在2~3天内消退。

(2)黏膜疹:Nagayama斑,即软腭和悬雍垂上的红色斑点。

5. 良性病程:妊娠女性亦不易引起并发症;即使出现热性惊厥的患者也不太可能在未来发展成癫痫。

6. 可潜伏在CD4+T细胞中,有复发可能。DRESS中的相关致病因子。

(六)手足口病

1. 好发于夏季和秋季,最常见于10岁以下的儿童。

2. 常由柯萨奇病毒A16型病毒感染引起(比柯萨奇A6型病毒和肠道病毒71型常见)。

3. 通过粪-口和呼吸途径传播:先感染咽部或胃肠道,然后淋巴受累,随后出现病毒血症和包括皮肤在内的末端器官受累。

4. 潜伏期3~6天,后出现前驱症状(发热和全身乏力),随后皮疹暴发。

5. 水疱疹最常见于手掌、足底、臀部和口腔。

6. 初为椭圆形红色斑疹,很快发展为水疱,水疱周围绕以红晕,中心为灰色(图4-8)。

7. 糜烂性病变可见于口腔(常见于腭、悬雍垂、舌、颊黏膜等部位)。

8. 注意:最近有证据表明,柯萨奇A6型病毒易造成更广泛的传播,更严重的水疱,通常伴有非典型手足口病表现,包括湿疹柯萨奇(特应性患者)、儿童丘疹性肢端皮炎、紫癜和甲脱落(急性感染时甲床停止生长)。

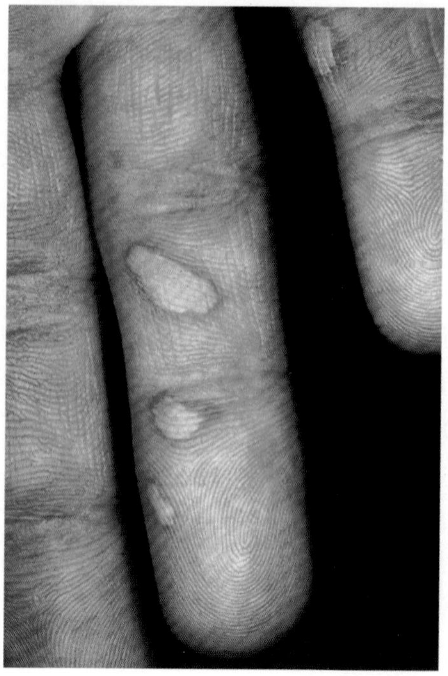

图4-8 手足口病。(From James WD, Berger T, Elston D, et al. Andrews' Diseases of the Skin: Clinical Dermatology, 12th Ed. Elsevier. 2015.)

(七)Gianotti-Crosti综合征(儿童丘疹性肢端皮炎)

1. 好发年龄为1~6岁(90%在4岁以下)。

2. 幼儿在接触病毒后,急性起病;在接种疫苗后亦可发病。

3. 美国排名第一的致病微生物:EB病毒(EBV)。

4. 全世界排名第一的致病微生物:乙型肝炎病毒。

5. 对称性分布的单形态丘疹,颜色为肤色至红色,好发于面部(尤其脸颊)、四肢、臀部(图4-9),胸部、背部和腹部相对少见。

6. 症状预计在1~2个月内自发消退。

(八)单侧胸廓皮疹(儿童皮肤皱褶处不对称性皮疹)

1. 好发年龄为1~5岁;女性为主,好发于春季。

2. 可能有上呼吸道或胃肠道病毒感染前驱症状。

3. 红斑和丘疹好发于单侧躯干,典型表现是从腋下到躯干外侧。"自由女神像"表现(典型表现),即儿童发病侧手臂上举时,腋下到侧躯干可见大片皮疹。

4. 皮疹可能会离心性扩散到对侧,但仍以单侧多见。

5. 3~6周后疾病自愈。

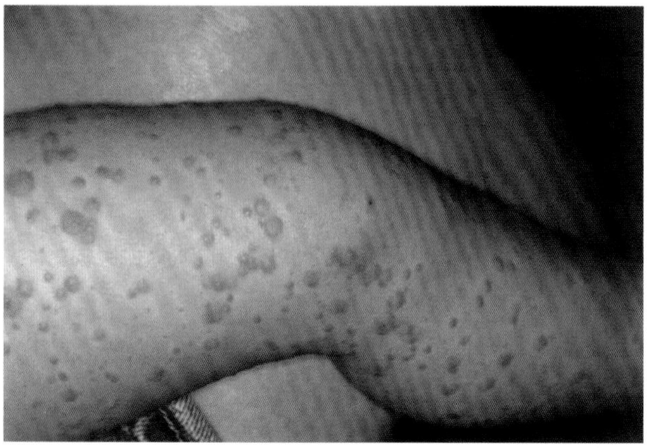

图 4-9 Gianotti-Crosti 综合征。儿童感染 EBV 下肢后部出现红色分散的丘疹。(From Weston WL, Lane AT, Morelli JG. Color Textbook of Pediatric Dermatology, 4th ed. Elsevier. 2007.)

(九)慢性皮肤黏膜念珠菌病(CMC)

1. 常为常染色体隐性遗传。

2. CMC 是一组异质性疾病,其特征是皮肤、毛发、指甲、黏膜反复感染,感染处有白色念珠菌(例如,鹅口疮、传染性口角炎、慢性甲沟炎、尿布皮炎/擦烂和牙釉质发育不全)。

(1)自身免疫性多内分泌病-念珠菌病-外胚层营养不良综合征(APECED):常染色体隐性遗传疾病;CMC 和其他慢性特征是 AIRE(自身免疫调节因子)基因变异的结果。

◇AIRE 基因突变导致 T 细胞耐受性消失, 导致自身免疫性疾病。

◇APECED 其他特征

- 内分泌疾病
    - 甲状旁腺/肾上腺皮质/性腺功能减退、甲状腺疾病、糖尿病和垂体功能减退。
- 自身免疫抗体。
- 皮肤疾病:斑秃和白癜风。
- 营养不良。
- 恶性贫血。
- 肝炎。

(2)观察到另外的 CMC 综合征与信号转导和转录激活因子 1(STAT-1)、白细胞介素-17F(IL-17F)、含有半胱天冬酶募集结构域的蛋白 9(CARD9)和 c-型凝集素结构域家族 7 成员 A(CLEC7a,血凝素)的突变有关。

第 3 节 遗传性色素性疾病

色素减退

(一)眼皮肤白化病(OCA)

1. 一组常染色体隐性遗传疾病,涉及皮肤、毛囊和眼睛黑色素细胞内黑色素和黑素体生物合成和转运异常。

◇依据受影响的基因分为 4 型(OCA1~4,表 4-6)。

◇OCA 2 型是最常见类型,其次是 OCA1 型。

2. 皮肤、毛发、眼睛各种程度色素脱失。

◇许多受影响的患者 (除典型 OCA1a 型患者)出现色素性黑色素细胞痣/斑点/斑痣。

3. 畏光、眼球震颤和视力严重下降。

4. 在组织学上,黑色素的含量下降,黑色素细胞数量正常。

5. 基底细胞癌、鳞状细胞癌(是 OCA 患者最常见的皮肤癌类型)的风险增加。

6. 如果在剩余的 OCA2 基因中存在第二个突变,那么 1%的 Prader-Willi 综合征和 Angelman 综合征患者会出现 OCA2 样色素减退症,这是由染色体 15q(包括 OCA2 基因)缺失引起的。

(二)银发综合征

1. 包括 Chediak-Higashi 综合征(CHS)、Griscelli 综合征和 Elejalde 综合征(表 4-7)。

2. 全部都是常染色体隐性遗传。

3. 其特征在于黑素体和其他细胞间蛋白质 (在 CHS 的情况下)的合成、储存和(或)转运异常。

4. 所有患者皮肤和头发都有色素脱失,以及不同程度的免疫和神经特征改变。

◇在光学显微镜下,在毛干和角质形成细胞中可见大的黑色素颗粒。

◇皮肤活检显示含有色素的椭圆形黑色素细胞及邻近的角质形成细胞色素减少。

5. GS1:在儿童早期发展为严重神经功能障碍。

6. GS2:T 淋巴细胞和 B 淋巴细胞联合免疫缺陷→多发感染和噬血细胞综合征。

7. GS3:最轻的 GS 亚型,主要症状为皮肤表现。

8. CHS:一种严重的多系统疾病,患者在幼儿期有

表 4-6 眼皮肤白化病

项目	变异(全部隐性遗传)	显性	注释
OCA1a	TYR(缺乏)	酪氨酸酶阴性	出生时全身性和几乎完全缺乏色素——白发和白皮肤(随着时间的推移,头发会变成淡黄色) 无色素/粉红色痣 灰蓝色的虹膜 视力明显降低,严重光敏性,SCC风险显著增加
OCA1b	TYR(比正常缩短5%~10%)	"黄色突变白化病";微量色素	出生时皮肤及毛发色素脱失,随时间推移,出现一些色素沉着。可以出现无色素痣或色素痣,比OCA1a的眼部并发症轻,温度敏感性变异(OCA1b TS):酪氨酸酶在低温时功能恢复,导致身体较冷的部位(主要是肢端)毛发为黑色,温暖部位(躯干、皱褶部位)毛发为白色
OCA2	OCA2(之前称为p基因	酪氨酸酶阳性	最常见的OCA,通常见于非洲人 色素减退程度不同,但随着时间的推移可发展为色素痣/雀斑 浅棕色头发和灰色/棕褐色的虹膜
OCA3	TYRP1	"红褐色"	很稀少;常发生在非洲和新几内亚,红褐色皮肤和红色头发 蓝褐色的虹膜
OCA4	溶质载体家族45成员2(SLC45A2,原为MATP)	与OCA2相似	除日本外其他国家罕见(日本占OCA的25%),临床表现多样,从白色皮肤/头发到皮肤轻度色素沉着/黄棕色头发,通过分子研究与OCA2区别

银发、眼皮肤白化、免疫缺陷、出血体质和神经变性;死亡一般发生在10岁时,致死原因为淋巴细胞增殖加速/噬血细胞综合征导致全血细胞减少和肝、脾淋巴结的淋巴细胞浸润。

(1)随着时间推移,神经变性逐渐加重。

(2)外周血涂片中可见中性粒细胞、嗜酸性粒细胞、血小板、黑色素细胞和粒细胞的细胞质内有特征性巨颗粒;在骨髓涂片可见CHS患者白细胞前体内的巨大包涵体。

9. Elejalde综合征:Griscelli综合征的色素特征,以及无免疫缺陷的严重神经功能紊乱(可能是GS1的一个变异型)。

(三)Hermansky-Pudlak综合征

1. 常染色体隐性遗传伴眼皮肤白化症,出血倾向(由于血小板储存缺陷)和蜡状脂褐素的溶酶体积聚。

黑素体和其他溶酶体相关细胞器的生物合成障碍,例如,血小板致密颗粒。

2. 常见于波多黎各人(特别是HPS1基因)、荷兰人和马德拉斯印第安人。

3. 共鉴定出9个相关基因:HPS1、AP3B1/(HPS2)、HPS3、HPS4、HPS5、HPS6、DTNBP1/(HPS7)、BLOC1S3/(HPS8)和BLOC1S6/(HPS9)。

4. 皮肤颜色变浅,头发有轻微的光泽,虹膜苍白。

5. 广泛瘀斑、鼻出血和月经过多。避免使用阿司匹林和其他抗血小板药物。

6. 畏光、斜视和眼球震颤。

7. 其他并发症有肉芽肿性结肠炎、进性行肺纤维化、心肌病和溶酶体蜡样沉积导致的肾衰竭。

8. 常规组织学检查非曝光部位的皮肤可以显示黑色素数量减少和树突变短。

9. 电镜观察可见血小板中致密小体缺失。

10. 预期寿命为30~50岁,波多黎各患者最常见的死因是肺纤维化。

11. 患皮肤癌的风险增加。

(四)斑驳病

1. 常染色体显性遗传病(AD),由c-KIT原癌基因的突变或者snail家族锌指2(SNAI2)的缺失引起。

2. 黑色素细胞从神经嵴向腹侧中线迁移失败,黑色素母细胞向黑色素细胞分化失败。

3. 白额发(约90%白发症)+先天性中线和腹部的

表 4-7 Chediak-Higashi 综合征(CHS)和 Griscelli 综合征的特点(GS)

	CHS	GS1*	GS2	GS3
基因缺失	LYST/CHS1	MYO5A	RAB27A	MLPH
基因表达的主要位点	黑色素细胞、血小板、粒细胞和中枢神经系统	黑色素细胞，中枢神经系统	黑色素细胞，细胞毒性 T 淋巴细胞	黑色素细胞
细胞缺陷	白细胞的溶酶体、血小板中的致密颗粒和黑色素体的生物合成与储存障碍	黑色素细胞内微管的黑素体异常易位	黑色素细胞内微管的黑素体异常易位	黑色素细胞内微管的黑素体异常易位
皮肤颜色变浅†	+ 暴露在阳光下的肢体皮肤可以有色素沉着	+	+	+
银色/金属色头发	+	+	+	+
毛发检查：黑色素团	小,规则分布	大,不规则分布	+	+
黑色素细胞	巨大黑色素体	缺乏巨大黑色素体	缺乏巨大黑色素体	缺乏巨大黑色素体
中性粒细胞	巨颗粒	正常颗粒	正常颗粒	正常颗粒
眼部症状	+	–	–	–
出血倾向	+,出血时间延长,易擦伤	–	–	–
反复感染	+尤其皮肤，肺和上呼吸道可能会有 EBV 诱导引起的恶性淋巴组织增生综合征	–	+	–
其他	重度牙龈炎,牙周炎和口腔黏膜溃疡	神经后遗症是最严重的后遗症	再发感染,免疫缺陷和加速期/噬血细胞性淋巴组织细胞增生症(HLH)是最突出的症状	通常为较轻的疾病：仅限于皮肤
加速阶段	+85%	–	+HLH 的发生	–
原发性神经病学异常	+渐进恶化	+	–‡	–

* Elejalde 综合征可能代表 GS1 的一种变体,并且具有 Griscelli 综合征的色素特征,伴有严重的神经功能障碍,但与免疫缺陷无关。

† 通常伴有色素沉着过度,在肢端和阳光照射部位出现色素减退的斑点。

‡ 可能会出现继发于加速期噬血细胞综合征的神经系统症状。

Adapted from Bolognia JL,Jorizzo JL,Rapini RP. Dermatology,3rd Ed. Elsevier. 2012.

白癜风。

4. 色素脱失是稳定和持久的,但除此之外都是良性的。

(五)Waardenburg 综合征

1. 主要是常染色体显性遗传导致的神经嵴发育障碍→皮肤、毛发、眼、耳蜗血管黑色素细胞缺失。

2. 其特征可包括前额部的色素脱失斑/白额(白发症)、先天性耳聋、虹膜异色症、连眉、宽鼻根和内斜视。

3. 四种临床类型(WS 1–4)见表 4–8。

色素沉着过度

(一)McCune–Albright 综合征

1. 由 GNAS1 基因中的非遗传性杂合体细胞激活突变引起。

2. 女性远多于男性。

3. 三联征：咖啡牛奶斑(CALM)、多骨纤维性结构

表 4-8 黑色素细胞发育障碍

人类疾病	遗传	基因	蛋白质	临床表现
淋巴结	AD AD	c-KIT SNAI2	酪氨酸激酶 Snail 同源物 2 转录因子	先天性的色素脱失区域，前额白斑(90%)，在脱色斑块内出现正常和色素沉着的区域；无内脏受累
WS1	AD	PAX3	配对盒 3 转录因子	前额白斑(20%~60%)、一字眉、异虹膜色症、眦错位(由于内眦的侧向位移、双眼看起来间隔很宽，瞳孔距离正常)、耳聋(20%~40%)
WS2	AD AR	MITF SNAI2	小眼球相关转录因子 Snail 同源转录因子 2	与 WS1 类似，但没有眦错位，耳聋更常见
WS3(Klein-Waardenburg 综合征	AD	PAX3†	配对盒 3 转录因子	与 WS1 类似，加上肢异常(发育不全，挛缩和痉挛)
WS4	AD，AR AD，AR AD	EDNRB EDN3 SOX10	内皮素 B 受体 内皮素 3 10 个 SRY 盒	与 WS1 类似，加上结肠病

AD，常染色显性遗传；AR，常染色体隐性遗传。

†已经在患有 WS3 的个体中描述了纯合的 PAX3 突变，其父母受到 WS1 的影响。

Adapted from Bolognia JL，Jorizzo JL，Rapini RP. Dermatology，3rd Ed. Elsevier. 2012.

不良和内分泌功能紊乱。

(1)典型 CALM 是分段的，有锯齿状边缘("缅因州海岸"状，图 4-10)。

(2)骨骼病变(多骨纤维性结构不良)通常发生在 CALM 之后，表现为步态异常、骨痛，可见骨骼畸形和复发性病理性骨折。

(3)内分泌异常包括：性早熟、甲状腺功能亢进、肢端肥大综合征、低磷酸盐血症性佝偻病和婴儿期库欣综合征。

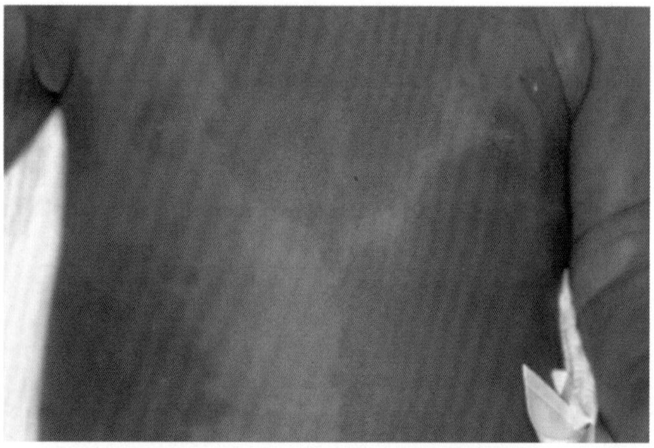

图 4-10 患有 McCune-Albright 综合征的婴儿身上有大片分散的咖啡牛奶斑，斑片周围像"缅因州海岸"样的线。(Courtesy Philippe Backeljauw，Cincinnati Children's Hospital. From Schachner LA，Hansen RC. Pediatric Dermatology，4th ed. Elsevier. 2011.)

(二)Kitamura 网状色素沉着

1. 较为罕见，大多数患者是日本人。

2. 常染色体显性遗传——编码解离蛋白和金属蛋白酶 10(AM10)突变引起。

3. 轻度凹陷，痣样色素沉着斑，在手背和足背形成网状结构。

4. 色素沉着斑会随着时间加重，分布扩大。

5. 可见掌跖凹陷和异常皮纹。

6. 组织学上表皮萎缩和延长的网纹会随着黑色素和黑色素细胞的增多而加重。

(三)Dowling-Degos 病(DDD)

1. 较为罕见，为常染色体显性遗传。

2. 角蛋白基因 5 变异(也是单纯型大疱性表皮松解症伴斑状色素沉着)。

3. 通常发生在成年期，包括腋窝和腹股沟的多色素沉着，可蔓延至臀部和乳房下皱褶、颈、躯干和大腿内侧。

4. 在背部或颈部有粉刺样病变，凹陷性口周瘢痕，表皮样囊肿和化脓性汗腺炎也有报道。

5. 在组织学上表现为基底色素沉着和指状网嵴的鹿角样改变。

(1)真皮噬黑色素细胞和血管周围轻度淋巴细胞浸润。

(2)Galli-Galli 病：DDD 的变异型，组织学上有棘层松解现象。

Lentiginoses 综合征

见表 4-9。

遗传性色素异常症

色素异常症包括色素减退和色素沉着。

(一)遗传性对称性色素异常症(Dohi 色素沉着)

1. 多数患者为日本人。

2. 常染色体显性遗传—由 ADAR 基因(编码 RNA 特异性腺苷脱氨酶)杂合突变引起。

3. 6 岁之前发病，表现为面部及四肢背侧(曝光部位)的色素脱失、色素沉着和色素减退斑。

(二)遗传性泛发性色素异常症

1. 多数患者为日本人。

2. 常染色体隐性遗传/常染色体显性遗传-ATP 结合盒亚家族 B 成员 6(ABCB6)变异。

3. 全身性或中度斑疹，大小不等，呈斑驳状。

4. 甲营养不良并伴有翼状胬肉。

5. 有矮小、特发性扭转肌张力障碍、伴 X 染色体遗传眼白化、光敏性和神经感觉性耳聋的报道。

(三)先天性角化不良(Zinsser-Engman-Cole 综合征)

1. 常染色体显性遗传、常染色体隐性遗传和伴 X 染色体遗传(XLR)(最常见)。

2. 男性>女性(女性可能有较少的临床特征)。

3. 由 TERT、TERC(常染色体显性遗传)、DKC1 (XLR 遗传)或 TINF2 基因突变所致。

参与端粒维持，患者主要表现为端粒酶活性降低，端粒异常缩短，导致染色体不稳定/细胞复制功能障碍。

4. 临床特征：骨髓衰竭(高达 90%)，异常皮肤色素沉着、口腔白斑和甲营养不良三联征。

(1)色素沉着：面部/颈部/躯干上部网状黑色斑。

(2)甲异常：甲沟炎、翼状胬肉、甲纵脊和甲分离。

(3)口腔表现：白斑(癌前病变)、色素沉着不良、牛黄中毒和红斑。

(4)其他皮肤学特征：掌跖角化过度、多汗症和非瘢痕性脱发。

(5)其他特征：睑缘炎/结膜炎、溢泪、睑外翻、进展性牙周病、发育迟缓、食管狭窄、肺纤维化、肝硬化。

(6)患恶性肿瘤的风险增加(口腔/肛门/生殖器/食管/皮肤造血系统恶性肿瘤和鳞状细胞癌)。

(7)死亡原因包括骨髓衰竭、肺出血和恶性肿瘤(30~40 岁)。死亡年龄中位数为 16 岁。

(四)Naegeli-Franceschetti-Jadassohn 综合征(NFJS)/网状色素性皮炎(DPR)

1. 较为罕见，为常染色体显性遗传。

2. 角蛋白 14 突变(NFJS 和 DPR 为外胚层发育不良性疾病，有许多共同临床特征)。

3. NFJS：棕灰色网状色素沉着，通常位于腹部，在儿童早期(2 岁左右)出现，青春期后改善。其他表现有掌跖角化症、糖尿病、甲营养不良、少汗症和牙齿异常(在 DPR 中未见)，包括早期牙齿缺失。

4. DPR：弥漫性非瘢痕性脱发(在 NFJS 中未见)、甲营养不良、口臭、躯干和近端顽固性网状色素沉着。NFJS 有色素改变消退，但 DPR 无变化；只有 DPR 有脱发表现，只有 NFJS 有牙齿异常表现。

第 4 节 大疱性表皮松解症(EB)

(一)大疱性表皮松解症(表 4-10)

大疱性表皮松解症(EB)是一组异质性继发性机械性大疱，表现为皮肤脆弱易发生水疱。依据发病部位有 4 种主要形式。第 4 种为主要形式，即 Kindler 综合征，2008 年被添加到 EB 分类系统中。

表 4-9 Lentiginoses 综合征

综合征	基因/遗传	皮肤表现	皮肤外表现
LEOPARD 综合征 L 雀斑样痣 E 心电图异常 O 眼距过宽 P 肺动脉狭窄 A 生殖器异常 R 生长发育迟缓 D 感音神经性卡尼尔综合征	PTPN11/ SHP2 中的错义变异突变在 90%患者中可以看到 RAF1 突变率为 3% 常染色体显性遗传	累及面部、颈部和上躯干的雀斑样痣是最常见的临床表现(86%)并且在 4~5 岁时发展为 5mm 棕黑色斑点 黑咖啡色斑点更大,颜色越来越深,数量越来越多 皮纹识别异常	71%出现肥厚型心肌病 面部畸形、生殖道异常(包括性腺发育不全、隐睾症、青春期延迟和尿道下裂)、下颌前突和身材矮小、关节过伸、颗粒细胞成肌细胞瘤
NAME:痣,心房黏液瘤,雀斑 LAMB:雀斑样痣,心房黏液瘤,蓝痣	50%的 PRK 常染色体隐性遗传 1A 基因突变,染色体 17q22-24 其他为染色体 2p16 的变化 常染色体显性遗传	人工斑痣占 77%,随着时间的推移逐渐消退 蓝痣的比例为 43%,随着时间的推移逐渐消失 上皮样蓝痣(高度特异性);皮肤黏液瘤;牛奶咖啡斑;皮肤黏液瘤占 33%,好发于眼睑、耳、乳头、乳房和黏膜	心脏黏液瘤(50%~80%;可栓塞)、内分泌肿瘤 [特别是原发性色素性肾上腺皮质病(26%~45%)]、睾丸支持细胞瘤发病率为 33%,甲状腺结节/癌、沙粒型神经鞘瘤、乳腺导管癌
Peutz-Jeghers 综合征	丝氨酸/苏氨酸激酶 STK11/LBK1 基因,染色体 19p.13.3,高达 70%	50%~60%的患者在 20 岁出现(图 4-11) 唇、颊黏膜、指和其他黏膜上的色素斑,随着时间的推移可能会消失 色素沉着严重程度与息肉无关	消化道息肉,最常见于空肠和回肠→可引起肠套叠(最常见)、消化道出血、贫血和呕吐 93%患者在 65 岁以前患癌症:消化道最常见(小肠、胃、食管、结肠或胰腺);肺部和乳腺癌多见于青年男性
Laugier-Hunziker 综合征		唇、颊黏膜、生殖器和其他黏膜上的色素斑 黑甲约 50%	不会增加患癌症的风险
Cronkhite-Canada 综合征		手、足和颊黏膜的雀斑样痣 甲营养不良、脱发	肠息肉病
面中央雀斑样病(Touraine 综合征)	常染色体显性遗传	雀斑样痣在第 1 年尤其是鼻子和脸颊部位多见 骶骨多毛症	发育迟缓 先天性二尖瓣狭窄 癫痫发作 缺中门牙 骨骼异常 侏儒 内分泌功能异常
Bannayan-Riley Ruvalcaba 综合征	PTEN	脂肪瘤 阴茎痣	巨头畸形 深部血管异常,血流增快 发育迟缓 肠息肉 巨指/趾 乳头状水肿 桥本甲状腺炎 恶性肿瘤风险增加

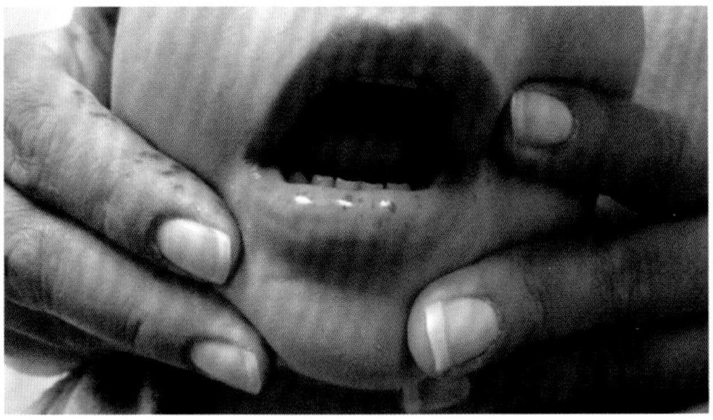

图 4-11　Peutz-Jeghers 综合征。注意母亲手上也有斑点。(Personal collection, Dr. Megha Tollefson.)

1. 单纯型 EB：水疱发生于表皮内。

2. 交界型 EB：水疱发生于透明层。

3. 营养不良型 EB：水疱发生于致密板下方。

4. Kindler 综合征：混合类型。

先天性局限性皮肤缺失(CLAS)可能与 EB 的任何亚型相关联。以前这种疾病被称为 Bart 综合征，但在当前的分类系统中不再使用该名词。

EB 是通过分析水疱的超微结构和免疫组织化学结果来诊断。重要的是，活检标本是从诱导的水疱而不是预先存在的水疱中获得，以便获得水疱发生位置的准确结果。电子显微镜(EM)是金标准，但并不容易获得。因此，免疫荧光作图(IFM)是更常用于诊断 EB 的方法。一旦确定了 EB 的亚型，就可以进行遗传学分析。

第 5 节　肿瘤综合征

注意：Muir-Torre 综合征、先天性角化异常、Peutz-Jeghers 综合征和干皮病色素瘤在其他地方也有讨论。

(一)基底细胞痣综合征(BCNS；Gorlin 综合征)

1. PTCH 基因中的常染色体显性遗传突变（编码 sonic hedgehog 信号通路的肿瘤抑制蛋白）。

(1)修补通常抑制平滑[当不受抑制时，其在细胞内发出信号以激活 GLI1/2(转录因子)以促进参与细胞生长的基因转录]。

(2)PTCH 的突变→平滑失调和 GLI 基因的转录上调→肿瘤形成。

2. 诊断标准包括 1 个主要标准+分子确认，或 2 个主要标准，或 1 个主要标准和 2 个次要标准。

(1)主要标准

◇基底细胞癌(BCC)(20 岁前 1 个或 2 个 BCC)。

- 多发、早发(通常青春期发病)。
- 可能类似黑色素细胞痣、粟丘疹、息肉或脂溢性角化病。
- 多在暴露部位(面部、颈部和背部)，但可能出现在防晒部位。

◇掌跖角化不良(>3 个)，通常出现在童年时期。

◇多发性颌骨囊肿，经组织学证实。

- 一般无症状。
- 通常在近 10 岁的时候出现。

◇大脑镰钙化。

◇成神经管细胞瘤，通常在 3 岁以内出现。

◇BCNS 的一级亲缘关系。

(2)次要标准

◇肋骨异常(分叉、融合或明显张开)。

◇唇裂/腭裂。

◇其他骨骼异常(漏斗胸或角状胸、多指畸形、脊柱后凸畸形、Sprengel 畸形或其他椎体异常)。

◇大头畸形。

- 可以看到前额突出、鼻根增宽和眶距增宽。

◇卵巢/心脏纤维瘤。

◇淋巴组织囊肿。

◇眼部异常(即斜视、高血压、先天性白内障、青光眼和脊柱瘤)。

(3)其他特征包括：纤维肉瘤和横纹肌肉瘤、隐睾症、男性乳房发育症、胼胝体发育不全、卵巢纤维瘤和心脏纤维瘤的风险增加。

3. 治疗：标准 BCC 治疗方法±维莫德吉靶向治疗，一种平滑的抑制剂(基本上充当“人工 PTCH”)。

4. 多发 BCC 相关的综合征：Gorlin、Bazex-Dupré-Christol、Rombo、Brooke-Spieglet、着色性干皮病和 Schöpf-Schulz-Passarge。

(二)Birt-Hogg-Dubé 综合征

1. BHD 基因突变引起的常染色体显性遗传疾病(编码卵泡滤泡激素)。

2. 30 岁以后出现症状。

3. 皮肤表现：纤维毛囊瘤、毛盘瘤和皮赘。

表 4-10 大疱性表皮松解症的类型

单纯型 EB(EBS)

- 表皮内水疱
- 是 EB 最常见类型
- 常染色体显性遗传,除了具有肌营养不良的 EBS(常染色体隐性遗传)
- 一般大疱愈合没有瘢痕

亚型	遗传的类型	基因	蛋白质	发病	最初的皮肤表现	相关的临床症状	预后
局限型 EBS	常染色体显性遗传	KRT5 KRT14	角蛋白 5 角蛋白 14	出生至青春期	张力性大疱主要分布在手和足部,足底>手掌(图 4-12);无瘢痕形成;鞋内温度高或鞋不合脚,以及行走时造成摩擦创伤时加重	生命早期罕见口腔水疱,偶尔掌跖角化过度,罕见指甲营养不良	不影响寿命;夏季可能会出现严重的水疱和剧烈疼痛
中度泛发型 EBS	常染色体显性遗传	KRT5 KRT14	角蛋白 5 角蛋白 14	出生或婴儿期	摩擦部位出现张力性水疱;无瘢痕形成,受热加重	可能有口腔水疱,掌跖角化过度,可能会出现甲萎缩	不影响寿命
重度泛发型 EBS(之前称为 Dowling-Meara 亚型或疱疹样 EBS)	常染色体显性遗传	KRT5 KRT14	角蛋白 5 角蛋白 14	出生或在出生后的几周内	泛发性水疱,在出生后几个月内,水疱类似于疱疹性皮炎,愈合少有瘢痕和粟粒疹	口腔水疱常见、甲脱落、甲营养不良和角化过度、掌跖角化过度。电子显微镜下可见丛状嗜酸性粒细胞	最严重的 EBS 类型;寿命通常正常;较少因脓毒症、贫血症或生长发育不足而死亡
斑驳色素沉着型 EBS	常染色体显性遗传	KRT5 KRT14	角蛋白 5 角蛋白 14	儿童期	肢端水疱,躯干和四肢斑驳色素沉着	点状掌跖角化病,常见甲营养不良	很少见的类型;寿命正常
肌肉发育不良型 EBS	常染色体隐性遗传	PLEC	网蛋白	大疱在出生时就有,但肌肉的症状出现较晚(可能在婴儿期到青春期之间发展)	泛发性水疱导致萎缩性瘢痕	肌肉萎缩症在婴儿期或更晚些时候发病,常见甲过度角化、齿异常,与脑和小脑萎缩、尿道狭窄和瘢痕性脱发相关	肌营养不良伴肌肉病变

交界型 EB(JEB)

- 水疱发生于透明板内
- 最少见的 EB 类型
- 常染色体隐性遗传
- 在所有形式的 JEB 中都会出现牙釉质发育不全/牙斑(以及可能由于龋齿引起的齿脱落)

(待续)

表 4–10(续)

亚型	遗传的类型	基因	蛋白质	发病	最初的皮肤表现	相关的临床症状	预后
重型泛发型 JEB(之前称为 JEB–Herlitz 亚型或致死性 EB)	常染色体隐性遗传	LAMA3 LAMB3 LAMC2	层粘连蛋白 332(提前终止密码子)	出生	泛发性水疱,愈后没有瘢痕,好发部位是臀部、口周和耳郭	口腔水疱常见,由于喉部受累引起的声音嘶哑,甲沟炎伴甲营养不良和甲脱落,甲床肉芽组织(6 个月后可能发展为口周肉芽组织)	幼儿时期死于呼吸衰竭或败血症(90% 死于 1 岁以内),发育不良和贫血常见
中度泛发型 JEB(之前称为 non–Herlitz 或泛发性良性萎缩 EB)	常染色体隐性遗传	LAMA3 LAMB3 LAMC2 COL17A1	层粘连蛋白 332;胶原纤维 X Ⅶ (BPAG2 /BP180)	出生	新生儿期出现泛发型水疱和口腔受累,但随着年龄的增长而改善;愈后留有萎缩性瘢痕,肉芽组织罕见	瘢痕性脱发,常见甲营养不良、牙釉质发育不全、角膜糜烂	生存到成年
JEB – 幽门闭锁	常染色体隐性遗传	ITGA6 ITGA4	A6β4 整联蛋白	出生	泛发性水疱,常伴大面积的先天性皮肤缺损	幽门闭锁、尿路瘢痕导致输尿管狭窄和肾积水(需要泌尿外科手术)、耳发育不良	预后不良,婴儿期死亡率高

营养不良性 EB(DEB)

- 水疱位于 BMZ 致密板下方
- 根据遗传方式分为两种类型:显性营养不良 EB(DDEB)和隐性营养不良 EB(RDEB)
- 一般来说,DDEB 比 RDEB 更温和,RDEB 和温和型 DDEB 的临床表现有很大的重叠
- DDEB 可仅表现为甲营养不良

亚型	遗传的类型	基因	蛋白质	发病	最初的皮肤表现	相关的临床症状	预后
DDEB	常染色体显性遗传	COL7A1(错义突变)	胶原Ⅶ	出生	Cockayne–Touraine 类型:泛发性水疱,最明显的是过度伸展的关节;随时间可改善,愈后伴有萎缩性瘢痕和粟丘疹 Pasini 类型:与 Cockayne Touraine 类型相似,但也有瘢痕状的类疱疹样丘疹,常在四肢躯干自发生成	甲营养不良,可有口腔水疱;食管狭窄少见、贫血少见	疾病进展较快

(待续)

表 4-10(续)

亚型	遗传的类型	基因	蛋白质	发病	最初的皮肤表现	相关的临床症状	预后
重症泛发型 RDEB(之前称 Hallopeau-Siemens 亚型	常染色体隐性遗传	COL7A1(密码子终止过早导致锚定纤维完全缺乏)	胶原Ⅶ	出生	泛发性皮肤黏膜水疱(图 4-13);愈后遗留萎缩性瘢痕和粟丘疹	假并指("拳击畸形")常见且特异、手足挛缩、瘢痕性脱发、角膜糜烂、口腔水疱常见、微小裂伤、严重龋齿、食管狭窄和其他的胃肠道并发症常见、骨质疏松症、生长障碍、贫血、很少发生扩张型心肌病、肾衰竭、侵袭性 SCC	其他系统有许多并发症,鳞状细胞癌是死亡的首要原因(约 50%的患者在 35 岁前死亡),肾衰竭(12%的死亡率)
中度泛发型 RDEB(之前称 non-Hallopeau-Simens 亚型	常染色体隐性遗传	COL7A1	胶原Ⅶ	出生	泛发性水疱,愈后遗留萎缩性瘢痕和粟丘疹,临床上很难与 DDEB 区分	比严重的 RDEB 并发症少	像 DDEB,疾病可能会随时间轻微加重
Kindler 综合征(肢端角化性皮肤异色症) • 以皮肤脆弱、光敏性和皮肤异色病为特征的罕见疾病 • 在 2008 年,这种疾病被定义为 EB 的主要形式,具有多个层面的裂隙 • 免疫组化分析显示铁蛋白家族同源物 1(FERMT1 基因,以前称为 kindlin-1;参与角质形成细胞黏附和迁移的蛋白质)减少或缺失 • 电子显微镜显示致密板复制,组织学显示弹性纤维的缺失/碎裂							
Kindler 综合征	常染色体隐性遗传	FERMT 1	Fermitin 家族同源物 1	新生儿期	皮肤异色病;肢端水疱,可能累及的范围更广	光敏感性、掌跖角化过度、甲营养不良、唇和硬腭的鳞状细胞癌	皮肤脆弱,光敏感性会随着时间逐渐改善

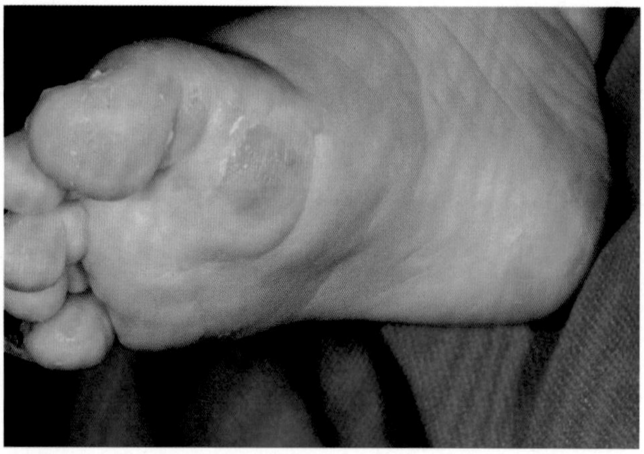

图 4-12 单纯型 EB,局限型。可见表浅水疱伴有完整的水疱和糜烂面。这种形式往往仅限于手掌和足底。(From Paller S, Mancini AJ. Hurwitz Clinical Pediatric Dermatology, 4th Ed. Elsevier. 2011.)

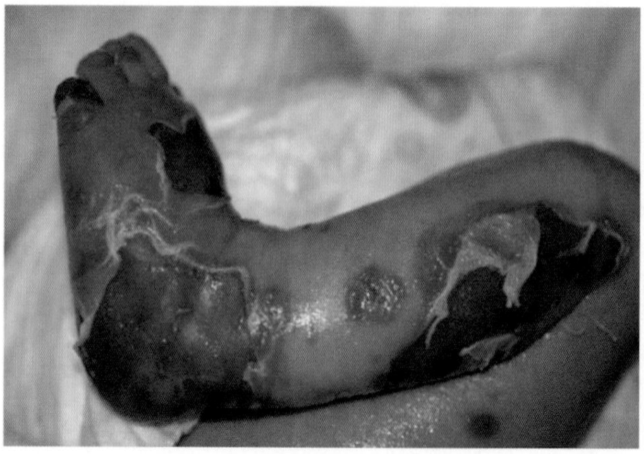

图 4-13 1 例新生儿隐性营养不良性表皮松解症。(Personal collection, Phuong Khuu.)

(1)纤维毛囊瘤/毛盘瘤表现为面部多发的、皮色或白色的小丘疹。

(2)在组织学上,纤维毛囊瘤/毛盘瘤表现为嗜碱性细胞的细胞束沿毛囊单位呈放射状排列,被纤维基质包围。

4. 系统发现:肾细胞癌和自发性复发性气胸(伴有肺囊肿和大疱性肺气肿)。

(三)Brooke-Spiegler 综合征

1. 由于圆柱瘤病 CYLD 基因 (肿瘤抑制因子)突变导致的常染色体显性遗传疾病:CYLD 是通常与 NEMO 相互作用以下调 NFκB 表达的烯基化酶。

2. 皮肤表现(在青春期/成年早期出现):圆柱瘤(头皮上的丘疹/结节)、毛发上皮瘤(肤色至白色面部丘疹)、螺旋腺瘤(头部/颈部和其他部位的疼痛结节)和多个 BCC; 可能发展为圆柱和螺旋腺癌恶性变性(与一般人群相比风险增加)。

3. 皮肤外观:唾液腺和腮腺肿瘤。

(四)多发性内分泌肿瘤(MEN)综合征

1. MEN1(Werner 型)

(1)MEN1 基因突变引起的常染色体显性遗传性疾病。

(2)垂体(特别是泌乳素瘤)、甲状旁腺(通常是增生或腺瘤)和胰腺(通常为胰岛细胞增生、腺瘤或癌)的肿瘤。

(3)皮肤表现可能类似于结节性硬化症——面部血管纤维瘤、牙龈丘疹、色素减退斑和 CALM。

2. MEN ⅡA(Sipple 型)

(1)由于 RET 原癌基因突变导致的常染色体显性遗传性疾病。

(2)甲状旁腺增生(MEN ⅡB 未见)+甲状腺髓样癌(约为 100%)+嗜铬细胞瘤。

(3)皮肤表现:苔藓样淀粉样变和斑疹型淀粉样变。

3. MEN ⅡB(多发性黏膜神经瘤综合征)

(1)由于 RET 突变导致的常染色体显性遗传性疾病。

(2)皮肤表现:舌/唇上的黏膜神经瘤、唇变厚,以及马方综合征样体型。

(3)内分泌表现:甲状腺髓样癌(约为 100%;如果不及早发现会致命)和嗜铬细胞瘤。

(4)眼部表现:结膜神经瘤→上眼睑增厚/外翻。

(5)胃肠道表现:神经节细胞瘤病→巨结肠、腹泻和便秘。

(五)Cowden 综合征(多发性错构瘤综合征)

1. 由于 PTEN 肿瘤抑制基因突变→皮肤/胃肠/黏膜/甲状腺/乳腺组织增殖导致的常染色体显性遗传疾病;好发于 20~30 岁。

2. PTEN 在 Bannayan-Riley-Ruvalcaba 综合征中也发生突变 (具有 Cowden 综合征的许多特征及龟头阴茎色素沉着斑、脂肪瘤, 巨头畸形和精神发育迟滞),以及在 Proteus 综合征的少数病例中(现在认为大多数病例由 AKTI 基因引起)。

3. 皮肤表现:硬化性纤维瘤、外毛根鞘瘤(面部皮色至浅棕色小丘疹)、点状掌跖角化病、手背/足/前臂/下肢的角化性丘疹、脂肪瘤、皮赘和倒置性毛囊角化病、角化性丘疹(肢端角化病)。

4. 口腔表现:小的、肤色的、集簇的乳头状瘤→唇和牙龈/颊黏膜上的"鹅卵石"外观。

5. 甲状腺表现:甲状腺肿、腺瘤和癌(滤泡癌是最常见的类型)。

6. 乳房表现:纤维囊性疾病、纤维腺瘤和腺癌(最常见的恶性肿瘤;在女性患者中发病率可达 50%)。

7. 胃肠道表现:沿胃肠道出现的错构瘤(最常见于结肠)提示恶性转化的风险较低。

8. 其他发现:卵巢囊肿(良性)、子宫平滑肌瘤、子宫内膜癌(高达 10%的女性患者)、月经不调、各种生殖泌尿系统肿瘤/囊肿、头大(>80%的患者)、增殖体面容、脊柱后凸、骨囊肿、手/足大、近视、血管样条纹和颅内静脉异常。

9. Lhermitte-Duclos 病 (发育不良性神经节细胞瘤):Cowden 的病理学诊断标准;表现为小脑神经节细胞的过度生长→共济失调、癫痫发作和颅内压升高。

(六)常染色体隐性遗传综合征(Gardner 综合征)

1. 大肠腺瘤性息肉病(APC)基因(调节 β-连环蛋白的肿瘤抑制基因)的常染色体显性突变。

2. 皮肤表现:表皮样囊肿(一般伴有毛母质瘤)、纤维瘤(皮肤/皮下/肠系膜/腹膜后)和脂肪瘤。

3. 胃肠道表现

(1)整个胃肠道的癌前病变→腺癌风险显著增加(特别是结肠和直肠),几乎所有患者都会受影响。

(2)纤维瘤病:局部侵袭性,但不转移;女性>男性;可能在结肠切除术后出现;可以导致小肠和(或)输尿管梗阻。

4. 眼部表现:先天性视网膜色素上皮肥厚(CHRPE),占 70%。

5. 其他发现:骨瘤(颅骨/下颌骨/上颌骨;80%患者无痛)、牙瘤、多生牙、甲状腺乳头状癌(女性)、肝母细胞瘤、肾上腺腺瘤、肉瘤、胰腺癌和脑肿瘤(如胶质母细胞瘤和成神经管细胞瘤;Gardner 综合征亚型被称为 Turcot 综合征)。

6. 治疗:当息肉首次出现时(20~30 岁),行预防性结肠切除术。

第 6 节 血管肿瘤、畸形和相关血管疾病

血管瘤

血管瘤在"皮肤肿瘤"一章中有更深入的讨论。

(一)PHACE 综合征

1. 女性患病率高,女性与男性发病率之比为 9:1。

2. 头颈部大型节段性血管瘤(分布 V1~V3)。

3. 脑血管异常最常见的皮肤外表现

(1)有额颞叶段受累的患者出现脑血管异常的风险最大。

(2)下颌区受累的患者发生心脏缺陷的风险高。

4. 后颅窝畸形 (例如,Dandy-Walker 和小脑发育不全)。

5. 节段性血管瘤。

6. 动脉异常(颈内动脉和脑动脉)。

7. 心脏异常(主动脉狭窄、腹侧和房间隔缺损、动脉导管未闭)。

8. 眼睛异常(小眼、视神经萎缩、白内障、斜视和眼球突出)。

9. 胸骨裂或脐上中缝。

10. 头颈部 MRI/MRA 评估脑血管异常。

11. 口服普萘洛尔是首选治疗方法, 治疗前需排除主动脉狭窄或其他重要的先天性心脏病。

(二)腰骶综合征

1. 下背部(腰椎或骶椎)或臀部和生殖器部位的节段性血管瘤(图 4-14)。

2. 下肢血管瘤。

3. 泌尿生殖系统异常/溃疡。

4. 脊髓病(脊髓脊膜突出)。

5. 骨畸形。

6. 肛门直肠畸形。

7. 肾功能异常

8. 脊柱闭合不全。

9. 肛门-生殖器异常。

10. 皮肤异常。

11. 肾和肛门异常。

12. 腰骶部血管瘤。

13. 如果节段性血管瘤越过脊柱下中线, 则需要影像学检查。

14. 婴儿可以接受超声检查,但是脊柱 MRI 是诊断的金标准。

(三)新生儿血管瘤

1. 良性新生儿血管瘤:≥5 个血管瘤;血管瘤体积小、局限,仅发生于皮肤。

2. 弥漫性新生儿血管瘤:≥5 个血管瘤,伴有内脏受累(尤其是肝脏,但也可能是肠、脑、眼、脾、肾和肺)。

(1)对于严重累及内脏导致肝衰竭和(或)高输出

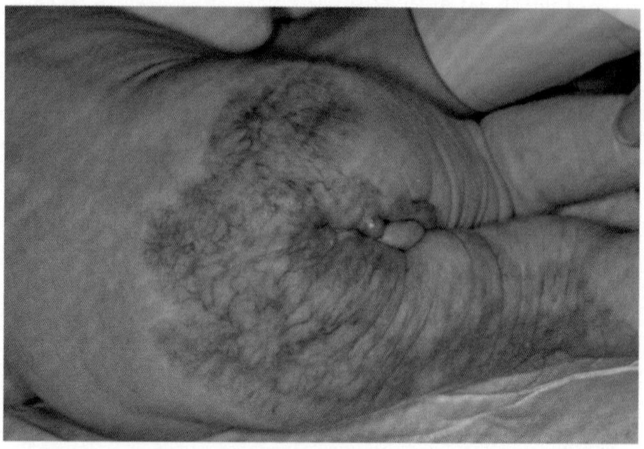

图 4-14 LUMB 常染色体隐性遗传(SACRAL)综合征。(Personal collection, Dr. Jane Bellet.)

量性充血性心力衰竭的患者，普萘洛尔是首选治疗方法。

(2)大的肝血管瘤可能导致肝肿大和充血性心力衰竭。

(四)Kasabach-Merritt 现象

1. 通常发生在出生后的最初几周至几个月。

2. 与簇状血管瘤或卡波西样血管内皮瘤相关。

3. 发病机制：异常的内皮细胞和束状卡波西样血管内皮瘤或簇状血管瘤的复杂结构促进血小板黏附和捕获，从而导致消耗性凝血。

4. 血管性病变突然增大伴硬化、水肿以及紫色边缘不断扩大。

(1)严重的血小板减少(因血小板捕获)、消耗性凝血病、低纤维蛋白原血症、D-二聚体升高、血凝性贫血和 DIC。

(2)可能发生血尿、便血和鼻衄。

(3)高输出心脏衰竭和高风险的内出血→10%~30%死亡率。

5. 全身使用皮质类固醇和长春新碱是主要的治疗方法；全身使用西罗莫司是一种新兴的治疗方法；普萘洛尔的疗效不佳。

血管畸形

(一)毛细血管畸形

毛细血管畸形(“葡萄酒色斑”、PWS、火焰痣)

1. 偶发性的，新生儿发病率为 0.1%~2%。

2. 发病机制不明；有 GNAQ 突变的报道。

3. 出生时即存在的紫红色血管性斑疹或斑块。

4. 通常位于面部，也可存在于身体的任何部位。

5. 通常只是皮肤的病变，但也可以是几个综合征的皮肤表现 [Sturge-Weber 综合征、Klippel Trenaunay 综合征、Parkes-Weber 综合征、变形杆菌、PTEN 错构瘤综合征、Cobb 综合征、Beckwith-Wiedemann 综合征和毛细血管畸形动静脉畸形(CM-AVM)]。

6. 在组织学上，表现为真皮小静脉扩张、血管数量正常、内皮细胞无增殖(是血管畸形而非真正的瘤性增生)。在成年人中可以看到血管周围纤维化及血管扩张。

7. 脉冲染料激光为首选治疗。

8. 病变不会自行消退；病变随着患儿的生长而相应扩大，随着时间的推移会逐渐变黑和增厚。

脑面血管瘤病

脑面血管瘤病(脑三叉神经血管瘤病)，又名斯特奇-韦伯综合征(Sturge-Weber 综合征，SWS)。

1. 由 GNAQ 基因的体细胞嵌合体突变引起。

2. 三叉神经眼支、鼻睫神经支和上颌分支支配区域的毛细血管畸形(图 4-15)。

(1)只有 10%的 V1 毛细血管畸形患者会出现 SWS。

(2)单侧>双侧。

(3)畸形下面的软组织/骨骼肥大。

3. 同侧大脑和眼睛的毛细血管畸形(血管瘤病)。

4. 神经并发症包括癫痫发作(通常在 1 岁时发生)、发育迟缓、智力缺陷和局灶性神经功能缺损。

头部 CT 表现为类似于“电车轨道线”的皮质钙化。

5. 眼科并发症约累及 60%的患者(常见的是青光眼)。

6. 临床病程取决于软脑膜受累的程度。

7. 双侧面部毛细血管畸形累及 V1 分布区的预后最差(癫痫的发病率更高和更严重的发育迟缓)。

色素血管性斑痣性错构瘤病(PPV)

1. 广泛的毛细血管畸形和其他皮肤表现。

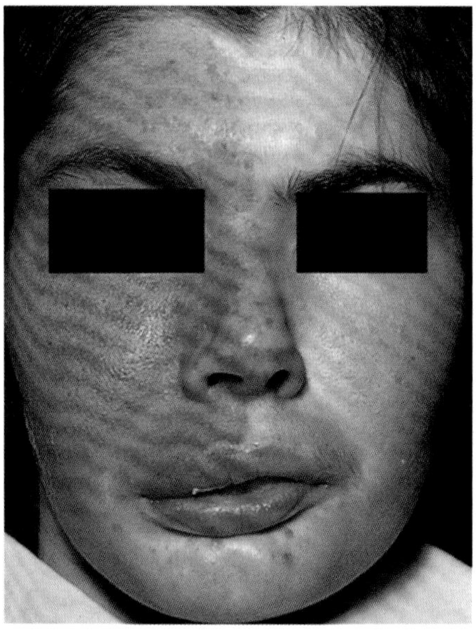

图 4-15 脑面血管瘤病。这个患者有典型的弥漫性的毛细血管瘤，位于三叉神经的眼支、鼻睫神经支和上颌分支。病变向后延伸至头顶前 2/3。(From Forbes CD, Jackson WD. Color Atlas and Text of Clinical Medicine. 2nd ed. London: Mosby; 1996.)

2. 五种明确的类型，a=无皮肤外受累；b=皮肤外受累。

(1) Ⅰ：PWS+表皮痣。

(2) Ⅱ：PWS+真皮黑色素细胞增多症±贫血痣；是PPV最常见的类型(85%)；约50%患者有严重并发症(Sturge-Weber综合征、Parks-Weber综合征或KTS综合征)。

(3) Ⅲ：PWS+斑痣±贫血痣。

(4) Ⅳ：PWS+真皮黑色素细胞增多症+斑痣±贫血痣。

(5) Ⅴ：先天性毛细血管扩张性大理石样皮肤+真皮黑色素细胞增多症。

3. 皮肤外特征包括神经、肌肉、骨骼和眼部表现。

色素角化性斑痣性错构瘤病

1. 由HRAS的后合子突变所致。

2. 雀斑样痣伴皮脂腺痣。皮脂腺痣中可能会发生肿瘤(毛母细胞瘤>SPAP>基底细胞癌)。

3. 可出现神经系统异常，包括癫痫、偏瘫和智力障碍。

4. 可出现多汗症、神经病变和肌无力。

5. 可能会出现低磷抗维生素D性佝偻病。

克-特综合征(KTS)

1. 最近报道该病和磷脂酰肌醇-4,5-二磷酸3激酶催化亚单位(PIK3CA)的突变有关。

2. 毛细血管畸形、静脉畸形和(或)淋巴畸形伴有软组织和(或)单肢骨骼肥大。

(1)下肢(95%)比上肢更容易受到影响。

(2)静脉曲张常见。

3. 并发症包括深静脉血栓形成和血栓性静脉炎、肺栓塞、胃肠道出血、血管血泡和疼痛，以及高输出量心力衰竭。

普罗蒂斯综合征(又称变形综合征)

1. 之前认为是由PTEN突变造成的。但现在已知的是，由于AKTI体激活突变，导致不对称渐进过度生长。

2. 皮肤

(1)脑回状结缔组织痣(足底胶原瘤)：如果存在的话，是一种特征性改变。

(2)毛细血管/静脉/淋巴管畸形。

(3)表皮痣。

(4)脂肪瘤。

(5)CALM。

(6)局灶性萎缩/真皮发育不全。

(7)静脉瘤。

(8)部分脂肪发育不良。

3. 中枢神经系统：半侧巨脑症和智力受损。

4. 眼科：眼球震颤、斜视、白内障和近视。

5. 肌肉骨骼

(1)典型面容：长头、下斜睑裂、鼻梁凹陷、内鼻孔前倾、休息时嘴张开。

(2)以下一处或多处(包括软组织和骨骼)的过度生长：四肢、手指、颅骨(半面巨畸形)、椎骨和外耳道。

(3)骨肥大。

(4)脊柱侧凸。

6. 双侧卵巢囊腺瘤和腮腺单型性腺瘤。

7. 器官肿大。

8. 囊性肺畸形

(1)限制性肺病。

(2)肺气肿。

(3)复发性肺炎。

9. 有发生静脉血栓和肺栓塞的风险。

伯-韦综合征

伯-韦综合征即突脐、巨舌、巨体综合征，亦称EMG综合征、Wiedemann Ⅱ型综合征、Wilm瘤和半身肥大综合征、Beckwith综合征、新生儿低血糖巨内脏巨舌小头综合征等。是一种少见的先天畸形，主要特征为脐膨出、巨舌和巨体，还可伴有其他畸形和异常，如低血糖、内脏肥大、半身肥大、小头、脐部异常、面部红斑痣、隐睾、阴蒂肥大、心脏畸形、巨肾、巨输尿管、巨眼球等。

1. 与p57(KIP2)基因的11号染色体异常相关。

2. 85%的病例是散发性的。

3. 临床特点

(1)巨婴/巨人症。

(2)眉间、前额中部和上眼睑的毛细血管畸形。

(3)偏侧增生(不对称过度生长)。

(4)巨舌。

(5)脐膨出/脐突出。

(6)前线性耳垂皱褶和后螺旋耳窝。

(7)脏器肿大(肾脏、肝脏、胰腺、脾脏和心脏)。

(8)新生儿低血糖症。

4. 胚胎性肿瘤风险增高(肾母细胞瘤、横纹肌肉瘤、神经母细胞瘤、肝母细胞瘤)。

巨头毛细血管畸形综合征

1. AKT3、PIK3CA 或 PIK3R2 基因中的突变。

2. 头大畸形和前额突出。

3. 广泛分布的网状毛细血管畸形，常累及面中部（人中和眉间肌）。

4. 因毛细血管畸形导致对侧躯体肥大。

5. 进行性神经功能障碍→发育迟缓、癫痫和张力减退。

多小脑回、脑不对称、白质异常、脑室肿大、皮质发育不良、小脑扁桃体疝。

6. 并指（尤其是第 2、第 3 趾）、多指、关节松弛、皮肤增生。

7. 肾母细胞瘤风险升高。

（二）静脉畸形

1. 偶发性的，但 50%的偶发性静脉畸形有 TIE2（又名 TEK）突变。

家族性皮肤和黏膜静脉畸形综合征（VMCM）：皮肤、黏膜和内脏器官泛发的静脉畸形，病因为 TIE2（又名 TEK）基因突变，与蓝色橡皮疱综合征有明显重叠。

2. 出生时就存在，童年期可能会变得更明显。

3. 红色到紫色的、柔软可压缩的结节或斑块，皮温不高、无血管震颤或搏动，伴或不伴放射状血管。

4. 组织学：血管扩张，血管壁为单层内皮细胞，周围由纤维组织包绕，病变深及真皮深层或皮下脂肪。

5. 超声显示皮损处血流缓慢；MRI 是判断病变程度的最佳影像学方法；在平片上，可以看到由静脉石形成的钙化；纤维蛋白原可能降低，D-二聚体可能升高。

Maffucci 综合征（内生软骨瘤合并多发血管瘤）

1. 之前认为是由 PTHRI（甲状旁腺激素相关蛋白）的基因突变引起的；但 OMIM 指出，目前已知大多数（80%）病例是由异柠檬酸脱氢酶（IDH1 和 IDH2）的突变引起的；特征是皮肤和骨骼系统的中胚叶发育不良。

2. 婴儿早期的首发症状是手、足部的深静脉畸形（柔软、可压缩的蓝色结节）。

3. 内生软骨瘤发生在指骨和长骨上，易导致身材短小、骨折和肢体长度差异；可以发生在头盖骨/椎骨，从而导致神经系统的问题。

4. 可能存在淋巴管畸形、血管内皮瘤和梭形细胞血管瘤。

5. 血管畸形的非皮肤部位：软脑膜、眼、口咽和胃肠道。

6. 临床病程：继发于非骨化的骨折；有 50%的风险发生软骨肉瘤（发生在软骨瘤内）；淋巴管肉瘤和血管肉瘤也有报道。

蓝色橡皮疱痣综合征

1. 通常是散发病例。

2. 在婴儿出生时出现静脉畸形（多发蓝紫色可压缩性丘疹和结节，好发于多汗区；当按压时，出现一个空的有皱纹的囊，停止按压后迅速充盈。

（1）静脉畸形可累及躯干/四肢、黏膜、胃肠道（尤其是小肠）、肝脏和中枢神经系统。

（2）大小不随年龄增长而改变。

3. 在组织学上，在真皮深层或皮下脂肪中可见由纤维组织包围的单层内皮细胞壁的扩张血管，通常边界清楚。

4. 小肠水疱可引起出血（如果严重可能死亡）或隐匿/慢性出血（黑粪症和缺铁性贫血）。

血管球静脉畸形（GVM；之前称为血管球血管瘤）

1. 静脉畸形的变种（不是一个肿瘤→不再称为“血管球血管瘤”），在扩张的血管周围排列着少量的血管球细胞。

（1）血管球细胞是由 Sucquet-Hoyer 管起源的平滑肌细胞改变而来。

（2）常染色体显性遗传，由失去功能的 glomulin（GLMN）基因突变所致。

2. 临床表现：婴儿期或儿童期表现为多发皮疹（柔软、部分可压缩性的蓝结节比融合斑块常见）；好发于下肢；通常无症状（疼痛更常见于血管球瘤）。

3. 组织学：大的、扩张的血管被少量的血管球细胞包围。

4. 治疗：硬化疗法，CO_2 激光和 Nd：YAG 激光可能有所帮助。手术切除一般不适用于 GVM，因为病灶多发和复发率高。

5. 与血管球瘤比较，差异如下：

血管球瘤：更常见（占所有血管球灶病变的80%），好发于年轻人（20~40 岁）；孤立性蓝色丘疹或结节，伴有压痛、对冷敏感和阵发性疼痛的三联征；最常见于手掌和甲下区域（可能导致骨质侵袭）；组织学显示小血管间隙周围许多血管球细胞密集增殖；可选择切除治疗。

(三)淋巴管畸形

微囊性淋巴管畸形(浅表淋巴管畸形、淋巴管瘤)

1. 比巨细胞淋巴管畸形更常见。

2. 出现在最初的几个月到几年的生活中。

3. 始终局限于一个解剖区域;最常见的部位是腹部、腋窝、口腔(特别是舌)和生殖器部位。

4. 表现为集簇分布的丘疱疹,疱液呈透明或血性(红紫色),散在分布或融合成斑块,类似于"青蛙产卵"(图 4-16)。

5. 在组织学上,真皮中小的扩张淋巴管聚集,管腔内衬内皮细胞。重组人平足蛋白(D2-40)和 LYVE-1 阳性。

6. 治疗:对局部病变进行手术切除、硬化疗法或烧灼(CO_2 激光或脉冲染料激光)。

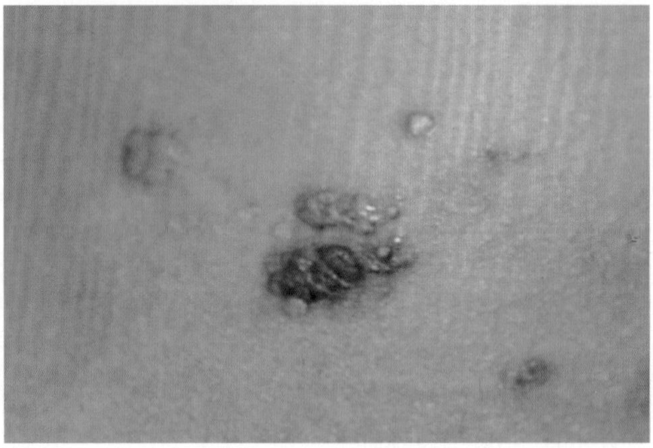

图 4-16 微囊性淋巴管畸形——群集的、半透明的、红色的丘疹。(From Marks JG, Miller JJ. Lookingbill and Marks' Principles of Dermatology, 5th Ed. Elsevier. 2013.)

巨大细胞淋巴管畸形(囊性水肿)

1. 先天性病变被认为是由胚胎发育过程中淋巴发育异常所致。

2. 与染色体非整倍性相关,包括特纳综合征和唐氏综合征;也与 Noonan 综合征和软骨发育不全有关。

3. 约 60%患者出生时即存在。

4. 呈现大而柔软、蓝色、时而半透明的肿瘤,上覆正常皮肤。

(1)可透光。

(2)头部、颈部、腋窝/胸部最常见,偏向左侧。

5. 突然增大可能预示感染或病灶内出血。

6. 组织学上为大型、多囊性、不规则淋巴窦,单层内皮衬里,纤维性外膜,平滑肌和横纹肌成分。D2-40 和 LYVE-1 阳性。

7. 死亡率<6%,死因通常为气道阻塞或肺炎。

8. 并发症包括胸膜/腹腔/心包积液、淋巴水肿、心力衰竭和呼吸衰竭。

先天性淋巴水肿(遗传性先天性淋巴水肿、Nonne-Milroy 综合征)

1. 女性患病率高于男性。

2. 淋巴管的发育不良、发育不全和(或)功能障碍。

3. 常染色体显性遗传; 由于 FLT4 基因的功能缺失性突变所致(编码 VEGFR3,这是淋巴发育所必需的)。

4. 出生时(或不久之后)出现并持续终生。

5. 双侧下肢无痛性凹陷性水肿。

(1)随着时间的推移,涉及的区域变得坚固和纤维化。

(2)相关特征:阴囊积水、静脉明显和趾甲上翻。

6. 治疗选择:良好的皮肤卫生、停止促进水肿的药物/活动、按摩(手动淋巴引流)和使用压力衣,以及手术干预(微血管淋巴吻合术、分期切除术和全浅表淋巴管切除术)。

7. 与 Lymphedema-distichiasis 综合征形成对比:也是遗传性淋巴水肿的一种形式,但具有睾丸外固定(10~30 岁)、常染色体显性遗传、FOXC2 突变、下肢淋巴水肿+双行睫。

(四)动静脉畸形(AVM)

动静脉畸形

1. 最少见但最危险的血管畸形。

2. 胚胎发生早期出现的发育异常→动脉和静脉之间的异常通路导致高流量(快速流动)循环分流(动静脉分流)。

3. 红斑至紫红色斑块/结节/肿瘤,温热,有明显的刺激或搏动;最常见的是头部(70%)。

4. 周围水肿、疼痛、静脉曲张、溃疡和肢体肥大都可能发生。

5. 小的、血液流动稳定的 AVM 是无症状的,但是大的, 血液流动不稳定 AVM 可能引起心动过速/充血性心力衰竭。

6. 青春期、妊娠和创伤是常见的加重因素。

7. MRI 和超声可以明确诊断,以及评估病情程度。

8. 组织学:局限的、未包裹的、厚壁的小动脉与薄壁的静脉直接相连，有丰富的浅表毛细血管。

9. 对于有症状的 AVM，栓塞+切除是首选治疗。有侵袭性生长的患者可能需要截肢。

10. 大的 AVM 可发生消耗性凝血病变。

Parkes–Weber 综合征（血管–骨肥大综合征）

1. 一些病例是由 RASA1 基因突变所致。

2. 其特征为毛细血管畸形、静脉畸形、淋巴畸形和多个高流量动静脉畸形/分流（区别于 Klippel–Trenaunay 综合征，该病只有血流减慢畸形）。

3. 通常累及下肢；软组织和骨质增生。

4. 组织学上可见局限的、未包裹的和厚壁的血管（明显异常的动脉和静脉的混合物；动脉的内弹力层可能是重叠的、间断的、扭曲的；肌层厚度变化很大）。

5. 可能需要双相超声和 MRI/MRA 来鉴别 Klippel–Trenaunay 综合征。

6. 高输出性心力衰竭可发生在婴儿期或以后的生活中。

7. 可见溶骨性损害。

8. 青春期后动静脉畸形持续进展，预后不良。

科布综合征（皮肤脑脊髓血管瘤病）

1. 脊柱血管瘤或动静脉畸形（最常见），该神经节所支配躯干的皮肤毛细血管畸形。

2. 皮肤表现：轻微的红斑（通过摩擦患处引起，常伴有 Valsalva 动作）到紫色斑片和斑块。

（1）位于腰背部。

（2）可能会出现疼痛的搏动（由于动静脉畸形）。

3. 神经异常（由于动静脉畸形增大，会对脊髓造成巨大影响）通常发生在儿童时期，包括背部疼痛或头痛、肌肉萎缩、无力/麻木及由于脊髓压迫所致的肠/膀胱功能障碍。

4. 可行 MRI 检查。

其他血管性疾病

先天性毛细血管扩张性大理石样皮肤

1. 病因不明，可能为镶嵌现象。

2. 出生时呈紫红色的血管网（图 4–17）。

（1）好发于单侧下肢。

（2）遇冷可加重。

（3）可发生萎缩和溃疡，最终形成瘢痕。

（4）常在 2~3 岁前逐渐消退。

3. 身体同侧可能会出现肥大或萎缩（围度和长度）。

4. 部分出现神经异常：癫痫、巨脑畸形、发育迟缓/智力迟钝和（或）眼睛异常（如青光眼）。

5. 常染色体显性遗传 Adams–Oliver 综合征：先天性毛细血管扩张性大理石样皮肤合并先天性头皮发育不全与四肢横断缺损。

弥漫性躯体血管角化瘤（ACD）

1. 见于法布里病、岩藻糖苷沉积症、GM1 神经节苷脂贮积症、涎酸贮积症、半乳糖苷脂症、门冬酰胺糖胺尿症和 Kanzaki 病。

2. 组织学：真皮乳头状上皮内有许多薄壁扩张的毛细血管，表皮角化过度。

3. 法布里病

（1）伴 X 染色体隐性遗传，溶酶体贮积病，由 α–半乳糖苷酶缺乏（GLA 基因突变）所致。

◇ 鞘糖脂聚积在血管内皮和上皮、内皮周围，以及多个器官的平滑肌细胞内（皮肤、眼、心脏、大脑、肾脏和周围神经系统），导致内皮肿胀和扩散。

（2）青春期男性在脐和膝盖之间的区域，以及口腔黏膜和结膜形成数以千计的血管角质瘤，常伴有少汗症。

（3）“螺旋状”角膜混浊及后囊膜白内障。

（4）发作性和（或）慢性感觉异常，通常由压力/温度/疲劳引起（“法布里危机”）；初发通常在儿童早期；可发展为周围神经病变。

（5）心律/传导异常、心脏肥大、充血性心力衰竭、脑血管意外、心绞痛/心肌梗死、外周水肿和高血压。

（6）多尿、血尿和肾衰竭提示肾脏损伤。

◇ 尿液分析通常显示双折射脂质球（“马耳他十

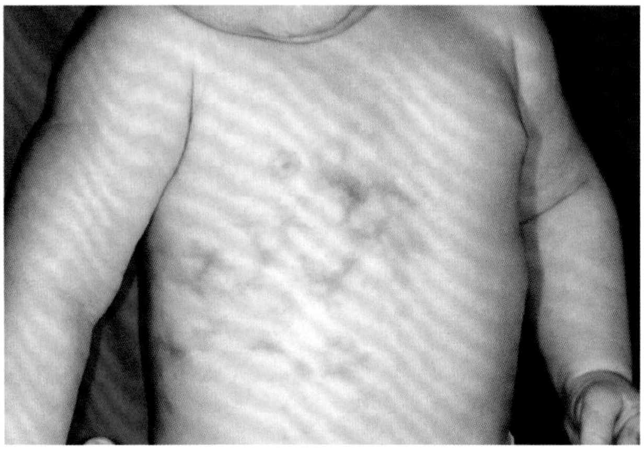

图 4–17　先天性毛细血管扩张性大理石样皮肤：这名男婴的胸部出现局部的网状斑驳。(From Paller S, Mancini AJ. Hurwitz Clinical Pediatric Dermatology, 4th Ed. Elsevier. 2011.)

字架”)。

(7)女性杂合子的表现较为温和(30%伴有 ACD;70%伴有角膜混浊)。

(8)重组酶疗法是首选治疗方法,可以逆转/延缓心脏、肾脏和神经系统并发症。

◇进行性神经病变、肾衰竭和心脏病。

◇>40 岁可能发生症状性脑卒中,伴复发。

◇接受酶替代治疗的患者,心脏并发症和脑血管疾病是导致死亡的主要原因。

(9)死亡年龄中位数为 50 岁。

4. 岩藻糖苷沉积症

(1)常染色体隐性遗传,由于 α-L 岩藻糖苷酶的突变/缺乏导致的溶酶体贮积病。

(2)ACD 发生在早期(大约 5 岁),皮疹更加泛发。

(3)低血压或多汗症、面部皮肤粗糙、进行性神经运动和认知恶化/癫痫发作、生长障碍、内脏肿大、复发性感染和多发性骨质疏松症。

(4)最终致命。

5. GM1 神经节苷脂病

(1)常染色体隐性遗传,由于 β-半乳糖苷酶-1 的突变/缺乏导致的溶酶体贮积病。

(2)婴儿型(Ⅰ型)呈现快速进行性肌张力减退和神经退行性病变、面部皮肤粗糙、角膜混浊、眼底镜检查的樱桃红斑、肝脾大和多发性骨质疏松症。

(3)婴儿晚期/青少年型(Ⅱ型)出现在婴儿期或幼儿期后期,伴有逐渐进展的神经退行性疾病。

(4)成人发病型(Ⅲ型)表现为 3~30 岁的进行性锥体外系症状。

(5)可发生多种类型的心肌病,最终致命。

以毛细血管扩张为特征的血管疾病

表 4-11。

第 7 节 头发和指甲疾病

先天性厚甲

1. 常染色体显性遗传,KRT6A、KRT6B、KRT16 和 KRT17 基因的突变。

2. 三个特征:甲状腺功能亢进、足底角化病和足底疼痛,这些症状在童年时期出现。

(1)甲营养不良:指甲的变色和进行性角化过度,指甲边缘病变最明显,具有钳状外观(图 4-18)。

(2)疼痛性局灶性足底角化伴水肿,儿童期出现继发性大疱和皲裂,手掌受累程度较轻。

(3)其他表现可能包括毛囊皮脂腺囊肿、唇炎、角膜营养不良和声音嘶哑。

(4)第Ⅰ型:Jadassohn-Lewandowski 综合征。

◇KRT6A 和 KRT16 突变。

◇通常儿童晚期或成年期明显。

◇复发性甲沟炎。

◇舌和颊黏膜的良性黏膜白斑。

◇膝、肘、背部和臀部的毛囊角化过度。

(5)第Ⅱ型:Jackson-Lawler 综合征。

◇KRT6B 和 KRT17 突变。

◇胎生牙。

◇轻度口腔黏膜白斑。

◇先天性囊肿。

◇轻度皮肤角化。

外胚层发育不良

一组异质的遗传性疾病,包括头发、牙齿、指甲和外分泌腺的病变。

(一)少汗性外胚层发育不良 (Christ-Siemens-Touraine 综合征)

1. 伴 X 染色体隐性遗传的致病基因通常为 ED1;常染色体显性遗传/常染色体隐性遗传致病基因为 EDAR 和 EDARDD。女性患者可能因 ED1 的随机 X-失活而出现特征性改变(例如,脱发、牙齿缺损和 Blaschkoid 线状斑块)。

2. 临床三联征:少汗、少毛、牙排列异常。

(1)面部特征:前额突出、大鼻孔、颧骨扁平增宽、下唇厚且外翻和下巴突出(图 4-19)。

(2)毛发:毛发稀疏变细,睫毛缺失。

(3)皮肤:皮肤柔软光滑,有细小皱纹;眼睛下方皮肤变黑;轻度甲营养不良。

(4)牙齿:生齿延迟;可能有钉状齿、锥形齿或齿缺如。

(5)外分泌腺:由于出汗减少导致体温过高的风险增加;可能出现少泪。

(6)可能发展为慢性鼻窦疾病、肺部感染和哮喘。

3. 注意:少汗性外胚层发育不良伴免疫缺陷是 IKBKG/NEMO(XLR)或 NFKBIA(常染色体显性遗传)

表 4-11 以毛细血管扩张为特征的血管性疾病

诊断	病因	毛细血管扩张的主要特点	毛细血管扩张的分布	其他临床表现
蜘蛛痣	在儿童常为特发的，并不表示有潜在的全身疾病。在成人常与肝病、妊娠和雌激素治疗有关	中央红斑丘疹(小动脉)伴放射线状斑 玻片压诊变白	最常见的部位是脸颊、鼻子或双手背部	原发性毛细血管扩张无其他临床表现
单侧痣样毛细血管扩张症	先天性者罕见，获得性可能是特发性的，或与青春期、妊娠、雌激素治疗或肝病有关	通常是斑状的，但中心也可能有丘疹，毛细血管扩张周围的苍白或血管收缩提示“血管窃取”	单侧分布于上肢、躯干、颈部或者面部，可能沿神经皮区分布	原发性毛细血管扩张无其他临床表现
匐行血管瘤	尚不明确	针尖大小的红色到紫色丘疹，通常呈匍状分布，可能是紫癜	最常见于下肢，但也可能更广泛	女性更常见(90%)
特发性毛细血管扩张	散在分布且特发	斑块状、网状或者线型，可能融合形成大的斑块	通常开始于下肢并向近端蔓延，最终扩散，面部很少受累	多见于女性，病程缓慢，可能是无症状的或者感觉异常(麻木、刺痛或者灼烧感)
遗传性良性毛细血管扩张症	5q14 的 TELAB1 上的基因突变，常染色体显性遗传	斑状、点状或者斑块状的多形性皮疹，周边苍白，第一次出现在 2~12 岁	主要存在于面部、手臂、躯干上部，也可累及上唇和上腭	病程进展缓慢，无相关系统性病变
遗传性出血性毛细血管扩张症(HHT，Osler-Weber-Rendu 综合征)	常染色体显性遗传，内皮糖蛋白、激活素受体激酶 1 的突变(ALK1)或生长/分化因子 2 基因(HHT2)的突变；也可有其他基因的突变，如幼年息肉病伴 HHT 是由 SMAD4 突变所致	呈暗红色，并可高出皮面，可能直到 30~40 岁才出现	好发于口唇、舌头、上腭、鼻黏膜、耳朵、手掌、足底和甲床	最常见的症状是鼻出血(夜间)和胃肠道出血引起的贫血； 动静脉畸形：肺(通常为 HHT1)、脑和肝脏(通常为 HHT2)
共济失调性毛细血管扩张症(路易斯-巴尔综合征)	常染色体隐性遗传，共济失调-毛细血管扩张症(ATM)基因突变(参与细胞周期调控和细胞对双链 DNA 断裂的反应，并赋予放射敏感性和染色体不稳定性)，在体外，电离辐射后的染色体断裂增多 值得注意的是，携带 ATM 基因的女性患乳腺癌的风险增加	眼皮肤毛细血管扩张出现在 3~5 岁，眼部病变显著 皮肤损害不明显 并非所有患者都出现	通常在 3~5 岁时首先发生于球结膜，皮肤毛细血管扩张对称且好发于曝光部位	躯干共济失调通常为初发表现，由舞蹈症、肌阵挛动眼神经性体征引起(进行性神经病变) 其他皮肤表现：非感染性肉芽肿、皮肤的早衰/硬皮样改变、色素减退或者色素沉着斑及白发 生长障碍，胸腺发育不良，发育迟缓和内分泌异常(性腺功能减退和糖尿病)；免疫缺陷(↓IgA/↓IgG/↓IgE/↑IgM) 肺炎链球菌导致的慢性感染性肺炎 支气管扩张导致呼吸衰竭是最常见死因，(通常是 20 岁左右) 恶性肿瘤的风险增高(特别是青少年白血病和淋巴瘤；也包括乳腺癌)

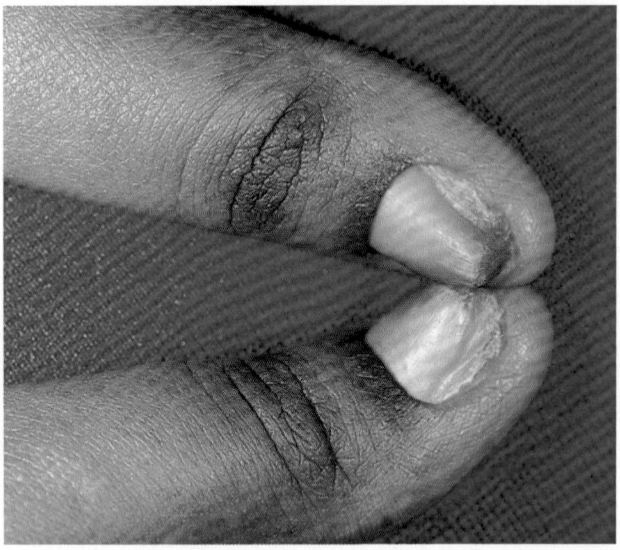

图 4-18 先天性厚甲症。指甲持续变色、隆起和增厚，特别是甲下的角质，黄褐色硬性角质样物质聚积导致甲远端翘起。这个患者的指甲变化始于青少年时期，这在临床上不常见。(From Paller S, Mancini AJ. Hurwitz Clinical Pediatric Dermatology, 4th Ed. Elsevier. 2011.)

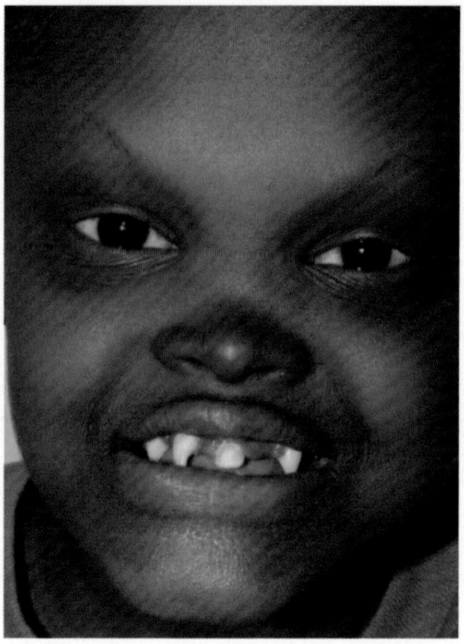

图 4-19 少汗性外胚层发育不良男性患儿。其鼻梁扁平，鼻尖低矮，毛发稀疏(头发、眉毛和睫毛)，牙齿呈钉状，口唇丰满，皮脂腺增生。(Courtesy of Julie V Schaffer, MD. From Bolognia JL, Jorizzo JL, Rapini RP. Dermatology, 3rd Ed. Elsevier. 2012.)

突变所造成；易患反复发作的化脓性或非结核性分枝杆菌感染。

(二)有汗性外胚层发育不良(Clouston 综合征)

1. GJB6 突变(连接蛋白 30)，常染色体显性遗传。

2. 临床三联征：明显的甲营养不良、掌跖角化病和毛发缺陷。

(1)甲营养不良，伴有各种角化过度/薄/条纹/褪色的指甲，毛发稀疏且薄脆。

(2)出汗、面部特征和牙齿均正常。

(3)可出现眼部病变(如结膜炎、斜视和白内障)和肌肉骨骼(簇状远侧指骨)异常。

(三)p63 突变导致的外胚层发育不良

1. p63(外胚层、口面和肢体发育的关键转录因子)突变，常染色体显性遗传。

2. 与 p63 突变(被认为是一个疾病谱)所致的临床疾病有重叠特征。

3. 临床综合征

(1)Rapp-Hodgkin 综合征：唇、上腭、悬雍垂裂，上颌骨发育不全，指甲窄小和小的锥形牙齿。

(2)睑缘粘连、外胚层缺陷及唇腭裂综合征(AEC 综合征，又名海-韦尔斯综合征)：先天性眼睑融合(睑缘粘连)伴面裂或面中部发育不良；出生时可见弥漫性火棉胶样皮肤剥脱或者红斑；头皮慢性糜烂性皮炎易合并反复的葡萄球菌感染。

(3)趾(指)缺如外胚层发育不良-唇腭裂综合征(EEC 综合征)：指/趾缺如、唇腭裂、轻度掌跖角皮症、传导性听力受损、泌尿生殖系异常。

(4)p63 突变也是ADULT 综合征、肢体-乳腺综合征(LMS)和手足裂畸形(SHFM)的基础。

4. 所有综合征都可能出现纤细/稀疏的头发、营养不良的甲、牙齿少/釉质发育不全、少汗症、少泪、身材矮小或体重不足。

(四)Rubinstein-Taybi 综合征

1. CREBBP 的散发性突变。

2. 宽的拇指/大踇趾伴网球拍指甲(短甲畸形)。

3. 毛细血管畸形、矮小、严重智力迟钝、隐睾、先天性心脏缺陷、典型的面相(鸟嘴状鼻子、下斜的睑裂、低耳、内眦赘皮折叠、鬼脸笑容)、多发性毛母细胞瘤。

其他指甲变化在皮肤病学总论中讨论。包括 Menkes 病、Bjornsted 常染色体显性遗传综合征、Crandall 综合征、精氨酸琥珀酸尿症和瓜氨酸血症。选择性儿童发毛障碍见表 4-12、图 4-20 和图 4-21。

第 8 节 遗传性代谢及营养障碍

(一)肠病性肢端皮炎(遗传型)

1. SLC39A4 (编码肠道锌特异性转运蛋白 ZIP4) 突变,常染色体隐性遗传。

获得性/继发性锌缺乏(肢端皮炎样综合征):相似的临床表现和组织学。

锌摄入量低(酗酒者,厌食症)或吸收不良(IBD)人群可见;也可能出现在早产儿或足月婴儿中,其母体血清或乳汁中锌含量低,也可以发生在早产儿(锌基础储存量较低,当断奶时风险最高)。

2. 与配方奶相比,喝母乳对锌的吸收更多一些;原发性肠病性肢端皮炎的发病可延迟至从母乳到配方奶的断奶期。

3. 糜烂性水疱脓疱湿疹三联病变累及尿布区、面部(口周)和肢端区,伴有腹泻及脱发(图 4-22)。常见症状有严重易怒、发育不良、畏光、口炎/舌炎/帕尔氏病和指甲营养不良。

4. 在组织学上,表皮上层角质形成细胞的细胞质呈苍白色,伴气球样变和网状变性;早期病灶角质形成细胞坏死。晚期皮损表现为在表皮银屑病样增生上方出现融合性角化不全,伴/不伴表皮苍白。

5. 在实验室,血清锌降低(<10.7μmol/L),血清碱性磷酸酶(锌依赖性酶)降低。

6. 治疗方法:终身补充硫酸锌可快速缓解症状。

(二)生物素酶缺乏和多种羧化酶缺乏症

1. 生物素是四种羧化酶(丙酮酸羧化酶,丙酰辅酶 A 羧化酶,α-甲基巴豆酰辅酶 A 羧化酶和乙酰辅酶 A 羧化酶)功能所必需的;在生物素酶缺乏和多种羧化酶缺乏症中,这些酶的功能丧失导致脂肪酸氧化的破坏和毒性代谢物的积累。

2. 生物素酶(BTD)缺乏症:由 BTD 基因突变引起的常染色体隐性遗传性疾病。

3. 全羧化酶合成酶(HLCS)缺乏:由 HLCS 基因突变引起的常染色体隐性遗传疾病(导致生物素酶功能丧失),症状更严重(如果不治疗则致命)。BTD 缺乏症好发于儿童,而 HLCS 缺乏症好发于婴儿早期。

4. 皮肤表现:口周/全身性皮炎和脱发。

5. 皮肤外表现:癫痫发作、发育迟缓、张力减退/共济失调、呼吸问题、呕吐(HLCS 缺乏)、腹泻、代谢性酮症酸中毒、肝脾大、感觉神经性耳聋、结膜炎和视神经萎缩(BTD 缺乏症)和有机酸尿症。

6. 治疗:IV 生物素替代疗法(HLCS 缺乏需要增加剂量)。

(三)哈特纳普综合征(Hartnup 病)

1. SLC6A19 突变引起的常染色体隐性遗传性疾病[编码 B(0)ATI,肠和肾中性氨基酸转运蛋白]。

(1)机制:胃肠道对色氨酸的吸收不充分,以及肾小管中氨基酸的重吸收失败。

(2)色氨酸降低,导致烟酸水平降低和类似于糙皮病的症状(如光敏性)。

2. 皮疹出现在儿童时期呈现为急性光照性皮炎,在面部、颈部、手臂、背部、手腕和小腿等曝光部位出现红斑、水疱、鳞屑和瘢痕。萎缩性舌炎、口角炎、外阴阴道炎。毛发脱落/脆性、纵向指甲纹。

3. 未经治疗的患者可能出现小脑性共济失调、癫痫发作、智力残疾和情绪不稳/精神病。

4. 治疗:避免阳光照射;口服烟酰胺补充剂。

(四)苯丙酮尿症(PKU)

1. 常染色体隐性遗传,苯丙氨酸羟化酶(PAH 基因)功能缺失突变→无法将苯丙氨酸转化为色氨酸。

2. 皮肤特征:弥漫性色素减退、金色头发和蓝色眼睛、湿疹性皮炎、光敏性、躯干和大腿硬皮病变化。

(1)苯丙氨酸对酪氨酸酶的抑制作用增强,导致皮肤/头发的色素沉着。

(2)尿液味道稀薄、身材矮小和小头畸形。

3. 如果不治疗,可能会出现精神发育迟滞、癫痫发作、烦躁、肢体不协调和无目的运动、精神病、多动和自闭症等症状。

4. 在美国所有州的新生儿筛查中均包括 PKU 筛查。

5. 低苯丙氨酸饮食/配方治疗,由营养师指导饮食,可有良好的预后。应避免阿斯巴甜代糖。

表 4-12 选择性儿童毛发疾病

疾病	发病机制	脱发的临床特点	其他临床特点	毛发检查和显微镜检查
颞部三角区脱发	不明	出生时即可出现，通常在2~9岁确诊。局限性三角形斑状脱发，累及额颞头皮。通常为单侧(左侧>右侧)	如果面积较大，考虑小脑三叉神经皮肤发育不良	终毛减少，毫毛增多
丘疹性脱发	无毛(HR)基因突变	毛发在出生时是正常的，出生后迅速脱落。随后出现毛囊性囊肿和粟疹样丘疹	可能与维生素D抵抗性佝偻病(早发性佝偻、低钙血症、继发于甲状旁腺功能亢进症和1,25-OH维生素 D_3 升高)	毛囊下2/3的解体，多小囊结构
羊毛状毛发	非综合征型的可能是常染色体显性遗传或常染色体隐性遗传；综合征型的是常染色体隐性遗传	毛发从出生开始就生长不良。头发细密、干燥、卷曲、呈波浪状外观	NaXOS综合征：PPK、羊毛状毛发、右心室发育不良/心肌病 Cavajal综合征：PPK、羊毛状毛发和左侧心肌病	不明
蓬发综合征	不明	婴儿期和儿童早期出现，头发是棕色/金色、干燥、不规则的伴闪亮/"玻璃丝"外观	轻度甲营养不良、各种外胚叶发育不良	头发的光镜或扫描电镜：横截面上，毛干呈线状或肾形，有小管纵向凹陷
念珠状发	毛发角质蛋白（如KRT81、KRT83和KRT86）和桥蛋白4(DSG4)的突变 毛发角蛋白突变为常染色体显性遗传，DSG4突变为常染色体隐性遗传	出生时毛发基本正常，在婴儿期，头发短而脆，呈珠状	反甲 毛发角化病	光学显微镜/毛发毛囊镜：沿毛干均匀分布的椭圆结节
扭曲发	取决于相关的综合征	头发在出生时通常稀疏或缺如，头发生长不良。头发显得蓬松	Menkes综合征 Bazex-Dupre-Christol综合征 Rombo综合征 Björnstad综合征 常染色体显性遗传综合征 Crandall综合征	光学显微镜/毛发毛囊镜：不规则间隔的扁平扭曲的发干
结节性脆发症(图4-20)	最常继发于创伤，如化学和热处理。也有常染色体显性遗传型	最常见的毛干异常 头发不同程度的干燥、无光泽、稀疏 遗传型在婴儿期出现，获得型在青春期出现	精氨琥珀酸尿症 瓜氨酸血症 眼齿指发育不良 毛发低硫营养不良 Netherton综合征	光学显微镜/头发的毛发检查：间断性结节，呈扫帚状
套叠性脆发病(竹子发，图4-21)	SPINK5中的常染色体隐性遗传突变(编码LEKT1)	干燥，稀疏。少量头发，头发生长慢	Netherton综合征的标志	光学显微镜/毛发毛囊镜：头发轴插入自身，形成"高尔夫球座"或"杯状球"接头的外观

（待续）

表 4-12(续)

疾病	发病机制	脱发的临床特点	其他临床特点	毛发检查和显微镜检查
Marie Unna 稀毛症	U2HR 基因突变 常染色体显性遗传	出生时头皮上没有毛发,没有眉毛和睫毛 头发粗乱 从青春期开始,逐渐开始脱发	中切牙间距大	组织学:轻-中度炎症,毛囊减少,无瘢痕或纤维化 扫描电镜:角质层的纵沟和剥脱 毛发光镜检查:毛干粗细不等,外观扭曲
黏蛋白性脱发(毛囊黏蛋白病)	儿童常表现为特发性炎性皮肤病,很少出现 T 细胞淋巴瘤	好发于儿童的头部、颈部和上半身,也可累及头皮和眉毛 通常是孤立的;也可表现为群集的毛囊性丘疹,可伴有红斑、脱屑,可能会合并成一个沼泽状的斑块 脱发是最主要的表现	无	毛囊变性,毛囊中黏蛋白堆积;食管周围,血管周围间质性淋巴细胞和(或)混合炎性细胞浸润 如果组织学特征提示肉芽肿,建议检查皮肤活检中的 T 细胞受体基因重排
毛发生长初期松发综合征	典型散发性,常染色体显性遗传可见,毛干与毛囊的不良锚定(有缺陷的内根鞘角化)导致毛发容易拔掉且无痛	常见于 2~6 岁的金发小女孩;弥漫性的头发稀疏 头发可能会显得纤细、柔软和杂乱 通常不需要采取任何干预措施	由 SHOC2 突变引起的 Noonan 样综合征	毛发检查:多根毛发、角质层皱、畸形鳞茎(曲棍球棒)
短生长期综合征	毛发生长期缩短	出生时纤细的短发,毛发生长不良	无	组织学和毛发学:休止期毛发增加
痣样多毛症	不明	局限的终毛区,长度、颜色和(或)直径异常 常见于腰骶区、前颈和肘部(肘部多毛症)	与神经发育异常很少相关	无
先天性多毛症,泛发型	不明;有人报道为性连染色体遗传,包括综合征和非综合征表现	终毛普遍过度生长	阿姆布拉斯综合征:面部、耳部和肩部绒毛样毛发过多;与毛发-鼻-指趾综合征基因 TRPS1 突变有关 多胎毛症:泛发的持续存在的胎毛 多毛症和牙龈增生:终毛过度增生,牙龈增生 Cornelia de Lange 综合征:在某些患者中是 NIPBL 的常染色体显性遗传突变;多毛、连眉、睫毛粗长、发际线低、身体/精神运动发育迟缓、肌张力高、身材矮小、小指内弯、断掌、隐睾、尿道下裂、肾脏问题、先天性心脏病、反复肺部感染,导致死亡或听力受损	无

(待续)

表 4-12(续)

疾病	发病机制	脱发的临床特点	其他的临床特点	毛发检查和显微镜检查
毛发角化病	毛囊角化异常	25%~60%的青少年和成年人受累;多发的小的、带有鳞屑的毛囊性丘疹,正常皮色或粉色;好发于脸颊、上臂、大腿和臀部	常与异位性、干燥症或者寻常型鱼鳞病有关 21 三体综合征 部分患者外胚叶发育不良	组织学：毛囊皮脂腺角栓形成，轻度肉芽组织增生和角化过度
萎缩性毛状角化病，疣状萎缩性皮炎亚型	通常为散发的;有常染色体显性遗传的报道	红斑丘疹伴毛囊角栓、角质囊肿以及萎缩性筛状瘢痕;好发于脸颊和额头;颈部和四肢少见;好发年龄为 5~12岁	21 三体综合征 Rombo 综合征(疣状萎缩性皮炎,基底细胞癌,粟丘疹，毛细血管扩张症,肢端红斑)	组织学:表皮萎缩,毛囊萎缩伴角栓形成和真皮囊肿，不同程度的毛囊周围炎症浸润
萎缩性毛发角化病，眉部瘢痕性红斑亚型	通常为散发的,有常染色体显性遗传的报道	红斑丘疹伴毛囊角栓和萎缩性瘢痕；眉部瘢痕性脱发；好发于眉部、脸颊和头皮，四肢很少受累;男孩多于女孩,婴儿时期发病	心-面-皮肤综合征、努南综合征、德朗热综合征、羊毛状头发	组织学：毛囊皮脂腺的角化性堵塞和毛囊周围轻度炎症（早期）。真皮纤维化、毛囊和皮脂腺萎缩(晚期)
萎缩性毛发角化病，脱发性棘状毛囊角化病亚型	亚精胺/精胺 N(1)乙酰转移酶的突变(SSAT),伴 X 染色体隐性遗传,报道了膜结合转录因子蛋白酶 2 位点的突变,也有常染色体显性遗传的报道	粉红色角化性丘疹伴毛囊角栓 眉部、睫毛及头皮进行性瘢痕性脱发;儿童早期开始出现广泛的毛发角化病;瘢痕性脱发始于青春期	掌跖角化病;角膜营养不良伴畏光;特应性疾病	组织学：向心性的毛囊周围的纤维化伴混合性毛囊周围炎症以及毛囊角栓
发疹性毫毛囊肿	不明,可能是毫毛毛囊发育异常;通常是散发的;有少量常染色体显性遗传的报道	1~3mm 皮肤颜色或者色素增加的毛囊丘疹;常见于学龄儿童和青少年;好发于胸部正中,也可见于面部、颈部、四肢、臀部、背部及腹部	多汗性外胚叶发育不良;少汗性外胚叶发育不良;先天性甲肥厚	组织学:漏斗囊性扩张;囊肿内有绒毛和层状角质碎屑

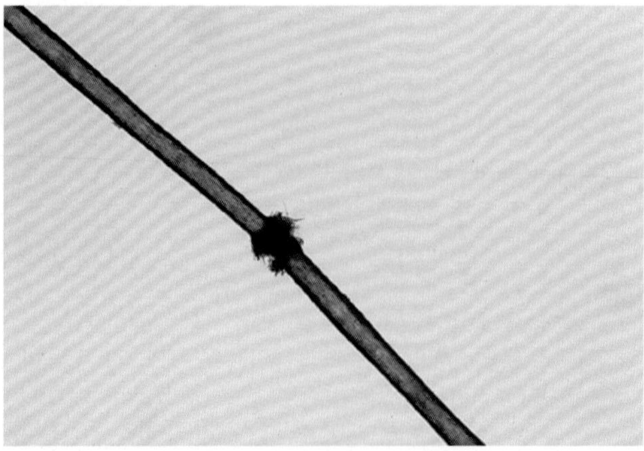

图 4-20　结节性脆发病的光学显微镜外观。(From Eichenfield LF,et al. Neonatal and Infant Dermatology,3rd Ed. Elsevier. 2015.)

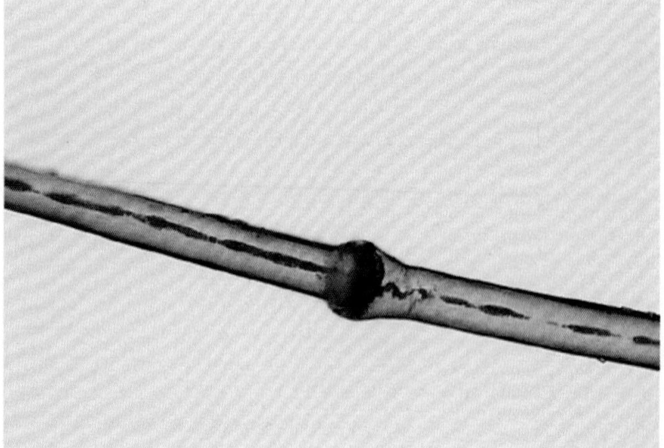

图 4-21　Netherton 综合征中套叠脆发的光学显微镜外观。(From Eichenfield LF,et al. Neonatal and Infant Dermatology,3rd Ed. Elsevier. 2015.)

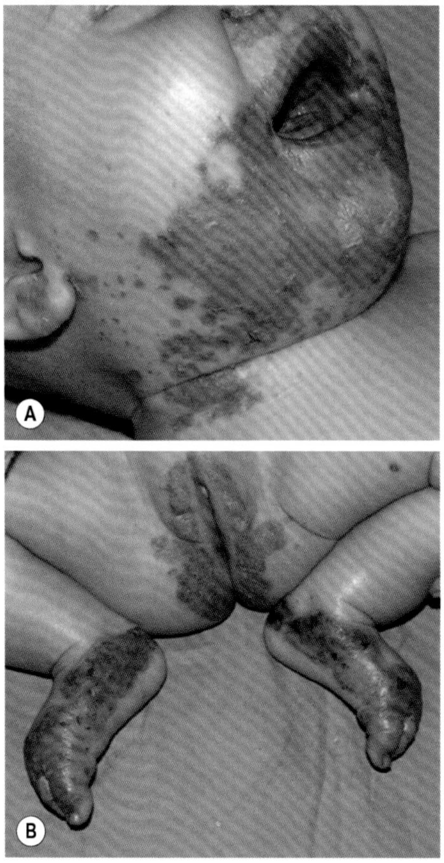

图 4–22 锌缺乏。女婴患有肠炎性肢端皮炎的临床照片，口周区域（A）和纸尿裤区域和肢端表面（B）的糜烂、脱屑和结痂。(Photographs courtesy of Dr Angela Hernández–Martín，Madrid，Spain.From Michael D. Corbo，Journal of the American Academy of Dermatology，Volume 69，Issue 4. Elsevier. 2013.)

（五）高胱氨酸尿症

1. 常染色体隐性遗传→胱硫醚 β–合成酶（CBS 基因）缺乏，可催化同型半胱氨酸和丝氨酸形成胱硫醚，缺乏可导致同型半胱氨酸增多。

2. 皮肤表现：皮肤和头发色素减退、头发脆弱、颧骨红斑、网状青斑和下肢溃疡。

3. 其他发现：近视，晶状体异位（晶状体向下移位），青光眼，癫痫发作，精神发育迟滞，马方综合征体质，二尖瓣脱垂，全身性骨质疏松症，椎体扁平症（椎体先天性扁平化），脊柱后凸，鸡胸，漏斗胸，细长指，心血管和脑血管意外（如血栓栓塞，肺栓塞，心肌梗死，TIA，脑血管意外，腹主动脉瘤和静脉血栓形成）。

4. 血清和尿液的氨基酸色谱：尿同型半胱氨酸和蛋氨酸增高，血清半胱氨酸和蛋氨酸增多和同型半胱氨酸减少。

5. 50%的患者口服维生素 B_6（同时服用叶酸和维生素 B_{12}）有效。限制蛋氨酸摄入，补充半胱氨酸。

（六）Lesch–Nyhan 综合征

1. 伴 X 染色体隐性遗传，继发于次黄嘌呤–鸟嘌呤磷酸核糖转移酶突变（HGPRT 基因），表现为尿酸增高，多巴胺减少。

2. 在出生后的头几个月可以看到纸尿裤中的橙色尿酸或血尿。

3. 神经发育迟缓、痉挛性脑瘫、舞蹈症、手足徐动症和智力障碍。

4. 特征性表现为自残。

5. 身材矮小/生长迟缓、尿酸盐肾病、痛风和巨幼红细胞性贫血。

6. 选择治疗：别嘌呤醇（100~300mg/d），分次服用，其他降尿酸药物也可考虑。

7. 可并发肾衰竭。

（七）脯氨酰氨基酸酶缺乏症

1. 常染色体隐性遗传，肽酶 D（PEPD）突变（编码脯氨酰氨基酸酶，一种普遍存在的金属酶，参与蛋白质的分解代谢）。

2. 皮肤表现：下肢严重，表现为进行性溃疡、弥漫性毛细血管扩张、光敏性、脓疱疮样皮炎和湿疹样皮炎。

（1）下肢溃疡是慢性的并且难以治疗。

（2）复发性感染。

3. 其他发现：智力障碍、新生儿高胆红素血症、肝脾大、特殊容貌（眼睑下垂/喙鼻/额叶突起）。

（八）Alagille 综合征

1. 常染色体显性遗传，Jagged 1（AG1）突变（编码 Notot 受体的配体。此途径在细胞早期发育中决定细胞命运）。

2. 典型的三角形面相：前额宽阔，眼睛深陷，耳朵大，下巴尖。

3. 结节性黄瘤、高胆固醇血症和高甘油三酯血症。高血清胆固醇(>5.18mmol/L)和甘油三酯(5.6~22.4mmol/L)升高。

4. 先天性肝内胆管发育不全（胆汁淤积、瘙痒和发育迟缓),后胚胎环和视网膜色素改变、胰腺功能不全、肾和骨骼异常、先天性心脏病和脑血管意外。

5. 治疗:肝移植是首选;药物治疗高脂蛋白血症→皮肤黄疸消退。如不治疗,患儿常在5岁以前死亡。

(九)Hunter 综合征

1. 伴X染色体隐性遗传,IDS基因突变(编码溶酶体酶艾杜糖醛酸2-硫酸酯酶→几乎所有器官和组织中糖胺聚糖的积累)。

2. 皮肤特征:多毛症、粗糙面(厚鼻子,厚唇和厚舌)、上背部肩胛骨之间,以及上臂/大腿的鹅卵石样象牙色斑块。

3. 心肌病、肝脾大、骨骼畸形、巨头畸形、身材矮小、进行性神经变性、听力丧失、视盘水肿、视网膜色素沉着及声音嘶哑。

4. 组织学上,成纤维细胞的细胞质中的异染性颗粒,有时在外分泌汗腺中;真皮中下部的细胞外黏蛋白。

5. 尿硫酸肝素和硫酸皮肤素(硫酸软骨素B)升高。

6. 黏多糖贮积病系列疾病中的一种疾病——Hurler 综合征有真皮色素沉着、精神发育迟滞和"石像鬼"外观;所有黏多糖贮积病都有多毛症和粗糙面。

(十)尿黑酸尿症

1. 常染色体隐性遗传,1,2-双加氧酶(HGO)基因突变。

2. 在面部、鼻子、耳朵(在软骨上好辨认)和巩膜上的蓝灰色色素沉着(褐黄病)。

3. 深色汗、耳垢和尿液(pH 值>7.0;向尿液中加入NaOH→变黑)。

4. 二尖瓣/主动脉瓣膜炎,心血管疾病发病率升高。

5. 椎间盘钙化;严重的关节炎。

第9节 遗传性结缔组织病

(一)皮肤松弛症/全身皮肤松弛

1. 常染色体显性遗传形式(不常见):弹性蛋白基因(ELN)或腓骨蛋白5(FBLN5)突变导致皮肤弹性纤维失调,主要累及皮肤(内脏受累罕见);青春期发病。

2. 常染色体隐性遗传(最常见):FBLN5、EFEMP2/FBLN4、LTBP4、ATPase、ATP6VOA2、PYCR1 和 ALDH18A1;好发年龄为出生至儿童早期;皮肤和严重的脏器受累。

3. 伴X染色体隐性遗传(枕骨综合征,先前为EDSIX):ATP 酶、Cu^{2+}转运、α 多肽(ATP7A)突变(等位于Menkes 病)。

4. "老年人"外貌(猎犬相),具有向下倾斜的睑裂和长人中(图4-23)。

5. 皮肤松弛、弹性降低;声带松弛导致声音低沉。

6. 组织学:稀疏和(或)碎片状弹性纤维。

7. 常染色体显性遗传皮肤松弛症。主要为全身性皮肤松弛、心脏瓣膜异常、主动脉扩张(多变)、肺气肿(罕见)和疝。

8. 常染色体隐性遗传皮肤松弛症(ARCL)

(1)ARCL Ⅰ型

◇FBLN5、EFEMP2 或 LTBP4 突变。

◇肺部受累(肺发育不良和肺气肿)可能致命。

◇心血管异常(主动脉迂曲和动脉瘤)。

◇腹股沟/膈疝/脐疝。

◇胃肠道/泌尿生殖器憩室。

◇关节松弛、细长手指和骨折。

(2)ARCL Ⅱ型

◇ATPGVOA2(Ⅱ型)或 PYRCI(ⅡB 型)突变。

◇颅面畸形。

◇生长发育迟缓。

◇皮肤表现可主要在肢端。

◇巨脑回畸形(ⅡA)和胼胝体缺如(ⅡB)。

◇半透明皮肤(ⅡB)。

◇关节松弛。

◇斜视/近视。

◇随着年龄的增长而改善。

(3)ARCL Ⅲ型(De Barsy 综合征)

◇ALDH18A1(ⅢA 型)或 PYRCI(ⅢB 型)突变。

◇发育迟缓/肌张力障碍/神经功能异常。

◇早衰外观。

◇皮下脂肪减少。

◇手足徐动症。

◇高血氨症(部分患者)。

◇角膜混浊/白内障。

9. 伴X染色体隐性遗传皮肤松弛症(现称为枕骨角综合征)

(1)容易瘀伤和毛发粗糙。

(2)动脉迂曲。

(3)泌尿生殖器憩室。

(4)腹股沟疝、膈疝和脐疝。

(5)长脸、高额头和钩鼻。

(6)楔形枕骨钙化(枕骨角)。

(7)髋关节脱位(关节松弛)。

10. 获得性皮肤松弛症

(1)主要是成年人皮肤松垂,内部受累少见。

(2)皮肤受累主要在肢端;广泛性受累通常始于面部/颈部。

(3)可能与药物(青霉胺和异烟肼)、其他皮肤疾病(如皮肤淋巴瘤、Sweet综合征、间质肉芽肿性皮炎和皮肤肥大细胞增多症)或系统性疾病(类风湿关节炎、结节病、SLE和感染性疾病)有关。

(二)弹力纤维性假黄瘤

1. 常染色体隐性遗传,ABCC6(ATP结合盒,亚家族C,成员6)基因突变,眼睛,皮肤和动脉弹性组织矿化。

2. 出现在童年时期或20~30岁。

3. 皮肤表现

(1)在出生至10岁或10~20岁时于身体的屈侧面出现黄色丘疹(图4-24)。

◇通常首先出现在颈侧。

◇丘疹合并形成类似"拔毛鸡皮"的鹅卵石样斑块。

◇常累及肘前窝和腘窝、手腕、腋窝和脐周区域(多产女性)。

◇穿通性弹力纤维性假黄瘤:在疾病晚期,皮肤钙沉积增多,黄色物质可能通过表皮排除。

◇腋窝和腹股沟皮肤松弛。

◇口腔/肛门生殖器黏膜中可出现黄色丘疹。

4. 眼部表现

(1)无症状的血管样条纹(布鲁膜破裂)通常在10岁以内出现。

◇"猫头鹰的眼睛":血管样条纹上有色素沉着斑点。

◇血管样条纹也出现在骨Paget病、镰状细胞性贫血、地中海贫血、EDS、铅中毒和年龄相关性退化。

(2)黄斑变性,视盘玻璃膜疣和视网膜出血(导致失明)。

(3)视网膜色素上皮的斑点是最常见的眼科表现,可能先于血管样条纹出现。

5. 心血管表现

(1)间歇性跛行、外周脉搏缺如、肾血管性高血压、二尖瓣脱垂、心绞痛/心肌梗死和脑卒中。

(2)弹性介质和内膜的持续钙化,导致中等大小动脉粥样硬化斑块形成(尤其是四肢)。

6. 胃肠道表现:胃动脉出血、呕血及鼻出血。

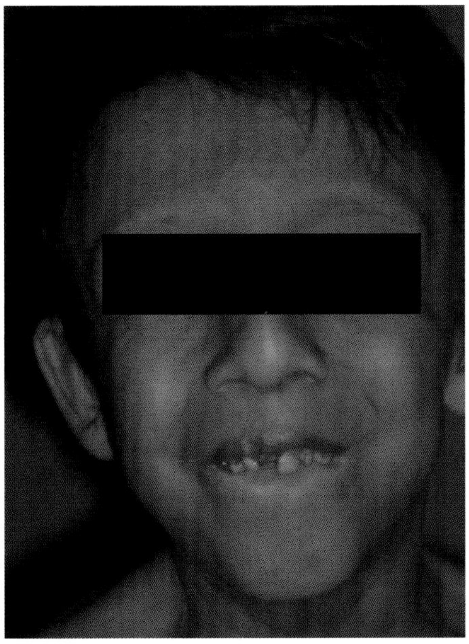

图4-23 皮肤松弛症。(Personal collection, Dr. Helen Shin.)

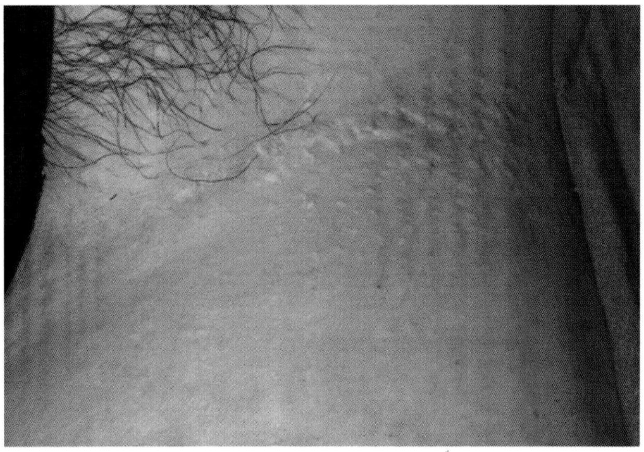

图4-24 弹力纤维性假黄瘤。(From Lebwohl MG, et al. Treatment of Skin Disease: Comprehensive Therapeutic Strategies, 4th Ed. Elsevier. 2013.)

7. 产科并发症：妊娠早期流产和产妇心血管并发症的风险升高。

8. 组织学可见中/深网状真皮层中的扭曲、嗜碱性和碎裂的钙化弹力纤维(图 4–25 和图 4–26)。

9. 发病率和死亡率仅次于胃肠道出血、脑出血、动脉粥样硬化疾病和心肌梗死。

(三)成骨不全症(OI)

1. Ⅰ型胶原的突变导致骨骼脆弱。

2. 至少有 8 种明确定义的 OI 类型，但Ⅰ~Ⅳ型占 90%。

(1)Ⅰ型(最常见的形式，占 OI 的 50%：一般是轻微的；表现为童年和青春期的骨折)，Ⅱ型(最严重的形式，在围生期可致命)，Ⅲ型(进行性致畸)和Ⅳ型。

◇常染色体显性遗传：Ⅰ型胶原基因 COL1A1 和 COL1A2 的突变。

(2)发病(从出生到成年期)和严重程度取决于类型。

3. 皮肤表现

(1)薄、萎缩和半透明的皮肤。

(2)易于擦伤。

(3)萎缩性或肥厚性的瘢痕。

4. 肌肉骨骼表现

(1)韧带的高度松弛和关节的过度活动。

(2)骨质变脆+骨折(头骨、长骨和椎骨；严重的类型发生在子宫内)。

(3)脊柱侧弯。

(4)串珠肋骨。

(5)肢体畸形。

5. 其他表现形式

(1)约有 90%的患者出现蓝色巩膜。

(2)青春期可能开始出现听力损失的耳硬化症。

(3)牙齿脆弱/变色。

(4)牙本质发育不全(DI)。

(5)二尖瓣和主动脉瓣脱垂/扩张和反流。

(6)主动脉囊性中层坏死。

(7)神经系统特征包括大头畸形、脑积水、脊髓空洞症和颅底凹陷症。

6. 预后取决于疾病的分型和严重程度。

(1)Ⅰ型和Ⅳ型：正常寿命。

(2)Ⅱ型：在围生期死亡。

(3)Ⅲ型：30~40 岁间由于呼吸衰竭(继发于脊柱后侧凸)或颅脑创伤导致死亡率上升。

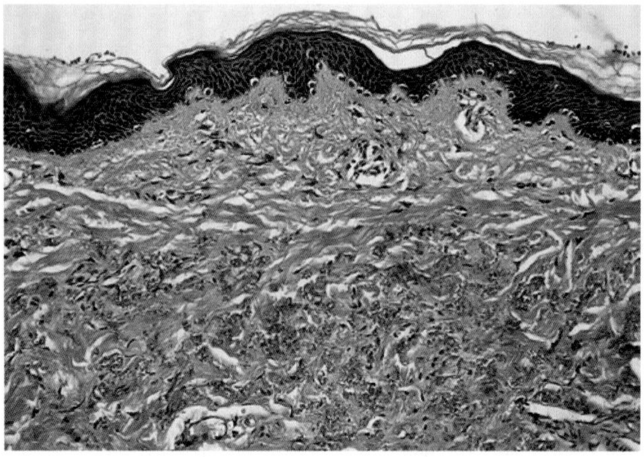

图 4–25 弹力纤维性假黄瘤。注意网状真皮中短而卷曲的弹性纤维。(From Weedon D. Weedon's Skin Pathology, 3rd Ed. Elsevier. 2009.)

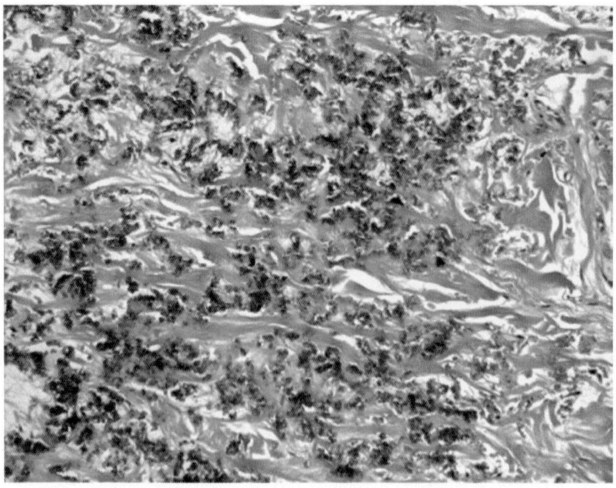

图 4–26 弹性假黄瘤。注意网状真皮中短而卷曲的弹性纤维，呈嗜碱性。(From Weedon D. Weedon's Skin Pathology, 3rd Ed. Elsevier. 2009.)

(四)埃勒斯——当洛皮肤综合征(皮肤弹性过度综合征，EDS)

1. 各型根据其皮肤、关节与脉管系统内的胶原结构和(或)功能的异常分类(表 4–13)。

2. 经典型 EDS(最常见的亚型)

(1)胎膜早破可导致早产；不影响寿命。

(2)皮肤黏膜症状

◇天鹅绒样、柔软似面团的皮肤。

◇皮肤显著伸展过度。

◇伤口愈合不良（“香烟纸样”瘢痕）。

◇广泛的萎缩性皮肤瘢痕（“鱼口样”裂伤）。

◇足底压迫性丘疹。

◇血管脆弱预示易出现血肿和瘀伤。

◇皮下球状体（失去血液供应后钙化的脂肪小叶）。

◇软疣假瘤与膝肘关节的瘢痕有关。

◇蓝色巩膜。

◇Gorlin征：能够用舌头触及鼻尖（50%）。

（3）肌肉骨骼症状

◇全身性关节过度活动。

◇双关节手指。

◇较大关节频繁半脱位。

◇关节和四肢的长期疼痛。

◇脊柱后侧凸。

◇扁平足。

（4）胃肠道症状

◇食管裂孔/腹股沟疝，术后疝和肛门脱垂。

◇胃肠道出血/破裂。

（5）心脏症状

◇二尖瓣脱垂。

◇主动脉扩张。

3. 血管型EDS

（1）危及生命的血管和器官破裂风险提示30~40岁间易发生猝死（动脉或结肠破裂；子宫或动脉破裂可能导致产妇死亡）。

（2）皮肤症状

◇易淤青。

◇薄而透明的皮肤，其下血管轻易可见。

◇皮肤无过度伸展，但很脆弱。

◇皮下脂肪缺失。

（3）面部特征：鼻子消瘦、显著凹陷的眼睛、上唇窄、无耳垂。

（4）蓝色巩膜。

（5）肢端早老症。

（6）仅限于指趾关节的过度活动。

（7）先天性畸形足。

（8）复发性气胸。

（9）动脉（包括主动脉）夹层、破裂、中动脉的动脉瘤。

◇动脉的自发破裂（中动脉）可能在儿童期发生，但发病高峰在30~40岁。

◇肠破裂常见（其中乙状结肠好发）。

（10）颅内动脉瘤与脑血管事件有关。

（11）产科并发症包括子宫和动脉破裂，严重的产后出血，经阴道分娩时严重的撕裂伤。

（12）身材矮小。

4. 过度活动型EDS

（1）不易发生危及生命的并发症。

（2）严重的关节松弛，复发性脱位/半脱位，慢性关节疼痛伴或不伴关节炎。

（3）二尖瓣脱垂。

（4）自主神经功能障碍，包括体位性心动过速综合征（POTS）。

（5）胃肠道和泌尿系统症状。

（五）马方综合征

1. 常染色体显性遗传，FBN1基因（编码原纤维蛋白1）突变。

2. 可能直到青春期或30~40岁时才表现出症状。

3. 身材与四肢长（马方综合征体质）

（1）典型的臂展超过身高。

（2）青春期之后，上半身（耻骨以上）与下半身（耻骨以下）之比<0.86。

4. 皮下脂肪缺乏，上胸部、手臂、大腿和腹部出现萎缩纹，匐行性弹性纤维病风险增加。

5. 骨骼症状

（1）蜘蛛样指趾。

（2）脊柱后侧凸，漏斗胸和颅骨狭长。

（3）扁平足。

（4）关节松弛，髌骨脱位和髋关节脱位。

6. 眼部症状

（1）晶体脱位（晶状体向上移位；60%的患者）。

（2）眼球突出导致近视（约40%）。

（3）视网膜脱落、白内障和青光眼。

7. 心血管症状（70%）

（1）升主动脉扩张导致反流，充血性心力衰竭，夹层/动脉瘤破裂。

（2）二尖瓣脱垂。

（3）左心室扩张。

（4）心脏并发症可导致死亡。

8. 肺部症状：自发性气胸，肺尖部肺大疱，大疱性肺气肿。

表 4-13 EDS 的分型

分型	基因	遗传性	皮肤表现	关节表现	其他
经典型（过去的 gravis Ⅰ型和 mitis Ⅱ型）	COL5A1，COL5A2	常染色体显性遗传	过度伸展； 易淤青； 皮肤易损伤； 萎缩蔓延（"鱼口样"或"香烟纸样"瘢痕）； 软疣样假瘤（关节伸面和着力部位）； 球状体	过度移动和关节脱位	Gorlin 征阳性 舌系带缺失
过度活动型（过去的Ⅲ型）	TNXB	常染色体显性遗传/常染色体隐性遗传	轻微	过度活动 慢性关节痛和关节炎 复发性关节脱位及半脱位	肌腱蛋白 X 缺陷
血管型（过去的Ⅳ型）	COL3A1	常染色体显性遗传	薄而透明的皮肤； 广泛淤青； 早期静脉曲张（皮下静脉轻易可见）； 肢端早老症	小关节过度活动	可记为："Ⅳ型=血管" 肠破裂、子宫破裂、动脉破裂 最易危及生命的一型
脊柱后侧凸型（过去的Ⅵ型）	赖氨酸羟化酶 1（PLOD1）	常染色体隐性遗传	轻微	过度活动； 严重脊柱侧凸	严重肌张力减退 眼球破裂、失明、视网膜脱落、圆锥形角膜 马方综合征式表现 骨质疏松 补充维生素 C 或许有帮助
关节松弛型（过去的Ⅶa 和Ⅶb 型）	COL1A1，COL1A2	常染色体显性遗传	轻微	最严重的关节过度活动伴有周期性的关节半脱位/脱位（远比过度活动型严重）	先天性髋关节脱位 身材矮小
皮肤脆裂症型（过去的Ⅶc 型）	前胶原 N 端蛋白酶（常染色体显性遗传 AMTS2）	常染色体隐性遗传	严重的皮肤脆弱； 皮肤松弛冗长、淤青	轻微	脐疝/腹股沟疝 胎膜早破
牙周炎型（过去的Ⅷ型）	尚不明确	常染色体显性遗传	皮肤过度伸展伴有瘢痕（尤其是胫骨前部）和淤青	轻微	严重的牙周炎导致牙齿脱落

Adapted from Paller S, Mancini AJ. Hurwitz Clinical Pediatric Dermatology, 4th Ed. Elsevier. 2011.

（六）播散性豆状皮肤纤维瘤病

1. 由 LEMD3/MAN1（含有 3/MAN 抗原 1 的 LEM 结构域）基因突变导致 TGF-β 信号传导增加所引起的常染色体显性遗传病。

2. 在臀部、近端躯干和四肢处的播散性豆状皮肤纤维瘤病（胶原纤维痣）。对称分布的、小而均一的、黄色至皮色的真皮性丘疹，可融合成斑块；在儿童时期

(通常在1岁内)发病。

3. 骨质疏松("斑点骨骼")

(1)腕骨、跗骨、指骨、趾骨、骨盆、骨骺和长骨干骺端的无症状圆形密度。

(2)通常在X线平片中偶然发现(1~10mm圆形不透明斑片)。

4. 组织学:丰富增厚的胶原纤维和弹性纤维(通常碎片化并聚成网状)。

(七)婴儿系统性透明变性病(ISH)和幼年透明蛋白纤维瘤病(JHF)

1. 由ANTXR2/CMG2基因(毛细血管形态发生蛋白-2)突变引起的等位基因常染色体隐性遗传病提示皮肤和内脏器官中存在丰富的透明纤维组织。

(1)ISH在生后6个月内即表现出皮肤、黏膜、骨骼及内脏器官的症状,并于儿童早期死亡。

(2)JHF在儿童早期表现出皮肤、黏膜、骨骼/关节(肌力通常减弱)的症状;可存活至成年。

2. 皮肤症状

(1)骨性隆起上皮肤增厚、色素沉着是ISH的特征表现。

(2)肛周结节。

(3)耳、面部小的珍珠样丘疹(鼻周、口周)。

(4)头皮的结节是JHF的特征性表现。

3. 口腔症状

(1)口腔黏膜增厚。

(2)牙龈肥厚。

(3)牙根显著弯曲。

(4)牙周膜被透明纤维样物质取代。

(5)喂养困难。

4. 肌肉骨骼症状

(1)关节挛缩无力和肿瘤。

(2)溶骨性病变是JHF的特征性表现。

5. 智力正常。

6. 内脏受累(仅发生于ISH):多种内脏器官出现透明沉积并伴有复发性的感染、吸收不良、蛋白质丢失性肠病和发育障碍。

7. 组织学:均质、非晶体状、嗜酸性(PAS染色阳性)的结缔组织内成纤维细胞增多。

8. ISH预后差,通常在两岁左右由于反复肺部感染和胃肠道并发症而去世。

9. JHF的患者可存活至成年(通常在40~50岁去世)。

(八)类脂蛋白沉积病(皮肤黏膜透明变性,Urbach-Wiethe病)

1. 由细胞外基质蛋白1(ECM1)基因突变引起的常染色体隐性遗传性疾病;南非发病率较高。

2. 基底膜增厚和透明物质在真皮层沉积导致皮肤、黏膜和某些脏器的特征性增厚。

3. 声带受累引起的哭声嘶哑或虚弱是临床上最先表现出来的症状(婴儿期出现并持续存在)。

4. 皮肤病变在生后两年左右可有进展,并可分为两个有所重叠的时期。

(1)第一期:外伤后面部、四肢和口腔黏膜的水疱及血性痂皮,消退后形成冰锥性瘢痕。

(2)第二期:随着真皮内透明性物质沉积增多,在面部、颈部和四肢形成黄色、蜡样、聚合性的丘疹结节;眼睑部丘疹表现为"串珠状"(50%);肘、膝、手部有疣状结节。

5. 咽部、软腭、扁桃体和唇部的黏膜出现黄色的丘疹/浸润性斑块。

6. 增厚的"木头样"舌;舌头不能伸出(因为舌系带缩短)。

7. 呼吸困难,常引起上呼吸道感染,可能需要气管切开;偶尔可导致婴儿死亡(早期死亡的主要原因)。

8. 神经系统症状包括癫痫和神经精神症状,可引起颞叶或海马体出现特殊的镰刀状或豆状钙化。

9. 组织学:在血管周围、真表皮交界处、附属器上皮和结缔组织内沉积的含有胶原(Ⅱ型和Ⅳ型)和层粘连蛋白的无定形或层状基底膜样物质(表现为垂直方向上的粉红色真皮沉积物)。沉积物PAS染色阳性,耐淀粉酶。

(九)局灶性皮肤发育不全(Goltz综合征,Goltz-Gorlin综合征)

1. 由PORCN基因(Wnt信号蛋白的调节子,对于胚胎皮肤、骨骼、牙齿和其他结构的发育至关重要)突变引起的X染色体显性遗传性疾病。

2. 绝大多数患者为杂合子的女性(90%);发生于

男性时致死。

3. 皮肤症状

(1)分布广泛,通常呈线性或沿着 Blaschkoid 区域出现皮肤的发育不全或萎缩,伴有毛细血管扩张(图 4–27)。

(2)由于皮下脂肪透过菲薄的真皮形成疝,表现出柔软的、黄色至橙色的结节外翻于皮肤。

(3)特殊面容(鼻翼凹陷、耳畸形)。

(4)大的皮肤溃疡(由于先天性的皮肤缺失)形成萎缩性瘢痕。

(5)条纹形的色素沉着或色素减退。

(6)红色("树莓样")乳头瘤;好发于唇部、肛门外生殖器部位、喉部和肢端皮肤。

(7)头发稀薄或缺失。

(8)甲营养不良或完全缺失。

4. 骨骼症状

(1)少指、并指、缺指畸形(龙虾爪畸形)和多指。

(2)小头畸形、颅骨不对称发育、尖下颌畸形、鼻中隔偏曲。

(3)脊柱侧凸、脊柱后凸、隐形脊柱裂、残尾、椎体融合。

(4)纹状骨瘤:X 线片中可见长骨干骺端垂直性条纹。

5. 眼科表现(40%)

(1)虹膜/脉络膜/视网膜/视盘缺损。

(2)斜视。

(3)无眼、小眼症、视网膜和视神经发育不全。

(4)视网膜色素减退/色素沉着、玻璃体混浊和晶状体半脱位。

6. 牙科表现

(1)发育不全、发育不良或缺牙。

(2)乳牙发育迟缓。

(3)门牙凹陷。

(4)釉质发育不全。

(5)如果下颌骨畸形,会造成严重的咬合不正。

7. 尽管有严重精神障碍的报道,但智力通常是正常的。

8. 组织学:真皮显著减少/消失,脂肪疝异常靠近表皮。

9. 这种疾病的主要临床特征可取首字母缩写成 FOCAL。

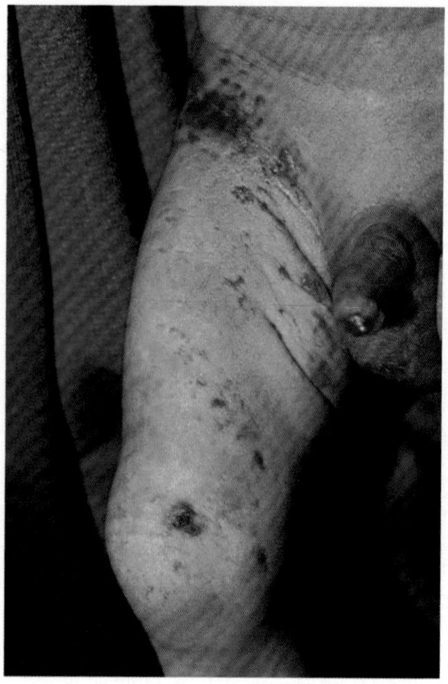

图 4–27 Goltz 综合征(局灶性皮肤发育不全)。在一个男孩患者身上出现了线状条纹式的真皮发育不全伴有可见的毛细血管扩张。该病发生于男性可致死,故据该男孩的症状推测他的基因型为合子后嵌合体。(From Paller S, Mancini AJ. Hurwitz Clinical Pediatric Dermatology, 4th Ed. Elsevier. 2011.)

(1)F:女性,X 染色体显性遗传病。

(2)O:纹状骨病。

(3)C:视神经盘缺损。

(4)A:外胚层发育不全。

(5)L:龙虾爪畸形。

(十)先天性挛缩性蜘蛛样指症(Beals 综合征,第九型末端关节弯曲)

1. 常染色体显性遗传性疾病,纤维蛋白 2(FBN2)基因突变。

2. 耳部皱缩、马方样体型、蜘蛛样指趾、先天性大小关节挛缩但可随时间而缓解、脊柱后侧凸及漏斗胸。

3. 面部特征

(1)高额。

(2)眼睑裂下斜。

(3)眼距过宽。

(4)鼻孔前倾。

(5)耳郭低位且异常。

(6)小下颌畸形。

(7)颈短。

4. 心脏症状:二尖瓣脱垂,主动脉扩张。

(十一)限制性皮病(紧皮挛缩性综合征)

1. 由核纤层蛋白A(LMNA)或锌金属蛋白酶STE24(ZMPSTE24)突变导致前层蛋白A生成增多(在核内聚集并引起核膜的不良反应)从而引起的常染色体隐性遗传性疾病。

2. 产前表现

(1)宫内病程以胎儿运动不能或运动功能减退为特征。

(2)羊水过多伴胎儿运动减少约在31周时被发现。

(3)锁骨发育不全在子宫内即出现。

(4)由于胎膜早破,通常在妊娠35周内分娩。

3. 皮肤症状

(1)皮肤绷紧、半透明且薄,有糜烂和裂隙。

(2)由于分娩、复苏和新生儿运动时承受的压力,皮肤可被撕裂。

(3)并发症包括水分流失后发生的感染和缺水。

(4)经皮水分流失的增加可导致低白蛋白血症和电解质紊乱。

4. 畸形面容

(1)小颌,口呈"O"型。

(2)小而皱缩的鼻子。

(3)眼距过宽。

(4)大囟门。

(5)宽骨缝。

5. 屈曲挛缩。

6. 由于胸部僵硬和严重的移动限制引起的限制性肺疾病。

7. 生后死亡之迅速仅次于呼吸功能不全。

(十二)皮肤僵硬综合征(先天性筋膜萎缩症)

1. 由纤维蛋白1(FBN1)突变引起的常染色体显性遗传性疾病。

2. 大腿、臀部、下背部和肩部的皮肤坚如磐石并逐渐进展。

3. 关节挛缩(尤其是大关节)、脊柱侧弯、足尖步态、与关节挛缩相关的胸部狭窄、限制性肺改变、生长迟缓、体位和胸壁不规则。

4. 组织学上,筋膜硬化:成纤维细胞增多;深部真皮网状层和(或)皮下隔膜有增厚的、硬化的、水平定向的胶原束。

第10节 自身炎性疾病(周期性发热综合征)

(一)流行病学

主要以复发性、自发性、炎症发作为特征,严重程度和持续时间各异的遗传性(罕有获得性)综合征;发热、皮肤、浆膜、黏膜、眼、神经和骨关节症状各异。

(二)病因学

1. 由细胞表面或细胞内先天免疫受体的异常信号传导而使促炎细胞因子(例如,IFN-α、IFN-γ、IL-6、IL-1和TNF-α)升高引起的先天免疫紊乱。

2. 细胞因子受体、受体拮抗剂和炎性体的组成部分参与并形成了使炎症性半胱天冬酶自催化活化且促进促炎细胞因子释放的细胞内蛋白质复合物。

3. 先天免疫细胞被内源性或外源性刺激因子激活,所以被称为病原相关分子模式(PAMP)和疾病相关分子模式(DAMP)。

4. 临床特征表现如下。

(1)大多数于婴儿时期到儿童早期发病;成人发病报告为家族性地中海热(FMF)和肿瘤坏死因子受体相关的周期性综合征(TRAPS)。

(2)大多数自身炎性综合征的主要特征是发热,具有周期性。

(3)各种综合征的主要临床特征见表4-14。

(三)组织学

组织学(除了PAPA综合征和Blau综合征):真皮血管周围和间质内中等密度的中性粒细胞浸润("中性粒细胞性荨麻疹"),伴或不伴真皮水肿。

(四)治疗

1. 每种自身炎性综合征的治疗都具有疾病特异性。通常使用阿那白滞素、依那西普和卡那单抗等药物。

2. 秋水仙碱对于预防家族性地中海热患者的淀粉样变性至关重要。

(五)预后/临床过程

1. 未经治疗时,许多自身炎性综合征的发病率和死亡率显著。

2. DITRA、DIRA 和 NOMID 在婴儿期或儿童期是可致死的。

3. 继发性 AA 淀粉样变性是家族性地中海热和冷吡啉相关周期性综合征的并发症。

第 11 节 神经皮肤综合征

(一)神经纤维瘤病(NF)

1. 包括三种不同的疾病 (NF1、NF2 和血管性疾病),其特征是倾向于发展为肿瘤,尤其是神经鞘。90% 的病例是 NF1。

2. NF1(冯·雷克林豪森病)

(1)由神经纤维瘤蛋白(NF1)突变引起的常染色体显性遗传疾病,NF1 是肿瘤抑制基因。

◇神经纤维蛋白是一种细胞质蛋白, 负调节 Ras 激活。

◇50%是散发性突变,可发生镶嵌性/节段性疾病。

(2)NF-1 的诊断标准(框 4-1)。

(3)表 4-15 列出了各年龄段的表现。

(4)皮肤表现

◇神经纤维瘤:在手指压力下内陷的软丘疹("疝囊")。

◇丛状神经纤维瘤:覆盖 CALM 和(或)多毛症;"袋虫"纹理(见于约 25%的患者)。

◇恶性外周神经鞘膜瘤(MPNST):丛状神经纤维瘤的快速增大或疼痛(10%风险)。

◇CALM(通常≥6 个,最初 5 年内数量增多或体积增大)。

◇腋下雀斑(克罗征)。

(5)眼部表现

◇Lisch 结节(10 岁以下患者发病率>90%)。

◇脉络膜痣和青光眼。

(6)骨骼表现

◇蝶窦发育不良:可能会出现突眼,通常无症状。

◇大头畸形。

◇脊柱侧弯。

◇先天性胫骨假关节(胫骨)。

◇额外的骨骼异常:胸廓不对称,骨质疏松症和病理性骨折。

◇身材矮小。

(7)神经系统表现

◇学习障碍、多动症和自闭症。

◇癫痫发作。

◇脑积水。

◇视神经胶质瘤、星形细胞瘤、脑膜瘤、前庭/听神经鞘瘤/神经瘤和室管膜瘤。

(8)其他表现形式

◇其他肿瘤:神经纤维肉瘤、横纹肌肉瘤、嗜铬细胞瘤、Wilms 瘤和慢性粒细胞白血病。

◇高血压可能是由纤维肌性运动障碍继发的嗜铬细胞瘤或肾血管狭窄引起。

◇中枢神经系统的血管异常,包括狭窄、颅底异常血管增生症和动脉瘤。

◇50%的患者患有贫血痣。

◇第二次突变可导致恶性神经纤维瘤, 最常见于p53。

◇NF1、幼年黄色肉芽肿和青少年慢性粒细胞白血病之间存在密切关联。

◇值得注意的是,Watson 综合征表现为 NF1 特征和肺动脉狭窄。

3. NF2(双侧听神经鞘瘤)

(1)由 SCH 基因突变引起的常染色体显性遗传疾病(编码神经膜蛋白/膜突样蛋白;肿瘤抑制基因)。

(2)发病年龄晚于 NF1(通常在 20~30 岁发病)。

(3)皮肤表现:神经纤维瘤(数量及体积均比 NF1 低)最常见的是皮下类型,上覆色素/毛发,CALM(通常≤2 个病灶)。

(4)神经系统表现:双侧前庭神经鞘瘤(听神经瘤,具有诊断意义,可导致耳聋、耳鸣、站立不稳及头痛,患者不应单独游泳)、脑膜瘤、星形细胞瘤和室管膜瘤。

(5)眼部表现:幼年后囊下晶状体混浊/白内障。

(6)预后不良,听力、视力及行走能力恶化;中枢神经系统肿瘤是最常见的死因。

表 4-14 选择性自身炎性综合征的特征

诊断	基因(蛋白)	遗传性	临床特征	处方	其他
冷吡啉相关周期性综合征					
家族性寒冷性自身炎性综合征	CIAS-1/NLRP3(隐热蛋白)	常染色体显性遗传	发病年龄:婴儿期 皮肤症状:寒冷性荨麻疹,好发于四肢(甚于面部、躯干) 系统症状:关节痛,结膜炎	IL-1拮抗剂	发作时间短(数分钟至三天)
Muckle -Wells综合征	CIAS-1/NLRP3(隐热蛋白)	常染色体显性遗传	发病年龄:任何年龄 皮肤症状:泛发的荨麻疹 系统症状:腹痛、切割样肢端痛、结膜炎、视盘水肿、关节痛/关节炎、神经性耳聋	IL-1拮抗剂	持续发热1~2天; 继发性AA型淀粉样变性风险高(25%)
新生儿多系统炎性疾病	CIAS-1/NLRP3(隐热蛋白)	常染色体显性遗传	发病年龄:新生儿 皮肤症状:泛发的荨麻疹,伴或不伴口腔溃疡;面容变形(前额隆起,突眼) 系统症状:关节畸形、关节炎、骨骺过度生长、眼部显著受累(可致盲)、感觉神经性耳聋、淋巴结病变、HSM、癫痫、无菌性脑膜炎	IL-1拮抗剂	发热持续发作; 继发性AA淀粉样变性; 儿童期发病率及致死率显著(若不经治疗)
单基因周期性发热综合征					
高lgD综合征(甲羟戊酸激酶缺乏症)	MVK(甲羟戊酸激酶)	常染色体隐性遗传	发病年龄:婴儿期 皮肤:泛发的多形性皮疹(最常见的是麻疹或荨麻疹) 全身性:关节痛,腹痛,呕吐,腹泻、关节炎、宫颈LAN、HSM	IL-1拮抗剂 TNF-α拮抗剂	持续发热长达7天 荷兰和北欧人的发病率高 血清IgD和尿甲羟戊酸水平升高
TNF受体相关周期综合征(TRAPS)	TNFRSF1A(TNF受体超级家族1A/p55 TNF受体)	常染色体显性遗传	发病年龄:任何年龄 皮肤:四肢迁移性疼痛/血栓斑块(通常是水肿)可能会变成瘀斑 全身性:浆膜炎、眶周水肿、阴囊疼痛、迁移性肌痛(潜在的皮疹)	糖皮质激素 TNF-α拮抗剂	发热时间较长(1~6周) 继发性AA型淀粉样变性(15%) 实验室:血清可溶性TNF受体水平降低
家族性地中海热(FMF)	MEFV(热蛋白/海蛋白)	常染色体隐性遗传	发病年龄:任何年龄 皮肤:像丹毒一样的皮疹好发于下肢/足 全身性:浆膜炎和关节炎	秋水仙碱 NSAID, IL—1拮抗剂和TNF -α拮抗剂	持续发热1~3天 地中海人口的发病率升高 继发性AA型淀粉样变(发生于纯合子,可用秋水仙碱预防)
自身炎性化脓性疾病					
化脓性关节炎,坏疽性脓皮病,痤疮综合征(PAPA)	PSTPIP1/CD2BP1(脯氨酸-丝氨酸-苏氨酸磷酸酶相互作用蛋白1/CD2抗原结合蛋白1)	常染色体隐性遗传	发病时期为儿童期 皮肤:坏疽性脓皮病和结节性痤疮 全身性:无菌化脓性少关节炎,无发热	TNF-α拮抗剂, IL-1拮抗剂	

(待续)

表 4-14(续)

诊断	基因(蛋白)	遗传性	临床特征	处方	其他
IL-1 受体拮抗剂 (DIRA)缺乏	IL1RN(IL-1 受体拮抗)	常染色体隐性遗传	发病年龄:新生儿 皮肤:中性粒细胞性脓疱性皮肤病,鱼鳞病 全身性:无菌性多发性骨髓炎,骨膜炎,无发热	IL-1 拮抗剂	
全身性脓疱性银屑病/缺乏 IL-36 受体拮抗剂 (DITRA)	IL36RN(IL-36 受体拮抗)	常染色体隐性遗传	发病年龄:婴儿期,儿童期 皮肤:广泛性脓疱病 系统性:麻痹,多器官衰竭	NSAID,维生素 D 拮抗剂,类视黄醇,TNF-α 抑制剂,IL-1 抑制剂	多器官衰竭
自身炎症性肉芽肿病					
Blau 综合征/早期结节病	NOD2/CARD15(核苷酸结合寡聚化结构域 2 /半胱天冬酶募集结构域 15)	常染色体显性遗传,散发	发病年龄:儿童期 皮肤:肉芽肿性皮炎,鱼鳞病样皮炎 全身性:发热(30%)多关节炎(好发于手/足),滑膜炎和腱鞘炎	糖皮质激素,IL-1 拮抗剂,TNF-α 拮抗剂	

框 4-1 NF1 的诊断标准

必须具有 2 条以上表现:

青春期前患者有 6 个或 6 个以上的直径≥0.5cm 的咖啡斑,或青春期后出现间擦部位的直径≥1.5cm 的色素斑

丛状神经纤维瘤或 2 个以上的真皮神经纤维瘤

2 个以上的 Lisch 结节

视神经胶质瘤

特征性的骨骼发育不良(胫骨或蝶窦发育不良)

直系亲属罹患此病

(二)结节性硬化症(TSC)

1. 由错构瘤蛋白(TSC1)或马铃薯蛋白(TSC2)(肿瘤抑制基因)突变引起的常染色体显性遗传疾病。马铃薯蛋白和错构瘤蛋白形成复合物,抑制哺乳动物西罗莫司靶标(mTOR)下游效应子的信号转导→受影响的细胞分化、增殖和迁移调节异常,形成多个错构瘤。

2. 可能发生镶嵌性/节段性疾病。

3. 皮肤表现:皮脂腺腺瘤(面部血管纤维瘤)、色素减退的"柳叶状"斑点、鲨鱼革样斑片(结缔组织痣)、甲周纤维瘤("Koenen 肿瘤")和 CALM。

(1)血管纤维瘤的组织学:真皮胶原纤维增生,可见星状成纤维细胞,皮脂腺萎缩,毛细血管扩张,弹性纤维断裂、消失。

(2)鲨鱼革样斑片的组织学:胶原束广泛硬化和弹性纤维减少。

(3)色素减退斑的组织学:黑色素细胞数目正常

表 4-15 NF1 不同年龄段的表现

发病年龄	皮肤	眼睛	神经	骨骼
婴儿期到儿童期	Cafe-au-lait 斑,丛状神经纤维瘤		学习障碍、注意力障碍、自闭症、巨头畸形	胫骨发育不良,蝶窦翼发育不良
青春期	间擦部位的雀斑(图 4-28)	视神经胶质瘤	脑干胶质瘤、脑膜瘤	脊柱侧弯
青少年期	皮肤或皮下神经纤维瘤	Lisch 结节		
成年	恶性周围神经鞘瘤			

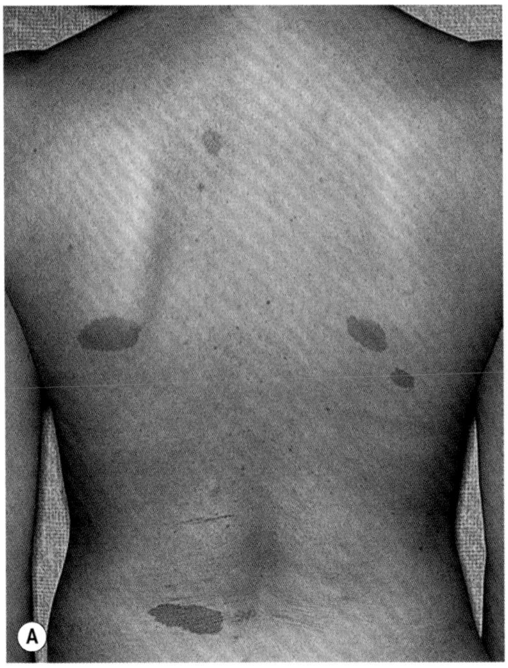

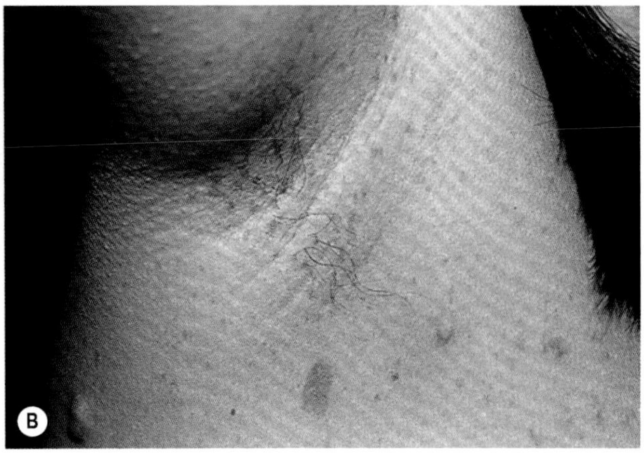

图 4-28 von Recklinghausen 的神经纤维瘤病。(A)Café-au-lait 斑点大小不一,边界光滑。(B)腋窝雀斑(克罗征)是一种特征性表现。(From Habif TP. Clinical Dermatology:A Color Guide to Diagnosis and Therapy,6e. Elsevier. 2015.)

伴色素减退。

4. 面部血管纤维瘤的治疗:脉冲染料激光、电灼、切除和外用西罗莫司。

5. 神经系统发现:皮质结节、室管膜下结节(可能导致脑积水)、室管膜下巨细胞星形细胞瘤、癫痫/婴儿痉挛、心律失常、智力障碍和室旁钙化。

(1)婴儿痉挛、大量皮质结节、癫痫发作年龄早或顽固性癫痫发作与预后较差有关。

(2)最常见的死亡原因为与癫痫发作有关的并发症。

6. 肾脏表现:肾囊肿、血管平滑肌脂肪瘤和肾细胞癌。

(1)系统性 mTOR 抑制剂(比如西罗莫司和依维莫罗)用于治疗肾和肝血管平滑肌脂肪瘤和室管膜下巨细胞星形细胞瘤。

(2)肾脏疾病的并发症(肾衰竭、肾血管平滑肌脂肪瘤中的大出血和肾性高血压)是早产的第 2 原因。

7. 眼部表现:视网膜裂孔(错构瘤)。

8. 心脏表现:心脏横纹肌瘤,WPW 心律失常。

9. 消化道表现:肝囊肿、肝血管平滑肌脂肪瘤(通常无症状)和消化道息肉/错构瘤。

10. 牙科表现:牙釉质凹陷和牙龈纤维瘤。

11. 肺部表现:肺淋巴管平滑肌瘤病和肺囊肿。肺部并发症:气胸、乳糜胸、咯血和肺功能不全。

12. TSC 的诊断标准:存在 1 个 TSC1 或 TSC 致病突变,或存在 2 个主要标准,或 1 个主要标准+2 个次要标准(表 4-16)。

13. 可能为 TSC 的诊断标准:存在 1 个主要特征或 2 个次要特征(表 4-16)。

14. 90%的患者可有皮肤表现,可能是最初表现(表 4-17)。

表 4-16 TSC 的诊断标准

主要特征	次要特征
≥3 个血管纤维瘤或头皮纤维性斑块	≥3 个牙釉质凹陷
≥3 个黑色素瘤小球且直径>5mm	≥2 个口腔内纤维瘤
≥2 个椎间盘纤维瘤	叶状白斑
鲨革样斑块	非肾部错构瘤
多发性视网膜错构瘤	多发性肾囊肿
皮质发育不良	视网膜色素缺失斑
室管膜下结节	
室管膜下巨细胞星形细胞瘤	
心脏横纹肌瘤	
淋巴管平滑肌瘤病	
≥2 个血管平滑肌脂肪瘤	

表 4-17 TSC 的不同年龄段的皮肤表现

好发年龄	皮肤	其他
婴儿期到儿童期	色素脱失，皮肤碎纸屑样白斑	心脏横纹肌瘤，室管膜下结节，癫痫发作
青春期前	血管纤维瘤(图 4-29) 鲨革样斑块 头皮纤维性斑块 牙釉质凹陷	肾错构瘤
青少年期	腹股沟纤维瘤(图 4-30)	
成年	口腔内纤维瘤	肺淋巴管平滑肌纤维瘤（女性），肾囊肿

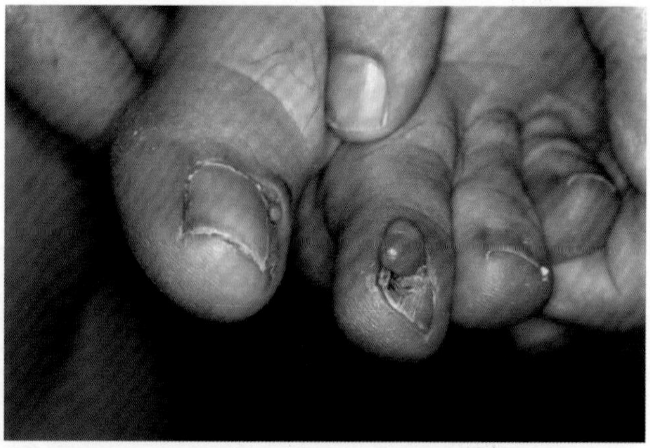

图 4-30 结节病的甲周纤维性结节（Koenen 肿瘤）。(Weston WL, Lane AT, Morelli JG. Color Textbook of Pediatric Dermatology, 4th Ed. 2007.)

(三)色素失禁症(IP)

1. 核因子-kB(NF-κB)基因调节体(NEMO;IKBKG)突变，伴 X 染色体连锁显性遗传。

(1)NEMO 中的突变阻止了 NF-κB 的激活，后者可调节细胞增殖，炎症和 TNF-α 诱导的细胞凋亡。

(2)突变在男性中是致命的；主要见于女性和克氏综合征(XXY)男性。

(3)女性患者的 X 染色体随机失活出现功能性镶嵌，导致皮肤的受累呈 Blaschkoid 模式。

2. IP 是一种神经外胚层疾病，影响皮肤、牙齿(个别牙先天缺乏/先天无牙症)、中枢神经系统和眼睛。

根据 Blaschkoid 模式，皮肤病变通常排列成条纹和螺纹状。

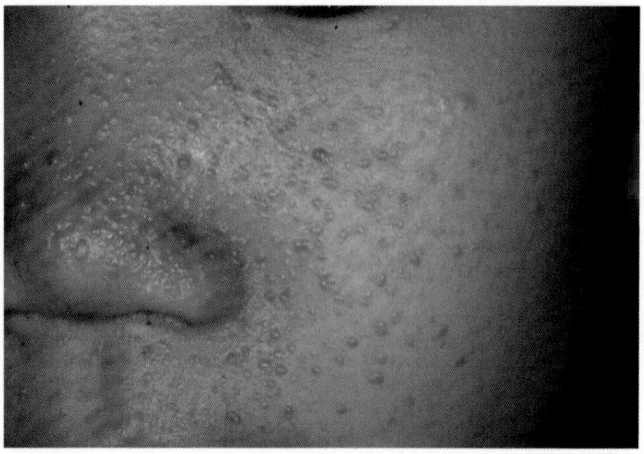

图 4-29 结节性硬化症。面部血管纤维瘤(皮脂腺腺瘤)呈典型的 1~4mm、皮色或红色、圆形丘疹，表面平滑。(From Paller S, Mancini AJ. Hurwitz Clinical Pediatric Dermatology, 4th Ed. Elsevier. 2011.)

◇4 个不同的阶段(表 4-18)。

◇患者可能不会具备所有 4 个阶段的表现。

◇脱发可能会累及头皮和其他部位。

3. 不同阶段的组织学变化。

(1)水疱期：嗜酸性海绵样水肿；表皮内疱，疱内含嗜酸性粒细胞；表皮内有凋亡的角质细胞。

(2)疣状期：乳头瘤样增生，角化过度，表皮棘层肥厚；表皮内凋亡细胞形成鳞状漩涡。

(3)色素增加期：显著的色素失禁伴有真皮层大量噬黑色素细胞；表皮可看到凋亡细胞。

(4)色素减退期：表皮萎缩；基底层黑色素缺失，毛囊皮脂腺单位和小汗腺完全消失；表皮可看到凋亡细胞。

4. 病情严重的患者可发生癫痫、发育迟缓和智力

表 4-18 色素失禁症表现

阶段	表现	时间	内容
水疱期	水疱或脓疱(图 4-31)	出生到 1 个月	疾病或创伤可能会导致再激活
疣状期	疣状丘疹	<2 岁(8 周之内可治愈)	
色素沉着期	蓝色到棕色条纹	到成年(1 年之内可治愈)	出现症状区域可能之前没有水疱或者疣状丘疹
色素减退期	萎缩的色减退条纹	可能贯穿整个青少年期	

障碍、视力降低/失明(视网膜血管改变及视神经萎缩)。

5. 带有 NEMO 错义突变的女性患者 (IP 较轻的一型)的后代可出现少汗性外胚层发育不良以及免疫缺陷(多是男婴)。

第 12 节　早老症与 DNA 修复障碍

(一)Hutchinson-Gilford 早老症

1. LMNA 基因(编码核层纤维蛋白 A)的 1824C>T 突变引起的常染色体显性遗传。

(1)突变处形成了一个剪切位点,从而造成所编码蛋白的异常法基尼化。

(2)核层纤维蛋白 A 与核被膜的结构和功能有关。

(3)由于被异常法基尼化,核层纤维蛋白 A 无法正常插入核被膜。

2. 6~18 个月开始有皮肤表现。

(1)躯干下部及下肢出现局限性硬皮病。

(2)嘴周或鼻唇沟周围发绀。

(3)色素沉着异常。

(4)早期发育迟缓。

3. 随着时间推移,患者出现过早老化的症状。

(1)皮肤干燥并且过早出现皱纹。

(2)脱发(头发、眉毛及睫毛)。

(3)皮肤萎缩伴随静脉血管突出。

表 4-19　色素失禁症的其他主要临床表现

组织	表现	频率
其他皮肤表现	瘢痕性脱发	10%~20%
	甲营养不良	10%
	甲下肿瘤(类似 SCC!)	0~10%
牙齿	钉齿或锥形齿	50%
	出牙延迟	
中枢神经系统	癫痫发作	30%
	智力迟钝	
	痉挛性麻痹	
眼睛	视网膜血管异常(例如,血管改变导致失明)	30%
	非视网膜异常(斜视,白内障和视神经萎缩)	
胸部	乳头过多	11%~30%
	乳头发育不良	
	乳腺发育不良或发育不全	

(4)动脉粥样硬化和心绞痛。

(5)骨密度降低/骨质疏松(容易骨折),髋外翻,四肢远端骨节发生溶骨。

4. 其他皮肤系统的临床表现:脂肪代谢障碍,甲营养不良及乳房发育不良。

5. 面部特征:大头,下颌畸形伴牙列拥挤,小耳,钩形鼻(图 4-32)。

6. 声音尖锐是特征之一。

7. 快速及进展性的过早衰老的征象:脑血管和心血管事件(充血性心力衰竭及心肌梗死)等并发症,行动及运动耐量受限,生长缓慢。

8. 合并心血管疾病是导致患者死亡最常见的原因(平均死亡年龄为 13 岁)。

(二)Werner 综合征

1. RECQL2/WRN 基因(编码 DNA 解旋酶维持基因组的稳定)突变导致的常染色体隐性遗传疾病。

(1)RECQL2/WRN 基因突变→DNA 合成抑制剂的表达增加并且端粒酶驱动的复制性衰老增加→衰老加速。

(2)症状通常在 30~40 岁时表现出来。

2. 皮肤表现:过早出现白发、进展性脱发、“鸟样外貌”、肢端/面部的硬皮病样或萎缩改变、斑驳的色素沉着改变、毛细血管扩张、足底等受压部位皮肤角化过度并形成溃疡、下肢溃疡、雀斑样色素沉着、皮下脂肪丢失。

3. 皮肤系统之外的症状:身材矮小、肌肉萎缩、动脉粥样硬化(可导致脑血管意外和心肌梗死)、糖尿病、性腺功能减退、骨质疏松症、关节炎、后囊下白内障。

4. 发生恶性肿瘤的风险升高:乳腺或卵巢肿瘤、甲状腺腺癌、纤维肉瘤、骨源性肉瘤、脑膜瘤、皮肤癌、肝癌。

5. 恶性肿瘤和脑血管/心血管事件是患者死亡的主要原因(一般在 50 岁左右)。

(三)着色性干皮病(图 4-33)

1. XPA 到 XPG 基因(包括 XPV 基因)的突变导致常染色体隐性遗传的疾病。每个基因编码的蛋白在核苷酸切补修复通路中都发挥重要作用。XPA 基因编码 DNA 损坏结合蛋白 1(DDB1),XPB 基因编码切补修复十字互补蛋白 3(ERCC3),XPC 基因编码核酸内切酶,XPD 基因编码 ERCC2,XPE 基因编码 DDB2,

表 4-20 神经皮肤综合征:遗传基础和临床表现

疾病名称	基因名称/遗传方式	基因功能	皮肤表现	神经表现	其他特殊表现
神经纤维瘤病1型	神经纤维素蛋白/常染色体显性遗传	细胞质蛋白;下调Ras蛋白的活性	牛奶咖啡斑 斑疹或斑点 真皮神经纤维瘤 丛状神经纤维瘤	学习障碍 注意力集中障碍 自闭症 纤维性星形细胞瘤 脑膜瘤	虹膜错构瘤 神经胶质瘤 胫骨发育不良 蝶骨翼发育不良 脊柱侧凸
Legius 综合征	SPRED1/常染色体显性遗传	与Ras相互作用	牛奶咖啡斑 斑疹或斑点	学习障碍	
神经纤维瘤病2型	Merlin/常染色体显性遗传	细胞骨架蛋白;肿瘤抑制蛋白	神经鞘瘤 神经纤维瘤 牛奶咖啡斑(33%)	前庭和颅部的神经鞘瘤 颅内脑膜瘤 椎管内肿瘤	青少年晶状体后囊混浊斑 听觉障碍
结节性硬化症	错构瘤蛋白或马铃薯球蛋白/常染色体显性遗传	抑制mTOR下游效应蛋白的信号传导	色素减退症 血管纤维瘤 颅骨硬化症 鲨鱼皮斑 甲床下纤维瘤 口腔内纤维瘤	室管膜下结节 癫痫 室管膜细胞瘤	心脏横纹肌瘤 肾血管脂肪瘤和囊肿 肺淋巴管肌瘤病(女性)
色素失禁症	NEMO/X染色体连锁显性遗传	激活NF-κB,是细胞分化、凋亡以及炎性反应的条件因子	分为四个阶段: 水疱期、疣状期、色素增加期、色素减退期 脱发 甲营养不良 甲下瘤	癫痫 智力发育迟缓 痉挛性轻瘫	牙齿异常 视觉(视网膜)缺陷 胸腺异常 男童可出现:少汗、性外胚层发育不良以及免疫缺陷

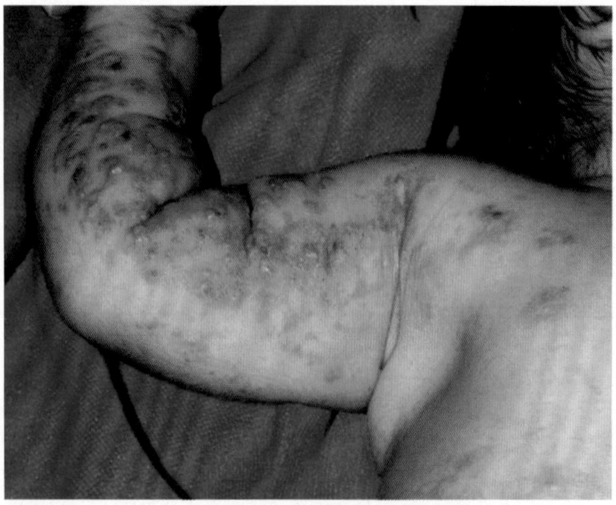

图 4-31 色素失禁症。色素性失禁的病变倾向于沿着外胚层胚胎发育的 Blaschko 线分布,表现为功能性嵌合现象(例如,这些部位携带 NEMO 基因突变的 X 染色体呈激活状态)。水疱期的病变范围可从大部分丘疹伴随小疱到水疱、脓疱,如图所示,偶尔也可见大疱。(From Paller S,Mancini AJ. Hurwitz Clinical Pediatric Dermatology,4th Ed. Elsevier. 2011.)

XPF 基因编码 ERCC4,XPG 基因编码核酸内切酶,XPV 基因比较特殊,编码 DNA 聚合酶。

(1)着色性干皮病的亚型分类(互补群)与致病基因是一致的。

(2)变异型 XPV 亚型患者编码 DNA 聚合酶 η 的基因突变后导致复制后修复通路异常。

(3)由于 DNA 修复通路异常,患者更容易产生 UV 导致的皮肤损伤[例如,损伤 DNA 的识别、DNA 链的解螺旋(解旋酶)和 DNA 损伤部位的剪切/移除(内切酶)]。

(4)美国最常见的亚型是 XPA 和 XPC 亚型,日本最常见的亚型是 XPA 亚型。

(5)XP 基因的不同突变可导致不同的临床表型和相互重叠的综合征。

◇XPB、XPD 和 XPG:与 XP-Cockayne 综合征复合体有关;同时具有 XP(皮肤癌、雀斑)和 Cockayne 综合

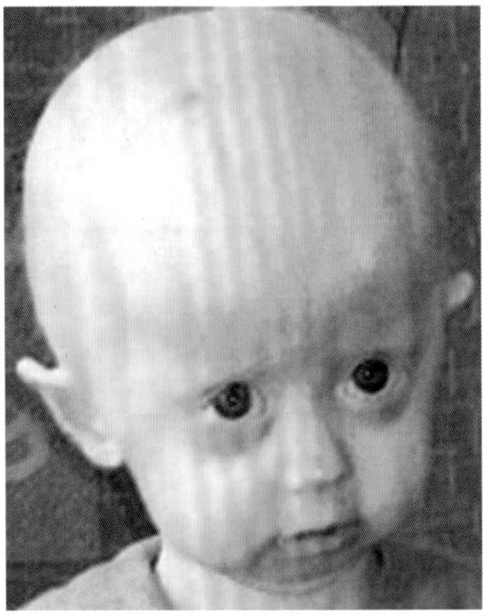

图 4–32　Progeria 综合征。(From Arnold De Loof, Wouter De Haes, Tom Janssen, Liliane Schoofs. General and Comparative Endocrinology, Volume 199, Pages 70–85. Elsevier. 2014.)

征(视网膜退化、基底节钙化)的特征。

◇ XPB、XPD：常伴有毛发硫营养不良。

2. 患者 6 个月之后会出现典型的皮肤表现，同时伴有在日光暴露部位持续存在的红斑、鳞屑和雀斑。

3. 最终发展为皮肤异色病，并伴随大量皮肤恶性肿瘤(图 4–33)。

(1)20 岁以下的患者患皮肤恶性肿瘤的风险增加 1000 倍，包括 BCC、SCC、黑色素瘤、纤维肉瘤。恶性肿瘤的平均发病年龄为 8 岁。

(2)实体瘤和中枢神经系统肿瘤不多见，但风险增加。

4. 眼并发症：畏光、结膜炎、睑外翻、睑球粘连。

5. 神经系统并发症，包括发育迟缓、智力缺陷、感觉神经听觉缺失、反射减退和(或)共济失调[发生于 20%~30%的 XP 患者(例如，XPA 和 XPD 亚型)]。

De Sanctis–Cacchione 综合征：罕见的 XP 亚型伴有严重的神经缺陷（严重的精神疾病、发育迟缓、耳聋、共济失调及瘫痪）。

6. 病情严重的患者常因黑色素瘤转移或侵袭性的鳞状细胞癌在 20 岁之前死亡。

(四)先天性毛细血管扩张性红斑

1. BLM/RECQL3(DNA 解旋酶)基因突变导致的常染色体显性遗传疾病→姐妹染色单体交换率升高并且染色体不稳定。

2. 出生前及出生后的发育障碍(矮小，身高不超过 5 英尺，1 英尺≈30.48cm)。

3. 皮肤主要表现：光敏感、两颊毛细血管扩张、唇炎、牛奶咖啡斑及色素减退。

4. 颜面特点：脸型狭窄，耳朵突出，颧骨发育不良，以及明显的鸟样鼻。

5. 其他特征：原发性性腺功能减退(男性不育、女性生育能力减退)，声调高，IgA 和 IgM 水平降低→支气管扩张/慢性肺病/经常发生呼吸道和胃肠道感染，患淋巴瘤和白血病风险增高(增高 150~300 倍)，一些实体组织瘤的患病率增加[鳞状细胞癌和恶性腺瘤(尤其消化系统)]。

6. 染色体上可以看到富有特征性的染色体断裂和重组模式。特殊位点可进行不稳定测试。

7. 随着年龄增长皮肤和免疫表现增多，患者 20~30 岁期间患恶性肿瘤的死亡风险也增高(为首位致死原因，如白血病)。患者的寿命一般小于 50 岁。

(五)先天性皮肤异色症(Rothmund–Thomson 综合征)

1. RECQL4（DNA 解旋酶，促进 DNA 的复制和 UV 损伤后的修复)突变导致的常染色体隐性遗传病。

2. 皮肤表现(1 岁时出现)：脸颊最先出现红斑、水肿及水疱，随后累及四肢伸侧面和臀部，这些部位可以继发皮肤异色症(色素减退及色素沉着、萎缩)；肢端疣状角化(可能发展为鳞状细胞癌)；光敏感(30%)；头发、睫毛、眉毛脱落，甲营养不良。

3. 身材矮小、骨骼发育不良(例如，拇指、桡骨、尺骨发育不良)；面部呈三角形并且伴有额部隆起、鞍鼻、小颌畸形；少年白内障；牙齿畸形；性腺功能减退。

4. 恶性肿瘤会导致早期死亡。

(1)30%患者可患骨肉瘤(平均发病年龄 14 岁)。

(2)非黑色素瘤性皮肤肿瘤(例如，鳞状细胞癌)，平均发病年龄 34 岁。

(六)Cockanyne 综合征(CS)

1. 核苷酸剪切修复转录耦联功能受损的常染色体隐性遗传疾病，UVR 暴露后无法恢复 RNA 合成功能(与 XP 不同，XP 是基因组的核酸剪切修复转录功能受损)。

2. 以下任意一个基因发生突变均可导致典型的

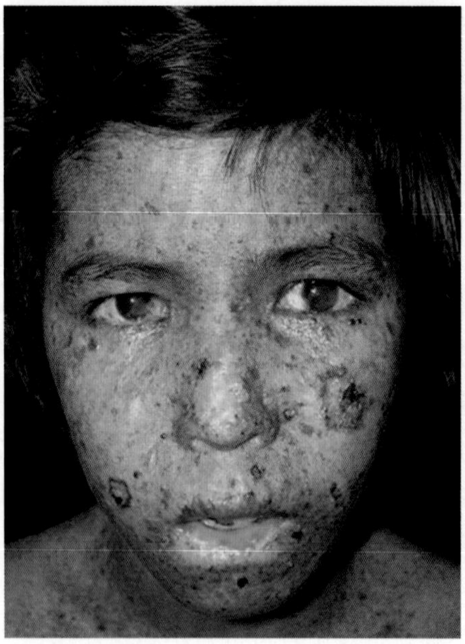

图 4-33 着色性干皮病。1 例 8 岁的女性患儿出现羊皮纸样皮肤，干燥、着色过度并且面部多发色素基底细胞癌。双眼角膜混浊。(Photograph courtesy of Dr Wisuthsarewong, Bangkok, Thailand. From Chantorn R, Lim HW, Shwayder TA. Photosensitivity disorders in children in JAAD, Volume 67, issue 6 1113.e1-1113.e15. Elsevier. 2012.)

表型。

(1)CS-A(20%)：切除修复交叉互补基因组 8(ERCC8)发生突变。

(2)CS-B(80%)：ERCC6 突变。

3. 典型的 CS 症状在患者 10 岁左右的时候可有临床表现。

4. CS Ⅱ(严重的 CS)出生时即可表现出；进展迅速。

5. 皮肤表现：光敏感，伴随毛细血管扩张；与 XP 不同，该病患者患皮肤肿瘤的风险并不增加且不伴色素改变。

6. 典型的面部特征：消瘦的、窄的"鸟型脸"，鸟嘴状鼻，招风耳，上眼眶凹陷，发育不良及恶病质。

7. 神经系统表现：基底节钙化，周围神经系统和中枢神经系统的进行性退化及脱髓鞘并伴随共济失调及痉挛、低智商、小头畸形和进行性的感觉神经性听力受损。

8. 骨骼肌表现：身材矮小、恶病质/身体瘦弱(恶病质性侏儒症)、关节挛缩和脊柱后凸。

9. 眼科表现：椒盐样视网膜、视神经萎缩、白内障和眼球震颤。

10. 男性患者可有性腺功能减退。

11. 大部分患者由于进展性的神经系统疾病并发症在 30 多岁死亡。

(七)缺硫性毛发营养不良病(TTD，又称 Tay 综合征和 PIBIDS 综合征)

1. 常染色体隐性遗传。

头发和指甲易断(富含半胱氨酸的蛋白量降低)，鱼鳞病，神经发育障碍；分为光敏感和非光敏感两种情况。

◇ 光敏感的 TTD(TTD-P)：三个致病基因(ERCC2，ERCC3 以及 GTF2H5)突变引起，它们分别编码蛋白 XPD、XPB 及 TTDA，在转录修复蛋白 IIH 聚合体中发挥作用，参与 DNA 的转录和剪切修复。

◇ 非光敏感的 TTD(TTD-NP)：有 10%~20%该类患者的致病基因是 C7Orf11 基因，编码 M 期特殊 PLK1 作用蛋白(MPLKIP)，该蛋白可能起到调节转录效率的作用；无鱼鳞病表现。

2. 光敏感(与 XP 不同，该病患者患皮肤癌的概率并不增高)。

3. 鱼鳞病。

4. 毛发易断(头发/眉毛/睫毛短且稀疏，偏光显微镜可以发现交替出现的明暗条带，"虎尾"现象)。可有裂发和结节性脆发症。

5. 智力障碍及共济失调。

6. 生育能力降低/性腺功能减退。

7. 身材矮小。

8. 其他表现：发育不良或异常的指甲、掌跖角化症、毛周角化症、特应性皮炎、白内障、关节骨硬化、老化面容和低丙球蛋白血症且反复感染。

第 13 节 原发性免疫缺陷病(PID)伴发皮肤症状

1. 根据固有性和适应性免疫系统不同部分的缺陷进行分类，有部分重合或组合缺陷。

(1)表 4-21 到表 4-23 总结了 PID 最多见的皮肤表现。

(2)多数为常染色体隐性遗传，部分是伴 X 染色体遗传模式，如无汗性外胚层发育不良伴免疫缺陷，慢性肉芽肿，严重免疫缺陷综合征(SCID、IL2Rγ)，Wiskott-Aldrich，Bruton 丙种球蛋白缺乏症，IPEX 综合征(即免疫调节障碍，多为内分泌病变，肠下垂、伴 X 染色体遗传)。

2. 有助于 PID 诊断的临床表现。

(1)细菌、病毒和(或)真菌感染的频率/严重程度/病程增高或延长。

(2)机会性感染包括非典型分枝杆菌病或深度真菌感染。

(3)发育停滞。

3. 皮肤感染可能包含下列一种或多种的表现。

(1)反复发生的葡萄球菌或其他细菌引起的脓皮病。

(2)大面积的病毒感染(疣、软疣或 HSV 感染)。

(3)大面积的皮肤真菌感染。

(4)皮肤黏膜念珠菌感染。

4. 以下严重 PID 可适用造血干细胞移植。

(1)合并严重的免疫缺陷。

(2)慢性肉芽肿疾病。

(3)Wiskott-Aldrich 综合征。

(4)IPEX。

(5)噬血细胞性淋巴组织细胞增生症。

(6)MonoMAC 综合征。

5. 经胎盘转移的母体 T 淋巴细胞可能会出现在新生儿体内，并合并严重的免疫缺陷(SCID)，从而导致临床上的移植抗宿主疾病(例如，麻疹样、扁平苔藓样、脂溢性皮炎样及硬皮病改变)。

6. 由某种病原菌引起的皮肤感染可能会导致特殊类型的 PID(表 4-21)。

7. 根据独特的非感染性皮肤损害可以进行特殊类型 PID 的诊断(表 4-22)。

第 14 节　角化异常疾病

1. 遗传性的鱼鳞病通常在出生或婴儿/童年早期发病。

(1)表皮分化异常或代谢异常导致角化过度和(或)表皮增生的一组遗传异质性疾病。

(2)角质细胞折叠障碍影响了皮肤的正常防御功能→水分经表皮流失。

(3)遗传性鱼鳞病通常以局部或广泛的角化过度和(或)剥脱为特征，伴随多种皮肤和(或)系统性的肿瘤；±红斑。

(4)出生时火棉胶样患者可伴有一些形式的先天性鱼鳞病(薄层鱼鳞病和非大疱性先天性红皮病，后者最常见。或患 Sjögren-Larsson 综合征，戈谢病2 型，Hay-Well 综合征，缺硫性毛发营养不良病，Netherton 综合征，外胚层发育不良，以及中性脂质沉积病)。火棉胶消失后，几周之后表型就随之显露出来(图 4-35)。

(5)常规的组织学检查没有诊断意义，但是可以发现表皮增生和许多邻位的角化过度；寻常型鱼鳞病患者颗粒层变薄或消失，表皮松解型鱼鳞病表现出表皮松解性角化过度。

表 4-21　与原发性免疫缺陷有关的皮肤感染

皮肤黏膜念珠菌感染	慢性皮肤黏膜念珠菌感染综合征
反复的细菌性脓皮病	常染色体显性遗传的高 IgE 综合征(STAT3)
	慢性肉芽肿病
	白细胞黏附缺陷
	Chediak Higashi 综合征
	Griscelli 综合征
大面积病毒感染(HPV，软疣)	常染色体隐性遗传的高 IgE 综合征(DOCK8)
	WHIM 综合征
	EDV 综合征
	Monomac 综合征

表 4-22　与原发性免疫缺陷有关的皮损

红皮病	Omenn 综合征多于其他 SCID
特应性皮炎相关表现(湿疹样皮炎，IgE 和嗜酸性粒细胞升高)	Wiskott-Aldrich 综合征
	IgA 缺陷
	Omenn 综合征
	IPEX 综合征
非感染性皮肤病	共济失调毛细血管扩张
	SCID(RAG1)
	常见的多种免疫缺陷
	慢性肉芽肿病
肉芽肿	Griscelli 综合征
色素减少(银发和色素减退)	Chediak-Higashi 综合征

表 4-23 原发性免疫缺陷最常伴随的皮肤症状

分类	突变	特征性感染类型	典型皮损	皮肤系统以外的表现
合并免疫缺陷				
Omenn 综合征	RAG1 RAG2	任意	红皮病 脱发	肝脾大以及淋巴结病
SCID	IL2RG(IL-2Rγ 链；伴X连锁隐性遗传 ADA→腺苷酸水平升高→淋巴细胞毒性；常染色体隐性遗传 ZAP70 JAK3)	任意 白色念珠菌(尤其口腔)，金黄色葡萄球菌和化脓性链球菌感染，脓毒血症，中耳炎，病毒性痢疾，肺炎(除细菌外，还有 PCP 和副流感样)	红皮病(不常见) 见前面 GVHD 的描述	淋巴结无肿大 无扁桃体味蕾/淋巴组织发育障碍
合并免疫缺陷综合征或免疫缺陷的相关症状				
Wiskott-Aldrich	WAS(伴X染色体隐性遗传)	反复发作的细菌感染(例如，中耳炎、肺炎和脑膜炎)，HSV(例如，疱疹性湿疹)，HPV，和 PCP 感染可以导致患者在 10 岁之前死亡	湿疹样皮炎(头皮、面部、身体屈侧)伴随二次感染	感染诱发的血小板减少症(瘀点/紫癜/鼻出血)，血小板体积小，血性腹泻 食物过敏、哮喘、荨麻疹发生的概率增加 IgA，IgD 和 IgE 水平升高；IgM 水平降低。细胞免疫和体液免疫反应减弱 发生非霍奇金淋巴瘤及其他血液系统恶性肿瘤的风险增加
共济失调毛细血管扩张症	ATM		皮肤及结膜毛细血管扩张 非感染性肉芽肿	躯干>周围性共济失调 神经功能恶化 离子辐射敏感 患皮肤恶性肿瘤的风险升高 女性杂合子患乳腺癌的风险升高
常染色体显性遗传高 IgE	STAT3	脓皮病，蜂窝织炎，疖、脓肿、甲沟炎 金黄色葡萄球菌、念珠菌、链球菌 30%是冷脓肿 支气管炎、中耳炎、积脓、鼻窦炎、肺大泡、肺脓肿以及肺炎(可能导致早期死亡) 金黄色葡萄球菌、流感嗜血杆菌及真菌感染	粗糙的脸部（宽鼻骨、大鼻子) 泛发性皮炎	乳牙滞留以及双排牙齿 骨量减少→骨折、脊柱侧凸、过度伸展 IgE 升高和嗜酸性粒细胞增多症
常染色体隐性遗传高 IgE	DOCK8	任意	无生理缺陷	

(待续)

表 4-23(续)

分类	突变	特征性感染类型	典型皮损	皮肤系统以外的表现
抗体缺陷				
IgA 缺陷	IGAD1	肺的细菌感染及贾第虫属肠胃炎	湿疹样皮炎 自身免疫性疾病	静脉注射免疫球蛋白之前，必须检测是否有 IgA 缺陷(最常见的缺陷类型)
CIVD(异质性疾病目前分类为 CVID1-CVID11)	ICOS CD19 CD20 CD21 CD81 LRBA1 TACI BAFFR NFKB2 IL21 PRKCD	细菌感染	非感染性肉芽肿 自身免疫性疾病	低丙球蛋白血症 患恶性血液疾病的风险增高
Bruton 低丙球蛋白血症	BTK	幽门螺杆菌相关的坏疽性脓皮病	非感染性肉芽肿	患恶性血液疾病的风险升高
吞噬细胞数量低或功能缺陷				
慢性肉芽肿病	CYBB(p91-吞噬细胞氧化酶 β 亚基) CYBA(p22-吞噬细胞氧化酶 α 亚基) NCF1(中性粒细胞胞质因子 1/p7-吞噬细胞氧化酶) NCF2 (p67-吞噬细胞氧化酶) NCF4 (p40-吞噬细胞氧化酶)	肺炎(诺卡菌属，曲菌病，葡萄球菌)，肛周脓肿，口周皮炎，过氧化氢酶阳性的微生物引起的脓皮病 (金黄色葡萄球菌)	非感染性肉芽肿(皮肤系统的或非皮肤系统的，如消化道) 齿龈炎/口腔炎	肝脾大，腹泻，淋巴结病(累及宫颈；化脓→脓肿/瘘管)，肺部/肝脏/泌尿系统/消化系统肉芽肿 伴 X 染色体遗传 CGD 女性携带者发生狼疮的风险可能升高 可以做氮蓝四唑检测
白细胞黏附缺陷 1 型	ITGB2	脓皮病 细菌性溃疡 可模仿脓皮病 肉芽肿	脐带分离延迟 伤口愈合缓慢	牙周炎→牙齿脱落
Chediak-Higashi 综合征	LYST	脓皮病 细菌性溃疡 可模仿脓皮病 肉芽肿	色素减退 (银发和皮肤色素减退) 色素减退可能会发生在肢端阳光暴露部位	加速期淋巴组织细胞阶段 神经系统退化 白细胞和黑色素细胞内可见粗大颗粒和黑素体
格里塞利综合征(图 4-34)	Rab27A	脓皮病	色素减退 (银发和皮肤色素减退)	加速期淋巴组织细胞阶段 神经系统退化(主要合并 MYO5A 基因突变)

(待续)

表 4-23(续)

分类	突变	特征性感染类型	典型皮损	皮肤系统以外的表现
固有免疫				
少汗性外胚层发育不良合并免疫缺陷	NEMO		圆锥形牙齿 汗腺和毛囊减少或消失	色素失禁症
慢性皮肤黏膜念珠菌病/家族性念珠菌病	CARD9 IL-17RA IL-17F CLEC7A STAT1 TRAF3IP2		皮肤黏膜念珠菌病和深部真菌病	
WHIM	CXCR4	HPV(大面积的疣)		无效生成性慢性粒细胞缺乏(外围性中性白细胞减少症伴随骨髓中性粒细胞滞留)
EDV	EVER1 ERVR2	HPV5,8,10,14,20,21,25,47(大面积扁平疣,伴随肥厚的疣)		尖锐湿疣恶变为 SCC
Monomac 综合征	GATA2	HPV,不典型分枝杆菌和深部真菌感染		肺泡蛋白质沉积症 患皮肤肿瘤的概率增加
免疫调节异常				
免疫缺陷多内分泌病变,伴 X 染色体遗传(IPEX)	FOXP3		湿疹样皮炎	严重的腹泻(肠下垂) 1 型糖尿病 甲状腺功能减退 自身免疫性溶血性贫血

SCID,严重合并免疫缺陷;CVID,常见的多种免疫缺陷;WHIM,湿疣,低丙球蛋白血症,感染,无效生成性慢性粒细胞缺乏;EDV,疣状表皮发育异常。

(6)遗传性鱼鳞病的治疗:润肤剂和角质剥脱剂;局部或系统使用类视黄醇可以减轻角化过度并对某些症状有帮助;新生儿的护理包括湿润的恒温箱,润肤剂和密切关注有无感染、脱水、电解质异常。

2. 掌跖角化病(PPK)是一种遗传异质性疾病,以手掌和足底角化过度为特征。

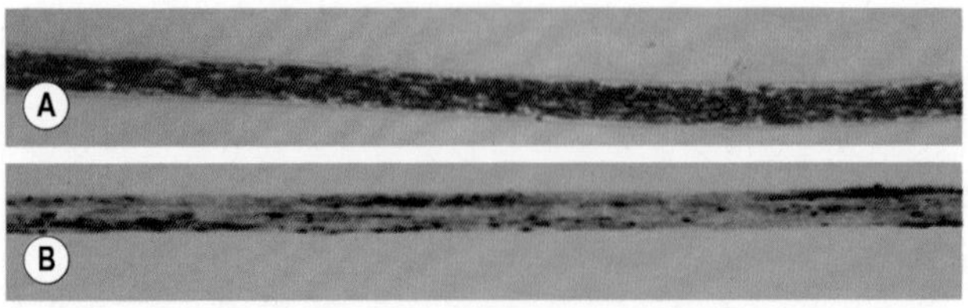

图 4-34 银发综合征。在 Chediak-Higashi 综合征患者(A)和 Griscelli 综合征(B)患者的毛干很容易找到巨大的黑素体。注意这位 Chediak-Higashi 综合征患者头发中黑素体之间规律的间隙。(From Paller S,Mancini AJ. Hurwitz Clinical Pediatric Dermatology,4th Ed. Elsevier. 2011.)

(1)PPK 有三种类型:局部型(局部角化过度,通常在受压位点)、弥漫型(整个掌跖表面均角化过度)

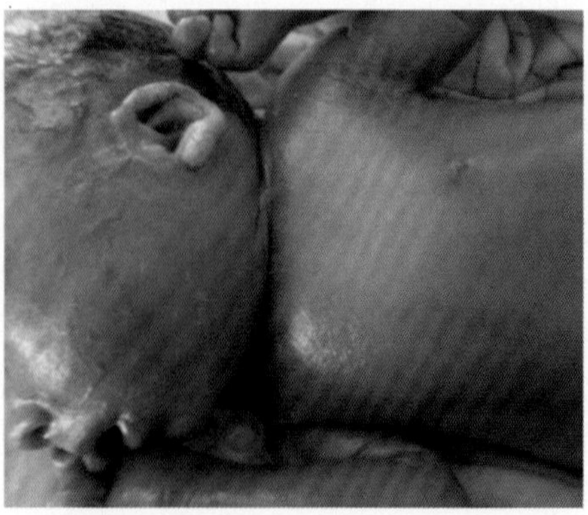

图 4-35 火棉胶患婴:出生 1 天的新生儿的火棉胶膜。(From Renata Prado MD,Lixia Z. Ellis MD,PhD,Ryan Gamble MD,Tracy Funk MD,Harvey Alan Arbuckle MD and Anna L. Bruckner MD. Journal of the American Academy of Dermatology,Volume 67,Issue 6,Pages 1362–1374. Elsevier. 2012.)

以及点状型(1~2mm 的角化丘疹)。

(2)PPK 可以单独发生或伴随其他异常。

(3)治疗:局部使用角质剥脱剂(水杨酸 2%~5%、乳酸 5%~12%,以及尿素 10%~40%),局部使用类视黄醇药物,或当有炎症时局部使用类固醇;对于某些患者口服类视黄醇可能有效;对严重的 PPK 可进行 CO_2 激光以及手术削除或者切除。

3. 有关掌跖角化病的内容见表 4-24 和表 4-25。

第 15 节 混杂的儿童皮肤疾病

牛痘样水疱病

1. 平均发病年龄 8 岁,无性别差异。

2. UVA 是最常见的诱因,但是其发病机制尚不清楚。

可能是慢性或潜在的 EB 病毒感染。

◇与牛痘样水疱病或牛痘样水疱病样淋巴组织增生疾病有关。

◇经典的牛痘样水疱病患者的皮损和血液中都可以检测到 EB 病毒。

3. 都是在夏季暴发,暴露在阳光下几小时后开始出疹。

4. 最常见的部位是面部和手背,但是阳光暴露的部位均可发病。

5. 最初表现为疼或痒,可伴轻微的全身症状。

6. 最初的皮损可能是一个粉色的斑点或丘疹,随后进展为小水疱和结痂糜烂。

7. 皮损消失后遗留绒毛样的瘢痕。

8. 眼睛:畏光,角膜结膜炎或葡萄膜炎。

9. 组织学:血管周围大量淋巴细胞和中性粒细胞浸润。

(1)上皮水肿,有网状变性及角质细胞坏死。

(2)真皮血管血栓形成或出血。

10. UVA 光激发试验可帮助诊断。

11. 有严重或非典型皮损、发热、淋巴结病及肝脾大等全身症状的儿童,应该考虑是否合并 EB 病毒相关的淋巴组织增生性疾病。

12. 治疗:防晒/光保护作用,春季可用窄波 UVB 光治疗变硬的皮肤。羟氯喹、倍他胡萝卜素、沙利度胺、唑硫嘌呤及环孢素可能有效。

13. 青春期或成年后常自愈。

日光性痒疹

1. 在美国,儿童常发且女性多见,常 10 岁前发病。

2. UVR(尤其 UVA)是致病的主要原因。

3. 可以常染色体显性遗传模式遗传,并且外显不全。

60%~70% 的患者有 HLA-DR4 DRB1*0407 多态性。

4. 疾病严重程度呈季节周期性。

(1)春季发病率高,并且持续整个夏季。

(2)秋季有所改善,但秋季并不会完全缓解。

5. 日光暴露的部位异常瘙痒,不暴露的部位也可累及。

(1)丘疹和结节易被擦破、结痂。

(2)进展为湿疹样斑块伴随苔藓样变,可继发细菌感染。

(3)常见色素沉着和瘢痕(与 PMLE 鉴别)。

6. 光线性唇炎是特征性临床表现。

(1)65%~85% 患者口唇可有瘙痒、水肿、鳞屑和结痂。

(2)10%~25% 的儿童光线性唇炎可没有其他症状。

7. 光敏性结膜炎可表现为溢泪和畏光。

8. 唇部组织活检可发现特征性的淋巴滤泡形成。

9. 光实验显示 MED 降低 60%。

10. 治疗:避免日晒/光保护,春季进行窄波 UVB 光疗可抑制发展,局部使用糖皮质激素,短期口服泼尼松可抑制疾病发展;主要治疗药物是沙利度胺。

11. 病程缓慢,通常延续至成年。

青少年春季疹

1. 男性多于女性,5~12 岁高发。

2. UVA、UVB 可诱发,极少数是可见光。

3. 可能是 PMLE 的变异型。

4. 早春发病并在整个春季不断进展。

5. 瘙痒、皮色至粉色的水肿性丘疹可发展为水疱和结痂。

(1)最常发生在耳轮,但可累及手部或面部。

(2)皮损可在一周内自愈伴或不伴色素沉着。

6. 治疗:避免日晒以及光保护;初春进行 4~6 周的窄波 UVB 光治疗,可避免复发;局部或系统使用类

表 4-24 选择性鱼鳞病和红斑角皮病的特征

诊断	基因	遗传模式	发病年龄	首发皮肤表现	相关临床症状	组织学和超微结构表现	辅助诊断方法
寻常型鱼鳞病	FLG	常染色体半显性遗传	婴儿/儿童时期	四肢和躯干细小、黏着性鳞屑，缺乏褶皱；下肢有较大的鳞屑；手纹和足纹多；足踝有沟痕	毛周角化病；特应性体质	颗粒层变薄/消失及上方角化过度；丝聚合蛋白免疫染色减少或消失；	基因检测
类固醇硫酸酯酶缺陷(伴X染色体隐性遗传鱼鳞病)	STS	X连锁隐性遗传 连续的基因缺失可能导致Kallmann综合征	婴儿	一般不累及伸侧面、掌跖和面部	角膜(逗号形状)混浊；隐睾症；患睾丸肿瘤的风险升高，性腺功能减退； 女性携带者表现为角膜混浊；分娩过程延长并且胎儿受到影响（胎盘硫酸脂酶缺乏）	角质层可见桥粒残留	脂蛋白电泳(β片段迁移率增加)；血浆胆固醇硫酸盐增加；白细胞内胆固醇硫酸酯酶活性降低；FISH，CGH芯片，基因检测，若妊娠女性的雌激素水平降低，那么母体携带者可能出现异常的三联复查
层状鱼鳞病（图4-36)	TGM1 ABCA12* CYP4F22* CERS3	常染色体隐性遗传	出生	出生后就经常出现火胶棉膜，伴随眼睑外翻和唇外翻；火胶棉膜消失后，大范围出现大、厚、片状的棕色鳞屑，尤其在屈侧；无或轻度红皮病；不同程度的手掌、足掌受累(PPK)	不耐热（高钠血症性脱水）；常有瘢痕性脱发；甲营养不良 少汗	TGM1：角质层薄并且紊乱的层状双分子层 ABCA12：板层小体消失 NIPAL4：板层小体缺陷，细胞核周围缺乏颗粒层	转谷氨酰胺酶-1的原位表达和活性检测；基因检测

（待续）

表 4-24(续)

诊断	基因	遗传模式	发病年龄	首发皮肤表现	相关的临床症状	组织学和超微结构表现	辅助诊断方法
先天性鱼鳞病样红皮病(CIE)	TGM1 ALOXE3[†] ALOX12B[†] NIPAL4 (ICHTHYIN)[†] PNPLA1[†]	常染色体隐性遗传	出生	出生后就经常出现火胶棉膜；火胶棉膜消失后，大范围出现小的白色鳞屑(屈侧受累)；红皮病；不同程度的手掌、足掌受累	不耐热/少汗；多形性瘢痕性脱发和眼睑外翻	与层状鱼鳞病相同	基因检测
先天性可自愈火胶棉婴儿	TGM1 ALOXE3 ALOX12B	常染色体隐性遗传	出生	出生后就出现火胶棉膜；消失后，皮肤恢复正常，不出现鱼鳞病的表现	无	非诊断性	基因检测
丑角样鱼鳞病	ABCA12	常染色体隐性遗传	出生	厚的黄棕色鳞片伴随大且深的亮红色龟裂，紧紧包绕着婴儿；严重的眼睑外翻、唇外翻和耳畸形；幸存者可能发展为类似 CIE 型；早期接受类视黄醇和特殊新生儿重症护理可以降低死亡率	早产；有新生儿低体温症风险及高钠性脱水；新生儿常因败血症或呼吸衰竭死亡	角质层缺少分泌性的板层小体	基因检测
表皮松解性鱼鳞病(大疱性 CIE)	KRT1 KRT10	常染色体显性遗传 可能是体细胞嵌合→广泛的表皮痣(豪猪状鱼鳞病)；若有性腺镶嵌，患者的子孙可能会有完全型疾病表型	出生	出生即有：红皮病，水疱，糜烂 随后出现：鹅卵石样角化过度(尤其在关节处)，屈侧隆起；泛发或局部；不同程度的红皮病，掌跖也受累，有水疱及大疱；类视黄醇可加重皮肤的脆性	常发生皮肤感染；恶臭；步态和姿势异常	角化过度，角质形成细胞空泡化，颗粒层显著增厚，角蛋白中间丝聚集成簇；层状小体积聚	基因检测
表皮松解性鱼鳞病(Siemens 大疱性鱼鳞病)	KRT2	常染色体显性遗传	出生即有	出生即有红皮病和表浅的水疱；随后，角化过度并且关节处、屈侧、手背、足背较严重；皮肤“蜕皮”；不累及手掌和足底		颗粒细胞溶解	基因检测

(待续)

表 4-24(续)

诊断	基因	遗传模式	发病年龄	首发皮肤表现	相关的临床症状	组织学和超微结构表现	辅助诊断方法
豪猪样鱼鳞病	KRT1	常染色体显性遗传	出生即有	中至重度残毁性掌趾角化;疣状角化,四肢和躯干呈鹅卵石或豪猪样	假指;手指挛缩	双核细胞;典型的同心圆状细胞核周围异常角化蛋白的"影子"	基因检测
纸屑鱼鳞病	KRT10	常染色体显性遗传		出生时有红皮病和鳞屑;随后,部分区域呈纸屑样(镶嵌现象的逆转);掌跖角化过度	关节挛缩	皮损处:基底细胞空泡变性,上方的表皮分化障碍,颗粒层消失,棘层肥厚 恢复突变的皮肤:正常	
Netherton 综合征(图 4-37)	SPINK5(编码LEKT1,丝氨酸蛋白酶抑制物)	常染色体隐性遗传	出生/婴儿	先天性红皮病及脱屑是两种主要的表型;回旋形线状鱼鳞病(环形或匐行的斑块伴有双刃的鳞片)和 CIE 样皮损;常见瘙痒和湿疹样斑块 禁用他克莫司软膏(吸收增加→毒性)或者角质剥脱剂(有刺激性)	套叠脆发,结节性脆发病,以及扭曲发(短/稀疏的头发和眉毛);IgE 升高;新生儿体温不稳定,电解质失衡(低钠血症),发育障碍;反复发生的感染;食物过敏及其他原因过敏;非特异性氨基酸尿	组织病理学呈银屑病样;光镜下观察发干可发现套叠脆发(竹样头发)	基因检测
Sjögren-Larsson 综合征	ALDH3A2/ FALDH	常染色体隐性遗传	出生	出生即有红斑、丘疹及角化过度;随后,点状至片状/黑色鳞屑或无鳞屑的角化过度;常发生在腹部、颈部、屈侧;苔藓样硬化斑;可能有严重瘙痒	进行性痉挛性的双侧瘫和四肢瘫痪、发育缓慢、智力低下、癫痫、视网膜黄斑周围区域可见凹陷性白色反光点、大脑白质病变、畏光	不典型、角化过度、棘皮病、颗粒层肥厚	培养的成纤维细胞中脂肪酸羟化酶活性测定、基因检测(首选)

(待续)

表 4-24(续)

诊断	基因	遗传模式	发病年龄	首发皮肤表现	相关的临床症状	组织学和超微结构表现	辅助诊断方法
中性脂质储存疾病伴鱼鳞病/Chanarin-Dorfman 综合征	ABHD5(CGI-58)	常染色体隐性遗传	出生	泛发,小的,白色鳞屑和多样的红斑丘疹	发育迟缓;肝大伴肝纤维化,肝酶、肌酸升高;肌病;听力受损;白内障	表皮内球状的低电子密度包涵体	外周血涂片检查粒细胞、嗜酸性粒细胞和单核细胞内的脂质空泡;基底层屏障异常与脂微粒分泌有关;基因检测
Refsum 病	PHYH PEX7	常染色体隐性遗传	儿童和成人均可发病	四肢和后背小的白色鳞屑,像寻常型鱼鳞病(50%)	外周运动和感觉神经疾病;脑神经功能紊乱(耳聋,嗅觉缺失症);小脑共济失调;不典型的视网膜变性(胡椒面样);心肌病,心律失常伴心肌梗死;肌肉萎缩	正角化过度、基底细胞中有脂肪空泡	植烷酸贮积;培养的成纤维细胞羟化酶活性检测;基因检测 饮食控制很重要:少吃绿色蔬菜、乳制品、反刍动物的脂肪
角膜炎鱼鳞病耳聋综合征(KID)	GJB2(编码联接蛋白 26)	常染色体显性遗传(几乎所有报道的病例都是散发的)	出生/婴儿	新生儿短暂红皮病;界限清晰的面部和四肢红斑、角化过度的斑片;毛囊性角化病;皮肤增厚像粗皮革一般;点状掌跖角化病	先天性感觉神经性听力受损;进行性角膜炎伴角膜溃疡新血管生成,可能会致盲,结膜炎;反复发作的黏膜与皮肤感染,尤其白念珠菌感染;发生口腔和皮肤鳞状细胞癌的风险增高;指甲、头发和牙齿异常;唇炎	非特异性;棘层肥厚,乳头瘤样增生,毛囊堵塞	

(待续)

表 4-24(续)

诊断	基因	遗传模式	发病年龄	首发皮肤表现	相关的临床症状	组织学和超微结构表现	辅助诊断方法
可变性红斑角化病	GJB3 GJB4（编码联接蛋白 31 GJB1 和 30.3）	常染色体显性遗传	出生/婴儿	短暂的、可变的红斑及斑块；跟腱、四肢，臀部、侧背部、膝部和肩部红斑，大小、数量各异，角化斑块，面部和头皮一般不累及；一般不会广泛角化过度；约 50%患者可有掌跖角化	在红斑之前可有或伴随灼热或刺痛感	非特异性的；颗粒层中板层小体减少，角化不全	基因检测
进行性对称性红斑角化病	(LOR) (GJB4) 其他未知的基因	常染色体显性或隐性遗传	婴儿/儿童	固定的、慢性进行性红斑，角化过度斑块伴有尖锐、有固定形状的边界；分布在双颊、膝部、肩部、四肢及侧后背；掌趾角化常见		无诊断特异性 棘层增厚、角化过度以及颗粒层增厚	
肢端皮肤剥脱综合征	TGM5	常染色体隐性遗传		反复发作的无痛性手背、足背皮肤剥脱，随后出现中度红皮病；愈合后没有瘢痕；热和潮湿可以加重疾病		颗粒层和角质层分离	
先天性半发育不良伴随鱼鳞病样的红皮病并且肢体缺陷(CHILD)综合征(图 4-38)	NSDHL(3β-类固醇脱氢酶)	伴 X 染色体显性遗传	出生	出生，单侧(右侧比左侧常见)，身体可见(背部/四肢)红斑和蜡样变，淡黄色附着性鳞屑；随后出现不同程度疣状角化，易于产生皮肤褶皱	同侧骨发育不良(四肢)；同侧器官发育不良；同侧脱发；可见点状骨骺/点状软骨发育不良（与 Conradi-Hünermann-Happle 相似）	不典型；棘层增厚，乳头瘤样增生，浅层血管周围炎症浸润	基因检测
Conradi-Hünermann-Happle 综合征(伴 X 染色体显性遗传的点状软骨发育异常)(图 4-39)	EBP(埃莫帕米连接蛋白)	伴 X 染色体显性遗传	出生	出生时有鱼鳞病样红皮病（泛发，CHILD 综合征是单侧），Blaschko 线分布有黏着性的羽毛样的鳞屑；出生后几个月红斑丘疹可消失(不同于 CHILD 综合征)并且随后延 Blaschko 线分布的毛囊性皮肤萎缩，前臂和手背显著	单侧白内障；仅在婴儿时期发生点状骨骺/点状软骨发育不良；不对称的骨骼肌发育不良，包括脊柱侧凸和四肢不对称缩短，但没有 CHILD 严重；	不典型； 角化过度和局灶性角化不全；毛囊角栓内可见营养不良性钙化	仅在婴儿时期可以通过 X 射线看到骨骺断点状钙化灶；血浆胆固醇堆积；基因检测

（待续）

表 4-24(续)

诊断	基因	遗传模式	发病年龄	首发皮肤表现	相关的临床症状	组织学和超微结构表现	辅助诊断方法
鱼鳞病							
卵泡病变-脱毛-畏光综合征(I-FAP)	MBTPS2	伴X染色体隐性遗传	出生	红皮病,鳞屑,毛囊角化过度;广泛脱发,包括眉毛和睫毛	生长障碍及小颅;角膜混浊及溃疡;畏光;血管化角膜炎;不同程度的听觉缺失;甲营养不良;不同程度的智力障碍,发育迟缓,癫痫,结构性中枢神经系统结构异常;泌尿生殖器的异常和骨骼肌异常	毛囊角栓和毛囊皮脂腺结构发育不全	

CGH,比较基因组杂交;FISH,荧光原位杂交。

* 可偶尔与 CIE 或中间型 LI/CIE 表型有关;丑角样鱼鳞病幸存者可见一种 CIE 类似的表型。

† 可偶尔与 CIE 或中度 LI 或中间型 LI/CIE 表型有关。

Adapted from Bolognia JL, Jorizzo JL, Rapini RP, Dematology, 3rd Ed. Elsevier. 2012.

表 4-25 选择性遗传的掌趾角化病(PPK)的已知致病基因

	基因	基因产物	临床表现	遗传模式	发病年龄	跨越型	注释
弥漫性							
Unna-thost 综合征(图 4-40)	KRT1 KRT6c	角蛋白 1 角蛋白 6c	非表皮松解的 PPK(NEPPK)	常染色体显性遗传	2~5 岁,有时更晚	无	第二常见的亚型是弥漫性 PPK(位于 EPPK 之后),典型的 PPK 伴或不伴黄色蜡状硬块;多汗症 组织学可伴有显著的正角化
Vomer 综合征	KRT1 KRT9	角蛋白 1 角蛋白 9	表皮松解型 PPK (EPPK)	常染色体显性遗传	0~3 岁	无	临床上与弥漫性 NEPPK 完全相同,但是组织学上表现为表皮松解型的掌趾角化症
先天性掌跖角皮症	SLURP-1	分泌型 Ly6/Plaur 功能区域包含蛋白-1	先天性掌跖角皮	常染色体隐性遗传	0~3 岁	有	异位性皮炎;跨越型 PPK 红斑伴裂纹/多汗症/浸渍/异味/常有感染;甲营养不良
进行性掌跖角皮症	KRT1(某些家系)	角蛋白 1	跨越型和进展型 PPK	常染色体显性遗传	婴儿	有	
残毁性掌跖角皮病 (Vohwinkel 综合征)(图 4-41)	LOR(+鱼鳞病) GJB2(+耳聋)	兜甲蛋白 联接蛋白 26	Vohwinkel 综合征 皮肤角化病 残毁性遗传性角质瘤	常染色体显性遗传	婴儿	有	蜂窝状手掌 PPK,假指(尤其第五指),关节/足部/肘部/膝部有海星样的角质,肘部/膝部有条索状角化性斑块,感觉神经性听觉受损(Cx26),泛发鱼鳞病(兜甲蛋白)
Papillon -Lefèvre 综合征	CTSC	组织蛋白酶 C	PPK 伴牙周炎	常染色体显性遗传	出生至婴儿早期	有,弥漫性	跨越型 PPK 伴有红斑丘疹/多汗/异味(足底比手掌严重);化脓性感染;牙周炎/齿龈炎导致的牙齿早脱,肘部/膝部有类似银屑病样的皮损,并有化脓性感染;硬脑膜钙化
Naxos 病	JUP	斑珠蛋白	弥漫性 NEPPK 伴有羊毛状发和心肌病	常染色体隐性遗传	婴儿	无	成人时期的右心室心肌病
局部							
条纹型 簇状型	DSG1 DSP KRT1 KRT16 KRT6c	桥粒芯蛋白 1 桥粒斑蛋白 角蛋白 1 角蛋白 16 角蛋白 6c	Wachters 型 Brünauer -Fuhs -Siemens 型	常染色体显性遗传	4~10 岁	无	手掌呈条纹状,足底呈岛状;表型多样

(待续)

表 4-25(续)

类型	基因	基因产物	临床表现	遗传模式	发病年龄	跨越型	注释
Richner-Hanhart 综合征	TAT	酪氨酸氨基转移酶	酪氨酸血症Ⅱ型，眼睑酪氨酸血症	常染色体隐性遗传	婴儿(眼部)儿童早期至成人(皮肤)	无	受压位置局部疼痛的 PPK；树枝状角膜炎，角膜溃疡，失明(眼部早于皮肤发病)；肘部/膝部角化过度；智力低下
甲肥厚性角化不良	KRT16 KRT6a KRT17 KRT6b	角蛋白 16 角蛋白 6α 角蛋白 17 角蛋白 6b	PC1，Jadassohn-Lewandowsky 型 PC2，Jackson-Lawler 型	常染色体显性遗传	婴儿至儿童早期	无	PC1：比 NEPPK 更严重
Carvajal 综合征	DSP	桥粒斑蛋白	线型 PPK 伴羊毛状头发和心肌病	常染色体隐性遗传多于常染色体显性遗传	婴儿	无	羊毛状发；扩张型左心室心肌病(发病年龄不一)；偶见皮肤脆性增加，甲损害，牙齿发育不全
Howel-Evans 综合征	RHBDF2/IRHOM2	菱形 5，果蝇蛋白，同源 2/非活性菱形蛋白 2	掌跖角皮症伴食管癌	常染色体显性遗传	儿童时期	无	十几岁出现受压部位黄色且增厚的 PPK(足后跟和足底) 20~50 岁发生食管癌的风险明显增加

Adapted from Bolognia JL, Jorizzo JL, Rapini RP, Dematology, 3rd Ed. Elsevier. 2012.

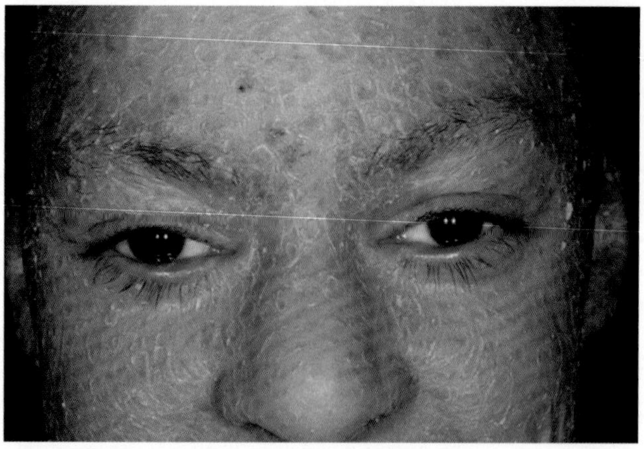

图 4-36 ARCI 的薄片状鱼鳞病型。前额和两颊大片状的鳞屑。这位患者有中度眼睑外翻。(From Paller S, Mancini AJ. Hurwitz Clinical Pediatric Dermatology, 4th Ed. Elsevier. 2011.)

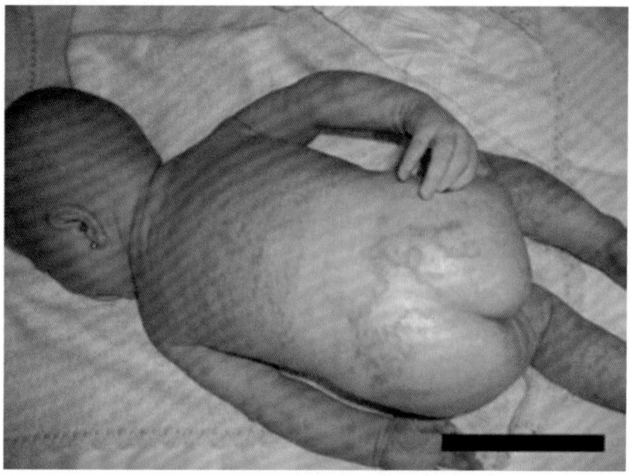

图 4-37 红皮病、少毛症,以及迂回线状鱼鳞病区域。[From Allergology and Immunopathology (Allergologia et Immunopathologia). Serena Pastore, Gaia Gorlato, Irene Berti, Egidio Barbi, Alessandro Ventura Volume 40, Issue 5. Pages 316-317. Elsevier. 2012.]

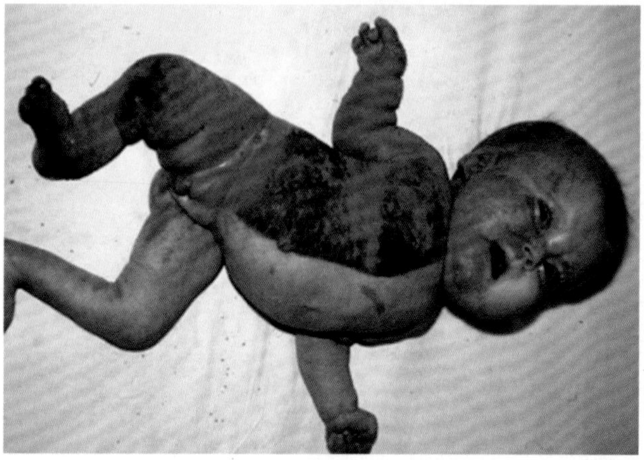

图 4-38 CHILD 综合征。单侧红斑丘疹及同侧肢体有鳞屑。(Rimoin D, Michael Connor J, Pyeritz R, Korf B. Emery and Rimoin's Principles and Practice of Medical Genetics e-dition, 5th Ed. Elsevier. 2007.)

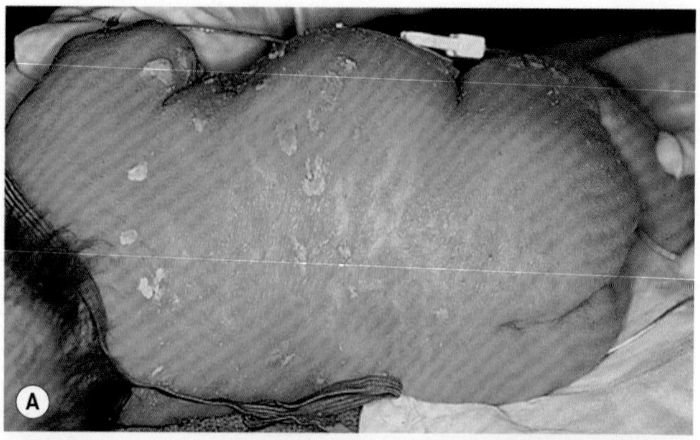

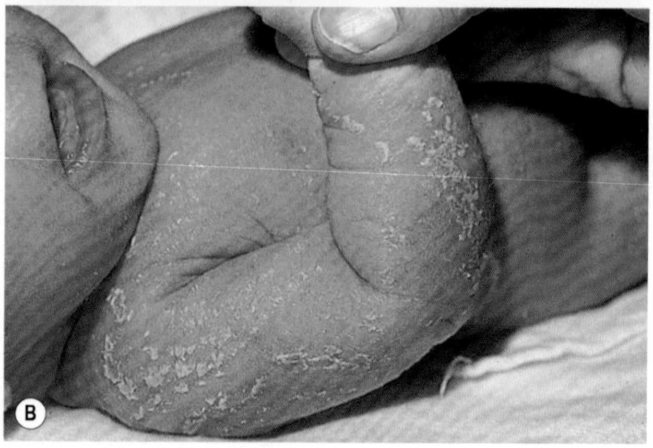

图 4-39 Conradi-Hünermann 综合征。(A) 一例一个月大的患该病及点状软骨发育不良女婴,可见红斑丘疹上覆盖有厚层银屑病样的鳞屑。随着鳞屑脱落,沿着 Blaschko 线分布的红斑丘疹更明显。(B) 这位患 Conradi-Hünermann 综合征的婴儿的鳞屑延 Blaschko 线分布得更为显著。[Eichenfield L.F. et al. Neonatal and Infant Dermatology 3rd Ed. Elsevier. 2015 (A); From Paller AS. Ichthyosis in the neonate. In: Dyall-Smith D, Marks R, eds. Dermatology at the millennium: Overview of past achievements, current knowledge and future trends. London: Parthenon Publishing Group; 1998, with permission(B).]

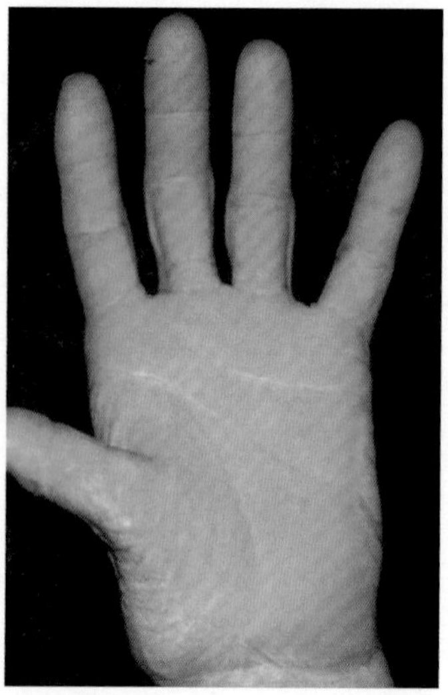

图 4-40 Unna-Thost 综合征。(From Gehris, Robin P., Ferris, Laura K. General Dermatology. January 1, 2009. Pages 277-296.)

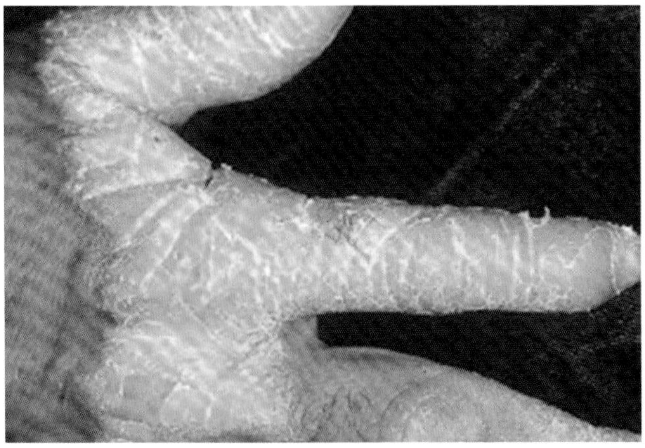

图 4-41 Vohwinkel 综合征，残毁性掌跖角皮病。(From Gehris，Robin P.；Ferris，Laura K General Dermatology. January 1，2009. Pages 277-296.)

固醇激素；口服抗组胺药物。

7. 几周之内皮损可自愈，但每到春季可复发，青春期过后疾病可减轻。

尿布皮炎

1. 9~12 月龄高发。

2. 诱因：接触尿液/粪便，浸渍/摩擦，继发真菌和(或)细菌感染。

3. 刺激物接触性皮炎：接触表面红斑红疹，容易发生在褶皱处。

4. 念珠菌病：坚实的红斑以及周围卫星样分布的丘疹水疱。

5. 婴儿臀部肉芽肿：紫红色结节，通常发生在局部使用类固醇激素后。

6. 肛周假疣性多刺的丘疹和结节：大小便失禁的患者可见扁平的疣状丘疹和结节，属于较为严重的刺激性接触性皮炎。

7. Jacquet 腐蚀性皮炎：严重的腐蚀性皮炎伴有溃烂的丘疹和结节。

8. 治疗

(1)严格注意尿布卫生，勤换尿布、仔细清洗。

(2)外敷厚层药膏。

(3)局部使用弱效类固醇激素类药膏(婴儿臀部肉芽肿避免使用)。

青少年足底皮病

1. 男孩发病率高。

2. 夏季和寒冷的季节可加重。

3. 最常表现为摩擦性刺激性皮炎。

4. 红斑、对称分布、光滑的红色斑块，累及足底远端和足趾，不累及趾间隙。

(1)5%患者的指尖有类似的皮损。

(2)可能与多汗有关("汗袜子综合征")。

5. 治疗：穿棉质的或高吸水性袜子，避免穿不透气的鞋，吸水性的足粉，润肤剂，局部使用中效/高效的类固醇激素。

婴儿肢端脓疱病

1. 通常出生后至 2 岁间发病；黑种人婴儿最常见。

2. 病因未知；一些患者发病前有疥疮感染。

3. 手掌、足底和四肢远端复发性的水疱。

4. 治疗：系统抗组胺和局部使用强效类固醇激素。

5. 3 岁时可自愈。

染色体异常患者的皮肤表现

1. Down 综合征(21 三体综合征)：断掌，眼睑汗管瘤，匐行穿孔性弹力纤维变性，斑秃，内眦赘皮，阴囊舌。

2. Turner 综合征(XO)：先天性囊性水瘤发育不全→蹼状颈，多痣，易形成瘢痕疙瘩，甲营养不良，后发际线低。

3. Noonan 综合征：下肢淋巴水肿，CALM，多痣，细/卷曲/粗糙的头发，眼距增宽，眉部瘢痕性红斑，蹼状颈，后颈发际线低，低位耳(注意：与 LEOPARD 综合征是等位基因，两者均有肺动脉狭窄)。

4. Klinefelter 综合征(XXY)：静脉瘤增多，下肢溃疡，身体毛发减少，马方综合征的体质，男性乳房发育。

皮肤肥大细胞增多症

1. 分为儿童型和成年型，大多数患者在 15 岁之前发病。

2. 成人比儿童更容易有系统症状或发展为系统性疾病。

3. c-KIT 突变(尤其是活化的突变)：

(1)42%的儿童和成人 D816V 活化突变。

(2)肥大细胞的 c-KIT 编码 KIT 蛋白(CD117)；干细胞因子作为 KIT 的配体，对肥大细胞的存活至关重要。

4. 儿童型

(1)孤立性肥大细胞瘤。

◇通常表现为孤立的黑色/黄黑色斑块/结节。

◇常见部位是四肢远端。

◇通常 1~3 年自愈。

(2)色素性荨麻疹/斑丘疹性肥大细胞增多症(图 4-42)。

◇儿童常见。

◇多样的淡棕色至红棕色的斑点和丘疹,可发于任意部位;最初常见于背部;手掌/足底/面部不累及。

◇面部可瘙痒伴红斑;1/4 患者可有水疱(大疱样肥大细胞增多症)。

◇青春期早期症状可改善,但皮损可能不会痊愈。

◇皮损多的患者可能更易有系统症状。

- 最常见的是腹泻、腹痛和哮喘/呼吸困难;
- 可能发生过敏但少见。

(3)弥散性皮肤肥大细胞增多症。

◇身体的大部分区域可出现浸润性、红棕色、皮革样的斑块伴橘皮征的表现。

◇皮损常出现水疱及糜烂。

◇发生系统病变及发展为系统性肥大细胞增多症的概率增高。

◇成人可发病,但较少。

5. 成人型

(1)红褐色斑点/丘疹:出现于背部/四肢近端;随着时间推移皮损增多;色素沉着过度;成人最常见。

(2)持久斑疹性毛细管扩张:无色素沉着的毛细血管扩张性斑点和斑块。

6. 所有类型均可出现 Darier 征(摩擦后局部红斑或荨麻疹样风团)。

7. 系统表现常出现在系统性肥大细胞增多症患者(例如,无痛性的系统性肥大细胞增多症,肥大细胞白血病,进行性系统性肥大细胞增多症)。

(1)这些疾病的预后很差。

(2)其他症状包括骨骼肌损害、累及骨髓、肝脾大、淋巴结病、消化系统症状(腹泻、腹痛、恶心/呕吐,消化道出血),以及混合器质性脑综合征。

8. 组织学上,皮损处真皮部分可见肥大细胞浸润。

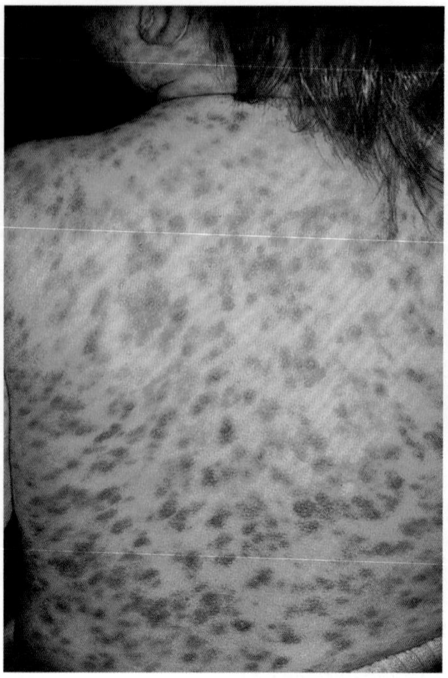

图 4-42 多发性褐色到棕色的色素性荨麻疹病变。(From Callen JP, et al. Dermatological Signs of Internal Disease 4th Ed. Elsevier. 2009.)

(1)基底层可见嗜酸性粒细胞和色素沉着。

(2)特异性染色:甲苯胺蓝,吉姆萨染色,莱德尔,类胰蛋白酶,CD117 抗体。

(3)怀疑系统疾病时可考虑骨髓活检。

9. 血清类胰蛋白酶水平可升高但有时也正常;可检测到尿组胺及组胺代谢物 (1,4-甲基咪唑乙酸和 N-甲基咪唑乙酸)。

10. 治疗

(1)避免肥大细胞脱颗粒(例如,酒精、抗胆碱能类药物,非甾体抗炎药、阿司匹林、麻醉药品、多黏菌素及全身麻醉药)。

(2)抗组胺类药物(H1 和 H2 拮抗剂)、局部/系统使用类固醇激素、局部使用钙调磷酸酶抑制剂、口服色甘酸,PUVA/UVA1、肌内注射肾上腺素和伊马替尼(用于某些合并系统性肥大细胞增多症的患者。例如,合并 FIP1L1-PDGFRA 基因重排)。

(侯淑萍 任杰 译)

延伸阅读

Al-Herz W, Nanda A. Skin manifestations in primary immunodeficient children. Pediatr Dermatol 2011;28:494–501.
Barnes M, Van L, DeLong L, Lawley LP. Severity of cutaneous findings predict the presence of systemic symptoms in pediatric maculopapular cutaneous mastocytosis. Pediatr Dermatol 2014;31(3):271–5.
Berk DR, Bentley DD, Bayliss SJ, et al. Cutis laxa: A review. J Am Acad Dermatol 2012;66:842.e1–17.
Biesecker LG, Sapp JC. Proteus Syndrome. GeneReviews® [Internet]. Seattle (WA): University of Washington, Seattle; 1993-2014 2012 Aug 09.
Bodemer C, Hermine O, Palmérini F, et al. Pediatric mastocytosis is a clonal disease associated with D816V and other activating c-KIT mutations. J Invest Dermatol 2010;130(3):804–15.
Bolognia JL, Jorizzo J, Rapini R. Dermatology: Disorders of Hyperpigmentation. 2nd ed. Philadelphia: Elsevier; 2008.
Boye E, Yu Y, Paranya G, et al. Clonality and altered behavior of endothelial cells from hemangiomas. Clin Invest 2001;107(6):745.
Bree AF, Itin P, Dyer J, et al. Genodermatoses. Pediatric Dermatology. 4th ed. Mosby: Elsevier; 2011.
Bree AF, Shah MR. Consensus statement from the first international colloquium on basal cell nevus syndrome (BCNS). Am J Med Genet Part A 2011;155:2091–7.
Brunner HG, Hamel BCJ, van Bokhoven H. The p63 gene in EEC and other syndromes. J Med Genet 2002;39:377–81.
Burgdorf WH, Gerami P, Yan AC. Benign and Malignant Tumors. Pediatric Dermatology. 4th ed. Mosby: Elsevier; 2011.
Busa T, Milh M, Degardin N, et al. Clinical presentation of *PTEN* mutations in childhood in the absence of family history of Cowden syndrome. Eur J Paediatr Neurol 2015;19(2):188–92.
Callewaert BL, Loeys BL, Ficcadenti A, et al. Comprehensive Clinical and Molecular Assessment of 32 Probands with Congenital Contractural Arachnodactyly: Report of 14 Novel Mutations and Review of the Literature. Hum Mutat 2009;30:334–41.
Carrol ED, Gennery AR, Flood TJ, et al. Anhidrotic ectodermal dysplasia and immunodeficiency: the role of NEMO. Arch Dis Child 2003;88:340–1.
Caso F, Rigante D, Vitale A, et al. Monogenic autoinflammatory syndromes: state of the art on genetic, clinical, and therapeutic issues. Intl J Rheumatol 2013;2013:513782.
Castelo-Soccio L. Diagnosis and management of alopecia in children. Pediatr Clin North Am 2014;61:427–42.
Centers for Disease Control and Prevention. Rubella. Epidemiology and Prevention of Vaccine-Preventable Diseases: The Pink Book: Course Textbook. 12th ed. 2012. p. 275–90 Second Printing.
Centers for Disease Control and Prevention. Varicella. Epidemiology and Prevention of Vaccine-Preventable Diseases: The Pink Book: Course Textbook. 12th ed. 2012. p. 301–24 Second Printing.
Cestari TF, Dantas LP, Boza TC, et al. Acquired hyperpigmentations. An Bras Dermatol 2014;89(1):11–25.
Cohen J, Shahrokh K, Cohen B. Analysis of 36 Cases of Blaschkoid Dyspigmentation: Reading between the Lines of Blaschko. Pediatr Dermatol 2014;31(4):471–6.
Cook JR, Ramirez F. Clinical, Diagnostic, and Therapeutic Aspects of the Marfan Syndrome. Progress in Heritable Soft Connective Tissue Diseases. In: Halper J, editor. Advances in Experimental Medicine and Biology. 2014.
Coppedè F. Premature aging syndrome. Adv Exp Med Biol 2012;724:317–31.
Corbo MD, Lam J. Zinc deficiency and its management in the pediatric population: a literature review and proposed etiologic classification. J Am Acad Dermatol 2013;69(4):616–24.
Couto RA, Maclellan RA, Zurakowski D, Greene AK. Infantile hemangioma: clinical assessment of the involuting phase and implications for management. Plast Reconstr Surg 2012;130(3):619–24.
Craiglow BG. Ichthyosis in the newborn. Semin Perinatol 2013;37(1):26–31.
Cush JJ. Autoinflammatory syndromes. Dermatol Clin 2013;31(3):471–80.
Cutolo M. Autoimmune polyendocrine syndromes. Autoimm Rev 2014;13(2):85–9.
Da Silva EM, Strfaldi MW, Andriolo RB, et al. Enzyme replacement therapy with idursulfase for mucopolysaccharidosis type II (Hunter syndrome). Cochrane Database Syst Rev 2014;8:1.
De Jager M, Blokx W, Warris A, et al. Immunohistochemical features of cutaneous granulomas in primary immunodeficiency disorders: a comparison with cutaneous sarcoidosis. J Cutan Pathol 2008;35(5):467–72.
Dumitrescu CE, Collins MT. McCune-Albright syndrome. Orphanet J Rare Dis 2008;3:12.
Eichenfield L, Frieden I, Mathes E, Zanglein A. Neonatal and Infant Dermatology. 3rd ed. London: Elsevier Saunders; 2015 Tables 10.2 and 26.2.
Eichenfield L, Frieden IJ. Neonatal and Infant Dermatology: Disorders of Hyperpigmentation and Melanocytes and Nail Disorders. 3rd ed. Philadelphia: Elsevier; 2014.
Falik-Zaccai TC, Khayat M, Luder A, et al. A broad spectrum of developmental delay in a large cohort of prolidase deficiency patients demonstrates marked interfamilial and intrafamilial phenotypic variability. Am J Med Genet B Neuropsychiatr Genet 2010;153B(1):46–56.
Fenot M, Stalder JF, Barbarot S. Juvenile xanthogranulomas are highly prevalent but transient in young children with neurofibromatosis type 1. J Am Acad Dermatol 2014;71(2):389–90.
Fernandes JD, Machado MC, Oliviera ZN, et al. Clinical presentation and treatment of diaper dermatitis-part II. An Bras Dermatol 2009;84(1):47–54.
Ferner RE, Huson SM, Thomas N, et al. Guidelines for the diagnosis and management of individuals with neurofibromatosis 1. J Med Genet 2007;44(2):81–8.
Ferrari F, Masurel A, Olivier-Faivre L, Vabres P. Juvenile xanthogranuloma and nevus anemicus in the diagnosis of neurofibromatosis type 1. JAMA Dermatol 2014;150(1):42–6.
Fine JD, Bauer EA, McGuire J, Moshell A. Epidermolysis bullosa: Clinical, epidemiologic, and laboratory advances and the findings of the National Epidermolysis Bullosa Registry. Baltimore: The John Hopkins University Press; 1999.
Fine JD, Bruckner-Tuderman L, Eady RA, et al. Inherited epidermolysis bullosa: updated recommendations on diagnosis and classification. J Am Acad Dermatol 2014;70(6):1103–26.
Fine JD, Eady RA, Bauer EA, et al. The classification of inherited epidermolysis bullosa (EB): Report of the Third International Consensus Meeting on Diagnosis and Classification of EB. J Am Acad Dermatol 2008;58(6):931–50.
Fischer J. Autosomal recessive congenital ichthyosis. J Invest Dermatol 2009;129(6):1319–21.
Fusco F, Paciolla M, Conte MI, et al. Incontinentia pigmenti: report on data from 2000 to 2013. Orphanet J Rare Dis 2014;9:93.
Gahl WA, Brantly M, Kaiser-Kupfer MI, et al. Genetic defects and clinical characteristics of patients with a form of oculocutaneous albinism (Hermansky-Pudlak syndrome). N Engl J Med 1998;338:1258–64.
García-Martína P, Hernández-Martína A, Torrelo A. Ectodermal Dysplasias: A Clinical and Molecular Review. Actas Dermosifiliogr

2013;104:451–70.
Gibbs N. Juvenile plantar dermatosis; can sweat cause foot rash and peeling? Postgrad Med 2001;73–5.
Gordon LB, Massaro J, D'Agostino RB Sr, et al. Progeria Clinical Trials Collaborative. Impact of farnesylation inhibitors on survival in Hutchinson-Gilford progeria syndrome. Circulation 2014;130(1):27–34.
Goujon E, Beer F, Gay S, et al. Anetoderma of prematurity: an iatrogenic consequence of neonatal intensive care. Arch Dermatol 2010;146(5):565–7.
Haddad E, Le Deist F, Blanche S, et al. Treatment of Chediak-Higashi syndrome by allogenic bone marrow transplantation: Report of ten cases. Blood 1995;85:3328–33.
Hamada T. Lipoid Proteinosis. Clin Dermatol 2002;27:624–9.
Happle R. The group of epidermal nevus syndromes Part I. Well defined phenotypes. J Am Acad Dermatol 2010;63(1):1–22.
Hausmann JS, Dedeoglu F. Autoinflammatory diseases in pediatrics. Dermatol Clin 2013;31(3):481–94.
Heliskov S, Rytter MJH, Vestergaard C, et al. Dermatosis in children with oedematous malnutrition (Kwashiorkor): a review of the literature. J Eur Acad Dermatol Venerol 2014;28(8):995–1001.
Hemmati I, Lam J. Hyper and hypopigmented macules over palms and soles since birth-a case of dyschromatosis symmetric hereditaria. Dermatol Online J 2009;15:5.
Hogeling M, Frieden IJ. Segmental Pigmentation Disorder. Br J Dermatol 2010;162(6):1337–41.
Holland KE, Galbraith SS, Drolet BA. Neonatal violaceous skin lesions: expanding the differential of the "blueberry muffin baby.". Adv Dermatol 2005;21:153–92.
Horner MJ, Ries LAG, Krapcho M, et al. SEER Cancer Statistics Review. Bethesda, MD: National Cancer Institute; 1975-2006. <http://seer.cancer.gov/csr/1975_2006/>; based on November 2008 SEER data submission, posted to the SEER web site, 2009.
Iacobas I, Burrows PE, Frieden IJ, et al. LUMBAR: association between cutaneous infantile hemangiomas of the lower body and regional congenital anomalies. J Pediatr 2010;157(5):795–801.
Inbar-Feigenberg M, Meirowitz N, Nanda D, et al. Beals syndrome (congenital contractural arachnodactyly): prenatal ultrasound findings and molecular analysis. Ultrasound Obstet Gynecol 2014;44(4):486–90.
James WD, Berger TG, Elston DM. Andrews' Diseases of the Skin Clinical Dermatology. 11th ed. Philadelphia: Elsevier Saunders; 2011.
Kahaly GJ. Polyglandular autoimmune syndromes. Eur J Endocrinol 2009;161:11–20.
Karalis A. Dermatological manifestations of inherited cancer syndromes in children. Br J Dermatol 2011;164:245–56.
Kawamura A, Ochiai T, Tan-Kinoshita M, et al. Buschke-Ollendorff Syndrome: Three Generations in a Japanese Family. Pediatri Dermatol 2005;22(2):133–7.
Kelley JJ, Freeman AF, Wang H, et al. An Amish boy with recurrent ulcerations of the lower extremities, telangiectases of the hands, and chronic lung disease. J Am Acad Dermatol 2010;62(6):1031–4.
Keppler-Noreuil KM, Sapp JC, Lindhurst MJ, et al. Clinical delineation and natural history of the *PIK3CA*-related overgrowth spectrum. Am J Med Genet Part A 2014;164A:1713–33.
Kim YC, Davis MD, Schanbacher CF, Su WR. Dowling-Degos disease (reticulate pigmented anomaly of the flexures): A clinical and histopathologic study of 6 cases. J Am Acad Dermatol 1999;40(3):462–7.
Klar A, Navon-Elkan P, Rubinow A, et al. Prolidase deficiency: it looks like systemic lupus erythematosus but it is not. Eur J Pediatr 2010;169(6):727–32.
Knoch J, Kamenisch Y, Kubisch C, Berneburg M. Rare hereditary diseases with defects in DNA-repair. Eur J Dermatol 2012;22(4):443–55.
Kono M, Suqiura K, Suqanuma M. Whole-exome sequency identifies ADAM10 mutations as a cause of reticulate acropigmentation of Kitamura, a clinically entity distinct from Dowling-Degos disease. Hum Mol Genet 2013;22(17):3524–33.
Kraemer KH, Patronas NJ, Schiffmann R, et al. Xeroderma pigmentosum, trichothiodystrophy and Cockayne syndrome: A complex genotype-phenotype relationship. Neuroscience 2007;145(4):1388–96.
Lara-Corrales I, Pope E. Autoimmune blistering diseases in children. Semin Cutan Med Surg 2010;29(2):85–91.
Larizza L, Roversi G, Volpi L. Rothmund-Thomson syndrome. Orphanet J Rare Dis 2010;29(5):2–16.
Lava SA, Simonetti GD, Ragazzi M, et al. Juvenile spring eruption: an outbreak report and systematic review of the literature. Br J Dermatol 2013;168(5):1066–72.
Laxer RM, Zulian F. Localized scleroderma. Curr Opin Rheumatol 2006;18(6):606–13.
Lee LA. The clinical spectrum of neonatal lupus. Arch Dermatol Res 2009;301(1):107–10.
Lee PW, Frieden IJ, Streicher JL, et al. Characteristics of noninvoluting congenital hemangioma: a retrospective review. J Am Acad Dermatol 2014;70(5):899–903.
Leung AKC, Barankin B. Boy with rash on forefeet. Consultant 360 2013;53(5):349–51.
Lindvall LE, Kormeili T, Chen E, et al. Infantile systemic hyalinosis: Case report and review of the literature. J Am Acad Dermatol 2008;58:303–7.
Liu T, McCalmont TH, Frieden IJ, et al. The Stiff Skin Syndrome. Arch Dermatol 2008;144(10):1351–9.
Loeys BL, Dietz HC, Braverman AD, et al. The revised Ghent nosology for the Marfan syndrome. J Med Genet 2010;47:476–85.
Loeys BL, Gerber EE, Riegert-Johnson D, et al. Mutations in fibrillin-1 cause congenital scleroderma: stiff skin syndrome. Sci Transl Med 2010;2(23):23ra20.
Lugassy J, McGrath J, Itin P, et al. KRT14 Haploinsufficiency Results in Increased Susceptibility of Keratinocytes to TNF-alpha-Induced Apoptosis and Causes Naegeli-Franceschetti-Jadassohn Syndrome. J Invest Dermatol 2008;128(6):1517–24.
Lyons LL, North PE, Mac-Moue Lai F, et al. Kaposiform hemangioendothelioma: a study of 33 cases emphasizing its pathologic, immunophenotypic, and biologic uniqueness from juvenile hemangioma. Am J Surg Pathol 2004;28(5):559.
Maguiness SM, Garzon MC. Vascular Malformations. Neonatal and Infant Dermatology. 3rd ed. Philadelphia: Elsevier Saunders; 2015.
Malfait F, Wenstrup RJ, De Paepe A. Clinical and genetic aspects of Ehlers-Danlos syndrome, classic type. Genet Med 2010;12(10):597–605.
Mallory SB, Krafchik BR. Goltz syndrome. Pediatr Dermatol 1989;6(3):251–3.
Marque M, Roubertie A, Jaussent A, et al. Nevus anemicus in neurofibromatosis type 1: a potential new diagnostic criterion. J Am Acad Dermatol 2013;69(5):768–75.
Mathes EF, Gilliam AE. A four-year-old boy with fever, rash, and arthritis. Semin Cutan Med Surg 2007;26(3):179–87.
McDonald J, Bayrak-Toydemir P, Pyeritz RE. Hereditary hemorrhagic telangiectasia: an overview of diagnosis, management, and pathogenesis. Genet Med 2011;13(7):607–16.
Menasche G, Fischer A, de Saint Basile G. Griscelli syndrome types 1 and 2. Am J Hum Genet 2002;71:1237–8.
Minić S, Trpinac D, Obradović M. Incontinentia pigmenti diagnostic criteria update. Clin Genet 2014;85(6):536–42.
Mintz E, Morel K. Clinical features, diagnosis, and pathogenesis of chronic bullous disease of childhood. Dermatol Clin 2011;29(3):459–62.
Morais P, Magina S, do Ceu Ribeiro M, et al. Restrictive dermopathy – a lethal congenital laminopathy. Case report and review of the literature. Eur J Pediatr 2009;168:1007–12.
Niamba P, Weill FX, Sarlangue J, et al. Is common neonatal cephalic pustulosis (neonatal acne) triggered by Malassezia

sympodialis? Arch Dermatol 1998;134(8):995–8.
Nofal A, Sanad M, Assaf M, et al. Juvenile hyaline fibromatosis and infantile systemic hyalinosis: A unifying term and a proposed grading system. J Am Acad Dermatol 2009;61:695–700.
North PE, Kincannon J. Vascular Neoplasms and Neoplastic-Like Proliferations. Dermatology. 3rd ed. Philadelphia: Elsevier Saunders; 2012.
Northrup H, Krueger DA, International Tuberous Sclerosis Complex Consensus Group. Tuberous sclerosis complex diagnostic criteria update: recommendations of the 2012 International Tuberous Sclerosis Complex Consensus Conference. Pediatr Neurol 2013;49(4):243–54.
Och HD, Hagin D. Primary immunodeficiency disorders: general classification, new molecular insights, and practical approach to diagnosis and treatment. Ann Allergy Asthma Immunol 2014;112(6):489–95.
Oji V, Tadini G, Akiyama M, et al. Revised nomenclature and classification of inherited ichthyoses: results of the First Ichthyosis Consensus Conference in Soreze 2009. J Am Acad Dermatol 2010;63(4):607–41.
Oyama M, Shimizu H, Ohata Y, et al. Dyschromatosis symmetrica hereditaria (reticulate acropigmentation of Dohi): Report of a Japanese family with the condition and a literature review of 185 cases. Br J Dermatol 1999;140(3):491–6.
Paller A, Mancini AJ, Hurwitz S. Hurwitz Clinical Pediatric Dermatology: A Textbook of Skin Disorders of Childhood and Adolescence. 4th ed. Edinburg, New York: Elsevier Saunders; 2011.
Paloni G, Berti I, Cutrone M, et al. Acropustulosis of infancy. Arch Dis Child Fetal Neonatal Ed 2013;8(4):F340.
Pickering LK, Carol J, Baker CJ, Kimberlin DW. Red Book. 29th ed. Chicago: American Academy of Pediatrics; 2012. p. 1258.
Pilarski R, Burt R, Kohlman W, et al. Cowden syndrome and the *PTEN* hamartoma tumor syndrome: systematic review and revised diagnostic criteria. J Natl Cancer Inst 2013;105:1607–16.
Pingault V, Ente D, Dastot-LeMoal F, et al. Review and update of mutations causing Waardenburg syndrome. Hum Mutat 2010;31:391–406.
Pohla-Gubo G, Hintner H. Direct and indirect immunofluorescence for the biopsy of autoimmune diseases. Dermatol Clin 2011;29(3):365–72.
Primaorac D, Anticevic D, Barisic I, et al. Osteogenesis Imperfecta – Multi-Systemic and Life-Long Disease that Affects Whole Family. Coll Antropol 2014;38(2):767–72.
Prindiville JS. Lumps, Bumps, and Hamartomas. Neonatal and Infant Dermatology. 3rd ed. Elsevier; 2015.
Richard G, Choate K, Milstone L, Bale S. Management of ichthyosis and related conditions gene-based diagnosis and emerging gene-based therapy. Dermatol Ther 2013;26(1):55–68.
Rigante D, Frediani B, Galeazzi M, Cantarini L. From the Mediterranean to the sea of Japan: the transcontinental odyssey of autoinflammatory diseases. Biomed Res Int 2013;2013:485103.
Ringpfeil F. Selected disorders of connective tissue: pseudoxanthoma elasticum, cutis laxa, and lipoid proteinosis. Clin Dermatol 2005;23:41–6.
Rork JF, Huang JT, Gordon LB, et al. Initial cutaneous manifestations of Hutchinson-Gilford progeria syndrome. Pediatr Dermatol 2014;31(2):196–202.
Sansaricq F, Stein S, Petronic-Rosic V. Autoimmune bullous diseases in childhood. Clin Dermatol 2012;30(1):114–27.
Sapp JC, Turner JT, van de Kamp JM, et al. Newly delineated syndrome of congenital lipomatous overgrowth, vascular malformations, and epidermal nevi (CLOVE syndrome) in seven patients. Am J Med Genet Part A 2007;143A(29):44–58.
Sheinfeld NS. Syndromic albinism: A review of genetics and phenotypes. Dermatol Online J 2003;9(5):5.
Shin HT, Paller A, Hoganson G, et al. Infantile systemic hyalinosis. J Am Acad Dermatol 2004;50:S61–4.
Shirley MD, Tang H, Gallione CJ, et al. Sturge-Weber syndrome and port-wine stains caused by somatic mutation in GNAQ. N Engl J Med 2013;368(21):1971–9.
Shoham NG, Centola M, Mansfield E, et al. Pyrin binds the PSTPIP1/CD2BP1 protein, defining familial Mediterranean fever and PAPA syndrome as disorders in the same pathway. Proc Natl Acad Sci USA 2003;100(23):13501–6.
Siegel DH, Shieh JT, Kwon EK, et al. Copy number variation analysis in 98 individuals with PHACE syndrome. J Invest Dermatol 2013;133(3):677–84.
Sillevis Smitt JH, Kuijpers TW. Cutaneous manifestations of primary immunodeficiency. Curr Opin Pediatr 2013; 25:492–7.
Smitt JHS, van Asperen CJ, Niessen CM, et al. Restrictive Dermopathy Report of 12 Cases. Arch Dermatol 1998;134:577–9.
Sobey G. Ehlers-Danlos syndrome: how to diagnose and when to perform genetic tests. Arch Dis Child 2015;100:57–61.
Stinco G, Governatori G, Mattighello P, Patrone P. Multiple cutaneous neoplasms in a patient with Rothmund-Thomson syndrome: case report and published work review. J Dermatol 2008;35(3):154–61.
Stockman A, Boralevi F, Taïeb A, Léauté-Labrèze C. SACRAL syndrome: spinal dysraphism, anogenital, cutaneous, renal and urologic anomalies, associated with an angioma of lumbosacral localization. Dermatol 2007;214(1):40–5.
Summers CG. Albinism: classification, clinical characteristics, and recent findings. Optom Vis Sci 2009;86:659–62.
Surrenti T, Callea F, Tanturi De Horatio L, et al. Buschke-Ollendorf Syndrome: Sparing Unnecessary Investigations. Cutis 2014;94:97–100.
Teng JM, Cowen EW, Wataya-Kaneda M, et al. Dermatologic and Dental Aspects of the 2012 International Tuberous Sclerosis Complex Consensus Statements. JAMA Dermatol 2014;[Epub ahead of print].
Tian'en Z, Libin D, Yushu T. Vogt-Koyanagi-Harada syndrome: Report of a juvenile case. J Dermatol 2003;30(7):570–1.
Tripathi SV, Leslie KS. Autoinflammatory diseases in dermatology: CAPS, TRAPS, HIDS, FMF, Blau, CANDLE. Dermatol Clin 2013;31(3):387–404.
Uitto J, Bercovitch L, Terry SF, et al. Pseudoxanthoma Elasticum: Progress in Diagnostics and Research Towards Treatment. Summary of the 2010 PXE International Research Meeting. Am J Med Genet Part A 2011;155:1517–26.
Uitto J, Li Q, Jiang Q. Pseudoxanthoma elasticum-Molecular genetics and putative pathomechanisms. J Invest Dermatol 2010;130:661–70.
Van Dijk FS, Sillence DO. Osteogenesis Imperfecta: Clinical Diagnosis, Nomenclature and Severity Assessment. Am J Med Genet Part A 2014;164A:1470–81.
Walter JW, North PE, Waner M, et al. Somatic mutation of vascular endothelial growth factor receptors in juvenile hemangioma. Genes Chromosomes Cancer 2002;33(3):295.
Ward KA, Moss C, Sanders DS. Human piebaldism: Relationship between phenotype and site of kit gene mutation. Br J Dermatol 1995;132(6):929–35.
Weeden D. Skin pathology. 2nd ed. London; Toronto: Churchill Livingstone; 2002.
Wolf B. Biotinidase deficiency: If you have to have an inherited disease, this is the one to have. Genet Med 2012;14(6):565–75.
Yadegari M, Whyte M, Mumm S, et al. Buschke-Ollendorf Syndrome Absence of LEMD3 Mutation in an Affected Family. Arch Dermatol 2010;146(1):63–8.
Zvulunov A, Barak Y, Metzker D. Juvenile xanthogranuloma, neurofibromatosis, and juvenile chronic myelogenous leukemia. Arch Dermatol 1995;131(8):904–8.

第 5 章

感染性疾病

Ali Alikhan, Thomas Hocker

第 1 节　病毒性疾病

一、人乳头状瘤病毒(HPV)

1. 双链 DNA 病毒感染皮肤和黏膜上皮细胞→疣和恶性肿瘤(例如,宫颈癌和鳞状细胞癌)。

(1)衣壳

◇包含 DNA。

◇由 L1(主要结构蛋白)和 L2(次要结构蛋白)组成,这对结合/进入上皮细胞至关重要。

(2)HPV 具有物种特异性,其生命周期需要完全分化的鳞状上皮细胞。

◇只有在病毒感染了基底层角质形成细胞时才能实现增殖性感染/增生。

- 早期蛋白(E1–E7)负责病毒复制和角质形成细胞永生化。
- 晚期蛋白(L1–L2)在浅表表皮层表达和编码病毒体形成所需要的结构蛋白。

◇E1 和 E2 基因首先在基底层和棘层表达–控制其他基因的转录+病毒 DNA 复制(利用宿主细胞机制)。

◇E4 蛋白破坏细胞角蛋白网络→挖空细胞。

◇E5,E6 和 E7 基因允许病毒在基底细胞层上方复制→扩增。

- E6 和 E7 降低宿主免疫反应(例如,TLR9 和 IL–8)。
- E6 和 E7 在高危黏膜亚型是癌基因蛋白。
  - E6→泛素介导的 p53 破坏→细胞凋亡↓/复制↑/突变↑。
  - E7 结合 RB→E2F 转录因子的抑制丢失→DNA↑复制的重要基因的表达。

◇更多的浅层表皮层有较高的 L1 和 L2 水平;在颗粒层及以上观察到完整的病毒。

◇宿主反应在本质上主要是细胞介导的,并伴随固有免疫系统的帮助(例如,TLR–3 和 TLR–9)。

(3)α 属(大多数黏膜和皮肤 HPV 类型)和 β 属[疣状表皮发育不良(EV)相关的 HPV 类型]是主要已知的类型。

2. 典型的传播方式:通过性接触或者皮肤与皮肤/污染物的接触。

3. 未经治疗的大多数疣在 1~2 年可以消退。

4. HPV 感染的皮肤表现

(1)寻常疣:角化过度丘疹有针尖大的黑点(毛细血管血栓),大多数在手指、手背/肘部/膝部;通常由 HPV–1、HPV–2、HPV–4、HPV–27 和 HPV–57 引起(HPV–57 可引起指甲营养不良)。

(2)掌/跖疣:厚/深的内生丘疹在手掌/足底处有黑点。

◇蚁冢状疣是指一些跖疣呈蚁冢状外观;镶嵌式是指数个跖疣融合在一起。

◇HPV–1,HPV–2,HPV–4,HPV–27 和 HPV–57。

◇组织学:教堂尖顶样乳头瘤样增生+角化过度,棘层增厚(伴表皮突延长),颗粒层增厚和挖空细胞(颗粒层);↑真皮血管。

(3)扁平/平面疣:淡粉色/棕色,柔软/光滑,轻微的隆起。手背/面部线状平顶的丘疹。

◇常见于儿童;成年女性多于成年男性。

◇HPV–3,HPV–10,HPV–28 和 HPV–41。

◇组织学:正角化,轻度乳头瘤样增生,颗粒层增厚,棘层增厚和挖空细胞(颗粒层)。

(4)屠夫疣：在肉类/鱼类加工行业者手部的泛发疣状丘疹，由HPV-7和HPV-2引起。

(5)脊状疣保持正常皮纹，由HPV-60引起；色素沉着变异型在日本更常见。

(6)疣状表皮发育不良：基因失调见于对β属HPV敏感的宿主(HPV-3，HPV-5，HPV-8，HPV-9，HPV-12，HPV-14，HPV-15，HPV-17，HPV-19，HPV-25，HPV-36和HPV-38)。

◇常染色体隐性遗传-TMC6(EVER1)和TMC8(EVER2)突变。

◇获得型见于HIV。

◇HPV 5-8型→AK和SCC(患者一般≥30岁，发生在日光暴露部位；>30%会发展为SCC)。

◇泛发的多形丘疹[一般扁平疣状外观(手背、颈、面和四肢)，但也可见鳞屑性的粉色斑片或色素减退的，点滴状斑片/斑块和脂溢性角化样皮损在额部/颈部/躯干]。

◇部分病例有广泛融合的疣：泛发疣病。

◇组织学：扁平疣状结构+细胞有核周晕和细胞质蓝灰色颗粒(图5-1)。

(7)WHIM综合征：常染色体显性，CXCR4突变引起的1°免疫缺陷→疣，低丙种球蛋白血症，感染(细菌)和中性粒细胞减少症(2°到先天性骨髓粒细胞缺乏症)。

(8)WILD综合征：疣，免疫缺陷，淋巴水肿和发育不良(肛门、生殖器)。

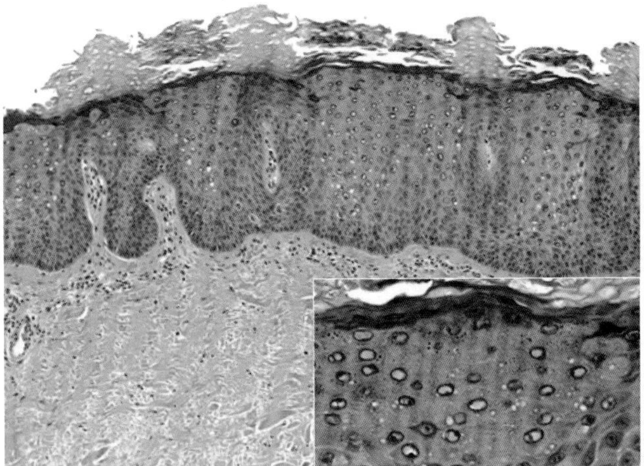

图5-1 疣状表皮化生组织学。中上表皮可见核周光晕和蓝灰色颗粒细胞质。(Courtesy，Lorenzo Cerroni，MD. Bolognia JL，Jorizzo JL，Rapini RP. Dermatology，3rd edn. Elsevier，2012.)

(9)治疗：损毁性的[冷冻治疗，ED&C，剪除/削除，激光(PDL或CO_2)/光动力治疗，斑蝥素，水杨酸制剂]，免疫调节剂/抗病毒[SADE/DPCP和皮损内免疫治疗(例如，念珠菌)]和5-FU(通常局部外用水杨酸或皮损内注射)，皮损内(博来霉素和西多福韦凝胶)。

5. HPV感染的黏膜/生殖道表现

(1)生殖道疣(尖锐湿疣)

◇最常见的性传播疾病。

◇常发生在外生殖道/会阴/肛周/腹股沟/阴阜/阴道/尿道/肛管。

◇光滑、无蒂、隆起的，皮肤颜色至棕色的分叶状丘疹。

◇HPV-6，HPV-11，HPV-16，HPV-18，HPV-31，HPV-33和HPV-45。

◇扁平尖锐湿疣(扁平宫颈疣)可见醋酸→变白。

◇大多数患者2年内自然消退。

◇危险因素：青春期性交、多性伴和男男性交者。

◇包皮环切术→HPV传播↓。

◇可能导致宫颈癌。

• 最常见情况：持续宫颈高危HPV感染(HPV-16，HPV-18，HPV-31，HPV-33和HPV-45)。

• 免疫抑制(例如，HIV+)风险↑。

◇组织学：表皮增生，挖空细胞(棘层也该可见)，乳头瘤样增生(无寻常疣严重而且更圆)，角化不全。

◇治疗：损毁性治疗[冷冻，TCA(高浓度)，电外科手术，剪除/削除，激光(CO_2)/光动力，鬼臼毒素/鬼臼酯]，免疫调节剂/抗病毒药(咪喹莫特，赛儿茶素，皮损内免疫治疗，西多福韦凝胶/皮损内)。

◇HPV疫苗：包含L1主要衣壳(自我组装成类病毒颗粒→因为不含DNA，所以允许免疫的发展而不会造成任何伤害)。

• 3种类型：四价(宫颈癌疫苗针对HPV-6，HPV-11，HPV-16，HPV-18)，二价(宫颈癌疫苗针对HPV-16，HPV-18)和九价(HPV-6，-11，-16，-18，-31，-33，-45，-52和-58)。

• 最好在有性行为前接种，FDA建议女性和男性在9~26岁接种。

(2)鲍温样丘疹病：生殖器/会阴/肛周多发的棕色丘疹/光滑斑块，是高度鳞状上皮内病变(HSIL)或SCCIS；相关HPV高危型进展为侵袭性SCC很少见。

(3)红斑增生病：在无毛阴茎/外阴处有红色光滑

斑块，是 HSIL 或 SCCIS；HPV 高危型增加了进展为侵袭性 SCC 的风险。

(4)Buschke-Lowenstein 肿瘤(见于生殖器)

◇疣状癌的一种(缓慢生长和局部破坏)，包括口腔菜花样乳头瘤病(HPV-6，HPV-11；危险因素为吸烟、辐射和炎症)，穿掘性上皮瘤(HPV-2、HPV-11 和 HPV-16)和类癌性皮肤乳头状瘤。

◇HPV-6 和 HPV-11。

◇菜花样肿瘤可以深度侵袭外生殖器和肛周。

◇组织学：表皮乳头瘤样增生，棘层增厚，表皮突向下延伸；无细胞异型，基底膜完整。

◇治疗：边缘清晰地切除。

(5)口腔疣：在口腔表面软的粉白色丘疹，由 HPV-6 和 HPV-11 引起；常见于 HIV。

◇口腔灶性上皮增生(Heck 病)：多发扁平疣状丘疹，发生在儿童牙龈/颊/唇黏膜(特别在南美洲)，由 HPV-13 和 HPV-32 引起。

6. 复发性呼吸道乳头状瘤病：由 HPV-6 和 HPV-11 引起的呼吸道乳头状瘤；首位喉良性肿瘤；嘶哑+鸣音+呼吸窘迫；儿童期(2°至垂直传播)和成年期(2°至生殖器-口腔传播)；可以发展为 SCC，尤其是吸烟者。

二、人类疱疹病毒

1. 人类疱疹病毒(HHV-1~HHV-8)共 8 种属于疱疹病毒科；它们的共同特征是含有线性双链 DNA 的二十面体衣壳，包绕着含糖蛋白的包膜；在宿主细胞核中复制。

2. 发病机制包括感染，潜伏和再激活。

(一)单纯疱疹病毒(HHV-1/HSV-1 和 HHV-2/HSV-2)

1. 反复发作的水疱发生在口周(典型 HSV-1)和生殖器(典型 HSV-2)区域。

2. 原发性感染为首次病毒感染（可能引起症状)；潜伏期时病毒潜伏于感觉(背根)神经节；再激活/复发(可能引起症状)。

3. 生殖器疱疹危险因素：15~30 岁、性伴增多、低收入/低教育、HIV+(反之亦然-生殖器 HSV-2→HIV 风险增加)、同性恋。

4. 发病机制

(1)感染发生时可以没有皮损(并且经常没有皮损)，病毒可以潜伏。

(2)HSV-1 可以通过唾液/分泌物传播，HSV-2 可以通过性传播→病毒在皮肤/黏膜层复制→轴突逆行到背根神经节→潜伏和继后再激活。

(3)HSV 可以逃避宿主的免疫系统(例如，APC 引起 CD1a 表达下降，TLR 信号减低)。

(4)再激活的诱发因素：压力，紫外线(UVB>UVA)，发热，损伤(例如，化学或剥脱术或分级激光)，免疫抑制。

5. 临床表现

(1)典型表现：在红色基底上成组或成簇的水疱。

◇可以变成脓疱、糜烂(由于融合形成典型的扇状边缘)和溃疡，最终在 6 周内结痂并愈合。

(2)1°感染：感染后 3~7 天→前驱症状(淋巴结疼痛，全身乏力，厌食，发热)→黏膜皮损+/-疼痛/压痛/烧灼/刺痛(发生于皮疹前)。

(3)复发性感染：一般轻于 1°感染，24 小时前有前驱症状，刺痛/瘙痒/烧灼感。

(4)口周感染

◇1°HSV 可能严重(儿童龈口炎；成人咽炎/单核细胞增多症样)。

◇口腔(尤其颊黏膜和牙龈；好发于口腔前部而不像疱疹性咽峡炎)，口唇(复发性的倾向于口唇边界)。

(5)生殖器疱疹

◇1°感染通常无症状，但是可以引起外生殖道、阴道、子宫颈、臀部、会阴(女性)疼痛，有糜烂，±淋巴结病/排尿困难(主要是女性)。

• 女性 1°更严重→生殖器外受累增加，有尿潴留、无菌性脑膜炎(10%)症状。

◇复发性-症状轻微，伴持续约一周的较少水疱，暴发的频率通常随着时间的推移而降低。

(6)HSV 其他表现

◇疱疹样湿疹：广泛传播，有时在特应性皮炎、良性天疱疮，Darier 病发生重症 HSV 感染（图 5-2)和(或)全身性症状，淋巴结病可能危及生命；儿童增多。

• 丝聚合蛋白突变增多。

• 通常由 HSV-1 引起；与免疫系统 Th2 漂移有关。

• 发作年龄<5 岁的严重特应性皮炎患者增加，IgE 水平升高，嗜酸性粒细胞升高，食物/环境过敏，发病增加。

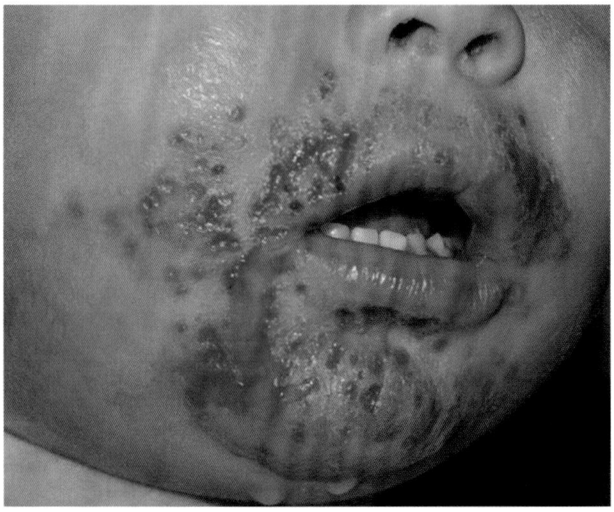

图5-2 疱疹样湿疹。形态单一的穿凿样有扇形边缘的糜烂，见于有面部特异性皮炎病史的婴儿。(Courtesy,Julie V Schaffer, MD,Bolognia JL,Jorizzo JL,Rapini RP. Dermatology,3rd ed. Elsevier,2012.)

• 与局部钙调磷酸酶抑制剂有关。

◇疱疹性瘭疽：手指感染(儿童由HSV-1引起，成人由HSV-2引起)，伴水疱/疼痛/肿胀；可见复发；在10岁以下和20~40岁出现双峰。

◇外伤性疱疹：HSV-1感染到运动接触2°(典型表现在颈部/面部一侧和前臂)。

◇HSV毛囊炎(疱疹性须疮)：在胡须部位的毛囊性水疱/脓疱(由HSV-1引起)。

◇严重/慢性HSV：大的慢性溃疡可以累及呼吸道或消化道，更常见于免疫受损。

◇眼HSV：角膜结膜炎伴淋巴结病，树枝状角膜溃疡；可能导致失明(新生儿由HSV-2引起；其他由HSV-1引起)。

◇HSV脑炎：美国最常见的致命病毒性脑炎；可能与TLR-3或UNC-93B突变有关；通常由HSV-1引起；发热/心理状态改变/行为异常；好发颞叶CA 1区。

◇新生儿HSV：见儿科皮肤病部分。

6. 诊断

(1)病毒培养(高度特异性、低敏感性)，直接荧光抗体检测、血清学(蛋白质印迹法是金标准)、PCR(最敏感/特异)、Tzanck涂片(多核上皮巨细胞；急性期皮损最易操作)。

(2)组织学：表皮内水疱+青灰色增大的角质形成细胞(气球样变性)，多核染色质着边。

◇+/-核内Cowdry A包涵体(嗜酸性包涵体)，表皮坏死，真皮多种炎症细胞浸润，在血管周围袖套状。

7. 治疗

(1)口唇：口服喷昔洛韦/伐昔洛韦，局部喷昔洛韦，或局部阿昔洛韦/氢化可的松联合用药。

(2)生殖器：口服阿昔洛韦/泛昔洛韦/伐昔洛韦。

◇在最初48小时内用药→疼痛/愈合时间/病毒脱落↓。

◇对于每年发生大于6次的口唇/生殖器HSV可给予每日抑制剂量(病毒脱落↓)。

(3)疱疹样湿疹、新生儿HSV或免疫抑制的重症HSV感染可能需要静脉阿昔洛韦。

(4)对于阿昔洛韦抵抗的HSV可使用磷钾酸钠或西多福韦(在免疫抑制患者更常见)。

8. 说明：HSV-1是轻型多形红斑最常见原因(疱疹相关的多形红斑，HAEM)。

(二)水痘带状疱疹病毒(HHV-3)

1. 引起水痘和带状疱疹。

2. 水痘是1°感染，带状疱疹是潜伏感染的再激活(更常见于免疫抑制和老年人，可以引起死亡，如经SIADH发展的播散性带状疱疹患者)。

3. 原发性水痘的发病率因为接种水痘带状疱疹疫苗而降低。

4. 带状疱疹发生于20%成年人，50%的患者有免疫缺陷。

(1)老年人风险最高。

(2)危险因素：身体和情绪压力、发热、创伤和免疫抑制。

(3)白种人>非白种人。

5. 发病机制

(1)通过飞沫和直接接触皮损疱液传播。

◇传染发生在水痘皮损形成前1~2天直到皮损全部结痂。

(2)在原发性水痘感染后，VZV移行至背根神经节并保持休眠状态，如果以后再激活病毒复制，沿感觉神经播散到皮肤，表现为带状疱疹。

6. 临床表现

(1)原发水痘

◇在健康个体主要是自限性的。

• 在青少年和成年人更严重。

◇前驱症状：发热、疲劳和肌痛。

◇典型病变的进展描述为“玫瑰花瓣上的露珠”：在红斑基础上的小水疱，会形成脓疱，然后结痂。

• 不同阶段皮损分批出现。

◇在规范接种疫苗后疫苗相关的水痘带状疱疹罕见，在注射部位可以出现轻型水痘。

◇妊娠期原发性水痘。

• 先天性水痘综合征：皮肤瘢痕；中枢神经系统/眼/肢体异常；如果感染发生在妊娠前 20 周，风险最大；暴露于带状疱疹病毒的胎儿在儿童期可能再激活出现带状疱疹。

• 新生儿水痘：围生期水痘传播（生产前 5 天到产后 2 天）；因为缺少保护性母体抗体，病情严重（死亡率为 30%）。

（2）带状疱疹：前驱症状（瘙痒，刺痛，感觉过敏，疼痛）→以皮节模式出现的在红色基底上，群集性疼痛的小水疱。

◇最常见于躯干（胸）；其次是面部（脑神经、三叉神经最常见受累）；第三位是腰神经，第四位是骶神经。

◇带状疱疹后神经痛：发生在病变清除后，在老年人更常见、严重且进展缓慢。

◇在 HIV 患者中，病变更持久，更复杂。

◇播散性：皮区+皮区外>20 处皮损+/−内脏受累；几乎只见于免疫抑制者（AIDS，淋巴网状内皮恶性肿瘤，长期使用免疫抑制剂等）；危及生命的肺炎和脑炎的风险增加。

◇血管病变（通常是中枢神经系统，也包括外周动脉）是延迟的并发症。

◇皮节特异性带状疱疹表现

• Ramsay−Hunt 综合征：面神经的膝状神经节受累（CN−Ⅶ）可引起耳痛、鼓膜水疱、EAM；同侧面神经麻痹，口干/眼干，舌前 2/3 味觉丧失，听觉（例如，耳聋和耳鸣）和平衡问题（前庭耳蜗神经）。

• 如果脑神经Ⅴ受累会出现无菌性脑膜炎和（或）血管病变（脑炎）。

• 如果脑神经Ⅷ受累会出现听力受损/耳聋。

• 如果脑神经Ⅱ、Ⅲ、Ⅴ受累会出现眼睛受累（带状疱疹眼炎）→Hutchinson 征（累及患侧和鼻尖），这通常提示脑神经 V1 神经分支外部区域的疾病；眼部受累占 3/4（例如，角膜炎、眼色素层炎、急性视网膜坏死和视力丧失）→眼色素层炎最常见；角膜炎排第二。

• Bell 麻痹是脑神经Ⅶ受累的表现。

• 后皮片并发症。

○ 颈：手臂的运动神经病变（有可能萎缩）和胸肌无力。

○ 胸：腹壁肌肉层假疝和肌肉无力。

○ 腰：下肢运动神经病变（可能萎缩）。

• 如果腰骶皮区受累可能引起尿迟缓/潴留。

• 胸/腰/骶神经受累可能引起肿胀、便秘、假性梗阻、肛门括约肌张力降低。

7. 诊断：Tzanck 涂片，DFA，PCR（敏感、快速），病毒培养（特异、不敏感），血清学（IgG 滴度 4 倍增加可回顾性证实之前的感染），皮肤活检（与 HSV 相似，但免疫组化可以鉴别）。

8. 治疗

（1）原发水痘

◇皮损发生 3 天内可系统性使用阿昔洛韦或伐昔洛韦→降低严重程度和病程。

• 健康儿童/成人适当口服治疗。

• 在免疫受损患者使用静脉阿昔洛韦。

◇暴露后的预防。

• 非免疫暴露 72~120 小时可以给予疫苗接种，免疫活性>12 个月。

• 免疫缺陷者、妊娠期女性和新生儿在暴露后 96 小时内应用 VZIg（水痘带状疱疹免疫球蛋白）。

○ IVIg 可以交替使用。

• 在暴露后 7~10 天内口服阿昔洛韦。

◇一级预防为水痘疫苗接种。

• 减毒活疫苗病毒推荐 2 剂疫苗接种系列；是初级免疫系列的一部分。

• 初始剂量接种在 12~15 个月，加强剂量接种在 4~6 岁。

• 妊娠期女性和免疫低下患者禁用。

◇原发水痘的后遗症

• Reye 综合征在阿司匹林应用中出现（现在罕见）。

• 在老年人肺炎常见；未治疗高死亡率。

• 脑炎、小脑共济失调、肝炎。

（2）带状疱疹

◇抗病毒治疗应用阿昔洛韦（免疫抑制患者静脉使用），泛昔洛韦、伐昔洛韦最佳在 72 小时内应用；泼尼松应用减轻疼痛，但对病程或者PHN发展没有效果。

- 皮损/疼痛持续时间↓。
- 50岁以上患者PHN发病率↓。
- 伐昔洛韦和泛昔洛韦优于阿昔洛韦。

◇PHN：三环抗抑郁药（如去甲替林）、加巴喷丁、8%辣椒素贴片，普瑞巴林，阿片类镇痛药，利多卡因贴片。

◇减毒活疫苗→疾病进展降低50%左右，PHN下降67%；应用于免疫功能正常的60岁以上患者。

（三）Epstein-Barr病毒（HHV-4）

1. 引起传染性单核细胞增多症和许多其他疾病（如口腔毛状黏膜白斑、种痘样水疱病、Gianotti-Crosti综合征，生殖器溃疡，多种血液病/恶性肿瘤（例如，Burkitt淋巴瘤，NK/T细胞淋巴瘤，移植后淋巴增生紊乱，鼻咽癌）。

2. 发病机制：通过唾液/血液传播→初始感染黏膜上皮细胞→B细胞（在此病毒可以通过产生EBNA-1蛋白和潜伏膜蛋白-2休眠和逃避免疫系统）。

（1）潜伏期1~2月，随着病毒的复制症状发展。

（2）患者细胞调节免疫降低，感染的B细胞可以继续复制→淋巴增生紊乱（细胞调节免疫比体液调节更重要，可在第1次患单核细胞增多症后获得免疫）。

3. 临床表现

（1）单核细胞增多症：典型年轻成人咽炎，发热，颈部淋巴结肿大。

◇脾大（或破裂）+/-肝大。

◇患者肝功能异常。

◇淋巴细胞增多（高达40%不典型淋巴细胞）。

◇5%~10%患者在发病后第一周内可能出现不明显的多形性皮疹（例如，荨麻疹样，麻疹样）。

- 离心扩散。
- 在眼睑、硬/软腭连接处有瘀斑。
- +/-生殖道溃疡（尤其是女性）。

◇氨苄西林/阿莫西林→皮肤超敏反应（泛发的瘙痒性麻疹样发疹→脱屑）。

（2）口腔毛状黏膜白斑：在舌侧面典型的波状白色斑块，与HIV有很强的相关性；在吸烟者更常见。

（3）Gianotti-Crosti综合征和丘疹-紫癜性手套袜套综合征（更常见细小病毒B19）可能发生在EBV感染。

4. 诊断

（1）传染性单核细胞增多症检测试剂盒：非特异性，IgM异嗜抗体经常出现在EB病毒感染且可以持续数月；85%年龄稍大儿童/成人在感染的第二周呈阳性，但在年龄较小的儿童经常是阴性。

（2）EBV-特异性抗体：年龄较小的儿童更敏感；有助于区分当前感染和既往感染（表5-1）。

◇IgM/IgG病毒衣壳抗原（VCA），IgG早期抗原（EA），IgG核抗原（EBNA）。

（3）全血细胞计数（CBC）提示淋巴细胞增多症伴不典型淋巴细胞和血小板减少。

（4）可能出现转氨酶升高。

（5）异嗜抗体阳性（>1:40）和>10%非典型淋巴细胞提示急性感染。

（6）组织和血液EBV DNA的PCR检测，RT-PCR可用于淋巴样细胞。

5. 治疗

（1）支持治疗。

（2）严重扁桃体炎患者可口服皮质类固醇。

（3）脾大消退前避免接触性运动（否则有脾破裂的风险）。

（4）罕见后遗症：上呼吸道阻塞，无菌脑膜炎，脑膜脑炎，心肌炎，心内膜炎和肾衰竭。

（四）巨细胞病毒（HHV-5）

1. 传播主要通过体液、污染物，垂直传播，移植器官，造血干细胞。

2. 感染白细胞→播散→不同器官→潜伏。

（1）在健康成人大多数感染是无症状的；然而在TORCH综合征、免疫抑制/移植患者可引起重症疾病

表5-1 Epstein-Barr病毒特异性血清学检测

病毒衣壳抗原（VCA）				
状态	IgG	IgM	EA	EBNA
无既往感染	-	-	-	-
急性IM	+	+	+-	-
康复IM	+	+/-	+-	+/-
既往感染	+	-	低+/-	+
再激活/慢性	++	+/-	++	+/-

From Paller S，Mancinil AJ，Hurwitz Clinical Pediatric Dermatology.4th Ed.Elseier，2011.

(CMV 肾炎/失明、脑膜脑炎、肺炎、消化系统溃疡)。

(2)1°感染之后,除了免疫抑制患者外,复发的风险非常低。

3. 成人皮肤表现

(1)单核细胞增多症样表现(例如,咽痛,发热,淋巴结肿大,肝、脾大)与非特异性皮疹(如麻疹样)。

◇如果给予阿莫西林→皮疹(如传染性单核细胞增多症)。

(2)HIV 患者在会阴或下肢出现顽固的溃疡;这些患者会出现疣状斑块、水疱和(或)结节。

4. 诊断通过人皮肤成纤维细胞培养(金标准),快速方法包括小瓶培养技术,PCR 和血清学检测; 溃疡组织学表现内皮细胞增大;有特殊诊断意义的"猫头鹰眼"(细胞核内包涵体)。

5. 更昔洛韦(静脉)和缬更昔洛韦(口服)是首选治疗。

(五)HHV-6(婴儿玫瑰疹,幼儿急疹)

1. 是最常见的儿童病毒性疾病之一(详细讨论见儿童皮肤病章节); 多达 15%的婴儿可能会有高热惊厥,但是在健康人群中一般是良性过程。95%患者年龄是 6 个月至 3 岁。

2. 病毒潜伏在 T 细胞→再激活引起玫瑰糠疹(伴 HHV-7)和药物超敏综合征(伴 EBV,CMV 和 HHV-7)。

(六)HHV-7

1. 嗜淋巴细胞病毒与 HHV-6 有显著同源性,可能参与 HHV-6 的协同感染。

2. 虽然不是疾病的明确病因,它可能和玫瑰糠疹(伴 HHV-6)和部分幼儿急疹(HHV-6 协同感染,独特临床表现)有关。

(七)HHV-8

1. 卡波西肉瘤的病因在肿瘤学皮肤病章节中讨论。

2. 可与多中心卡斯特曼病、原发性渗出性淋巴瘤(PEL)和副肿瘤天疱疮有关。

三、其他病毒

(一)痘病毒

1. 天花(天花病毒;正痘病毒属)。

(1)感染通过呼吸道传播[7~17 天潜伏期→1~4 天前驱期(发热、头痛、肌痛、乏力)]→离心性(面/臂/下肢>躯干)水疱性脓疱疹,可累及手、足(皮损在任何解剖区域都处于同一阶段)伴嗜睡/"中毒性"外貌。

◇发疹:斑点→丘疹→水疱→脓疱,典型瘢痕。

◇皮疹首先出现在手掌/足底。

◇从出疹至疹后 7~10 天具有传染性。

◇口腔病变(舌、口、咽)经常在皮疹前 1 天出现。

(2)并发症:失明、脑炎、毒血症、低血压、肺炎、关节炎、骨炎。

(3)诊断:PCR,病毒培养。

(4)治疗:支持治疗;预防疫苗。

2. 牛痘(痘苗病毒;正痘病毒属):用于天花的活疫苗。

副作用:淋巴结病,眼牛痘,泛发牛痘,水疱脓疱性/荨麻疹样/麻疹样皮疹,牛痘性湿疹(特应性皮炎,家族性良性天疱疮),多形红斑,种痘后中枢神经系统疾病和进行性牛痘(免疫抑制患者,可以引起死亡)。

3. 猴痘(猴痘病毒;正痘病毒属):非洲中西部,在美国,牧羊犬会导致此病的暴发。

(1)可以通过皮肤接种或吸入传播(宿主为猴、啮齿动物或人类)。

(2)前驱症状(发热/出汗/发冷)→天花样皮疹,通常较轻、较少。

◇皮疹出现在不同的阶段,好发面部和四肢(尤手掌足底,)离心性扩散,可以结痂。

◇可有系统性症状[67%的患者有呼吸道感染、发热和白细胞黏附缺陷症(LAD)]。

4. 牛痘(牛痘病毒;正痘病毒):欧洲和亚洲。

通过皮肤接触(手和面部)受感染的动物(通常是猫)传播。

◇潜伏期 7 天→接触部位疼痛的红色丘疹→水疱→脓疱→出血性→溃疡/焦痂。

◇皮疹经常在手部/手指单发。

◇可以引起 LAD、淋巴结肿大和发热。

5. 羊痘(传染性深脓疱疮;羊痘病毒;副痘病毒属)。

接触感染的动物(绵羊、山羊、驯鹿)所致,通常是接触母羊的乳房和口周。

(1)在接触部位发展为一处到几处皮损(通常在手部)。

(2)危险因素:某些工作(牧羊人,屠夫,兽医)。

(3)六个皮损阶段:斑丘疹(中间凹陷)→靶样→急性(渗出的结节)→再生(结节伴薄痂和黑点)→乳头状瘤→消退(消退皮损表面结痂)。

(4)自行消退。

(5)诊断:通过组织学(取决于病变阶段)或 PCR 进行诊断。

6. 挤奶人结节:("假牛痘",副天花病毒,副痘病毒属);接触部位丘疹(通常是小牛口鼻和母牛的乳头)。

(1)上肢远端有单发的病灶类似羊痘。

(2)大部分是农民/牧场主/兽医和屠夫。

(3)通过组织学和 PCR 诊断。

7. 传染性软疣[传染性软疣病毒(MCV);软疣病毒属]。

(1)学龄期儿童常见感染;在青少年/成人中可能通过性传播。

(2)由传染性软疣病毒感染引起。

◇两种亚型:MCV-Ⅰ型和 MCV-Ⅱ型。

(3)通过接触感染的皮肤或污染物,也有可能是水进行传播。

(4)典型病变为脐凹的、粉红色和珍珠状丘疹。

◇最常见分布:间擦部位、躯干、下肢和臀部。

◇皮疹可以泛发,在皮肤屏障受损患者(特应性皮炎或鱼鳞病)或免疫缺陷患者(化疗诱导或 HIV;也可见巨大传染性软疣)。

(5)组织学:真皮内软疣小体。

(6)治疗:冷冻、斑蝥素、摘除/刮除,西咪替丁,念珠菌抗原免疫疗法,局部类视黄醇,咪喹莫特。

(7)感染后数周或数年自行缓解。

(二)基孔肯亚病毒

1. 单链(+)正义 RNA 病毒属于披膜病毒科;因为以节肢动物为媒介,归为虫媒病毒。

2. 由埃及伊蚊传播;非洲/印度/东南亚流行。

3. 症状:高热,显著的关节症状,神经性肢端表现,头痛/恶心/呕吐。

4. 皮肤表现:麻疹样皮疹(50%~75%),黏膜口疮样溃疡,面部/四肢炎症后色素沉着,肢端/面部水肿,发生在婴儿的大疱和瘀斑。

(三)寨卡病毒

1. 黄病毒科的二十面体单链 RNA 病毒。

(1)黄病毒科家族包括黄热病、登革热、日本脑炎、西尼罗河病毒和寨卡病毒。

◇所有的都是虫媒病毒,因为它们都是通过节肢动物传播的病毒(蚊子虱子最常见)。

◇回顾 Nawas 等在 2016 年发表的 JAAD CME 文章,*Emerging infectious diseases with cutaneous manifestations*。

2. 由埃及伊蚊和白纹伊蚊叮咬传播最常见。病毒可以通过输血性传播、性传播,更重要的是在妊娠期间垂直传播→小头畸形和其他胎儿畸形。

3. 2016 年,WHO 将寨卡病毒列为全球威胁性病毒,美国 CDC 发布最高预警,因为寨卡病毒与小头畸形、可能与格林巴利综合征有关。

4. 临床特点

(1)无性别或年龄偏好。

(2)潜伏期 3~12 天→20%感染的成年人出现轻微症状,持续 1~2 周。

◇全身症状:发热、肌痛、关节痛、头痛、结膜炎。

◇皮肤黏膜症状

• 非特异性,播散的麻疹样/猩红热样皮疹(初始感染后 3~12 天全程进展;从面部传播到躯干四肢)→3 天后皮疹开始消退,发病 1 周内完全消退,有时有脱皮。

• 轻度出血表现(瘀点和牙龈出血)。

(3)没有独特的临床特征去区分寨卡病毒与其他虫媒病毒感染→在鉴别诊断中必须考虑登革热和基孔肯亚热感染。

5. 诊断

RT-PCR 或 ELISA 检测在疾病发病的初始阶段(前 7 天)。

◇以后可检测寨卡病毒特异性 IgM 抗体和减斑中和试验

6. 治疗

(1)目前没有疫苗,没有特异抗病毒疗法;避免服用阿司匹林和非甾体抗炎药(加重出血性后遗症)。

(2)预防是至关重要的。

◇前往疫区人士要穿长袖衫和长裤，住在门和窗有纱窗的凉爽房间，使用驱蚊器；妊娠期女性避免前往寨卡病毒流行区域。

(四)登革热病毒

1. 与寨卡病毒、西尼罗河病毒、黄热病一样，登革热也是一种虫媒病毒，由埃及伊蚊传播。

2. 临床表现

(1)无症状感染：最常见的表现(75%的患者)。

(2)轻度登革热：非特异性的，模仿任何其他病毒感染。

(3)典型登革热：发热，弥漫性麻疹样/猩红热样皮疹(50%患者)，严重头痛/肌痛/关节痛，眼眶后痛和(或)黏膜瘀点，鼻出血和牙龈出血。

◇典型的登革热皮疹：泛发的红斑，特征性的白色正常皮岛→治愈后脱皮。

(4)登革出血热(DHF)：比典型登革热更严重；最可能发生在以前感染1种血清型，随后感染另一种病毒血清型的患者。

◇最常见于<15岁的患者。

◇症状：嗜睡/虚弱、呕吐、面部发红和周围发绀。

3. 诊断

(1)疾病初始/急性期经RT-PCR或ELISA检测证实，或在疾病后期出现IgM。

(2)中性粒细胞减少有助于区分基孔肯雅病毒感染。

4. 治疗：无特异性治疗；主要为支持性治疗；避免服用阿司匹林和非甾体抗炎药(可加重出血性后遗症)。

(五)病毒性肝炎

见表5-2。

表5-2 B型和(或)C型肝炎的皮肤表现

小血管炎(B,C)	坏死性肢端红斑(C)
冷球蛋白性血管炎(C>B)	迟发性皮肤卟啉病(B,C)
荨麻疹性血管炎(B,C)	瘙痒(B,C)
结节性多动脉炎[B(经典)>C]	扁平苔藓，尤其是糜烂性口腔疾病(C)
网状青斑(C)	结节病(用干扰素和(或)利巴韦林治疗；C>B)
血清病样反应(B,C)	多形红斑(B、C)
荨麻疹(B,C)	结节性红斑(B>C)
Gianotti-Crosti综合征(B>C)	

From Bolognia JL, Jorizzo JL, Rapini RP. Dermatology. 3rd Ed. Eisevier. 2012.

(六)病毒相关的免疫抑制性毛发发育不良

1. 发生于实体器官移植患者或正在接受化疗的白血病/淋巴瘤患者。

2. 多瘤病毒→面部(尤其是面中部)粉红色/肉色多刺的丘疹的集合，眉毛/睫毛脱落，面部皮肤增厚。

3. 组织学：毛囊内含有毛玻璃样颗粒的嗜酸性细胞。

4. 减少免疫抑制剂也有帮助，可外用西多福韦和口服更昔洛韦。

第2节 HIV/AIDS相关性皮肤病

(一)HIV相关炎性皮肤病

1. 原发性HIV感染的急性发作。

(1)≤50%的新感染患者；表现同原发性HIV感染的典型单核细胞增多症样综合征，通常在感染后6周内发生。

(2)皮疹可能是局限的或广泛的，通常无症状，典型的特征是边界不清的红斑性斑丘疹。

2. 嗜酸性毛囊炎

(1)以富含嗜酸性粒细胞的炎症浸润于毛囊或周围为特征。

(2)位于躯干上部、面部、颈部和头皮的剧烈瘙痒，红斑和以毛囊为基础的丘疹。

3. 阿弗他口炎

(1)皮损多发生在可移动的、非角化的口腔黏膜表面，但在HIV患者中，食管和肛门生殖器糜烂并不少见。

(2)治疗：局部麻醉剂、局部强效类固醇、皮损内类固醇、系统性皮质类固醇和沙利度胺(严重或难治性病例)。

4. 持久性隆起性红斑

(1)在HIV常与β溶血性链球菌感染相关。

(2)氨苯砜为治疗选择。

(3)与链球菌相关的口服抗生素。

5. 瘙痒性丘疹

(1)剧烈瘙痒常见于发展中国家的进展性HIV

患者。

(2)可能表现出对昆虫叮咬的异常免疫反应或先前叮咬的再激活。

(3)患者表现为广泛的、皮肤着色到色素沉着的表面剥脱丘疹。

6. HIV 光照性皮炎

(1)一组沿光照部位分布的皮疹伴有多种临床表现,包括苔藓样变(最常见)、湿疹、色素沉着、白斑等。

(2)接触某些光敏药物,特别是甲氧苄啶-磺胺甲噁唑,可增加风险。

(3)治疗困难;严格的光保护和局部类固醇激素;难治病例使用沙利度胺。

(二)HIV 相关的感染性皮肤病

1. 口腔毛状白斑(见 EBV 部分)。

2. HSV

(1)肛门-生殖器区域可表现为外生疣状病变,称为增殖性疱疹或肥厚性 HSV。

(2)增殖性疱疹通常对阿昔洛韦抵抗,难治性病例可使用皮损内西多福韦。

(3)在 CD4+计数极低的患者中可以看到大的、持久的、难治的溃疡性疱疹病灶。

3. 带状疱疹

(1)年龄<50 岁的带状疱疹患者要进行 HIV 检测。

(2)非典型表现如播散性带状疱疹及多皮区带状疱疹并不少见。

4. HPV

(1)在 HIV 患者中常见大的,广泛的和(或)对治疗抵抗的 HPV 诱导的皮疹,有时伴恶性肿瘤转移。

(2)可见到 HPV 感染的不常见表现(如获得性表皮异常增生疣样病变,与 HPV 5 型和 8 型有关)。

5. 杆菌性血管瘤病。

6. 传染性软疣

(1)AIDS 患者常见于面部,通常缺乏典型的穹状和中央脐凹;直径可>1cm(巨大软疣)。

(2)治疗:损毁性治疗(例如,刮除术、冷冻治疗和三氯乙酸)。

(3)难治性病例可局部/静脉西多福韦。

7. 巨细胞病毒

(1)CD4+计数<50 个细胞/mm^3 的患者可以定植 HSV 溃疡区域。

◇成功治疗 HSV→清除 CMV 定植。

(2)尽管 HSV 通常是这些溃疡中的主要病原体,但也有报告在 HIV 感染者出现仅由 CMV 引起的溃疡。

8. 近端白色甲下甲真菌病。

9. 播散性真菌病:在 AIDS 患者中出现脐凹的软疣样皮损要考虑由新型隐球菌、粗球孢子菌、荚膜组织胞浆菌或马尔尼菲篮状菌引起的播散性感染。

(三)HIV 和皮肤恶性肿瘤

1. 基底细胞癌,鳞状细胞癌和黑色素瘤。

(1)HIV 患者增加了发生非黑色素皮肤癌(NMSC)和黑色素瘤的风险(BCC> SCC>黑色素瘤)。

(2)HIV 感染→治疗后复发风险增加(尤其是 SCC)。

(3)除了光诱导的 SCC 外,还增加了 HPV 诱导的上皮内瘤变和 SCC 的风险,多见于肛门生殖器皮肤。

2. 卡波西肉瘤

(1)在 HIV 相关的卡波西肉瘤中更常累及口腔黏膜和生殖器。

(2)甚至可以在长期/控制良好的 HIV 患者中看到。

(3)有限/局部疾病的治疗选择:抗反转录病毒药物的开始或恢复、皮损内化疗(如长春碱)、放疗、冷冻、切除和局部类视黄醇(例如,阿利维 A 酸)。

(4)泛发性皮肤疾病,或累及淋巴结或脏器疾病的治疗:除全身化疗外,开始或恢复抗反转录病毒药物(阿霉素最常见)。

(四)HIV 治疗相关的皮肤病

1. 免疫重建炎症综合征(IRIS)

(1)在降低病毒载量和(或)相应增加 CD4+计数的情况下,对抗反转录病毒治疗开始后不久就出现的原有抗原的病理炎症反应。

(2)IRIS 的皮肤表现:感染性疾病的发展或恶化,肿瘤和炎症皮肤病(表 5-3 和表 5-4)。

(3)最常发生在开始抗反转录病毒治疗后 2 周至 3 个月。

(4)皮肤 IRIS 很少需要停止抗反转录病毒治疗-通常在几个月后改善/消退。

2. 抗反转录病毒相关的脂肪代谢障碍

(1)抗反转录病毒相关的脂肪代谢障碍由蛋白酶

表 5-3 按 CD4+计数的 HIV 相关皮肤病

>500 个细胞/mm³	<500 个细胞/mm³	<200 个细胞/mm³	<50 个细胞/mm³
原发性 HIV 感染的急性发作	银屑病	卡波西肉瘤	大的不愈合的单纯疱疹相关性溃疡
脂溢性皮炎	带状疱疹	嗜酸性毛囊炎	巨大的软疣
口腔毛状白斑	HPV	传染性软疣	瘙痒性丘疹
阴道念珠菌病	HSV	严重口腔糜烂(<100 个细胞/mm³)	HIV 光照性皮炎
	葡萄球菌感染	杆菌性血管瘤病	
	口咽部念珠菌病	播散性球孢子菌病、组织胞浆菌病、隐球菌(<100 个细胞/mm³)	
		干燥症,湿疹样皮炎,获得性鱼鳞病	
		结痂性疥疮	

表 5-4 常见皮肤 IRIS 表现

感染性	炎症	肿瘤
HSV-1 和 HSV-2	嗜酸性毛囊炎	卡波西肉瘤
VZV(带状疱疹)	寻常痤疮	
HPV	玫瑰痤疮	
CMV	脂溢性皮炎	
传染性软疣	异物反应	
分枝杆菌(麻风、结核、非结核分枝杆菌)		
播散性真菌(隐球菌和组织胞浆菌病)		
利什曼病		

抑制剂,核苷反转录酶抑制剂和较小程度的非核苷反转录酶抑制剂引起。

(2)可表现为脂肪萎缩(面部、四肢和臀部脂肪减少)或脂肪增生(脂肪堆积并重新分布至上背部、颈部或腹部)。

(3)通常见于开始治疗 2 年内。

(4)与代谢异常(如高脂蛋白血症和胰岛素抵抗)有关。

(5)聚乳酸和羟基磷灰石被批准用于治疗抗反转录病毒相关的面部脂肪萎缩。

3. 色素改变:齐多夫定可引起指甲和皮肤黏膜色素沉着(指甲/趾甲的纵向条纹或弥漫性色素沉着)。

4. 麻疹样皮疹

(1)核苷类 HIV 反转录酶抑制剂是常见病因。

(2)典型症状轻微且多变,瘙痒最常见。

(3)在大多数情况下,可以继续用激动剂治疗,数周后皮疹消退。

5. 药物诱导的超敏综合征(DIHS/DRESS)

(1)阿巴卡韦是导致 DIHS/DRESS 最常见的抗反转录病毒药物(高达 8%的患者可致命)。

(2)HLA-B*5701 与阿巴卡韦超敏综合征有关,在开始治疗前对患者进行筛查。

(3)在 HIV 患者中导致 DIHS/DRESS 的其他常见原因:甲氧苄啶-磺胺甲噁唑、氨苯砜。

6. 类维生素样作用

(1)与蛋白酶抑制剂有关,特别是吲哚纳韦。

(2)临床表现:慢性甲沟炎、甲周化脓性肉芽肿、脱发、唇炎、干燥。

7. 注射部位反应

(1)见于大多数接受恩夫韦地治疗的患者。

(2)副作用:红斑、瘀斑、硬结、结节、囊肿和局限性硬化。

第 3 节 细菌感染

一、革兰阳性菌皮肤感染

(一)葡萄球菌性皮肤感染

1. 脓疱疮

(1)儿童最常见的细菌感染性皮肤病。

(2)35%的人群携带金黄色葡萄球菌(鼻孔>会阴>腋窝和足趾间)→脓疱疮危险性↑。

(3)非大疱性脓疱疮(70%):金黄色葡萄球菌(多于化脓性链球菌);儿童多发于成人。

◇常见临床表现为糜烂+蜜黄色结痂；累及创伤后、擦伤或湿疹的皮肤；最常见的发生部位为面部(口周/鼻周)；在2周内自行消退。

◇组织学：中性粒细胞微水疱、脓疱，海绵水肿和革兰阳性球菌。

(4)大疱性脓疱疮(30%)：金黄色葡萄球菌噬菌体Ⅱ组(55型和71型)产生剥脱毒素A和B(ETA和ETB)，可以引起桥粒芯蛋白1裂开，造成角层下/颗粒层内棘层松解。

◇儿童较成人多发；表现为松弛性大疱、糜烂，有鳞片/羽状皱褶，周围红斑极小，累及正常皮肤，分布较为广泛。

◇组织学：角质层下/颗粒层内棘层松解，疱腔内含有中性粒细胞、革兰阳性球菌。

(5)治疗

◇局部：局部外用莫匹罗星，瑞他莫林或夫西地酸。

◇泛发：口服耐β-内酰胺酶青霉素，第一代头孢菌素或克林霉素。

◇复杂：静脉注射头孢曲松。

(6)去除定植细菌：用于复发性感染患者；鼻孔外用莫匹罗星软膏，BID，7~10天；外用莫匹罗星软膏或氯己定洗剂去除皮肤定植细菌。

(7)其他常见事项

◇由化脓性链球菌血清型1、4、12、25和49引起的非大疱性脓疱疮，5%可引起链球菌后肾小球肾炎；抗生素应用不会改变患病风险。

◇链球菌脓疱疮(对比链球菌咽炎)没有引起风湿热的风险。

◇大疱性脓疱疮合并肾功能不全或免疫缺陷→表皮剥脱毒素可能播散→葡萄球菌性烫伤样皮肤综合征。

◇ETA是染色体编码。

◇ETB是质粒编码。

◇大疱性脓疱病和落叶型天疱疮具有相似的组织学表现，进行直接免疫荧光和细菌培养检查。

2. 细菌性毛囊炎

(1)金黄色葡萄球菌毛囊炎是最常见的形式；最常发生在面部(胡须区典型)。

◇浅表型(Bockhart脓疱疮)：红斑基础上的小丘脓疱疹。

◇深在型(须疮)：大的红色丘脓疱疹±带有小脓疱的斑块。

(2)革兰阴性毛囊炎：见于长期应用抗生素的痤疮患者。

(3)假单胞菌毛囊炎：接触含氯消毒不佳的热浴盆/浴缸。

(4)治疗

◇浅表葡萄球菌毛囊炎：用氯己定清洗。

◇泛发葡萄球菌滤泡炎：耐β-内酰胺酶的青霉素或第一代头孢菌素。

◇革兰阴性毛囊炎：异维A酸。

◇假单胞菌毛囊炎：自愈；如果严重可应用环丙沙星。

◇如果复发，鼻孔/皮肤的去除定植细菌是有益的。

3. 脓肿、疖和痈

(1)所有的脓液都是封闭的，最常见的是金黄色葡萄球菌，通常是耐甲氧西林金黄色葡萄球菌(MRSA)感染；周围可能并发蜂窝织炎/静脉炎。

(2)脓肿：炎症和波动感结节，可出现在任何部位。

(3)疖：只出现在毛囊/毛发部位；多发在头部/颈部(多发部位)>间擦部位、大腿及其他摩擦部位。

(4)痈：疖的集合，通常较深，有多个引流窦道组成；最常发生于后颈部、背部和大腿的较厚皮肤；具有典型的全身症状。

(5)治疗

◇单纯性脓肿/疖：温敷或切开引流。

◇复杂性脓肿(易发生在敏感部位，为泛发性疾病，出现蜂窝织炎/静脉炎，具有全身症状，出现在免疫抑制的患者)：多西环素、TMP/SMX和克林霉素(取决于局部耐药模式)。

◇需要细菌培养：由于MRSA感染。

◇如果复发，鼻孔/皮肤的去除定植细菌是有益的。

4. MRSA

(1)是化脓性感染的最常见原因；最常表现为疖病，临床上误诊为“蜘蛛咬伤”；可能引起蜂窝织炎和坏死性斑块(多于坏死性筋膜炎和中毒性休克综合征)。

(2)耐药原因为mecA基因抵抗(编码青霉素结合蛋白PBP2a)，β-内酰胺的亲和力↓。

(3)CA-MRSA(多数)也具有Panton-Valentine杀白细胞素(PVL)毒力因子；增加毒性，导致更严重的皮肤和其他组织坏死。

(4)治疗

◇轻度感染:TMP/SMX、米诺环素/多西环素或克林霉素(也覆盖A组链球菌)。

◇严重感染:万古霉素(最佳选择);利奈唑胺、达托霉素和替拉万新作为二线用药。

5. 葡萄球菌烫伤样皮肤综合征(SSSS)

(1)婴儿/幼儿常见(低死亡率,<5%),此人群缺乏中和抗体,且肾脏清除率低。

(2)也见于慢性肾衰竭的成人(高死亡率,>50%);男性>女性[(2~4):1]。

(3)具有发热等前驱症状,病变皮肤广泛压痛;皮疹开始于面部(腔口周围放射状皲裂)和擦烂的区域(图5-3)→48小时内泛发,皮肤起皱伴松弛性大疱,尼氏征(+)→脱皮持续1周后愈合,没有瘢痕。

(4)发病机制:在不同/远端部位感染金黄色葡萄球菌噬菌体组Ⅱ(55型和71型)→产生表皮剥脱毒素A和B(ETA,ETB)→剥脱毒素通过血流播散→广泛Dsgl分裂→角层下/颗粒层棘层松解。

(5)组织学:类似于落叶型天疱疮;水疱缺乏炎性细胞和细菌(与大疱性脓疱疮相比)。

(6)大疱疱液细菌培养是阴性的;在儿童中血培养检测结果常为阴性,但在成人中阳性结果常见。

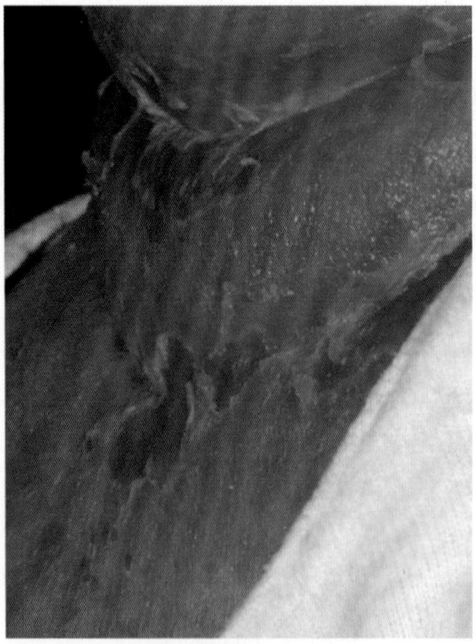

图5-3 葡萄球菌性烫伤样皮肤综合征,颈部皮肤弥漫潮红伴皱褶样表现,还可见表皮剥脱和糜烂。(Courtesy, Louis A Fragola Jr, MD. Bolognia JL, Jorizzo JL, Rapini RP. Dermatology, 3rd, edn. Elsevier, 2012.)

(7)治疗

◇轻型:耐β-内酰胺酶PCN青霉素(双氧西林)或第一代头孢菌素(头孢氨苄)。

◇重症:住院并静脉应用抗生素。

(8)其他常见事项

◇与大疱性脓疱疮相同,具有表皮剥脱毒素(ETA/ETB),但通过血液播散。

◇在儿童中最常见的主要感染部位为:鼻咽部或结膜(成人是肺炎和菌血症)。

6. 葡萄球菌中毒性休克综合征(S-TSS)

(1)严重的多系统疾病,包括皮肤和内脏受累(肾>肠道、肌肉骨骼、中枢神经系统、肝脏、血液和黏膜)。

◇通常累及年轻、健康的成年人;原发感染部位隐秘。

◇两种形式:"经期TSS"(<50%;使用高吸水性卫生棉条的年轻女性;死亡率<5%)或"非经期TSS"(>50%;男女发病无区别;发生在鼻腔填塞、手术、皮肤或内部感染;死亡率< 20%)。

• 这两种形式可出现:高热(>38.9℃)+皮疹+系统性症状+低血压(100%)。

• 皮肤黏膜的发疹:典型初始为猩红热样皮疹(最初在躯干→泛发全身),手掌/足底红斑水肿,"草莓舌"、结膜充血→掌跖脱皮(1~3周后)、博氏线、甲脱落;通常血培养阴性(<15%阳性);低死亡率(经期TSS<5%,非经期TSS<20%)。

(2)发病机制:金黄色葡萄球菌某些菌株产生中毒性休克综合征毒素-1(TSST-1)→作为超抗原,黏附于APC的TCR的Vβ区域和Ⅱ类MHC上→非特异性激活T细胞和细胞因子(升高TNF-α,IL-1,IL-6,TLR2,TLR4)。

(3)治疗

◇耐β-内酰胺酶抗生素、克林霉素(抑制毒素产生)±IVIG;静脉输注液体治疗低血压。

(4)其他常见事项

◇对比链球菌中毒性休克综合征,S-TSS死亡率低(3%~20%对30%~60%),原发部位感染少,皮疹多,血培养阳性率低(<15%对>50%)。

7. 脓性肌炎

(1)金黄色葡萄球菌骨骼肌感染;通常有诱发因素(免疫抑制、糖尿病、创伤和静脉药物滥用);1~2周发热等前驱症状，肌肉疼痛，软组织团块周围包绕着木头样质地的硬结，可引起肌脓肿和(或)败血症。

(2)治疗：切开引流+静脉应用抗生素。

(3)MRI 是最好的诊断工具。

8. 葡萄状菌病

(1)最常由金黄色葡萄球菌引起的深在肉芽肿性和化脓性感染。

(2)可扩展至骨骼肌和骨骼；累及所有年龄段；引起 T 细胞数量减少及其他细胞免疫缺陷。

(3)70%的患者患有皮肤局限性疾病(严重免疫抑制的患者很少有内脏疾病；肺最常见)；表现为深在、溃疡性斑块/结节，有多个引流窦道，引流出黄色颗粒。

(4)组织学：大团颗粒伴嗜碱性中心(非丝状细菌)和嗜酸性/透明边缘(Splendore-Hoeppli 现象；由 IgG 和 C3 沉积组成)，颗粒被脓肿和肉芽肿炎症所包围(图 5-4)；颗粒为 PAS 阳性、吉姆萨阳性、革兰阳性。

(5)治疗

◇ 外科清创+抗葡萄球菌抗生素。

(二)链球菌皮肤感染

1. 臁疮

(1)脓疱疮的深部变异型；最常见于儿童；由化脓性链球菌引起；很少出现水疱脓疱，最常见的是下肢"穿凿样"溃疡，有化脓性基底和出血性结痂，可以缓慢地自行消退伴瘢痕形成。

◇ 常由虫咬后搔抓引起。

(2)组织学：界限清楚的溃疡，表面有脓疱性鳞屑痂，皮下致密的中性粒细胞炎症。

(3)实验室：伤口处细菌培养结果诊断，血培养阴性。

(4)治疗：耐 β-内酰胺酶青霉素(双氯西林)或第 1 代头孢菌素(头孢氨苄)。

2. 丹毒

(1)蜂窝织炎的浅表型(发生在真皮中上区，区别于真皮深部或皮下组织蜂窝织炎)，界限清晰(呈脊状)，呈深红色，有疼痛或烧灼感；局部淋巴肿大；最常见部位：下肢(最常见)>面部(图 5-5)。

◇ 淋巴水肿是主要的危险因素。

(2)由 A 组 β-溶血性链球菌引起。

(3)实验室：伤口/血培养通常为阴性；最佳确认试验为检测 DNase B 和 ASO 滴度。

(4)治疗：青霉素 10~14 天；如果青霉素过敏，可应用红霉素。

3. 肛周链球菌皮肤感染

(1)常见于年龄>4 岁的男孩；表现为境界清楚的红色斑块，从肛门可扩展到周围 3cm 皮肤；排便疼痛，便血，点滴型银屑病发病。

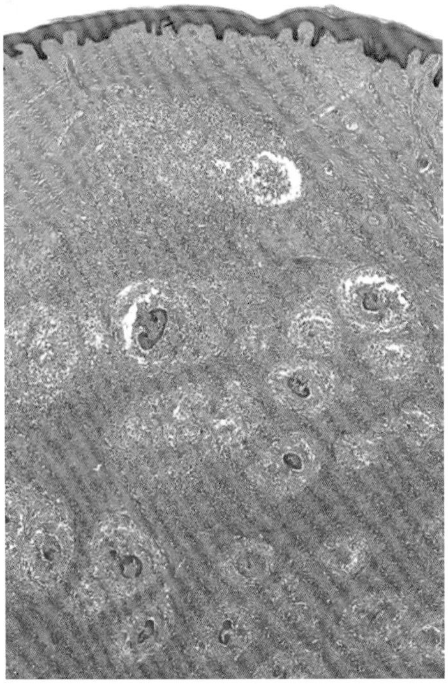

图 5-4 葡萄状菌病：多发的皮肤脓肿周围包绕离散的细菌菌落。(From Calonje E, et al. McKee's Pathology of the Skin, 4th edn. Elsevier, 2011.)

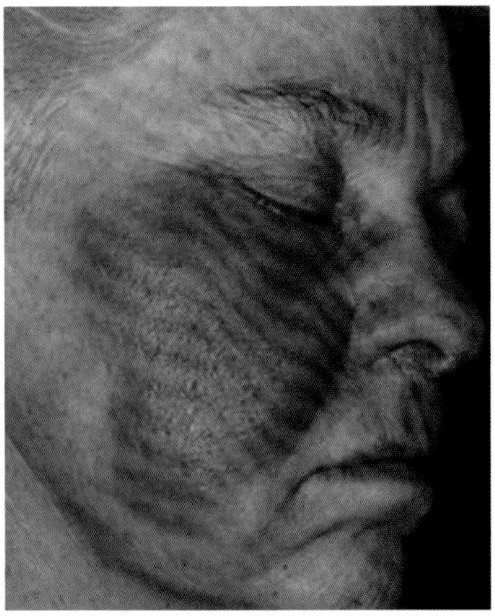

图 5-5 面颊部的丹毒。(With permission from Habif TP. Clinical dermatology: a color guide to diagnosis and therapy, 5th edn. Philadelphia: Elsevier, 2010.)

(2)实验室:皮肤细菌培养确认。

(3)治疗:口服头孢呋辛(首选治疗)或青霉素(效果稍差)。

4. 水疱性远端指(趾)炎

(1)初起为远端手指(>足趾)的脂肪垫皮肤变暗,1周内进展为红斑基础上的脓疱/大疱;儿童多发;因抠鼻或局部皮肤外伤引起;多由金黄色葡萄球菌感染引起。

(2)治疗:切开引流,口服 β-内酰胺 10 天为 1 个疗程。

5. 猩红热

(1)多发于幼童(1~10 岁);由 β 溶血性链球菌感染引起→产生链球菌发热毒素 A,B 和 C (SPE-A、B 和C)。

(2)链球菌咽炎/扁桃体炎最常见;有喉痛,高热,全身症状→1~2 天, 在躯干上部和颈部出现红斑→随后出现经典的"砂纸似"丘疹,P 氏线(线性出血点,倾向于弯曲的皮肤皱褶部),面颊潮红,特征性口周的苍白圈和"白色草莓舌"(白色背景+红色的乳头状突起)→后出现"红色草莓舌",喉咙脓性渗出物,→1~2 周→掌跖大片脱皮。

(3)实验室:喉部/鼻腔细菌培养阳性可确诊;DNase B 和 ASO 滴度升高。

(4)治疗方法:青霉素(首选治疗)、阿莫西林或红霉素(如果青霉素过敏)。

(5)其他常见事项

◇严重并发症:急性肾小球肾炎和风湿热。

◇脓性咽炎几乎总是存在。

◇链球菌性咽喉炎患者中有 10%患有猩红热;自抗生素问世以来, 死亡率大幅下降 (目前死亡率为 1%,而在抗生素问世前,死亡率为 20%)。

6. 链球菌中毒性休克综合征

(1)与 S-TSS 相似的临床表现,但多发于年轻/健康的成年人,更严重,死亡率更高(30%~60%),通常表现为鲜红色皮疹/软组织感染(通常是坏死性筋膜炎对葡萄球菌-TSS 的隐匿感染), 很少发生泛发的红斑丘疹,血培养阳性率高(>50%)。

(2)最常见的原发感染灶是皮肤屏障破坏(抓痕、虫咬和手术部位感染)引起的皮肤感染。

(3)典型症状:四肢严重局部疼痛,24~48 小时内出现发红、肿胀或坏死性筋膜炎,全身症状(低血压 100%)。

(4)发病机制:A 组 β 型溶血性链球菌(M 型 1 和 3)产生各种毒素。

◇SPE A、B 和 C。

◇链球菌有丝分裂毒素 Z(SMEZ)。

◇链球菌溶血素 O。

(5)毒素作为超抗原,与抗原呈递细胞 TCR 和Ⅱ类 MHC 的 Vβ 区域结合→非特异性激活 T 细胞+细胞因子(↑TNF-α,IL-1,IL-6,TLR2,TLR4)。

(6)治疗:大部分重症患者,需住院治疗+感染的软组织外科清创(可能是筋膜切开术或截肢术)+克林霉素(抑制毒素产生)+青霉素±IVIG。

(三)多菌群革兰阳性皮肤感染

1. 蜂窝织炎

(1)深部真皮/皮下组织感染,常见于伴皮肤屏障破坏的成人;表现为触痛/红斑/皮温升高,边界不清的斑块,伴发热/寒战/淋巴管炎。

◇严重可见坏死、大疱、水疱。

(2)最常由 A 组 β 溶血性链球菌引起,多于金黄色葡萄球菌(儿童最常见的病因);最常见部位:头部/颈部(儿童)、下肢(成人)、手臂静脉注射部位(IVDA)。

(3)实验室:免疫活性患者血液检测总是阴性。

(4)显著变异型

◇流感嗜血杆菌在革兰阴性感染章节讨论。

◇蜂窝织炎发生在糖尿病溃疡或慢性压疮伤口:混合感染革兰(+)球菌、革兰(-)需氧菌和厌氧菌。

(5)治疗

◇简单病例:口服双氯西林、头孢氨苄或克林霉素 10 天(必须经验性覆盖葡萄球菌和链球菌治疗)。

◇蜂窝织炎发生在糖尿病/压疮溃疡: 哌拉西林/他唑巴坦,或环丙沙星+甲硝唑。

◇严重病例:住院、静脉应用抗生素。

◇耐甲氧西林金黄色葡萄球菌蜂窝织炎:TMP/SMX,米诺环素/多西环素和克林霉素。

(6)其他常见事项

◇蜂窝织炎淋巴管破坏和淋巴结清除术→复发性蜂窝织炎危险性增加。

◇脓肿或坏死蜂窝织炎是耐甲氧西林金黄色葡萄球菌存在的线索。

2. 坏死性筋膜炎

(1)皮肤、皮下组织和筋膜坏死性感染,进展迅速,危及生命(死亡率高达50%)。

(2)最常见的部位:四肢(>躯干)。

(3)由A组β型溶血链球菌M型1、3(儿童首位原因)或多菌群(成人首位原因;链球菌、金黄色葡萄球菌、大肠杆菌、梭菌和拟杆菌混合)引起。

(4)最初出现疼痛严重的硬化"木质"斑块("与皮疹不成比例的疼痛"),1~2天迅速进展,皮疹颜色从红转为暗紫色/灰色±出血性大疱/溃疡,捻发音,恶臭分泌物;患者在后期出现严重的中毒症状(发热、心动过速和感染性休克)→皮肤麻木(神经被破坏)。

(5)影像学:MRI可显示气体。

(6)Fournier坏疽:生殖器/会阴/下腹壁坏死性筋膜炎。

(7)Meleney坏疽:手术治疗后并发症引起多种微生物感染的坏死性筋膜炎。

(8)治疗:筋膜切开术+静脉抗生素(哌拉西林/他唑巴坦+克林霉素+环丙沙星)。

(9)其他常见事项

◇危险因素:糖尿病、免疫抑制、周围血管性疾病、慢性肾衰竭、创伤、静脉药物滥用和近期手术。

◇与死亡率升高有关的预后因素:老年,首次清创时间↑,感染程度↑,女性,乳酸和肌酸酐↑。

(四)棒状杆菌皮肤感染

1. 红癣

(1)由微细棒杆菌引起,革兰阳性棒状杆菌属。

(2)在潮湿、间擦部位[腹股沟和趾间(特别是第4个)>腋窝、腋下、乳房下、脐和臀间裂]累及角质层。

◇Wood光下"珊瑚红"荧光(细菌粪卟啉Ⅲ的产生)。

◇腹股沟:淡红或粉色的轻微鳞屑性斑片/细小鳞屑。

◇足趾间:慢性,无症状性皲裂、浸渍。

◇组织学:角质层内丝状革兰阳性菌。

(3)治疗

◇局限:20%的氯化铝,局部外用克林霉素/红霉素。

◇泛发/顽固性:口服红霉素和四环素。

2. 窝状角质松解

(1)由节球菌引起,它在角质层中可以消化角蛋白。

(2)多见于足底负重区皮肤非炎症性感染(>掌部)。

(3)小的火山口凹陷和恶臭,可合并成弓形的凹陷。

◇危险因素:多汗症和汗腺闭塞。

(4)组织学:角质层有边界清晰的深坑,基底部有革兰阳性菌。

(5)治疗:局部红霉素(或克林霉素、莫匹罗星、唑类抗真菌药物)±20%氯化铝,或肉毒毒素治疗多汗症。

3. 腋毛癣

(1)腋窝毛发干上无症状黏附黄红色结节颗粒;Wood灯荧光;由纤细棒状杆菌引起。

(2)治疗:腋毛剃除(首选治疗);可局部使用红霉素/克林霉素。

(五)梭状菌属皮肤感染

1. 梭状菌厌氧性蜂窝织炎和肌坏死

(1)发展非常迅速的潜在致命的坏死性软组织感染伴随局部气体的产生("气性坏疽")。

◇由产气荚膜梭菌引起(革兰阳性,孢子杆)。

◇专性厌氧菌(仅在缺氧组织中繁殖)。

(2)由于创伤性接种(手术或挤压、穿透伤),产气荚膜梭菌进入缺氧的深层组织;细菌产生两种致病性毒素:α毒素(可以使脂质裂开)和产气荚膜梭菌溶素(诱发血管血栓和组织缺氧恶化)→细菌在厌氧环境中自由扩散,产生二氧化碳和裂开脂质→临床表现有捻发音、恶臭、褐色分泌物("脏洗碗水"的颜色),伴多种皮肤颜色改变。

◇危险因素:糖尿病、周围性血管疾病。

(3)X线片显示软组织中有气体。

(4)实验室:血培养通常为阴性。

(5)治疗:立即积极的外科清创(最重要)+克林霉素和第三代头孢菌素±高压氧疗法。

(六)丝状菌

1. 放线菌病

(1)病原体:以色列放线菌。

(2)革兰阳性菌,非抗酸性,厌氧/微需氧丝状细菌。

(3)放线菌属是口腔、胃肠道正常菌群的一部分→创伤(牙科手术或手术干预)后感染。

(4)亚急性-慢性肉芽肿性病变伴化脓性脓肿和窦道。

(5)临床表现

◇颈面部(最常见,占70%):"腭部肿块病",红褐色结节,瘘管、脓肿,引流特征为黄色硫黄颗粒(为细菌团块);多见于较差的口腔卫生和牙科处理手术。

◇肺/胸部:感染是由于吸入性病原菌,表现为肺底的空洞。

◇胃肠道:外伤或炎性疾病引起的肠壁肉芽肿性病变。

(6)组织学:致密肉芽肿性和化脓性炎症伴颗粒,颗粒有嗜碱性中心[Gram(+)放线菌分支菌丝]和嗜酸性边缘(Splendore-Hoeppli 现象)。

(7)治疗:青霉素G或氨苄西林。

◇慢性或深部感染:2~6周的抗生素静脉滴注,随后的3~12个月口服青霉素。

◇急性感染:2~3周的口服青霉素+脓肿切开引流+手术切除。

2. 奴卡菌病

(1)病原体:巴西奴卡菌(引起放线菌性足菌肿的首要原因),星形奴卡菌(引起肺部/系统性奴卡菌病的首要原因),其他为奴卡菌。

(2)革兰阳性菌,弱抗酸性,丝状细菌。

(3)土壤中普遍存在(足部是放线菌性足菌肿最常见的部位)。

(4)4种主要的疾病形式(表5-5),但放线菌性足菌肿是最可检测的。

(5)组织学:致密的中性粒细胞浸润+硫黄颗粒(仅见于放线菌性足菌肿);分枝菌丝革兰染色(+),抗酸染色(+)和吉姆萨染色(+)。

(6)治疗:磺胺类药物(首选治疗)±外科引流(框5-1)。

表5-5 皮肤诺卡菌病的四种主要表现

原发	
放线菌性足菌肿	在所有的放线菌性足菌肿病例中,50%是由奴卡菌引起的*;这种创伤性接种可引起无痛结节,通过窦道扩大、化脓和引流 脓性分泌物含有硫黄颗粒;足部是常见的受累部位;可累及下方的肌肉和骨骼
淋巴皮肤	创伤后数天或数周出现痂性脓疱或脓肿,对抗生素有耐药性,沿淋巴上行,可见孢子丝菌病样丘疹结节和可触及的痛性淋巴结
浅表皮肤	外源性物体(包括土壤和砾石)创伤性植入皮肤 诊断基于高怀疑指数,对常规抗生素治疗缺乏反应和实验室结果
继发	
肺/系统性	胸壁皮下脓肿 脓疱、结节和皮肤瘘 如果不及时治疗,几乎所有患者都会死亡 最常见的由星状奴卡菌引起

*在墨西哥,中美洲和南美洲,巴西奴卡菌是90%放线菌性足菌肿的病因,而在美国,大多数足菌肿是由真菌引起的。

From Bolognia JL, Jorizzo JL, Rapini RP. Dermatology, 3rd Ed. Elsevier. 2012.

框5-1 助记符

诺卡菌与放线菌的抗生素选择="SNAP"

磺胺类药物(S)治疗奴卡菌(N),放线菌(A)感染应用青霉素(P)

(七)其他革兰阳性感染

1. 炭疽

(1)致病菌:炭疽杆菌。

(2)革兰阳性,孢子杆。

(3)3种形式(肺,胃肠道和皮肤炭疽)。

(4)皮肤炭疽:最常见(>95%),致命率最低。

◇由直接接触受感染动物/尸体而引起的职业性接触("羊毛工人病")。

◇在感染后1周出现紫色丘疱疹("恶性脓疱"),浆液性引流液→水疱性溃疡形成无痛、黑色坏死结痂,伴卫星状水疱和水肿。

(5)治疗

◇一线治疗(皮肤炭疽病):喹诺酮或多西环素应用2周(如怀疑是生物恐怖袭击或可能是吸入性感染,则需治疗60天)。

(6)其他常见事项

◇早期治疗至关重要(未经治疗的死亡率为20%,治疗后死亡率为零)。

◇毒力因子

• 聚谷氨酸荚膜(抗吞噬作用)。

• 致命毒素=保护性抗原+致命因子(TNF-α 和 IL-1β 水平升高,引起感染性休克、死亡)。

• 水肿毒素=保护性抗原+水肿因子(cAMP升

高，引起水肿）。

2. 类丹毒

(1)为急性、自限性感染；渔民、家禽或鱼类处理者职业病；外伤性接种红斑丹毒丝菌（细棒状革兰阳性菌）；局限型最常见：紫红色肿胀的非化脓性蜂窝织炎，其上可有出血性小疱；典型症状累及指间，不累及末节指骨。

(2)治疗方法：青霉素（首选治疗），环丙沙星（如果青霉素过敏）。

3. 李斯特菌

(1)最常见的感染人群是妊娠期女性、老年人和免疫抑制者，由于摄入李斯特菌（革兰阳性短杆菌）引起的胃肠疾病，可引起发热、菌血症和脑膜炎。

(2)皮疹较少见：多发生在新生儿败血症（垂直传播），表现为播散性丘疹、脓疱、水疱。

(3)治疗

◇第一线：氨苄西林。

◇第二线：TMP/SMX。

二、革兰阴性菌皮肤感染

(一)假单胞菌

1. 绿甲综合征

(1)指甲颜色变为绿色/蓝黑色；与沾水过多、甲外伤有关；由铜绿假单胞菌产生绿脓菌素所致。

(2)治疗方法：局部外用喹诺酮、醋酸溶液浸泡或氨基糖苷溶液4个月。

2. 假单胞菌脓皮病

(1)浅表糜烂性感染，伴蓝绿色化脓性渗出物，皮肤呈“虫蛀”样外观伴有“老鼠样”或“葡萄样”气味；发生在烧伤部位、混合足趾间感染（图5-6）和其他慢性伤口。

(2)治疗方法：系统应用抗假单胞菌抗生素、局部消毒剂、清创、干燥剂。

3. 外耳炎（“游泳性耳炎”）

(1)外耳道铜绿假单胞菌感染；水肿、皮肤浸渍、绿色脓性渗出物；鼓膜完整；耳郭典型剧烈疼痛。

(2)恶性外耳炎（严重变异型）：通常仅发生于糖尿病患者或免疫抑制患者；持续引流/过度的肉芽组织延伸至耳骨部分→可能导致颅底骨髓炎。

(3)治疗：局部抗铜绿假单胞菌抗生素。

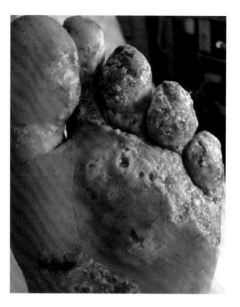

图5-6 皮肤浅表假单胞菌感染。注意皮肤的浸渍、糜烂和虫蛀外观。(Coutesy, Kalman Watsky, MD. Bolognia JL, Jorizzo JL, Rapin RP.Dermatology, 3rd edn.Esevier, 2012.)

4. 假单胞菌毛囊炎（“热浴盆毛囊炎”）

(1)因在消毒不好的热浴池/漩涡浴缸引起的可以自行消退的铜绿假单胞菌感染；接触后1~2天出现红色毛周的丘脓疱；通常累及泳衣覆盖的区域。

(2)2周内自行消退。

(3)治疗

◇免疫功能正常者：无须治疗。

◇泛发、免疫抑制的患者：口服喹诺酮类药物。

5. 假单胞菌热足综合征

(1)由于在泳池内涉水，感染高浓度的假单胞菌，引起自愈性铜绿假单胞菌感染；在足底负重区疼痛的红紫斑块/结节。

(2)组织学：与特发性掌跖汗腺炎相同。

(3)治疗：无须治疗；可自愈。

6. 臁疮坏疽

(1)皮肤病变提示铜绿假单胞菌败血症；最常发生在免疫抑制患者，重度中性粒细胞减少症（通常是骨髓移植患者）；少量紫癜性红斑，进展出现出血性大疱，大疱破裂，引起溃疡，周围出现坏死性黑色结痂，结痂变软、痂皮周围皮肤呈红色；最常见的部位为肛门、生殖器和四肢。

(2)组织学：境界清晰的表皮坏死、出血性结痂、真皮坏死、感染性血管炎（血管壁革兰阴性棒状杆菌）。

(3)实验室：血/伤口细菌培养阳性。

(4)治疗：静脉氨基糖苷+抗假单胞菌青霉素。

(5)其他常见事项

◇预后不良的相关因素：皮疹数量增多、延误诊断、持久的中性粒细胞减少症。

(二)巴尔通体属菌

1. 小的、兼性细胞内革兰阴性杆菌。

2. 引起人类疾病的3个菌种(表5-6)：

(1)汉赛巴尔通体(猫抓病、杆菌性血管瘤病和紫癜肝炎)。

(2)五日热巴尔通体(战壕热和杆菌性血管瘤病)。

(3)杆菌状巴尔通体(腐肉病/奥罗亚热/秘鲁疣)。

3. 汉赛巴尔通体和五日热巴尔通体均可引起：杆菌性血管瘤病、慢性无发热菌血症和心内膜炎。

4. 杆菌性血管瘤病多发生在HIV阳性患者，CD4 T细胞计数<200个；仅20%有猫咬/抓伤(而在猫抓伤病有90%)；由细菌血管生成因子引起的血管增生。

(1)可累及淋巴结、骨骼和内脏。

(2)病灶呈圆拱状，血管性丘疹结节。

(3)较成熟的皮损可能呈易碎的侵袭性外观，类似化脓性肉芽肿。

5. 死于奥罗亚热继发沙门菌重复感染；可选择氯霉素治疗。

6. 组织病理学(秘鲁疣和杆菌性血管瘤病)：类似于化脓性肉芽肿(小叶毛细血管增生)，有密集的中性粒细胞浸润，以及Warthin-Starry染色可见细胞外和细胞内病原菌(内皮细胞内)(图5-7)。

7. 实验室：PCR检测(最快速、最敏感)，汉赛巴尔通体血清学检测(敏感性、特异性；不能用于五日热巴尔通体)；ELISA；巧克力琼脂培养(40天)。

(三)立克次体

1. 小的、专性的细胞内革兰阴性菌。

2. 通过节肢动物作为宿主/载体传播(蜱、跳蚤、虱子和螨虫)。

3. 靶位：内皮细胞。

4. 节肢动物(蜱虫、跳蚤、螨虫、虱子)通过唾液或粪便传播→细菌经叮咬或搔抓进入真皮→细菌黏附血管内皮细胞→血行传播并通过活性氧形成破坏感染的血管→血管渗透性增加→皮肤血管表现（瘀点、紫癜和血管炎="斑疹热"），危及生命的终末器官损伤

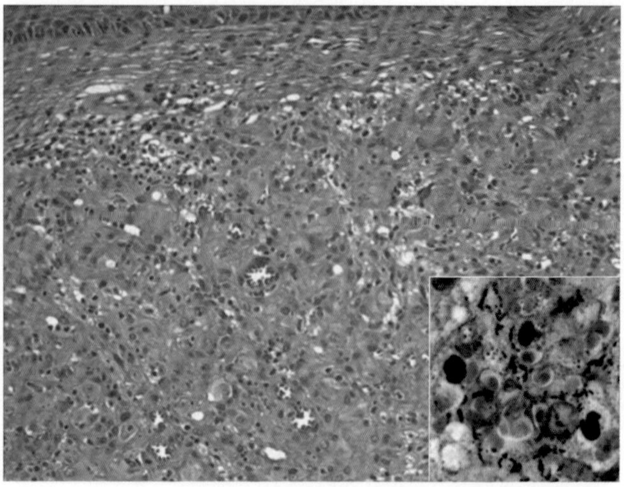

图5-7 杆菌性血管瘤病。组织学上，真皮中内皮细胞丰富的血管增生明显。炎症浸润中有散在的中性粒细胞。杆菌(在本例中为汉赛巴尔通体)经Warthin-Starry染色鉴定。(Coutesy，James Patterson，MD. Bolognia JL，Jorizzo JL，Rapin RP. Dermatology，3rd edn.Esevier，2012.)

(脑膜脑炎和肺水肿/肺炎是死亡最重要的原因)，血小板减少，血容量减少和低血压。

5. 三组(表5-7)

(1)斑点热组(85%~100%有皮疹)：立氏立克次体、康氏立克次体、小蛛立克次体、非洲立克次体、日本立克次体和澳大利亚立克次体。

(2)斑疹伤寒组(50%-80%有皮疹)：立克次体和普氏立克次体。

(3)恙虫病(50%有皮疹)：恙虫病立克次体。

6. 大多数斑疹热和恙虫病中能够见到接种部位的焦痂，是常见的重要特征。落基山斑点热和斑疹伤寒组无焦痂表现。

7. 预后

(1)重度：落基山斑点热(最严重，未经治疗死亡率为25%，治疗死亡率为4%)>流行性斑疹伤寒(未经治疗死亡率为15%，接受治疗的死亡率为3%)。

(2)中度：地中海斑疹热(死亡率3%~5%)。

(3)良性：地方性斑疹伤寒(死亡率≤1%)和立克次痘(0%死亡率)。

(四)其他革兰阴性皮肤感染

1. 脑膜炎奈瑟菌

(1)革兰阴性双球菌(菌株A、B、C、Y、W-135)。

(2)最常累及生活在一起的儿童/年轻人(新兵和

表 5-6 由巴尔通体引起的主要人类疾病及其治疗方法

种类	疾病	载体	宿体/宿主	流行病学	临床表现	一线疗法	二线疗法	注释
杆菌状巴尔通体	巴尔通体病(卡里翁病、奥罗亚热和秘鲁疣)	白蛉沙蝇(疣肿罗蛉)	人类	秘鲁安第斯山谷地区，厄瓜多尔和哥伦比亚西南部(海拔762~2500m) 多发于天然免疫的游客和临时工。儿童症状较轻	奥罗亚热（急性阶段）	氯霉素+β-内酰胺类抗生素 喹诺酮（诺氟沙星与环丙沙星)(未满6岁儿童及妊娠女性禁用)	TMP/SMX 大环内酯 多西环素	成功治疗并不意味着可以消除发展成秘鲁疣的风险
					秘鲁疣(慢性阶段)	利福平+链霉素(传统方法)		需要采用氯霉素辅助治疗，因为单一疗法曾有过失败病例的报道 在未经治疗的个体中出现了40%的死亡率
							环丙沙星	只有5%的患者再次出现急性发热性疾病
							阿奇霉素	治疗后，一个月内皮肤损伤消失
汉赛巴尔通体	猫抓病	猫蚤(猫栉首蚤)	猫	秋冬季节多发于年轻人(不满18岁)	轻微至中度，无并发症	支持性护理（镇痛药)，化脓性淋巴结需要针吸	阿奇霉素 多西环素+利福平	阿奇霉素能够有效减小淋巴结体积，但是不能有效阻止扩散和并发症
	杆菌性血管瘤病			免疫系统正常人群的发病率>免疫能力低下人群	严重，有并发症	多西环素+利福平		重症疾病包括视网膜炎、脑病和内脏播散
				免疫系统受损者(常见于艾滋病患者)	轻微，无并发症	红霉素	多西环素 阿奇霉素 克拉霉素	可能发生赫克斯海默反应
	杆菌性紫癜性肝炎			免疫系统受损者	杆菌性血管瘤病			使用喹诺酮类药物、TMP/SMX和窄谱头孢菌素类，曾出现过治疗失败病例
	慢性无发热菌血症			免疫系统健康人群或免疫系统受损者				
	心内膜炎			慢性菌血症的晚期并发症	严重、有并发症、杆菌性血管瘤病	红霉素 多西环素+利福平		对于胃肠道不耐受或吸收不良状态建议使用静脉注射抗生素

（待续）

表 5-6(续)

种类	疾病	载体	宿体/宿主	流行病学	临床表现	一线疗法	二线疗法	注释
五日热巴尔通体	战壕热“五日热”	人类体虱(人虱病)	人类	首个病例见于第一次世界大战中的军队，目前则常见于无家可归者和卫生习惯不良者(“城市战壕热”)		多西环素+氨基糖苷类		中枢神经系统疾病建议采用多西环素+利福平，因为其具有更好的中枢神经系统渗透性
	“城市战壕热”							
	“昆坦热”							
	杆菌性血管瘤病			免疫系统受损者(常见于艾滋病患者)				
	菌血症(慢性、无发热)			免疫系统健康人群或免疫系统受损者				
	心内膜炎			慢性菌血症的晚期并发症				

接受氯霉素治疗的早产儿会出现“灰婴综合征”。

罗氏巴尔通体菌血症引起的发热和脾大也有报道。

From Bolognia JL, Jorizzo JL, Rapini RP. Dermatology, 3rd Ed. Elsevier. 2012.

表 5-7 立克次体疾病

疾病	载体	临床表现	治疗	其他常见事实
斑点热组：“斑点热”=高热(>38.9℃)+红斑~瘀斑皮疹(85%~100%)+全身症状				
落基山斑点热(立氏立克次体)	变异革蜱(首位载体，美国东部 2/3 和太平洋海岸) 安氏革蜱(次要载体，落基山州) 血红扇头蜱（美国西南部）	蜱叮咬后 7~14 天，出现发热，头痛，肌痛，胃肠道症状→90%在 3~5 天于肢端出现淡红色斑点(最常见的初发部位是腕部和足踝)→随后向心扩散到躯干；面部不受累→随着时间推移，出现丘疹和瘀斑及紫癜，原因是水肿和血管壁破坏造成的红细胞外渗；如不治疗，死亡率为 25%(如果治疗及时则<4%)	多西环素是包括儿童在内所有患者的首选治疗； 唯一例外：对于妊娠女性，氯霉素是首选治疗(→灰婴综合征风险)	落基山斑点热是最严重的立氏立克次体感染 40%的患者不能想起蜱叮咬史 没有焦痂
地中海斑疹热/纽扣热(康氏立克次体)	血红扇头蜱(褐色犬蜱)	在蜱叮咬处出现坏死性丘疹(黑斑)→斑丘疹好发于下肢	一线用药：多西环素 轻症儿童：阿奇霉素、克拉霉素	唯一由螨引起的斑点热，常见于美国西北部的城市地区。外-斐试验不能确诊立克次痘
立克次痘(由小蛛立克次体)	血红拟脂刺螨(家鼠螨)	叮咬后 48 小时内在叮咬部位出现丘疱疹→进展为焦痂(>90%)→发热和伴有皮肤广泛分布的红色斑点和丘疱疹的系统性表现(面部、躯干、肢端)，出血性痂±口咽部黏膜出疹	无特殊要求，可在 3 周内自愈 多西环素可加快消退	印度鼠蚤也是腺鼠疫的传播载体
斑疹伤寒组：绝大部分与斑点热组类似；红疹始于腋下，皮疹发生几率仅为 50%~80%(相对于斑点热组的 85%~100%)				
地方性/鼠型斑疹伤寒(地方性斑疹伤寒立克次体)	印度鼠蚤(东方鼠蚤)	发热+与斑点热组相似的系统性症状+始发于腋下的红斑、丘疹	多西环素	
猫蚤斑疹伤寒(猫立克次体)	栉头蚤(猫蚤)	临床症状与地方性斑疹伤寒相似	多西环素	
流行性斑疹伤寒(普氏立克次体)	人虱(人体虱)	流行性斑疹伤寒：见于拥挤的生活环境 Brill-Zinsser 病：潜在感染后复发（常在数十年后发生） 飞鼠斑疹伤寒：通过接触飞鼠和身上的跳蚤/虱子引起	多西环素	
恙虫病：孤独的成员组成第三组立克次体感染；仅 50%有皮疹				亚洲最常见，尤其是灌丛植被浓密地区
恙虫病(恙虫病东方体)	幼虫恙螨	在叮咬部位形成焦痂(60%~90%)→发热，淋巴结病，始发于腋下的红疹(50%)→离心性扩散，预后多变	一线用药：多西环素 妊娠女性：阿奇霉素	专性细胞内生物靶向杀灭单核细胞/巨噬细胞； 宿主：白尾鹿
立克次体样细菌				
人单核细胞埃立克体病(查菲埃立克体)	美洲花蜱(美洲钝眼蜱)	主要存在于美国南部；表现为发热，肌痛，血小板减少，白细胞减少，主要见于躯干和四肢的斑丘疹或瘀点(30%~40%)，死亡率为 3%	多西环素	未见焦痂 专性细胞内生物靶向杀灭中性粒细胞
人粒细胞无形体病(嗜吞噬细胞无形体)	全沟硬蜱(与莱姆病和巴贝西虫病相同)	与莱姆病分布的地域相同，与人单核细胞埃立克体病临床表现类似，但死亡率低，皮肤表现少见，周围神经病变多	多西环素	常与莱姆病和巴贝西虫病同时发生
Q 热病(伯纳特立克次体)	通常通过气溶胶由感染的牛羊传播	皮肤表现少见	多西环素	

大学生）；男性多于女性（4:1）；人类是唯一宿主；10%~15%的人群是无症状携带者（鼻咽部）；疾病通过呼吸道分泌物传播。

（3）急性脑膜炎球菌血症：感染后 1~10 天，出现发热、寒战、头痛、瘀斑（30%~50%）、网状紫癜、典型的“铜灰色”斑块（图 5-8），或下肢和躯干出血性大疱；可能发展为感染性休克，伴全身弥漫性紫癜（暴发性紫癜）。

◇ 组织学：70%活组织为白细胞碎裂性血管炎伴血管血栓和革兰阴性棒状杆菌。

◇ 实验室：PCR 检测最敏感，特异性高（敏感性高于血液/组织/脑脊液培养或乳胶凝集反应）。

◇ 预后：10%~15%的死亡率；有多达 15%的幸存者有听力损失或中枢神经系统后遗症。

（4）慢性脑膜炎球菌血症：不常见；反复发热、关节痛、斑疹/丘疹；病情自行消退，几天或数周后复发。

（5）治疗：早期治疗至关重要。

◇ 一线：大剂量静脉注射青霉素（首选治疗）。

◇ 二线：喹诺酮类或氯霉素（如对青霉素过敏）；第 3 代头孢菌素（耐药）。

◇ 对所有密切接触者均进行预防性治疗，应用环丙沙星、利福平、阿奇霉素等。

（6）其他常见事项

◇ 危险因素：无脾患者和终末补体缺乏者（C5~C9）。

◇ 主要毒力因子：多糖衣壳。

◇ 内毒素→感染性休克和暴发性紫癜。

◇ 在美国，B 型、C 型和 Y 型是急性脑膜炎球菌血症的最常见原因。

◇ 四价疫苗可预防 A/C/Y/W-135 型。

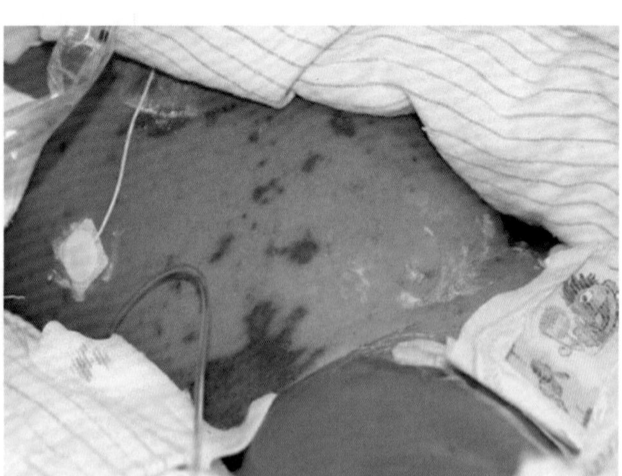

图 5-8 星状紫癜与中央铜灰色斑片提示脑膜炎球菌血症。(From Annals of Emergency Medicine 2009-08-01;54:2:155-180 Elsevier,2009.)

2. 布鲁菌病（波状热）

（1）由革兰阴性球菌布鲁菌属引起。

（2）中东地方病（食用未经巴氏消毒的羊奶/奶酪）。

（3）在美国，职业性疾病（农民、屠夫和兽医），由直接接触或吸入引起。

（4）波动性发热、关节痛、淋巴结肿大、肝脾大、罕见（<10%）皮肤表现（播散性紫红色丘疹、结节性红斑）。

（5）治疗：多西环素+其他抗生素（链霉素、利福平、TMP/SMX、喹诺酮类和氨基糖苷）的多药方案。

3. 鼻疽

（1）鼻疽伯克霍尔德菌，革兰阴性菌。

（2）由接触感染的马或驴引起。

（3）4 种形式

◇ 局限型：接种部位的出血性、溃疡性丘脓疱疹。

◇ 慢性：在皮肤淋巴管上的多发软组织结节（“软组织芽”）。

◇ 败血症型：未经治疗死亡率>95%，治疗死亡率为 50%。

◇ 肺型：与败血症型死亡率相似。

（4）治疗

◇ 局限型：阿莫西林/克拉维酸盐，多西环素或 TMP/SMX 60~150 天为一疗程。

◇ 败血症型：静脉碳青霉烯类+环丙沙星或多西环素。

4. 类鼻疽

（1）类鼻疽伯克霍尔德菌，革兰阴性菌。

（2）由直接接触被污染的水或土壤引起。

（3）危险因素：糖尿病、酒精中毒、免疫抑制和静脉药物滥用。

（4）临床表现和死亡率与鼻疽相同。

（5）治疗：同鼻疽。

5. 软化斑

（1）慢性肉芽肿性感染，由于巨噬细胞不能杀死被吞噬的大肠杆菌。

（2）最常累及免疫抑制（骨髓移植>HIV/AIDS）患者。

（3）最常累及肠胃道；可能累及肛周/生殖器区域的皮肤（溃疡性脓肿和软息肉样病变）。

（4）组织学：由 Von Hansemann 细胞（嗜酸性细胞

质的巨大巨噬细胞)组成的致密肉芽肿浸润,内含Michaelis-Gutmann小体(圆形、层状、钙化是嗜碱性胞浆内内含物;由钙化吞噬小体内有未完全杀灭的细菌组成;硝酸银、PAS、波尔斯、吉姆萨染色)。

(5)治疗

◇局部:手术切除。

◇无法手术患者:难以治疗;可以尝试长期服用环丙沙星、TMP/SMX或氯法齐明。

6. 兔热病(野兔热和鹿蝇热)

(1)革兰阴性球杆菌,土拉热弗朗西斯菌。

(2)传播方式:接触兔子尸体(常见),鹿蝇,蜱;猎人和动物饲养员感染风险增加。

(3)溃疡腺型占80%(>肺型>腺型,伤寒型>口咽型>眼腺型),最常见的表现是在接种部位坏死性、穿凿性溃疡和化脓性淋巴结病(框5-2)。

(4)治疗方法:链霉素(首选治疗)。

7. 流感嗜血杆菌性蜂窝织炎

(1)革兰阴性球杆菌。

(2)典型累及婴儿,表现为深紫红色/蓝色的面部蜂窝织炎(最常见的是眼眶周围或颊部),继发于上呼吸道感染样疾病。

(3)通常血培养为阳性。

(4)治疗:第三代头孢菌素。

(5)自接种流感疫苗以来,发病率有所下降。

8. 鼻硬结病

(1)鼻部和上呼吸道慢性肉芽肿感染。

(2)累及成人,主要在热带地区。

(3)经吸入鼻硬结克雷白杆菌传播。

(4)与细胞免疫缺陷相关:巨噬细胞无法杀死被吞噬细菌→Mikulicz细胞(大、有液泡的组织细胞含有细菌)。

(5)三个临床阶段

◇卡他期(鼻炎,软组织水肿阻塞)。

◇肉芽肿期/浸润期(鼻部/上呼吸道肉芽肿性结节、鼻出血、发音困难、软腭麻醉、Hebra鼻)。

◇硬化期(广泛瘢痕需要气管切开术和鼻重建)。

(6)组织学:真皮致密浸润含有细菌的Mikulicz细胞(Warthin-Starry染色、吉姆萨阳性),Russell小体。

(7)治疗:四环素(首选治疗)6个月,伴气道手术矫正;第二位是环丙沙星。

9. 沙门菌病(伤寒)

(1)由伤寒沙门菌引起的肠内感染。

(2)由感染者或带菌者直接接触传播。

(3)表现为发热、恶心/呕吐、腹泻、头痛和皮肤典型的"玫瑰色斑点"(2~8mm粉红色,躯干上成群的丘疹);可以从玫瑰色斑点培养出细菌。

(4)治疗方法:喹诺酮类(首选治疗);在儿童应用第三代头孢菌素。

10. 鼠咬热("哈佛希尔热")

(1)念珠状链杆菌。

(2)由于鼠咬伤("鼠咬热"),或偶尔进食受污染的食物;老鼠密度大的城区发病率高。

(3)经典三联征(阵发性发热,迁移性多关节炎,肢端皮疹)。

◇被咬部位的发红、水肿、溃疡→阵发性发热伴系统性症状→2~4天,迁移性多关节炎+肢端(手掌和足底最常见)瘀点,红色斑疹或丘疹,水疱或脓疱。

◇高达15%的死亡率。

(4)治疗:青霉素1周(首选治疗)(败血症治疗6周)。

11. 鼠疫

(1)由鼠疫耶尔森菌感染引起,是一种革兰阴性双极杆菌。

◇革兰染色或吉姆萨染色特征性"别针样"外观。

(2)储存宿主:啮齿动物;通常通过跳蚤叮咬(>接触啮齿动物,吸入)传染给人类。

(3)临床表现

◇腺型(最常见):接种部位脓疱或溃疡(10%)+疼痛、化脓性区域淋巴结病="淋巴结炎"(腹股沟、腋窝最常见);未经治疗的死亡率为25%~50%。

◇败血症型:水疱脓疱、瘀点、紫癜;鼻咽部和胃肠道的出血性坏死病灶;未经治疗死亡率为100%。

◇肺型:急性肺炎;未经治疗死亡率为100%。

框5-2 助记

溃疡腺型疾病的鉴别诊断

"My Aunt's Temperamental Tall Rats Plague Glands"

类鼻疽(Melioidosis)、炭疽(Anthrax)、兔热病(Tularemia)、结核性下疳(TB chancre)、鼠咬热(Rat-bite fever)、鼠疫(Plague)、鼻疽(Glanders)

(4)治疗

◇一线:氨基糖苷(链霉素和庆大霉素)。

◇鼠疫脑膜脑炎:氯霉素(血脑屏障高穿透性)。

◇接触后预防:多西环素或环丙沙星×7天(高效)。

12. 创伤弧菌

(1)最常见于有易感因素的40岁以上的男性:肝病(血色素沉着症、肝硬化或酒精中毒)、糖尿病(周围神经病变/血管病变易引起伤口感染)、胃肠道疾病、免疫抑制和终末期肾病。

(2)宿主:贝类动物。

(3)两种感染模式

◇皮肤接触污染的海水/贝类:累及贝类饲养人;创伤→原发性皮肤感染或先前存在的伤口重复感染→可能引发坏死性筋膜炎、肌炎、败血症。

◇生吃/未煮熟的贝类:最常见的是生蚝;可出现败血症、腹部绞痛和低血压;75%有皮肤表现-红紫色斑/水疱,可发展为出血性大疱和坏死斑块。

(4)治疗:多西环素+第三代头孢菌素。

13. 咬伤引起的感染

(1)犬咬伤最常见(>猫>人);人类咬伤最有可能被感染。

◇犬咬伤:多杀巴斯德菌、犬巴斯德菌或犬咬二氧化碳嗜纤维菌(可能对无脾或免疫抑制患者致命)。

◇猫咬伤:多杀巴斯德菌>链球菌。

◇人咬伤:齿蚀艾肯菌(慢性感染)、金黄色葡萄球菌(严重感染)、消化链球菌、肠球菌和拟杆菌。

(2)治疗

◇阿莫西林/克拉维酸盐(选择性治疗)。

◇伤口冲洗和破伤风疫苗接种很重要。

三、非性病螺旋体感染

(一)疏螺旋体病

1. 莱姆病

(1)病因:伯氏疏螺旋体(美国首位);阿氏疏螺旋体和咖氏疏螺旋体(欧洲首位)。

(2)宿主:白尾鹿和白足鼠。

(3)载体:硬蜱属;不同的地理区域有特定类型。

◇肩突硬蜱(丹明尼硬蜱)→美国第一位病因(流行于美国东部和大湖地区)。

◇太平洋硬蜱→美国西部。

◇蓖麻硬蜱→欧洲。

(4)发病机制:蜱虫以受感染的动物宿主为食→螺旋体存储在蜱虫的唾液腺中→蜱虫叮咬人类并且释放伯氏疏螺旋体,螺旋体进入真皮→1~2周在被咬部位出现游走性红斑→如果未经治疗,可出现血性传播+全身症状。

(5)莱姆病的三个临床阶段

◇早期局限性

• 游走性红斑(90%):最初的皮肤表现;出现在感染后7~14天;表现为扩张的环状斑块,中央消退(“牛眼样”外观);可扩大到直径> 5cm;好发于躯干(在儿童最多),下肢(成人最多)和间擦部位;如果不治疗,皮疹在4周内自行消退。

• 播散性游走性红斑(25%~50%):多个较小的环状皮损;原发性游走性红斑持续数天至数周后出现。

• 其他:非特异性流感样症状和局部淋巴结病。

◇早期传播:由于螺旋体的血行传播;如果初始阶段未予处理,则出现血行播散。

• 疏螺旋体淋巴细胞瘤(仅1%,欧洲出现):和阿氏疏螺旋体和咖氏疏螺旋体密切相关;耳垂(儿童)、乳头/乳晕(成人)上坚实、梅红色的疼痛性结节/斑块。

• 关节炎(60%):单关节/少关节(膝关节为最常见部位);可在初始感染数周至数月后出现。

• 神经异常(10%):最常见的贝尔氏麻痹症

• 心脏并发症(5%):动静脉阻塞,心肌心包炎。

◇慢性

• 慢性萎缩性肢端皮炎(10%,仅欧洲出现):和阿氏疏螺旋体和咖氏疏螺旋体密切相关;可出现在初始感染数月至数年后;包括两个临床阶段,四肢远端面团样或肿胀性红色斑块(早期;容易治疗/可逆)→可发展为萎缩性卷烟纸样皮肤,伴毛细血管扩张(慢性阶段;难以治疗)和覆盖在关节上的皮下纤维结节。

• 其他:脑病、神经病和慢性关节炎。

(6)诊断

◇识别游走性红斑是诊断莱姆病最敏感的方法。

◇早期缺乏莱姆病感染的血清学证据(1~2周时仅有41%的阳性,感染2周后检测阳性率为88%)→在发病早期出现阴性不能排除莱姆病。

◇组织PCR/培养：特异但不敏感。

◇治疗：见表5-8。

(7)其他常见事项

◇夏季为发病高峰(在美国80%的病例在6~8月发病)。

◇蜱虫必须附着>24小时才会传播莱姆病，如果>48小时风险会明显增高。

◇频繁合并感染莱姆病+巴贝西虫病+HGA(人粒细胞性无形体病)→多西环素覆盖这三种感染。

◇欧洲莱姆病：大的游走性红斑持续时间更长，降低关节炎发生风险，增加神经后遗症风险。

2. 其他疏螺旋体感染见表5-8。

(二)非性病(地方性)密螺旋体病

1. 雅司(Yaws)、品他(Pinta)和地方性梅毒(Bejel)都是由苍白密螺旋体亚种引起的，该亚种在形态和抗原上与引起梅毒病原体相同。

2. 这三种疾病都有一期、二期和三期阶段(表5-9)。

3. 传播途径：皮肤、黏膜或污染物接触。

4. 除了品他以外都最容易感染儿童。

5. 除了地方性梅毒以外，都是从下肢开始的。

6. 用于性病梅毒的血清学检测在这些疾病中也呈阳性，但不能区分它们。

(1)密螺旋体检测(FTA-ABS、MHA-TP和TPHA)：对于密螺旋体感染有特异性，可能终生呈阳性。

(2)非密螺旋体检测(RPR和VDRL)：特异性差，但对确定当前或最近的感染或监测反应有意义(滴度减少至1/5提示治疗成功；滴度增加四倍提示再次感染/复发)。

7. 这三种疾病的组织学类似于梅毒。

8. 治疗：卞星青霉素(都是首选治疗)。

四、性传播细菌感染

(一)梅毒

1. 病原菌：苍白密螺旋体(革兰阴性螺旋体)。

2. 先天性梅毒

(1)早期先天性梅毒(2岁以下)：鼻塞，指趾炎，梅毒性假性麻痹，骨骺炎，肝炎。

(2)晚期先天性梅毒(>2岁)：角膜炎、桑椹样臼齿、哈钦森齿(切口状/钉状门牙)、皲裂(口角线状瘢痕)、鞍鼻、Higoumenakis综合征(胸锁骨关节骨质肥厚)、Clutton关节、视神经萎缩、角膜混浊、第Ⅷ对脑神经性耳聋。

3. 一期[10~90天潜伏期(平均3周)至硬下疳]。

硬下疳(无痛、界限清楚、硬化性溃疡)，伴淋巴结肿大。

4. 二期(硬下疳后3~10周；播散到其他组织；3~12周内消退，但25%复发)。

表5-8 疏螺旋体感染

疾病	媒介	载体	临床特征	处方药
莱姆病	伯氏疏螺旋体	丹明尼硬蜱(美国东北部和大湖地区) 太平洋硬蜱(美国西部地区) 蓖麻硬蜱(欧洲)	如前所述	一线：多西环素 妊娠女性和<8岁的儿童，阿莫西林是治疗首选药物
疏螺旋体淋巴细胞瘤	伽氏疏螺旋体>阿弗西亚疏螺旋体	蓖麻硬蜱(欧洲)	如前所述	多西环素
慢性萎缩性肢端皮炎	伽氏疏螺旋体>阿弗西亚疏螺旋体	蓖麻硬蜱(欧洲)	如前所述	多西环素
虱传播性回归热(非洲)	回归热螺旋体	人虱(人体虱)	3~4次阵发性发热伴随非特异性流感样症状，非特异性斑点或瘀点出现；比蜱作为载体时症状严重	多西环素
蜱传播性回归热(美国西部)	杜通疏螺旋体 赫姆斯疏螺旋体	钝缘蜱(软蜱属)	类似于虱传播性回归热，但只会复发1~2次，严重程度相对低	多西环素

表 5–9 非性病螺旋体感染

疾病(细菌)	好发年龄和地理分布	临床病理特征	其他事实
雅司(细弱密螺旋体)	年龄<15 岁;分布在温暖、潮湿、热带气候地区(非洲、亚洲、中南美洲、太平洋岛屿)	第 1 阶段:下肢最常受累;表现为硬化、红色无痛性丘疹,可扩散至 1~5cm,然后形成溃烂(母雅司);出现在接种的部位;可能有低黑色素斑点出现在手腕背部或手背上 第 2 阶段:大量较小的子雅司广泛分布 第 3 阶段:坏死溃疡性脓肿,愈合伴严重/畸形瘢痕+骨骼受损	第 3 阶段仅有 10%的可能 助记符:雅司="Jaws"(大的、破坏性叮咬存在于受侵害的皮肤和骨骼)
品他(斑点密螺旋体)	所有年龄段均可受影响;仅分布在西半球(在美国中部和南部)	仅有皮肤表现 第 1 阶段:下肢最常受累;被红晕环绕的丘疹;数月后扩散至 12cm 第 2 阶段:小的鳞屑性丘疹和银屑病样斑块,颜色变化为红色——蓝色——褐色——灰/黑色 第 3 阶段:骨突处对称性白癜风样皮损伴表皮萎缩。组织学上显示为苔藓样界面改变+黑色素细胞完全缺失+表皮萎缩	助记符:品他只给皮肤上不同颜色 助记符:品他是西班牙词语,限于西班牙美洲
地方性梅毒/贝吉病(地方性密螺旋体)	年龄<15 岁;分布在干燥、温暖气候地区(非洲北部和东南亚)	第 1 阶段:不易发现;表现为口腔或哺乳期女性乳头部位的不明显的丘疹或溃疡;四肢、生殖器、乳晕和躯干可能出现低黑色素斑点 第 2 阶段:黏膜损害(黏膜斑、扁平湿疣、口角炎)+广泛的淋巴结病+皮肤病变 第 3 阶段:黏膜、皮肤、骨骼形成树胶肿	助记符:与性病性梅毒相似,但黏膜病变多于皮肤病变。或者"地方性梅毒攻击表面"

(1)前驱症状(如自觉不适、发热、淋巴结肿大和关节痛)。

(2)丘疹鳞屑性/斑丘疹样泛发性皮疹(手掌/足底的"古铜色"丘疹/斑块)(图 5–9)。

(3)"虫蚀样"脱发。

(4)口咽部皲裂性丘疹(梅毒性传染性口角炎)。

(5)口咽黏膜斑(口腔扁平湿疣样病变)。

(6)颈部色素减退斑("金星项链")。

(7)扁平湿疣。

5. 三期(二期之后的数月至数年期间称为潜伏期)。

(1)树胶肿(皮肤、骨骼、肝脏和其他器官)。

(2)心血管梅毒(如主动脉炎)。

(3)神经梅毒[如麻痹性痴呆、脑膜炎、共济失调、脊髓痨、视神经萎缩、树胶肿和亚盖尔–罗伯逊瞳孔(适应光线,但不反应)]。

6. 治疗:肌内注射苄星青霉素(2.4M IU×1 剂量治疗一期/二期/早期潜伏性梅毒;晚期潜伏感染用 7.2M IU(苄星青霉素)。

7. 其他常见事项。

(1)男性多于女性;在男男同性恋者增加。

(2)增加合并 HIV 感染风险(任何导致生殖器溃疡的疾病将增加 HIV 感染风险)。

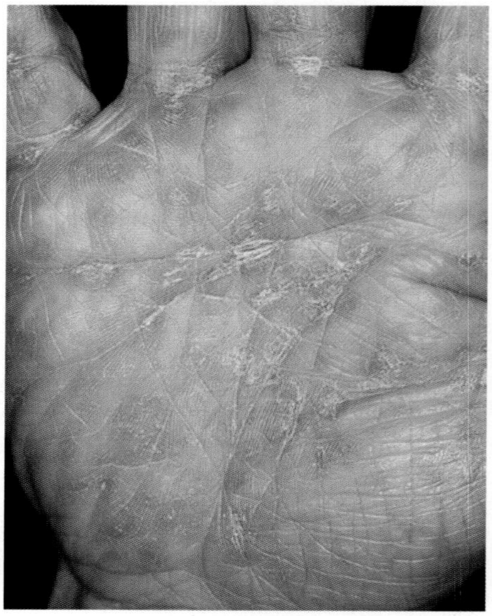

图 5–9 二期梅毒的典型表现。手掌和足底有古铜色鳞屑性斑块。(From Habif TP, Clinical Dermatology: A Color Guide to Diagnosis and Therapy, 6th edn. Elsevier, 2015.)

(3)HIV 可增加神经梅毒风险。

(4)血清学试验分为螺旋体(FTA–ABS, MHA–TP)和非螺旋体(RPR, VDRL);非常敏感和特异的试验是 FTA–ABS 和 MHA–TP。

(5)RPR 和 VDRL：首次血清学试验呈阳性(1~2周内和3周后对螺旋体试验呈阳性)；用于监测治疗反应时滴度下降，然后在治疗成功后变为阴性(对螺旋体试验，终生为阳性)；比螺旋体试验假阳性率更高(如妊娠和SLE)。

(6)Warthin-Starry 染色鉴定螺旋体。

(7)暗视野检查阳性(总体上是诊断一期梅毒最敏感和特异的检查)。

(8)二期梅毒组织学检查：细长的银屑病样表皮增生+苔藓样界面改变+"肮脏"的真皮炎症浸润(中性粒细胞、细胞碎片和大量浆细胞)。

(二)其他细菌性性病

见表5-10。

五、分枝杆菌感染

(一)皮肤结核

1. 结核分枝杆菌为抗酸、抗酒精、需氧杆菌，HIV感染增加风险。

2. 依靠结核菌素皮肤试验与干扰素-γ释放试验进行诊断。

儿童皮肤试验效果较好；干扰素-γ试验适合接种卡介苗(活减毒牛分枝杆菌)的患者(皮肤试验假阳性)。

3. 诱导性接种

(1)结核下疳：既往未感染的患者(因此对结核没有免疫力)；2~4周潜伏期；无痛、红色和硬化丘疹溃

表5-10 除梅毒之外的性病

疾病	病原体	皮肤表现	治疗	其他事实
软下疳	杜克雷嗜血杆菌(革兰阴性球杆菌)	疼痛性、化脓性溃疡，边缘破坏/潜行性，基底纤维状(可因初始溃疡的并对而形成"接吻溃疡") 包皮沟、冠状沟、系带是常见的部位 疼痛性腹股沟淋巴结炎(40%)	阿奇霉素1g，一次性口服	分泌物涂片在吉姆萨染色后呈鱼群样 男性多于女性，性工作者为主要载体
淋病	奈瑟淋球菌(革兰阴性双球菌)	大多数表现不在皮肤，但可以表现为伴随关节炎(较大关节)的出血性肢端脓疱病，如果发生血源性传播则会出现发热(皮肤关节综合征)	二联疗法：头孢曲松钠250mg一次性肌内注射+阿奇霉素1g，一次性口服	女性多于男性，细菌培养为诊断金标准(使用到T-M培养基)，常合并衣原体感染
性病性淋巴肉芽肿	衣原体(L1~L3血清型)	第1阶段(潜伏期后3~12天)：可消退的(短暂性)无痛性溃疡±淋巴管炎 第2阶段 (10~30天，最长可至第1阶段后6个月)。腹股沟淋巴结炎(单侧、疼痛、红斑、腹股沟淋巴结肿大)伴有沟槽征(腹股沟韧带将肿大的淋巴结分割)；腹股沟淋巴结炎可能破裂→流脓和窦道 第3阶段(第2阶段后数月至数年；又称肛门-直肠综合征)：直肠结肠炎，伴有直肠周围脓肿、瘘管、狭窄、淋巴瘤(直肠/肠周围淋巴增生)	多西环素100mg，口服，每天2次，连续服用21天	吉姆萨染色剂下可见巨噬细胞中的小包涵体 在亚洲、非洲和南美洲更为普遍 男性多于女性
腹股沟肉芽肿	肉芽肿克雷伯菌(革兰阴性杆菌)	逐渐扩大的呈"牛肉样红色"的慢性无痛性溃疡，易碎，为增殖性肉芽组织(平均潜伏期为17天) 出现假性横痃(结节)，生殖器肿胀和继发感染(→臭味) 最常见部位：包皮、阴茎头、系带、冠状沟(男性)和外阴区(女性) 由于播散或自体接种，可能会导致生殖器以外病变(皮肤、骨骼、口腔和腹部)	阿奇霉素1g，口服，每周1次顿服(或每天500mg)，至少3周，直到所有皮损都消退	在瑞氏染色和吉姆萨染色的涂片上有"别针样"杜诺凡小体 分布于印度、巴布亚岛、澳大利亚、南非

疡，3~12个月愈合；可能扩散到淋巴结。

(2)疣状皮肤结核：通过接种再感染、既往感染过伴中到高度免疫者；1型皮肤结核；疣状的、生长的丘疹，可以在多年后愈合。

4. 内源性感染的播散

(1)寻常狼疮：接触传播或血行/淋巴播散；红棕色，有时环形，丘疹/斑块(玻片压疹法呈"苹果酱")→中央瘢痕；头部和颈部发病多；中度到高度免疫。

(2)瘰疬性皮肤结核：是基础疾病(通常是宫颈淋巴结和骨骼)邻近播散至皮肤的结果；波动性结节，可形成窦道，引流到皮肤，索状外观；免疫力低下。

(3)口腔结核：晚期结核和细胞介导免疫低下的患者；引流活动性系统性结核的腔口部位邻近皮肤黏膜的自体接种→可导致溃疡/瘘管。

(4)急性粟粒性结核：肺血行播散，多见于免疫抑制患者；针尖大小蓝红色硬壳丘疹→小瘢痕。

(5)结核性树胶肿：血行传播→深部结节，可形成溃疡/瘘管；免疫抑制患者。

5. 一线联合治疗结核病：利福平、异烟肼、吡嗪酰胺和乙胺丁醇。

(二)麻风(汉森病)

1. 病原菌：麻风分枝杆菌。

(1)寄生于巨噬细胞和施万细胞内的弱抗酸杆菌。

(2)需要低温(30℃~35℃)生长→好发于皮肤温度较低区域(鼻子、睾丸和耳垂)和靠近皮肤表面的周围神经。

(3)主要通过鼻腔/口腔的飞沫传播；还有美国东南部的九带犰狳。

(4)不能在体外培养，必须在小鼠足垫或犰狳中培养。

2. 以皮肤和神经受累为特征的慢性变形性疾病。

3. 潜伏期较长(平均4~10年，但最长可达30年)；双峰的年龄范围(10~15岁、30~60岁)；男性多于女性。

4. 以肉芽肿和嗜神经性为特征，发生在皮肤和周围神经。

5. 原发性皮肤病变：红斑或色素减退，环状斑块伴轻度鳞屑。

6. 周围神经以各种形式增大(未定类型除外)。

(1)最常累及浅表神经干(第Ⅴ对脑神经、第Ⅶ对脑神经、正中神经、桡神经、尺神经、耳大神经、胫骨后神经、腓总神经)。

(2)损伤导致："爪形手"和"教皇手"屈肌畸形、袜子手套样麻木、足底神经性溃疡、足下垂、骨间肌萎缩、眼部损伤(因第7对脑神经功能障碍)。

7. 麻风杆菌特异性细胞介导免疫(由麻风菌素皮肤试验评估)在Ridley-Jopling分类中起重要作用→麻风病分为两极型麻风[瘤型/LL(Th2反应)和结核样型/TT(Th1反应)]和界线类(BL、BB和BT)，表5-11。

(1)极型是稳定的。无论哪种极型(LL或TT)的患者在整个疾病过程中都保持稳定状态。

(2)边缘型是不稳定的，有临床病理特征介于极型之间。

8. 未定类麻风(麻风的早期)：单发，境界不清的色素减退斑，周围神经不增大。疾病可能会自行消退，也可能进展为五种麻风(LL、BL、BB、BT或TT)之一。

9. 再激活状态：50%患者在病程中或治疗开始后引发皮损突然出现。

(1)1型(逆向反应)：对麻风杆菌细胞介导(Th1)免疫变化的结果。可能是降级(界线型麻风病患者"降级"瘤型)或升级(细胞介导免疫增强)。均表现为现有皮损出现溃疡，优先侵犯神经，导致危险性神经炎；普遍缺乏全身症状(不像2型反应)；界线型高度危险性(BL>BB，BT)；治疗应用泼尼松。

(2)2型(麻风结节性红斑)：Th2(体液)介导的免疫复合物的形成，导致之前未受影响的皮肤部位出现散在的多系统血管炎和结节性红斑样病变(大腿内侧和前臂伸侧是首要部位)；显著的系统性症状；LL和BL风险最高；治疗应用沙利度胺。

(3)卢西奥现象：严重的坏死性血管炎伴血栓形成；仅发生于来自墨西哥西部的播散性瘤型麻风患者；表现为膝下紫癜性斑和溃疡性大疱；治疗应用泼尼松。

10. 治疗(WHO推荐)

(1)多菌型麻风(持续时间为12个月)：利福平600mg，每月1次+氨苯砜100mg，每天1次+氯法齐明300mg，每月1次或每日50mg。

(2)少菌型麻风(持续时间为6个月)：利福平600mg，每月1次+氨苯砜100mg，每天1次。

(3)单发病灶少菌型麻风(持续时间=单次剂量)：利福平600mg+氧氟沙星400mg+米诺环素100mg。

表5-11 两极型和界线类麻风

临床表现	瘤型(LL)	界线类(BB)	结核样型(TT)
病变类型	小块色素减退斑、丘疹结节、弥漫性浸润(狮面样外观、耳垂变长、睫毛脱落)	斑块和穹状病灶	干燥、鳞屑、色素减退和无感觉斑块,边缘突起,中央萎缩±脱发和无汗症
病灶数量/尺寸	数量多;小的	多个(可数);大小不一、广泛分布但不对称	一个或很少(<5个);大的
分布	广泛分布		局限分布、不对称
界限	界限不清、难以识别	比结核样型(TT)模糊	界限清楚,边缘整齐/边界凸起硬化
病变处感觉	正常	↓	缺少
神经增大的位置	对称、无皮肤病变	多发的	不对称,局限于皮肤病变周围
麻风菌素试验	阴性	+	+++
细胞介导免疫	无(Th2>>Th1)	不稳定	强烈(Th1>>Th2)
病变处杆菌	++++(麻风球)	++	无
AFB染色(Fite-Faraco染色最佳)	++++	++	阴性
组织学	有或无浸润带、带菌的泡沫组织细胞弥漫性浸润(Virchow细胞) 细菌团块(麻风球)在真皮中游离、神经周围"洋葱皮"样改变;缺乏结构良好的肉芽肿	LL和TT重叠,很容易找到病原菌	沿神经线性排列的结构良好的肉瘤样肉芽肿(东西排列)、大量的朗格罕斯巨细胞、碎片样神经纤维、缺乏细菌 (无麻风球或Virshow细胞)、有或无浸润带
相关表现	获得性鱼鳞病、睫毛脱落、马鞍鼻、兔眼,睾丸炎(不育、男子女性型乳房)		
其他注释	发生2型反应的风险高,无多汗症和秃头症的表现	界线类麻风(BL、BB、BT)发生1型反应的风险最高 BL发生2型反应的风险高	皮肤损伤多发于面部、四肢和躯干温度较低的部位 TT常在3年内自行消退

(三)非结核分枝杆菌

1. 鸟分枝杆菌复合体:更常见于AIDS患者;存在于环境中(水、土壤和动物);肺部感染最常见;临床表现:初次接种或经传播的皮肤表现(脓疱、下肢溃疡和结节);碱性磷酸酶增高;治疗用克拉霉素/阿奇霉素+

表5-12 引起皮肤疾病的分枝杆菌

分组和菌落色素	生长速度	病原体
慢生长菌群		
光产色菌*	2~3周	堪萨斯分枝杆菌、海鱼分枝杆菌、猿分枝杆菌
暗产色菌†	2~3周	瘰疬分枝杆菌、苏加分枝杆菌、戈登分枝杆菌、蟾蜍分枝杆菌
非产色菌‡	2~3周	结核分枝杆菌、鸟分枝杆菌、胞内分枝杆菌、溃疡分枝杆菌、嗜血分枝杆菌、马尔默分枝杆菌、地分枝杆菌、日内瓦分枝杆菌、牛分枝杆菌§、不产色分枝杆菌
快生长菌群	3~5天	偶遇分枝杆菌、龟分枝杆菌、包皮垢分枝杆菌、脓肿分枝杆菌、免疫原性分枝杆菌、古地分枝杆菌、沃林斯基分枝杆菌、化妆品分枝杆菌、产黏液分枝杆菌
迄今不能培养的菌群		麻风分枝杆菌

* 见光能产生黄色色素。

† 暗处也能产生黄色色素。

‡ 不产生色素。

§ 包括卡介苗。

乙胺丁醇±利福平。

2. 海鱼分枝杆菌：水生环境（例如，鱼缸和游泳池）和通过皮肤接触（通常手擦伤）引起。临床表现为红斑/蓝色溃烂结节，以孢子丝菌病模式；细菌培养可明确诊断。海鱼分枝杆菌在31℃时生长最好（生长需要3周），而其他大多数分枝杆菌通常在37℃时生长最好。治疗常用克拉霉素±利福平/乙胺丁醇，米诺环素和TMP/SMX。

3. 溃疡分枝杆菌：又名Buruli溃疡；病菌通常在非洲靠近水体的地方；四肢的结节→溃疡；长度可发展为>15cm，延伸至骨骼；治疗方法有切除（首选治疗），局部加热，利福平+链霉素，截肢。

4. 偶发分枝杆菌，龟分枝杆菌和脓肿分枝杆菌：生长迅速的分枝杆菌（表5-12）；腐生性生物；可因创伤/手术或医疗治疗（例如，植入物放置、抽脂、肉毒杆菌注射）/文身/指甲沙龙足浴；皮肤的临床表现各不相同，但最常见的是以孢子丝菌病样模式的炎症性皮下结节；克拉霉素是首选治疗，有时外科手术也是必要的。

第4节 真菌病

一、浅表真菌病

（一）皮肤癣菌

1. 三个属：小孢子菌属、表皮癣菌属和毛癣菌属。

（1）通常引起浅表皮肤感染和甲感染。

（2）可导致不同临床表现的常见真菌。

◇头癣–断发毛癣菌（美国首位病因）、犬小孢子菌（世界首位病因，炎症更明显）、紫色毛癣菌（东非国家）。

• 发内癣菌（黑点癣；发干内的关节孢子）：红色毛癣菌、断发毛癣菌、许兰毛癣菌、雅温德毛癣菌、紫色毛癣菌、格威里毛癣菌、苏丹毛癣菌。

• 发外癣菌（围绕毛干的关节孢子）。

○ 荧光性（通过伍德灯–蝶啶）：犬小孢子菌、奥杜盎小孢子菌（以前儿童首位原因）、石膏小孢子菌、铁锈色小孢子菌、歪斜小孢子菌和许兰毛癣菌。

○ 非荧光性：须癣毛癣菌、红色毛癣菌、猪小孢子菌、麦格毛癣菌、石膏小孢子菌和疣状毛癣菌。

• 黄癣：许兰毛癣菌>石膏小孢子菌，紫色毛癣菌。

• 脓癣：犬小孢子菌、疣状毛癣菌、须癣毛癣菌和断发毛癣菌。

◇马约基肉芽肿–红色毛癣菌最常见。

◇体癣–红色毛癣菌最常见。

• 亲动物性癣菌（如农夫和养宠物者）：疣状毛癣菌和犬小孢子菌。

◇叠瓦癣：同心性毛癣菌。

◇须癣：疣状毛癣菌、须癣毛癣菌、断发毛癣菌、红色毛癣菌。

◇面癣：通常是亲动物性癣菌（犬小孢子菌和须癣毛癣菌）>红色毛癣菌；最常发生于去过农村的儿童。

◇股癣：红色毛癣菌>絮状表皮癣菌和趾（指）间毛癣菌。

◇足癣

• 鹿皮鞋和趾间型足癣–红色毛癣菌>絮状表皮癣菌（鹿皮鞋型）、趾（指）间毛癣菌（趾间型）。

• 水疱/大疱型–须癣毛癣菌。

◇甲癣

• 远端甲下型–红色毛癣菌、趾间毛癣菌和絮状表皮癣菌。

• 近端白色甲下型–红色毛癣菌。

○ HIV患者发病风险高。

• 浅表白色型：须癣毛癣菌（成人）对红色毛癣菌（儿童）。

• 不常见原因：白念珠菌（最常见的是皮肤黏膜念珠菌病），镰刀菌（白色浅表甲真菌病），柱顶孢霉（暗色甲真菌病伴慢性甲沟炎），短帚霉（白色浅表甲真菌病）。

（3）地理学分布：普遍存在，真菌按正常栖息地分类。

◇亲人性菌：仅感染人类，引起较温和的慢性炎症反应；包括所有毛癣菌属（除外须癣毛癣菌和疣状毛癣菌），絮状表皮癣菌、奥杜安小孢子菌和铁锈色小孢子菌。

◇亲动物性菌：主要感染动物；引起人类的大量炎症反应；包括犬小孢子菌（猫和犬）、猪小孢子菌（猪）、疣状毛癣菌（牛）、须癣毛癣菌（啮齿类）。

◇亲土性菌：发现于土壤；引起人类的剧烈炎症反应和瘢痕形成；石膏小孢子菌（土壤）是该类真菌中唯一常见菌。

（4）组织学：角质层或甲板中可见分隔菌丝，真皮轻度炎症（花斑癣最轻）±表皮或角质层/甲板的中性粒细胞微脓肿。

◇PAS染色(红色)、吉姆萨染色(黑色)。

(5)诊断:KOH(帮助破坏角蛋白,使真菌更易可见)±培养。

◇氯唑黑E–几丁质染色:菌丝变为绿色。

◇荧光增白剂–几丁质染色:荧光显微镜下为蓝色或绿色。

(6)发病机制:毒力因子(水解酶类和角蛋白酶)可以穿透角质层,其释放出的酶类可以诱导炎症反应(Th1反应)。

(7)临床表现

◇体癣/股癣:环状鳞屑斑/伴有可触及边界的炎症性斑块;股癣累及阴囊(不像念珠菌病)。

◇足癣/手癣:鳞屑性红斑,尤其在趾间(浸渍糜烂型)和足侧面。

◇头癣:环状鳞屑斑±脓疱±淋巴结病;发内癣菌感染后损伤的头发可能会留下黑点;治疗采用系统性抗真菌药。

- 通常为学龄儿童;以黑种人和男性患者为多。
- 脓癣:沼泽样炎性结节/伴有脓疱的脓肿,可伴有淋巴结肿大,可能会形成瘢痕。
- 黄癣:黄色杯状结痂连在一起,形成一种蜂巢样外观,且可以形成瘢痕。
- 被感染的头发在伍德灯下呈现小孢子菌属感染特有的绿色荧光。

◇叠瓦癣:同心性多环形鳞屑环。

◇马约基肉芽肿:围绕毛囊的红斑丘疹/结节,特别是位于小腿的皮疹(多由足癣引发而来);需要系统性抗真菌治疗。

◇面癣:红斑和基于毛囊性的丘疹,呈环形分布,最常见于儿童;需要系统性抗真菌治疗。

(8)治疗:局部或系统性应用特比萘芬或唑类抗真菌药,局部应用萘替芬。

◇特比萘芬和灰黄霉素在儿童头癣的治疗中同等安全有效;特比萘芬对断发毛癣菌疗效较好,而灰黄霉素对小孢子菌类疗效较好。

(二)花斑癣(花斑糠疹)

1. 病原菌:球形马拉色菌和糠秕马拉色菌;酵母相为正常的皮肤菌群;转变为菌丝相后为其致病状态;培养需要有橄榄油才可生长。

2. 好发于肤色较黑者及青少年,夏季多见。

3. 组织学特点:在KOH的作用下,角质层可见菌丝和孢子(形似"意大利面和肉丸")。

4. 发病机制:普遍存在的是正常菌群的过度生长(例如,在恰当的宿主有合适的温度和湿度);在壬二酸(马拉色菌的二羧酸副产物)的作用下,黑色素细胞受到抑制,导致皮肤色素减退。

5. 临床表现:皮脂溢出部位(头皮、面部、颈部、上胸部及上背部)的色素增加或色素减退性细小鳞屑性环形/卵圆形斑点或斑片。

6. 治疗:局部或系统唑类抗真菌药物,含二硫化硒的洗发水,或局部应用环吡酮。

(三)毛孢子菌病

1. 病原菌

(1)黑毛结节:何德毛结节菌。

(2)白毛结节:阿萨希毛孢子菌(与白毛结节关系最密切;之前白吉利毛孢子菌在免疫受损的患者中可造成播散性疾病),倒卵形毛孢子菌,皮瘤毛孢子菌和皮肤毛孢子菌。

2. 地理分布:热带地区。

3. 发病机制:存在于热带水及土壤中。

4. 显微镜检查:沿毛发分布的黑色或白色凝固物(包绕毛发,非虱病的囊样外观)。

白毛结节有可移动的软结节,而黑毛结节为不可移动的硬结节。

5. 临床表现:头部、腋下及阴部毛发的无症状性断裂损伤。

6. 治疗:剃除毛发并结合抗真菌洗发水清洗患处,对于顽固性感染可系统性应用抗真菌剂。

(四)掌黑癣

1. 病原菌:威尔尼克分枝孢子菌。

2. 地理分布:热带、亚热带,特别是沿海地区。

3. 显微镜检查:增厚的角质层中可见深棕色分隔菌丝及出芽酵母。

4. 发病机制:真菌的过度繁殖。

5. 临床表现:手掌或足跖深棕色/黑色斑点或小斑片,仅限于角质层。

6. 治疗:唑类乳膏、复方苯甲酸软膏外用,顽固性感染可口服特比萘芬。

二、皮下组织真菌病

(一)孢子丝菌病

1. 病原菌:申克孢子丝菌。

2. 地理分布:腐生生物中普遍存在;地方性流行至中美洲、南美洲和非洲。

3. 显微镜检查: 在染色剂下通常不是很直观;肉芽肿性炎症组织中可见浆细胞和星状小体(Splendore-Hoeppli 现象);可见形态如雪茄样的出芽孢子。

4. 发病机制:通过刺状植物、木屑、泥炭藓等自土壤中创伤性接种>猫科动物/啮齿类动物/犰狳咬伤;吸入孢子。

5. 临床表现:多发上行的溃疡性结节或皮下脓肿,最常见于园丁、农业/农场工人和兽医。可能引起结节性红斑。

6. 治疗:得到真菌培养结果后(在组织样本中很难找到),可以口服伊曲康唑(首选),碘化钾溶液,播散性感染者可服用两性霉素 B。

7. 孢子丝菌病传播助记词:诺卡菌属(Nocardia)、孢子丝菌病(Sporotrichosis)、不典型分枝杆菌(Atypical mycobacteria)、利什曼病(Leishmaniasis)、兔热病(Tularemia)。

(二)罗佰真菌病(瘢痕型芽生菌病)

1. 病原菌:Loboa 结节孢子菌。

2. 地理分布:主要感染南美洲河流的淡水海豚。

3. 显微镜检查: 细胞间有管状连接的厚壁孢子,呈串珠样或钱串样外观。

4. 发病机制:体外无法培养。

5. 临床表现:瘢痕疙瘩样疣状纤维性结节,可发生溃疡;男性多于女性;乡村发病率较高。

6. 治疗:外科手术切除。

(三)足菌肿

1. 病原菌

(1)真菌性足菌肿(真菌):马杜拉分枝菌属,波氏霉样菌(最常见),甄氏外瓶霉,枝顶孢霉菌属。

(2)放线菌性足菌肿(细菌):诺卡菌属[巴西诺卡菌(首要病因)和星形诺卡菌均有白色颗粒],马杜拉放线菌属(白乐梯马杜拉放线菌有红色颗粒,马杜拉马杜拉放线菌有奶油色或粉红色颗粒),索马里链霉菌呈黄棕色颗粒。

2. 地理分布:热带南部(拉丁美洲、印度和非洲),多见于贫穷、赤足的青年男性。

3. 显微镜检查:含颗粒的肉芽肿炎症;因其难以培养,故常用血清学检测法。

4. 发病机制:外伤性接种。

5. 临床表现(图 5-10):缓慢进展的肿瘤,可形成窦道,伴真菌性或细菌性聚集物颗粒流出;最常见于足和小腿;损害长期存在可造成骨和内脏受累。

黑色颗粒物仅见于真菌性足菌肿,红色颗粒物仅见于放线菌性足菌肿(尤其是白乐梯马杜拉放线菌),其他颜色的颗粒物在两型中均可见。

6. 治疗

(1)放线菌性足菌肿:磺胺类药物和其他抗生素。

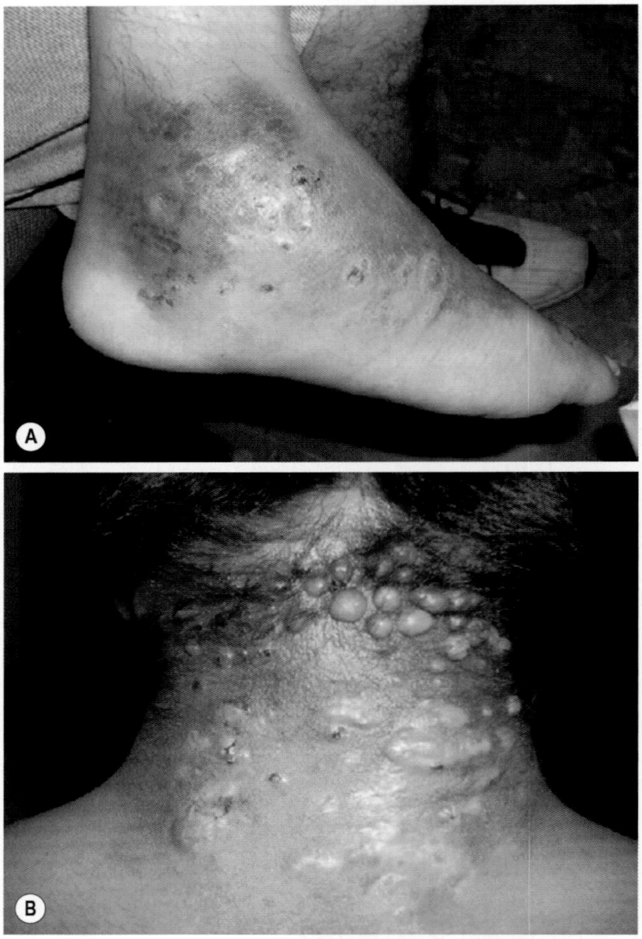

图 5-10 巴西诺卡菌导致的足菌肿。(A)足背部和踝部炎症形成的脓肿和窦道。(B) 颈项部足菌肿。(From Welsh O, Vera-cabrera L. Salinas-Carmona MC Mycetoma. Clinics in Dermatology 25:2:195-202 Elsevier, 2007.)

(2)真菌性足菌肿：外科清创及唑类抗真菌药物治疗数月。

(四)着色芽生菌病

1. 病原菌：裴氏着色霉(最常见)，喙枝孢霉，疣状瓶霉，卡氏枝孢霉。

2. 地理分布：热带和亚热带气候区；存在于腐烂的植物和土壤中。

3. 显微镜检查(图 5-11)：假上皮瘤样增生，真皮肉芽肿性炎症，可见 Medlar 小体(色素沉积壁砖样细胞，铜币样外观)。

4. 发病机制：棘刺或碎屑的创伤性接种。

5. 临床表现(图 5-12)：接种后数周或数月，瘙痒性丘疹/结节增大转变成疣状带有黑点；不侵犯肌肉和骨骼，迁延不愈可致鳞状细胞癌。

6. 治疗：抗真菌药物可以选用伊曲康唑、5-氟胞嘧啶；小病灶可以外科手术切除。

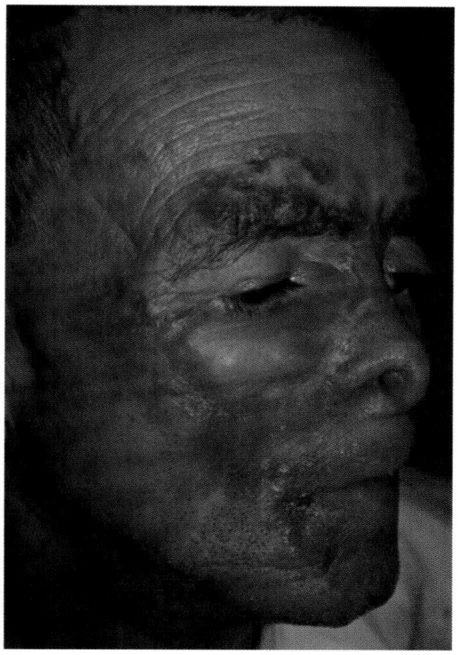

图 5-12 着色芽生菌病的面部皮损。(From Torres. Guerrero E Isa -lsa R,Isa R,Arenas R. Chromoblastomycosis in Clinics in Dermatology 30:4:403-408 Elsevier,2012.)

三、系统性(双相)真菌病

(一)组织胞质菌病

1. 病原菌：荚膜组织胞质菌荚膜变种。非洲地区为荚膜组织胞质菌 duboisii 变种。

2. 地理分布：俄亥俄州和密西西比河谷。

3. 显微镜检查(图 5-13)：结核样肉芽肿，组织细胞内可见直径 2~4μm 的孢子(看上去类似利什曼病，但孢子周边有晕，且孢子均匀地分布在组织细胞胞质中；缺乏“跑马灯标记”和动基体)。

4. 发病机制：通过吸入(例如，鸟类和蝙蝠的排泄物)并血行传播(可到达肝、脾、骨髓、大脑；在 HIV 患者中皮肤受累更常见，常表现为脐凹或软疣样丘疹)。

5. 临床表现：原发皮肤下疳伴淋巴管炎和淋巴结

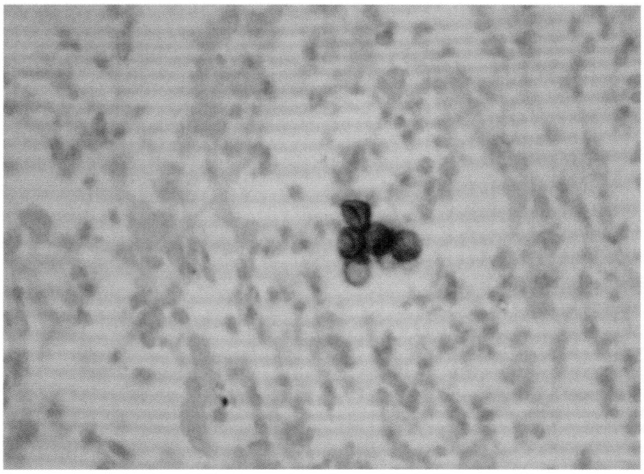

图 5-11 烟菌样细胞、硬核细胞或 medlar 小体(HE 染色，放大倍数为 40x)(From Torres-guerrero E,Isa-isa R,Isa M,Arenas R. Chromoblastomycosis in Clinics in Dermatology. 30:4:403-408 Elsevier,2012.)

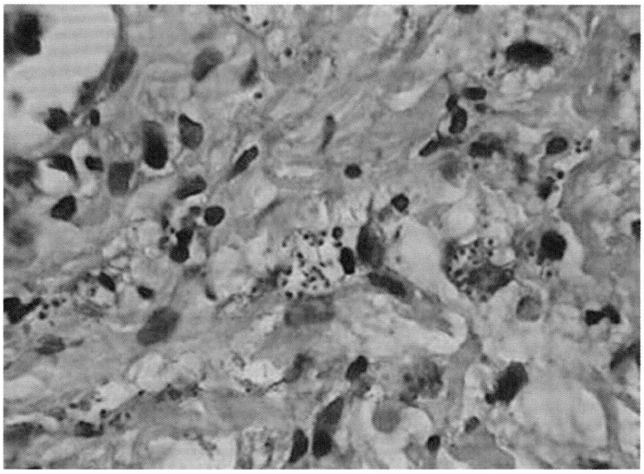

图 5-13 组织胞浆菌病。活检标本示细胞内酵母过碘酸希夫染色阳性。(From Chang P,Rodas C,Skin lesions in histoplasmosis in Clinics in Dermatology 30:6:592-598 Elsevier,2012.)

炎(少见);更常见继发性皮肤软疣样结节、蜂窝织炎、溃疡,脂膜炎和口腔损害。肺部表现是最常见表现。

6. 治疗:伊曲康唑(轻中度病例),两性霉素 B(重度病例)。

(二)芽生菌病(北美芽生菌病)

1. 病原菌:皮炎芽生菌。

2. 地理分布:美国东部,五大湖地区,俄亥俄州,密西西比河谷。

3. 显微镜检查(图 5-14):假上皮瘤样增生,伴有单极芽孢(8~18μm)的真皮肉芽肿性炎症(广泛分布的芽孢)。

4. 发病机制:吸入后血性转移至皮肤(75%以上的病例),骨骼和泌尿生殖道(例如,前列腺、脾脏、肝脏和大脑)。

5. 临床表现:原发皮肤损害(少见)表现为损害部位的淋巴结炎和淋巴管炎;继发性皮肤损害(更常见,由于血行播散由肺部至皮肤)表现为疣状结节、脓肿和溃疡(也可经口传播)。肺部表现为最常见症状。

6. 治疗:多烯类和唑类抗真菌药(主要是伊曲康唑),严重病例系统应用两性霉素 B。

(三)球孢子菌病

1. 病原菌:粗球孢子菌。

2. 地理分布:美国西南部沙漠(例如,加利福尼亚的中央山谷、圣华金谷),墨西哥和中南美洲。

3. 显微镜检查(图 5-15):含内生孢子的大的球粒(可达 100μm),同时伴假上皮瘤样增生和肉芽肿性炎症。

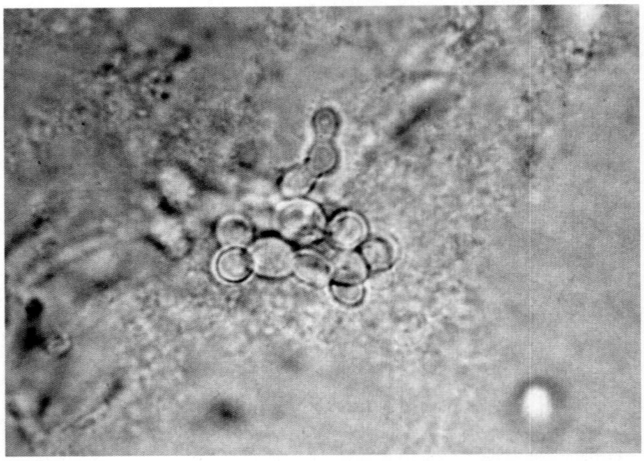

图 5-14 芽生菌病。芽生菌病直接显微镜观察:可见具有广泛融合基底的出芽孢子。(放大倍数为 400 倍)(From Lopez-martinez R, Mendez-Tovar LJ. Blastomycosis in Clinics in Dermatology 30:6:565-572 Elsevier, 2012.)

4. 发病机制:吸入后血行播散至皮肤(中枢神经系统和骨骼也有);极少见原发性皮肤感染。

5. 临床表现:疣状结节/丘疹,脓疱,脓肿或溃疡。肺部表现为最常见症状。

6. 治疗:局限性皮肤型-伊曲康唑;严重型-两性霉素 B;脑膜炎-两性霉素 B 和氟康唑。

(四)副球孢子菌病(南美芽生菌病)

1. 病原菌:巴西副球孢子菌。

2. 地理分布:美国南部,墨西哥,中美洲和南美洲。

3. 显微镜检查(图 5-16):假上皮瘤样增生,含有

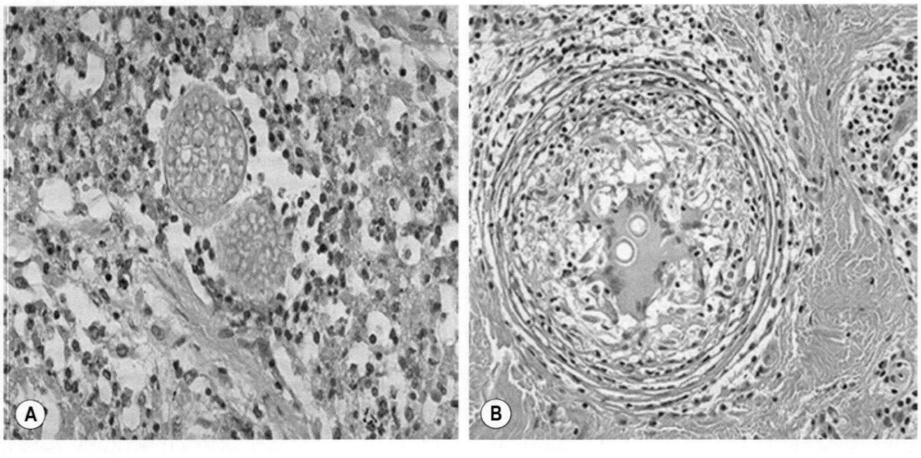

图 5-15 球孢子菌病。肉芽肿内可见大球粒和含有小球粒的巨细胞。(HE 染色,放大倍数为 400 倍)(From Welsh O, Vera-cabrera L.Rendon A, Gonzalez G, Bonifaz A。Coccidioidomycosis in Clinics in Dermatology 30:6:573-591 Elsevier, 2012.)

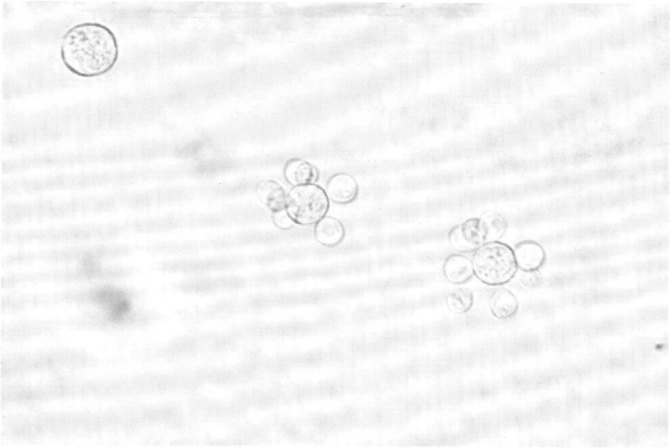

图 5-16 副球孢子菌病。唾液直接检查可见巴西副球孢子菌(10% KOH,放大 400 倍)。[From Ramos-e-silva M, Lima CMO, Schachtman.RC, Moritz-trope B, Cameiro S. Systemic mycoses in immunodepressed patients(ADS)in Clinics in Dermatology 30:6: 616-627 Elsevier, 2012.]

多极芽孢的真皮肉芽肿性炎症("航海"轮)。

4. 发病机制:吸入被感染的土壤(可播散至皮肤、肝脏、肾上腺、淋巴结、胃肠道和脾脏),极少数由直接接种于皮肤发展而来。

5. 临床表现:70%的成人出现口咽部和口周的肉芽肿性溃疡,皮肤病变可以是直接接触传播的,也可以通过血行播散或接种获得;溃疡伴有浸润性的边缘和出血点,且与淋巴结病相关(可以是大量的)。

(1)男性远多于女性。

(2)肺部疾病(慢性肉芽肿性):最常见表现。

6. 治疗:轻症者可以选用 TMP/SMX;中度者选用伊曲康唑;脑膜炎选用氟康唑或伏立康唑;严重病例选用两性霉素 B。

四、条件性系统性真菌病

(一)念珠菌病

1. 病原菌:白念珠菌(最常见的系统性和局限性感染),热带念珠菌(也很常见,系统性感染常播散至皮肤),近平滑念珠菌(常见于慢性甲沟炎),光滑念珠菌(氟康唑耐药),克柔念珠菌(氟康唑耐药),都柏林念珠菌(HIV 患者的口咽念珠菌病)。

2. 地理分布:普遍存在。

3. 显微镜检查:KOH 处理后,镜下可见假菌丝和芽孢。

4. 发病机制

(1)念珠菌可以在医用塑料上形成生物膜。

(2)分泌性天冬氨酸蛋白酶和磷脂酶可有助于真菌的黏附和组织侵袭。

(3)几丁质、甘露糖蛋白和葡聚糖作为黏着素,使念珠菌黏附到黏膜表面。

(4)白念珠菌存在于皮肤和消化道、泌尿生殖道正常菌群中,其病理状态为免疫抑制、免疫功能减弱和微生物群菌群失衡。

5. 临床表现

(1)皮肤黏膜念珠菌病:阴道念珠菌,鹅口疮("干酪"样外观),中央菱形舌炎(舌中部的光滑性红斑),甲真菌病,慢性甲沟炎(经常累及),念珠菌性间擦疹(典型者可见牛肉红色呈卫星状排列的脓疱, 伴或不伴糜烂),口角炎(传染性口角炎;危险因素为缺齿者、老年人、特应性皮炎和维生素缺乏者),芽生菌性指间糜烂(见于第三、四指间,也可见于第 4、5 趾间)。

◇危险因素:2 型糖尿病患者和应用类固醇激素、免疫抑制剂的患者(如慢性或严重感染可能是 HIV 的标志)。

(2)深部念珠菌病:多由胃肠道感染开始;10%是通过血流感染;尽管经过抗真菌治疗,系统性念珠菌感染者仍有 30%的死亡率。

◇多发生于中性粒细胞缺乏的免疫抑制患者。

◇可见散在的丘疹/结节,出血性皮损,坏疽样深脓疱疮。

◇也可感染肌肉、视网膜、内脏器官及心脏瓣膜。

6. 治疗

(1)皮肤黏膜念珠菌病:多烯类(如制霉菌素)和唑类(如克霉唑和氟康唑)。

◇光滑念珠菌和克柔念珠菌对唑类抗真菌药敏感性较低;白念珠菌对氟康唑的耐药性正在增加。

(2)系统感染:两性霉素 B,唑类和棘白菌素类。

(二)隐球菌病

1. 病原菌:新生隐球菌新生变种和格特变种。

2. 地理分布:存在于鸟类粪便(尤其是鸽子)和热带树木的树皮、果实;新生变种普遍存在,格特变种分布于热带和亚热带。

3. 显微镜检查:单细胞球体,有双层的细胞壁和厚厚的荚膜("晕轮"现象),可有一个或多个出芽(芽生孢子),集合的菌体看起来类似肥皂泡。

染色:墨汁深色、PAS、黏蛋白胭脂红、吉姆萨和Fontana-Masson染色。

4. 发病机制:吸入后感染肺脏(1°肺感染,通常较轻微),通过血行播散(造成中枢神经系统、骨骼和皮肤感染);也可以通过原发皮肤接种获得(较少见)。

(1)在免疫抑制个体中更常见(如HIV/AIDS患者,但也与结节病和妊娠相关)。

(2)葡萄糖醛酸甘露聚糖荚膜是一种毒力因子。

5. 疾病表现

(1)中央有脐凹的丘疹、结节(通常软疣样外观),伴或不伴溃疡,好发于头颈部、口鼻。

◇2°皮肤损伤的患者死亡率较高。

(2)结节性淋巴管综合征:接种部位的结节,结节性淋巴管炎和腺病。

(3)脑膜脑炎是一种严重且常见的表现。

6. 治疗:轻者口服氟康唑,中枢神经系统感染者应用两性霉素B和氟胞嘧啶。

(三)曲霉病

1. 病原菌:烟曲霉最常见,黄曲霉(第二常见),尼日尔曲霉(可致耳真菌病)。

2. 地理分布:土壤中普遍存在。

3. 显微镜检查(图5-17):有45°角分支的分隔菌丝。

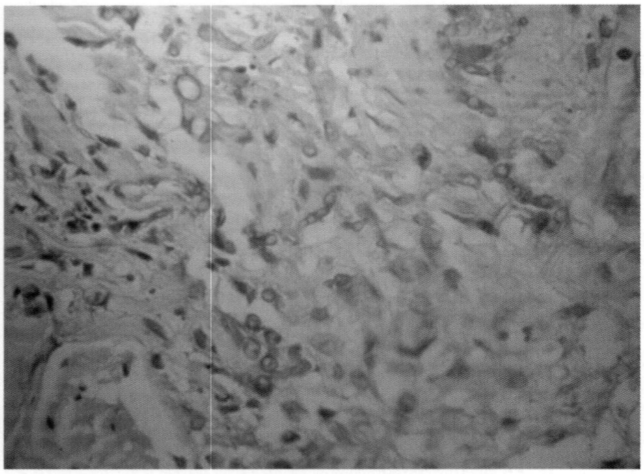

图5-17 真皮层曲霉的分隔菌丝(PAS染色,放大倍数为40倍)。(From Galmborti R,Torre AC Bazatan MC,Rodriguez Chiappetta F,Clinacs in Dermatology. 30:6:633-650 Elsevier 2012.)

4. 发病机制

(1)可以是直接接种(例如,静脉插管、创伤、烧伤和敷料下皮肤感染)导致的1°皮肤病(黄曲霉最常见),也可以是吸入感染造成的2°皮肤病(最常见的是烟曲霉,免疫抑制者更常见、更具代表性,例如中性粒细胞减少者)→肺曲霉病→播散性曲霉病。

(2)均可以血行播散,有血管侵袭倾向并导致栓塞和坏死。

5. 临床表现:6种临床形式,有红斑水肿性斑块,中央坏死的结节,血疱和坏死性溃疡等临床表现。可累及中枢神经系统、心脏、肾脏、骨骼和胃肠道。

6. 治疗:唑类,棘白菌素类和两性霉素B。

(四)镰刀菌病

1. 病原菌:腐皮镰刀菌最常见。

2. 地理分布:土壤中普遍存在。

3. 显微镜检查:45°角分支,类似于曲霉菌。

4. 发病机制:在免疫抑制者中更常见,严重烧伤(烧伤患者皮肤最容易培养出真菌),通过直接皮肤接种或血行播散致病,有血管侵袭倾向,并可导致栓塞和坏死。

5. 临床表现:红斑;水肿性斑块多于皮下结节(紫癜或坏疽样深脓疱疮);脂膜炎。

6. 治疗:由于耐药,无成熟治疗方案(不能用卡泊芬净治疗);局限性病例可以选择外科清创术和系统性抗真菌治疗。

(五)青霉病

1. 病原菌:马尔尼菲蓝状菌是唯一的致病菌。

2. 地理分布:东南亚。

3. 显微镜检查:巨噬细胞中的细胞内寄生相。

4. 发病机制:通过吸入或可能擦伤致病,竹鼠暴露可能是危险因素。

5. 临床表现:类似于组织胞浆菌病;发热、体重减轻、淋巴结病、咳嗽和肝脾大。

皮肤表现:中央坏死的丘疹和软疣样病变;面部、手臂和躯干是最常见的发病部位。

6. 治疗:多烯类(两性霉素B和特比萘芬),唑类抗真菌药。

五、罕见的真菌、原虫和藻类病原体

(一)结合菌病(毛霉病)

1. 病原菌

(1)毛霉目、根霉属、根毛霉、毛霉、犁头霉和其他系统性和皮肤感染。

(2)虫霉目(例如,冠状耳霉)-造成热带地区的罕见的慢性皮肤和皮下感染。

2. 地理分布:土壤和腐烂的植物中普遍存在。

3. 显微镜检查(图5-18):宽大的带状不分隔菌丝,有90°角的分支,侵袭血管伴血栓形成。

4. 发病机制:最常见的是通过呼吸道进入(尽管还有其他入口,如皮肤),可以侵犯血管形成血栓、梗死或坏死。

常见于免疫抑制者,也有非免疫抑制者(如糖尿病患者和严重烧伤患者)。

5. 临床表现:亚型包括鼻脑型(最常见亚型,常见于糖尿病酮症酸中毒患者),肺型,胃肠型,原发皮肤型(手术,导管插入或烧伤)和播散型。

(1)所有类型都进展迅速且通常致命。

(2)皮肤病变(原发或继发)为典型硬化性,坏死的黑色斑块和焦痂,最常见于面部(鼻脑型毛霉菌病中为鼻和口腔)。

(3)鼻脑型可有鼻出血、面部疼痛,眶周蜂窝织炎,眼球突出,失去眼外肌运动(2°者可导致脑神经麻痹)。

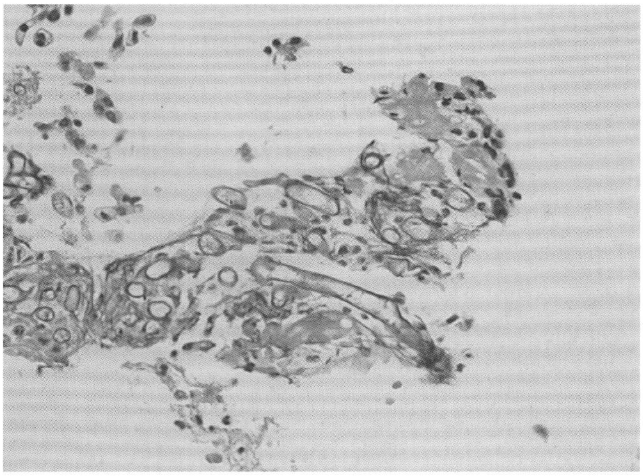

图5-18 结合菌病,无分隔的粗大菌丝。(HE染色,放大40倍)。(Couresy of Dr Liliana Salgado.)

6. 治疗:积极外科手术切除所有坏死区域(对患者生存至关重要),系统应用两性霉素B(脂质制剂);泊沙康唑可以替代。

(二)暗色丝孢霉病

1. 由暗色(色素沉着的)真菌引起:甄氏外瓶霉(首位病因),皮炎外瓶霉,链格孢,离蠕孢,瓶霉和弯孢霉。

2. 地理分布:热带和温带。

3. 显微镜检查:由巨噬细胞和短菌丝组成的囊肿,具纤维包膜。菌丝染色为棕色,且Fontana-Masson染色(+)。

4. 发病机制:免疫抑制患者。

5. 临床表现:皮下可以引流的炎性脓肿/囊肿(可能模拟Baker囊肿)。

6. 治疗:切除或系统应用伊曲康唑。

(三)无绿藻病

1. 病原菌:小型无绿藻,不是真菌而是藻类。

2. 地理分布和发病机制:被污染的水感染破损皮肤而致病。

3. 显微镜检查:HE染色下可见生物体有类似桑葚胚的外观。

4. 临床表现:结节/溃疡/斑块和(或)鹰嘴黏液囊炎。

5. 治疗:切除和全身抗真菌治疗(如两性霉素B)。

(四)鼻孢子菌病

1. 病原菌:希伯鼻孢子菌,不是真菌,而是原虫。

2. 分布:热带(印度南部和斯里兰卡)。

3. 发病机制:可能由接触污染的水引起,因为这是一种鱼类寄生虫。

4. 显微镜检查:真皮中可见很大的含有滋养体的孢子囊,直径>300μm。

5. 临床表现:生长缓慢、质地易碎的、红紫色、柔软且有分叶的黏膜息肉,尤其是鼻部(与鼻出血有关)和结膜;最常见于年轻男性。

6. 治疗:手术切除。

第5节 寄生虫和其他生物

寄生虫感染

(一)疥疮

1. 人型疥螨。

2. 与疥疮最相关的因素是居住过于拥挤。

3. 宿主限制(每个物种只在其自然宿主上生活)。

4. 角质层内以30天为一个生活周期；离开人体后可以存活一周；典型特征是感染指缝和手腕、生殖器(造成慢性反应性炎症性结节)和躯干；刮除后置于矿物油中镜检可见疥螨。

5. 在免疫抑制者可见挪威疥。最常见的并发症是继发细菌感染。

6. 首选治疗:5%氯菊酯乳膏;其他治疗方案为伊维菌素或林丹。

(二)虱

1. 头虱

(1)只有在离头皮5mm以内时才会发生主动感染;最常见于枕部和耳后区域。

(2)成虫在不吸血的情况下能存活36小时;幼虫对毛干有很强的黏附性,可以在不吸血的情况下存活10天。

2. 体虱

(1)体型更大,但形状和头虱相似。

(2)是流行性斑疹伤寒(普氏立克次体)、虱传回归热(回归热螺旋体)和战壕热(五日热立克次体)的传播媒介。

(3)在衣服上生活和产卵,在无家可归的人群中更常见(因为不能经常换衣服/洗衣服)。

3. 阴虱

(1)通过前面四个蟹状附肢和短/宽的身体来鉴别。

(2)周围皮肤可见青斑(因咬伤而形成的蓝灰色斑)。

4. 治疗:苄氯菊酯1%,除虫菊酯或马拉硫磷(易燃,仅适用于>2岁的患者)。

(三)潜蚤病(图5-19)

1. 穿皮潜蚤

(1)雌虫头朝下钻进皮肤(通常是足/足趾),在临死前从刺点处产卵并蜕皮;可引起坏疽。

(2)最常见于加勒比、中南美洲和撒哈拉以南非洲。

2. 治疗:手术切除或伊维菌素(需要做破伤风预防)。

(四)蝇蛆病

1. 双翅目幼虫感染所致。

(1)人皮蝇(人肤蝇最常见)

◇通过暴露的皮肤侵入人体。

◇可通过蚊子传播。

(2)嗜人瘤蝇

◇幼虫沉积在潮湿的衣服上,穿衣服时进入皮肤。

(3)伤口蝇蛆病(嗜人锥蝇、倍赞金蝇)-幼虫不能穿透完整的皮肤;一旦在开放性伤口内产卵,可穿透皮下组织,并可继续穿透软骨和骨骼(如果发生在鼻子附近,会穿透颅骨)。

2. 治疗:去除幼虫+抗生素治疗重复感染。

原虫

(一)利什曼病

1. 由专性胞内利什曼原虫引起的慢性感染。

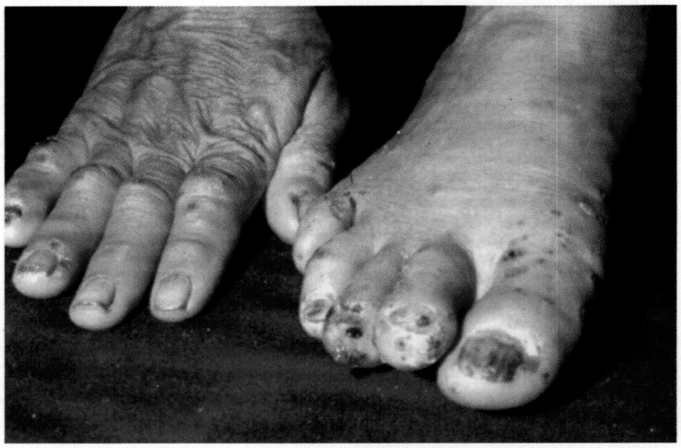

图5-19 潜蚤病——牛饲养员手和足均被感染。(Courtesy of Dermatology Service, Santa Casa de Misericordia, Porto Alegre, Brazil.)

(1)存在两种形态:前鞭毛体和无鞭毛体。

(2)传播媒介:白蛉(白蛉属或罗蛉属)。

(3)储存宿主:主要是犬和啮齿类动物。

2. 发病机制:在白蛉的肠道内,病原体增殖为有鞭毛的前鞭毛体→迁移到白蛉喙部→白蛉叮咬人体并转移前鞭毛体→组织细胞吞噬前鞭毛体,接着转变为无鞭毛体并大量繁殖→数周内出现临床表现(皮肤利什曼病),或数月、数年才出现(皮肤黏膜利什曼病和内脏利什曼病)。

3. 利什曼病可按地理区域分类(旧大陆与新大陆),或按照临床表现分类(皮肤型、弥漫皮肤型、皮肤黏膜型和内脏型)。

4. 地理学分类

(1)旧大陆

◇硕大利什曼原虫、热带利什曼原虫>埃塞俄比亚利什曼原虫、婴儿利什曼原虫及其他。

◇媒介:白蛉属白蛉。

(2)新大陆

◇墨西哥利什曼原虫、巴西利什曼原虫、亚马孙利什曼原虫及其他。

◇媒介:罗蛉属白蛉。

- 也是杆状巴尔通体的媒介(→秘鲁疣、腐肉疾病、巴尔通体病、奥罗亚热)。

5. 临床分类(四大类)

(1)皮肤型:病变仅限于皮肤,旧大陆更常见(90%发生在中东,巴西和秘鲁;得克萨斯州是美国唯一的流行区)。

◇旧大陆皮肤型

- 最常见病原体:硕大利什曼原虫、热带利什曼原虫(>婴儿利什曼原虫)。
- 开始是叮咬部位的孤立的小红斑、水肿性结节(通常是皮肤暴露部位——上肢、面部、下肢),然后变为溃疡或疣状(图5-20)。不久便可以像孢子丝菌病样播散造成卫星淋巴结节和淋巴管炎数月至数年瘢痕愈合。

◇新大陆皮肤型

- 最常见病原体:墨西哥利什曼原虫(>巴西利什曼原虫)。
- 更多样的表现:溃疡(在森林中收割树胶的工人的耳损伤),脓疱样,苔藓样,肉瘤样,结节状,增殖状和粟粒状。

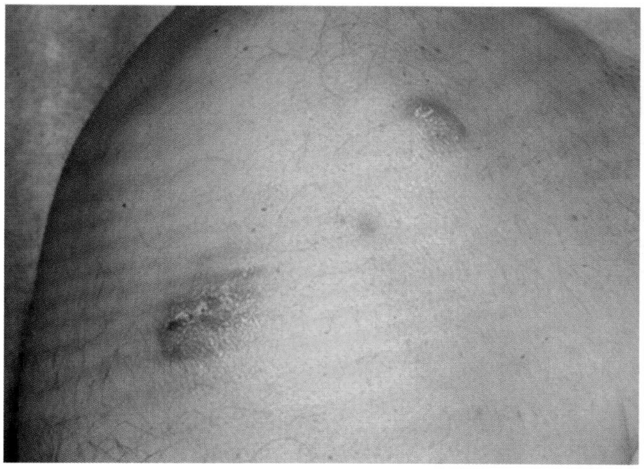

图5-20 皮肤利什曼病光滑结节性病变。(From Bailey MS Lockwood DNJ. Clinics in Dermatology 25:2 203-211 Elsevier. 2012.)

(2)弥漫性皮肤型:更广泛的皮肤病变;通常发生在免疫抑制的患者。

◇最常见病原体:亚马孙利什曼原虫(美洲),埃塞俄比亚利什曼原虫(非洲)。

◇面部(尤指鼻子)和四肢的多发性瘢痕样病变。

(3)皮肤黏膜型:累及皮肤和黏膜;几乎都是在新大陆皮肤型。

◇主要为新大陆亚种:巴西利什曼原虫(>亚马孙利什曼原虫,巴拿马利什曼原虫,圭亚那利什曼原虫)。

◇表现为唇、鼻及口咽浸润及溃疡。

◇进行性鼻咽部破坏气道阻塞,口部毁损及鼻中隔穿孔(又名"貘脸"或鼻咽黏膜利什曼病)。

(4)内脏型(黑热病):最严重类型;由骨髓、肝脏、脾脏的系统性感染引起;旧大陆>新大陆;潜伏期较长,数月至数年。

◇最常见病原体:杜氏利什曼原虫(印度、苏丹、孟加拉国;成人最常见病原体),婴儿利什曼原虫(欧洲,往往合并有HIV),恰加斯利什曼原虫。

◇表现为发热、体重减轻、腹泻、腹部压痛、淋巴结肿大、肝脾大、肾炎、肠道出血等症状,如不治疗可于2年内死亡。

◇皮肤改变

- 特征性改变:叮咬部位的丘疹、溃疡。
- 非特征性改变:紫癜,色素沉着(因此得名"黑热"),夸希奥科病改变(脆弱的头发)。

◇黑热病后皮肤利什曼病:新发的皮肤利什曼病

在未治疗的内脏利什曼病恢复20年后出现。

6. 诊断

(1)PCR是最灵敏、最特异的检测方法。

(2)培养：三恩培养基。

(3)组织学：具有动基体的无鞭毛体排列在寄生的组织细胞胞质周围("Marquee"征)(图5-21)，吉姆萨染色可见病原体。

(4)大部分皮肤利什曼病患者蒙特内格罗迟发性皮肤试验阳性，经治疗后此反应仍阳性，内脏利什曼病发热期此反应为阴性。

7. 预后：旧大陆的绝大部分皮肤利什曼病在15个月内可以自行缓解；由于墨西哥利什曼原虫的存在，新大陆的皮肤利什曼病75%可以自行缓解；皮肤黏膜利什曼病(巴西利什曼病和巴拿马利什曼病)不能自行缓解，需要治疗以防止渐进性破坏。

8. 治疗：病变严重或广泛、皮肤黏膜利什曼病需要治疗，为减少瘢痕形成也需要治疗。

(1)皮肤和皮肤黏膜利什曼病：五价锑(首选)。

(2)内脏利什曼病：两性霉素B(首选)。

(二)锥虫病

1. 非洲锥虫病(非洲睡眠症)

(1)病原体：冈比亚锥虫(西非)；罗得西亚锥虫(东非)。

(2)传播媒介：舌蝇(舌蝇属)。

(3)临床表现

◇锥虫下疳[最早体征：接种部位局部瘙痒炎症反应(48小时)]→局部淋巴结病和溃疡结痂。

◇不规律发热，头痛，关节痛。

◇温特博特姆征(颈后三角区淋巴结肿大)(2~3周)→锥虫病疹(红斑性荨麻疹或斑点弥漫性分布，6~8周)→神经系统改变和Kerandel深度迟发性感觉过敏，白天昏睡(晚期)。

(4)病程：持续数周至数月(东非)、数月至数年(西非)。

(5)治疗：苏拉明或喷他脒(早期)，美拉胂醇或依氟鸟氨酸(中枢神经系统受累者)。

2. 美洲锥虫病(恰加斯病)

(1)病原体：克氏锥虫。

(2)传播媒介：锥蝽(猎蝽科)。

◇美洲中部和南美洲。

(3)临床表现：锥虫进入部位局部的炎症病变(通常是在面部→Romaña征(图5-22)(接种部位单侧眼睑水肿及结膜炎)→快速单侧无痛性眼睑水肿→晚期心脏、食管和肠道肿胀(巨结肠)。

(4)治疗：苄硝唑和硝呋莫司。

(三)弓形虫病

1. 病原体：岗地弓形虫。

2. 分布：世界性分布。

3. 传播媒介：猫的肠内寄生虫，也感染犬和家兔。

4. 临床表现：出血性或坏死性丘疹。

(1)获得性皮肤疾病发生于妊娠期女性和免疫抑

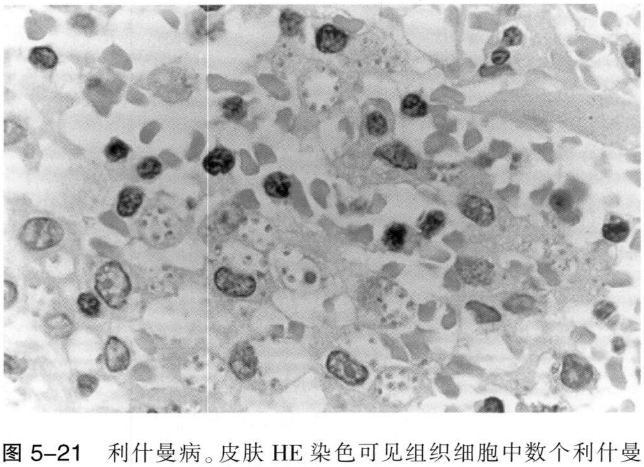

图5-21 利什曼病。皮肤HE染色可见组织细胞中数个利什曼原虫。(From Tyring SK, et al. Tropical Dermatology 1st edn Elsevier, 2005.)

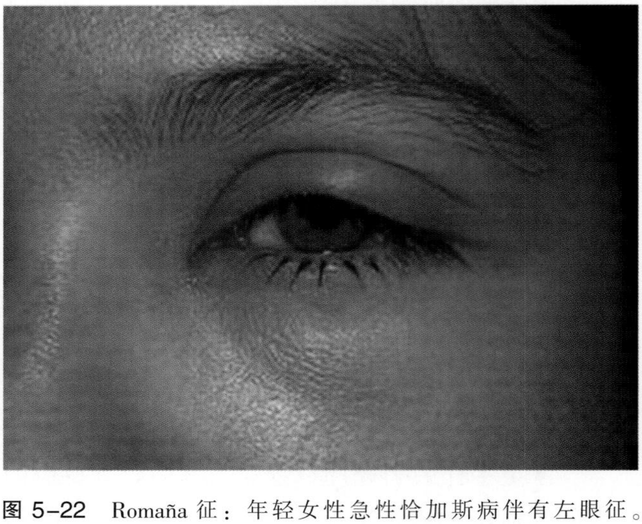

图5-22 Romaña征：年轻女性急性恰加斯病伴有左眼征。(From Lupi O. et al. Tropical dermatology: Tropical diseases caused by protozoa. J Amer Acad Dermatol 2009; 606: 897-925.)

制者。

(2)先天性疾病(TORCH 综合征):见儿科皮肤病。

5. 治疗:磺胺嘧啶和乙胺嘧啶。

蠕虫病

(一)皮肤游走性幼虫病

1. 最常见的热带寄生虫皮肤病;存在于动物粪便中。

2. 病原体:巴西钩口线虫(最常见)和犬钩口虫。

3. 临床表现:由于幼虫穿透完整的表皮而出现匍行性红斑(通常在足部),但其不能穿透人的基底膜带,因此不能引起系统性疾病。移动速度为 2~10mm/h。

4. 治疗:阿苯达唑,伊维菌素,局部应用或口服噻苯达唑,液氮治疗。

(二)肛周匍行疹/幼虫移行疹

1. 移动速度更快(5~10cm/h)。

2. 粪类圆线虫。

3. 经常在臀部/腹股沟上形成坚实的匍行性丘疹。

4. 如果扩散,可能出现脐周(拇指纹)紫癜和躯干/四肢近端瘀斑。

Loeffler 综合征:慢性类圆线虫病(累及肺和胃肠道;血嗜酸性粒细胞增多)。

5. 由接触受污染的土壤所致(如坐在沙滩上)。

6. ELISA 法可帮助诊断。

7. 治疗:伊维菌素和噻苯达唑。

(三)盘尾丝虫病(河盲症)

1. 病原体:旋盘尾丝虫。

2. 传播媒介:蚋蝇(黑蝇;也是土拉菌病的传播媒介; 同时也被认为与天疱疮中的巴西天疱疮有关;常出现在湍急的河流附近)。

3. 地理分布:撒哈拉以南的非洲、南美洲和也门。

4. 发病机制:雌性微丝蚴存在于结节中,雄性微丝蚴通过在结节间移动来交配。

5. 临床表现:瘙痒性丘疹(可以是急性、慢性和苔藓样)→豹纹皮(色素脱失和萎缩),骨性隆起结节(盘尾丝瘤);予乙胺嗪可发生 Mazzotti 反应。可导致失明。

6. 治疗:伊维菌素(首选治疗);最新尝试用多西环素(可杀死共生的沃尔巴克体);外科手术切除结节。

(四)罗阿丝虫病

1. 病原体:罗阿丝虫。

2. 传播媒介:斑虻(杧果/鹿蝇);也传播土拉菌病。地理分布:西非和中非。

3. 临床表现:卡拉巴丝虫肿(肢体复发性移行性局灶性血管水肿);肉眼可见成虫移动。

4. 治疗:乙胺嗪。

(五)丝虫病

1. 病原体:马来丝虫、帝纹丝虫和班氏丝虫。

2. 传播媒介:多种库蚊属(也是西尼罗河病毒载体)、伊蚊(也是基孔肯雅热、登革热和黄热病的载体)和按蚊(也是疟疾和黄热病的载体)。

3. 临床表现

(1)急性:淋巴管炎。

(2)慢性:淋巴管肉芽肿反应淋巴水肿。

4. 治疗:乙胺嗪(首选治疗)。

(六)游泳者瘙痒和海水浴者皮疹

1. 游泳者瘙痒(尾蚴皮炎)

(1)病原体:血吸虫的尾蚴期(蜗牛为一种传播媒介)。

◇美国北部和加拿大淡水。

(2)临床表现:未遮盖的皮肤在暴露 10~15 个小

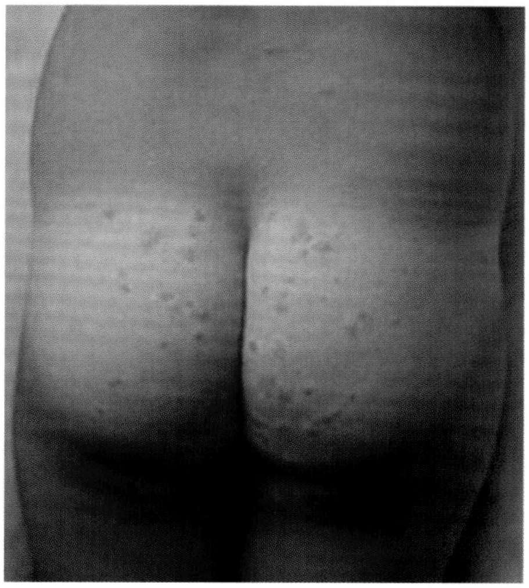

图 5-23　海水浴者皮疹于衣物遮盖部位的典型皮疹。该病的病原体为灯罩水母幼虫。(Photograph of the planula courtesy of Lang da Silveira. Photograph of the lesions courtesy of vidal Haddad Jr MD PHD, Sao Paulo, Brazil.)

时后可见丘疹和丘疱疹，持续 5~7 天。

2. 海水浴者皮疹(非蠕虫感染)

(1)病原体：幼虫期的爱德华氏海葵(海葵)和灯罩水母(顶针水母)。

◇美国南部和加勒比海水。

(2)临床表现：接触海水数小时内在遮盖部位发生瘙痒性丘疹和风团，数天内仍可有新发皮疹(图 5-23)。

(七)旋毛虫病

1. 病原体：旋毛虫。

2. 地理分布：世界性分布，有家养和野生两种循环。

(1)最常见的地区是亚洲和拉丁美洲农村。

3. 传播媒介

(1)家养循环-生食猪肉发病(也有生食熊感染者，极少见)。

(2)野生循环-腐食动物和肉食动物(野生犬科动物和猫科动物，鸟类，浣熊，野猪和海象)食入被感染的啮齿类动物，人类食入这些腐食动物和肉食动物而发病。

4. 发病机制：人类食入含有幼虫囊肿的动物肉(肌肉)这些包囊在胃肠道中，发育为成虫繁殖产生幼虫，离开胃肠道而在骨骼肌中留下包囊。

5. 临床表现：原发皮肤表现为眼眶周围水肿(由Ⅰ型过敏反应引起)和寄生虫迁移过程中的瘀点(例如，刺破出血)。

6. 诊断：外周血嗜酸性粒细胞计数和 IgE 是诊断线索，肌肉活检可确诊。

在疾病控制后数年 IgE 仍可保持升高状态。

7. 治疗：甲苯达唑或阿苯达唑，中度至重度过敏反应可全身应用类固醇激素。

(八)龙线虫病(几内亚线虫病)

1. 病原体：麦地那龙线虫。

2. 传播媒介：桡足类动物剑水蚤。

3. 临床表现：下肢结节或溃疡(食入被感染的剑水蚤后，虫体从肠道进入皮下组织，再次暴露于水中时，成虫从病变部位出现)。

4. 预防方法：饮用过滤/煮沸的水可以防止含有幼虫的桡足类动物的摄入。

5. 治疗：去除蠕虫，伤口护理，口服甲硝唑。

皮肤阿米巴病

(一)自由生活阿米巴

1. 棘阿米巴-亚急性肉芽肿性阿米巴脑炎；皮肤病变慢性溃疡。

2. 巴氏阿米巴：面中部>躯干和四肢的无痛性、红色肉芽肿性斑块，出现在中枢神经系统受累之前。

3. 纳氏虫属：暴发性致死性急性坏死性脑膜脑炎。

(二)消化道相关阿米巴

溶组织内阿米巴

(1)通常与阿米巴结肠炎和(或)肝/肺受累有关。

(2)皮肤病变可由胃肠道扩散至肛周区域或通过性传播，在接种部位附近出现疼痛性溃疡性红斑。

叮咬性疾病

(一)叮咬性昆虫

1. 即时反应是组胺、血清素、甲酸或激肽释放的作用。

(1)1/4 的过敏反应是由昆虫叮咬引起的(膜翅目昆虫)。

(2)大疱性虫咬伤：数厘米大的紧张性水疱，无明显的红斑水肿性基底。

2. 火蚁(火蚁属)：叮咬后下肢出现 0.5~1cm 无菌性脓疱。毒素为哌啶生物碱。

3. 蜜蜂/胡蜂/大黄蜂(膜翅目)：毒素为磷脂酶 A，可以引起过敏反应。

4. 臭虫

(1)病原体：温带臭虫(图 5-24)。

(2)硝基酚是其一种唾液成分，可引起人体免疫；叮咬部位的丘疹性荨麻疹按“早餐、午餐和晚餐”成组分布。

5. 西班牙蝇/西班牙飞虫(斑蝥)

斑蝥素来源于血液淋巴液；表现为接触部位水疱。

6. 跳蚤

(1)鼠蚤(印度鼠蚤)是斑疹伤寒立克次体地方性斑疹伤寒和鼠疫耶尔森菌腺鼠疫(治疗用链霉素和庆大霉素)的传播媒介。

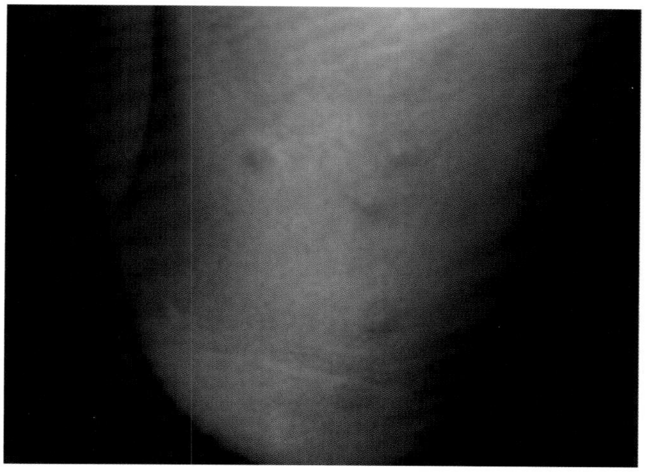

图 5-24 臭虫属。在非致敏人群中,臭虫的叮咬并不会导致严重症状。但是对于那些对叮咬过敏的人来说,它们会引起明显的红斑水肿和瘙痒(特别是特应性个体)。(From Haddad V Tropical dermatology:Venomous arthropods and human skin. J Aner Acad Dermatol 2012:67:3:e1-e14.)

(2)猫蚤(猫蚤和犬蚤属)是汉塞巴尔通体(导致猫爪病和杆菌性血管瘤病)和五日热巴尔通体(导致细菌性血管瘤病)的传播媒介。

(3)人蚤是人类的跳蚤,也可感染犬。

7. 鳞翅目毛虫皮炎

(1)直接接触毛发和毒素介导的反应(非过敏反应)。

(2)荨麻疹或出血形成的轨道征。

(3)眼球结节性眼炎是由于毛发向内移动而引起的眼部反应。

(4)特定种类的毛虫

◇壳盖绒蠹:浅棕色和羊毛状外观;导致疼痛,线状瘀点。

◇蛾(巨斑刺蛾):绿色,伴纵向白色条纹。

◇舞毒蛾:毛发中的组胺,可以通过空气传播。

◇鞍背毛虫:背上有绿色鞍状区域。

8. DEET(N,N-二乙基-3-甲基苯甲酰胺)是最有效的驱虫剂。

(二)蛛形类(蜱、螨、蜘蛛、蝎)

1. 蜱(图 5-25)

(1)钝缘蜱属

◇软体蜱虫。

◇鉴别:疣状/粗糙、灰色和柔软的外观。

◇传播杜通螺旋体(蜱传播回归热)。

(2)矩头蜱属

◇鉴别:身体上明暗交替的条纹和棕色的腿。

◇传播落基山斑点热(首要病因),土拉菌病,蜱麻痹,人粒细胞性边虫病/埃利希氏病。

(3)太平洋硬蜱,蓖麻硬蜱,肩突硬蜱和丹明尼硬蜱。

◇鉴别:深色的腿和深色的身体,有深色的盾片。

◇传播莱姆病(首要病因;伯氏疏螺旋体),慢性萎缩性肢端皮炎(伽氏疏螺旋体和阿弗西尼疏螺旋体),巴贝西虫病(首要病因),人粒细胞性边虫病。

(4)钝眼蜱属-孤星蜱虫

◇鉴别:背部有白色斑点(雌虫)。

◇传播人类单核细胞埃立克体病,土拉菌病;非洲蜱叮咬热;巴西斑疹热。

2. 螨

(1)蠕形螨(蠕形螨科)

◇寄生于人体毛囊里。

◇可能与酒渣鼻/口周皮炎有关。

(2)自由生活螨

◇恙螨(阿氏真恙螨)

- 恙虫病立克次体的传播媒介即丛林斑疹伤寒。
- 引起下肢/足踝和腰间的群集性瘙痒丘疹。
- 引起男孩夏季阴茎综合征。

(3)家鼠螨(血异刺皮螨)

◇是螨立克次体痘的传播媒介。

(4)尘螨(表皮螨属)

◇特应性患者的室内变应原。

(5)鸡螨(皮刺螨属和禽刺螨属)

◇是西方马类脑炎的传播媒介。

(6)活动性头皮屑(姬螯螨属)

◇与犬/猫接触引起,犬/猫无症状,但在人身上引起瘙痒性皮疹。

(7)谷螨(粗脚粉螨)

◇“揉面痒病”的病因。

(8)乳酪螨(甜食螨属)

◇“杂货痒病”的病因。

3. 蜘蛛

(1)黑寡妇蜘蛛,红色沙漏是其特有标志。

◇叮咬部位的急性疼痛和水肿。

◇全身症状:发冷、腹痛/僵直、横纹肌溶解、胸痛、

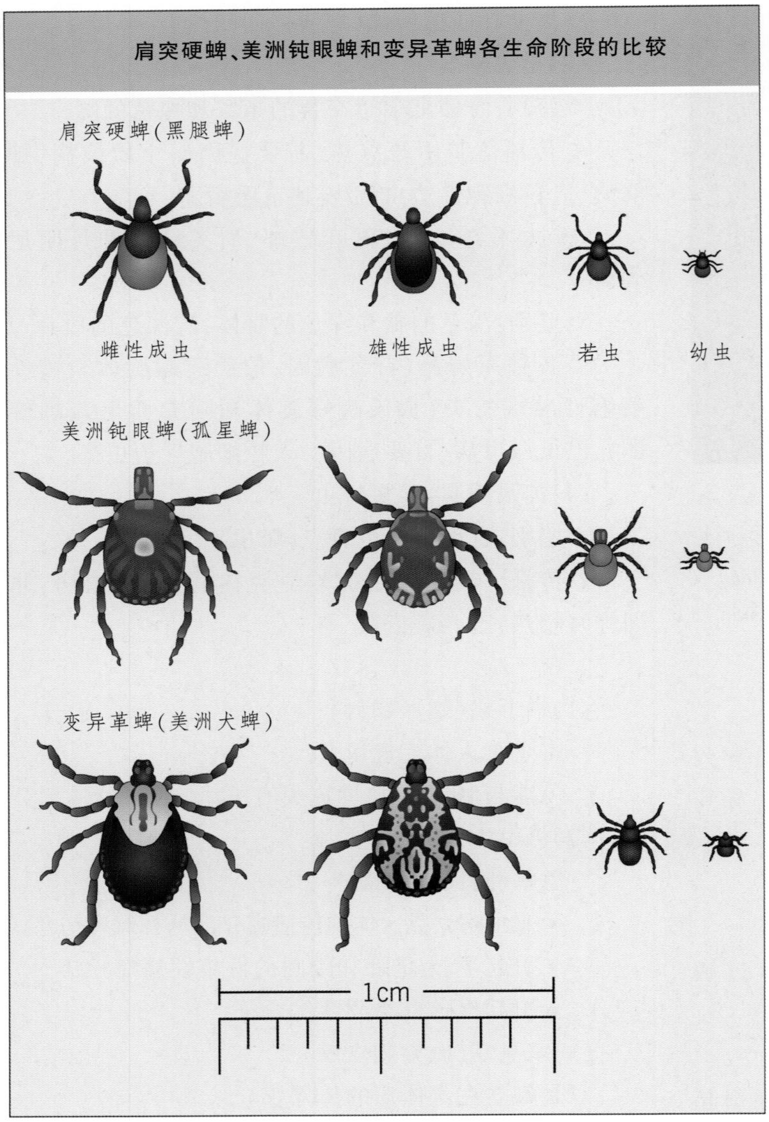

图 5-25 肩突硬蜱(黑腿蜱)、美洲钝眼蜱(孤星蜱)和变异革蜱各生命阶段的比较。[From Comparison of Ixodes scapularis(blacklegged tick Amblyomma americanum(one star tick),and Dermacentor variabilis.]

出汗、高血压和休克。

◇α-乳毒素去极化神经元。

◇治疗:静脉注射葡萄糖酸钙;抗蛇毒血清;苯二氮䓬类药物支持。

(2)褐皮花蛛(图 5-26);特征为暗棕黑色小提琴/提琴形标记。

◇叮咬部位的坏死及痂皮形成(无痛性;红斑→缺血→血栓)。

◇毒素:鞘磷脂酶 D 和透明质酸酶(使痂皮播散)。

◇可以有溶血性贫血、休克和死亡。

◇治疗:不可清创,支持治疗,抗蛇毒血清。

(3)跳蛛

◇黑而多毛,有四只眼睛(中央有两只大眼睛,外

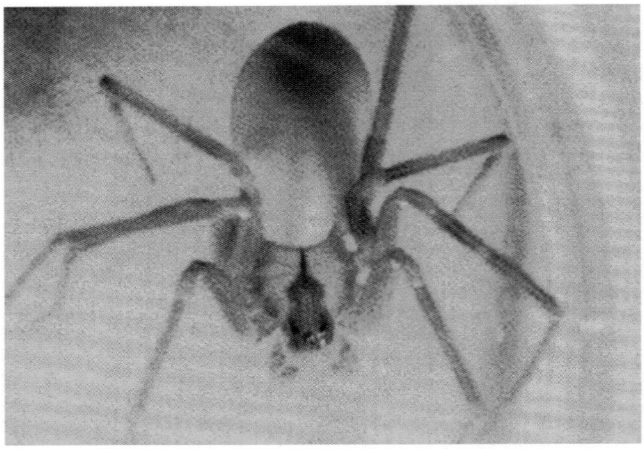

图 5-26 褐皮花蛛(棕色隐士蜘蛛)。头部和胸部出现特征性的"小提琴"标记。(Courtesy of Dr,Robert G Breene,American Tarantula Society,South Padre Island,Texas.)

侧有两只小眼睛)。

◇毒素:透明质酸酶。

◇有攻击性,叮咬人类,但没有系统性全身症状。

(4)狼蛛

◇大的棕色蜘蛛,有黑色的图案和八只眼睛。

◇毒素:组胺。

(5)红螯蛛属–囊蛛

◇黄色。

◇毒素:脂肪酶。

(6)游荡蜘蛛

◇腹部人字形。

◇叮咬无痛局部坏死和结痂。

◇网是漏斗形。

(7)绿色猞猁蜘蛛;有独特的霓虹灯绿色与红色斑点。

◇绿色带有红色斑点。

◇叮咬伴疼痛,无系统性症状。

(8)捕鸟蛛科–狼蛛

◇遇到威胁时,会射出螯毛导致结节性眼炎(眼睛的慢性肉芽肿性炎症,可以导致失明)。

4. 蝎(雕纹似刺尾蝎和哲氏蝎)

(1)疼痛和感觉异常与皮肤病变不成比例。

(2)全身症状:抽搐,偏瘫,温度不稳定,震颤,心律不齐,肺水肿和高血压。

(三)马陆和蜈蚣

1. 蜈蚣(唇足亚纲分类:蜈蚣属)

(1)每节有一对步足。

(2)被其咬伤可引起疼痛和感觉异常。

◇蜇伤处两个瘀点。

2. 马陆(倍足亚纲)

(1)每节两对步足。

(2)分泌物引起的化学刺激性接触性皮炎→皮肤烧灼感、水疱。

(四)蛇咬伤

1. 蝰蛇科/响尾蛇科(铜斑蛇和响尾蛇):头呈三角形,鼻孔深。

(1)多种毒素,包括血栓样糖蛋白。

(2)血小板减少症和弥散性血管内凝血。

2. 眼镜蛇科(珊瑚蛇),圆眼睛,特有的红色、黄色和黑色条带。

(1)α–神经毒素:引起神经症状,如恶心、头痛、腹痛和感觉异常。

(2)磷脂酶A2会引起伤口效应。

(五)水生动物所致皮肤病

1. 刺胞动物(水母、僧帽水母、珊瑚和海葵)

(1)产生特殊的细胞–刺丝囊。

(2)受累部位出现鞭痕样皮疹(图5–27)。

(3)物理或渗透触发释放螺旋丝,后者可以释放毒素。

◇醋(稀乙酸)能使部分种类线虫囊变性。

(4)箱水母的蜇伤可造成休克及相关死亡。

(5)僧帽水母(萨莉亚属)含有一种不稳定的热毒素,会引起心脏紊乱和瘫痪。

◇皮肤病变为出血和水疱。

2. 棘皮动物

(1)海胆的脊椎很脆弱,伤口会折断脱落造成异物反应。

(2)海参可排出一种刺激性液体(海参甙,海参素)造成结膜炎。

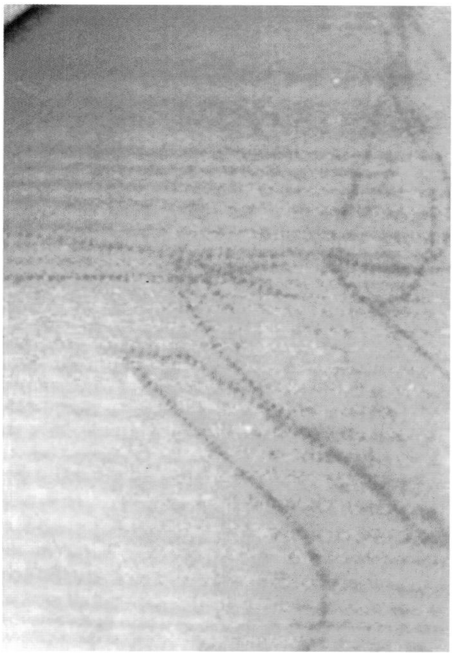

图5–27 一女童接触僧帽水母的触须后出现的线状红斑、斑块和水肿。(Courtesy of Dr.Vidal Haddad Junior.)

(马璟玥 张新美 译)

延伸阅读

Bailey MS, Lockwood DNJ. Cutaneous leishmaniasis. Clin in Dermatol 2007;25:203–11.
Bolognia JL, Jorizzo JL, Schaffer JV. Dermatology. 3rd ed. Philadelphia: Elsevier Saunders; 2012.
Cohen JI. Clinical practice: Herpes zoster. N Engl J Med 2013;369(3):255–63.
Gormley RH, Kovarik CL. Human papillomavirus-related genital disease in the immunocompromised host: Part I. J Am Acad Dermatol 2012;66(6):867:e1–e14.
Hay RJ. Fungal infections. Clin Dermatol 2006;24:201–12.
Introcaso CE, Hines JM, Kovarik CL. Cutaneous toxicities of antiretroviral therapy for HIV: part 1. Lipodystrophy syndrome, nucleoside reverse transcriptase inhibitors, and protease inhibitors. J Am Acad Dermatol 2010;63(4):549–61.
James WB, Berger TG, Elston DM. Andrews' Diseases of the Skin: Clinical Dermatology. 11th ed. Elsevier Saunders; 2011.
Lupi O, Tyring SK, McGinnis MR. Tropical dermatology: Fungal tropical diseases. JAAD 2005;53(6):931–51.
Negroni R. Cryptococcosis. Clin Dermatol 2012;30:599–609.
Rapini RR. Practical Dermatology. 2nd ed. Philadelphia: Elsevier Saunders; 2012.
Steen CJ, Carbonaro PA, Schwartz RA. Arthropods in dermatology. JAAD 2004;50(6):819–42.
Tyring SK, Lupi O, Hengee UR. Tropical Dermatology. New York: Elsevier; 2006.

第 6 章

皮肤肿瘤

Monisha N. Dandekar, Rishi K. Gandhi

皮肤肿瘤

1. 良性肿瘤的一般特征

(1)临床表现:界限清楚,颜色均匀,数年内无明显变化,无明显症状(出血、溃疡和疼痛)。

(2)组织学:边界清楚,细胞学正常,缺乏以下表现:排列紊乱、坏死、细胞异型和非典型有丝分裂相。

2. 恶性肿瘤的一般特征

(1)临床表现:生长迅速或有新发皮损,并具有相关特点,如色素不均匀、溃疡、疼痛及出血。

(2)组织学:界限不清的不典型细胞增殖(核多形性、细胞染色质增多,N:C 比例↑,核仁明显、核异形),结构异常(浸润性、破坏邻近组织、沿神经周围/血管内浸润),过度增殖特征(相应组织分裂特征和肿瘤性坏死增强),非典型有丝分裂(不同于细胞分裂的任何正常阶段)。

第 1 节　角质形成细胞相关肿瘤

(一)脂溢性角化病

1. 常见的良性肿瘤,40 岁后发病。

2. 有家族倾向,常染色体显性遗传(AD),不完全外显率。

3. 与日光照射有关(在"双层衣服遮盖的区域",如臀部和生殖器部位发病率下降),与 FGFR3 和 PIK3CA 基因的激活突变有关。

4. 境界清楚的蜡样/疣状褐色"黏着"丘疹,发生于有毛发的皮肤,不累及黏膜部位。

5. 组织学:棘层肥厚、乳头瘤样增生、角化过度,有假性角囊肿,病变底部与正常表皮底部位于同一平面("线样征"),角质形成细胞无异型性或有丝分裂相(如果出现轻度异型与激惹/炎症反应有关)(表 6-1)。

6. Leser-Trelat 征:躯干泛发性暴发性脂溢性角化病皮损,与内脏恶性肿瘤有关。

7. 多种变异型见表 6-2。

(二)汗孔角化症

1. 亚型

(1)经典斑块型汗孔角化症:多发于婴儿和幼儿时期,四肢多见,大的环状斑块(通常>3cm),有角化性边缘。

表 6-1　脂溢性角化病变异型

棘层肥厚型	最常见类型,呈圆顶状丘疹,以棘层肥厚为主,较少乳头瘤样增生及角化过度,小的基底样细胞增生伴黑色素增多,可见显著的假性角囊肿
角化过度型	显著的角化过度/乳头瘤样增生("教堂顶"样结构),棘层增厚较轻/假性角囊肿/色素
腺样型	基底样细胞薄层条索状连接,常伴有色素,可见假性角囊肿和(或)边缘雀斑样(可能从雀斑样痣发展而来)
刺激型	边界不清,伴有淋巴样细胞浸润,粉红鳞状细胞组成的"鳞状涡"
克隆型	界限清晰的苍白/单一细胞构成的细胞巢(Borst-Jadassohn 现象),类似鲍温病、黑色素瘤或单纯性汗腺棘皮瘤
黑棘皮瘤	树突状黑色素细胞中有深的色素(>角质形成细胞)

表 6-2 脂溢性角化病变异型和其他良性角化病

黑色丘疹性皮病	深肤色人群,常见于非洲裔美国人,见于年轻成人,女性多于男性,家族发病趋势,面部色素性角化性丘疹,组织学与 SK 相同,假性角囊肿不常见
灰泥角化病	脂溢性角化病的白色脱屑变异型,40 岁后发病,男性多于女性(4:1),表现为白色至灰色角化过渡性丘疹或斑块,对称分布于小腿,足部;可能与 HPV-23b、HPV-9、HPV-16、HPV-37 感染有关
扁平苔藓样角化病	通常代表炎症性/退化性雀斑/SK,临床上类似 BCC 或 SCCIS,表现为躯干、前臂的单发粉红色、棕色鳞屑性丘疹,发病年龄为 40~80 岁,女性多于男性,组织学上类似于扁平苔藓(但可能有角化不全),通常与雀斑或 SK 相邻
倒置性毛囊角化病	刺激性脂溢性角化病的内生变异型,表现为白色-粉红色坚实孤立性丘疹,好发于面部/颈部(特别是脸颊和上唇),中老年人好发,组织学上表现为内生性 SK 和显著的鳞状涡
大细胞棘皮瘤	可能为早期斑片 SK 或日光性雀斑样痣,多发生于老年人暴露部位,表现为肤色至棕色斑片/斑块,组织学表现为角化过度,乳头瘤样增生,表皮突延长伴大的轻度不典型的角质形成细胞和(或)基底色素沉着
疣状肢端角化病	手背、足部的褐色、肤色疣状丘疹,常染色体显性遗传性角化病,与毛囊角化病有关;ATP2A2 突变;组织学:"教堂顶"样角化过度和乳头状瘤病(与灰泥角化病相同)
透明细胞棘皮瘤(Degos 棘皮瘤)	小腿孤立的红斑性丘疹,周围有"薄片样鳞屑";组织学:界限清楚的苍白角质形成细胞区(PAS+,磷酸化酶缺乏导致→糖原堆积),银屑病样增生,角化不全,颗粒层缺失和表皮内中性粒细胞浸润 助记符:"看起来像界限清楚的银屑病样丘疹,由透明的角质形成细胞组成"

(2)弥散性浅表性光化性汗孔角化症(DSAP):好发于中年人,女性多于男性,曝光部位无数棕红色有角化性边缘的斑疹,下肢最常见(面部罕见),免疫抑制状态是危险因素。

(3)线状汗孔角化症:新生儿期发病,四肢线状分布,沿 Blaschko 线分布(图 6-1);继发鳞状细胞癌(SCC)的风险高于其他类型。

(4)点状汗孔角化症:青春期发病,为掌跖 1~2mm 棘状角化性丘疹。

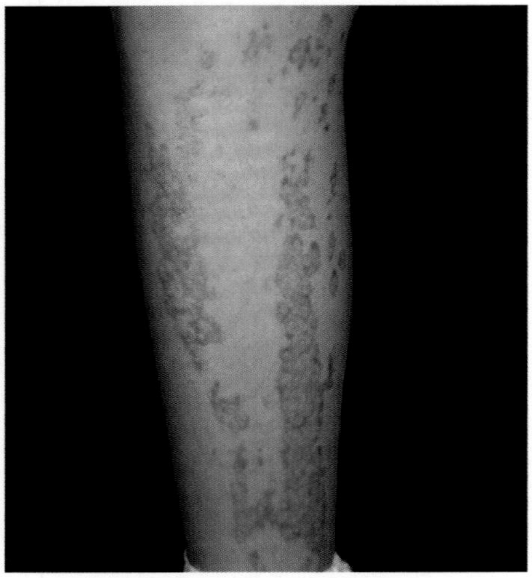

图 6-1 汗孔角化症。下肢数条线状汗孔角化症。(From Bolognia JL, Jorizzo JL, Rapini RP. Dermatology, 3rd edn. Elsevier, 2012.)

(5)掌跖泛发性汗孔角化症(PPPD):多在儿童期/青春期发病,最初发生在手掌/足底。

(6)汗孔角化样小汗腺孔和真皮导管痣:临床上类似于掌跖部粉刺样痣(图 6-2),但组织学上为很多来源于末端汗管的成角的板层状角化。

2. 组织学:成角的板层样角化(成角的角化不全柱,下方颗粒层减少和角化不良细胞),在两个板层样角化间,表皮可萎缩、肥厚、正常厚度或 BLK 样。

3. 除点状汗孔角化症外(无风险),其余亚型可能发展为 SCC,DSAP 风险第二低,线状型风险最高。

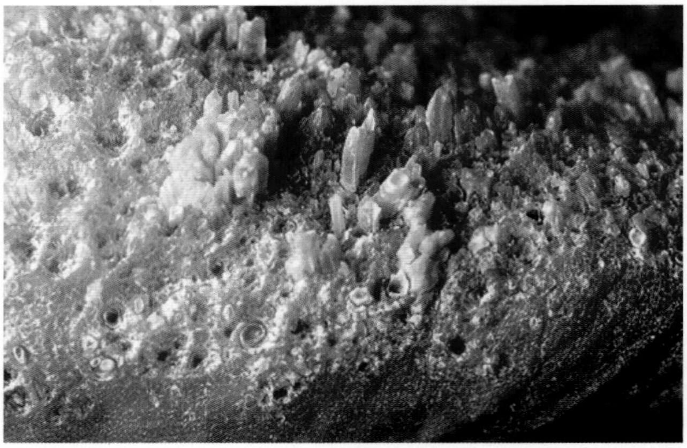

图 6-2 汗孔角化样小汗腺孔和真皮导管痣。来源于扩张的小汗腺开口的高度角化柱,与组织学上的成角板状角化柱相对应。(From Bologna JL, Jorizzo JL, Rapini RP. Dermatology, 3rd edn. Elsevier, 2012.)

(三)表皮痣

1. 表皮和真皮乳头层的错构瘤;1 岁内发生。

2. 沿 Blaschko 线分布的线状色素性乳头瘤样增生性斑块。

3. 临床分型

(1)单侧痣:躯干单侧广泛分布的斑块。

(2)豪猪状鱼鳞病:躯干双侧广泛分布的皮损。

(3)炎性线状疣状表皮痣(ILVEN):沿着 Blaschko 线分布,无神经系统缺陷。

(4)表皮痣综合征(Schimmelpenning 综合征):与发育异常有关(神经系统和肌肉骨骼发育异常最常见)。

4. 组织学:表皮正角化过度;乳头瘤样增生。

遗传学:可能由于遗传嵌合(角蛋白 1 和 10 的缺陷)导致表皮松解性角化过度,从而导致后代发生先天性大疱性鱼鳞病样红皮病的风险增高。

5. FGFR3 和 PIK3CA 的突变也已被确定。

(四)黑头粉刺痣

1. 错构瘤:儿童期发病;青春期恶化。

2. 表现为线状分布的黑头粉刺,面部多于躯干。

3. 与 FGFR2 突变有关。FGFR2 突变见于 Alagille 综合征,Apert 综合征,颅脑综合征和 Crouzon 综合征。

4. 组织学:表皮内陷、扩张,内充满角蛋白碎片。

(五)Flegel 病(持久性豆状角化过度症)

1. 罕见的常染色体显性遗传(AD)病,成人发病。

2. 在电子显微镜下无板层状颗粒(Odland 小体)。

3. 表现为对称分布的圆盘状角化性丘疹,好发于远端肢体,包括手掌/足底。

4. 组织学:散在正角化过度,下方表皮萎缩,真皮苔藓样炎症。

(六)疣状角化不良瘤

1. 50~80 岁发病,男性发病率高于女性。

2. 表现为单发性疣状丘疹、结节,中央可见角栓,通常好发于头部/颈部。

3. 组织学:杯状表皮凹陷伴棘层松解性角化不良,有圆体和谷粒(图 6-3)。

“杯状”和单发特点可与 Darier 鉴别。

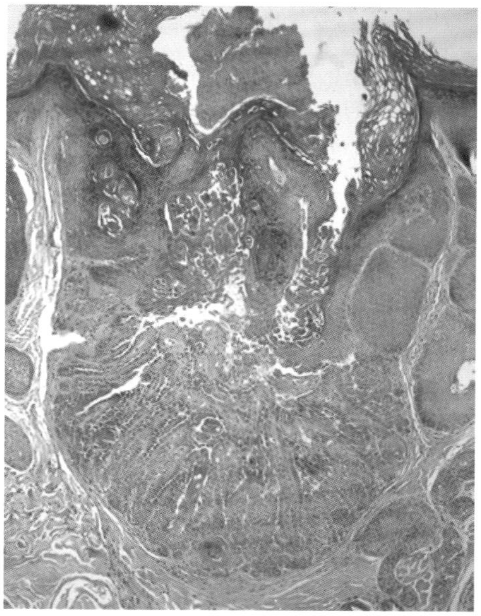

图 6-3 疣状角化不良瘤.外生性疣状结构。内生性部分可见基底层上棘突松解。(From Busam KJ. Dermatopathology:A Volume in the Series:Foundations in Diagnostic Pathology,2nd edn. Elsevier,2015.)

癌前病变/恶性皮肤肿瘤

(一)日光性角化病(AK)

1. 曝光区域鳞屑性红斑块,与慢性光损伤有关,好发于肤色白的老年男性。

2. UVB 可能导致 AK 的发展→诱导胸腺嘧啶二聚体(C→T 或 CC→TT)。角质形成细胞内 p53 突变→细胞凋亡受损。

3. 组织学:基底层细胞异型(表皮下 1/3)伴芽蕾样/指状突向真皮;“旗帜标志”表现为角化不全(蓝色)与正角化过度(粉色)交替。毛囊通常无细胞异型和角化不全,真皮弹力纤维嗜碱性变。

4. 治疗:物理治疗或外用(冷冻、二氧化碳消融,局部外用 5-FU,咪喹莫特,PDT,甲基丁烯酸酯,局部外用双氯芬酸和柠檬酸剥离)。

5. SCC 转化率:每年 0.075%~0.096%的转化率。

(二)Bowen 病(原位鳞状细胞癌)

1. 可以从日光性角化病发展而来或原发。

2. 危险因素:老年人、长期日晒、肤色浅、免疫抑制、砷暴露、电离辐射、HPV 和慢性刺激等。

3. 临床表现：过度角化的红斑片或斑块，可发生于任何部位。

4. 组织学：棘层肥厚伴表皮全层可见角质形成细胞异型，以至于出现紊乱的"风吹样"结构，有丝分裂增加，可见角化不良角质形成细胞和角化不全。

5. 亚型：色素型、Paget 样、疣状，Bowen 样丘疹病(阴茎多发性色素沉着丘疹，发展为侵袭性 SCC 罕见)和 Queyrat 增殖性红斑(龟头糜烂性红斑块，较常进展为侵袭性 SCC)。

6. 治疗：手术切除，Mohs 手术和其他物理性、破坏性治疗。

(三)侵袭性鳞状细胞癌

1. 红色鳞屑性丘疹结节或斑块，最常见于头颈部和四肢背侧。

2. 危险因素：慢性日光照射，年龄较大的男性，肤色浅者，遗传综合征，免疫抑制，HPV，辐射，慢性非愈合性伤口(Marjolin 溃疡)，肥厚型 LE/LP，砷暴露，慢性硬化萎缩性苔藓等。

3. 组织学：表皮全层角质形成细胞非典型增生，向真皮侵袭性生长，肿瘤经常"矛盾性分化"(与周围的角质形成细胞相比，肿瘤细胞的嗜酸性/角质化程度更大)。

亚型：低分化鳞状细胞、梭形细胞鳞状细胞癌，棘层松解性鳞状细胞癌，假腺样鳞状细胞癌，鲍温样丘疹和疣状癌等。

4. 治疗：局部广泛切除，Mohs 手术，ED&C 和放射治疗。

5. 转移风险因素：免疫抑制状态，唇/耳部位，直径>2cm，Breslow 厚度>2mm，发生于烧伤/瘢痕(Marjolin 溃疡)，分化差，棘层松解(有争论性)。

6. 其他情况

(1)易发生 SCC 的人群：患有 CLL 的患者，吸烟者，长期服用氟立康唑预防治疗，MTX 和依那西普治疗的 RA 患者，器官移植患者(风险增高 65 倍)。

(2)与 SCC 有关的遗传综合征

◇眼皮肤白化病。

◇着色性干皮病。

◇营养不良性大疱性表皮松解症。

◇疣状表皮发育不良。

◇先天性角化不良。

◇线状汗孔角化症。

◇角膜炎，鱼鳞病，耳聋(KID)综合征。

◇Rothmund-Thompson 综合征。

◇Werner 综合征。

◇慢性皮肤黏膜念珠菌病。

(四)疣状癌

1. 低度恶性的鳞状细胞癌，局部破坏性 SCC，与 HPV-6 和 HPV-11 感染有关。

2. 临床亚型

(1)跖部疣状癌：足底生长缓慢的肿块(图 6-4)。

(2)肛门生殖器部位疣状癌(巨大尖锐湿疣)：肛门生殖器区巨大的菜花样增生。

(3)口腔疣状癌：广泛分布的口腔皮损。

3. 组织学：角质形成细胞分化良好(细胞异型性极小或无)，球状/挤压式边缘，大块肿瘤组织和基底变深(恶性肿瘤)。

(五)角化棘皮瘤

1. 具有独特特征的 SCC 变异型，数周内生长迅速，几个月后可自行消退。

甲下角化棘皮瘤是例外(不能自行消退)。

2. 临床亚型：单发，多发，巨大，口腔内、甲下和边缘离心性角化棘皮瘤(可达数厘米)。

3. KA 综合征

(1)Ferguson-Smith 综合征：常染色体显性遗传，迅速出现的多发性 KA，20~30 岁发病，常发生于曝光

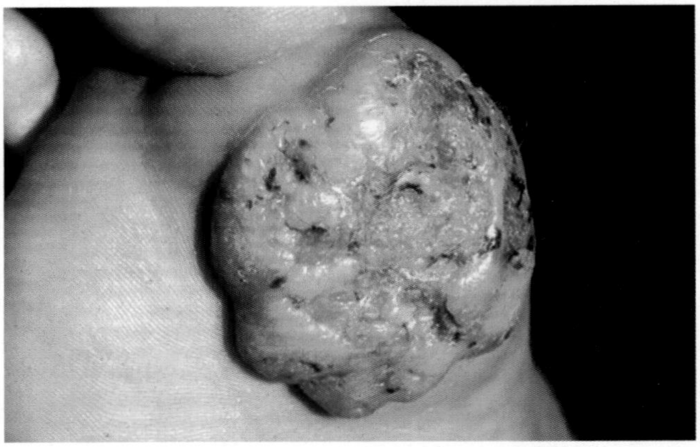

图 6-4 足部疣状癌(隧道样上皮瘤)。疣状癌诊断时经常已长至很大，因为诊断前常被当作疣治疗。(From Fitzpatrick JE, Morelli JG. Dermatology Secrets Plus 4th edn. Elsevier, 2011.)

部位，可自行消退。

(2)Grzybowski 综合征：散在分布；成年后出现上千个粟粒样 KA，可累及气道；与瘢痕、睑外翻和面具样面容有关。

◇助记："老的（后期发病），累及气道"。

4. 其他相关：Muir-Torre 综合征（经典 KA 或皮脂腺分化有关的 KA），免疫抑制和 HPV 感染。

5. 组织学：火山口状内生性结节，角质形成细胞分化良好（缺乏显著的异型性），中央有角质栓，外周有炎症浸润，可见嗜酸性粒细胞。

6. 治疗：手术切除或 Mohs 手术，如果有一定消退迹象可观察。

(六)基底细胞癌

1. 典型发病时间为 60~70 岁，也可以更早发生，表现为缓慢/无痛性局部生长，可有局部破坏性（特别是硬斑病样、浸润性和微结节型亚型）。

2. 紫外线照射引起（间歇性、强烈的照射>慢性、累积性照射）。

3. PICH（染色体 9q）突变（最常见）> p53 点突变（第二常见）。

4. 好发于光暴露部位，手掌、足底和黏膜部位罕见。

5. 多种临床病理亚型（表 6-3）。

6. 病理学一般特点：基底样细胞巢，瘤细胞一致，周边排列成栅栏样，细胞 N:C 比例高，与表皮相连（至少局部），黏液样基质，基质和上皮细胞团间有收缩间隙，可见有丝分裂相和细胞凋亡。

7. 治疗：局部广泛切除，Mohs 手术，电干燥和刮除术（ED&C），放射治疗，咪喹莫特，局部外用 5-FU 和维莫德吉（选择性阻断通路抗癌剂，用于不能手术或转移性 BCC）。

8. 基本上无转移性（生长取决于基质）：基底鳞状细胞癌亚型可能更像 SCC→转移性增高。

表 6-3 基底细胞癌亚型

结节型	好发于头颈部；组织学：瘤细胞巢大[中央和（或）坏死，囊腔]，中央细胞缺乏正常排列结构，周围细胞显著排列成栅栏状，可能有溃疡
浅表型	红斑鳞屑性斑片，常见于较年轻患者，多发于躯干和四肢（>头颈部）；组织学可见表皮多处芽蕾样增生，不超出真皮乳头层
硬斑病型	瘢痕样粉红色至白色斑块；组织学可见硬化性基质里小的有角的瘤细胞巢和瘤细胞条索；收缩间隙不明显；可能浸润更深
微结节型	瘤细胞巢比结节型小，微结节被正常胶原分隔，深部瘤巢无界限性轮廓
Pinkus 纤维上皮瘤	背下部有蒂的"柔软/皮色"皮疹；组织学可见粉红色基质内薄层基底样细胞条索吻合成网状结构；收缩间隙和黏液样基质较不明显
色素型	结节型 BCC 模式伴瘤细胞巢内黑色素集聚和真皮内噬色素细胞
毛囊漏斗部囊性 BCC（角化、毛囊）	边界清晰，由基底样细胞和鳞状细胞组成相互吻合的细胞条索，有角囊肿→类似良性毛囊肿瘤（毛发上皮瘤和基底细胞样毛囊错构瘤）
基底鳞状细胞癌	模糊之词，含义多样；可指：①具有"鳞状外观"的 BCC（粉红色细胞，更多细胞质和角质化）；②具有 BCC 和 SCC 间特征不明确的癌；③BCC+SCC 的交互病变

框 6-1 助记符

与多发 BCC 有关的遗传综合征："Green Berets Rarely Buy eXtra Shoes… but they get a lot of BCCs from being in the sun!"

- Gorlin 综合征
- Bazex-Dupré-Christol 综合征
- Rombo 综合征
- Brooke-Spiegler 综合征
- Xeroderma pigmentosum（着色性干皮病）
- Schöpf-Schulz-Passarge 综合征

第 2 节 囊肿

(一)表皮样囊肿

1. 临床表现：真皮内坚实结节，中央有细穿孔，发生于任何部位，但最常见于头/颈/躯干上部。

2. 发病机制/组织病理学特征：来源于毛囊漏斗部上皮，可能原发，或继发于毛囊损伤，或与外伤后植入有关。囊壁为复层鳞状上皮，有颗粒层，无附属器结构（相对于毳毛囊肿和皮样囊肿）；中央为薄片状角质。

3. 讨论：多发性表皮样囊肿可能与 Gardner 综合征有关（组织学上通常有类似毛母质瘤的表现）。

(二)毛根鞘(毛发)囊肿

1. 质硬的真皮内结节,90%以上发生于头皮,通常为多发(70%),为常染色体显性遗传疾病。

2. 发病机制/组织病理学特征:来源于峡部毛囊上皮;囊壁为复层鳞状上皮,缺乏颗粒层;中央为致密粉红色均匀角质,常伴钙化。

(三)增殖性外毛根鞘囊肿/瘤

1. 临床表现:生长缓慢的真皮内结节,90%发生于头皮,常见于老年女性。

2. 发病机制/组织病理学特征:类似于外毛根鞘囊肿,但中央增生更明显,可见多发囊性结构,外周边界清晰,细胞异型性和有丝分裂相程度不等。

3. 讨论:多数为良性,小部分具有侵袭性→建议完全切除。

(四)皮样囊肿

1. 临床表现:好发于婴儿,发生于胚胎闭合线(最常见于眉外侧)。

2. 发病机制/组织病理学特征:来源于胚胎形成过程中截留的表皮;囊壁为复层鳞状上皮,有颗粒层和附件结构(毛囊和皮脂腺)。

3. 讨论:活检时需小心,可能与颅内相通。

(五)毳毛囊肿

1. 临床表现:多个("发疹性")圆顶状肤色或色素性丘疹;多发于躯干;常染色体显性遗传。

2. 发病机制/组织病理学特征:与表皮样囊肿的组织病理相同,但囊腔内含有多根毳毛。

(六)脂囊瘤

1. 临床表现:单发或多发(多发-常染色体显性遗传)皮损,常见于胸部/腋窝/腹股沟,如刺破会排出油性液体。

2. 发病机制/组织病理学特征:薄的层状鳞状上皮覆盖,颗粒层消失和薄的亮粉红色波纹状("鲨鱼齿")护膜;囊壁有皮脂腺。

3. 讨论:KRT17 突变的多样性表现;与先天性厚甲Ⅱ型有关。

(七)汗囊瘤

1. 临床特点:半透明浅蓝色囊肿;好发于面部。

2. 发病机制/组织病理学特点:单房或多房性囊肿,囊壁内层为矮立方形细胞±断头分泌(如来源于顶泌汗腺),囊腔是空的。

3. 讨论:可能和 Schöpf-Schulz-Passarge(多发性汗囊瘤,小汗腺汗管纤维腺瘤、PPK、牙发育不全和少毛症)有关。

(八)支气管源性囊肿

1. 临床特征:单发;出生时出现;胸骨上切迹/颈前。

2. 发病机制/组织病理学特征:胚胎时期呼吸道上皮分离而来;囊壁为假复层纤毛柱状上皮,有杯状细胞;±平滑肌/黏液腺体/软骨。

3. 讨论:主要线索为软骨、平滑肌和杯状细胞增多。

(九)舌状舌管囊肿

1. 临床特征:发生于儿童或年轻成人;颈前中线;随吞咽活动。

2. 发病机制/组织病理学特征:囊壁为柱状、立方形或复层鳞状上皮伴有甲状腺滤泡(矮立方形上皮,有亮粉色内含物)。

3. 讨论:主要线索为粉红色甲状腺滤泡(特异病征)。

(十)中缝囊肿

1. 临床特征:男性;尿道和肛门间的阴茎腹侧区域。

2. 发病机制/组织病理学特征:囊壁多样,囊内可见"肮脏碎片";生殖器皮肤特点(如平滑肌和小的神经)。

3. 讨论:性交时常有疼痛。

(十一)腮裂囊肿

1. 临床特征:11~20 岁或 21~30 岁;侧颈(前侧颈胸锁乳突肌,耳前和下颌)。

2. 发病机制/组织病理学特征:假复层柱状或复层鳞状上皮,周围有密集的淋巴组织围绕,可见淋巴滤泡和生发中心。

3. 讨论：主要线索为显著的淋巴组织聚集/滤泡。

(十二)耳部假性囊肿

1. 临床特征：中年男性；舟状窝。

2. 发病机制/组织病理学特征：软骨内囊腔，内有液体，囊壁缺乏上皮组织，软骨中无炎症。

3. 讨论：与使用手机或摔跤引起的慢性损伤有关。

(十三)脐肠系膜管囊肿

1. 临床特征：儿童脐部息肉。

2. 发病机制/组织病理学特征：胚胎时期，中肠和卵黄囊间的连接未能消失引起发病；异位柱状胃肠黏膜上皮。

第 3 节 黑色素细胞肿瘤

(一)雀斑

1. 1~3mm 的色素斑；日晒后颜色变暗；身体暴露部位，主要是面部、上肢伸侧和躯干上部。

2. 更常见于金发和红发的个体；出生时不存在，出生后 3 年内出现。

3. 黑色素生成增多和黑色素转移至角质形成细胞增加。

4. 组织学：基底细胞色素沉着和(或)黑色素细胞变大，黑色素颗粒密度没有增加。

5. 虽然没有恶变倾向，但这是 UV 损伤的标志。

(二)咖啡/牛奶斑

1. 散在、均匀的黄褐色斑点或斑片，可见于婴儿、儿童和年轻成人；正常人群中有 10%~20%存在咖啡/牛奶斑。

2. 多发性的 CALM 可能和多种遗传性皮肤病有关：

(1)神经纤维瘤病 1 型>2 型。

(2)McCune-Albright 综合征。

(3)Russell-Silver 综合征。

(4)Noonan 综合征。

(5)Bloom 综合征。

(6)结节性硬化症。

(7)MEN-1 综合征。

(8)范科尼综合征。

(9)共济失调-毛细血管扩张症。

3. 组织学：基底层角质形成细胞中黑色素沉积增加。

(三)日光性黑子

1. 暴露部位多个色素斑：常见于白种人(60 岁以后普遍存在)>浅肤色亚洲人。

2. 组织学：表皮突伸长，呈杵状或融合成网状，伴色素增加（“脏袜子”）；±黑色素细胞密度轻度增加；真皮日光弹力纤维变性。

(四)单纯性雀斑样痣

1. 边界清楚，颜色均匀的棕色至黑色斑疹，发生于任何年龄和部位。

2. 组织学：基底层色素增加；表皮突伸长呈网状，伴黑色素细胞轻度增加。

3. 与多发性黑子有关的疾病

(1)LEOPARD 综合征(豹皮综合征)。

(2)卡尼综合征(LAMB/NAME)。

(3)Peutz-Jeghers 综合征(特别是口腔/口周)。

(4)Laugier-Hunziker 综合征。

(5)Cowden 综合征。

(6)Bannayan-Riley-Ruvalcaba 综合征(阴茎)。

(7)着色性干皮病。

(8)Cronkhite-Canada 综合征。

(五)黏膜黑色素斑

1. 与单纯性雀斑样痣相比，形状更不规则，部分呈斑驳状。

2. 口腔病变通常发生于 40 岁以上的成年人，唇红缘多于牙龈、颊黏膜或腭；生殖器损害最常见的是小阴唇。

3. 组织学：棘层肥厚；基底层色素轻度增加和(或)黑色素细胞密度轻度增加。

(六)真皮黑色素细胞增多症

1. 先天性(蒙古斑)：最常见于亚洲人和黑种人，出生时就有；腰骶部；表现为灰-蓝色斑(短波长光照射后黑色素细胞反射引起的 Tyndall 效应的结果)；常在儿童期消失。

组织学：真皮下 2/3 处稀疏分布的胞体伸长的树

突状黑色素细胞,平行于表皮。

2. 太田痣:在1岁内或青春期出现;有色人种(亚洲人和黑种人)发病率增加;V1/V2区域的融合性灰/蓝色斑片,常累及巩膜(60%);单侧(90%)多于双侧;终身存在;激素影响下可能增大;10%发展成青光眼;罕见恶变成葡萄膜黑色素瘤(太田痣伴GNAQ突变激活者风险增大)。

组织学:与先天性的真皮黑色素细胞增多症相比,胞体伸长的树突状黑色素细胞数量更多,累及真皮上部。

3. 其他临床变异

(1)伊藤痣:位于肩、锁骨上和肩胛区,基本没有发展成黑色素瘤的风险。

(2)Hori痣:获得性太田样斑痣,双侧颧区,东亚女性常见。

(3)Sun痣:获得性,Hori痣的单侧变异。

4. 组织学:真皮黑色素细胞增多症与蓝痣不同在于黑色素细胞较少,边界不清和缺少真皮硬化。

(七)蓝痣

1. 发生于儿童/青少年,但也可发生于较大年龄患者,25%的细胞型蓝痣是先天性的。

2. 最常见部位:头皮、骶部和肢端伸侧。

3. 来源于真皮黑色素细胞(胚胎期持续存在于真皮而不是表皮)。

4. 83%患者出现GNAQ和GNA11基因突变激活;导致下游MAPK通路激活。

相同的突变是葡萄膜黑色素瘤中最常见的突变(发生率46%;同时伴有BAP-1丢失的葡萄膜黑色素瘤者可导致转移和死亡风险增加)。

5. 多发性蓝痣和上皮样蓝痣(后者更为特殊)和Carney复合症有关。

6. 变异型

(1)普通蓝痣

◇蓝色/灰色斑点或丘疹,通常<1cm。

◇真皮上2/3可见含有黑色素的胞体伸长的树突状黑色素细胞,伴胶原硬化;交界处无改变。

(2)细胞型蓝痣

◇蓝色/灰色/黑色斑块或结节;通常较大(1~3cm);臀部、头皮常见。

◇含少量色素的饱满/梭形淡灰色黑色素细胞致密增生+混有类似于普通蓝痣的树突状黑色素细胞;典型的皮下隆起肿物(哑铃状)。

(3)上皮样蓝痣

◇颜色深;较常见与Carney复合症有关;病理学类似于"动物型黑色素瘤",但缺乏有丝分裂和异型。

(4)恶性蓝痣(黑色素瘤):通常出现在细胞性蓝痣;头皮首位;通常在同一标本里可见到恶变前良性组织;通常同时有GNAQ/GNA11突变和BAP-1缺失(和更具有侵袭性有关,类似于葡萄膜黑色素瘤)。

(八)复发性黑色素细胞痣

1. 局限于瘢痕处色素复发(如果色素扩展到活检部位以外通常为黑色素瘤);通常活检后6个月内出现。

2. 组织学(3个重要特点)

(1)真皮瘢痕。

(2)瘢痕上方交界部位非典型黑色素细胞增生(类似MIS),瘢痕下方/邻近瘢痕。

(3)真皮可见残留的痣。

(九)气球细胞痣

1. 临床上与普通痣难区别。

2. 组织学:>50%真皮黑色素细胞呈"气球细胞"(大而淡染的多角形黑色素细胞伴泡沫状/空泡样胞浆,黑色素含量不一);气球细胞改变是由黑色素小体退化引起的。皮损内常能发现普通痣。

(十)晕痣

1. 色素痣周围有一圈色素减退区,20岁前最常见;最常见于后背;通常为良性。可能与白癜风或其他部位黑色素瘤(罕见)有关。

2. 多发皮疹为特发性或和英夫利西单抗有关。

3. 组织学:较平的痣,黑色素细胞中间有淋巴细胞("混合性")。与此相反,在黑色素瘤中,淋巴细胞在黑色素瘤下方或围绕黑色素瘤形成苔藓样浸润带。

(十一)Spitz痣

1. 获得性,20岁前通常孤立存在(在40岁左右或>40岁诊断时要小心谨慎);常见于头部/颈部>四肢。

2. 发病机制

(1)HRAS突变/11P增加。

(2)无BRAF突变。

(3)最近报道非典型上皮样Spitz痣伴有BAP-1

肿瘤抑制基因丢失（“BAP 肿瘤”；有独特的组织学特点，不同于常见的 Spitz 痣，有 BRAF 突变）。

3. 快速长大的粉红色丘疹结节，通常<1cm。

4. 组织学（图 6–5）

（1）对称性和局限性；通常为复合痣。

（2）表皮增生（和黑色素瘤发生的表皮侵袭对比）。

（3）交界处痣巢较大，痣巢边缘有裂隙（和黑色素瘤的痣巢不连续、痣巢碎裂对照）。

（4）痣巢和细胞平行“滴落”分布。

（5）Kamino 小体：表皮内粉红色基底膜带物（Ⅳ型胶原）团块。

（6）“Spitz 样”细胞学：大的上皮样和梭形细胞，富含粉红色至紫色（双染）细胞质和显著的淡紫色细胞核（与黑色素瘤的樱桃红色细胞核对照）；通常不着色。

（7）真皮痣细胞随深度而“成熟”（细胞密度和大小降低）。

（8）浅表部位的细胞有丝分裂可见，尤其是年轻患者→如果大量的（>3 个），有深染或不典型有丝分裂，应考虑是否为黑色素瘤。

5. 免疫标记：S100A6（+），S100（+），Melan–A（+），和 p16（+）。在不典型 Spitz 肿瘤和 Spitz 样黑色素瘤中，P16 通常缺失或减少。

6. 治疗：有争议，但是通常建议完全切除。

7. 说明：在非典型 Spitz 样病变风险性分析中，FISH 分析很有帮助。

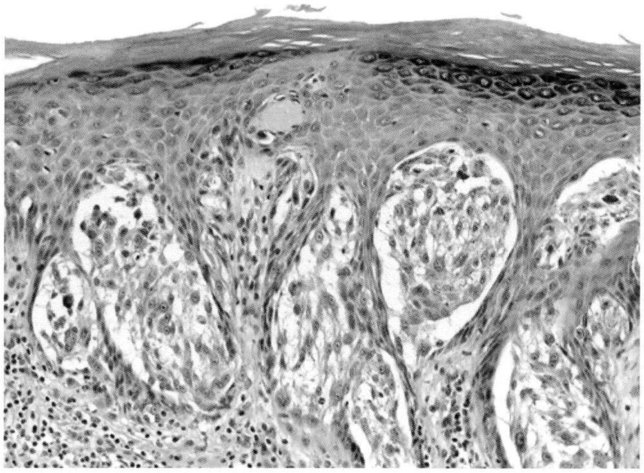

图 6–5　Spitz 痣的组织学：成巢的粘连梭形和上皮样黑色素细胞，在痣巢和增生的上皮之间可见裂隙。（Courtesy，Lorenzo Cerroni，MD）（From Bolognia JL，Jorizzo JL，Rapini RP. Dermatology，3rd edn. Elsevier，2012.）

9P21 纯合子缺失（常见的预测性基因位点；与 P16/CDKN2 基因一致）→转移和死亡风险增加。

（十二）Reed 色素性梭形细胞痣

1. 色素深的 Spitz 痣变异型，含有或完全由梭形 sptitz 样黑色素细胞组成。

2. 年轻女性多于男性；最常见于大腿（多于四肢和躯干）。

3. 黑色斑疹/丘疹，通常直径<6mm。

4. 组织学：交界性或浅表复合性改变，对称、局限性梭形黑色素细胞增生，呈垂直束状排列+大量真皮浅层的噬黑色素细胞（多于普通的 Spitz 痣）±色素性角化不全。

（1）结构：类似于 Spitz 痣，但通常局限于交界部位（或很表浅的真皮）。

（2）细胞学：梭形黑色素细胞和 Spitz 痣相同，但在普通 Spitz 痣中，PSCN 缺少上皮样细胞。

（十三）深部穿通痣

1. 最常见的作为联合痣的一部分[与克隆痣（反向 A 型痣）重叠]。

2. 不同于蓝痣家族，缺乏 GNAQ/GNA11 突变。

3. 面部、躯干上部和四肢；通常见于 20~30 岁。

4. 边界清楚的蓝色至黑色丘疹，直径<1cm。

5. 组织学：交界处少量黑色素细胞增生的复合痣，真皮浅层的痣巢类似于普通色素痣的痣巢（与细胞型蓝痣鉴别的非常有用的线索），真皮部分呈显著的楔形改变，可延伸至真皮深层或皮下组织，沿附属器或神经血管分布；上皮样色素性黑色素细胞形成较疏松的痣巢，可见大量噬色素细胞（图 6–6）。

6. 与细胞型蓝痣相比：深部穿通痣可见交界处改变（细胞型蓝痣通常缺乏），真皮浅层的痣巢类似普通痣痣巢（未见于细胞型蓝痣），黑色素细胞中的黑素颗粒更多（细胞型蓝痣的黑色素细胞无黑素颗粒，色素主要存在于周围的噬黑色素细胞中），黑色素细胞更大和有更多的细胞质。

（十四）先天性黑色素细胞痣

1. 多数病例中存在 NRAS 基因突变（多于 BRAF 突变）。

2. 分为小（<1.5cm），中（1.5~19.9cm），大（>20cm）。

（1）小的先天痣和普通痣一样，发展为黑色素瘤的风险低。

（2）大的先天痣发展为黑色素瘤的风险增高（2%~3%，大多在 10 岁内发展成黑色素瘤）。

3. 最初为隆起的褐色皮损，出生后第 1 年内可能变黑；±多毛。

4. 经常发展为“增生性结节”→模仿黑色素瘤的临床和病理表现。

5. 神经皮肤黑变病/黑色素细胞增多症：大的先天性痣伴软脑膜和脑实质中黑色素细胞增生（良性或恶性）。

影响中枢神经系统不同部位→临床表现多样；有症状患者死亡率高。

6. 组织学：复合或真皮内黑色素细胞增生；与常见获得性痣相比，真皮内黑色素细胞延伸更深；真皮内可见单个黑色素细胞扩散到真皮深部，围绕/浸润到血管、附属器、肌肉和神经。

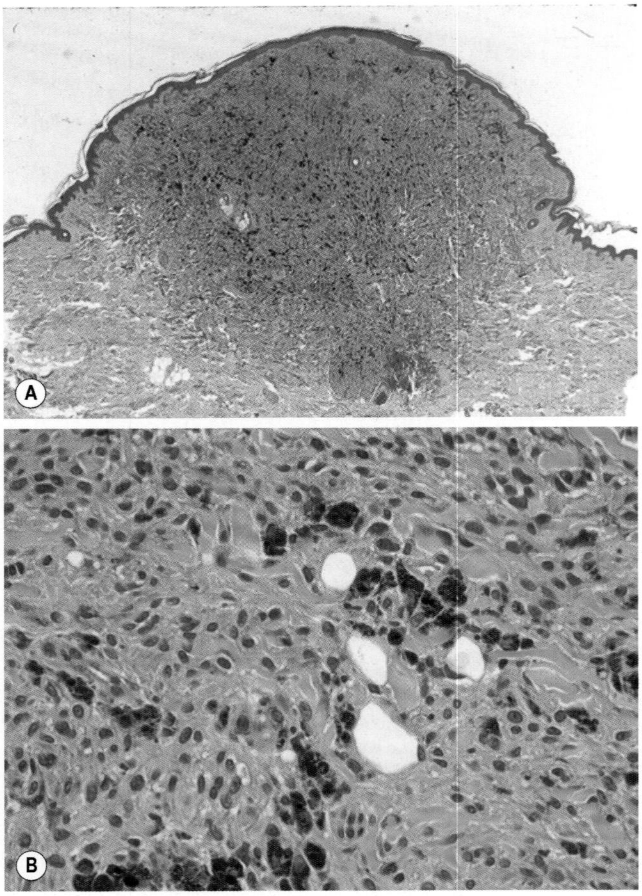

图 6–6　深部穿通痣。（A）楔形分布的色素性黑色素细胞痣。（B）可见色素性梭形和上皮样黑色素细胞和噬黑色素细胞。(From Busam KJ. Dermatopathology：A Volume in the Series：Foundations in Diagnostic Pathology，2nd edn. Elsevier，2015.)

7. 治疗（大的先天性痣）

（1）6 个月后如条件允许建议行外科切除；如条件不允许或仅局部切除→一系列检查，结节部位活检。

（2）如果是大的轴后先天痣和多发卫星灶→建议 MRI 检查以除外神经皮肤黑变病。

（十五）斑痣/斑点雀斑样痣

1. 1 岁内出现。

2. 均匀的棕色斑片里出现小的色素斑和丘疹。

3. 躯干和四肢为最常累及部位。

4. 可能与色素血管性斑痣性错构瘤病、与色素角化性斑痣性错构瘤病有关。

5. 患黑色素瘤的风险低。

6. 与簇集痣类似，但后者发生于青少年，而且是在肤色（而不是棕色）背景下簇集性痣。

（十六）常见获得性黑色素细胞痣

1. 最常见于白种人；在大疱性表皮松解部位可能见到暴发性获得性痣（“EB 痣”；良性，但常与黑色素瘤混淆，因为临床和组织学特点均不典型）和硬化性萎缩性苔藓。

2. 可发生于任何部位；30 岁前数目增多，之后减少。

3. “痣细胞巢下移假说”痣细胞始于交界处增生→随后移入真皮。

（复合痣）→之后完全位于真皮内，有可能会消失。

4. UV 暴露；免疫抑制；激素会对其有影响；BRAF 突变高达 80%（大于 NFAS 突变）。

5. 临床上界限清楚、呈对称性、直径较小（<6mm）、色素均匀。

6. 组织学：对称分布的交界性、复合性或真表内黑色素细胞增生伴小而规则的痣巢，真皮痣细胞随深度表现为“成熟”（黑色素细胞变得更小，细胞巢也更少）。

（十七）非典型（发育不良）黑色素细胞痣

1. 散发或发生于家族性非典型多痣黑色素瘤综合征（FAMMM）。FAMMM 为常染色体显性遗传；特征为多发性黑色素细胞痣（50+）黑色素瘤家族史和 CDKN2A 基因突变（编码 p16 和 p14ARF）。

2. 见于任何部位（躯干和头皮最常见）；发病年龄范围比较广。

潜在风险：年长者日晒部位新发“不典型/发育不良痣”更像痣巢良好的LM。

3. 单发或多发；不对称、边界不规则、大小不一的色素性痣（通常>6mm）。

（1）多发时，患者有临床（和组织学）相似的标志性痣→这些患者的黑色素瘤通常表现为“丑小鸭”皮疹（与他们标志性痣表现不同）。

4. 组织学：发育不良（Clark）痣的典型特点。

（1）不对称，局限不清。

（2）交界处“肩带”（表皮痣细胞延伸至真皮痣外3个以上表皮突）。

（3）大小不等和交界处痣巢通常以桥接或雀斑模式（交界处单个细胞增生）。

（4）真皮乳头同心圆和（或）板层状纤维化。

（5）细胞学不典型：细胞核增大（±细胞核突出），“脏”灰色细胞质。

（6）非典型分级在不同的观察者间差异显著。

5. 治疗：有争议；最近的研究支持轻中度不典型痣可进行临床观察；重度非典型痣需切除。

6. 预后：黑色素瘤的发病风险与不典型/发育不良痣的数量有直接关系；但单个发育不良痣的恶变率非常低。

（十八）Becker黑变病（非黑色素细胞疾病）

1. 患病率0.5%，青少年和年轻成年男性多见。

2. 可能是雄激素介导的增生所致。

3. 青春期左右发病。

4. 色素性斑块，增厚，不规则和（或）躯干上部多毛症最常见。

5. 部分患者可见同侧乳房发育不全（Poland综合征），罕见引起骨骼发育不全和（或）肢体不对称。

6. 组织学上，基底层黑色素细胞增加，表皮增厚，表皮突延长和真皮平滑肌错构瘤样改变（组织学上很难与平滑肌错构瘤区别）。

（十九）黑色素瘤

流行病学

1. 大多数病例发生于白种人；深肤色者少见（典型的肢端雀斑）。

2. 发病率升高；目前是白种人发病率上升最快的癌症；倾向于早期发现，此时黑色素瘤较表浅。

3. 发病年龄范围广，大多在40岁以后。

危险因素

1. 遗传

遗传性CDKN2A突变（FAMMM综合征；发育不良痣综合征）。

◇p14ARF和p16蛋白分别通过p53和视网膜母细胞瘤（Rb）途径调节细胞周期。

◇家族性黑色素瘤有25%可检测到基因突变。

2. 其他：浅肤色，UV暴露（累积的和短间隔暴晒）；大量获得性普通和非典型黑色素细胞痣，雀斑和日光性黑子。

发病机制

1. BRAF（V600E是最常见的突变基因）：非CSD（CSD=慢性日光性损害）位点，浅表播散型黑色素瘤。

2. NRAS：CSD皮肤位点，结节型黑色素瘤。

3. C-KIT：CSD位点，肢端和黏膜黑色素瘤。

4. CCND1/CDK4：扩增常见于CSD位点，肢端和黏膜黑色素瘤。

5. GNAQ/GNA11：葡萄膜黑色素瘤、蓝痣和太田痣。

6. BAP-1（BRCA1-相关蛋白1，组蛋白泛素化酶）：该肿瘤抑制基因引起的胚系基因功能丧失突变可导致皮肤黑色素瘤的风险增加，葡萄膜黑色素瘤和恶性细胞性蓝痣（两者都同时有GNAQ/GNA11突变；BAP-1缺失与预后更差有关），上皮样Spitz痣（良性，同时伴随BRAF活化>NRAS突变）和内脏恶性肿瘤（间皮瘤，肾脏细胞瘤和其他）。

类型

1. 浅表扩散型：最常见类型；可能为原发也可能与痣有关；发病高峰年龄为40~60岁；好发于躯干（男性）和下肢（女性）；放射生长期呈形状不规则/不均匀色素沉着斑，垂直生长期变成丘疹结节。

2. 结节型：在60岁左右发病；最常见于头/颈和后背；男性多于女性；快速生长的蓝黑色结节；通常会破溃；缺乏水平生长期；趋向于进一步发展。

3. 恶性雀斑样痣：70~80岁及更年长发病；慢性光损伤部位特别是头和颈部；不规则棕褐色斑疹；在侵袭之前长时间处于水平生长期。

4. 肢端黑色素瘤：不太常见的变异型；70岁左右发病；黑色人种最常见类型；白种人和黑种人总体发病率相同；甲母质皮损为纵行黑甲伴Hutchinson征；

因为延迟的临床察觉通常会导致皮损进一步发展。

5. 其他较少见类型

(1)结缔组织增生性黑色素瘤(Melan-A 和 HMB-45 阴性,S100+和 SOX10+)。

(2)黏膜黑色素瘤。

(3)Spitz 痣样黑色素瘤(荧光原位杂交可发现9p21纯合子缺失→预后差)。

(4)葡萄膜黑色素瘤(GNAQ/GNA11 突变=最重要的启动子突变;如果同时伴有 BAP-1 缺失,转移的风险会很高)。

(5)恶性蓝痣(GNAQ/GNA11 突变=最重要的启动子突变;通常同时伴有 BAP-1 缺失)。

组织学特征

1. 一般特征:不对称,界限不清,交界处瘤细胞巢大小和形状不一,瘤巢失去黏结(瘤巢残端深入到单个细胞间);黑色素细胞沿 DEJ 呈雀斑样痣样/融合性增生多于巢状;Paget 样扩散;“表皮消耗”(黑色素瘤影响表皮,表皮变薄,溃疡);向下延伸累及附属器上皮;真皮瘤细胞缺乏成熟现象(底层可见板层状分布的黑色素细胞和大的细胞巢);真皮可见有丝分裂;细胞异形(不规则,核大,显著的红染细胞核)。

2. 分期参数

(1)最重要的:Breslow 厚度,溃疡和有丝分裂比率。

(2)其他(不经常被报道):亚型,回归分析,淋巴血管浸润,宿主应答,卫星灶和相关色素痣(表 6-4 和表 6-5)。

预后

1. 不同,取决于分期:ⅠA 期的 10 年生存率>95%,与ⅢC 期<50%对照。

2. 与预后差有关的因素:厚度>1mm,溃疡,有丝分裂比率升高,年龄增大,男性,明显的淋巴结转移,头/颈/躯干部位和内脏转移。

治疗

广泛性局部切除术(WLE)或 Mohs 手术(大部分LM 型)±前哨淋巴结活检(如果厚度>1mm,溃疡,或≥1 个有丝分裂)。

(1) 晚期黑色素瘤治疗:抗 PD1/PD-L1 制剂(治疗晚期黑色素瘤很有希望的生物制剂即将上市;包括派姆单抗、纳武单抗),BRAF 抑制剂,MEK 抑制剂,CTLA-4 靶基因治疗和较少见的 IFN。

第 4 节 皮肤附属器肿瘤和错构瘤

具有典型的组织病理学特征,皮肤病检查检出率较高。

(一)汗孔瘤

1. 良性汗腺肿瘤,表现为孤立的血管性丘疹/结节和(或)溃疡和出血;典型的被一条细细的沟壕环绕;最常见的部位为手掌/足底(因为外泌汗腺密度↑)>头/颈/头皮;可能和皮脂腺痣有关。

汗孔瘤病:泛发性汗孔瘤或肢端发疹性汗孔瘤。

2. 组织学:局限性内生性损害,具有较宽的多灶性基底与表皮相连(图 6-7),由单一形态的“孔状细胞”组成(具有细胞间桥粒的小立方细胞);大小不一的汗腺导管,含有粉红色护膜,内衬于汗腺导管的腔面;含丰富血管的基质,类似于肉芽组织。

3. 免疫染色:CEA、EMA 和 PAS 突出导管和胞浆内腔。

4. 汗孔瘤的变异型

(1)完全在表皮内的汗孔瘤(单纯性汗腺棘皮瘤):临床常误诊为 SK 或 SCCIS;最常见于四肢远端;组织学可见表皮内有多个界限清楚的小的汗孔瘤细胞巢;导管可能不容易被看到。

(2)表皮旁的汗孔瘤(“经典汗孔瘤”):之前描述过。

(3)完全在真皮内的汗孔瘤(真皮导管瘤):边界清楚,由汗孔瘤细胞和导管组成的“真皮内的蓝色球/结节”;缺乏表皮连接。

5. 恶性:汗孔癌。最常见的汗腺恶性肿瘤;常见于老年人(平均 70 岁);最常见于下肢;发生于长期存在的汗孔瘤(11%),新发或发生于皮脂腺痣内;常伴随转移(20%转移到局部淋巴结,10%广泛分布);死亡率 10%。

组织学:与典型汗孔瘤相似,但有细胞异型性,有丝分裂↑,可见不典型有丝分裂,肿瘤基底部浸润性生长。

表 6-4 黑色素瘤 TNM 分型

T 分型	厚度	溃疡情况/有丝分裂
Tis	NA	NA
T1	≤1.0mm	a:无溃疡和有丝分裂<1/mm²
		b:无溃疡和有丝分裂≥1/mm²
T2	1.01~2.0mm	a:无溃疡
		b:有溃疡
T3	2.01~4.0mm	a:无溃疡
		b:有溃疡
T4	>4.0mm	a:无溃疡
		b:有溃疡
N 分型	**淋巴结转移数量**	**淋巴结转移团块**
N0	0	NA
N1	1 个淋巴结	a:光镜下淋巴结转移*
		b:肉眼可见淋巴结转移†
N2	2~3 个淋巴结	a:光镜下淋巴结转移*
		b:肉眼可见淋巴结转移†
		c:病灶附近转移/卫星灶,无淋巴结转移
N3	4 个或更多淋巴结转移,融合的淋巴结或病灶附近转移/卫星灶伴淋巴结转移	
M 分型	**位置**	**血乳酸脱氢酶**
M0	没有远处转移	NA
M1a	远处皮肤、皮下或淋巴结转移	正常
M1b	肺转移	正常
M1c	所有其他内脏转移	正常
	任何远处转移	升高

对于 T1 黑色素瘤的界定,在未能测定有丝分裂率时,肿瘤侵袭程度的 Clark 分级被默认为标准。

淋巴结转移的病理评估必须包括至少一项免疫组化标记(例如,HMB45、Melan-A/MART-1)。

NA,不适用。

* 光镜下淋巴结转移通常在前哨淋巴结活检或淋巴结切除后发现。

† 肉眼可见淋巴结转移是指临床可触及淋巴结转移并由治疗性淋巴结切除术后证实或淋巴结明显向外蔓延转移。

‡ 病灶附近转移是指原发肿瘤 2cm 外转移,但没有超越局部淋巴结;卫生灶是指原发肿瘤 2cm 内的皮损。

Adapted from Balch CM, Gershenwald JE, Soong SJ, et al .Final version of 2009 AJCC melanoma staging and classification. J Clin Oncol.2009;27:6199-6206 Reprinted with permission from the American Society of Clinical Oncology.

(二)汗腺瘤

1. 良性汗腺(顶泌汗腺>外泌汗腺)肿瘤,呈单发结节(常为多分叶),深紫红色,呈囊性。

2. 组织学:局限性大肿瘤结节和(或)大面积囊性病变;占据了整个真皮;肿瘤结节内散在汗腺导管;显著的真皮硬化伴瘢痕样胶原;局灶性与表皮相连(从未有广泛的表皮连接)。

肿瘤结节由 3 种主要细胞类型组成(图 6-8):鳞状细胞、汗孔瘤细胞和透明细胞。

◇这 3 种细胞类型中的任何一种都可能在特定的肿瘤中占主导地位,但在一定程度上这 3 种细胞都存在。

◇变异型:透明细胞汗腺瘤(以透明细胞为主)、汗孔瘤样汗腺瘤(以汗孔瘤细胞为主)、实性囊性汗腺瘤(明显的囊性病变)。

3. 恶性型:汗腺癌。

◇侵袭性肿瘤有显著的转移和死亡风险;头部/颈部最先出现;组织学与汗腺瘤相似,但有异型性,大量有丝分裂,不典型有丝分裂,粉刺样坏死,淋巴血管浸润。

治疗:Mohs 手术(梅奥诊所最近的研究报告为零复发和零转移率)或 WLE 手术(高达 75%的局部复发率和 20%~50%转移率)。

(三)汗管瘤

1. 半透明肤色丘疹组成的良性肿瘤;眶周区(眼睑首位),面颊>躯干前面,生殖器;女性、亚洲人和唐氏综合征患者的发病率增加。

发疹性汗管瘤(临床变异型):胸腹部/颈部有 100 多个色素性小丘疹;最常见于非洲人/亚洲人和唐氏综合征患者。

2. 透明细胞汗管瘤(组织学变异型):与糖尿病有关。

3. 组织学:汗腺导管局限性增生,呈小蝌蚪状或逗号状,汗腺导管内衬两层立方形细胞;汗腺导管内有嗜酸性护膜+腔内无定形汗液;外周包绕着硬化性基质;局限于真皮上半部。

4. 恶性型=汗管癌(外泌汗腺导管癌和汗管癌)。罕见汗腺恶性肿瘤,浸润性生长及细胞异型性很少;总是新发。

表 6-5 皮肤黑色素瘤的分期分组

	生存率(%)[*]	临床分期[†]			病理分期[‡]		
		T	N	M	T	N	M
0		Tis	N0	M0	Tis	N0	M0
ⅠA	97	Tia	N0	M0	Tia	N0	M0
ⅠB	93	T1b	N0	M0	T1b		
		T2a			T2a		
ⅡA	82	T2b	N0	M0	T2b	N0	M0
	79	T3a			T3a		
ⅡB	68	T3b	N0	M0	T3b	N0	M0
	71	T4a			T4a		
ⅡC	53	T4b	N0	M0	T4b	N0	M0
Ⅲ[§]		任意 T 分期	N1 N2 N3	M0			
ⅢA	78				T1–4a	N1a	M0
					T1–4a	N2a	
ⅢB	59				T1–4b	N1a	M0
					T1–4b	N2a	
					T1–4a	N1b	
					T1–4a	N2b	
					T1–4a	N2c	
ⅢC	40				T1–4b	N1b	M0
					T1–4b	N2b	
					T1–4b	N2c	
					任意 T 分期	N3	
Ⅳ	9–27[‖]	任意 T 分期	任意 N 分期	任意 M1 分期	任意 T 分期	任意 N 分期	任意 M1 分期

[*] 近似 5 年生存率(%),Balch 等修改。

[†] 临床分期包括原发黑色素瘤光镜下分期和转移的临床/影像学评估。按照惯例,该分期应该应用在原发肿瘤完全切除后和对局部或远处转移临床评估后。

[‡] 病理分期包括原发黑色素瘤光镜下分期和局部淋巴结部分或完全切除后的病理信息。病理分期为 0 或 ⅠA 期的除外。

[§] 没有Ⅲ期亚组的临床分期。

[‖] 高生存率和血清 LDH 水平正常有关;较低生存率和血清 LDH 升高有关。

Adapted from Balch CM,Gershenwald JE,Soong SJ,et al. Final version of 2009 AJCC melanoma staging and classification. J Clin Oncol. 2009;27:6199–6206.Reprinted with permission from the American Society of Clinical Oncology.

(四)混合瘤(软骨样汗管瘤)

1. 头部/颈部非特异性、生长缓慢的孤立性结节(鼻、颊、上唇>面部其他部位)。

好发于中年人;男性>女性;临床易误诊为囊肿。

2. 由 1~50/50 种上皮(外胚层)和基质(中胚层)混合组成→因此称为“混合肿瘤”。

3. 每个成分的表现都是可变的。

(1)上皮成分:通常为外泌汗腺或顶泌汗腺(>毛囊、皮脂腺或浆细胞样)。

(2)基质成分:黏液样或软骨样(>胶原性>骨样或脂质)。

4. 组织学:局限的真皮/皮下肿瘤,由腺体结构、导管和上皮条索组成,伴有黏液样/软骨样基质(图 6-9)。

5. 多形性腺瘤(口腔变异型):不像皮肤型 MT,可能发生恶变并继发转移。

6. 治疗:良性;手术切除是有效的治疗方法。

7. 恶性型(恶性混合肿瘤):极为罕见;极具侵袭性(50%转移率和 25%死亡率);通常原发于四肢远端/足端(不是良性混合瘤的常见部位);组织学可见上皮和(或)间质成分表现为恶性,浸润性生长,有丝分裂和不典型有丝分裂增加。

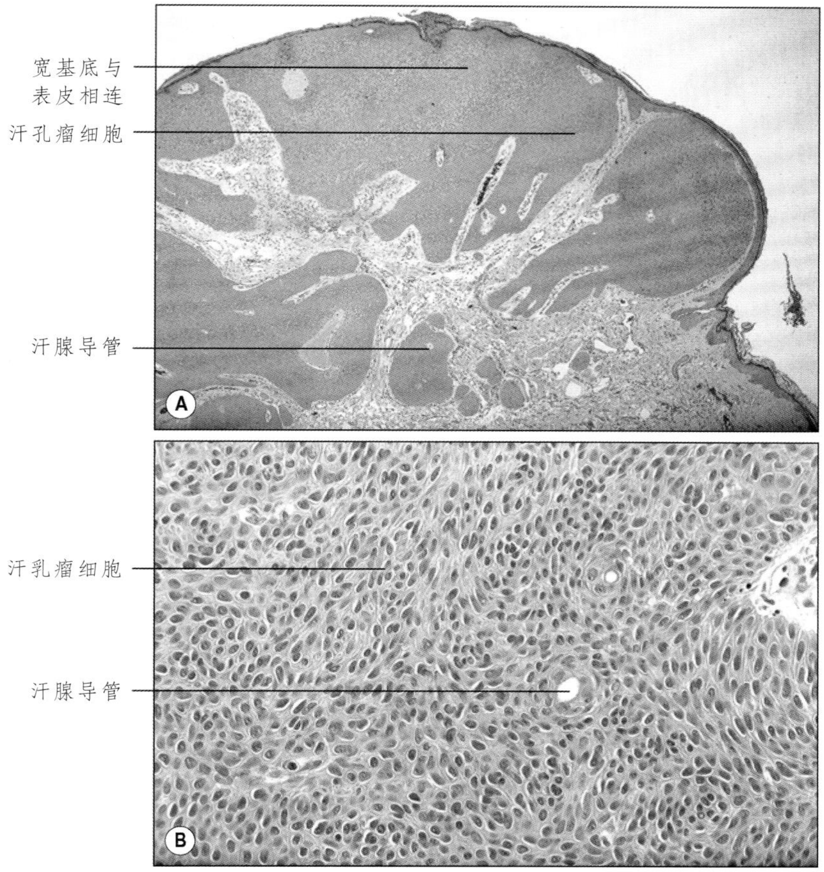

图 6-7　(A)小汗腺汗孔瘤(低倍镜),(B)小汗腺汗孔瘤(高倍镜)。(From Rapini R. Practical Dermatopathology, 2nd edn. Elsevier, 2012.)

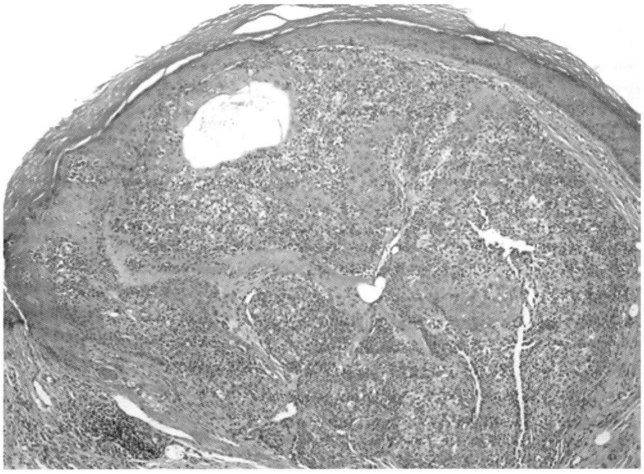

图 6-8　汗腺腺瘤。真皮浅层结节性囊性肿瘤,与表皮相连,透明细胞特征,鳞状上皮化生。(From Busam KJ. Dermatopathology: A Volume in the Series: Foundations in Diagnostic Pathology, 2nd edn. Elsevier, 2015.)

(五)螺旋腺瘤(“小汗腺螺旋腺瘤”)

1. 良性顶浆分泌汗腺肿瘤(过去称为“小汗腺螺旋腺瘤”)。

2. 单发、疼痛的真皮或皮下结节,呈蓝紫色;好发于躯干。

3. 组织学:真皮内“蓝球”增生,界限清晰,有导管形成(包括囊性扩张的导管);肿瘤结节由双相上皮细胞群组成。周围小的蓝色细胞,细胞核深染,胞浆少;内层细胞较大,淡染,↑胞浆;瘤内淋巴细胞(肿瘤内呈胡椒粉样分布的淋巴细胞);肿瘤内有 PAS+嗜酸性透明物质,与基底膜带成分相同(Ⅳ型胶原,同样的物质也见于圆柱瘤,但通常环绕肿瘤团块形成彼此隔开的拼图模式);由于肿瘤周围有广泛的扩张血管和囊状扩张的导管伴出血,因此外观非常像血管(图 6-10)。

4. Brooke-Spiegler 综合征:常染色体显性遗传性疾病,由 CYLD 突变引起;表现为多发性螺旋腺瘤、圆柱瘤、毛母细胞瘤、毛发上皮瘤。

(1)CYLD(肿瘤抑制因子):通常结合 1-kappa-B 激酶(IKK)复合体的 NEMO 成分→抑制 NFκB 介导的

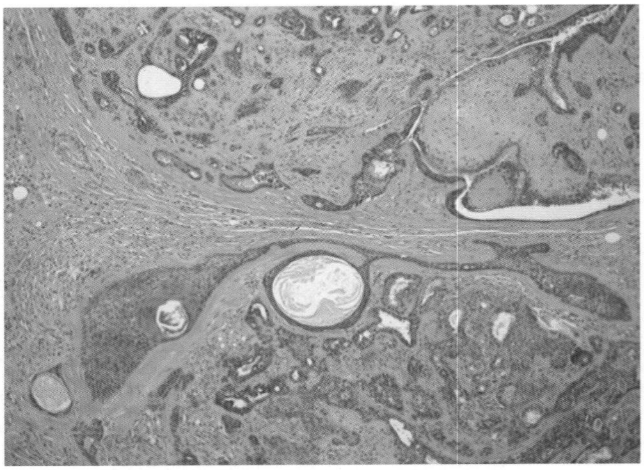

图 6-9 良性混合瘤。导管、角囊肿、肌上皮细胞和黏液样基质的改变。(From Busam KJ. Dermatopathology: A Volume in the Series: Foundations in Diagnostic Pathology, 2nd edn. Elsevier, 2015.)

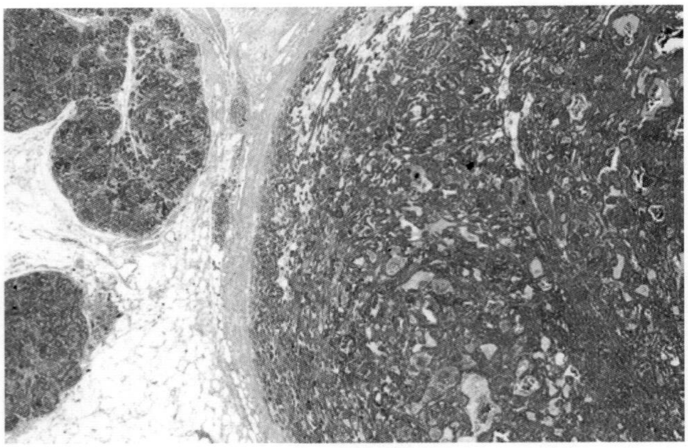

图 6-10 小汗腺螺旋腺瘤：此患者有 3 个独立的肿瘤小叶。最大的有包膜包裹。(From Calonje E, et al. McKee's Pathology of the Skin, 4th edn. Elsevier, 2011.)

抗细胞凋亡。

(2)在 CYLD 缺失的情况下，得到 NFκB 信号→抗细胞凋亡。

5. 恶性型(螺旋腺癌)：非常罕见的低分化肿瘤，具有侵袭性行为(30%的转移率和 20%的死亡率)；发生于良性螺旋腺瘤；更常见于 Brooke-Spiegler 综合征患者；组织学：类似于螺旋腺瘤，但失去了其双相性质，缺乏特征性瘤内淋巴细胞；有丝分裂率↑；不典型有丝分裂。

(六)圆柱瘤

1. 良性汗腺肿瘤(顶泌汗腺)，与螺旋腺瘤是一个病谱；单发红斑基础上的紫色结节，伴毛细血管扩张；90%发生于头部/颈部(头皮最常见)。

2. 多个圆柱瘤可融合形成头皮多结节性斑块(Brooke-Spiegler 综合征中的"头巾瘤")。

3. 组织学：边界清楚的基底样细胞增生，由多个较小的肿瘤小叶组成，周围环绕着厚的透明基底膜带物质(Ⅳ型胶原)→多个小叶像"拼图游戏"一样组合在一起；可见双相细胞群(与螺旋腺瘤相同)和小导管(图 6-11)。

4. 恶性型(恶性圆柱瘤)：非常罕见，分化差的肿瘤具有侵袭性(45%的转移率)；通常见于 Brooke-Spiegler 综合征；在良性圆柱瘤的基础上发生；头皮(最常见)；组织学表现为类似圆柱瘤，但无双相性，有丝分裂率↑，不典型有丝分裂，浸润生长模式，侵犯神经血管。

(七)乳头状汗腺腺瘤(HPAP)

1. 良性、无痛的 1~2cm 肤色结节；几乎全部发生在年轻成年女性的外阴(大阴唇首位)。

2. 组织学：真皮囊性增生，边界清楚，很多乳头状突起，顶泌汗腺分化，侵及中央囊样间隙→"迷宫样"外观(图 6-12)；缺乏表皮连接(是区别于乳头状汗管囊腺瘤的主要特征)。

(八)乳头状汗管囊腺瘤(SPAP)

1. 良性的顶浆分泌汗腺肿瘤；出生即有或出现在儿童早期，表现为头皮孤立的疣状丘疹/斑块(>头部/颈部其他部位>躯干和四肢)；通常和皮脂腺痣有关。

2. 组织学：外生-内生的乳头状腺体增生，顶泌汗腺分化；开口于皮肤表面；肿瘤周围基质中有丰富的浆细胞(图 6-13)。

3. 恶变罕见。

(九)乳头状小汗腺腺瘤(PEA)

1. 良性的；下肢(首位)；好发于黑种人女性。

2. 组织学：小到中等大小的汗腺导管增生，界限清楚，有乳头状突起(图 6-14)。

(十)管状大汗腺腺瘤(TAA)

1.良性的；最常见于头皮，与皮脂腺痣有关。

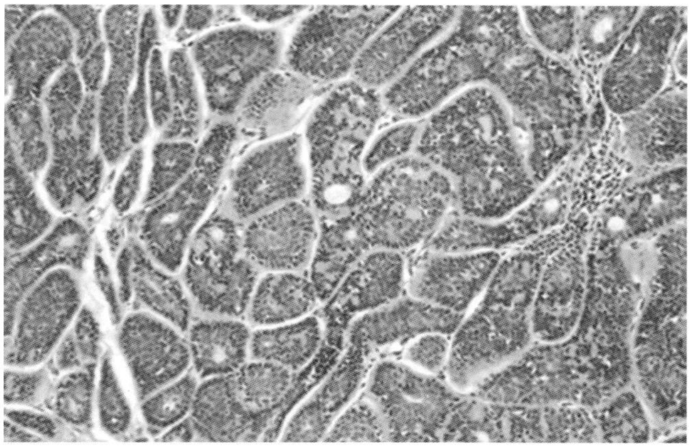

图 6-11　圆柱瘤。在本例中，形成了很好的拼图模式。同时注意肿瘤小叶内的透明样物质沉积。(From Brinster NK et al. Dermatopathology：A Volume in the High Yield Pathology Series，1st edn. Elsevier，2011.)

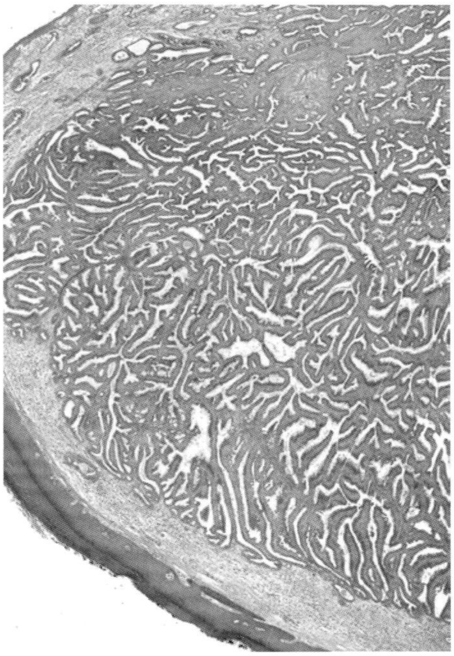

图 6-12　乳头状汗腺瘤：低倍镜下的外生性溃疡性结节。视野左下角可见表皮呈衣领状改变。(From Calonje E，et al. McKee's Pathology of the Skin，4th edn. Elsevier，2011.)

2. 组织学：除了断头分泌和乳头状突起少外，常与乳头状小汗腺腺瘤难以区分。

(十一)汗管纤维腺瘤

1. 罕见的良性汗腺增生(不清楚是否为真正的肿瘤或反应性)；下肢(首位)。

2. 可能与以下疾病有关：

(1)Schöpf-Schulz-Passarge 综合征。

(2)Clouston 综合征。

(3)慢性淤积性皮炎(反应过程)。

3. 组织学：含上皮组织的汗管从表皮向下延伸至真皮中部，吻合处形成薄带状；富含纤维血管基质(类似汗孔瘤)。

(十二)微囊肿附属器癌(MAC，硬化性汗腺导管癌)

1. 局部侵袭性附属器癌，多向/双相分化(毛囊+汗腺)。

2. 中年女性口唇(>下颌和面颊)坚实硬化性斑块(图 6-15)；治疗：Mohs 手术(首先治疗)>WLE(高复发率)。

3. 组织学：界限不清，深部浸润性硬化性基底样

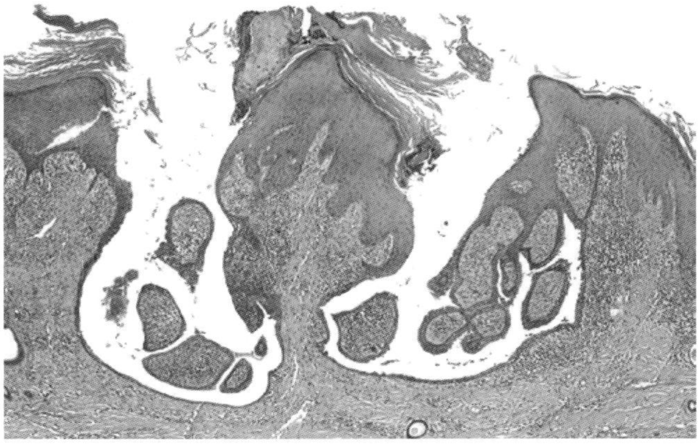

图 6-13　乳头状汗管囊腺瘤：这是一种外生性皮损，发生于皮脂腺痣内，注意表面覆盖着鳞状上层。(From Calonje E，et al. McKee's Pathology of the Skin，4th edn. Elsevier，2011.)

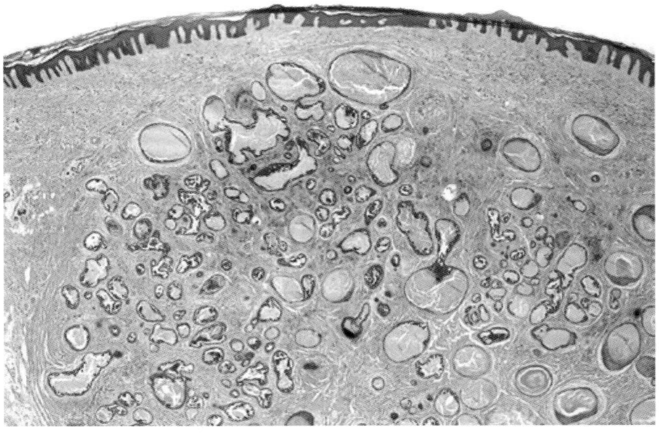

图 6-14　乳头状小汗腺腺瘤：病变由分散在纤维间质中的扩张的导管和囊肿组成。(From Calonje E，et al. McKee's Pathology of the Skin，4th edn. Elsevier，2011.)

细胞增生，多向/双相分化（由小汗腺导管+角化性“微囊肿”混合而成）。典型的PNI和显著的淋巴细胞聚集（检查时最有帮助的线索）；细胞异型性少。

（十三）侵袭性肢端乳头状汗腺癌

1. 罕见、高侵袭性恶性汗腺肿瘤（14%转移率甚至需要截肢）。

累及中年人的指（趾）；男性远多于女性（7:1）；治疗方法为截肢。

2. 组织学：有乳头状突起的囊性增生，深部浸润性生长，细胞异型，有丝分裂率增加；可能并不总是明显恶性，但所有的病例都应积极治疗。

（十四）黏液癌（原发于皮肤的）

1. 非常罕见的恶性汗腺肿瘤；表现为生长缓慢的软结节；最常见于眼睑/眼周；平均发病年龄为60岁。

2. 局部复发频繁（43%为WLE）；很少转移。

3. 治疗：与WLE相比，新数据更支持Mohs手术（具有较低的复发率）。

4. 组织学：基底细胞样上皮肿瘤结节“漂浮在黏蛋白（唾液黏蛋白）湖中”；瘤内导管形成筛样外观（图6-16）。

5. 临床表现：面部黏液癌几乎都是原发的，而躯干上的病变可能是内脏恶性肿瘤（胃肠道、乳腺、肺或卵巢）的转移。

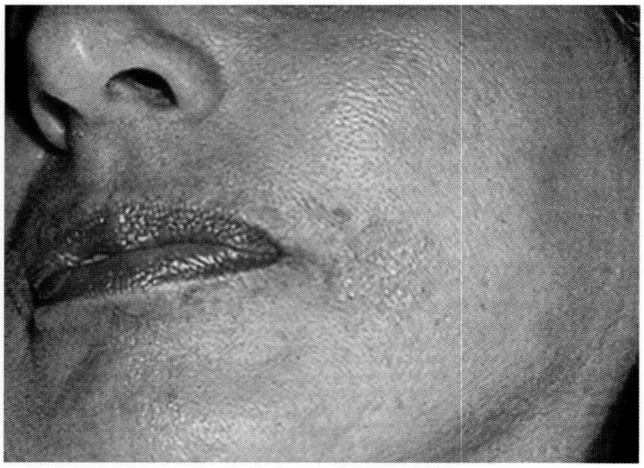

图6-15 中年女性伴有典型的微囊肿附属器癌。（From Fitzpatrick JE，Morelli JG. Dermatology Secrets Plus 4th edn. Elsevier，2011.）

（十五）腺样囊性癌

1. 可能是原发性附属器癌或由唾液腺转移到皮肤。

（1）原发性皮肤腺样囊性癌：无痛性肿瘤；最常见于中年人头皮；转移风险很低，但局部复发率高达70%[是广泛嗜神经侵袭（PNI）的结果]。

（2）唾液腺腺样囊性癌：高侵袭性（50%的转移率和高死亡率）。

2. 组织学：小到中等大小的基底样细胞肿瘤结节，界限不清，筛状外观；延伸到皮下脂肪伴显著的PNI。

可能有纤维化或黏液间质（但没有大的“黏液湖”）。

以考试为目的比较汗腺肿瘤的皮肤病理特征

（一）汗孔瘤（经典的邻表皮型）

1. 主要的组织学特征。

（1）局限性内生性增生，与表皮宽的多灶性连接；单一形状的“汗孔瘤细胞”；大小不一的汗腺导管；高度血管化的基质。

（2）免疫染色：CEA、EMA和PAS突出导管和胞浆内腔。

2. 最常见的鉴别诊断

（1）毛鞘瘤：相似的内生性生长模式，但外周细胞呈栅栏状排列伴粉红色厚的BMZ，显著的透明细胞改

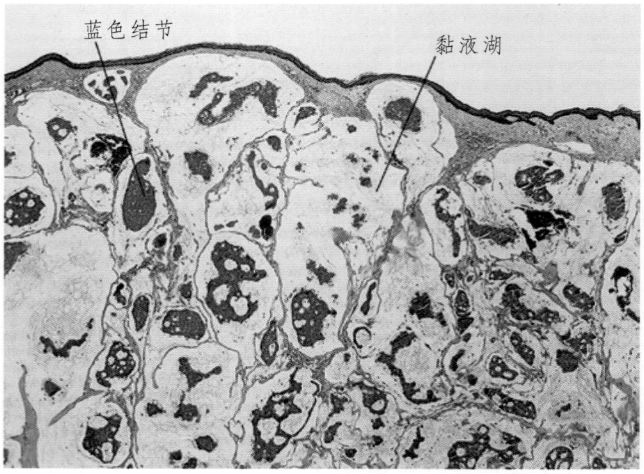

图6-16 黏液癌。（From Rapini R. Practical Dermatopathology，2nd edn. Elsevier，2012.）

变，缺乏小的汗孔瘤细胞和汗腺导管。

(2)汗腺瘤：几乎完全局限于真皮，很少与表皮连接(与汗孔瘤中的多灶连接相比)；有3种类型的细胞(汗孔瘤细胞+透明细胞+鳞状细胞)；有明显的基质硬化/透明化或瘢痕疙瘩样胶原。

(二)单纯性汗腺棘皮瘤

1. 主要的组织学特征

整个汗孔瘤组织都在表皮内的汗孔瘤变异型；表皮内多个界限清楚的小的汗孔瘤细胞巢；汗腺导管可能不容易被看到。

2. 最常见的鉴别诊断

(1)克隆型脂溢性角化病，或具有Borst-jadassohn反应的脂溢性角化病：细胞至少与周围的角质形成细胞大小相同(通常较大)。

(2)鲍温样原位鳞状细胞癌：角质形成细胞显著非典型、有丝分裂↑和角化不良的角质形成细胞↑。

(三)真皮导管瘤

1. 主要的组织学特征：整个汗孔瘤组织都在真皮内的汗孔瘤变异型；界限分明的"真皮内蓝色球"；肿瘤结节由与典型汗孔瘤外观相同的汗孔瘤细胞组成；缺乏与表皮连接。

2. 最常见的鉴别诊断

(1)小汗腺瘤：两者在真皮层都有汗腺导管，看起来像"大的蓝色球"；然而，汗腺瘤由3种类型细胞(汗孔瘤细胞+鳞状细胞+透明细胞)组成，肿瘤周围有明显的基质硬化/瘢痕样胶原，有扩张的囊腔。

(2)毛母细胞瘤：两者在真皮中看起来都像"大的蓝色球"，由小的蓝色细胞组成，但毛母细胞瘤有毛囊分化，有毛干发育不全，乳头间质体，可见角质碎片和营养不良性钙化-这些均未见于真皮导管瘤；毛母细胞瘤缺乏汗腺导管。

(3)圆柱瘤：均表现为真皮层内有汗管的蓝色球，但是圆柱瘤的肿瘤小叶周围有厚的粉红色BMZ物质，在肿瘤小叶内有透明样沉积物，并且有双相细胞类型(真皮导管瘤仅由小的蓝色汗孔瘤细胞组成)。

(4)螺旋腺瘤：均表现为真皮层内有汗管的蓝色球，在螺旋腺瘤肿瘤小叶内有透明样沉积物，并且有双相细胞类型(真皮导管瘤仅由小的蓝色汗孔瘤细胞组成)和大的囊腔。

(四)小汗腺瘤

1. 主要的组织学特征：局限的、大的肿瘤结节，由3种主要细胞类型组成：鳞状细胞、汗孔瘤细胞和透明细胞；±大的囊腔("实性囊性汗腺瘤")；病变占据整个真皮；散在汗腺导管；显著的真皮硬化和瘢痕样胶原(主要特征)；很少或无表皮连接。

2. 最常见的鉴别诊断

(1)经典汗孔瘤(见上)。

(2)真皮导管瘤(见上)。

(3)毛母细胞瘤：均可能看起来像真皮内"大的蓝色球"，但是毛母细胞瘤有毛囊分化，毛干发育不全，乳头间质体，可见角质碎片和营养不良性钙化；缺乏汗腺导管。

(4)圆柱瘤：均表现为真皮层有汗管的蓝色球，但是圆柱瘤在肿瘤小叶周围有厚的粉红色BMZ物质，在肿瘤小叶内有透明样沉积物，并且有双相细胞类型；圆柱瘤缺乏小汗腺瘤的3种类型的细胞；也缺少基质硬化/透明样变/瘢痕疙瘩样胶原。

(5)小汗腺螺旋腺瘤：均表现为真皮层有汗管的蓝色球伴扩张的囊腔；但是小汗腺螺旋腺瘤在肿瘤小叶内可见透明样沉积物，有双相细胞类型，肿瘤组织内淋巴细胞呈"辣椒粉样"分布；小汗腺螺旋腺瘤缺乏小汗腺瘤的3种类型细胞(鳞状细胞、汗孔瘤细胞和透明细胞)并且缺乏基质硬化/瘢痕疙瘩样胶原。

(6)混合瘤：有导管、不同类型上皮细胞混合、基质改变；然而，混合瘤有更多软骨样/黏液样基质改变(与汗腺瘤中硬化性胶原/瘢痕样基质相比)。

(五)小汗腺螺旋腺瘤

1. 主要的组织学特征："真皮内蓝色球"，呈界限清楚的结节-囊性增生伴导管形成(常囊性扩张)；双相上皮细胞群；瘤内淋巴细胞("肿瘤内的淋巴细胞呈辣椒粉样分布")；肿瘤内有PAS+嗜酸性透明沉积物组成的BMZ物质(Ⅳ型胶原)(和圆柱瘤内的物质一样，但通常位于肿瘤内而不是环绕肿瘤彼此隔开)；外观非常像血管，因为肿瘤周围有广泛的血管扩张。

2. 最常见的鉴别诊断

(1)圆柱瘤：厚的透明BMZ物质显著环绕肿瘤结节(与小汗腺螺旋腺瘤结节内发现的沉积物相比)，并将其分割成小的区域；缺乏小汗腺螺旋腺瘤中的"辣椒粉样分布的淋巴细胞”，也缺乏大的囊性扩张的导管和扩张的血管间隙。

(2)小汗腺瘤(见上)。

(3)真皮导管瘤(见上)。

(六)圆柱瘤

1. 主要的组织学特征：多个小到中等大小的肿瘤小叶增生，界限清楚，这些肿瘤小叶被厚的透明的BMZ物质(主要是Ⅳ型胶原)包绕→形成了拼图样模式；散在分布的小导管，双相细胞群。

2. 最常见的鉴别诊断

(1)小汗腺螺旋腺瘤(见上)。

(2)真皮导管瘤(见上)。

(3)小汗腺瘤(见上)。

(七)汗管瘤

1. 主要的组织学特征

(1)小蝌蚪或逗号状汗腺导管局限增生，导管有嗜酸性护膜，腔内有无定形汗液；硬化性基质；局限于真皮的上半部。

(2)不会看到毛囊分化或多发角囊肿→如果看到其中任何一个则更可能是DTE或微囊肿附属器癌。

2. 最常见的鉴别诊断

(1)DTE：毛囊分化，角囊肿，营养不良性钙化；缺乏汗腺导管。

(2)硬斑病样基底细胞癌表现为毛囊分化、角囊肿、不典型细胞伴有丝分裂增加、细胞凋亡和缺乏汗腺导管。

(3)微囊肿附属器癌和汗管瘤一样，有汗腺导管，但伴随毛囊分化和角囊肿(多向/双向分化是微囊肿附属器癌的一个关键特征)，更深地浸润至真皮深层/皮下脂肪，PNI伴淋巴细胞聚集(汗管瘤中无此现象)。

(八)混合瘤(软骨样汗管瘤)

1. 主要的组织学特征：混合上皮和间叶来源的肿瘤/错构瘤(因此得名)；局限的真皮/SQ肿瘤，由腺体结构、导管和上皮索组成伴黏液样/软骨样基质。

2. 最常见的鉴别诊断

(1)小汗腺瘤(见上)。

(2)汗管瘤：缺少软骨样/黏液样基质。

(九)乳头状汗腺腺瘤(HPAP)

1. 主要的组织学特征。

真皮内边界清楚的囊性增生，无数乳头状突起侵及中央囊样间隙，外观呈“迷宫”状；缺乏与表皮连接。

2. 最常见的鉴别诊断

(1)乳头状汗管囊腺瘤：有宽的表皮连接，瘤周基质中的浆细胞↑；缺乏乳头状汗腺腺瘤中迷宫样的特征。

(2)乳头腺瘤/糜烂性腺瘤病：发生于乳头而非外阴；通常与上覆的表皮有连接；迷宫样特征较不明显。

(3)管状顶泌汗腺瘤/乳头状小汗腺腺瘤：以真皮为基础的多个小导管增生；有乳头状突起到管腔；缺少乳头状汗腺腺瘤的迷宫样外观。

(十)乳头状汗管囊腺瘤(SPAP)

1. 主要的组织学特征：疣状表皮增生伴内生性增生进入真皮；广泛地开口于表皮；乳头状突起衬以两层细胞(内层是肌上皮细胞，外层为顶浆分泌层可见断头分泌)；肿瘤周围基质中含有丰富的浆细胞。

2. 最常见的鉴别诊断：乳头状汗腺腺瘤：迷宫样特征；与表皮缺乏连接。

(十一)乳头状小汗腺腺瘤(PEA)

1. 主要的组织学特征：好发于黑种人女性的下肢；小到中等大小的汗腺导管增生，界限清楚，有伸入腔内的乳头状突起。

2. 最常见的鉴别诊断

(1)管状顶泌汗腺腺瘤：几乎相同的外观，但好发于头皮；有断头分泌，乳头状突起减少。

(2)侵袭性肢端乳头状汗腺癌：更强的侵袭性生长模式；有丝分裂和异型性增加；发生在指(趾)。

(十二)管状顶泌汗腺腺瘤(TAA)

1. 主要的组织学特征：类似于乳头状小汗腺腺瘤，但好发于头皮；大汗腺分化，有断头分泌，乳头状突起较少。

2. 最常见的鉴别诊断

(1)乳头状小汗腺腺瘤：见上。

(2)侵袭性肢端乳头状汗腺癌：发生于指(趾)；更

具侵袭性；有丝分裂和异型性增加。

(十三)汗孔角化样小汗腺孔和真皮导管痣

1. 主要的组织学特征：点状表皮角化过度如汗孔角化的板层状角化，来源于末端汗管。

2. 最常见的鉴别诊断：汗孔角化症：板层状角化来源于表皮，而不是末端汗管。

(十四)小汗腺汗管纤维腺瘤

1. 主要的组织学特征：含汗腺导管的薄层上皮条索互相吻合，由表皮向下延伸至真皮中层；肿瘤周围有丰富的纤维血管基质。

2. 最常见的鉴别诊断

(1)毛囊漏斗部肿瘤：毛囊分化(缺乏汗腺导管)；在真皮浅层以“板状”的形式向一侧生长；与上覆表皮多处相连(结构类似于浅表基底细胞癌)。

(2)Pinkus 纤维上皮瘤：内生性，球根状结构，与上覆表皮有多处连接及基底细胞癌样基质改变；缺乏汗腺导管。

(十五)微囊肿附属器癌(MAC)

1. 主要的组织学特征

(1)硬化性基底样细胞增生，多系分化/双谱系分化(毛囊和汗腺)，导致小汗腺导管增生和“毛囊微囊肿”；细胞异型性小；深浸润至真皮全层、皮下脂肪及肌肉；通常有 PNI 和淋巴细胞聚集。

(2)汗腺与毛囊混合分化(双系分化/多系分化)是诊断微囊肿附属器癌一个非常有用的线索；通常在汗管瘤，DTE 或基底细胞癌中看不到这一现象。

2. 最常见的鉴别诊断

(1)汗管瘤：两者均有基底样细胞，呈蝌蚪外观，但汗管瘤是局限性的(对比浸润性的)，局限于真皮上半部分，仅有汗腺导管分化(缺乏毛囊成分)。

(2)硬斑病样基底细胞癌：细胞不典型更明显，有丝分裂增加，细胞凋亡和黏液样基质(对微囊肿附属器癌硬化性基质)；仅表现为毛囊分化，(缺乏汗腺导管)。

(3)DTE：仅有毛囊分化(缺乏汗腺导管)。

(十六)侵袭性肢端乳头状汗腺癌

1. 主要的组织学特征：囊性增生，有乳突状突起；浸润深，细胞异型性，有丝分裂率升高。

2. 最常见的鉴别诊断：乳头状小汗腺腺瘤，乳头状汗腺腺瘤和管状顶泌汗腺腺瘤：低倍镜下外观相似，但浸润生长模式和解剖位置对于诊断侵袭性肢端乳头状汗腺癌是至关重要的。

(十七)原发性皮肤黏液癌(PCMC)

1. 主要的组织学特征

(1)助记：“漂浮在黏液湖中的蓝色肿瘤岛”。

(2)免疫染色模式。

◇ 阳性：AE1/AE3、CAM5.2、EMA、CEA、CK7、雌激素受体、黄体酮受体和(或)神经内分泌标志物(神经元特异性烯醇化酶、嗜铬粒蛋白、突触素)。

◇ 阴性：CK20。

(3)PCMC 通常具有原位成分，可通过肿瘤周围的肌上皮层(p63+、SMA+、钙调理蛋白+)识别，这证实了主要的皮肤来源(排除了来自内部器官的转移性腺癌，因为在转移性肿瘤中从未出现肌上皮层)。

2. 最常见的鉴别诊断

(1)乳腺来源的转移性黏液癌：如果发现原位成分 PCMC，可以排除(并不总是存在)；如果组织学和免疫组织学检查显示与 PCMC 一样→需要病史、体格检查和影像学检查；最可能出现在躯干(对侧面部，这高度提示 PCMC)。

(2)胃肠道来源的转移性黏液癌：CK7–/CK20+(与 PCMC 中的 CK7+/CK20–相比)；胃肠道肿瘤的黏液类型也不同于 PCMC→可用黏液的组织化学区分。

◇ 消化道肿瘤=硫黏蛋白(pH 值为 1.0 和 0.4 时阿新蓝染色阳性)。

◇ PCMC=唾液黏蛋白(pH 值为 2.5 时阿新蓝染色阳性)。

- 如果发现原位成分 PCMC，也可以排除。

(十八)腺样囊性癌

1. 主要的组织学特点：界限不清的多个小到中等大小的筛状“真皮内蓝色球”浸润性生长，有瘤内导管；通常延伸到 SQ 脂肪和 PNI；缺乏大的“黏液湖”。

2. 最常见的鉴别诊断

(1)黏液癌：上皮性肿瘤结节漂浮在巨大的“黏液湖”中。

(2)毛母细胞瘤：也表现为“真皮内蓝色球”，也可能有筛状外观，但有毛囊分化；缺乏汗腺导管和 PNI。

(3)真皮导管瘤：也表现为“真皮内蓝色球”，但呈局限性增生，缺乏 PNI 和筛状外观。

第 5 节 毛囊肿瘤/错构瘤

毛囊皮脂腺错构瘤

(一)毛囊瘤

1. 临床和组织病理学特征

(1)良性毛囊错构瘤；肤色丘疹，中央呈孔样开口，可见多根簇状毳毛穿出。

(2)组织学：中央扩张的毛囊与多个形成良好的毳毛毛囊相连(图 6–17)；背景为纤维基质。

(3)皮脂腺毛囊瘤(变异型)：皮脂腺伴放射状的毛囊。

(4)毛囊皮脂腺囊性错构瘤：像皮脂腺毛囊瘤一样。

2. 组织学鉴别诊断

(1)纤维毛囊瘤：两者都有一个大的中央毛囊，有多个放射状排列的上皮附着物；然而，纤维毛囊瘤只有细条索状原始毛囊上皮(缺乏毛干)。

(2)毛鞘棘皮瘤：囊性扩张的中心毛囊伴有放射状棘层上皮；在棘芽中无毛干。

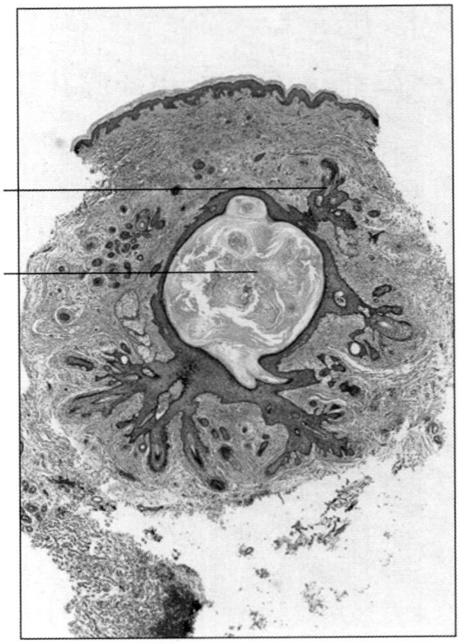

图 6–17 毛囊瘤 (低倍镜)。(From Rapini R. Practical Dermatopathology, 2nd edn. Elsevier, 2012.)

(二)纤维毛囊瘤

1. 临床和组织病理学特征

(1)良性错构瘤；头颈部均匀一致，小的肤色丘疹；无须治疗但可以尝试磨削术或 CO_2 激光烧灼。

(2)组织学：中央毛囊/囊肿，周围有多个放射状排列的薄层毛囊上皮；缺乏毛发形成；肿瘤被纤细疏松的纤维黏液样基质包绕(图 6–18)。

(3)变异型(毛囊周围纤维瘤，毛盘瘤和皮赘)：可能是同一谱系疾病，只是在不同的组织学切片中看到；可能看不到薄层毛囊上皮条索。

2. 组织学鉴别诊断

毛囊瘤：有相似的中央囊肿，但附着的结构是形成良好的毳毛和毛干。

3. 其他要点/讨论

(1)Birt–Hogg–Dubé 综合征。

(2)FLCN 突变(编码雌酮，一种肿瘤抑制因子)，常染色体显性遗传；皮损三联征(纤维毛囊瘤，毛盘瘤和皮赘)，与 RCC 有关，自发性气胸，肺囊肿，甲状腺髓样癌。

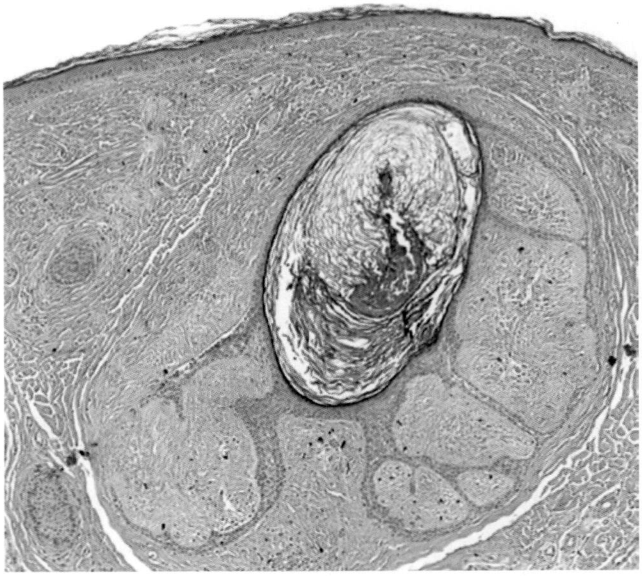

图 6–18 纤维毛囊瘤伴发 Birt–Hogg–Dubé 综合征。1 例 Birt–Hogg–Dubé 综合征患者的组织病理显示：一种连指手套样的结构，峡部的角质形成细胞呈网状排列，侧面为纤细的黏液基质。(From Bolognia JL, Jorizzo JL, Rapini RP. Dermatology, 3rd edn. Elsevier, 2012.)

(三)皮脂腺痣

1. 临床和组织病理学特征

(1)具有毛囊、顶泌汗腺和皮脂腺成分的良性错构瘤;出生即有,沿 Blaschko 线分布;青春期后颜色更黄且疣状更明显;头皮/面部是最常见的部位(>躯干和颈部);受累部位无毛发。

(2)组织学:表皮疣状增生伴有畸形的微小毛发,在病变内缺乏形成良好的终毛;皮脂腺直接开口于皮肤表面;顶泌汗腺扩张。

2. 组织学鉴别诊断

(1)表皮痣:组织学上相似。

(2)皮脂腺增生:结节状结构,缺乏扩张的顶泌汗腺和畸形的/小的毛发。

3. 其他要点/讨论

(1)如果范围广泛,可能与 Schimmelpenning 综合征或色素角化性斑痣错构瘤病有关。

(2)发生于皮脂腺痣的继发性附属器肿瘤:毛母细胞瘤(首位)> 乳头状汗管囊腺瘤>毛鞘瘤,汗孔瘤,管状顶泌汗腺腺瘤和基底细胞癌。

具有毛囊生发分化的肿瘤

(一)毛发上皮瘤

1. 临床和组织病理学特征

(1)良性的;单发或多发(和遗传性综合征有关)光滑肤色至珍珠色圆顶形丘疹,有毛细血管扩张;好发于面中部(鼻子最常见,也可见于鼻唇沟、上唇上方皮肤和头皮)。

(2)组织学:界限清楚的毛囊基底样细胞增生,排列有序的上皮小叶、网状条索和筛状结节("瑞士奶酪")(图 6-19);大量的角囊肿(比基底细胞癌多);外周细胞栅栏状排列;乳头间质体;富含细胞的纤维化粉红色基质(成纤维细胞占肿瘤细胞总数的 50%);几乎完全位于皮内,很少或没有与表皮连接;罕见溃疡;肿瘤细胞与间质之间无裂隙(间质与上皮细胞紧密相连;可能有间质-间质收缩)。

(3)免疫组化:肿瘤内散在分布 CK20+Merkel 细胞;PHLDA1+;间质为 CD34+和 CD10+;BCL-2 仅染色于毛发上皮瘤外缘(与 BCC 弥漫性染色相比);雄激素受体阴性(与大多数基底细胞癌 AR+相比)。

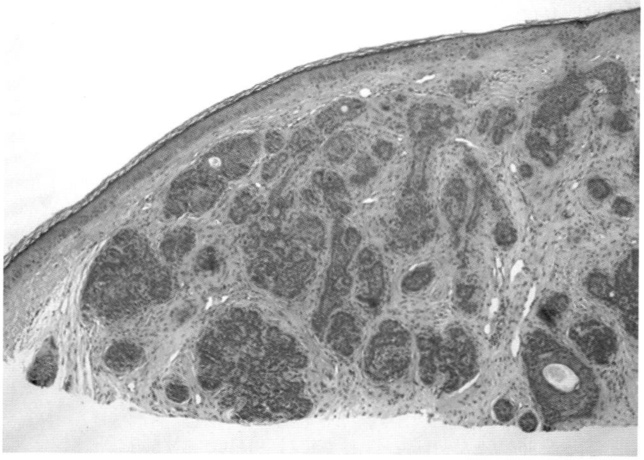

图 6-19 毛发上皮瘤。成纤维细胞包绕基底样细胞群形成纤维上皮病变。(From Busam KJ. Dermatopathology:A Volume in the Series:Foundations in Diagnostic Pathology,2nd edn. Elsevier,2015.)

2. 组织学鉴别诊断

(1)基底细胞癌:细胞异型性↑,凋亡和有丝分裂↑;黏液样基质(而毛发上皮瘤的基质是富含成纤维细胞的胶原);缺乏筛状或网状结构;和周围基质有收缩间隙;缺乏乳头间质体;角囊肿少得多;与表皮有较多的连接; 染色可见 BCL-2+(弥漫性),CK20-,PHLDA1-;基质 CD10-。

(2)毛母细胞瘤:可能是指大的毛发上皮瘤或毛囊肿瘤,仅有毛球分化(未成熟的蓝色细胞)。

3. 其他要点/讨论

(1)良性毛囊肿瘤为 CK20+和 PHLDA1+(新的染色)→区别于基底细胞癌。

(2)与多发性毛发上皮瘤有关的综合征。

◇ Brooke-Spiegler 综合征(CYLD 突变,多发性毛发上皮瘤,毛母细胞瘤、螺旋腺瘤和圆柱瘤)。

◇ Rombo 综合征(蠕虫样皮肤萎缩,少毛症,外周血管扩张和发绀,粟丘疹及多发性基底细胞癌)。

(二)结缔组织增生性毛发上皮瘤

1. 临床和组织病理学特征。

(1)年轻女性>男性;通常是孤立的;几乎总是在面部(脸颊最常出现);坚实的环状斑块,中央凹陷。

(2)组织学:真皮上半部分界限清楚的增生;在硬化/增厚的胶原基质中有薄的基底样细胞条索(2~3 层细胞);大量角囊肿、角蛋白肉芽肿(来自破裂的微囊肿)和营养不良性钙化(图 6-20)。

2. 组织学鉴别诊断

硬斑病样基底细胞癌:不典型细胞伴有丝分裂增加,凋亡增加,尖角形细胞巢和较少的角囊肿。

3. 其他要点/讨论

(1)与遗传性综合征无关。

(2)CK20+和 PHLDA+(硬斑病样基底细胞癌中为阴性)。

具有毛囊基质分化的肿瘤

毛母质瘤(Malherbe 钙化上皮瘤)

1. 临床和组织病理学特征

(1)孤立、坚实、肉色的结节,钙化后呈白至白垩色;发生在面颊(首位);儿童>成人;由 CTNNB1 基因突变引起(编码 β-catenin,参与 WNT 通路)。

(2)组织学:界限清晰的复杂囊性增生,内部呈"卷轴样"外观(图 6-21);毛母质细胞(基底样细胞);有突然转变为完全角化、无核的"影子/鬼影细胞"(嗜酸性细胞);角蛋白的产生导致致密的肉芽肿性炎症;80%钙化(20%骨化)。

2. 组织学鉴别诊断

(1)增生性毛发囊肿:相似的卷曲的囊性结构("卷轴"),但囊腔内有致密的嗜酸性毛根鞘蛋白而非鬼影细胞;缺乏基底样毛母质细胞。

(2)毛母质癌:发生于成人的头颈部;基底样细胞多于鬼影细胞;大量有丝分裂和浸润性结构。

3. 其他要点/讨论

(1)陈旧性毛母质瘤可能完全由鬼影细胞组成,伴随钙化和骨化。

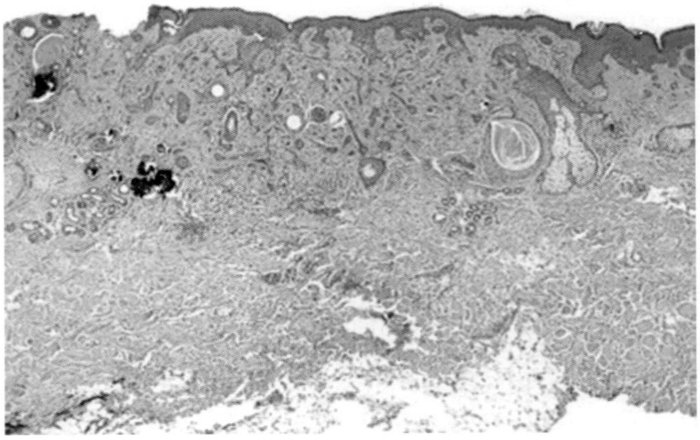

图 6-20 结缔组织增生性毛发上皮瘤.特征性低倍镜显示上皮条索、囊肿和钙化灶.有多个与表皮连接的点。(From Brinster NK et al. Dermatopathology:A Volume in the High Yield Pathology Series,2nd edn. Elsevier,2011.)

(2)与多发性毛母质瘤有关的疾病。

◇ 肌强直性营养不良。

◇ Turner 综合征。

◇ Gardner 综合征(通常为多发性混合性表皮样囊肿,有毛母质分化)。

◇ Rubinstein-Taybi 综合征。

具有毛囊鞘(毛根鞘)分化的肿瘤

(一)毛鞘瘤

1. 临床和组织病理学特征

◇ 面部中央(鼻子或上唇最常见)良性、光滑、肤色的疣状丘疹;可能发生在皮脂腺痣内。

◇ 组织学:富含糖原的苍白至透明染色的细胞(类似于外毛根鞘细胞)呈局限性小叶性增生;与表皮

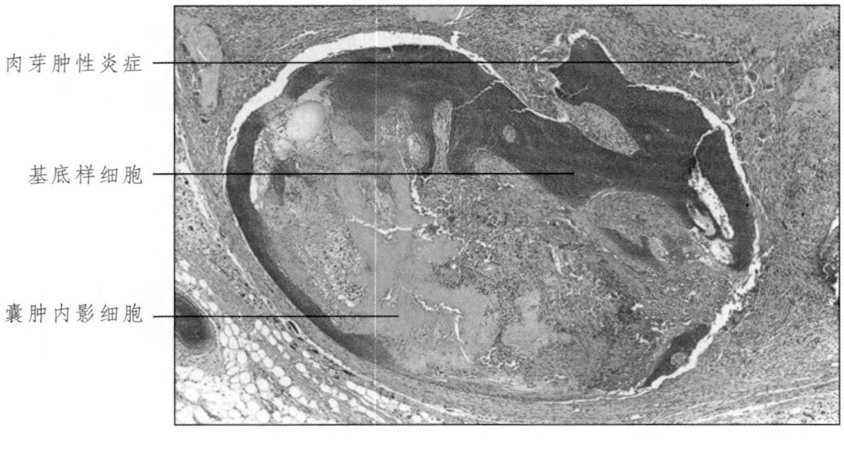

图 6-21 毛母质瘤(低倍镜)。(From Rapini R. Practical Dermatopathology, 2nd edn. Elsevier,2012.)

宽连接，表面呈疣状伴颗粒层增厚，外周细胞呈栅栏状排列伴有嗜酸性/透明样变的基底膜带（PAS+）（图 6-22）。

◇免疫染色：泛角蛋白+、CD34+（外根鞘分化标志物）。

2. 组织学鉴别诊断

◇透明细胞棘皮瘤：都是发生于表皮的透明细胞增生；然而，透明细胞棘皮瘤不是内生性/小叶性→而是呈规则的银屑病样增生+角质层中有中性粒细胞（助记："看起来像有透明细胞的银屑病"）。

◇汗孔瘤：相似的内生性/小叶性结构，但是由小的蓝色汗孔瘤细胞+汗腺导管+高度血管化的间质组成。

◇寻常疣：缺乏透明细胞和透明样变的基底膜带。

3. 其他要点/讨论

◇多发性毛鞘瘤→诊断 Cowden 综合征。

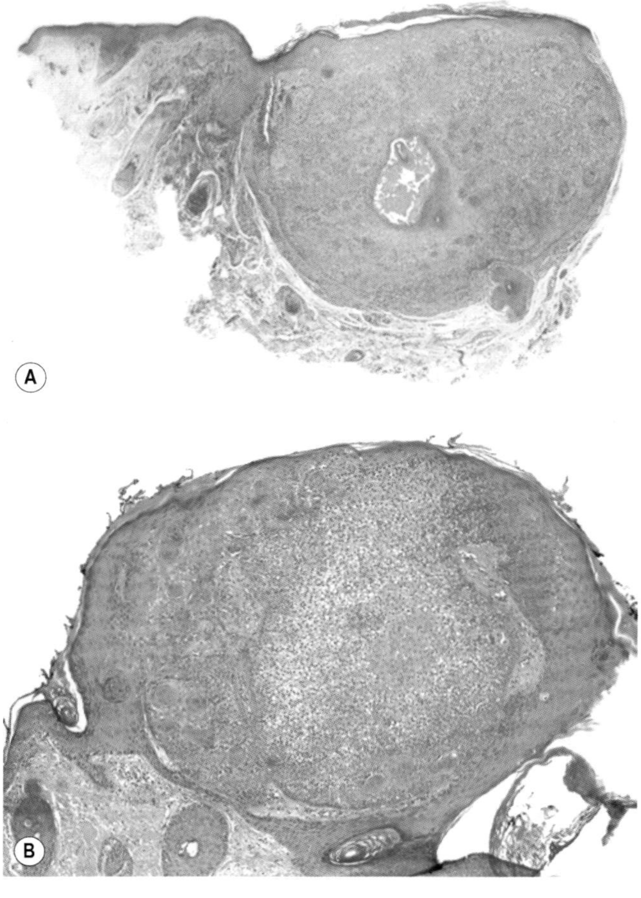

图 6-22　毛鞘瘤。真皮浅层与毛囊有关的小立方形角质形成细胞小叶性增生结节。（From Busam KJ. Dermatopathology：A Volume in the Series：Foundations in Diagnostic Pathology，2nd edn. Elsevier，2015.）

（二）结缔组织增生性毛鞘瘤

1. 临床和组织病理学特征。

（1）通常孤立；发生于面部（最常见）生长缓慢的肉色丘疹；常发生于皮脂腺痣内。

（2）组织学：因病变中心有角状、假浸润性上皮条索，伴有间质硬化/结缔组织增生，易被误诊为侵袭性鳞状细胞癌；典型的毛鞘瘤特点通常发生于肿瘤外周（这是诊断的关键）；肿瘤为泛角蛋白+、CD34+（外根鞘分化标志物）。

2. 组织学鉴别诊断

侵袭性鳞状细胞癌/基底细胞癌：在肿瘤外周缺乏典型的毛鞘瘤特点，细胞不典型，有丝分裂↑，多形性和凋亡。

3. 讨论

（1）考试相关：主要想看看你是否能将其与鳞状细胞癌区别开来。

（2）提示：看肿瘤外周以发现典型的毛鞘瘤特征。

浅表毛囊（峡部和漏斗部）分化的肿瘤

（一）毛囊漏斗部肿瘤

1. 临床和组织病理学特征

（1）良性；头颈部鳞屑性斑块。

（2）组织学：嗜酸性峡部角质形成细胞板样增生，在真皮浅层呈网状排列；与表皮宽连接但间断；外围细胞呈栅栏状排列。

2. 组织学鉴别诊断

（1）浅表基底细胞癌：都有宽而间断的表皮连接和外周细胞都呈栅栏状排列，但基底细胞癌有裂隙；黏液基质并且细胞更加嗜碱性。

（2）小汗腺汗管纤维腺瘤。

两者都有吻合或网状结构，但小汗腺汗管纤维腺瘤有明显的汗腺导管、高度血管化的基质并且向真皮延伸更深。

3. 讨论：考试相关，不经常考到，只有组织学可能被考。

（二）毛发腺瘤

1. 临床和组织病理学特征

（1）DTE 谱系上的良性毛囊肿瘤：DTE 是等量的基底样细胞毛囊上皮结构和角囊肿的混合物，而毛发腺瘤几乎完全由小的角囊肿组成，很少有或没有基底样细胞毛囊上皮结构。

(2)组织学：真皮浅层界限清楚的小的角化性粟丘疹样囊肿(“微囊肿”)增生+硬化性基质(类似于DTE基质)。

2. 组织学鉴别诊断

(1)DTE：见上。

(2)粟丘疹：毛发腺瘤的小囊肿单独看起来与粟丘疹相同，但单纯的粟丘疹缺乏毛发腺瘤的硬化性基质。

3. 讨论

(1)助记：毛发腺瘤看起来像由单纯的角囊肿组成的DTE。

(2)助记：毛发腺瘤看起来像在活检的组织中挤满许多小的粟丘疹。

(三)增生性毛发(毛根鞘)肿瘤

临床和组织病理学特征在囊肿章节讨论。

第6节 皮脂腺增生性疾病

(一)皮脂腺增生

1. 临床病理学特征

(1)常见，正常皮脂腺良性增生；表现为面部和躯干上部多发中央有凹陷的黄色丘疹。

(2)组织病理：皮脂腺增生，内部结构正常(外周薄层未成熟的基底细胞样皮脂腺生发细胞围绕中心成熟的白色皮脂腺细胞)；增生的皮脂腺小叶环绕在中央的毛囊漏斗周围。

2. 组织学鉴别诊断：皮脂腺腺瘤：外周为较厚一层未成熟的基底细胞样皮脂生发细胞；中央皮脂腺细胞的细胞质比成熟皮脂腺细胞的细胞质颜色更粉，颗粒更多(应该非常白)。

3. 其他要点/讨论

可以假设在锁骨/颈部线状结构→锁骨旁串珠线。

(二)皮脂腺腺瘤

1. 临床病理学特征

(1)头颈部良性、小的淡黄色丘疹。

(2)组织学：界限清楚的内生性增生，开口于皮肤，有扩张，将皮脂腺碎屑排出皮肤表面→碎屑形成脓痂；肿瘤局限于真皮浅层；肿瘤由皮脂腺组成，外周基底细胞样皮脂生发细胞增加(占肿瘤的30%~50%)+中央轻度未成熟的皮脂腺细胞(比完全成熟的白色皮脂腺细胞颜色更粉，颗粒更多)；缺乏坏死、非典型有丝分裂和浸润性生长(图6-23)。

2. 组织学鉴别诊断

(1)皮脂腺癌：皮脂腺生发细胞增加，有丝分裂增加，不典型有丝分裂和浸润性、坏死。

(2)皮脂腺瘤：几乎所有病例都是纯真皮内肿瘤(与皮肤表面连接很少甚至没有连接)，主要由皮脂腺生发细胞(>50%)组成的界限清楚的结节；缺乏正常的皮脂腺结构(与皮脂腺腺瘤相比，皮脂腺腺瘤有和正常皮脂腺一样的结构，只是有很多很多的皮腺生发细胞)。

3. 其他要点/讨论

(1)最常见的皮脂腺肿瘤，与Muir-Torrez综合征有关。

(2)Muir-Torre综合征：常染色体显性遗传；MSH2突变>MLH1突变>MSH6和PMS2突变；特征为多发性皮脂腺肿瘤；多发性角化棘皮瘤；患结肠癌(首位)和GU癌(第2位)的风险增加。

(三)皮脂腺上皮瘤

1. 临床病理学特征

(1)良性的；比皮脂腺腺瘤更深。

(2)组织病理：边界清楚，完全真皮内结节，与上覆表皮连接很少甚至没有连接(与皮脂腺腺瘤相比，皮脂腺腺瘤开口于皮肤表面)；皮脂腺生发细胞是主要

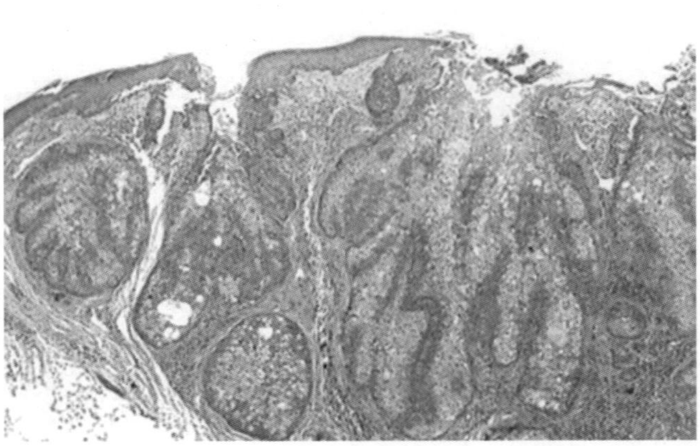

图6-23 皮脂腺腺瘤。具有表面连续性的边界清楚的肿瘤的一部分。(From Brinster NK et al. Dermatopathology: A Volume in the High Yield Pathology Series, 1st edn. Elsevier, 2011.)

的细胞类型(远大于 50%),具有少量散在的成熟的皮脂腺细胞;缺乏正常的皮脂腺结构(成熟的白色皮脂腺细胞散在分布,而不是集中在中央);缺乏恶性特征(细胞异型性,有丝分裂,坏死和浸润性生长)。

2. 组织学鉴别诊断

(1)皮脂腺腺瘤:开口于皮肤表面,将其内容物/碎屑排泄到皮肤表面;保留着皮脂腺正常的结构。

(2)皮脂腺癌:有恶性细胞学(细胞核异型性,大量或不典型有丝分裂)和结构(边界不清,浸润性)特征。

3. 其他要点/讨论

考试提示:如果皮脂腺肿瘤有>50%的基底样细胞(皮脂腺生发细胞)→要么是皮脂腺癌,要么就是皮脂腺上皮瘤。

(四)皮脂腺癌

1. 临床病理学特征

(1)恶性;显著的转移可能;分为眼型和眼外型;最常见的表现为非特异性的红色结节和(或)溃疡;最常见的部位:眶周部位>头颈部其他部位>躯干。

(2)组织学:不对称的浸润性基底样细胞增生(经常>50%皮脂腺生发细胞),有丝分裂率↑,不典型有丝分裂和肿瘤坏死;发生于表皮,延伸入真皮;眼皮脂腺癌常在表皮内可见明显的 Paget 样扩散(图 6-24)。

2. 组织学鉴别诊断

(1)皮脂腺腺瘤:见上。

(2)皮脂腺上皮瘤:虽然它看起来也是非常像基底样细胞伴随 N:C 比率升高,皮脂腺上皮瘤缺乏其他恶性特征。

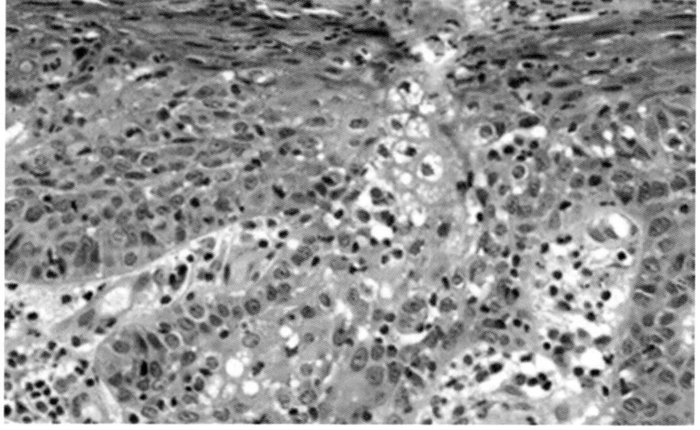

图 6-24 皮脂腺癌。表皮广泛受累,可见明显的皮脂腺细胞。(From Brinster NK et al. Dermatopathology: A Volume in the High Yield Pathology Series. Elsevier, 2011.)

3. 其他要点/讨论

(1)可能和 Muir-Torre 综合征或新发有关。

(2)眼型常见的误诊为睑板腺囊肿或睑炎。

第 7 节 神经肿瘤

(一)创伤性神经瘤

1. 神经纤维在创伤部位的反应性增生,由神经再生所致。

2. 肤色的坚实性丘疹或结节;伴有疼痛。

3. 组织学:大小或形状不一,杂乱分布的小神经束(与正常的神经相似,其中施万细胞和轴突成分的比例为 1:1);以瘢痕组织为背景。S100 阳性,神经束呈阳性(轴突着色)。

(二)栅栏状有包膜神经瘤(孤立性局限性神经瘤)

1. 成人;最常见于面部(90%)。

2. 肤色的坚实性丘疹。

3. 组织学:真皮内局限性结节,边缘有裂隙(但没有真正的包膜);结节由紧密包裹的丛状细胞束组成,细胞为饱满波浪状梭形细胞(与正常神经相似;施万细胞:轴突比例为 1:1)。S100 阳性,神经束阳性(轴突着色)。

4. 组织学鉴别诊断

(1)施万细胞瘤:两者都是成束状,但栅栏状有包膜神经瘤更表浅(施万细胞瘤位于深部脂肪或肌肉中),有轴突(在施万细胞瘤中神经纤维染色为阴性),并且没有真正的包膜(施万细胞瘤包膜 EMA 阳性)。

(2)神经纤维瘤:单个细胞相似,但 PEN 界限更清楚并且成散在束状排列。

5. MEN 2B 的多发黏膜神经瘤(组织学上相似):口腔、结膜、鼻和喉黏膜中的多个粉红色丘疹。

(三)施万细胞瘤(神经鞘瘤)

1. 几乎完全由施万细胞的良性增生组成(S100 阳性),周围有包膜(EMA 阳性)。

2. 最常见于四肢屈侧(较头部或颈部多见),为孤立性粉红色结节。

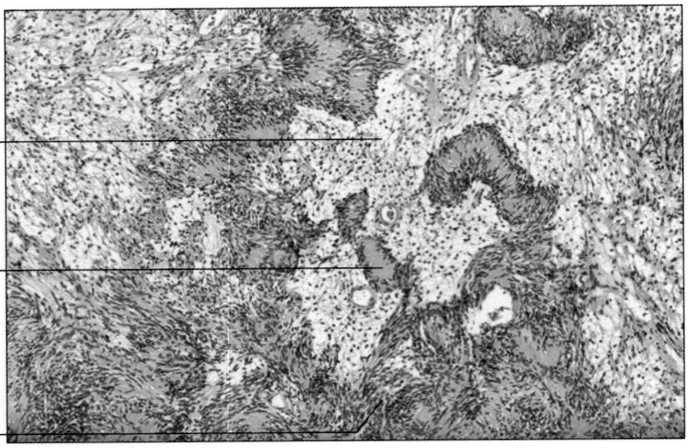

图 6-25 施万细胞瘤（高倍镜）。(From Rapini R. Practical Dermatopathology, 2nd Ed. Elsevier. 2012.)

3. 组织学：位置深（发生于较大神经附近的 SQ），界限清楚，为饱满的波浪状细胞（施万细胞）增生，有包膜，分为包含 Verocay 小体（非细胞性粉红色物质围绕着栅栏状排列的细胞核）的多细胞区（Antoni A），以及少细胞黏液区（Antoni B）；缺乏轴突（与 NF、PEN、创伤性神经瘤不同）；边缘可见较大的神经（图 6-25）。

（1）S100 阳性（施万细胞染色），EMA 阳性（神经束膜包膜染色）；神经纤维蛋白染色阴性（缺乏轴突）。

（2）退行性不典型细胞见于"古老型神经鞘瘤"（良性）。

（3）提示：在活检标本中几乎见不到表皮，因为位置很深（典型者呈"去壳状"）。

4. 10%的 NF-2 型患者可见双侧听神经瘤。

（四）神经纤维瘤

1. 施万细胞及其他神经成分（成纤维细胞、神经束膜细胞、中间细胞和轴突）的良性增生。

2. 肤色的柔软结节，呈疝囊样。

3. 组织学：位于真皮；界限不如 PEN 清楚；波浪状细胞核；细胞排列紊乱；疏松、黏液样基质，伴有肥大细胞增多和细的、波浪状胶原纤维。S100 阳性，神经纤维蛋白染色阳性。

4. 10%的患者有多发皮损→因此引起对 NF-1 型的关注。

5. 丛状神经纤维瘤：NF-1 型的特征性病变；增加了恶变为 MPNST 的风险。

（五）神经鞘黏液瘤

1. 之前称为"神经鞘黏液样瘤"或"黏液样神经鞘黏液瘤"，现改为"神经鞘黏液瘤"（现在常用术语）。

2. 柔软的肤色结节；最常见于 40~50 岁成人的手部或手指。

3. 组织学：黏液小叶丛状增生，散在分布，包含少量的梭形细胞。

S100 阳性（与细胞型神经鞘黏液瘤不同）（图 6-26）。

（六）细胞型神经鞘黏液瘤

1. 良性肿瘤；组织学发生尚不明确。

2. 好发于青年（20~30 岁），为面部坚实、粉红色丘疹；女性多于男性。

3. 组织学：真皮增生；上皮样细胞形成巢和束（细胞类似于 Spitz 痣细胞或肉样瘤组织细胞）。免疫组化，S100 通常呈阴性（与典型的"神经鞘黏液瘤"相鉴

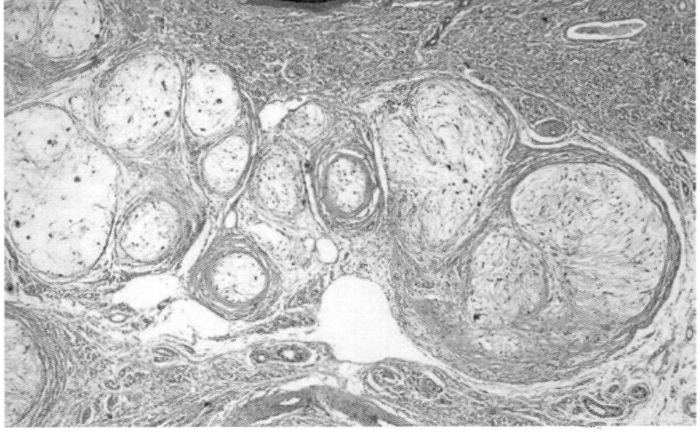

图 6-26 神经鞘黏液瘤。由纤维分隔成的散在小叶组成的肿瘤。(From Calonje E, et al. McKee's Pathology of the Skin, 4th edn. Elsevier, 2011.)

别）；但 S100A6 阳性、NKI/C3 阳性、PGP 9.5 阳性。

（七）颗粒细胞瘤

1. 来源于神经嵴的良性肿瘤。

2. 成人最常见（特别是女性和非裔美国人）。

3. 90%为孤立性；舌最常见，但任何部位均可受累。

4. 组织学：表皮假上皮瘤样增生，真皮界限不清的大的多角形细胞增生，细胞富含粉红色颗粒状细胞质、小的细胞核和粉红色胞浆内含物（Milian 脓疱–卵圆形小体为聚集的溶酶体）（图 6–27）。

提示：如果见到 SCC 样表皮改变，需要在真皮中找 GCT。

（八）恶性周围神经鞘瘤

1. 表现为丛状神经纤维瘤中快速增长的结节（终身风险为 2%~13%）；可能与 CALM 有大的重叠。

2. 组织学：非典型梭形细胞致密增生，通常具有大面积的坏死（“地图样坏死”）和高有丝分裂率。

（九）梅克尔细胞癌

1. 侵袭性恶性肿瘤；最常见于老年人的头颈部；也见于免疫抑制的患者。

2. 红斑至紫罗兰色丘疹结节。

3. 与 Merkel 细胞多瘤病毒（MCV）有关。

4. 组织学：浸润性真皮/皮下肿块，片状分布，由一致的基底样细胞组成，具有高 N:C 比例和微小斑点的“盐和胡椒样”核染色质（通常没有明显的核仁）；可见很多有丝分裂象（通常多于 30 个/mm^2）和凋亡细胞。

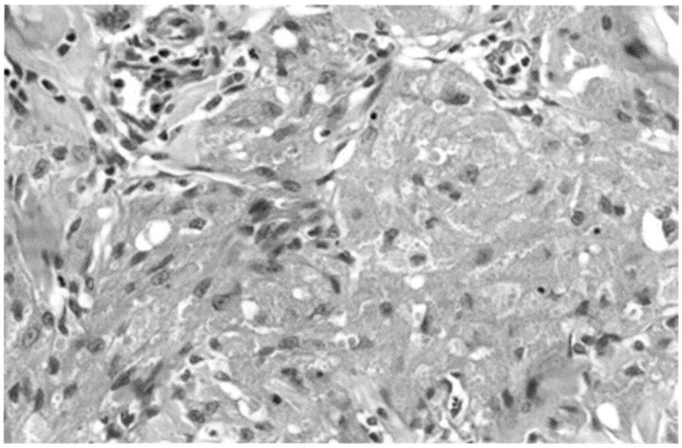

图 6–27 颗粒细胞瘤。肿瘤细胞体积大，富含嗜酸性胞浆和均匀一致泡状细胞核。（From Brinster NK et al. Dermatopathology: A Volume in the High Yield Pathology Series, 1st edn. Elsevier, 2011.）

5. 阳性染色：CK20（核周点状模式），神经纤维蛋白（核周点状模式），嗜铬粒蛋白/突触小泡蛋白、神经元特异性烯醇化酶、EMA 和 CD56。

6. 阴性染色：TTF–1、CK7、S100 和 CEA。

7. 主要鉴别诊断是小细胞肺癌→免疫组化的帮助较大。

小细胞肺癌：TTF–1 阳性、CK7 阳性；CK20、神经纤维蛋白阴性（缺乏点状模式）。

8. 直径>2cm，p63 表达者，预后较差。

（十）神经母细胞瘤

1. 为儿童期第二常见的实体瘤。

2. 交感神经系统原始神经嵴细胞的肿瘤，可发生在神经嵴细胞迁移的任何位置（肾上腺或腹膜后最常见）。

3. 75%的患者在诊断时已发生转移。

（1）在转移患者中皮肤转移占 30%。

（2）表现为躯干和四肢的多发蓝色结节。

（3）由于儿茶酚胺的释放，皮损摩擦后外周变苍白。

（4）“浣熊眼”（眶周变黑或紫癜）见于眼眶转移。

4. 组织学：由小的圆形蓝色细胞组成的真皮或皮下结节。

（1）NES 阳性和神经纤维蛋白染色阳性者，比其他小的圆形蓝色肿瘤更支持神经母细胞瘤。

（2）n–Myc 基因的 FISH 检测有助于诊断；常常预后较差。

5. 尿液中儿茶酚胺增多（>90%）。

6. <1 岁的婴幼儿预后良好，即使发生转移。年龄较大的儿童预后较差。

第 8 节 平滑肌肿瘤

（一）毛发平滑肌瘤

1. 立毛肌来源的平滑肌良性增生。

2. 躯干或四肢的红棕色丘疹：

（1）疼痛，尤其暴露于寒冷环境中时。

（2）假性 Darier 征：摩擦皮损变红、疼痛和隆起（平滑肌收缩）。

3. 多发性皮损可以是 Reed 综合征的一部分（常

染色体显性遗传，延胡索酸水化酶突变，多发性皮肤和子宫平滑肌瘤和肾细胞癌）（图 6-28）。

4. 组织学：真皮平滑肌细胞增生，界限不清，细胞束相互交叉、排列紊乱（梭形细胞，胞浆呈亮粉色，细胞核似“雪茄”样），缺乏有丝分裂活性（图 6-29）。

免疫组化染色：结蛋白+，SMA+，钙调蛋白结合蛋白+，在 Masson 染色下平滑肌纤维呈粉红色。

5. 组织学鉴别诊断

（1）平滑肌错构瘤/Becker 痣：正常真皮胶原中平滑肌束更少更分散。

（2）血管平滑肌瘤：通常更大和更深；在塌陷的血管周围呈环形排列的平滑肌束。

6. 治疗：孤立皮疹手术切除；多发性皮损口服加巴喷丁或硝苯地平（减少平滑肌收缩）。

（二）生殖器平滑肌瘤

1. 外阴、阴囊和乳晕上的孤立性皮损，来源于这些部位浅部平滑肌网，无症状。

2. 组织学：与毛发平滑肌瘤相似，但通常较大，界限不明显，可有有丝分裂相。

（三）血管平滑肌瘤

1. 来源于皮下血管壁平滑肌的良性增生。

2. 常见于中年女性下肢，经常疼痛（框 6-2）。

3. 组织学：皮下边界清楚的结节，伴有塌陷（狭缝状）的血管周围呈圆形排列的致密平滑肌细胞束（图 6-30）。

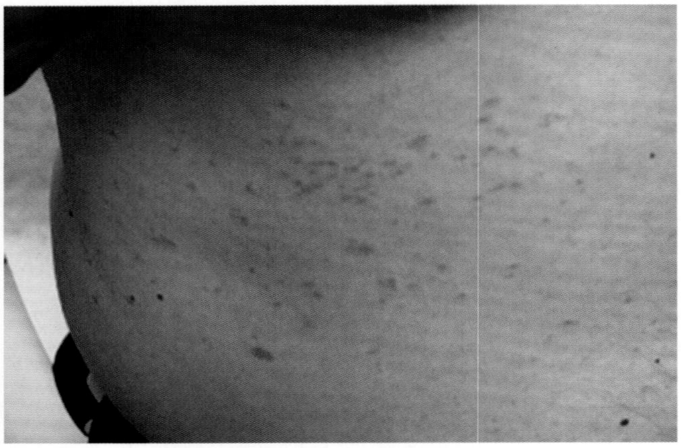

图 6-28 平滑肌瘤。发生于 1 例中年女性的多发群集平滑肌瘤，表现为躯干疼痛性红色斑块。（From Brinster NK et al. Dermatopathology：A Volume in the High Yield Pathology Series，1st edn. Elsevier，2011.）

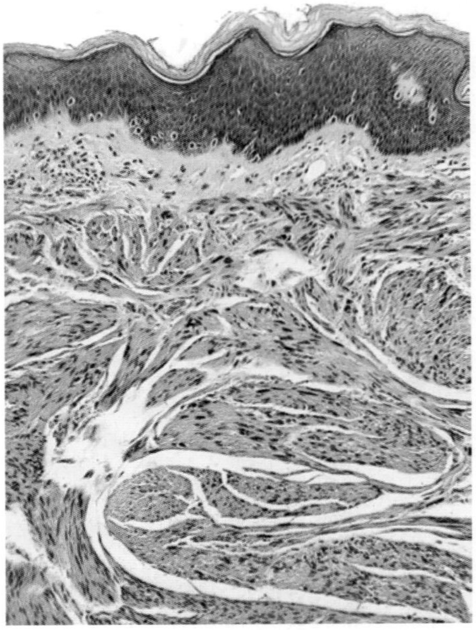

图 6-29 毛发平滑肌瘤。真皮网状层被成束的平滑肌细胞所取代（HE 染色）。（From Weedon D. Weedon’s Skin Pathology，3rd edn. Elsevier，2009.）

（1）是血管壁的肌肉增生，不是内皮细胞的增生，血管壁肌肉压缩血管腔，“狭缝状”管腔被大量平滑肌环绕。

（2）免疫组化染色：结蛋白+（区别于肌周细胞瘤），SMA+，钙调蛋白+，h-钙调蛋白结合蛋白+。

（四）平滑肌肉瘤（LMS）

1. LMS 分为浅表和深部两种亚型。

（1）深部 LMS（筋膜下亚型）：皮肤科医生几乎从未遇到过；深部软组织肉瘤，常发生于大血管壁平滑肌，通常致命。

（2）浅表 LMS（筋膜上亚型）：与皮肤科医生最相关的亚型，起源于立毛肌或生殖器/乳晕平滑肌，一般

框 6-2 助记法

疼痛性皮肤皮损=“BANGLE(S)”
B-蓝色橡皮-大疱性痣
A-血管脂肪瘤
N-神经瘤
G-血管球瘤
L-平滑肌瘤
E-小汗腺螺旋腺瘤

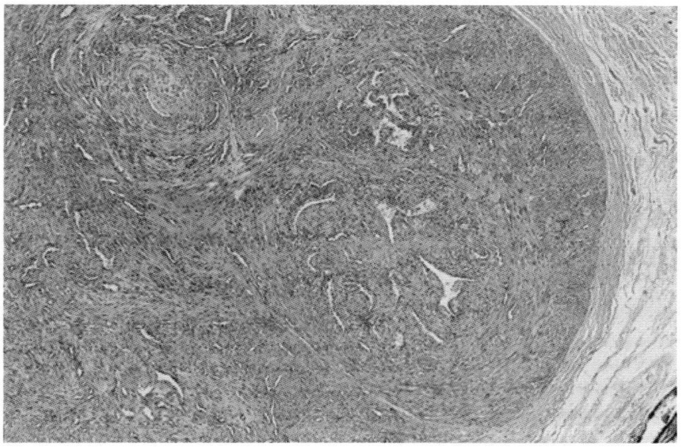

图 6–30　血管平滑肌瘤。(From Weedon D. Weedon's Skin Pathology, 3rd edn. Elsevier, 2009.)

预后良好。

◇ 真皮 LMS：大多数生物学行为惰性，一些专家认为它们不是真正的恶性肿瘤，然而，2014 年来自 Mayo Clinic 发表于 JAAD 的一项研究报告，真皮 LMS 有 10% 的转移率。

◇ 皮下 LMS：来源于血管平滑肌，比真皮 LMS 更具侵袭性。转移风险(尤其是直径>5cm 时)。

3. 红棕色结节或斑块，最常见于四肢。

4. 组织学：从低级别(类似平滑肌瘤，但细胞成分，有丝分裂和多形性)到高级别病变(非典型纤维黄瘤样)。

免疫组化染色：结蛋白+和 SMA+。

第 9 节　淋巴造血系统肿瘤

(一)蕈样霉菌病

流行病学

1. 占所有原发性皮肤淋巴瘤的 50%。

2. 通常在 60~70 岁发病，但也可发生在年轻患者中。

临床特征

1. 分为红斑期、斑块期和肿瘤期(在一部分患者中)。

2. 红斑期：在非暴露/泳衣分布区发生的不规则的红色鳞屑性斑片，可伴瘙痒。

3. 斑块期：界限清楚，形状各异的紫红色至红褐色斑块，可伴瘙痒。

4. 肿瘤期：迅速增大的结节，常伴溃疡，发生于红斑和斑块背景(否则不太可能是 MF)(图 6–31)。

5. 罕见淋巴结和内脏受累。

组织学

1. 红斑期：亲表皮非典型淋巴细胞(增大、深染的脑回状细胞核)，主要簇集在表皮(Pautrier 微脓疡)和沿真皮、表皮交界线状排列，细胞周围有透明晕；真皮浅层带状/苔藓样淋巴细胞浸润(主要是反应性淋巴细胞)(图 6–32)。

亲表皮性线索(对比炎细胞外涉)：表皮内淋巴细胞与海绵水肿程度不成比例。

2. 斑块期：更明显的亲表皮现象，真皮带状致密淋巴细胞浸润，非典型淋巴细胞较多。

3. 肿瘤期：真皮非典型淋巴细胞浸润的密度和深度增加，亲表皮减少/缺失。

大细胞转化定义为>25%大细胞(>成熟淋巴细胞大小的 4 倍)±CD30 表达(常见，但不是诊断所必需的)→与预后不良有关。

4. 免疫表型

(1)典型表型：CD3+/CD4+/CD8–成熟 T 淋巴细胞。

(2)泛 T 细胞标记缺失情况不一：CD7 缺失最常见，但特异性最低；CD5 和 CD2 缺失较不常见，但更具特异性。

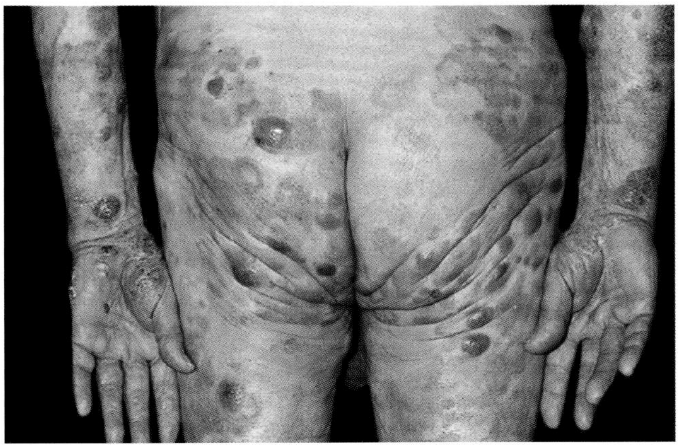

图 6–31　蕈样霉菌病，肿瘤期。多发性皮肤肿瘤，同时伴有典型的斑片和斑块。(From Bolognia JL, Jorizzo JL, Rapini RP. Dermatology, 3rd edn. Elsevier, 2012.)

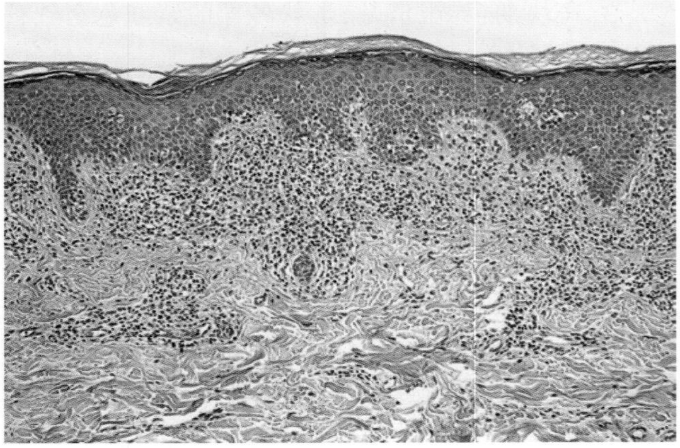

图 6-32 蕈样霉菌病。真皮带状浸润,表皮基底层可见不典型淋巴细胞。(HE 染色)(From Weedon D. Weedon's Skin Pathology,3rd edn. Elsevier,2009.)

5. 红斑期早期的组织学特征常不明显,T 细胞受体基因重排(TCR-GR)的分子检测可能有用。然而,在一些非肿瘤性的炎症性皮肤病,也可以检测到基因克隆性重排(如湿疹),必须与临床和组织学联系。

6. 色素减退型 MF(变异型):好发于黑种人患者;通常是 CD4-/CD8+→细胞毒性表型→可伴有更明显界面改变(凋亡角质形成细胞和色素失禁)→解释了临床上见到的色素减退。

治疗

1. 红斑/斑块期:局部外用/皮损内注射类固醇激素,氮芥,光疗和放疗。

2. 进展期患者可加用干扰素-α、类视黄醇治疗。

3. 全身化疗:用于晚期患者和病情快速进展的患者,继发感染的风险增加。

临床亚型

1. 向毛囊性蕈样肉芽肿:10%的患者,头颈部区域可伴有脱发(图 6-33);组织学可见毛囊上皮非典型淋巴细胞浸润及毛囊黏蛋白病,部位更深,使其更难以治疗、预后更差(类似肿瘤期 MF)。

2. Paget 样网状细胞增生病(Woringer-Kolopp病):四肢远端罕见的渐进性孤立性银屑病样斑块;组织学表现为极显著的亲表皮性,Paget 样模式,预后良好。

3. 肉芽肿性松弛皮肤:非常罕见;腋窝/腹股沟皮肤下垂;肉芽肿性炎伴多核巨细胞、非典型淋巴细胞和显著的吞噬弹力纤维(失去弹性);惰性过程;通常演变为经典的 MF;30%以上可以发展成霍奇金淋巴瘤。

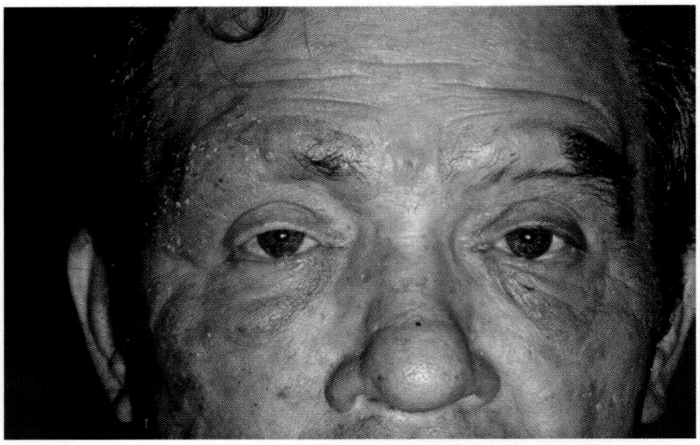

图 6-33 黏液性脱发。(From Andrews et al. Andrews Diseases of the Skin,12th edn. Elsevier,2016.)

(二)Sézary 综合征

1. 红皮病(严重瘙痒);淋巴结病和皮肤、血液和淋巴结中肿瘤性 Sézary 细胞浸润;认为与蕈样霉菌病不同。

2. 循环系统中 CD4+肿瘤 T 细胞绝对计数必须 >1000 个/μL。

3. 组织学特征为非特异性或类似于 MF。

4. 预后不良。

(三)成人 T 细胞白血病/淋巴瘤(ATLL)

1. ATU 和 HTLV-Ⅰ病毒有关,是病毒流行率高的地区(日本、加勒比地区、中非)的地方病。

2. 可表现为白血病、淋巴结病、器官肿大、高钙血症和皮肤病变;预后不良。

3. 组织学与 MF 类似,但有"花瓣样"或"三叶草样"恶性 T 细胞。免疫表型为 CD4+/CD8-/CD25+。

(四)淋巴瘤样丘疹病(Lyp)

1. CD30+淋巴细胞增生性疾病;按世界卫生组织分类归类为惰性淋巴瘤。

2. 可发生于任何年龄,但好发于 40 岁以上(与急性痘疮样苔藓样糠疹相比,后者更常见于儿童)。躯干和四肢多发性(通常 10~20 个皮损)、复发性、溃疡性红棕色丘疹结节,单个皮损可在 1~2 个月内自行消退,愈合后可留有萎缩性痘疮样瘢痕(图 6-34A)。

3. 组织学

(1)A 型(75%):大的非典型性 Reed-Sternberg 样 CD30+(ki-1)淋巴细胞簇集性楔形浸润,有丝分裂活性增加和非典型有丝分裂相,混合炎症浸润(淋巴细胞、嗜酸性粒细胞和中性粒细胞),上覆溃疡和角化不全性鳞屑(图 6-34B)。

(2)B 型(10%~15%):类似于红斑/斑块期 MF。

(3)C 型(10%):真皮全层 CD30+大淋巴细胞片状密集浸润,组织学上与 ALCL 和肿瘤期 MF 的大细胞转化不易区分,诊断需结合临床。

(4)D 型(<5%):亲表皮的 CD8+/CD30+细胞,组织学上类似于侵袭性亲表皮性 T 细胞淋巴瘤,但预后较好。正确诊断需结合临床。

4. 50%存在 TCGR 克隆重排(与生物学行为无关)。

5. 预后良好(生存率>98%)。

6. 治疗:仅在有症状时才治疗,因为治疗无法预防继发性淋巴瘤的发生;氨甲蝶呤可使 90%患者获得显著改善。

7. 重点

(1)A 型淋巴瘤样丘疹病与急性痘疮样苔藓样糠疹的区别在于存在大量的 CD30+细胞,以及含有大量嗜酸性粒细胞(在急性痘疮样苔藓样糠疹中从未见过)和中性粒细胞的"脏浸润"。

(2)20%之前、之后或同时发生淋巴瘤(MF> ALCL>霍奇金淋巴瘤)。

(3)皮肤过敏反应(疥疮、虫咬和药物反应)通常有散在的 CD30+细胞,组织学上可模仿淋巴瘤样丘疹病。

(五)原发性皮肤间变性大细胞淋巴瘤

1. 单发(>多发)溃疡性肿瘤,可达 10cm(比淋巴瘤样丘疹病皮损面积大);通常发生于成人;与淋巴瘤样丘疹病不同的是,皮损不会迅速"发生与消退"。

2. 皮疹持续存在或易复发,罕见淋巴结受累。

3. 组织学:片状浸润,>75%的浸润细胞为大的非典型 CD30+大淋巴细胞,主要为 CD4+。

4. 缺乏 ALK 易位(与系统性 ALCL 相比);EMA 阴性。

5. 预后良好(5 年生存率 90%)。

(六)皮下脂膜炎样 T 细胞淋巴瘤

1. 由具有 α/β 表型的 CD4-/CD8+/CD56-/TIA1+/颗粒酶 B+(细胞毒性)T 淋巴细胞组成的淋巴瘤。

以前的分类包括侵袭性型,现在重新分类为 γ/δ-δT 细胞淋巴瘤(普遍致命)。

2. 任何年龄均可发病,下肢和躯干广泛分布的皮下结节。

3. 组织学:皮下脂肪小叶性浸润,肿瘤 T 细胞在

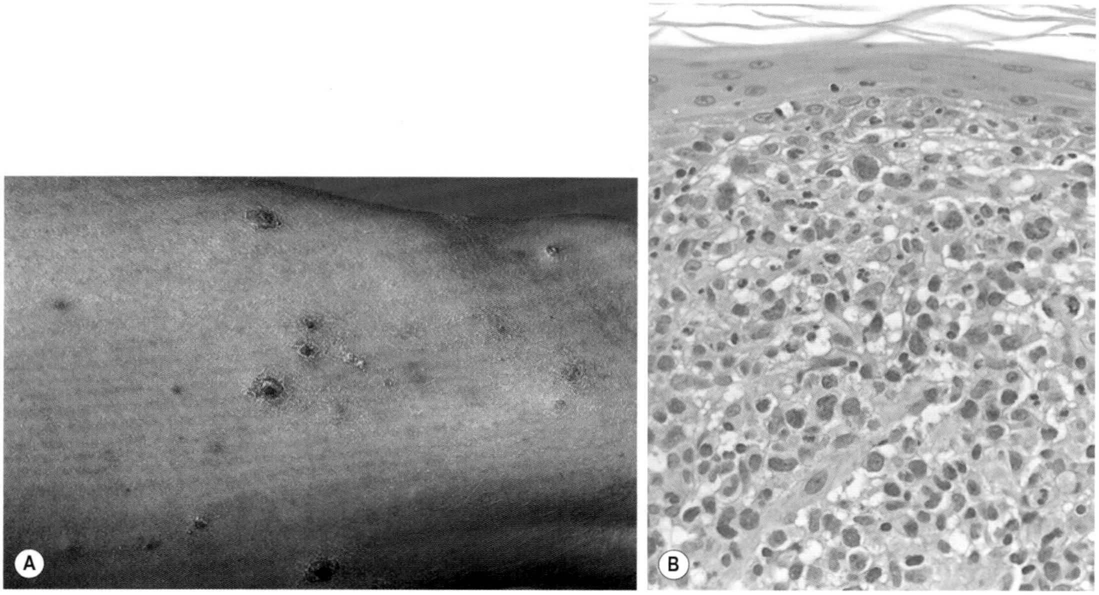

图 6-34 淋巴瘤样丘疹病(LyP)。(A)不同发展阶段的坏死性丘疹性皮损的临床表现。(B)大量大的非典型淋巴细胞弥漫性浸润,表皮和真皮均出现散在的中性粒细胞。(From Boognia JL Jorizzo JL, Rapin RP, Dermatology, 3rd edn Elsevier, 2012.)

脂肪细胞边缘化，可见明显的坏死碎片和细胞吞噬现象（“豆袋细胞”）；缺乏真表皮界面改变（与 γ/δ-δT 细胞淋巴瘤相比）和结节性淋巴细胞聚集和生发中心形成（与深部狼疮相比）。

4. 预后良好（5 年生存率 80%~90%）。

（七）原发性皮肤 γ/δ T 细胞淋巴瘤

1. 侵袭性 CD4-/CD8-（“双阴性”）T 细胞淋巴瘤，表达 γ/δT 细胞受体和细胞毒性标记物（CD56+、TIA-1+、颗粒酶 B+和穿孔素+）。

β-F1 阴性（与皮下脂膜炎样 T 细胞淋巴瘤相比，其 β-F1+）。

2. 多发的侵袭性结节和斑块，内脏受累。

3. 组织学：真皮和皮下密集的淋巴细胞浸润，伴有亲表皮现象，苔藓样界面改变（主要线索），血管破坏，伴或不伴脂肪花边样改变（模仿 SPTCL）。

（1）苔藓样界面变化可区别于 SPTCL（从未有表皮受累）。

（2）与深部狼疮很难区分 γ/δ 染色可有帮助；狼疮也有反应性淋巴滤泡（在 γ/δ-TCL 中不常见）。

4. 可快速致命。

（八）结外 NK/T 细胞淋巴瘤，鼻型

1. EBV+淋巴瘤伴 NK 表型。

2. 突然发生的溃疡性肿瘤，最常见于鼻部。

3. 组织学：肿瘤细胞大小不等，伴有显著血管破坏。

4. CD2+/CD56+和 CD3+（细胞质，非细胞表面）。

5. 通常致命。

（九）侵袭性亲表皮性细胞毒性（CD8+）T 细胞淋巴瘤

1. 之前称为 Ketron Goodman 型 Paget 样网状细胞增生症。

2. 内脏受累的暴发性溃疡性肿瘤。

3. 组织学：恶性，细胞毒性，CD8+淋巴细胞浸润，伴明显的亲表皮现象和血管破坏。组织学上与其他 CD8+亲表皮性淋巴瘤（MF、Paget 样网状细胞增生病和 D 型淋巴瘤样丘疹病）难区分，区别主要依靠临床。

4. 通常致命。

（十）原发性皮肤 CD4+小/中等多形性 T 细胞淋巴瘤

1. 表现为头部/颈部（>躯干上部）的孤立性斑块或结节，预后良好。

2. 组织学：真皮/皮下中小淋巴细胞致密浸润；很少到无亲表皮现象；MF 样免疫表型（CD4+/CD8-/CD30-）。

3. 组织学上与肿瘤期 MF 难区分需要结合临床。（缺乏先前的 MF 红斑/斑块表现）。

（十一）原发性皮肤 B 细胞肿瘤

1. 系统检查后限于皮肤的 B 细胞肿瘤（血管内 B 细胞淋巴瘤除外）：较 T 细胞肿瘤不常见。

2. IgH 克隆性研究有助于区分低级别 B 细胞淋巴瘤和皮肤淋巴样增生。

3. 通常为 CD20+和 CD79a+（表 6-6）。

（十二）皮肤白血病

1. 最常见的急性髓系白血病：通常之前有骨髓和外周血受累，但可出现白细胞缺乏型。

2. 发生于任何部位的紫色丘疹和结节。

3. 皮肤受累最常见于骨髓单核细胞型和单核细胞型。

4. 组织学：Grenz 带，真皮弥漫性原始粒细胞浸润（高核质比的单一细胞和细染色质），可见于斑片、结节、血管周围浸润或浸润条索中（“单行”）。

5. MPO+、CD117（c-KIT）+、CD13+、CD33+和 CD34+。

6. 由于髓过氧化物酶活性，在急性髓性白血病患者中，绿色瘤表现为绿色结节。

第 10 节 纤维组织细胞肿瘤

（一）皮肤纤维瘤（DF）

1. 常见的良性纤维组织细胞病变；好发于成年人（女性多于男性）；最常见于下肢。

2. 坚实的真皮丘疹，上覆色素沉着和“凹痕”征（挤压时向下移动）。

3. 发病机制尚不明确，可能与先前的创伤或虫咬

表 6-6 皮肤 B 细胞淋巴瘤

	临床特点	组织病理学特征
原发性皮肤滤泡中心细胞淋巴瘤	头皮/前额或背部("Crosti 淋巴瘤")的紫色丘疹或结节,通常孤立,预后良好	形状不规则的肿瘤性滤泡:缺乏界限清楚的套区和缺乏 tingible 小体的巨噬细胞 通常缺乏系统性滤泡性淋巴瘤的 t(14;18)IgH-Bcl-2 易位特征 BCL-6+和 BCL-2-
原发性皮肤边缘区淋巴瘤	上肢或躯干紫色至棕色结节,预后良好	真皮结节性浸润,有显著的单核细胞样 B 细胞(小的淋巴细胞,有明显的空晕)和许多浆细胞(主要线索),部分有 Dutcher 小体 Bcl-6-和 BCL-2+
原发性皮肤弥漫性大 B 细胞淋巴瘤,下肢型	老年人易发病,女性>男性;肢端红色至棕色结节(下肢最先受累),但也可发生于其他部位。必须排除系统性疾病;预后不良(5 年生存率为 50%)	密集的大而圆,显著不典型的淋巴细胞片状浸润,可伴有真皮和皮下组织中的有丝分裂和凋亡碎片;Grenz 带 Bcl-2 +,Bcl-6 +(大多数患者)和 MUM-1 +
血管内 B 细胞淋巴瘤	躯干/大腿部位的紫红斑和斑块:通常有系统受累,包括中枢神经系统(神经缺陷),但也可仅限于皮肤	血管内大的非典型 CD20 + B 淋巴细胞

有关。

4. 组织学:真皮梭形细胞增生,具有涡旋状的或卷曲状 Q 模式,外周胶原增生,混合性炎症细胞浸润,Touton 型巨细胞内可有含铁血黄素,上覆表皮增生,基底层色素增加,毛囊皮脂腺增生;常紧邻脂肪但从不会浸润至深层脂肪。

(1)免疫表型

◇阳性:13a 因子、CD10(强、弥漫性),基质溶素-3[区别于隆突性皮肤纤维肉瘤(DFSP)]和 D2-40(最近的研究显示 DF 和细胞型 DF 为 100%,而 DFSP 为0)。

◇阴性:CD34、S100 和泛角蛋白。

5. DF 的主要特征(对 DFSP)

(1)胶原纤维增生(最佳鉴别点在边缘)。

(2)Touton 型巨细胞和泡沫组织细胞(在 DFSP 中从不会出现)。

(3)吞噬含铁血黄素的组织细胞/Touton 型巨细胞(在 DFSP 中从不会出现)。

(4)DF 仅侵及脂肪浅层,脂肪深层不会受累(图 6-35)。

(5)表皮和毛囊皮脂腺诱导增生(DFSP 中罕见)。

(6)13a 因子+、基质溶素-3+和 CD34 阴性。

6. DF 变异型

(1)细胞型 DF:细胞成分增多,细胞排列成长束状;此型最常与 DFSP 相混淆(参考上述线索)。

(2)含铁血黄素沉积:显著的含铁血黄素和小血管。

(3)脂质化/黄色瘤:显著的泡沫细胞。

(4)动脉瘤:大的海绵状血管腔;临床上易与黑色素瘤或恶性血管病变混淆。

(5)具有"怪异"细胞的 DF:包含大的、奇异的和高度多形性细胞;有丝分裂相罕见,无不典型有丝分

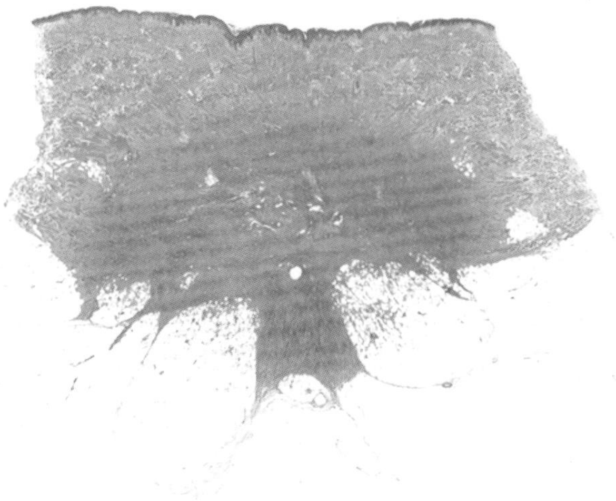

图 6-35 细胞型皮肤纤维瘤(细胞型良性纤维组织细胞瘤)。星形病变沿纤维间隔延伸至浅表皮下组织。(From Busam KJ. Dermatopathology:A Volume in the Series:Foundations in DiagnosticPathology,2nd edn. Elsevier,2015.)

裂相。

7. 动脉瘤样、非典型及细胞型 DF 的局部复发风险增加，因此推荐再次手术切除。

(二)隆突性皮肤纤维肉瘤

1. 潜在的中度恶性肿瘤，以 t(17;22)COL1A1-PDGFB 融合为特征。

最常见的异常：多余的环状染色体(最常见的是 chr22)。

2. 青年到中年人均可发病；男女患病率基本一致；好发于躯干(肩部最常见)，四肢近端和腹股沟，头颈部较少。

3. 助记方法："DFSP 好发于 17~22 岁，称为特权"，帮助记忆年龄(17~22)和融合基因的顺序(17 为 COL1A1;22 为 PDGFB)。

4. 坚实的斑块，扩大并发展为多结节外观(图 6-36)。

5. 组织学：单一的梭形细胞(细胞比 DF 更温和、更均匀)，在真皮和 SQ 脂肪全层中形成席纹状结构；脂肪特征性"蜂窝状"浸润。

(1)CD34 强阳性。

(2)13a 因子、基质溶素-3 和 D2-40 为阴性(DF 中 100%为阳性)。

6. 纤维肉瘤恶化

(1)发生率为 9%~20%。

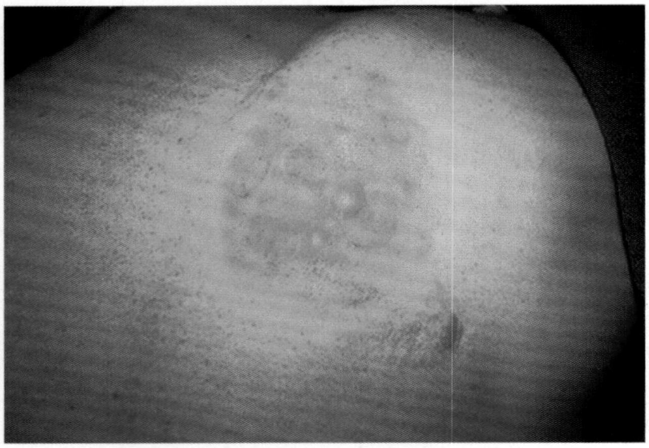

图 6-36 一例 16 岁男患儿先天性背部隆突性皮肤纤维肉瘤，以各种形态的临床特征为特点，包括斑块、结节、萎缩、毛细血管扩张和瘢痕样改变。(From Johnson-Jahangir H, Ratner D. Advances in Management of DermatofibrosarcomaProtuberans.Dermatol Clin.2011 April 1;29:2:191-2001.)

(2)组织学：细胞增多，有丝分裂相增多，不典型性增多，"鱼骨状模式"，并且 CD34 染色阳性率降低(弱或无)。

(3)最新研究(Hoesly 等，JAAD 2015)显示纤维肉瘤性改变的复发率和转移率均增加(而普通的 DFSP 分别为 18%和 0%)。

7. 治疗：Mohs 手术(首选)优于扩大切除 2cm 的 WLE。

伊马替尼被批准用于不能切除或发生转移的患者(部分缓解率为 46%)→阻断 COL1A1-PDGFB 融合蛋白的活性。

8. 预后：有局部复发的倾向(Mohs 手术为 1%；WLE 平均为 15%；头颈部病变 WLE 治疗后的复发率高达 50%)；发生转移的风险极低(<1%)。

Multiply-复发性皮损增加了纤维肉瘤恶变的风险，导致发生转移的风险大幅增加。

9. 巨细胞成纤维细胞瘤(小儿变异型)：发生于儿童早期；男孩明显多于女孩；具有与 DFSP 相同的 COL1A1-PDGFB 易位；好发于头颈部、躯干和腹股沟；在组织学上类似于 DFSP，但具有独特的由巨细胞围成的假血管腔。

(三)非典型纤维黄瘤(AFX)

1. 相对常见的低度恶性、浅表性(基底在真皮)肉瘤，发生于老年人(70~80 岁)，慢性光损伤皮肤(头颈部最常见，躯上部和四肢次之)；表现为快速生长的溃疡性红色结节。

2. 复发率高达 5%，但几乎不发生转移。

3. 治疗：Mohs 手术较 WLE 常用。

4. 组织学：边界清晰，真皮过度恶性增生挤压萎缩性/溃疡性表皮；肿瘤"推挤"式延伸至真皮深层；肿瘤由四种主要类型细胞混合组成，包括梭形细胞、组织样细胞、黄瘤细胞和异形多核巨细胞，各类型细胞数量不等；所有类型细胞都具有明显的细胞核深染、多形性和高有丝分裂率，具有大量的不典型有丝分裂相(图 6-37)。

(1)AFX 从未广泛浸润 SQ 脂肪，如果出现应将其称为"浅表性 UPS"或多形性真皮肉瘤(下文讨论)。

(2)免疫染色：无特异性免疫染色来证实 AFX 的诊断。染色阳性的是 CD10(非特异性)、前胶原Ⅰ、CD99、CD68(组织样细胞)和"电车轨道"模式的 SMA

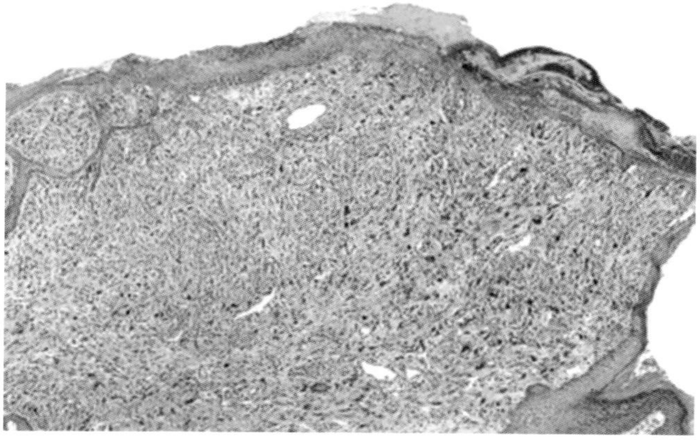

图 6–37　非典型纤维黄瘤。低倍镜视野下的一个多形的溃疡性肿瘤。注意侧面的领圈状改变。(From Brinster NK et al. Dermatopathology: A Volume in the High Yield Pathology Series, 1st edn. Elsevier, 2011.)

(与肌纤维母细胞分化相一致的模式，而不是真正的平滑肌)。

5. AFX 是排除性诊断，必须先排除“SLAM”鉴别诊断中的其他诊断(恶性皮肤梭形细胞肿瘤剧烈挤压表皮)。

(1)肉瘤样/梭形细胞变异型：高分子量角蛋白(CK903 和 CK5/6)、p63 和 p40 (最新和最特异的标记物)染色阳性。

(2)平滑肌肉瘤：结蛋白和 SMA 阳性(与 AFX 的电车轨道征相比为弥漫性细胞质染色。

(3)AFX：高分子量角蛋白、p63、p40、S100、SOX10 和结蛋白染色阴性。

(4)黑色素瘤(梭形细胞或促结缔组织增生的变异型)：S100 阳性和 SOX-10 阳性。

6. 与 AFX 相关的病变

(1)多形性真皮肉瘤(PDS)：近来被描述的实体瘤；发病位置与 AFX 相同，但侵犯更深的皮下脂肪，坏死，淋巴管血管或神经周围累及；复发率高(28%)和转移率很高(10%)。

◇临床相关性：如果一种 AFX 样病变伴有明显的脂肪浸润，那么考虑为 PDS 更为明智。

(2)未分化多形性肉瘤(UPS)：“UPS”取代了旧的术语 “MFH”(恶性纤维组织细胞瘤)；UPS 与 AFX 一样，具有相似的丑陋的细胞类型，但它是一种深部肉瘤，见于中年人的深部软组织(大腿最常见)；5 年死亡率为 50%。

其他类型成纤维细胞增生

(一)血管纤维瘤

1. 临床特点

(1)纤维性丘疹：孤立的半球形丘疹；成人的鼻/面部；与 BCC 相似。

(2)阴茎珍珠状丘疹：聚集在龟头的珍珠状丘疹。

(3)面部/甲周血管纤维瘤：与各种综合征有关。

2. 组织病理学特征：真皮星状细胞增生(三角形)或多核成纤维细胞伴基质纤维化及薄壁血管扩张。

3. 其他要点/讨论

(1)多发性面部血管纤维瘤：见于结节性硬化症、MEN1 和 Birt-Hogg-Dubé 综合征。

(2)甲周纤维瘤(Koenen 瘤)也是结节性硬化症的特征。

(二)硬化性纤维瘤

1. 临床特点：坚实/珍珠状丘疹或结节；见于任何位置；可以是孤立性的，也可以是多发性的。

2. 组织病理学特征：硬化的胶原束交叉排列成堆叠(“胶合板”模式)；胶原纤维之间可见不明显的梭形细胞。

3. 其他要点/讨论

考试小窍门：组织学特征和与 Cowden 综合征有关是唯一两个常见考点。

(三)多形性纤维瘤

1. 临床特点：成人四肢半球形或带蒂的丘疹；女性多于男性；临床上类似于皮赘；良性。

2. 组织病理学特征：外观类似于皮赘，但有散在深染的异形性多核或星状细胞；无有丝分裂现象。

3. 其他常见问题/相关情况

可能只有一个形成时间较长的皮赘。

(四)多核细胞血管组织细胞瘤

1. 临床特点：见于 40 多岁女性，为手背或下肢多发群集红色丘疹；良性。

2. 组织病理学特征：类似“少细胞型 DF”，以多核巨细胞和真皮内显著增生扩张的血管为特征；免疫染色与 DF 相同(13a 因子阳性,S100 阴性)。

(五)上皮样细胞组织细胞瘤(上皮样纤维组织细胞瘤)

1. 临床特点:孤立的化脓性肉芽肿样丘疹;最常见于 50 岁女性的大腿。

2. 组织病理学特征:真皮内边界清楚的上皮样细胞增生(类似于 Spitz 痣细胞),伴有表皮衣领样改变和真皮硬化;免疫染色与 DF 相同。

3. 其他要点/讨论

(1)提示:可能只有组织学被考。

(六)肢端纤维角皮瘤

1. 临床特点:中年人;手指;外生性角化性丘疹伴有外周领圈。

2. 组织病理学特征: 角化过度/表皮棘层增厚,真皮胶原纤维垂直于皮肤表面;缺乏神经。

3. 其他常见问题/相关情况

(1)鉴别诊断:多指(趾)(含有丰富的神经束)和甲周纤维瘤(更多的血管)。

(七)皮肤肌纤维瘤

1. 临床特点:年轻人;女性多于男性;孤立性边界清楚的 1~2cm 大小椭圆形斑块,类似斑块型 DFSP 或 DF;最常见于躯干上部或颈部;良性。

2. 组织病理学特点:真皮网状层可见与表皮平行的长束状排列的梭形肌纤维母细胞;可累及附属器,但不破坏附属器结构(在 DF 中附属器结构破坏)。

3. 其他要点/讨论

来源于 SMA 阳性的肌纤维母细胞(电车轨道);CD34 阴性(区别于斑块型 DFSP),S100 阴性(区别于 NF),13a 因子阴性(区别于 DF),结蛋白阴性(区别于毛发平滑肌瘤)。

(八)包涵体纤维瘤病(婴儿肢端纤维瘤)

1. 临床特点:婴幼儿;手指和足趾背侧多发的坚实丘疹(往往不发生于拇指/拇趾);良性,但有 50%的复发率。

2. 组织病理学特征:整个真皮充满相互交叉成束状排列的饱满的梭形细胞;在高倍镜下可见到特征性的粉红色包涵体(同 RBC 的大小相同)(图 6-38)。

3. 其他要点/讨论

粉色包含物由肌动蛋白丝组成,SMA 阳性、钙调蛋白阳性、结蛋白阳性,Masson 三色染色呈红色。

(九)纤维瘤病

1. 临床特点

(1)浅表变异型

◇ 掌(Dupuytren 征)。

◇ 跖(Ledderhose)。

◇ 阴茎(Peyronie 征)。

◇ 指节垫。

(2)深层变异型:见于腹壁、腹壁内和腹壁外,以上类型都具有高发病率和死亡率。

2. 组织病理学特点:真皮或皮下组织内,长束状排列的梭形波浪状的成纤维细胞和肌纤维母细胞;常侵犯筋膜和骨骼肌。

3. 其他要点/讨论

(1)深部硬纤维瘤可能和 Gardner 综合征有关,有 β-连环蛋白突变和 β-连环蛋白染色阳性。

(2)浅表性纤维瘤病:良性的,但具有局部破坏性,切除+筋膜切开术是首选。

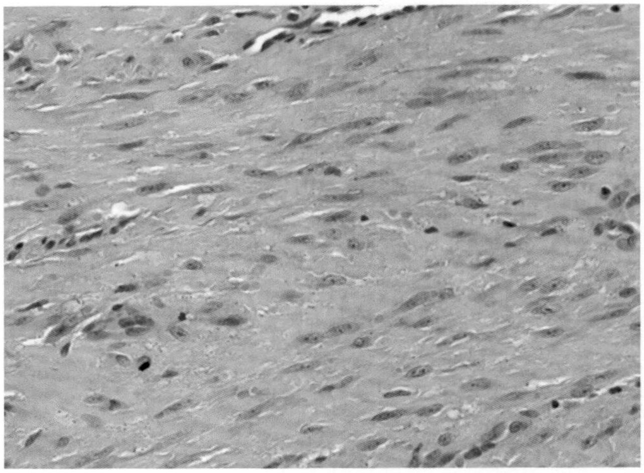

图 6-38 婴儿肢端纤维瘤病。婴儿肢端纤维瘤病是由温和的梭形细胞束状排列组成,梭形细胞核周胞浆内有嗜酸性包涵体。(From Busam KJ. Dermatopathology:A Volume in the Series:Foundations in Diagnostic Pathology,2nd edn. Elsevier,2015.)

(十)结节性筋膜炎

1. 临床特点：青年至中年人；1~5cm 生长迅速的皮下结节；典型皮损常位于上肢(所有患者中最常见的部位)和头颈部(儿童患者中最常见的部位)；可能有外伤史；良性、自限性病变。

2. 组织病理学特征

(1)界限清楚；深部皮下结节常和筋膜有关；饱满的梭形细胞具有“组织培养”样外观，有丝分裂象常见(但无不典型有丝分裂象)；混合性淋巴细胞炎症；特征性的黏液样基质(早期)，胶原性基质(后期)；大量小的血管伴外渗的红细胞(图 6-39)。

(2)由于其细胞成分较多(由梭形细胞组成)和有丝分裂象常见，因此被认为是典型的“假性肉瘤”。

3. 其他要点/讨论

(1)提示：由于是典型的“假性肉瘤”，所以常考组织学特点，潜在的陷阱。

(2)主要线索：黏液样基质，界限清楚，无不典型有丝分裂象，以及红细胞外渗。

(十一)婴儿纤维性错构瘤

1. 临床特点：婴幼儿；男孩较女孩常见(3:1)；肤色皮下结节；肩膀/胳膊/腋下；切除后很少复发。

2. 组织病理学特点

(1)界限不清的错构瘤；良性。

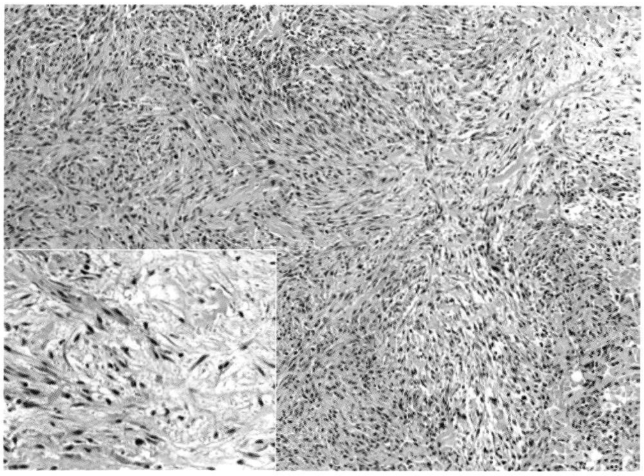

图 6-39 结节性筋膜炎。饱满的梭形成纤维细胞增生，排列紊乱，伴有局灶性黏液样基质。饱满的梭形成纤维细胞在黏液样基质内呈模糊的“组织培养样”外观。(Courtesy, Lorenzo Cerroni, MD.) (From Bolognia JL, Jorizzo JL, Rapini RP. Dermatology, 3rd edn. Elsevier, 2012.)

(2)三相增生。

◇ 成束的饱满梭形细胞常有胶原基质。

◇ 未成熟间充质细胞的小聚集体。

◇ 成熟脂肪。

3. 其他要点/讨论

常在皮肤病理专业版进行考试。

(十二)肌纤维瘤(婴儿肌纤维瘤病)

1. 临床特点

(1)婴儿型：50%发生于出生时；头部(较躯干常见)多个粉红色-紫罗兰色真皮或 SQ 结节；女性较男性常见；可侵犯骨骼和内脏，因此发病率和死亡率升高。

(2)成人型：单发的 1~3cm 结节；最常见于头颈部；良性。

2. 组织病理学特征

(1)双相增生

◇ 蓝粉色结节的少细胞区(可呈软骨、“肌样”或透明样变外观)，具有束状排列的肌纤维母细胞。

◇ 未成熟外观的圆形蓝色细胞组成的多细胞区，细胞 N:C 比例升高和扩张的鹿角样(“血管外皮细胞瘤样”)血管。

(2)免疫染色证实肌纤维母细胞来源(SMA 电车轨道样阳性和结蛋白阴性)。

3. 其他要点/讨论

(1)儿童纤维瘤病的最常见类型。

(2)若仅局限于软组织和骨骼累及，可自行消退；预后好。

(3)内脏累及的患者和高死亡率有关。

(4)变异型：当多细胞区占优势时，称为婴儿血管外皮细胞瘤。

(十三)腱鞘巨细胞瘤(腱鞘巨细胞瘤)

1. 临床特点：成年人；女性多于男性；坚实的皮下结节；手指最为常见；良性，但复发率为 30%。

2. 组织病理学特征：圆的多角形细胞和破骨巨细胞结节状增生；背景可见多少不一的胶原、炎症和含铁血黄素沉积。

3. 其他要点/讨论

提示：这是唯一可考的含有大量破骨巨细胞的肿瘤。

(十四)结缔组织痣(胶原瘤和弹性组织瘤)

1. 临床特点:坚实的丘疹结节或斑块;可见于任何部位。

2. 组织病理学特征

(1)胶原瘤:不规则、增厚的胶原束。

(2)弹性组织瘤:弹性纤维增多;组织学改变可能非常微小,需要进行 VVG 染色。

3. 其他要点/讨论

伴有结缔组织痣的综合征

◇结节性硬化症:鲨革斑;背下部卵石样斑块。

◇ MEN-1:带蒂的胶原瘤(图 6-40),同时伴有面部血管纤维瘤,以及内分泌腺肿瘤。

◇播散性豆状皮肤纤维瘤病:胶原瘤或弹性组织瘤,同时伴有脆弱性骨硬化者。

◇ Proteus 综合征:脑回状跖部结缔组织痣。

第 11 节　血管组织肿瘤

1. 一般来说,良性血管肿瘤有以下改变。

(1)边界清晰的小叶状血管增生(多个小叶/团块样增生的血管)。

(2)可能出现有丝分裂象(但缺乏非典型有丝分裂)和反应性非典型性(血管内皮细胞增大/“代谢加快”)。

(3)不会出现:细胞核深染,浸润性结构,明显的多形性细胞,不典型有丝分裂或坏死。

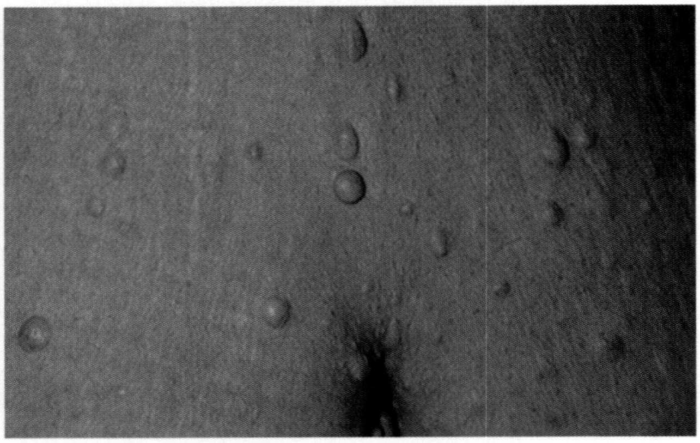

图 6-40　胶原瘤。脐周肤色的丘疹结节。(From Zeller S,Marx SJ.J Amer Acad of Dermatol 2009;61:2:319-322.)

良性血管肿瘤

(一)血管畸形(包括海绵状血管瘤、“葡萄酒样痣”)

1. 出生时出现,可能是毛细血管、静脉、淋巴管或动静脉的畸形,不会快速生长(因为是脉管畸形而不是真正的肿瘤),不同于婴儿血管瘤。

2. 临床表现不一,趋向于持续存在,随着时间推移,表面越来越呈疣状。

3. GLUT-1 阴性。

4. 相关疾病:Maffucci 综合征、Klippel-Trenaunay 综合征、Sturge-Weber 综合征;蓝色橡皮大疱性痣综合征 (静脉血管瘤);Kasabach-Merritt 综合征和 Proteus 综合征。

(二)血管内乳头状内皮细胞增生(Masson 瘤,假性血管肉瘤)

1. 反应性现象(血栓机化),最常见于静脉内(>血管畸形/肿瘤>血管外血肿)。

2. 缓慢生长的暗色结节,最常见于头颈部或手指的静脉。

3. 组织学:血管腔内血栓形成伴内皮细胞向血管腔内增生→形成类似血管肉瘤的乳头状结构。

4. 主要线索-边界清晰 (完全位于血栓形成的血管内),缺乏多层内皮细胞,细胞无深染。

(三)血管角皮瘤

1. 表皮角化/疣状增生的血管性皮损。

2. 五种类型

(1)肢端血管角皮瘤:常见于 10~15 岁,好发于手指和足趾。

(2)阴囊血管角皮瘤:常见于老年男性(阴囊)或女性(会阴)。

(3)弥漫性躯体血管角皮瘤:儿童、青春期多发皮损,呈泳衣样分布,见于 Fabry 病和其他酶缺乏症。

(4)局限性血管角皮瘤(AC):好发于儿童,女孩多于男孩,皮损融合成斑块。

(5)孤立和多发性血管角皮瘤:儿童、成人均可发病,可见于任何部位,与真皮浅层血管的慢性刺激、创伤有关。

3. 组织学：表皮增生，真皮浅层血管扩张、网状层血管增生。

(四)婴儿血管瘤

1. 出生后前两个月出现（出生时通常不明显）→4~6 个月时快速生长→随着患儿长大缓慢消退。

50%患儿 5 年内完全或不完全消退，90%患儿 9 年内可完全或不完全消退。

2. 发病率增高因素：早产儿，母体或胎盘异常。

3. 皮损可出现在任何部位，多数较表浅，因此临床上为鲜红色。较深皮损为紫色–蓝色。

4. 组织学：真皮和（或）皮下致密的毛细血管增生，GLUT–1 阳性。

5. 有症状皮损（溃疡、敏感部位）的治疗：β 受体阻滞剂（一线用药），皮质类固醇、手术或激光治疗。

（1）气道血管瘤：如果在耳前颊部沿下颌骨、下唇、下颌或颈前（胡须分布区域）出现斑块型血管瘤，则应考虑气道是否受累。

（2）眶周血管瘤：应考虑是否出现散光（血管瘤直接压迫眼球）和弱视（血管瘤破坏视轴）。

6. 快速消退型婴儿血管瘤（RICH）：出生时即存在，出生后无继续生长，可在 1 岁内逐渐消退，GLUT–1 阴性。

7. 非消退型婴儿血管瘤（NICH）：出生时即存在，可随患儿生长逐渐长大，不可自然消退，GLUT–1 阴性。

(五)化脓性肉芽肿(小叶性毛细血管瘤)

1. 良性毛细血管增生，和外伤、妊娠和药物（口服避孕药、类视黄醇、茚地那韦和 EGFR 抑制剂）有关。

2. 最常见于儿童和年轻人，生长迅速，表现为外生性出血性丘疹和表皮衣领样改变。

3. 常见部位：牙龈（妊娠）/口腔、口唇和指趾。

4. 组织学：小的毛细血管呈界限清楚的小叶状增生，红细胞外渗，有丝分裂活性增加（无非典型有丝分裂），部分内皮细胞有反应性异型。

(六)上皮样血管瘤(嗜酸性粒细胞增多性血管淋巴样增生，ALHE)

1. 青、中年人头皮或颈部的簇集性结节或斑块（最常见于耳周）。

2. 组织学：真皮毛细血管小叶状增生，血管增大，血管壁增厚衬有大的上皮样内皮细胞，胞浆内有空泡（原始血管腔）；背景为淋巴细胞和嗜酸性粒细胞浸润（常为致密性炎症，偶有淋巴样滤泡）；纤维化基质（图 6–41）。

(七)Hobnail 血管瘤(靶样含铁血黄素沉积性血管瘤)

1. 临床上有特征性表现的获得性皮损；好发于儿童、年轻人，多发于下肢（>手臂>躯干），红褐色丘疹，呈“靶样”外观（中央色深→内圈苍白晕→外圈瘀血环）；可能与外伤有关。

2. 组织学：双相皮损。

（1）真皮上部（常考）：显著扩张的薄壁血管，衬有扁平伸长的内皮细胞突向管腔（鞋钉样）（图 6–42）。

（2）真皮下层：血管更呈裂隙样改变，红细胞外渗，真皮内含铁血黄素沉积。

(八)丛状血管瘤

1. 粉红色斑疹、斑块，好发于颈部和躯干，缓慢扩大。

2. 最常发生于 1 岁以内（25%为先天性），先天性可能和 Kasabach–Merritt 现象有关。

3. 组织学：真皮/皮下紧密排列的毛细血管的小叶，呈“炮弹”状分布，每个小叶周围都有一个典型的新月形空腔（扩张的淋巴管）。

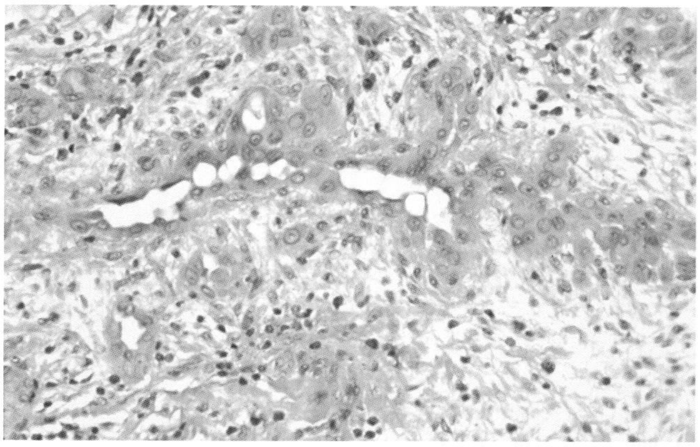

图 6–41　嗜酸性粒细胞增多性血管淋巴样增生。血管腔衬有饱满的部分有空泡的内皮细胞，间质内可见散在的嗜酸性粒细胞（HE 染色）。（From Weedon D. Weedon'sSkin Pathology，3rd end. Elsevier，2009.）

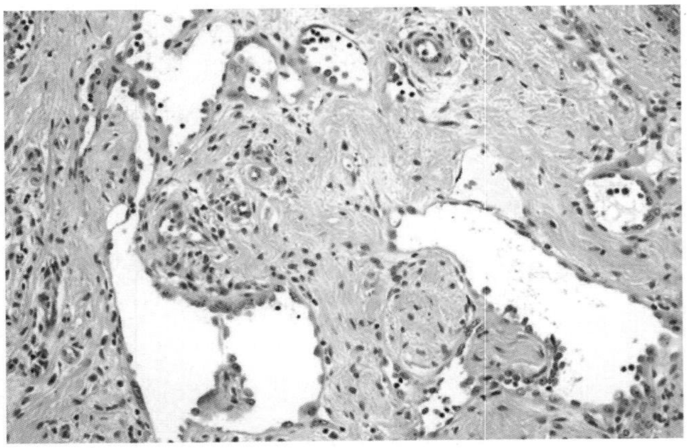

图 6–42 Hobnail 血管瘤：内皮细胞明显并突向管腔。注意乳头状凸起。(From Calonje E, et al. McKee's Pathology of the Skin, 4th edn. Elsevier, 2011.)

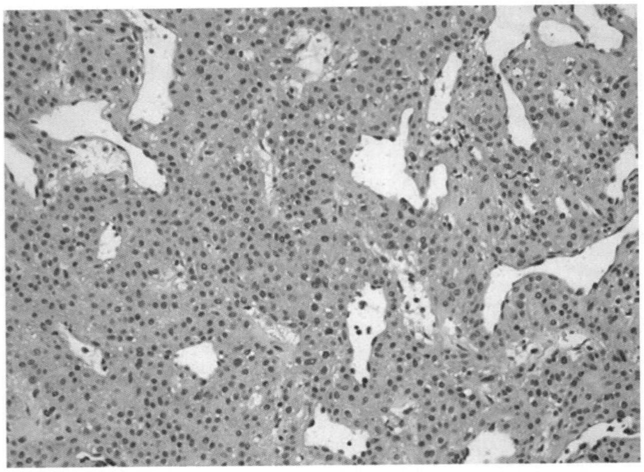

图 6–43 血管球瘤。细胞学检查可见肿瘤细胞呈圆形，细胞核均匀一致，细胞膜清晰，肿瘤细胞环绕在血管周围。(From Busam K.Dermatopathology. A Volume in the Seriest Foundations in Diagnostic Pathology, 2nd edn. Elsevier, 2015.)

(九)肾小球样血管瘤

1. 本病见于 POEMS 综合征(多于 Castleman 病)的罕见的血管增生，最常见于躯干、四肢近端，临床上和常见的樱桃样血管瘤一样。

2. 与血管内皮生长因子水平升高有关，提示血管增生。

3. 组织学(常考)：真皮内境界清楚的血管增生，血管扩张，血管中央充满形成良好的毛细血管环，呈小球状提示类似肾小球结构。

(十)血管球瘤/球状血管瘤

1. 血管周围上皮样细胞的良性增生，来源于动静脉吻合。

2. 血管球瘤(更常见)

(1)好发于青年人，表现为孤立、疼痛的结节，甲下最常见。

(2)组织学：致密的血管球细胞增生，环绕着狭窄的血管腔(图 6–43)。

3. 血管球性血管瘤/血管球静脉畸形(较少见)。

(1)发生于婴儿期或儿童期，通常是多发皮损，无疼痛感。

(2)组织学：主要特征是大的扩张的血管，外周有少量血管球细胞。

4. 治疗：手术切除。

交界性血管肿瘤

(一)卡波西样血管内皮瘤

1. 罕见的儿童血管瘤，和 Kasabach–Merritt 现象有关，GLUT–1 阴性。

2. 紫罗兰色斑块，出现 Kasabach–Merritt 时会显著充血。

(1)常见于四肢。

(2)可发生于腹膜后，表现为瘀斑。

3. 组织学：致密的梭形细胞增生和裂隙样血管腔形成的结节(类似结节性卡波西肉瘤)。

CD34 和 CD31 阳性，VIll 因子阴性。

(二)卡波西肉瘤

1. HHV–8(100%存在)诱导血管增生，临床生物学行为可变。

2. 临床分型

(1)经典型(欧洲卡波西肉瘤)：多见于地中海、德系犹太人；老年男性，初发皮损位于肢端提示部分进展为播散性。

(2)非洲型：好发于非洲年轻男性，累及淋巴结，暴发性/致命。

(3)医源性免疫抑制：见于器官移植、癌症和自身免疫性疾病的患者。

(4)艾滋病相关型:最常见于男性同性恋,孤立(最常见于躯干和面中部)或多发皮疹,可能播散。

3. 表现为缓慢生长的紫罗兰色斑片、块或结节。

4. 组织学

(1)斑片期:小血管轻度浸润性增生,内皮细胞无明显异型,周围有浆细胞、红细胞外渗和含铁血黄素沉积和(或)岬样征(图 6-44)。

(2)斑块期:增生更明显,浸润更深,延伸到真皮深层和皮下组织,伴有浆细胞。

(3)结节期:饱满的梭形细胞增生形成结节,伴有裂隙样血管腔,腔内含有红细胞(筛状外观),细胞不像血管肉瘤中那样不典型, 周围可见较多扩张的血管、浆细胞。

5. 免疫组化:HHV-8 的潜伏相关核抗原(LANA-1)在细胞核的阳性表达在诊断上很有帮助(100%敏感性和特异性)。

6. 治疗:冷冻,激光手术,光动力治疗,外用维 A 酸凝胶和放射疗法。快速进展的 KS 合并内脏累及,需要全身化疗。

(三)其他交界性血管肿瘤(罕见、不常考)

Dabska 型血管内皮瘤,网状血管内皮瘤(结构类似于睾丸网),上皮样血管内皮瘤。

高度恶性血管肿瘤

(一)血管肉瘤

1. 皮肤血管肉瘤见于多种临床环境。

(1)好发于老年人曝光部位(头部/颈部最常见)(图 6-45)。

(2)Stewart-Treves 综合征:慢性淋巴水肿相关(最常见于乳腺癌腋窝淋巴结清扫术后)。

(3)放疗后:最常见于乳房,发生于乳腺癌放疗后。

2. 组织学:大而深染的多形性肿瘤细胞把胶原束分隔开来,形成相互吻合的血管网,内皮细胞衬于血管形成“多层”或“堆积”结构(很多恶性内皮细胞互相堆积伴部分肿瘤细胞自由漂浮于血管腔内,这些是良性血管肿瘤不曾出现的),有显著出血(图 6-46)。

(1)分化差的区域可见大的上皮样细胞,其类似

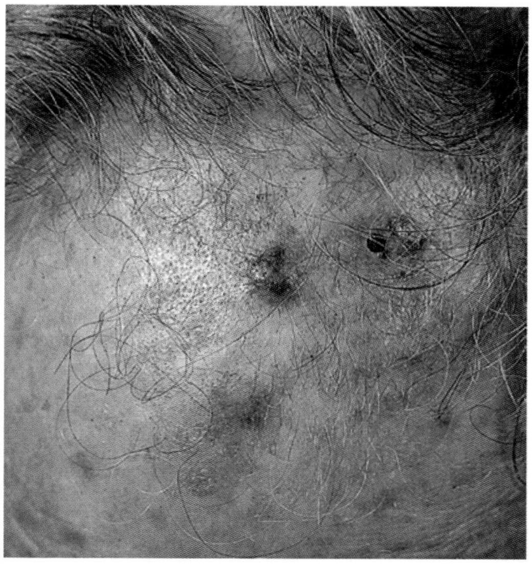

图 6-45 70 岁男性血管肉瘤患者,前额和头皮可见深蓝色、紫色斑块和结节。画圆圈区域为活检部位。(From Callen JP, et al. Dermatological Signs of intemal Disease 4th edn Elsevier, 2009.)

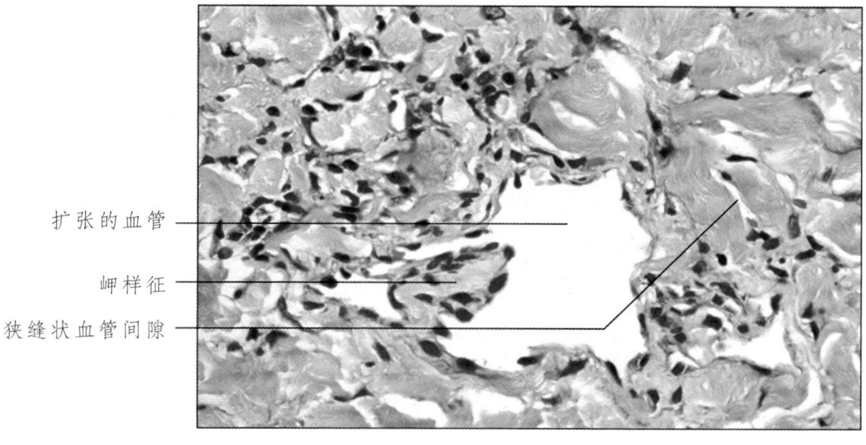

图 6-44 卡波西肉瘤(中倍镜)。(From Rapini R Practical Dermatopathology 2nd edn.Elsevier, 2012.)

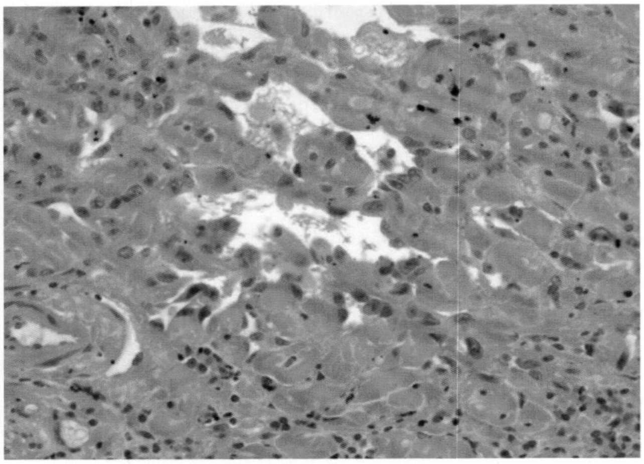

图 6-46 血管肉瘤组织病理学。相互吻合的扩张的血管，内衬紧密排列的内皮细胞，延伸到胶原束间。(HE 染色，藏红花染色；原始放大倍数，40 倍)(From Karkouche R Kerob D J Amer Acad Dermatol 2013;69:3e142-e143.)

于肿瘤细胞，缺乏明显的血管分化。

(2)免疫染色：CD31+，CD34+，ERG+(敏感性和特异性最好)，FLI-1+。

3. 预后差。

4. 治疗：扩大切除，放射治疗。

5. 注意：c-MYC 扩增（通过免疫染色或 FISH 检测)可有效区别非典型血管皮损("AVL"，阴性)和辐射诱导的血管肉瘤(AVL，阳性)。

血管组织肿瘤的关系

见图 6-47。

第 12 节 脂肪组织肿瘤

(一)脂肪瘤

1. 由成熟的脂肪组织组成的良性肿瘤，可能与 chr 12q13~15 区异质性克隆畸变有关。

2. 典型发生于中年人的柔软皮下结节，可发生于任何部位。

3. 组织学：境界清楚的片状分布的成熟脂肪细胞，纤维组织很少或无增多。

4. 多发性脂肪瘤有关的疾病：家族性多发性脂肪瘤病。

5. Madelung 病。

6. Gardner 综合征。

7. Bannayan-Riley-Ruvalcaba 综合征。

8. Proteus 综合征。

9. CLOVES 综合征。

10. PTEN 错构瘤肿瘤综合征。

(二)血管脂肪瘤

1. 常见于年轻人，前臂最常见，常为多发皮损，有疼痛。

2. 表现为皮下小结节。

3. 组织学：含有毛细血管增生的成熟脂肪细胞小叶，血管内有特征性的血栓(因此疼痛)(图 6-48)。

4. 良性病变，可局部切除。

(三)梭形细胞/多形性脂肪瘤

1. 发生于成年男性后颈部、肩部的皮下结节。

2. 组织学：由成熟脂肪细胞和梭形细胞组成，间质黏液样变，有特征性"绳状"胶原纤维(图 6-49)。

多形性脂肪瘤：与梭形细胞脂肪瘤相同，但有大的"花瓣状"细胞(图 6-50)。

3. 梭形细胞 CD34 阳性。

4. 良性病变，可局部切除。

(四)冬眠瘤

1. 棕色脂肪的良性肿瘤。

2. 多见于年轻人，好发于躯干和颈部，表现为缓慢生长的皮下结节。

3. 组织学：冬眠瘤细胞(具有嗜酸性多泡状胞浆的多边形细胞)，混合有正常的脂肪细胞。

4. 良性病变，可手术切除。

(五)高分化脂肪肉瘤(非典型脂肪瘤)

1. 在皮肤中不常见，典型者累及深层软组织或腹膜后，皮损面积大者可缓慢增大。

2. MDM2 基因扩增(>99%)，是极其灵敏和特异的检查。

3. 组织学：由成熟脂肪和纤维束混合组成，含有深染的非典型基质细胞（最重要），可能有脂肪母细胞，但不是诊断必需的。

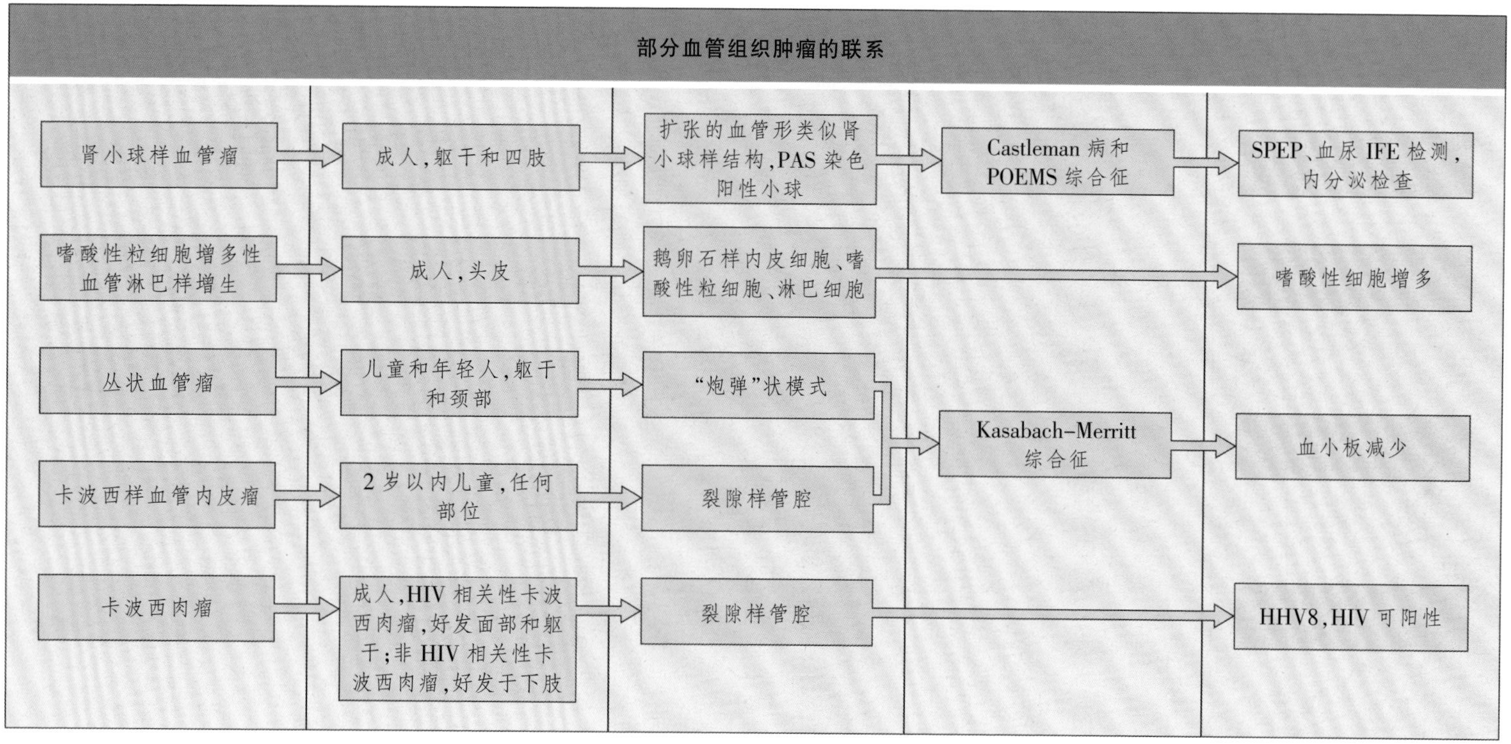

图 6-47 部分血管肿瘤的联系。IFE，免疫固定电泳；SPEP，血清蛋白质电泳；HHV8，人类疱疹病毒8型；HIV，人类免疫缺陷病毒；PAS，过碘酸希夫染色。(From Bolognia JL, Jorizzo JL, Rapini RP. Dermatology, 3rd edn. Elsevier, 2012.)

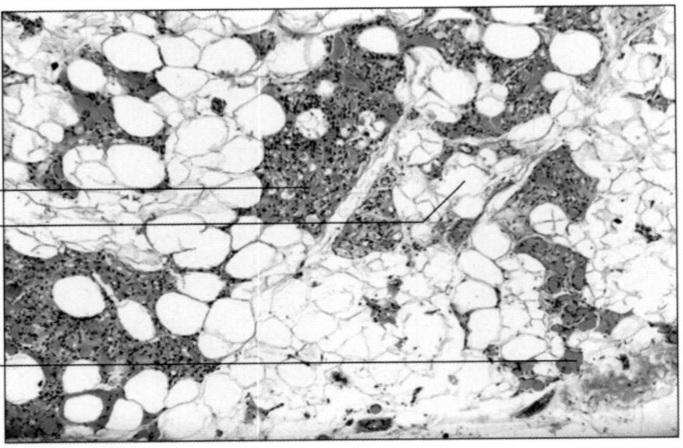

图 6–48 血管脂肪瘤。(From Rapini R. Practical Dermatopathology, 1st edn.Elsevier, 2012.)

4. 易局部复发,也可能转变为去分化型脂肪肉瘤。

(六)黏液型/圆形细胞脂肪肉瘤

脂肪肉瘤的罕见类型;最常见考点是其组织学特征(常用术语:"鸡爪"样血管)。

第 13 节 皮肤镜

1. 是一种非侵入性、无创性皮肤成像技术,通过增强表皮、真表皮交界处、真皮浅层的颜色和结构,进而看到肉眼无法看到的特征。

2. 可以提高诊断的准确性。

3. 有助于区分黑色素源性和非黑色素源性皮损。

4. 角化性皮肤病、黑色素源性和血管性肿瘤的皮肤镜检查颜色(图 6–51)。

非黑色素源性皮损的皮肤镜特征(见表 6–8 及图 6–52 至图 6–59)

(一)脂溢性角化病

1. 粟粒样囊肿。
2. 粉刺样开口。
3. 裂隙和脊。
4. 虫蚀样边缘。
5. 边界清晰。
6. 指纹样改变。

(二)基底细胞癌

1. 周边枫叶样结构。

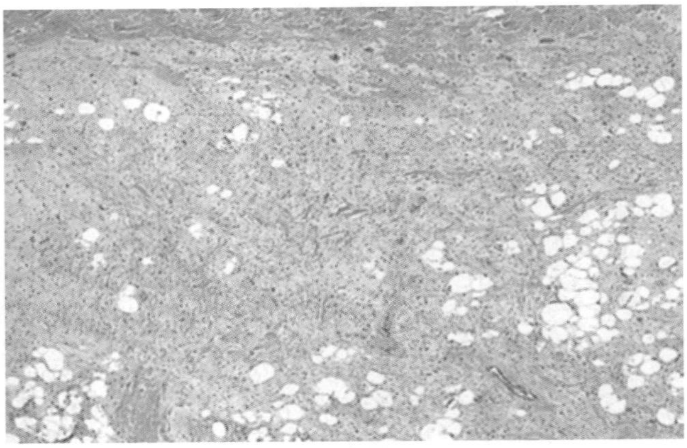

图 6–49 梭形细胞脂肪瘤。低倍镜下可见有包膜的由梭形细胞和混有灶状脂肪细胞组成的肿瘤。(From Brnster NK et al. Dermatopathology: A Volume in the Hign Yield Pathology Senes, 1st edn. Elsevier, 2011.)

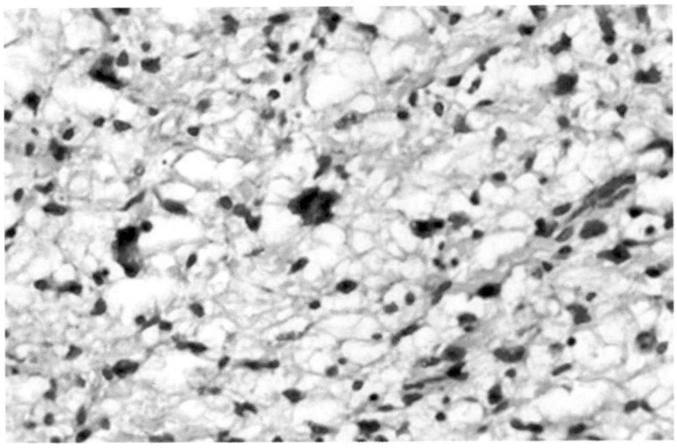

图 6–50 多形性脂肪瘤。高倍镜下的花瓣状巨细胞。(From Brinster NK et al. Dermatopathology: A volume in the High Yield Pathology Series, 1st edn. Elsevier, 2011.)

2. 蓝灰色卵形巢和小球。
3. 色素性污点。
4. 轮辐状结构。
5. 树枝状(枝状)毛细血管扩张。
6. 溃疡。

(三)原位鳞状细胞癌

肾小球样(扭曲)血管不典型簇状分布。

(四)鳞状细胞癌

1. 可能会出现溃疡。
2. 可能出现粉色或白色,中央可能有结痂/鳞屑。
3. 出现不规则血管结构。

(五)皮肤纤维瘤

1. 中央白色斑片。
2. 环状(外围)色素网。

(六)墨斑黑子

黑色、奇异、边界清晰的色素网。

(七)血管病变(如樱桃状血管瘤)

红色或紫色缺损。

(八)出血

周边红/紫/蓝色的球状模式。

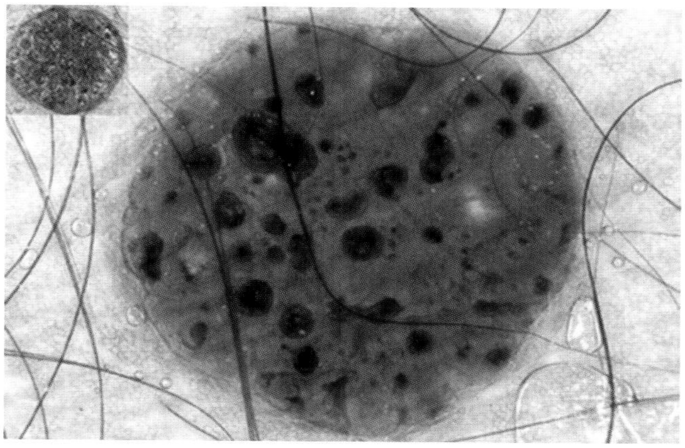

图 6–52　脂溢性角化病:粟粒样囊肿(白点)和粉刺样开口(黑色圈)。(From Soyer P et al. Dermoscopy, 2nd edn. Elsevier, 2012.)

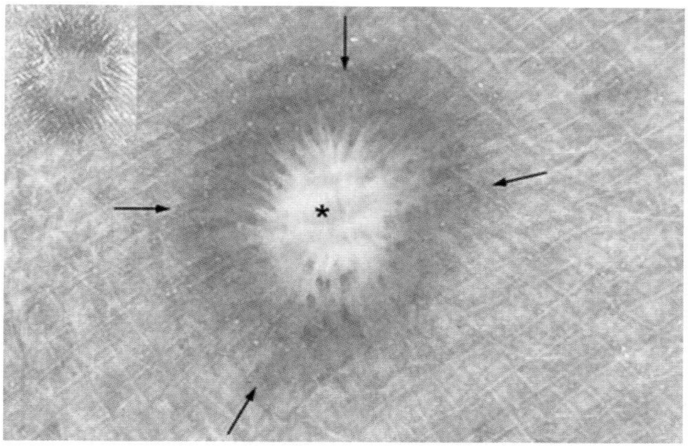

图 6–53　皮肤纤维瘤:中央白色斑片(星号)和轻度的色素网(箭头)。(From Soyer P et al. Dermoscopy, 2nd edn. Elsevier, 2012.)

橙色	角蛋白	表皮
黄色	角蛋白–胆固醇	表皮–真皮
黑色	黑色素	角质层
棕色	黑色素	基底层
灰色	黑色素	真皮乳头层
白色	纤维	真皮
蓝色	黑色素	真皮乳头层和网状层
红色	血红蛋白	真皮乳头层
紫色	血红蛋白	真皮网状层

图 6–51　角化性、黑色素源性和血管瘤的皮肤镜下颜色。(From Bolognia JL, Jorizza JL, Rapini RP. Dermatology, 3rd edn. Elsevier, 2012.)

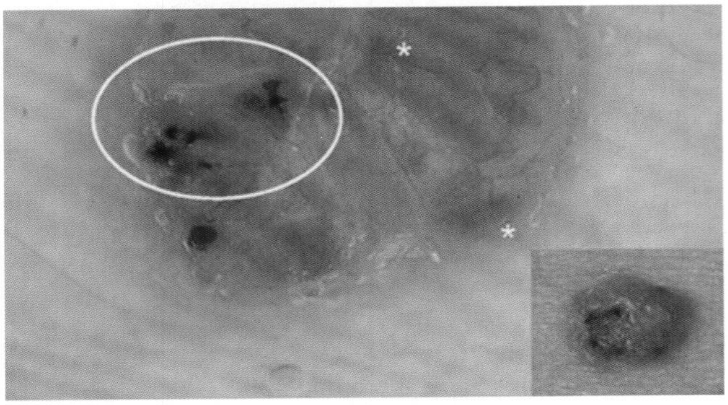

图 6–54 基底细胞癌：树枝状血管，蓝灰色斑点（星号）和溃疡（圆圈）。（From Soyer P et al. Dermoscopy，2nd edn. Elsevier，2012.）

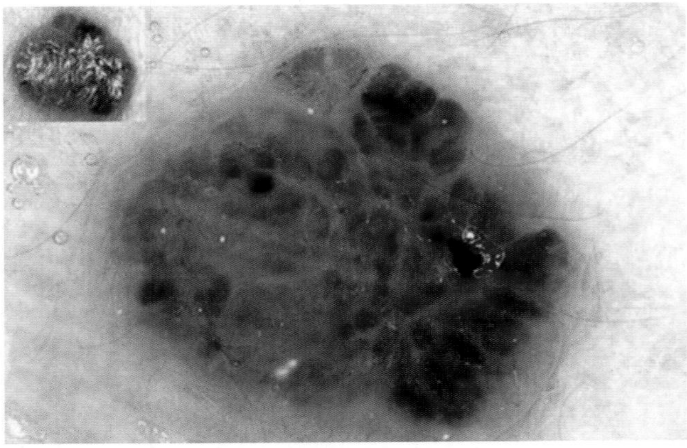

图 6–55 基底细胞癌：枫叶样结构（皮损外围 3 点和 6 点区）。（From Soyer P et al. Dermoscopy，2nd edn. Elsevier，2012.）

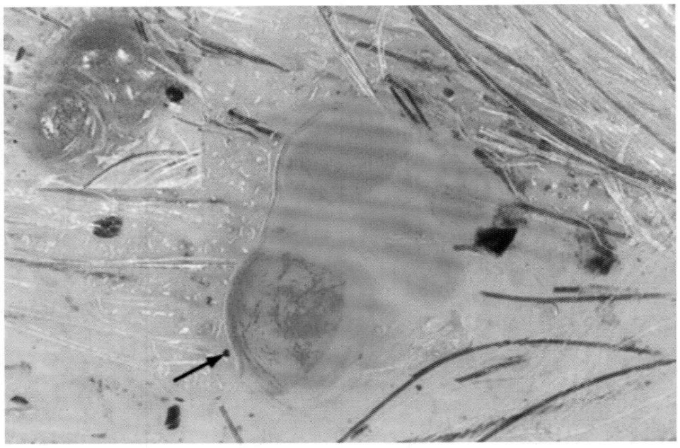

图 6–56 化脓性肉芽肿：均匀的红色与红色缺损。（From Soyer P et al. Dermoscopy，2nd edn. Elsevier，2012.）

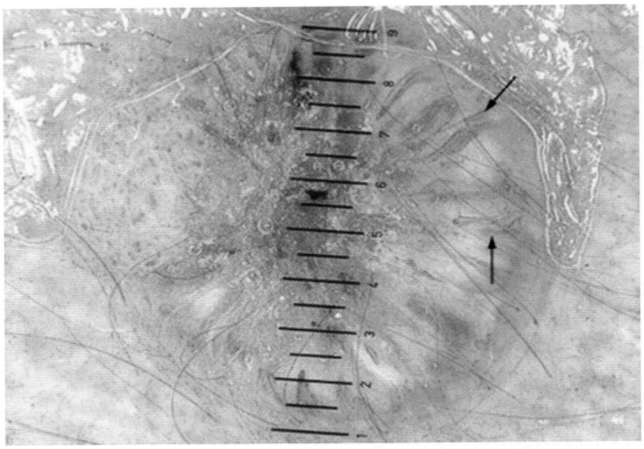

图 6–57 角化棘皮瘤：经典发夹样血管（箭头），白色背景（角化性肿瘤的角化过度）和中央结痂。（From Soyer P et al. Dermoscopy，2nd edn. Elsevier，2012.）

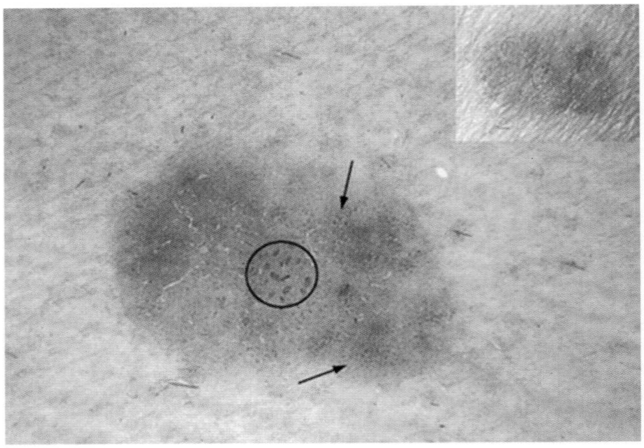

图 6–58 色素性 Bowen 病：境界清楚的局限性肾小球样血管（圆圈），紧密排列的小棕色圆点（箭头）。（From Soyer P et al. Dermoscopy，2nd edn. Elsevier，2012.）

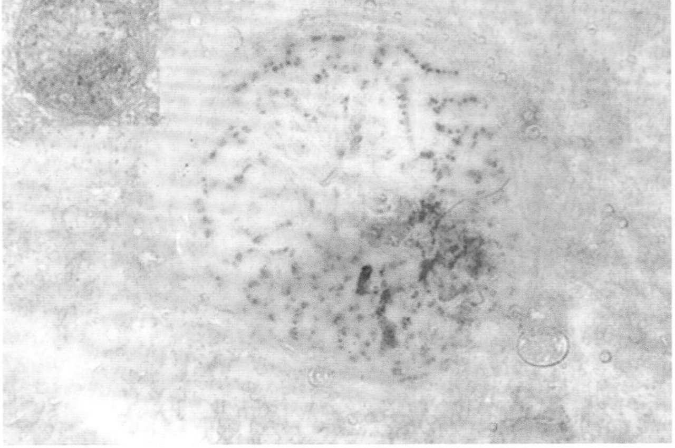

图 6–59 透明细胞棘皮瘤："串珠样" 血管结构是透明细胞棘皮瘤的典型表现。（From Soyer P et al. Dermoscopy，2nd edn. Elsevier，2012.）

(九)汗孔角化症

皮损周围角化样板(当皮肤镜接触皮损时看得更明显,酒精擦拭后消退)。

(十)皮脂腺增生

1. 毛囊开口周围的多边形黄色小叶结构。

2. 均匀规则的毛细血管扩张。

黑色素源性病变皮肤镜下模式

见表 6–7 至表 6–9 和图 6–60 至图 6–65。

表 6–7 黑色素源性皮损皮肤镜下各种模式

总体模式/局部变异	皮肤镜形态学	组织学	诊断
色素网	皮损大部分为黑色、棕色和灰色的蜂窝状交织的网状结构	表皮突向下延伸,色素增加	黑色素源性
不典型色素网	增粗及分支的线状条带不规则分布于皮损	不规则、增宽的表皮突	黑色素瘤
典型色素网	薄、规则的网格,间隔均匀	规则、向下延伸的表皮突	良性痣
小球模式	皮损大部分为大小不一的圆形、椭圆形结构	整个表皮和真皮上层可见黑色素细胞聚集	黑色素源性
不规则的点和小球	不规则分布的大小不一的圆形至椭圆形球状结构	整个表皮和真皮上层可见黑色素细胞不规则分布	黑色素瘤
规则的点和小球	规则分布的大小不一的圆形至椭圆形结构	整个表皮和真皮上层可见痣细胞规则分布	良性痣
均质结构	弥散、均匀和无结构的区域,缺乏局部特征	取决于皮损颜色	黑色素源性
不规则污斑	弥漫性色素沉着,大小和形状各异,边界不规则,掩盖了其他皮肤镜特征	表皮和真皮上层均有明显的黑色素	黑色素瘤
规则的污斑	弥漫性色素沉着,形状和颜色均匀,对称分布于皮损	表皮和真皮上层均有明显的黑色素	良性痣
蓝白幕	不规则的融合性蓝灰色至蓝白色色素沉着	棘层肥厚,真皮内色素沉着上方颗粒层增厚	黑色素瘤
退行性模式	骨白色瘢痕样色素脱失,有或无灰胡椒状颗粒	真皮乳头层增厚、纤维化,数量不等的噬色素细胞	黑色素瘤
星爆模式	色素性皮损周围放射状排列的色素条纹和(或)点和小球	黑色素细胞巢在真皮表皮交界处平行于表皮分布	黑色素源性皮损
规则条纹	整个皮损周围规则分布的厚薄不一的色素性条纹	黑色素细胞巢束规则分布,与表皮平行	Reed 痣/Spitz 痣
不规则条纹	色素性条纹不规则地分散在部分病变周围	黑色素细胞巢不规则分布,与表皮平行	黑色素瘤

表 6-8 各种皮肤肿瘤中的血管结构

模式	定义	诊断意义
逗号样	稍有卷曲的粗血管，几乎无分枝	先天性痣和皮内痣
点状	密集排列的小红点	黑色素源性皮损（通常是 Spitz 痣和黑色素瘤）
不规则线状	呈线状分布的形状、大小不规则的红色结构	黑色素瘤
发夹样	血管环有时扭曲和弯曲，周围可有白晕	有白晕：角化性增生（脂溢性角化病，鳞状细胞癌，角化棘皮瘤和病毒性疣） 无白晕：黑色素瘤
小球状	点状血管的变异型，扭曲的血管成簇分布似肾小球样	Bowen 病
分枝状	直径大的血管不规则分支成极小的终末毛细血管；肿瘤紧邻表皮的血管在皮肤镜下表现为亮红色清晰的树枝状血管	基底细胞癌
皇冠状	成群、有序的弯曲状血管，罕有分支，分布于皮损边缘	皮脂腺增生
草莓状	面部毛囊周围粉红色到红色的“假网状”结构，常混合有小的线状-波纹状血管；毛囊通常充满黄色的角栓	日光性角化病
螺旋状	沿中心轴扭曲的线状血管	厚的黑色素瘤或黑色素瘤转移
粉红色区域	球状和（或）较大区域的模糊粉红色区，通常和高起皮肤处的皮损相对应	黑色素瘤
多形性	≥2 种不同类型的血管结构同时存在，最常见的是线状至不规则线状血管和点状血管同时存在	恶性肿瘤（黑色素瘤，基底细胞癌和鳞状细胞癌）

From Bolognia JL, Jorizza JL, Rapini RP. Dermatology, 3rd edn. Elsevier, 2012.

表 6-9 特定部位黑色素瘤皮肤镜下特异性表现

部位	特征	皮肤镜下形态学
面部、鼻部、耳部	环形-颗粒状结构	毛囊口周围有棕色或蓝灰色点
	非对称性色素性毛囊	毛囊周围非对称性分布的灰色环状色素结构（“多环形”是一种变异型）
	菱形结构	毛囊口周围色素性增厚区，呈菱形外观
	灰色假网状	毛囊口周围的融合性环状-颗粒状结构形成的灰色色素
肢端部位	皮脊平行模式	色素条带比非色素条带宽，伴珍珠串样的白点

From Bolognia JL, Jorizza JL, Rapini RP. Dermatology, 3rd edn. Elsevier, 2012.

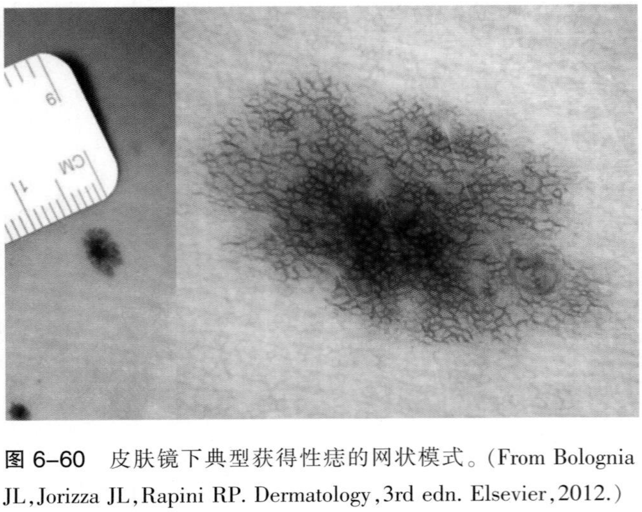

图 6-60 皮肤镜下典型获得性痣的网状模式。(From Bolognia JL, Jorizza JL, Rapini RP. Dermatology, 3rd edn. Elsevier, 2012.)

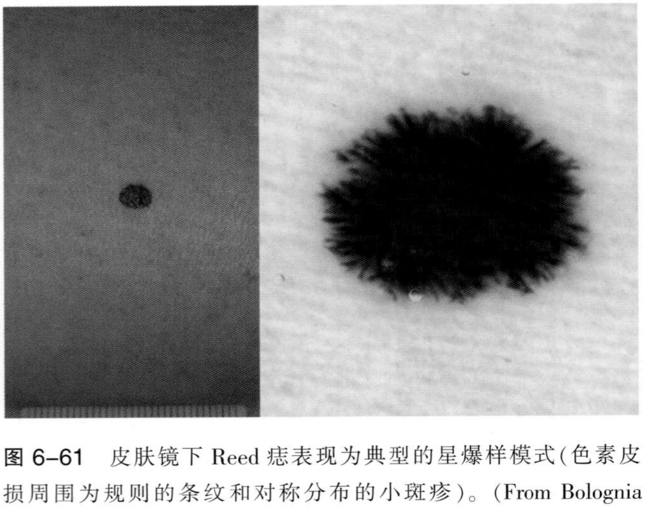

图 6-61 皮肤镜下 Reed 痣表现为典型的星爆样模式（色素皮损周围为规则的条纹和对称分布的小斑疹）。(From Bolognia JL, Jorizza JL, Rapini RP. Dermatology, 3rd edn. Elsevier, 2012.)

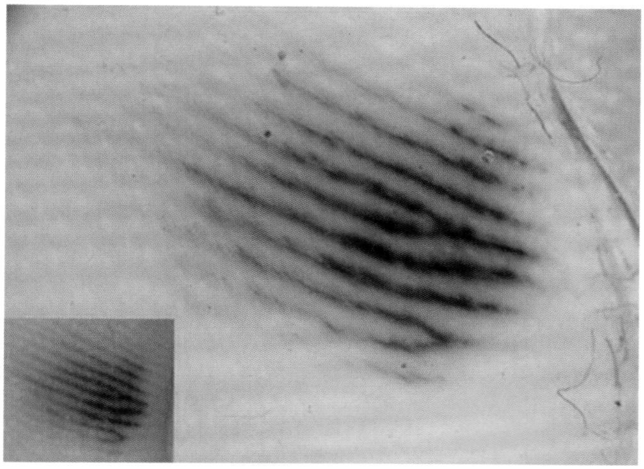

图 6–62　肢端痣：皮沟平行模式。

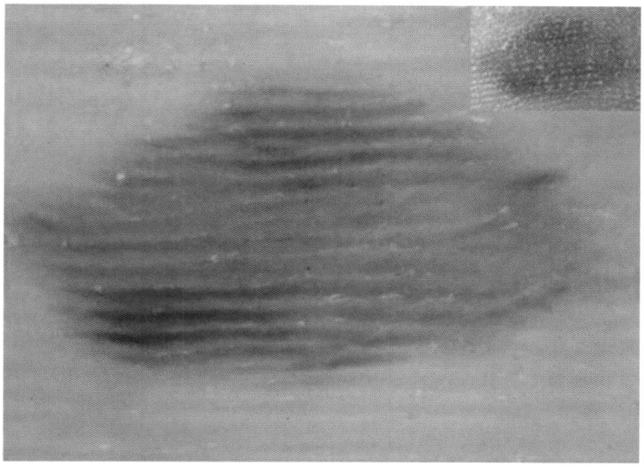

图 6–63　肢端黑色素瘤：皮脊平行模式。

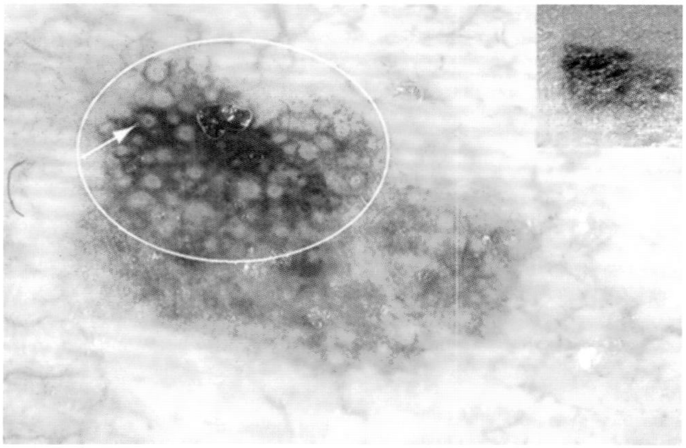

图 6–64　黑色素瘤：环状–颗粒状结构组成菱形结构（箭头），菱形结构融合形成灰色假网状（圆圈）。

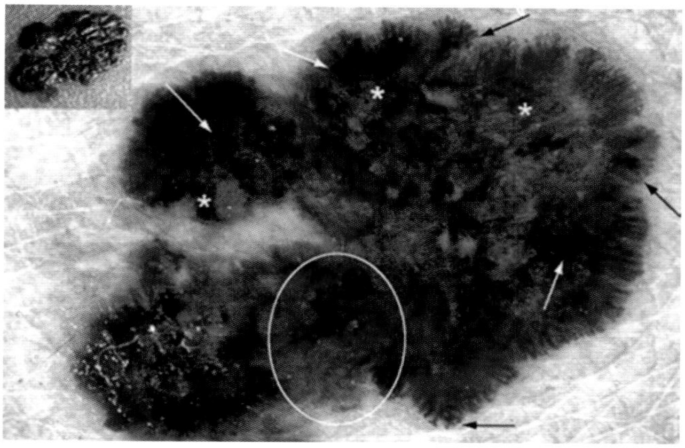

图 6–65　黑色素瘤：不典型色素网（圆形），不规则点和小球（*），不规则条纹（黑色箭头），不规则斑点（白色箭头），中央蓝白幕。

（薛璐　王敬　刘源　译）

延伸阅读

Bolognia JL, Jorizzo JL, Schaffer JV. Dermatology. 3rd ed. Elsevier Saunders; 2012.

Calonje E, Brenn T, Lazar A, McKee PH. McKee's Pathology of the Skin. 4th ed. Elsevier Saunders; 2011.

Elston DM, Ferringer T. Dermatopathology. 2nd ed. Elsevier Saunders; 2014.

Gerami P, Scolyer RA, Xu X, et al. Risk assessment for atypical spitzoid melanocytic neoplasms using FISH to identify chromosomal copy number aberrations. Am J Surg Pathol 2013;37(5):676–84.

Hocker TL, Alikhan A, Comfere NI, Peters MS. Favorable long-term outcomes in patients with histologically dysplastic nevi that approach a specimen border. J Am Acad Dermatol 2013;68(4):545–51.

James WD, Berger TC, Elston DM. Andrews' Diseases of the Skin. 11th ed. Elsevier Saunders; 2011.

Kim CC, Swetter SM, Curiel-Lewandrowski C, et al. Addressing the knowledge gap in clinical recommendations for management and complete excision of clinically atypical nevi/dysplastic nevi: pigmented lesion subcommittee consensus statement. JAMA Dermatol 2015;151(2):212–18.

Miller K, Goodlad JR, Brenn T. Pleomorphic dermal sarcoma: adverse histologic features predict aggressive behavior and allow distinction from atypical fibroxanthoma. Am J Surg Pathol 2012;36(9):1317–26.

Rapini RP. Practical Dermatopathology. 2nd ed. Elsevier Saunders; 2012.

Rigel DS, Robinson JK, Ross M, et al. Cancer of the Skin. 2nd ed. Elsevier Saunders; 2011.

Robson A, Greene J, Ansari N, et al. Eccrine porocarcinoma (malignant eccrine poroma): a clinicopathologic study of 69 cases. Am J Surg Pathol 2001;25(6):710–20.

Soyer HP, Argenziano G, Hofmann-Wellenhof R, Zalaudek I. Dermoscopy: The Essentials. 2nd ed. Elsevier Saunders; 2011.

Tolkachjov SN, Hocker TL, Hochwalt PC, et al. Mohs micrographic surgery for the treatment of hidradenocarcinoma: the mayo clinic experience from 1993 to 2013. Dermatol Surg 2015;41(2):226–31.

Winchester DS, Hocker TL, Brewer JD, et al. Leiomyosarcoma of the skin: clinical, histopathologic, and prognostic factors that influence outcomes. J Am Acad Dermatol 2014;71(5):919–25.

第 7 章

皮肤病理学

Rahul Chauan, John R. Griffin

第 1 节　皮肤病理学的基本概念

表 7-1　正常皮肤的特征

部位	组织学线索	注解
肛门及生殖器皮肤	表皮呈波浪状(乳头瘤样增生)、真皮内含有大量的平滑肌和血管	–
乳晕	平滑肌(大量)、可见乳腺导管(变异的顶泌汗腺)	出现平滑肌可与腋窝鉴别
腋窝	顶泌汗腺(大量)	–
背部	真皮层厚(比其他部位更深);胶原纤维束粗大	常需要与硬皮病相鉴别,硬皮病在广泛分布的胶原间可见明显的黏蛋白沉积
耳	表皮薄,有软骨和大量的毫毛(毫毛细小,毛球位于真皮内)	副耳屏:具有相同组织学特点的圆顶丘疹
眼睑	真皮内只包含排列疏松的胶原纤维,缺乏皮下脂肪,骨骼肌位置表浅	眼睑皮肤+真皮中泡沫状组织细胞=睑黄瘤
唇(干红唇)	表皮角化(有角质层);可见颗粒层和骨骼肌(主要线索)	–
唇(湿黏膜)	苍白的角质形成细胞(富含糖原)、无角化(缺乏角质层),小唾液腺(基底样细胞)、缺乏颗粒层和毛囊(无毛)	外阴黏膜相似(但是无唾液腺或骨骼肌) 角化不全鳞屑可见于口腔扁平苔藓(病征为黏膜异常)
鼻	丰富的皮脂腺	–
掌跖	角质层显著增厚、致密的过度正角化、在真皮乳头可见触觉小体、缺乏毛囊(无毛的)	–
头皮	有大量的终末期毛发;毛球位置深,位于皮下(SQ)脂肪	–

表 7-2 常见的皮肤病理小体/细胞

小体	特点描述	有关疾病/注解
Antoni A	神经鞘瘤的细胞区域;有丰富的 Verocay 小体	神经鞘瘤
Antoni B	神经鞘瘤区域的少细胞区,有疏松的黏液样基质和少量细胞	神经鞘瘤
星状小体	星形,有嗜酸性胞质内包涵体	肉瘤和其他肉芽肿性疾病
气球状细胞	细胞胞质空泡化变性而呈透明样,有小的、深染的核含假核包涵体	气球状细胞痣、气球状细胞黑色素瘤(在交界部位具有黑色素瘤的典型特征)
香蕉小体	真皮内有新月形金黄褐色(棕色)纤维	内源性褐黄病(尿黑酸尿)>外源性褐黄病(来源于对苯二酚) 内源性褐黄病是尿黑酸沉积在胶原和软骨上引起的
豆袋细胞	组织细胞吞噬白细胞、红细胞和核碎片(细胞吞噬作用)	组织细胞吞噬性脂膜炎、皮下脂膜炎样T细胞淋巴瘤(SPTCL)、深部狼疮、噬血细胞性淋巴组织细胞增生症(HLH)
Birbeck 颗粒	仅见于电子显微镜:典型者表现为网球拍样或棒状结构	病理性的朗格汉斯细胞和LCH细胞 Langerin (CD207)是Birbeck 颗粒的主要成分——Langerin 凝集素免疫染色是LCH细胞和朗格汉斯细胞最特异性的染色(>CD1a)
Caterpillar 小体	嗜酸性物质由基膜带组成 [PAS (+) 和胶原Ⅳ(+)],见于水疱顶端和表皮基底层	PCT、EPP Caterpillar 小体和 Kamino 小体(Spitz 痣)的组成成分相同
胆固醇裂隙	形成细长针样透明间隙(因胆固醇本身在石蜡包埋过程中被清除而形成)	在脂肪细胞中(放射模式):新生儿皮下脂肪坏死、新生儿硬肿症、类固醇性脂膜炎 真皮内:NXG(>NLD)、扁平黄瘤和发疹性黄瘤 小动脉内:胆固醇栓塞(纤维蛋白血栓包绕胆固醇)
雪茄样小体	椭圆形酵母菌[PAS(+)和 GMS(+)]	孢子丝菌病 可能见到孢子丝菌星状体=酵母菌伴有放射状粉红透明状物质(酵母菌表面的免疫复合物)
胶样小体	凋亡的角质形成细胞(嗜酸性)	典型见于扁平苔藓,但所有界面皮炎都可见到
三叶草叶状(花样)细胞	具有三叶草叶状或花状核的非典型T淋巴细胞;见于外周血	HTLV 诱导的成人T细胞淋巴瘤(特征性病理改变)
逗点状小体	组织细胞中可见逗点状电子致密膜(电子显微镜)	典型见于良性头部组织细胞增生症(但也见于 JXG)
圆形小体/谷粒	两种特殊类型的角质形成细胞角化不良: 圆体:单个或簇集的圆形角质形成细胞;核周有空晕;有明亮的嗜酸性细胞质和固缩核;见于棘层 > 角质层 谷粒:较小、扁平的角质形成细胞类似角化不全,见于颗粒层/角质层	毛囊角化病、疣状角化不良瘤、Grover 病,家族性良性天疱疮(较不明显)、棘层松解性角化不良性棘皮瘤(躯干是最常见部位)、丘疹性棘层松解性角化不良(外阴多发皮疹,常误诊为尖锐湿疣)和 PRP(局灶性)
Cowdry A 小体	核内包涵体(嗜酸性小体)周围有空晕	单纯疱疹病毒、水痘带状疱疹病毒、巨细胞病毒("猫头鹰眼状"的内皮细胞)
Cowdry B 小体	核内包涵体	脊髓灰质炎病毒>腺病毒
Donovan 小体	巨噬细胞胞浆内"安全别针"状的细菌	腹股沟肉芽肿
Dutcher 小体	浆细胞假核内粉红色免疫球蛋白团块	典型见于恶性B细胞疾病:B细胞淋巴瘤、多发性骨髓瘤和 Waldenstrom 巨球蛋白血症 注:Dutcher=死亡的,Dead (和恶性过程有关),对应于 Russell 小体(和良性疾病有关)
火焰图	嗜酸性粒细胞的主要碱性蛋白沉积在胶原上	Wells 综合征,皮肤过敏反应(大型节肢动物叮咬、药物)和大疱类天疱疮(很少) 中性粒细胞参与(特别是 PNGD、RA)有蓝紫色"火焰图"样结构,是由中性粒细胞碎片沉积在胶原上引起的

(待续)

表 7-2(续)

小体	特点描述	有关疾病/注解
小花细胞	具有外周重叠核(类似花)和“污垢”/染色质不清晰的多核巨细胞	多形性脂肪瘤
Gamma-Favre 小体	内皮细胞胞质内嗜碱性包涵体	性病性淋巴肉芽肿
戈谢细胞	携带葡萄糖脑苷脂的组织细胞(发皱组织、纸状组织细胞)	戈谢病
鬼影/影子细胞(毛母质瘤)	具有鬼影样轮廓,无核、嗜酸性角化细胞,外围常有过渡形细胞和基底细胞。鬼影样轮廓是原有细胞核消退后形成的	毛母质瘤
鬼影细胞 (胰腺性脂膜炎)	蓝紫色钙沉积示坏死的脂肪细胞轮廓	胰腺性脂膜炎
Globi	双染性,内集聚有分枝杆菌	瘤型麻风 其他麻风病常用术语:Virchow 细胞 (寄生有麻风杆菌的苍白、泡沫状组织细胞)
血管球	特异的动静脉分流,其绕过毛细血管,主要见于手指和足趾,作用是调节温度	血管球瘤:血管球细胞结节状增生,质硬,好发于手指和足趾 球状血管瘤:扩张性血管畸形,血管球细胞比血管球瘤少,解剖学上广泛分布
瓜尔涅里小体	嗜酸性细胞质包涵体	天花
Hallmark(马蹄形)细胞	显著异型;具有马蹄形核的大型 T 淋巴细胞	间变大细胞淋巴瘤(ALCL)和淋巴瘤样丘疹病(C 型)
Henderson -Paterson 小体	粉红色的胞质内包涵体	传染性软疣
Kamino 小体	真皮乳头上部和表皮内的无定形嗜酸性/透明基底膜带物质[PAS(+)和胶原蛋白Ⅳ(+)]沉积	Spitz 痣 在黑色素瘤中很少或从未见过大量 Kamino 小体聚集
挖空细胞	带有病毒性细胞病变的角质形成细胞 (核周空晕、核染色质皱缩浓集和核轮廓不规则)	HPV 与子宫颈涂片检查不同,在 HPV 感染的皮肤中并不总能看到真正的挖空细胞, 可能只是看到空泡化的角质形成细胞和粗糙的角质透明颗粒
朗格汉斯巨细胞	巨大组织细胞,细胞核排列在周边(马蹄形)	典型见于结核病, 亦常见于结节病和其他肉芽肿性疾病 不要与朗格汉斯细胞混淆
Mariner 轮	中央圆形酵母(60μm)伴有多个辐射状出芽	副球孢子菌病(南美芽生菌病、副球菌性炎症)
Max-Joseph(Caspary Joseph)裂隙	表皮真皮连接处的局灶性裂隙,由界面皮炎对基底层的严重损伤引起	扁平苔藓 大的 Max-Joseph 裂隙见于大疱性扁平苔藓
Medlar 体	厚壁簇状棕色圆形酵母(铜便士)	着色真菌病 鉴别诊断:暗色丝孢霉病可见色素性菌丝
Michaelis-Gutmann 小体	圆形、钙化、层状细菌残骸	软斑病
Miescher 放射状肉芽肿	中央裂隙、周围放射状排列的组织细胞组成的小肉芽肿,位于脂肪间隔	结节性红斑 不要与 “Miescher 肉芽肿”(又名 O’Brien 光化性肉芽肿或环状弹性组织溶解性巨细胞肉芽肿)混淆
Mikulicz 细胞	泡沫组织细胞,含有革兰阴性杆菌(鼻硬结克雷伯菌)	鼻硬结病 其他鼻硬结病术语:Russell 小体
Mulberry 细胞	大的粉红色/红色脂肪细胞,中央有细胞核(对正常脂肪细胞的细胞核在外周)和多泡、颗粒状的嗜酸性细胞质	冬眠瘤 棕色脂肪瘤,最常见于成人颈部和背上部

(待续)

表 7-2(续)

小体	特点描述	有关疾病/注解
桑葚胚	具有许多内部隔膜的微生物(2~11μm),外形与胚胎发育的桑椹胚期相似或如同"足球"外形;PAS(+)和 GMS(+)	皮肤原藻病
Negri 小体	神经元包涵体	狂犬病
Odland(板层)小体	用电子显微镜观察到的具有层状结构的椭圆形颗粒;含有磷脂、糖蛋白和酸性磷酸酯酶,见于棘层上部和颗粒层中;主要在屏障功能和角质形成细胞黏结中起作用	丑胎(缺失)、Flegel 病(减少或缺失)
乳头间质小体	致密束状的成纤维细胞,紧邻于毛球的基底样上皮细胞;具有正常毛球(真皮毛乳头基质)的外观	毛发上皮瘤、结缔组织增生性毛发上皮瘤和毛母细胞瘤 基底细胞癌无此结构
砂粒小体	同心圆状、层状钙化球	脑膜瘤、间皮瘤、乳头状甲状腺癌和卵巢癌
粟粒状脓疱卵形小体	由溶酶体/高尔基体组成的圆形嗜酸性细胞质内包涵体[PAS(+)和耐淀粉酶]	颗粒细胞瘤
Reed-Stermberg 细胞	来自生发中心 B 细胞的大的非典型淋巴样细胞;特征性双叶核和每个核内显著的中央核仁,为"猫头鹰眼"外观;CD30(+)、CD15(+)和 PAX-5(+)(B 细胞来源)	霍奇金淋巴瘤
类 Reed-Stermberg 细胞	HE 染色像 Reed-Stermberg 细胞,但是来源于 T 细胞;CD3(+)、CD4(+)、CD30(+)和 CD15(-)	淋巴瘤样丘疹病、间变性大细胞淋巴瘤(ALCL)
Rocha-lima 小体	内皮细胞的胞质内包涵体	奥罗里亚热、秘鲁疣
Russell 小体	细胞质内充满浆细胞且免疫球蛋白聚集(嗜酸性)	鼻硬结病、腹股沟肉芽肿 Russell 小体通常预示良性诊断(活跃、饱满的浆细胞),而 Dutcher 小体与恶性病有关
Schaumann 小体	板层状钙化物聚集	结节病
Sezary 细胞	具有脑状核的非典型淋巴细胞	Sezary 综合征,蕈样肉芽肿(MF)
印戒细胞	具有偏心核和胞质内含有大量黏蛋白的细胞(将细胞核推向外周)	提示腺癌(通常会产生黏蛋白,如果黏蛋白在皮肤上可见,通常是转移性的)
晒伤细胞	角化不良的角质形成细胞散布于表皮中上层(多于基底层)	晒伤和光毒性药疹
Touton 巨细胞	大的、多核的组织细胞,具有花环状排列的细胞核,外周有脂样细胞质	幼年性黄色肉芽肿(JXG)(和其他黄瘤)、皮肤纤维瘤(通常有含铁血黄素) 注意:Touton 巨细胞在皮肤纤维瘤常见,但在隆突性皮肤纤维肉瘤(DFSP)无此细胞!
Verocay 小体	无定形粉红色物质(施万细胞细胞质形成)包围着双行细长栅栏核;见于神经鞘瘤的多细胞(Antoni A)区	神经鞘瘤
Virchow 细胞	抗酸杆菌寄生的泡沫状组织细胞	瘤型麻风
Von Hansemann 细胞	具有颗粒状嗜酸性细胞质的大组织细胞;这些细胞的细胞质含有 Michaelis-Gutmann 小体	软斑病
Weibel-Palade 小体	用电镜才能观察到的内皮细胞的胞质细胞器;含有 vWF 和 P-选择素	von Willebrand 病是由 vWF 质量不良或数量缺乏引起的

表 7-3 常见的特殊染色

染色	目标	颜色	注解
胶原蛋白/弹性纤维			
Verhoeff-van Gieson (VVG)	弹性纤维	黑色	最常用的胶原蛋白/弹性纤维染色
	胶原	红色	用于区分各种穿通性疾病
	其余结缔组织	黄色	
平滑肌			
Masson 三色染色法	胶原纤维	蓝色或绿色	在婴儿指(趾)纤维瘤病中染色包涵体(红色)
	平滑肌	红色	
Movat 五色染色法	弹性纤维	黑色	在婴儿指(趾)纤维瘤病中染色包涵体(红色)
	胶原	黄色	
	平滑肌、纤维蛋白	红色	
PTAH	胶原	红色	在婴儿指(趾)纤维瘤病中染色包涵体(蓝色)
	平滑肌、纤维蛋白	蓝色	
脂质染色(所有染色必须使用冰冻组织！不经常使用)			
油红 O	脂类	红色	–
苏丹黑 B	脂类	黑色	–
Scarlet 红	脂类	棕红色	–
铁/含铁血黄素			
Perls/普鲁士蓝 (Peris)	含铁血黄素/铁	蓝色	最常用的是与 Fontana-masson 联合染色，区别黑色素(Fontana-Masson 染成黑色)和含铁血黄素色素 在完整的红细胞中不会对铁进行染色，对足跟瘀点染色不好
钙			
Von Kossa	钙(盐)	棕黑色	最常用的钙染色，但实际染色阴离子而不是钙离子，所以对钙染色的特异性比茜素红弱
茜素红	钙	橘红色	对钙的染色比 Von Kossa 染色更有特异性
黏蛋白			
阿新蓝 pH=0.5	硫酸化 MPS(肝素、软骨素和硫酸皮肤素)(MPS=分子模式)	蓝色	在正常的皮肤，大多数黏蛋白是硫酸化的 MPS 透明质酸(非硫酸化 MPS)在 pH=0.5 时不会被阿新蓝染色
阿新蓝 pH=2.5	非硫酸化 MPS (透明质酸)	蓝色	在有黏蛋白沉积的疾病中 (红斑狼疮、GA 和毛囊黏蛋白病)，大多数黏蛋白是透明质酸 记住：透明质酸仅在 pH 值高时(pH=2.5)被阿新兰染色 硫酸化 MPS 可在 pH=2.5 和 pH=0.5 时被阿新兰染色
胶体铁	酸性 MPS (硫酸化和非硫酸化)	蓝色	可加入透明质酸酶以区分透明质酸和其他黏蛋白类型
黏蛋白卡红	上皮黏蛋白	粉红色	主要用于唾液黏蛋白、腺癌、佩吉特病和隐球菌(孢子)。对于皮肤黏蛋白染色不佳
PAS	中性 MPS (基底膜)、真菌和糖原	粉色	主要用于显示基底膜带(BMZ)。酸性 MPS 不着色(透明质酸和其他黏蛋白)
甲苯胺蓝	酸性 MPS	紫红色(异染性染色：将组织染成不同于蓝色的其他颜色)	很少用于黏蛋白染色剂，更多用于肥大细胞染色

(待续)

表 7-3(续)

染色	目标	颜色	注解
淀粉样蛋白			
刚果红	淀粉样蛋白	粉红色，偏振光下苹果绿双折光	最常用于淀粉样蛋白染色 在实际中，对于斑片/苔藓样淀粉样变不那么可靠
硫黄素 T	淀粉样蛋白(荧光显微镜)	黄绿色	需要荧光显微镜
甲酚紫	淀粉样蛋白	红色	值得注意的是，棉布染料(例如，宝塔红或大龙染色剂)也可以染色淀粉样蛋白
黑色素			
Fontana-masson(银染色)	黑色素	黑色	最常与普鲁士蓝染色相结合以区分含铁血黄素和黑色素 白癜风表皮完全不着色
硝酸银	黑色素	黑色	–
肥大细胞染色(除 Leder 染色和 c-KIT 外，其他染色在肥大细胞脱颗粒中都不可靠，用不含肾上腺素的利多卡因以避免肥大细胞脱颗粒)			
Leder(氯乙酸酯酶)	肥大细胞细胞质和颗粒	红色	与其他肥大细胞染色不同，其不依赖于肥大细胞颗粒的存在，即使在脱颗粒皮肤中也能着色 只有 Leder 和 c-KIT(CD117)在脱颗粒皮肤中染色是可靠的
胰蛋白酶(免疫染色，为了方便也在此处讨论)	肥大细胞颗粒	棕色或红色(颜色取决于所用过氧化物酶的类型)	依赖于肥大细胞颗粒的存在
Giemsa	肥大细胞颗粒	紫蓝色(异染)	依赖于肥大细胞颗粒的存在
甲苯胺蓝	肥大细胞颗粒	紫色(异染)	依赖于肥大细胞颗粒的存在
微生物染色			
PAS	真菌、中性 MPS(基底膜)和糖原	粉色	在透明细胞棘皮瘤和毛鞘瘤中阳性，由于糖原增加，如果添加淀粉酶(PAS-D)则变为阴性 酸性 MPS 不着色(透明质酸和其他黏蛋白)
PAS-D	真菌、中性 MPS(基底膜)	粉色	有助于证明基底膜带增厚(红斑狼疮、糖尿病)和卟啉症增厚的血管壁
GMS(银染色)	真菌	黑色(染色真菌壁)	绿色背景(复染)
革兰	革兰阳性细菌	蓝色	在皮肤活检中不能很好地观察到革兰阴性细菌
	革兰阴性细菌	红色	
Fite	麻风杆菌、诺卡菌和非结核分枝杆菌	红色	用于染一部分耐酸的微生物(麻风杆菌、诺卡菌)和非结核分枝杆菌，因为它们会在 Ziehl-Neelsen 染色中过度脱色 花生油和其他温和的脱色会比 Ziehi-Neelsen 保留更好的染色效果
Ziehl-Neelsen	抗酸细菌	红色	最常用的耐酸杆菌(AFB)染色 对麻风杆菌和非典型 AFB 不太有效(用 Fite 代替)
Auramine-rhodamine	抗酸细菌	黄色荧光	需要荧光显微镜
Warthin-Starry(银染色)	螺旋体(梅毒、疏螺旋体)	黑色	也用于染色杆菌性血管瘤病、腹股沟肉芽肿(Donovan 小体)和鼻硬结病中的致病菌 缺点：非特异性("混乱的")染色模式，已很大程度上被螺旋体免疫染色取代
Steiner(银染色)	螺旋体(梅毒、疏螺旋体)	黑色	与 Warthin-Starry 的染色模式相同

(待续)

表 7-3(续)

染色	目标	颜色	注解
其他染色			
Bodian	神经轴突(细丝)	黑色	在神经纤维瘤、创伤性神经瘤和 PEN 中阳性;在神经鞘瘤中阴性(缺乏轴突)
甲基绿丙酮	RNA	粉色	需要冰冻组织
	DNA	蓝绿色	
Feulgen	DNA	紫红色	–

表 7-4 细胞的特异性染色

细胞类型	免疫染色
B 淋巴细胞	CD20(最常用的 B 细胞标志物:浆细胞不表达;利妥昔单抗靶点)、PAX-5(敏感性和特异性比 CD20 更好)、CD79a(B 细胞和浆细胞)、CD19(用于监测利妥昔单抗治疗的反应,治疗后 CD20 阴性 B 细胞可能会增加)、CD45(LCA;在所有造血细胞上表达,除了血小板和红细胞)和 IgG 轻链(κ 和 λ)
皮肤树突状细胞	两种不同的细胞群: Ⅰ型:XⅢa+因子;存在于真皮乳头;参与细胞的吞噬作用、抗原呈递和伤口愈合;在皮肤纤维瘤中含量丰富 Ⅱ型:CD34+;见于真皮网状层;在硬皮病/硬斑病中无 CD34+细胞表达,NSF 中表达增多 硬化性黏液性水肿 值得注意的真皮 CD34+肿瘤:DFSP、梭形细胞脂肪瘤/多形性脂肪瘤、卡波西肉瘤(内皮细胞)、神经纤维瘤(弥漫性 NF 可被误诊为 DFSP!)、纤维毛囊瘤/毛盘瘤、毛鞘瘤/DTL(上皮细胞),孤立性纤维瘤、皮肤白血病(敏感性不如 CD43、c-KIT,CD68、溶菌酶、MPO)、卡波西样血管内皮瘤(内皮细胞)、上皮样血管内皮瘤(内皮细胞)、硬化性纤维瘤、多形性纤维瘤、浅表性血管黏液瘤、浅表性肢端纤维黏液瘤(和细胞型肢端纤维瘤)、外阴/生殖器部位的细胞型血管纤维瘤和缺血性筋膜炎
内皮细胞	CD31(以前的内皮细胞金标准,最近被 ERG 和 FLI-1 取代)、CD34(特异性比 CD31 差)、ERG(新型染色,敏感性和特异性都很好)、FLI-1(核染色;比 CD31 和 CD34 好,但不如 ERG)、荆豆凝集素 1、Ⅷ因子抗原和波形蛋白
成纤维细胞	波形蛋白、前胶原Ⅰ(在 DFSP、AFX、NSF 和硬化性黏液性水肿中也表达)
组织细胞/巨噬细胞	CD68、CD163(特异性比 CD68 好)、溶菌酶、α-1 抗胰蛋白酶、HAM-56+(特别是 JXG 和相关的黄色肉芽肿)、CD11b、CD14b、XⅢa 因子、MAC-387(真正的巨噬细胞)和波形蛋白
角质形成细胞	细胞角蛋白和 p63
朗格汉斯细胞	S100、CDla、Langerin(CD207,染色 Birbeck 颗粒,特异性高)、花生凝集素和波形蛋白
淋巴管	D2-40[肾小球足突细胞膜黏蛋白(podoplanin)]、LYVE-1(血管内皮中阴性)和波形蛋白
肥大细胞	c-KIT(CD117)和胰蛋白酶
黑色素细胞	S100、HMB-45(gp100,敏感性较 S100 低,但特异性较 S100 高,在结缔组织增生性黑色素瘤中为阴性)、MART-1/Melan-A(敏感性较 S100 低,但特异性比 S100 高;在结缔组织增生性黑色素瘤中阴性)、MITF(细胞核染色;仅 30%结缔组织增生性黑色素瘤阳性)、p16(斯皮茨痣中阳性;斯皮茨痣样黑色素瘤和 AST 常常丢失或减少)、p75/NGFR(在标记结缔组织增生性黑色素瘤中有用,特别是当 S100 阴性时)、Sox10(细胞核染色;有助于区分结缔组织增生性黑色素瘤和瘢痕组织),酪氨酸酶和波形蛋白
梅克尔细胞	CK20(核周点彩模式)、神经纤维(非常有用但被低估的染色;特别有助于 CK20 阴性梅克尔细胞癌的诊断)和 NSE
肌成纤维细胞	SMA("电车轨道"模式);肌成纤维细胞不表达结蛋白(而平滑肌细胞表达)
自然杀伤细胞	CD56(最常用),CD57,颗粒酶 A/B 和 TIA-1(后 2 种染色在细胞毒性 T 细胞中也阳性)
神经	轴突:神经纤维和 NSE 施万细胞:S100、GFAP 和 MBP
中性粒细胞	MPO(髓过氧化物酶;在组织细胞样 Sweet 染色中很有用)

(待续)

表 7-4(续)

细胞类型	免疫染色
浆细胞	CD138,CD79a 和 CD45
浆细胞样树突状细胞	CD123 浆细胞样树突状细胞在狼疮(但在皮肌炎无升高)和 GA(远大于 NLD、类风湿结节)中升高
皮脂腺	EMA、亲脂蛋白(adipophilin)、雄激素受体和细胞角蛋白
平滑肌	SMA(弥漫模式)、结蛋白
汗腺	CEA、EMA、GCDFP-15(大汗腺>小汗腺)和细胞角蛋白
T 淋巴细胞	CD2、CD3(最具特异性的细胞标志物)、CD4、CD5、CD7、CD8、CD45(LCA)、CD45Ra(幼稚 T 细胞)、CD45Ro(记忆 T 细胞;蕈样肉芽肿中阳性)和 FOX-P3(调节 T 细胞)

表 7-5 最常用的上皮组织免疫组织化学染色

免疫组织化学染色	描述/染色模式	注解
AE1/AE3	低(AE1)和高(AE3)分子量角蛋白抗体混合物,所有上皮肿瘤中阳性	有助于确认鳞状细胞癌(SCC)和附属器癌的诊断 肉瘤样 SCC 常阴性,需要增加细胞角蛋白染色(MNF116,CK903 或 CK5/6)、p63 或 p40 来诊断高分化肉瘤样 SCC
MNF116	较新的泛角蛋白免疫染色,敏感性高于 AE1/AE3;所有上皮组织均阳性	有助于鉴别高分化/肉瘤样 SCC(阳性)与非典型纤维黄瘤(AFX,阴性)
CK5/6	高分子量角蛋白免疫染色;表皮下部阳性	原发性皮肤 SCC 和附属器癌阳性,但转移性皮损阴性,鉴别原发性皮肤附属器癌(阳性)与内脏器官来源的转移性腺癌(阴性) 有助于鉴别高分化/肉瘤样 SCC(阳性)与 AFX(阴性)
CAM5.2	抗 CK8/18 的低分子量角蛋白免疫染色:标记腺体上皮;鳞状上皮阴性(包括表皮)	在佩吉特病和乳房外佩吉特病(EMPD)以及外分泌汗腺/肿瘤呈阳性
CK7	染色腺体上皮	在佩吉特病和 EMPD 中阳性 还与 CK20 联合使用以确定转移性腺癌的来源 CK7 阳性:膈肌以上(乳腺、肺)的恶性肿瘤 CK20 阳性:膈肌以下(胃、结肠)的恶性肿瘤
EMA(上皮膜抗原)	染色正常皮肤附属器	阳性结果见于佩吉特病和 EMPD、附属器肿瘤 (包括皮脂腺癌)、大多数鳞状细胞癌和上皮样肉瘤(INI-1 缺失和 EMA 阳性是两种典型的染色)
CEA	染色正常汗腺 (小汗腺和大汗腺),在汗腺肿瘤中阳性	佩吉特病和 EMPD 阳性
Ber-EP4	染色非角化上皮细胞	鉴别 BCC(阳性)、SCC(通常阴性)和皮脂腺癌(通常阴性)
p63	p53 的同源物,在正常表皮和附属器上皮细胞中呈阳性	>90%的附属器肿瘤(良性和恶性)染色阳性 鉴别原发性皮肤附属器癌(阳性)和皮肤的转移性腺癌(阴性) 高分化/肉瘤样 SCC 也为阳性(不同于 AFX)

表 7–6 外源性异物引起的人工现象和影响	
引起原因	组织学特征
冷冻疗法/冷冻人工现象	角质形成细胞空泡化，表皮下水疱，表皮均质化
电灼人工现象	垂直方向的平行排列的角质形成细胞(图 7–1)
吸收性明胶海绵	紫色，有棱角的外源性异物，周围有肉芽肿性炎症及异物周围的肉芽肿反应(图 7–2)
缝合线肉芽肿	围绕缝合材料的异物肉芽肿(偏振光可能显示双折光)
皮损内皮质类固醇	无定形、均质的白色物质带或不带围绕的纤维囊
填充物	特征取决于特定的填充物(详见图 7–3 至图 7–7 和相应的图片说明)

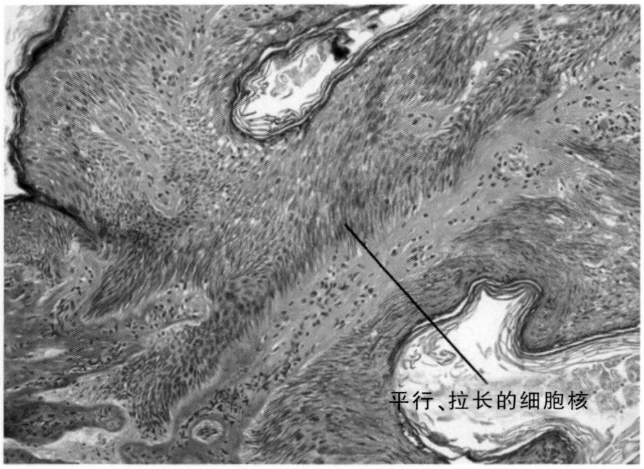

图 7–1 电灼术(图中显示平行细长的细胞核)。(From Elston D, et al. Dermatopathology, 2nd Ed. Elsevier. 2013.)

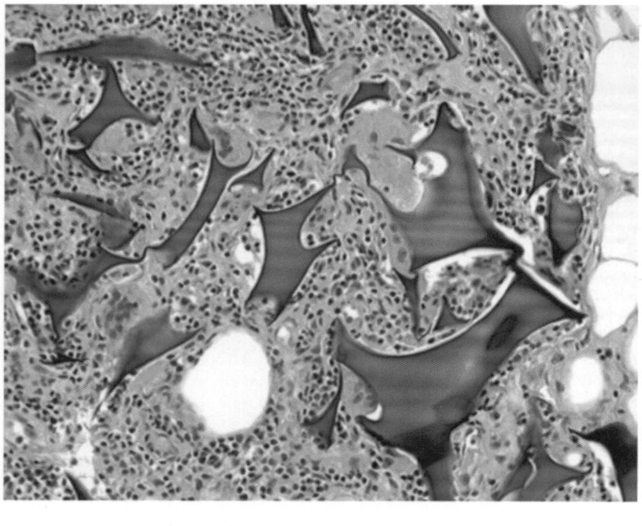

图 7–2 吸收性明胶海绵，紫色、有棱角的沉积物。(From Weedon D. Weedon's Skin Pathology, 3rd Ed. Elsevier. 2009.)

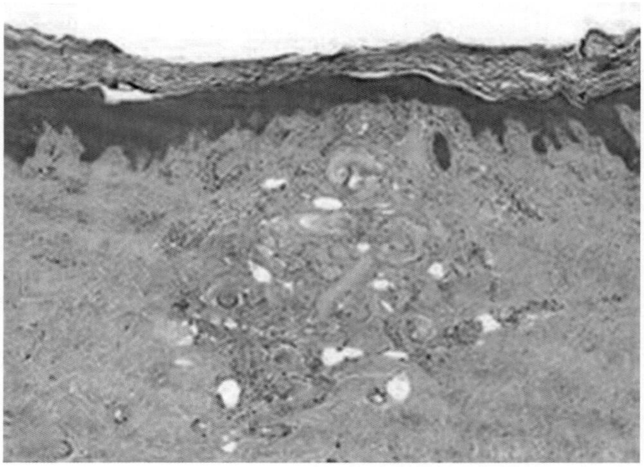

图 7–3 透明质酸肉芽肿反应的组织病理学特征。低倍镜所示在真皮的不同层次的嗜碱性材料。(From Requena et al. Adverse reactions to injectable soft tissue fillers. J Amer Acad Dermatol 2010;64:6:1178.)

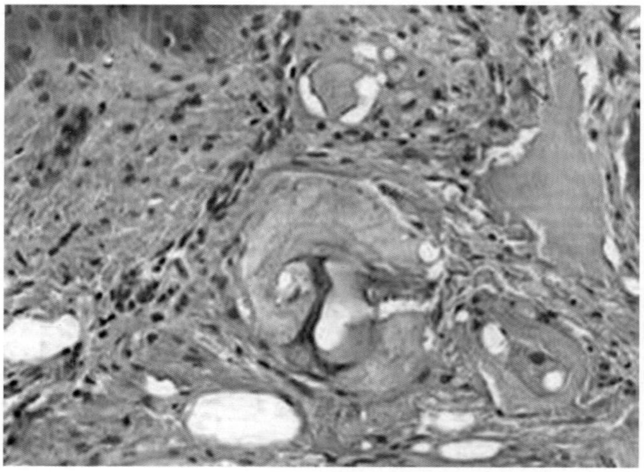

图 7–4 透明质酸肉芽肿反应的组织病理学特征。嗜碱性物质被组织细胞和多核巨细胞包绕。(From Requena et al. Adverse reactions to injectable soft tissue fillers. J Amer Acad Dermatol 2011;64:6:1178.)

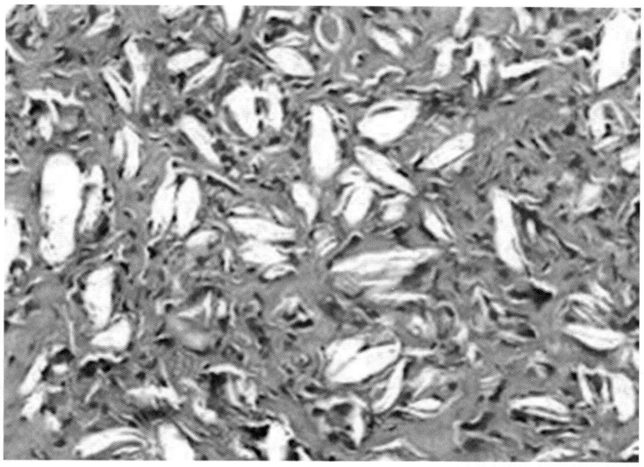

图 7-5 新型填充物(Dermik Laboratories, Berwyn, PA)的肉芽肿反应的组织病理学特征。大多数颗粒呈梭形或椭圆形。(From Requena et al. Adverse reactions to injectable soft tissue fillers. J Amer Acad Dermatol 2011;64:6:1178.)

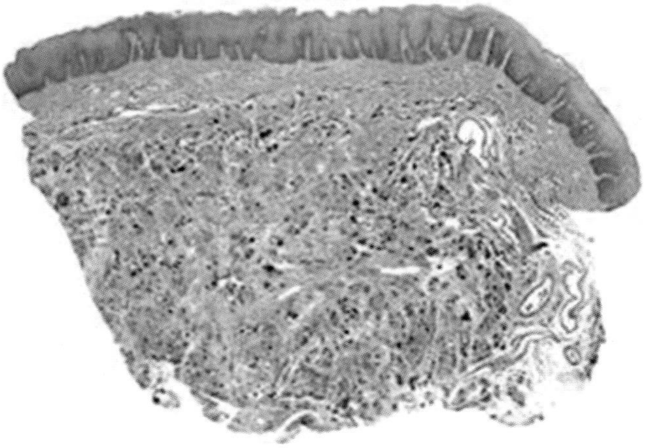

图 7-6 羟基磷灰石钙微球注射后继发肉芽肿的组织病理学特征。图中显示口腔黏膜真皮层的弥漫性受累。(From Requena et al. Adverse reactions to injectable soft tissue fillers. J Amer Acad Dermatol 2010;64:6:1178.)

表 7-7 梭形细胞肿瘤

	CK	波形蛋白	S100	SMA
鳞状细胞癌(SCC)	+	−	−	−
平滑肌肉瘤	−	+	−	+(结蛋白+)
AFX	−	+	−	−
黑色素瘤	−	+	+	−

From Elston D, et al. Dermatopathology, 2nd Ed. Elsevier. 2013

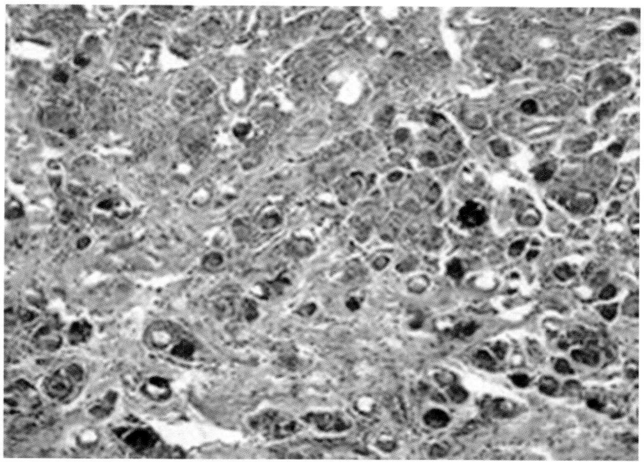

图 7-7 羟基磷灰石钙微球注射后继发肉芽肿的组织病理学特征。肉芽肿围绕着羟基磷灰石钙微球。(From Requena et al. Adverse reactions to injectable soft tissue fillers. J Amer Acad Dermatol 2011;64:6:1178.)

表 7-8 佩吉特病样扩散的肿瘤

	CK	CEA	S100	LCA
鲍恩病	+	−	−	−
佩吉特病/EMPD	+	+	−	−
蕈样肉芽肿(MF)	−	−	−	+
黑色素瘤	−	−	+	−
皮脂腺癌	+	+	−	−

From Elston D, et al. Dermatopathology, 2nd Ed. Elsevier. 2013.

表 7-9 上皮癌

	Ber-EP4	EMA	雄激素受体	亲脂蛋白
SCC	−	+	−	−
基底细胞癌(BCC)	+	−	−	−
皮脂腺癌	−	+	+	+

(一)免疫荧光和相关研究(表 7-10)

1.胶原蛋白Ⅳ免疫染色(BMZ 染色)

(1)通过与免疫标记的 BMZ 比较,在石蜡包埋的切片上确定表皮分离水平。

(2)是盐裂皮肤免疫荧光的替代方法。

(3)沿水疱底染色:BP。

(4)沿水疱顶染色:胶原蛋白Ⅶ引起的疾病(EBA 和大疱性 SLE)。

(5)注意，胶原蛋白Ⅳ免疫染色模式与盐裂皮肤DIF(和IIF)模式相反。

2. DIF

(1)在患者皮损/皮损周围皮肤活检的新鲜组织冰冻切片上进行。

(2)DIF模式

◇线状(图7–8)

• C3：妊娠类天疱疮。

• IgG和C3：大疱性类天疱疮、扁平苔藓类天疱疮、EBA、瘢痕性类天疱疮。

提示：抗p200，抗p105和大疱性SLE，需要进一步研究来鉴别。

• IgA：线状IgA大疱性皮肤病(LABD)。

◇颗粒状

• 沿基底膜带的IgG，IgM，IgA和(或)C3=狼疮带(图7–9)。

• IgA在真皮乳头：疱疹样皮炎(DH)(图7–10)。

◇细胞间

• IgG和C3(天疱疮模式)：寻常型、落叶型和副肿瘤天疱疮。

提示：须进一步研究和结合临床表现加以鉴别。

• IgA：IgA天疱疮。

◇基底膜带线状至颗粒状和细胞间：红斑型天疱疮(Senear–Usher)。

◇基底膜带线状和细胞间：副肿瘤天疱疮。

◇血管壁染色

• 点状，不增厚：白细胞碎裂性血管炎(LCV)包括IgA血管炎和过敏性紫癜(HSP)。

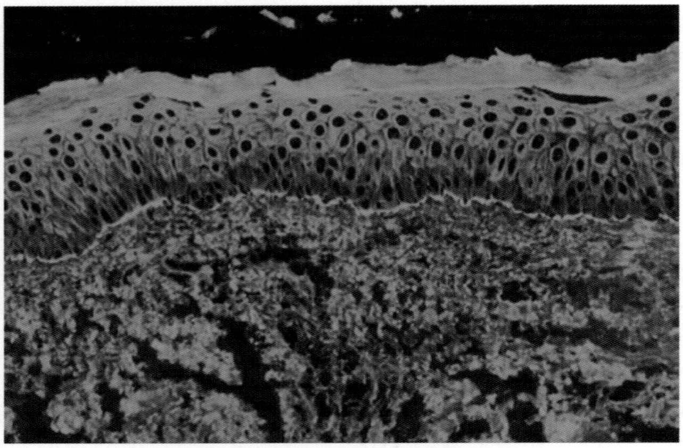

图7–8 大疱性类天疱疮。直接免疫荧光显示真皮表皮连接处IgG线状沉积。(From Brinster NK et al. Dermatopathology：A Volume in the High Yield Pathology Series. Elsevier. 2011.)

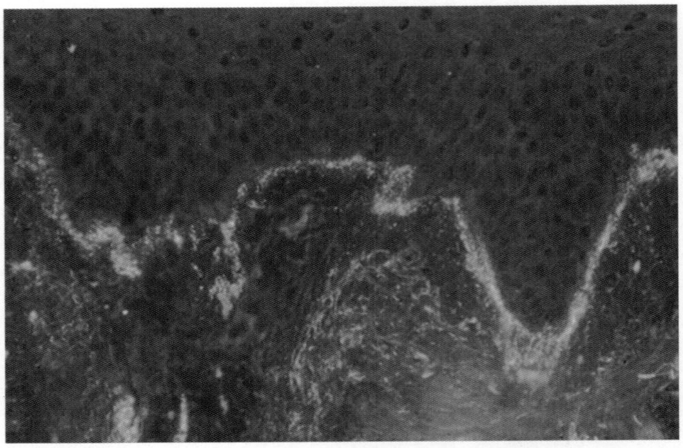

图7–9 直接免疫荧光。颗粒状IgM沿基底膜带沉积。(From Brinster NK et al. Dermatopathology：A Volume in the High Yield Pathology Series. Elsevier. 2011.)

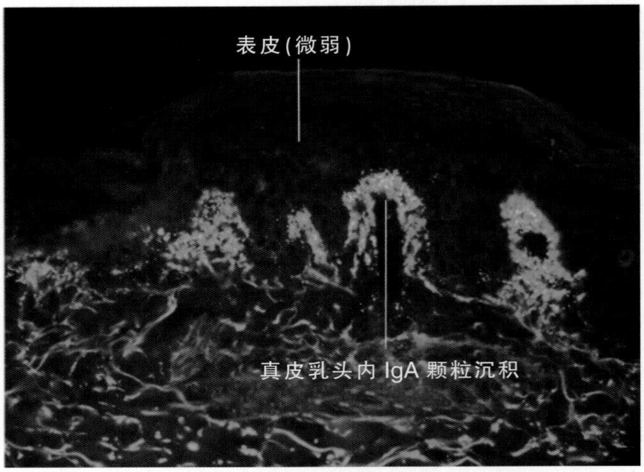

图7–10 疱疹样皮炎的直接免疫荧光显示真皮乳头内IgA颗粒状沉积。(From Elston D，et al. Dermatopathology，2nd Ed. Elsevier. 2013.)

增厚且光滑：累及皮肤的卟啉症和假卟啉症；在这些疾病中也可能看到基底膜带线状染色！

3.盐裂皮肤研究(DIF/IIF)：引起真皮表皮界(DEJ)皮肤分离，从而观察到免疫反应物沉积部位；可以鉴别各种表皮下水疱性疾病(表7–10，图7–12)。

DIF的n–锯齿形/u–锯齿形图案分析可取代盐裂皮肤分析(图7–11)。

4.间接免疫荧光(IIF)：血清学研究，获取患者血，然后用正常/对照皮肤标本检测抗皮肤抗原的抗体，染色模式与DIF相同，通常不如DIF敏感(表7–10)。

表 7-10　表皮下水疱性疾病的染色特征

参数	BP	EBA	BSLE	LAD	DH
DIF	线状 IgG、C3	线状 IgG>C3	线状 IgG、C3	线状 IgA	颗粒状 IgA
IIF	IgG 抗体 75%~80%	IgG 抗体 25%~50%	IgG 抗体 60%	IgA 抗体 30%	抗转谷氨酰酶抗体
盐裂皮肤 IMF	顶端	底端	底端	底端，或顶端或两者	N/A
Ⅳ型胶原	底端	顶端	顶端	底端或顶端	N/A
EM：分离部位	LL	Sub-LD	Sub-LD	LL、Sub-LD 或两者	真皮乳头
蛋白免疫印迹	BP180 KD BP230 KD	290KD Ⅶ胶原蛋白	290KD Ⅶ胶原蛋白	BP180KD BP230KD 200/280KD 285KD 250KD 290KD	抗原不确定

BP，大疱性类天疱；BSLE，大疱性系统性红斑狼疮；DH，疱疹样皮炎；DIF，直接免疫荧光；EBA，获得性大疱性表皮松解症；EM，电子显微镜；IIF，间接免疫荧光；IMF，免疫荧光；LAD，线性 IgA 皮病；LL，透明层；Sub-LD，致密层下。

From Calonje E，et al. Mckees Pathology of the Skin，4th Ed. Elsevier. 2011.

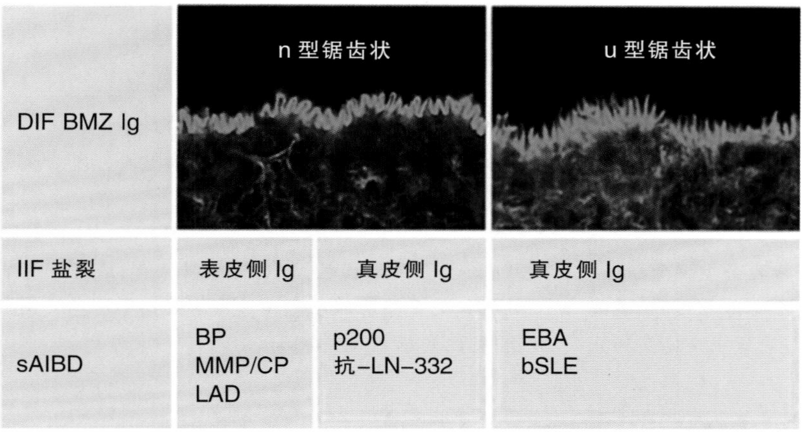

图 7-11　概述 n 型锯齿状/u 型锯齿状图案和不同类型的表皮下自身免疫性大疱性疾病。(sAIBD)(From Vodegel RM，Jonkman MF，Pas HH，De Jong MCJM. Brit J of Dermatol 2004；151：1：112-118.)

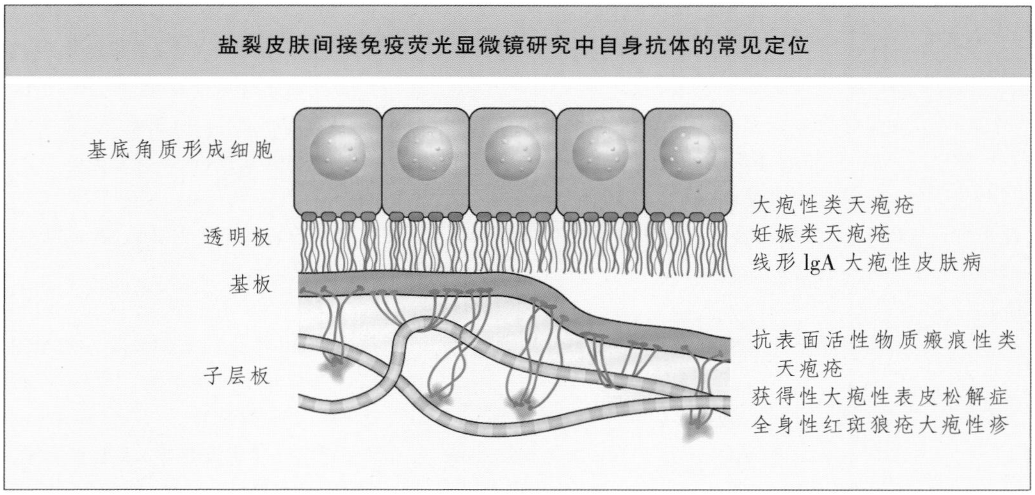

图 7-12　用间接免疫荧光的方法在显微镜下对盐裂皮肤自身抗体进行定位。表皮下免疫性大疱病患者 1 M Nacl 盐裂皮肤的亚区域，通常被循环的自身抗体包围。(From Bolognia JL，Jorizzo JL，Rapini RP. Dermatology，2nd Ed. Elsevier. 2008.)

第 2 节 常见的皮肤病理学诊断

（表 7-11）

1.在这里，我们简要总结了 230 个最可能见于考试的皮肤病理学诊断，包括重要的组织病理学特征和考试中常遇到的干扰答案。

2.由于版面限制，我们无法提供所有疾病的组织学图像；我们鼓励读者参考出版公司 Elsevier 出版的其他优秀的皮肤病理书（表 7-11）。

表 7-11 常见的皮肤病理诊断一览

诊断	常用术语/基本特点	最常考试的鉴别诊断
黑棘皮病	表皮乳头瘤样增生	组织学上与 CARP、Hopf 疣状肢端角化病和 SK 相同
副指	带蒂的丘疹、大量神经束	获得性指（趾）纤维角化瘤（缺乏神经、更多胶原纤维）和副耳屏（毫毛、软骨和缺乏神经束）
副乳头	圆顶丘疹、乳头状表面±中央内陷、平滑肌增加、皮脂腺直接开口于皮肤表面、乳腺导管/腺体	贝克痣（缺乏乳腺腺体和直接开口于皮肤表面的皮脂腺）和正常的乳头（需要临床病历资料）
副耳屏	息肉状，很多毫毛，± 软骨	副指（趾）（神经束；缺乏毫毛）
项部瘢痕疙瘩性痤疮	具有混合性炎症（中性粒细胞、浆细胞和淋巴细胞）、增生性瘢痕和裸毛干的化脓性毛囊炎	脱发性毛囊炎（类似，但缺乏增生性瘢痕）、扁平苔藓（淋巴细胞炎症浸润，通常缺乏游离毛干）
获得性指（趾）纤维角化瘤	息肉样、大量正角化过度、垂直方向的胶原纤维	疣（挖空细胞）、副指（趾）（神经）
放线菌病	Spendore-Hoeppli 现象（粉色）包绕的丝状细菌的浅色颗粒	真菌性足菌肿、葡萄状菌病
非典型纤维黄瘤（AFX）	真皮梭形细胞、组织细胞样细胞、泡沫细胞和异形多核细胞的致密浸润；大量的非典型核分裂；±溃疡	未分化多形性肉瘤和多形性真皮肉瘤（延伸至脂肪或更深的软组织）、SLAM 鉴别诊断
斑秃	脂肪层毛球周围“蜂群”样淋巴细胞浸润；退行期/休止期毛囊；纤维束中有淋巴细胞、嗜酸性粒细胞浸润和黑色素（最新报道的发现），± 色素性圆管	拔毛癖（有色素性圆管，但也有毛发软化；纤维性管束中缺乏嗜酸性粒细胞和淋巴细胞）、毛发扁平苔藓[炎症更表浅（漏斗部）]
汞合金文身	口腔黏膜，深色斑点沿基底膜带分布和真皮中散在分布（在巨噬细胞内或沿着弹性纤维）	与正常皮肤鉴别
淀粉样蛋白（斑片型和苔藓型）	真皮乳头蜡状粉红色小球、色素失禁症和来源于角蛋白的淀粉样蛋白（AK）	与正常皮肤鉴别，胶样粟丘疹（延伸到真皮更深部位：成人患者具有明显的日光弹力变性）；结节型淀粉样变（更深，炎症/浆细胞增加，淀粉样蛋白来源于轻链免疫球蛋白）
淀粉样蛋白（结节型）	真皮浅层和深层中有裂隙的大片淡粉红色物质、明显的炎症/浆细胞、淀粉样蛋白来源于轻链免疫球蛋白（AL）	斑状/苔藓样淀粉样变（更表浅、角蛋白来源、缺乏炎症），胶样粟丘疹（缺乏炎症）
血管纤维瘤（纤维样丘疹、Koenen 肿瘤和皮脂腺腺瘤）	丘疹、正常和星状成纤维细胞增生伴血管周围同心圆状纤维化	皮肤纤维瘤（DF）（胶原增生、表皮增生）
血管脂肪瘤	脂肪瘤伴小叶状毛细血管增生±血管内血栓形成	脂肪瘤（缺乏增生的毛细血管）、梭形细胞脂肪瘤（黏液样基质与小梭形细胞、“绳状”亮粉红色胶原、缺乏毛细血管增生）
血管肉瘤	皮肤吻合血管增生，界限不清；内皮细胞非典型性、形态饱满、多层、核分裂、染色质深	卡波西肉瘤（细胞呈梭形，染色质不深且无核分裂活性；狭缝样血管、出血、浆细胞、岬样征）和动脉瘤样 DF（外周胶原增生；含有含铁血黄素的巨细胞）

（待续）

表 7-11(续)

诊断	常用术语/基本特点	最常考试的鉴别诊断
动静脉畸形(AV 血管瘤)	真皮中上部厚壁(位于中心的)和薄壁(位于外围的)血管混合增生	小叶性毛细血管瘤 (小的薄壁毛细血管和内皮细胞)、血管平滑肌瘤(更深,位于皮下;同心圆状粉红色平滑肌挤压大血管形成狭缝状血管)
气球样细胞痣	黑色素细胞胞质丰富、空泡化、透明状,真皮噬黑色素细胞和散在的普通痣巢	肾细胞癌(血管多、出血明显、缺乏噬黑色素细胞)、透明细胞汗腺瘤(汗腺导管、真皮灶状角化巢)、黄色瘤(缺乏色素和交界处痣巢)
芽生菌病	假性上皮瘤样增生(PEH)伴表皮内脓疱,真皮肉芽肿性炎症浸润,大的 8~15μm 圆形酵母伴宽基底出芽	球孢子菌病(具有球内孢子的较大球体;缺乏宽基底出芽)、PEH 有脓疡可鉴别
鲍温病	“风吹型”建筑模式、表皮全层异型和角化不良细胞	佩吉特病/EMPD(黏蛋白、细胞巢压迫基底细胞)、黑色素瘤(色素,缺乏角化不良细胞)、蕈样肉芽肿(MF)(缺乏角化不良细胞,细胞学异型性较少)
鳃裂囊肿	表皮样或纤毛假复层囊肿; 突出的淋巴样聚集,囊肿周围可见生发中心	支气管囊肿(囊肿周围有平滑肌和软骨;丰富的杯状细胞)、甲状舌管囊肿(粉红色透明甲状腺滤泡)
支气管囊肿	纤毛状柱状/假复层上皮、杯状细胞、囊肿周围有平滑肌和软骨	鳃裂囊肿(突出的淋巴样结节/生发中心)、甲状舌管囊肿(粉红色甲状腺滤泡)和皮肤纤毛囊肿(缺乏平滑肌和软骨)
大疱性脓疱疮	表皮浅层棘层松解(PF 样)、角层下中性粒细胞微脓疡±细菌	落叶型天疱疮 (缺乏细菌和角层下中性粒细胞微脓疡;DIF 阳性)
大疱性类天疱疮/妊娠疱疹	表皮下水疱伴有嗜酸性粒细胞,嗜酸性粒细胞海绵水肿和 DIF 阳性(沿基底膜带的线状 IgG 和 C3 沉积)	迟发性皮肤卟啉症(PCT)(Pauci 炎症、晒伤皮肤)、EBA(较缺乏炎症±散在的中性粒细胞)、大疱性表皮松解症(凋亡的角质形成细胞、淋巴细胞,嗜酸性粒细胞少见)、LABD/DH(真皮乳头中性粒细胞浸润)
大疱型系统性红斑狼疮(BSLE)	表皮下水疱、含有中性粒细胞、真皮血管周围淋巴细胞炎症、黏蛋白增加和 DIF 阳性[IgG 沿 BMZ 的颗粒状到线状沉积(阳性/阴性的 lgA 和 lgM)	PCT(Pauci 炎症、晒伤皮肤)、EBA (较缺乏炎症)、大疱性表皮松解症(凋亡角质形成细胞、淋巴细胞,嗜酸性粒细胞少见)、LABD/DH (真皮乳头中性粒细胞浸润)
皮肤钙沉着	大的紫色沉积物	PXE(小波浪状钙化纤维)、钙化毛母质瘤或表皮样囊肿(上皮包绕钙化物质)
钙化防御	中小型血管钙化伴有血栓形成、血管外钙化,±溃疡	血栓性血管病变(缺乏血管内钙化)
细胞型蓝痣(CBN)	高分化细胞、饱满的或纺锤形浅灰色黑色素细胞纯真皮性增生、细胞含有极少的色素+混合的树突状黑色素细胞(类似于普通型蓝痣细胞);延伸至皮下组织(哑铃样)	深部穿通痣(通常有交界部位痣巢,以及类似于普通痣巢的真皮浅表部位痣巢) 注意 CBN 总是缺乏以上这两个特点
细胞型神经鞘黏液瘤	真皮斯皮茨痣样到组织细胞样细胞巢和束,S100-、S100A6+、NKL-C3+和 PGP9.5+	“神经鞘黏液瘤”/神经鞘黏液瘤(结节里细胞更少、黏液样物更多、细胞为 S100+和梭形/成纤维细胞样而不是上皮样/斯皮茨样)
结节性耳郭软骨皮炎(CNH)	中央溃疡伴有邻近表皮增生、下面的皮肤愈合和变性(嗜酸性)的软骨	SCC 和非典型性日光性角化病(AK)
着色真菌病	真皮肉芽肿性炎症浸润、可见 PEH 阳性簇状色素性圆形孢子(“铜便士/枸杞小体”)	芽生菌病(也有 PEH,但是有宽基底出芽,缺乏棕色色素沉着)、暗色丝孢霉病(色素性菌丝而不是圆形孢子)
透明细胞棘皮瘤	银屑病样增生伴有透明(含糖原)细胞、角层内中性粒细胞、与周围正常皮肤的界限分明	毛鞘瘤(大的内生小叶而非银屑病样,外围栅栏状和增厚的粉红色 BMZ)、银屑病(缺乏透明细胞,并且界限不清)
透明细胞汗腺瘤	混合有透明细胞、角化细胞、汗管、局部与表皮相连物质	气球样细胞痣(真皮噬黑色素细胞,缺乏角化细胞和导管)、肾细胞癌(血管伴出血常见;缺乏角化灶和汗管)

(待续)

表 7-11(续)

诊断	常用术语/基本特点	最常考试的鉴别诊断
克隆型 SK	在 SK 表皮内有漩涡状角质形成细胞巢	单纯性汗腺棘皮瘤(汗管有嗜酸性护膜,较小的单一性孔样细胞)、原位鳞状细胞癌=SCCIS(非典型细胞,伴有核分裂、角化不良细胞和"风吹型"模式)
球孢子菌病	较大的球粒(大至 80 μm)内含较小的内生孢子	鼻孢子菌病(具有中心点状核和许多内生孢子的巨大孢子囊)、芽生菌病(PEH 更常见;没有内生孢子的较小微生物)
昏迷水疱	少细胞的/非炎性表皮下大疱,弥漫性表皮坏死和汗腺坏死	SJS/TEN(散在嗜酸性粒细胞,汗腺坏死较少见)
先天性色素痣	通常为复合痣,延伸至附属器;黑色素细胞在真皮深层胶原间散在分布	获得性色素痣(未延伸致真皮深层,也不累及附属器)
1 型冷球蛋白血症	非炎症性血管内闭塞,腔内为粉红色 PAS 阳性物质	白细胞碎裂性血管炎(LCV)(血管被破坏,血管壁纤维素样坏死而非阻塞管腔)
隐球菌	透明凝胶状囊(黏液洋红阳性)围绕酵母群,整个真皮可能呈凝胶状(凝胶状隐球菌)	组织胞浆菌病(更小的微生物,在组织细胞内,并且具有假包膜而非真正的包膜)
圆柱瘤	参见皮肤肿瘤病理部分	参见皮肤肿瘤病理部分
毛囊角化病(Darier 病)	棘层松解性角化不良、圆体、谷粒	天疱疮(缺乏角化不良、圆体和谷粒)、疣状角化不良瘤(更内生性、界线更清楚的皮损)
深部穿通痣	典型的复合痣,有小的交界部痣巢和真皮浅层痣巢(类似普通痣巢),以及真皮密集楔形分布的上皮样色素性黑色素细胞及大量的噬色素细胞,延伸至真皮深层/皮下组织,沿附属器和神经血管分布,可具有"哑铃外观",类似 CBN	细胞型蓝痣(无交界部痣巢,真皮浅层无类似普通痣的痣巢;黑色素细胞更小,色素更少)、结节型黑色素瘤(重度细胞异型伴有核分裂)
真皮黑色素细胞增多症(伊藤痣/太田痣/蒙古斑)	少量纺锤状树突状黑色素细胞随机散布在真皮中;缺乏真皮硬化	蓝痣(细胞更多,周围皮肤硬化);药物性色素沉着
疱疹样皮炎	真皮乳头脓疡样中性粒细胞聚集、小的表皮下大疱和 DIF 阳性(真皮乳头颗粒状 IgA 沉积)	BP(显著的嗜酸性粒细胞,大疱更大)、大疱性 SLE(沿 DEJ 和附属器周围淋巴细胞和中性粒细胞炎症浸润,黏蛋白增加)、LABD(沿 DEJ 更散在的中性粒细胞浸润和水疱;DIF 容易区分)
皮肤纤维瘤(DF)	真皮中深层间质"纤维组织细胞"浸润、胶原增生(最易见于外周)毛囊和表皮增生,以及含有含铁血黄素的图顿巨细胞:ⅩⅢa 因子+、溶基质蛋白酶 3+、CD34-	DFSP[浸润深至脂肪层(蜂窝状)缺乏毛囊和表皮诱导增生,缺乏含有含铁血黄素的巨细胞;染色:CD34+、ⅩⅢa 因子-和 Stromelysin 3-]
皮肤纤维瘤(动脉瘤样)	巨细胞内有大量出血和含铁血黄素的 DF;周围胶原增生	血管肉瘤(缺乏多核巨细胞和胶原增生)、卡波西肉瘤(缺乏多核巨细胞)
隆突性皮肤纤维肉瘤(DFSP)	致密而单一的梭形细胞增生、席纹状模式、脂肪层呈广泛蜂窝状、CD34+,ⅩⅢa 因子-和溶基质蛋白酶 3-	细胞型皮肤纤维瘤(紧邻脂肪层但不深入穿透脂肪层;外周胶原诱导增生、毛囊-表皮诱导增生,和含含铁血黄素的多核巨细胞)、弥漫性神经纤维瘤(也可以 CD34+,但细胞密度较低,缺乏蜂窝状,并且 S-100+)
皮肌炎	轻度界面空泡化变性、BMZ 增厚、非常丰富的黏蛋白和轻度炎症	狼疮(更明显的界面改变、较少的黏蛋白、真皮浅表和深层 PV/PA 致密淋巴细胞浸润)、慢性移植物抗宿主病=GVHD(化疗引起常见,缺乏黏蛋白)、多形红斑(EM)(更明显的界面改变,缺乏黏蛋白)
肢端黏液样囊肿	肢端皮肤局限性黏液结节	黏液囊肿(黏膜部位)、神经鞘黏液瘤(多个黏蛋白阳性的梭形细胞小结节)

(待续)

表 7-11(续)

诊断	常用术语/基本特点	最常考试的鉴别诊断
发育不良痣	具有以下至少一种特征的交界痣或复合性痣：不对称、界限不清、灶状佩吉特病样分布、黑色素细胞巢的桥接、交界处的“肩带现象”、真皮乳头同心圆状或层状纤维化和细胞学异型	黑色素瘤[弥漫性佩吉特病样分布、表皮侵蚀、重度细胞学异型和(或)排列异常，以及缺乏深部成熟现象]
匐行性穿通性弹性纤维病(EPS)	狭窄的匐行性表皮通道，有粉红色弹性纤维穿通	反应性穿通胶原病（较厚的火山样通道和嗜碱性胶原穿通）
子宫内膜异位症（皮肤）	多个无特殊外观的腺体，周围有水肿/纤维黏液样基质；出血	转移性腺癌(缺乏纤维黏液样基质、腺细胞呈恶性)
疣状表皮发育不良	表皮上部浅灰蓝色	疣状扁平苔藓(表皮颗粒层增厚伴有簇集性透明角质颗粒±挖空细胞；缺乏淡灰蓝色色调)，营养不良(表皮上半部为苍白/透明色；银屑病样增生)
表皮松解性角化过度	疣状表面，明显的角化过度，粗糙的透明角质颗粒和表皮松解(角质形成细胞分离)可见拉伸的棘突连接	疣(挖空细胞；缺乏表皮松解)，棘层松解症(角质形成细胞变圆、缺乏棘突连接)
上皮样血管瘤/血管淋巴样增生伴嗜酸性粒细胞增多(ALHE)	圆顶丘疹，真皮浅层较大血管和较大的上皮样内皮细胞，致密淋巴嗜酸性粒细胞浸润	面部肉芽肿(有中性粒细胞和浆细胞浸润、非圆顶状、缺乏上皮样内皮细胞)、虫咬/ DHR(无血管增多)、木村病(更深；通常不会考该内容)
发疹性黄瘤	泡沫/黄瘤化组织细胞、细胞外脂质	环状肉芽肿(黏蛋白、变性的胶原蛋白、缺乏黄瘤化组织细胞)、睑黄瘤(眼睑皮肤、缺乏细胞外脂质)
离心性环状红斑	血管周围“袖套样”淋巴细胞血管周围炎症浸润±轻度海绵状皮炎	肿胀性红斑狼疮(丰富的黏蛋白±界面液化变性)、多形性日光疹(PMLE)(真皮乳头显著水肿)、迟发性过敏反应(DHR)(丰富的嗜酸性粒细胞)
硬红斑/结节性血管炎	小叶性和间隔性脂肪坏死，肉芽肿性炎症(“感染样”)和中型血管(尺寸类似于结节性动脉炎中的血管)的血管炎	结节性动脉炎(几乎完全针对血管，脂肪坏死少)
多形红斑(EM)	角层网篮状，表皮全层散在的坏死角质形成细胞，以淋巴细胞为主，并且通常缺乏嗜酸性粒细胞	SJS/TEN(弥漫性表皮坏死、炎症较少、嗜酸性粒细胞较多)、扁平苔藓(正角化过度、表皮棘层增厚和局限于基底层的角质形成细胞坏死)，狼疮(更深的静脉周围/附属器周围浸润、黏蛋白)、皮肌炎(DM)(较少角质形成细胞凋亡、丰富的黏蛋白)、GVHD(炎症较少、表皮化疗影响/成熟障碍)
结节性红斑	增厚的皮下脂肪间隔伴有肉芽肿性炎症、巨细胞和 Miescher 肉芽肿	小叶性脂膜炎(累及小叶)，嗜酸性筋膜炎和深部硬斑病(可有增厚的脂肪间隔，但缺乏肉芽肿性炎症)
纤维毛囊瘤	参见皮肤肿瘤病理部分	参见皮肤肿瘤病理部分
固定性药疹	多形红斑样表皮改变+嗜酸性粒细胞+更深的色素失禁	多形红斑(缺乏：嗜酸性粒细胞和深层色素失禁，淋巴细胞为主)，SJS/TEN(炎症较少)，GVHD(缺乏嗜酸性粒细胞；更多的附属器界面改变)
毛囊性黏蛋白病(黏蛋白性脱发)	毛囊中黏蛋白沉积±附属器周围非典型淋巴细胞；显著的嗜酸性粒细胞	毛囊湿疹(毛囊海绵状水肿；缺乏黏蛋白)
脱发性毛囊炎	化脓性毛囊炎伴有混合性炎症(中性粒细胞、浆细胞和淋巴细胞)、游离毛干	扁平苔藓(淋巴细胞炎症浸润，通常缺乏游离毛干)、项部瘢痕疙瘩样痤疮(类似，但有增生性瘢痕)
腱鞘巨细胞瘤	破骨巨细胞和组织细胞的致密增生，位置非常深(肌腱附近)	幼年性黄色肉芽肿=JXG[更表浅(真皮)，有 Touton 巨细胞和黄瘤化组织细胞；缺乏破骨细胞]、巨细胞龈瘤(同口腔腱鞘巨细胞瘤=GCTTS)
血管球瘤	真皮单一圆形蓝色细胞和相关血管增生	肥大细胞瘤(“煎蛋样”肥大细胞、细胞质更丰富、缺乏血管成分)、汗孔瘤/真皮导管瘤(汗腺导管、缺乏血管和红细胞)

(待续)

表 7–11(续)

诊断	常用术语/基本特点	最常考试的鉴别诊断
痛风	针状晶体伴有周围肉芽肿性炎症	皮损内曲安奈德沉积(无定形、泡状异物,而不是针状)
颗粒细胞瘤	真皮细胞增生、有颗粒状细胞质和 Milian 脓疱小体的细胞、假上皮瘤样增生(50%)、S100+	冬眠瘤(深而大的胞浆内空泡)、黄瘤病(泡沫组织细胞中的细胞质比巨细胞瘤中的粉红色细胞质更白)、SCC
环状肉芽肿(经典型)	明显的栅栏状组织细胞包绕变性的胶原和黏蛋白,间有正常真皮;常有嗜酸性粒细胞	NLD[方形活检标本征、弥漫性/真皮全层坏死(变性胶原)、浆细胞和缺乏嗜酸性粒细胞]、类风湿结节(更深,中央粉红色纤维蛋白而不是黏蛋白和中性粒细胞碎片)、AEGCG(吞噬弹性纤维的细胞增多,局灶性无日光弹性纤维变性)、上皮样肉瘤(假性栅栏状伴中央肿瘤坏死和外周细胞非典型性伴有丝分裂)
环状肉芽肿(间质性)	间质组织细胞,相邻有黏蛋白沉积,轻度胶原变性和 PV 淋巴细胞嗜酸性粒细胞浸润	卡波西肉瘤(梭形细胞、出血、含铁血黄素和丰富的浆细胞;缺乏黏蛋白)、转移性乳腺癌(异型细胞、小导管形成;缺乏黏蛋白)、皮肤白血病/急性髓细胞性白血病(AML)(未成熟中性粒细胞/带状、异型成髓细胞伴核分裂;无黏蛋白、无胶原变性)
面部肉芽肿	Grenz 带、血管周围混合性炎症(中性粒细胞、浆细胞、嗜酸性粒细胞和淋巴细胞)	ALHE/上皮样血管瘤(圆顶状,大的上皮样内皮细胞,以淋巴细胞和嗜酸性粒细胞为主的浸润;中性粒细胞和浆细胞较少)、持久性隆起性红斑(EED)(类似 GF,但血管呈洋葱皮样增厚)
点滴型银屑病	黏附于表皮的厚的、丘状的角化不全;中性粒细胞微脓肿	玫瑰糠疹(更薄、非黏着性丘状角化不全、红细胞外渗、缺乏中性粒细胞)
GVHD	界面空泡化变性(>苔藓样),稀疏淋巴细胞浸润、“CHEMO 效应”(角质形成细胞不成熟)和“卫星状细胞坏死”(凋亡的角质形成细胞周围有淋巴细胞)	多形红斑(更多炎症)、皮肌炎(更多黏蛋白)和狼疮(致密浅层和深层血管周围炎症)
家族性良性天疱疮	表皮增生(棘层增厚)、棘层松解(“倒塌的砖墙”)和角质形成细胞比正常情况更粉红	毛囊角化病(更多的圆体/谷粒)、天疱疮(缺乏棘层增厚,累及毛囊、呈墓碑状和 DIF 阳性)
晕痣	密集的淋巴细胞浸润与痣细胞混合(“鸡尾酒”样)	黑色素瘤伴有苔藓样退行变(带状淋巴细胞浸润深至黑色素瘤,混合少)和扁平苔藓(LP)(缺乏痣巢)
冬眠瘤	嗜酸性脂肪细胞伴有多泡状桑椹细胞	颗粒细胞瘤(浅表真皮的、更小的细胞和 Milian 脓疱小体)
汗腺瘤(结节型汗腺瘤和小汗腺肢端汗腺瘤)	参见皮肤肿瘤病理部分	参见皮肤肿瘤病理部分
乳头状汗腺瘤	参见皮肤肿瘤病理部分	参见皮肤肿瘤病理部分
单纯性汗腺棘皮瘤(表皮内汗孔瘤)	参见皮肤肿瘤病理部分	参见皮肤肿瘤病理部分
汗囊瘤	内衬两层细胞的单纯囊肿(大汗腺或小汗腺)	脂囊瘤(囊壁内衬“鲨鱼牙齿状”嗜酸性膜和囊壁有皮脂腺)和乳头状小汗腺腺瘤(PEA)/管状顶泌腺腺瘤(TAA)(多个较小的囊肿±乳头状突起)
组织胞浆菌病	肉芽肿性炎症,细胞质寄生有 2~3μm 小点状球体的组织细胞;每个球体都有假包膜;基底狭窄有不规则出芽	利什曼病(“帐篷”征、动基体、缺乏假包膜)

(待续)

表 7–11(续)

诊断	常用术语/基本特点	最常考试的鉴别诊断
HSV/VZV	棘层松解、病毒性细胞病变(多核角质形成细胞、染色质边缘化、核变性和钢灰色角质形成细胞)	天疱疮(缺乏多核细胞和病毒性细胞病变)
透明丝孢霉病(曲霉、镰刀菌和青霉菌)	狭窄、分隔、蓝色菌丝,泡状细胞质,45°分枝,血管侵袭性,随后血栓形成和表皮/真皮坏死	接合菌病(宽大而无分隔的粉红色中空菌丝、90°分枝、血管侵袭性表皮/真皮坏死)
寻常型鱼鳞病	致密的正角化过度而颗粒层变薄	与正常皮肤相鉴别
色素失禁症	嗜酸性粒细胞海绵水肿;凋亡的角质形成细胞(最有用的鉴别线索)	过敏性接触性皮炎("烧瓶状"朗格汉斯细胞微脓肿,缺乏凋亡的角质形成细胞)、大疱性类天疱疮(DEJ中的嗜酸性粒细胞线状排列、表皮下大疱、缺乏凋亡的角质形成细胞)
婴儿指(趾)纤维瘤病	圆顶形结节;梭形肌成纤维细胞束,具有特征性的核周嗜酸性细胞质包涵体	瘢痕(无包涵体),指(趾)纤维角化瘤(缺乏梭形细胞和嗜酸性包涵体)
血管内乳头状内皮增生(IPEH)(Masson瘤)	边界清楚、大血管内的血栓机化;乳头状突起	卡波西肉瘤(浸润性模式、边界不清、缺乏血栓)、血管肉瘤(非常不典型的染色质增多的内皮细胞、核分裂)
倒置性毛囊角化病	内生型刺激性SK(鳞状涡;轻度细胞异型性;肿瘤基底光滑)	SCC(细胞学异型性;浸润至深部边界)
幼年黄色肉芽肿(JXG)(黄色肉芽肿)	圆顶结节,密集的组织细胞浸润与Touton巨细胞、泡沫细胞和嗜酸性粒细胞	网状组织细胞瘤(双染性细胞质,较少黄瘤细胞/Touton细胞)和黄瘤/黄斑瘤(都是黄瘤化组织细胞)
卡波西肉瘤(KS)	相对正常的梭形细胞束、薄的"筛状"血管和出血、明显的浆细胞;各种形式的表现都是HHV8阳性	血管肉瘤(细胞通常是圆形而不是梭形、内皮细胞更加不典型、染色质更多和核分裂象更多)、动脉瘤样皮肤纤维瘤与结节性KS(细胞更加不典型、外周胶原诱导增生、见巨细胞和含铁血黄素)、间质性GA与斑块型KS(见黏蛋白、胶原变性;缺乏出血、含铁血黄素和浆细胞)
瘢痕疙瘩	大而随意排列的厚的红色胶原束;无细胞基质	瘢痕(较多的成纤维细胞、水平排列的胶原、较小的胶原纤维束)
角蛋白肉芽肿	角质碎片被异物巨细胞包绕±胆固醇裂缝	无
朗格汉斯细胞组织细胞增生症	聚集漂浮在水肿的真皮乳头中的肾型细胞±亲表皮性	蕈样肉芽肿(染色体浓集的淋巴样细胞和细胞质少,水肿较轻)、肥大细胞增生症("煎蛋样"细胞)
白细胞碎裂性血管炎LCV	血管周围中性粒细胞浸润与白细胞碎裂、纤维蛋白沉积、血管损伤和红细胞外渗	荨麻疹(缺乏红细胞外渗、血管损伤和白细胞碎裂)、Sweet综合征(中性粒细胞浸润更弥漫;显著的真皮乳头水肿)
平滑肌瘤 (血管平滑肌瘤)	皮下结节,同心圆状结节状平滑肌环绕塌陷/"狭缝状"血管	平滑肌瘤(更浅表、随意排列的平滑肌束;缺乏血管成分)
平滑肌瘤 (毛发平滑肌瘤)	界线清楚的皮肤结节、随意排列的粉红色平滑肌束(类似立毛肌)雪茄状细胞核和清晰核周空泡	血管平滑肌瘤(更深且位于皮下、同心圆状结节状平滑肌环绕塌陷/"狭缝状"血管)、平滑肌错构瘤和贝克痣(较小的肌束、色素过度沉着和表皮乳头瘤样增生)
利什曼病	肉芽肿性炎症、周围寄生有2μm的点状微生物的组织细胞、"帐篷"征、动基体	组织胞浆菌病(微生物更均匀分布于整个细胞质中,有假包膜)
麻风病(麻风瘤)	见Grenz带、血管周围淋巴组织细胞炎症浸润、见球状体	Grenz带鉴别诊断(面部肉芽肿、皮肤白血病和皮肤B细胞淋巴瘤)
麻风病(结核样)	沿神经分布的水平/线状肉芽肿	瘤型麻风(Grenz带、血管周围淋巴组织细胞炎症浸润、globi)、结节病(缺乏水平状肉芽肿)

(待续)

表 7-11(续)

诊断	常用术语/基本特点	最常考试的鉴别诊断
皮肤白血病(AML、AMML)	Grenz 带;未成熟中性粒细胞"鱼贯而行"地浸润,带状和非典型骨髓细胞/成髓细胞	转移性乳腺癌(较大的细胞、导管形成)、间质性 GA(黏蛋白、胶原蛋白变性)
光泽苔藓	"球和爪状"(表皮向下突出包绕苔藓样肉芽肿浸润)、上覆表皮萎缩	扁平苔藓(缺乏肉芽肿成分、界限较不清)
毛发扁平苔藓(LPP)	密集的淋巴细胞炎症,以毛囊漏斗部毛囊界面为中心、缺乏毛囊间表皮界面改变、缺乏深部血管周围(即静脉/动脉周围,PV/PA)炎症	盘状红斑狼疮(DLE)[毛囊间+更深毛囊(峡部)界面炎症、黏蛋白增多和更密集的浅表和深层 PV 淋巴细胞炎症)、脱发性毛囊炎[混合(中性粒细胞和浆细胞)浸润、无界面改变]
扁平苔藓(LP)	正角化过度、颗粒层楔形增厚、"锯齿状边"、凋亡的角质形成细胞局限于基底层、苔藓样浸润、缺乏嗜酸性粒细胞(肥厚性 LP 和药物性 LP 除外)	狼疮(苔藓样炎症较轻、浸润更深、黏蛋白增多)、GVHD(炎症较少、化疗影响)、EM(苔藓样炎症较轻、凋亡角质形成细胞散布于表皮全层)和药物性 LP(存在角化不全、存在嗜酸性粒细胞)
扁平苔藓(药物性)	类似于 LP,但存在角化不全、存在嗜酸性粒细胞	LP(缺乏角化不全和嗜酸性粒细胞)
扁平苔藓(口腔)	类似于 LP,但有角化不全;缺乏颗粒层	LP(颗粒层增厚、缺乏角化不全)、梅毒(更混乱的浸润,如中性粒细胞、浆细胞和核碎片)
扁平苔藓样角化病("良性苔藓样角化病")	类似于 LP,但单发;±角化不全和嗜酸性粒细胞	LP(缺乏角化不全和嗜酸性粒细胞)
硬化性苔藓(LS&A)	正角化过度,真皮浅层水肿透明化变性,其下致密的苔藓样淋巴细胞浸润;毛囊角栓	放射性皮炎(整体真皮出现透明化"病态";无炎症)
慢性单纯性苔藓	正角化过度,颗粒增厚,表皮不规则增生,真皮乳头纤维化(垂直胶原)	银屑病(角化不全、规则的"银屑病样"表皮增生),结节性痒疹(同一病谱,但更呈圆顶状)
线状苔藓	DEJ 阳性和汗腺周围的 LP 样界面皮炎	LP(缺乏小汗腺周围炎症)、冻疮(真皮水肿、缺乏明显的界面改变)
线性 IgA 皮病/儿童慢性大疱性疾病	类似于疱疹样皮炎(DH),但真皮中性粒细胞炎症融合呈更大的疱;DIF 阳性(BMZ 线状 IgA)	疱疹样皮炎和大疱型系统性红斑狼疮(DIF 容易区分)
硬皮病性脂膜炎	膜性脂肪坏死("窗格玻璃上的霜")、真皮和皮下脂肪纤维化、± 淤积性改变	狼疮性脂膜炎/深部红斑狼疮(可能有脂膜改变,但也有密集的 PV 炎症和黏蛋白)
青斑性血管病(白色萎缩)	厚的粉红色纤维蛋白("粉红色蜡笔样")沉积于血管壁	LCV(更多炎症、血管周围中性粒细胞浸润、血管破坏和白细胞碎裂);迟发性皮肤卟啉症(PCT)(缺乏细胞的表皮下大疱)
罗伯真菌病	许多大的酵母连接在一起形成链状("串珠状")、肉芽肿性炎症浸润	芽生菌病(大小相似,但不形成长链)
小叶性毛细血管瘤(化脓性肉芽肿)	呈息肉状或结节状、内皮细胞和毛细血管小叶状增生、无浸润性模式、±溃疡	细菌性血管瘤病(类似,但有丰富的中性粒细胞和细菌团块)、血管肉瘤(浸润模式而不是小叶状;内皮细胞非典型的染色质、非典型的核分裂)
盘状红斑狼疮(DLE)	正角化过度、毛囊空泡化变性至苔藓样界面皮炎改变(>毛囊间表皮)、毛囊扩张伴毛囊角栓、真皮浅层和深层 PV/PA 淋巴浆细胞浸润、黏蛋白增多	亚急性皮肤红斑狼疮 (更多的基底细胞空泡化变性、表皮萎缩和真皮浅层黏蛋白沉积; 较轻的正角化过度、真皮炎症浸润、毛囊角栓和 BMZ 增厚)、(LPP)(不累及毛囊间表皮;缺乏 PV 炎症、黏蛋白和毛囊角栓)
亚急性皮肤红斑狼疮(SCLE)	正角化过度、显著的基底层空泡化变性、表皮萎缩、真皮浅层黏蛋白沉积、轻度浅层和深层 PV/PA 淋巴细胞炎症	盘状红斑狼疮(真皮更明显的 PV/PA 淋巴细胞炎症浸润、毛囊界面改变最明显、毛囊角栓、基底细胞液化变性较少)、皮肌炎(界面改变较少、炎症较少、黏蛋白较多)、多形红斑(网篮状角质层、缺乏深层 PV/PA 炎症和黏蛋白)、移植物抗宿主病(化疗引起的表皮不成熟改变、缺乏深层 PV/PA 炎症、缺乏黏蛋白)、固定性药疹(FDE)(网篮状角质层、更多的嗜酸性粒细胞和色素失禁、缺乏黏蛋白)

(待续)

表 7-11(续)

诊断	常用术语/基本特点	最常考试的鉴别诊断
狼疮(肿胀性)	真皮黏蛋白显著增加(类似于皮肌炎),中等密度浅层和深层 PV/PA 淋巴细胞炎症	Jessner 淋巴细胞浸润(缺乏黏蛋白)、DM(轻度界面空泡化变性、真皮无明显的 PV/PA 炎症)
深部狼疮/脂膜炎	透明状小叶性脂肪坏死("粉红蜡样"外观)、结节性淋巴样细胞聚集伴有浆细胞、界面改变(20%~50%)、±黏蛋白±脂肪膜性改变	γ-δ T 细胞淋巴瘤(脂肪细胞环绕、见非典型淋巴细胞、缺乏结节性淋巴样细胞聚集和浆细胞)、皮下脂膜炎性 T 细胞淋巴瘤(SPTCL)(脂肪细胞环绕、缺乏界面改变、缺乏结节性淋巴样细胞聚集)
淋巴血管瘤	扩张的淋巴管内有粉红色的淋巴液伴有腔内瓣膜	静脉湖(孤立且扩张的血管,内有红细胞,无瓣膜)
淋巴瘤样丘疹病	密集的楔形浸润伴有中性粒细胞,嗜酸性粒细胞和较大的 CD30 阳性 Reed-Sternberg 样细胞;±红细胞外渗;苔藓样界面和溃疡	急性痘疮样苔藓样糠疹(PLEVA)(单纯的淋巴细胞、缺乏嗜酸性粒细胞);ALCL 和 MF 伴有大细胞转化(需要临床病史)
肥大细胞瘤	单一形态的"煎蛋样"肥大细胞聚集	皮内痣(缺乏煎蛋样细胞、细胞呈巢状)、血管球瘤(可见血管、细胞质较少)
黑色素瘤(恶性雀斑样痣型)	黑色素细胞(单个细胞)沿 DEJ 和毛囊上皮雀斑痣样增生,界限不清,出现在日光弹性变性皮肤上;黑色素细胞巢大小和形状不一;佩吉特病样扩散(轻于浅表扩散型);不同程度的细胞异型	佩吉特病的鉴别诊断(见表 7-22)
黑色素瘤(浅表扩散型)	不对称,界限不清,通常在交界部位以单个细胞而不是细胞巢形式脱落;表皮消耗/变薄,整个皮损内黑色素细胞弥漫性呈佩吉特病样分布;重度细胞异型(细胞核增大不规则,突出的"樱桃红"核仁);核分裂比率增加,缺乏深部成熟	斯皮茨痣[对称且界限清楚、开始和结束都是细胞巢、梭形和上皮样黑色素细胞、具有增大的双染或粉红色细胞质、细胞巢和细胞呈"雨点样"分布、交界处细胞巢有裂隙、表皮增生(而不是消耗/变薄)、见 Kamino 小体、深部成熟、佩吉特病样分布仅限于皮损中心部分] 佩吉特病的鉴别诊断(见表 7-22) 发育不良痣(黑色素细胞巢桥接、真皮皮损上方交界部位的"肩带"、真皮乳头同心圆状或层状纤维化、细胞异型;与黑色素瘤的区别主要在没有弥漫性的佩吉特病样分布、见重度细胞异型和表皮消耗)
梅克尔细胞癌	致密的基底样细胞浸润(低倍镜)、苍白/"褪色"蓝核与"盐和胡椒样"染色质(高倍镜)、核成形、大量的核分裂、CK20+(点状/核周)和 TTF-1-	转移性小细胞肺癌(TTF-1+和 CK20-)、淋巴瘤(细胞核更像基底样/高倍镜下染色质浓集)
转移性乳腺癌	浸润性细胞鱼贯而行地排列,以及小腺体、细胞异型、核分裂和细胞凋亡、±淋巴管内簇状肿瘤细胞	间质性环状肉芽肿(GA)(黏蛋白、变性的胶原、缺乏异型和腺体)、皮肤白血病(常见到相关的中性粒细胞、不成熟的骨髓细胞和浸润带、缺乏腺体形成)、恶性原发性皮肤附属器癌(p63+和 CK5/6+,不同于转移性腺癌)
转移性结肠腺癌	腺体浸润性生长,伴有细胞异型、核分裂和肿瘤坏死(混乱的坏死)	子宫内膜异位症(较大的腺体缺乏异型性、腺体周围有纤维黏液样或水肿性基质包绕)、恶性原发性皮肤附属肿瘤(p63+和 CK5/6+,不同于转移性腺癌)
转移性肾(透明)细胞癌	真皮致密的透明细胞增生;富含血管的皮损伴真皮出血	透明细胞汗腺瘤(包含鳞状细胞、汗管和透明化/瘢痕疙瘩样胶原基质)、气球状细胞痣(通常在皮损其他地方可见到经典痣巢、噬黑色素细胞、缺乏出血、没有血管增多)
微囊肿附属器癌(MAC)	参见皮肤肿瘤病理部分	参见皮肤肿瘤病理部分

(待续)

表 7-11(续)

诊断	常用术语/基本特点	最常考试的鉴别诊断
混合瘤(软骨样汗管瘤)	参见皮肤肿瘤病理部分	参见皮肤肿瘤病理部分
硬斑病样 BCC	有角的非典型基底样细胞带和细胞岛、收缩间隙、大量凋亡和核分裂	结缔组织增生性毛发上皮瘤(小蝌蚪/“涡纹结状”基底样上皮细胞岛和巢、富含成纤维细胞的粉红色基质,以及丰富的小角质囊肿伴钙化)、汗管瘤(基底样细胞呈蝌蚪状、伴有嗜酸性内膜和无定形粉红色汗液的汗管、基质硬化、缺乏角囊肿和钙化)、MAC(向毛囊和汗腺混合性分化;延伸至更深、神经周围浸润和淋巴样细胞聚集)和汗管瘤(汗腺伴有嗜酸性内膜和无定形汗液、较少的角囊肿和钙化)
黏液癌	参见皮肤肿瘤病理部分	参见皮肤肿瘤病理部分
黏液囊肿	局限性黏液结节,发生于黏膜部位,可见较小的唾液腺	指(趾)黏液样囊肿(肢端)、神经鞘黏液瘤(又称神经鞘瘤;多发真皮少细胞结节,由丰富的黏蛋白和散在的梭形/成纤维细胞样细胞组成)
蕈样肉芽肿(MF)	亲表皮性、Pautrier 微脓疡、染色质深的脑形状淋巴细胞(周围有空晕)、浅层带状淋巴细胞浸润、“裸露下腹”征、真皮乳头胶原硬化、相对于表皮淋巴细胞浸润程度较轻的海绵水肿	原位黑色素瘤(巢状色素性黑色素细胞)、原位鳞状细胞癌 (角化不良性角质形成细胞、日光弹力变性)、佩吉特病/乳房外佩吉特病(巢内黏蛋白、导管)和朗格汉斯细胞组织细胞增生症(肾型细胞伴有细胞质增多、真皮乳头水肿)
肌纤维瘤/肌周细胞瘤	双相增生:①蓝粉色结节是少细胞区(可能出现软骨,肌样或透明样变)伴有淡的肌成纤维细胞;②多细胞区伴有原始的圆形蓝色细胞、伴有增加 N:C 值、有扩张的“鹿角状”/“血管外皮细胞瘤样”血管	混合瘤/软骨样汗管瘤(有汗管、缺乏“鹿角状”血管)
黏液样脂肪肉瘤	黏液背景中含有“鸡爪”样血管,散在的成脂肪细胞	梭形细胞脂肪瘤[类似脂肪瘤,但有黏液样区,含有淡染的梭形细胞和散在的浓密(“绳状”)亮粉色胶原纤维;缺乏成脂肪细胞、核分裂和“鸡爪”样血管模式]
类脂质渐进性坏死(NLD)	方形活检征、弥漫性“蛋糕层状”坏死(缺乏正常胶原区域)、常见浆细胞、缺乏嗜酸性粒细胞	GA(含有正常胶原区的局限性栅栏状坏死、有嗜酸性粒细胞;缺乏方形活检征和浆细胞)、坏死性黄色肉芽肿(胆固醇裂隙、大而异形的异物巨细胞;混乱的细胞碎片)
坏死性黄色肉芽肿(NXG)	皮肤大面积坏死和皮下坏死伴肉芽肿性炎症;Touton 巨细胞、脂质化组织细胞和多核巨细胞(比在 NLD 中的大得多)具有马蹄形或破骨细胞外观(在单一的巨细胞中可能存在多达 50~100 个细胞核)、中性粒细胞碎片、胆固醇裂隙、浆细胞	NLD (较少的胆固醇裂隙和泡沫状组织细胞、缺乏“脏”的中性粒细胞碎片和异形的多核巨细胞)、扁平黄瘤(几乎相同的外观)
肾源性系统性纤维化(NSF 和 NFD)	真皮和皮下间隔中 CD34+纤维细胞增加、胶原纤维厚度不一和真皮黏蛋白增加	硬化性黏液性水肿(几乎相同,但不会深至脂肪)、硬斑病/硬皮病(增厚的透明变性的胶原、无细胞增多、真皮无 CD34+纤维细胞、缺乏黏蛋白)
神经鞘黏液瘤(神经鞘瘤)	多个小的黏液样结节伴有淡染的 S100+梭形细胞	血管黏液瘤、黏液瘤、指(趾)黏液样囊肿和黏液囊肿(缺乏多结节性结构)

(待续)

表 7–11(续)

诊断	常用术语/基本特点	最常考试的鉴别诊断
神经纤维瘤	浅表结节、波状梭形细胞随意增生、粉红色“泡泡糖样”基质和肥大细胞	血管平滑肌瘤(较深的皮下结节、致密的粉红色平滑肌细胞增生伴有雪茄状细胞核和核周空泡、压缩的大血管伴有狭缝状内腔)、毛发平滑肌瘤(成束密集的粉红色平滑肌细胞伴有雪茄状细胞核和核周空泡、缺乏肥大细胞)、PEN(界限更清楚,外围有假包膜,模式为束状而不是随意排列)、神经鞘瘤(更深的皮下结节、有较多的组织性结构、有 Verocay 体和大的扩张/透明化血管)
皮脂腺痣	参见皮肤肿瘤病理部分	参见皮肤肿瘤病理部分
结节性淀粉样变	真皮较大的无定形粉红色结节;浆细胞增加	斑状/苔藓样淀粉样变(更浅表、缺乏浆细胞)、类脂蛋白沉积症(缺乏浆细胞)
结节性筋膜炎	皮下或筋膜中见局限性结节、“羽毛状”/黏液样基质中见“组织培养样”成纤维细胞、红细胞外渗和淋巴细胞炎症;核分裂常见,但无异型	纤维肉瘤(界限不清、非典型的染色质增多的细胞核伴鱼骨状模式、缺乏“羽毛状”外观和黏蛋白)、低分化黏液纤维肉瘤(特征性“曲线”血管、非典型染色质增多的细胞)、纤维瘤病[更一致的细胞、更长的“扫尾状”成纤维细胞/肌成纤维细胞束(具波浪状核)、胶原基质而不是黏液样基质]
营养缺乏性(坏死性游走性红斑和肠病性肢端皮炎)	银屑病样增生;表皮浅层苍白	银屑病(缺乏表皮苍白)、疣状表皮发育不良(表皮上层淡蓝色,不是白色)
褐黄病	真皮中有黄褐色香蕉状小体	无
羊痘	表皮内水疱;角质形成细胞中含有嗜酸性包涵体	HSV/VZV(棘层松解、多核细胞、核成形和染色质边缘化)
皮肤骨瘤	真皮中的粉红色骨骼(如果钙化则为紫色)	皮肤钙沉着(呈紫色而非粉红色)
佩吉特病/乳房外佩吉特病(EMPD)	表皮内的浅蓝色细胞巢、压缩的基底角质形成细胞、弥漫性的佩吉特病样扩散和经表皮清除的肿瘤细胞;CK7+、CK20−	佩吉特病的 DDX(见表 7–22)
栅状有包膜神经瘤(孤立性局限性神经瘤)	浅表真皮结节;界限清楚,有假包膜;波浪状核和排列整齐的神经束	神经鞘瘤[更深(皮下或更深层)和更大、混有 Antoni A 区和 B 区、Verocay 小体、具有真正的包膜、较大的扩张/透明化血管、神经纤维瘤(界限较不清晰、随意而非规则排列,缺乏神经束)、血管平滑肌瘤(更深的皮下结节、粉红色平滑肌细胞同心圆状增生包围大血管、有塌陷的“狭缝状”腔隙)和毛发平滑肌瘤(界限不清、雪茄状细胞核)
胰腺性脂肪坏死	钙化的坏死脂肪细胞(“影细胞”)	新生儿皮下脂肪坏死和皮质类固醇后脂膜炎 (脂肪细胞内的枫叶状结晶+肉芽肿性炎症)、新生儿硬肿症(脂肪细胞内的枫叶状结晶)
副球孢子菌病	多个车轮状分布的圆形酵母,由中央较大的酵母(“水手轮状”)产生;窄基底出芽	无
红斑型天疱疮	在 HE 染色上与落叶型天疱疮难区别;DIF 除细胞间染色外,还显示沿基底膜带的颗粒状至线状沉积	落叶型天疱疮(需要 DIF 鉴别)
落叶型天疱疮	浅表棘层松解(颗粒层或棘层上层)、DIF 阳性(细胞间 IgG 和 C3 沉积)	大疱性脓疱疮(角层下中性粒细胞脓疡±细菌)、葡萄球菌烫伤样皮肤综合征(需要 DIF 鉴别)和寻常型天疱疮(更深的棘层松解、基底细胞呈墓碑状)

(待续)

表 7-11(续)

诊断	常用术语/基本特点	最常考试的鉴别诊断
增殖型天疱疮	PEH 伴有表皮内嗜酸性脓疡/海绵水肿、±棘层松解	着色芽生菌病、芽生菌病、球孢子菌病(在真皮肉芽肿区可见真菌、缺乏嗜酸性粒细胞脓肿和棘层松解)和卤代物皮疹(皮肤中性粒细胞性脓肿)
寻常型天疱疮	棘层松解、基底层角质形成细胞呈墓碑状、毛囊棘层松解、DIF 阳性(细胞间 IgG 和 C3)	家族性良性天疱疮(表皮增生、角质形成细胞的颜色比正常的更粉红、散在的角化不良细胞、无毛囊累及、DIF 阴性)、落叶型天疱疮(更浅表的棘层松解;缺乏墓碑状细胞)、HSV/VZV(病毒引起的细胞改变伴坏死的角质形成细胞、界面皮炎和皮脂腺炎症/皮脂腺坏死)、lgA 天疱疮(角层下或表皮内中性粒细胞微脓肿、很少甚至无棘层松解)和副肿瘤天疱疮(棘层松解+界面皮炎、伴有凋亡角质形成细胞、细胞间和 BMZ DIF 阳性)
冻疮	肢端皮肤、真皮乳头水肿,致密的淋巴细胞浸润和汗腺周围累及	多形性日光疹(PMLE)(缺乏汗腺周围炎症、非肢端皮肤)、狼疮(缺乏水肿、黏蛋白较多)
色素性紫癜性皮肤病	轻度的血管周围淋巴细胞浸润伴有红细胞外渗和真皮色素沉着(含铁血黄素)	太田痣/伊藤痣(色素性黑色素细胞更为散在、色素更少折光)
色素性梭形细胞痣(Reed 痣)	除了更多的色素,其他与斯皮茨痣相同;几乎完全由梭形细胞组成,±覆盖有色素性角化不全;很少甚至没有累及真皮(如果有,仅局限于真皮浅层)	斯皮茨痣(混合有上皮样细胞和梭形细胞、细胞质颜色更加粉红或双染性、色素更少、能更深地延伸至真皮中)、黑色素瘤(界限不清、交界部位通常以单个细胞迁延而不是成巢、表皮消耗/变薄,以及整个皮损中弥漫的佩吉特病样扩散)
毛母质瘤	周围基底样细胞、中央无核影细胞和钙化碎片:“卷和卷轴”结构	外毛根鞘囊肿(缺乏影细胞)
玫瑰糠疹	薄的、非粘连的高起性角化不全(鳞屑飞离表皮)、海绵水肿和红细胞外渗	点滴状银屑病(增厚且粘连的高起性角化不全、中性粒细胞微脓肿)
毛发红糠疹(PRP)	棋盘状角化不全、肩膀状角化不全、毛囊角栓、表皮银屑病样增生或不规则增厚、真皮乳头上方表皮增厚、缺乏中性粒细胞、局灶性棘层松解	银屑病(融合性角化不全、更规则的表皮增生,真皮乳头上方表皮变薄、缺乏棋盘状角化不全和肩状角化不全)、脂溢性皮炎(更明显的海绵水肿、缺乏棋盘状角化不全和毛囊角栓)
多形性脂肪瘤	是梭形细胞脂肪瘤的变异,具有多个核的小花状细胞(核呈“花状”排列)	梭形细胞脂肪瘤(缺乏小花细胞)、脂肪肉瘤(皮下间隔中非典型的染色质增多的基质细胞、见脂肪母细胞和核分裂)、多形性纤维瘤(类似多核基质细胞外观,但有浅表真皮改变)
PLEVA	角化不全=Parakeratosis、苔藓样皮炎=Lichenoid interface、血管外红细胞=Extravasated blood、V 形=V shaped(“楔形”)、真皮淋巴细胞浸润和急性表皮改变=Acute epidermal(海绵水肿±溃疡)	LyP(较大且非典型的 CD30+细胞;更明显的混合性炎症浸润伴有中性粒细胞和嗜酸性粒细胞)、狼疮(缺乏角化不全和红细胞外渗)
PMLE	密集的血管周围淋巴细胞浸润,有明显的真皮乳头水肿	Sweet 综合征(中性粒细胞)、狼疮(真皮水肿较少、黏蛋白较多)、皮肤过敏反应(与淋巴细胞混合的嗜酸性粒细胞)、冻疮(肢端皮肤、浸润更加弥散/较少以血管为中心的浸润、汗腺周围炎症)
结节性多动脉炎(PAN)	累及单一(或数个)中等大小的真皮深层/皮下脂肪动脉的血管炎、没有或很少累及脂肪小叶	硬红斑(更广泛的脂肪小叶累及伴脂肪坏死和纤维间隔增厚)、LCV(累及更浅表的血管)、血栓性静脉炎(累及静脉而非小动脉)
汗孔角化症	角质板	AK(缺乏成角的角质板)
汗孔瘤	参见皮肤肿瘤病理部分	参见皮肤肿瘤病理部分

(待续)

表 7-11(续)

诊断	常用术语/基本特点	最常考试的鉴别诊断
胫前黏液性水肿	丰富的黏蛋白集中在真皮中下部、胶原纤维间隙增宽、胶原纤维变细、成纤维细胞无明显增加	硬化性黏液水肿和肾源性系统性纤维化(NSF)(丰富的梭形细胞、少量黏蛋白)、硬肿病(黏蛋白轻微增加;黏蛋白更均匀地分布在整个真皮中)
增生性毛发(外毛根鞘)囊肿/肿瘤	复合囊肿有"卷和卷轴"模式、鳞状上皮和中央致密粉红色外毛根鞘角蛋白、缺乏颗粒层	毛母质瘤[外周细胞基底样、中央无核影细胞、常见钙化和(或)骨化]
原藻病	桑葚胚("足球状"外观)	无
弹力纤维假黄瘤(PXE)	真皮中钙化、卷曲和紫色弹性纤维	无
银屑病	融合性角化不全、颗粒层消失、规则/银屑病样增生、中性粒细胞微脓肿(Munro 和 Kogoj),以及真皮乳头上部皮肤变薄	LSC(正角化过度、表皮不规则增厚、颗粒层增厚)、PRP(棋盘状角化不全、毛囊角栓、不规则棘层肥厚、真皮乳头上方表皮增厚)
脓疱型银屑病	角层下脓疱	急性泛发性疹性脓疱病(AGEP)(更明显的皮肤水肿、嗜酸性粒细胞)、念珠菌/癣/脓疱疮(有病原体)
放射性皮炎	"病态真皮",有苍白无定形胶原、扩张的血管(毛细血管扩张)、非典型或星状("放射")成纤维细胞	硬斑病("健康而强健"的胶原纤维束;缺乏非典型成纤维细胞和扩张的血管)、LS&A(均质化改变下方是致密的苔藓样浸润、正角化过度)
反应性穿通性胶原病(RPC)	宽通道("火山样")伴嗜碱性胶原蛋白排出	EPS(较薄的粉红色弹性纤维、窄/薄的匍匐型通道)
复发痣	交界部位非典型黑色素细胞增生、覆盖真皮瘢痕、±瘢痕下方良性痣	黑色素瘤(无瘢痕及瘢痕下方良性痣)、大疱性表皮松解相关痣(即 EB 痣,具有相似的组织学外观;诊断需要 EB 病史)
网状组织细胞瘤	肉芽肿性炎症+组织细胞与双色("双染性")细胞质、混合有中性粒细胞	JXG(Touton 巨细胞、缺乏双染性组织细胞)、斯皮茨痣(交界成分、色素、缺乏中性粒细胞)
类风湿结节	真皮深层或皮下栅栏状肉芽肿,伴有中央粉红色纤维蛋白、中性粒细胞碎片	环状肉芽肿(更表浅、见中央蓝色黏蛋白、见嗜酸性粒细胞、缺乏中性粒细胞碎片)、痛风(针状晶体)、上皮样肉瘤(假性栅栏状伴中央肿瘤坏死和非典型外周细胞伴核分裂)
鼻硬结病	密集的真皮全层浆细胞浸润伴 Russell 小体和 Mikulicz 细胞	瘤型麻风(肉芽肿性炎症伴 Grenz 区和球状体)、腹股沟肉芽肿(PEH 伴有中性粒细胞脓肿、微生物寄生的组织细胞)
鼻孢子菌病	巨大的孢子囊(达 300μm)中央核和许多内生孢子	球孢子菌病[较小的球(8~80μm)、± PEH]
结节病	上皮样组织细胞聚集形成"裸肉芽肿"(周围很少淋巴细胞炎症)	结核样麻风(沿神经的线状肉芽肿,周围较多的淋巴细胞炎症)、异物肉芽肿(常看到极化性物质)、肉芽肿性玫瑰痤疮(毛囊周围)、皮肤克罗恩病(需要 CPC)和锆/铍肉芽肿(非极化,需要光谱分析)
疥疮	在角层下可见疥螨、血管周围淋巴嗜酸性粒细胞浸润	由于其他虫(非疥螨)/药物引起的皮肤超敏反应
瘢痕	水平排列("东西向")胶原纤维和成纤维细胞;垂直血管±网脊的消失	皮肤纤维瘤(胶原增生、表皮增厚)、增生性瘢痕(漩涡状胶原和成纤维细胞结节)、瘢痕疙瘩(成纤维细胞较少、见瘢痕疙瘩胶原)
神经鞘瘤	非常深(皮下或更深)的结节状增生、外周有包膜、较大的扩张/透明化血管、多细胞的 Antoni A 区伴 Verocay 小体,以及少细胞/黏液样的 Antoni B 区	神经纤维瘤(更表浅、随意增生而无规则、缺乏 Antoni A 区和 B 区、缺乏包膜)、PEN[更浅表(真皮)、有神经束、缺乏 Antoni A 区和 B 区]

(待续)

表 7-11(续)

诊断	常用术语/基本特点	最常考试的鉴别诊断
硬肿病	胶原束间间隙宽(但正常大小)、间质黏蛋白显著增多、真皮梭形细胞/成纤维细胞没有增多	正常背部皮肤(缺乏黏蛋白)、硬皮病/硬斑病(增厚/瘢痕疙瘩胶原、缺乏黏蛋白)、硬化性黏液水肿和NSF(梭形细胞增多)
硬皮病/硬斑病	方形活检征、增厚的胶原(硬化性瘢痕疙瘩/透明化)、附件周围无脂肪、PV 炎症伴浆细胞、无 CD34+成纤维细胞	硬肿病(丰富的间质黏蛋白、大小正常但间隔宽的胶原束)、硬化性黏液水肿和 NSF(CD34+梭形细胞增多、见黏蛋白、胶原增厚较少,并且附件周围无脂肪)、放射性皮炎(见"病态"或苍白的真皮胶原、血管扩张)
硬化性黏液水肿(丘疹性黏蛋白沉积)	方形活检征、梭形细胞增生伴间质黏蛋白	硬皮病/硬斑病(缺乏梭形细胞增生和黏蛋白)、硬肿病(缺乏梭形细胞增生)、NSF(类似,但在皮下间隔延伸更深)、胫前黏液性水肿(黏蛋白更集中在真皮中层、见分布广泛的纤细的胶原纤维、梭形细胞较少)
硬化性脂肪肉芽肿/石蜡瘤	脂肪和真皮中"瑞士奶酪"样透明孔	无
皮脂腺腺瘤	参见皮肤肿瘤病理部分	参见皮肤肿瘤病理部分
皮脂腺癌	参见皮肤肿瘤病理部分	参见皮肤肿瘤病理部分
脂溢性皮炎	肩状角化不全、海绵状皮炎	银屑病(融合性角化不全、表皮增生较明显、海绵水肿较轻)、PRP (棋盘状角化不全+肩状角化不全、毛囊角栓)
Stevens-Johnson 综合征/中毒性表皮坏死松解症(SJS/TEN)	融合的全层表皮坏死、少炎症细胞、±表皮下大疱	多形红斑(缺乏融合性角质形成细胞坏死、更多炎症、缺乏嗜酸性粒细胞)、昏迷大疱(汗腺坏死)、热烧伤/剥脱/酸烧伤(更均匀的角质形成细胞坏死而不是单个凋亡细胞)、由于血管闭塞/血管炎(血管损伤明显,而 SJS/TEN 中不存在)引起表皮坏死
螺旋腺瘤	参见皮肤肿瘤病理部分	参见皮肤肿瘤病理部分
斯皮茨痣	对称、界限清楚、开始和结束于痣巢、梭形和上皮样黑色素细胞伴增大的双染性或粉红色细胞质、"雨滴"模式的痣巢和细胞、交界部位痣巢周围有收缩间隙、表皮增生、Kamino 小体(PAS 阳性粉红色 BMZ 物质)、深部痣细胞成熟现象、可见中央佩吉特病样扩散	黑色素瘤(不对称且界限不清、边界通常是单个交界细胞而不是痣巢、表皮消耗/变薄、整体病灶呈佩吉特病样扩散、核分裂细胞比例增加、深部黑色素细胞不成熟)、非典型斯皮茨痣/肿瘤(有些主观,缺乏斯皮茨痣中一些典型的特征;FISH 或阵列 CGH 有助于预测侵袭性病变)
孢子丝菌病	有肉芽肿炎症中的雪茄形酵母	无
淤积性皮炎	真皮浅层和中层毛细血管小叶状增生、红细胞外渗、见含铁血黄素、±表皮海绵状水肿	卡波西肉瘤(血管在间质增生和浸润性增生,而不是小叶状增生;血管未形成良好的毛细血管)、血管肉瘤(浸润性结构、染色质增多的非典型细胞伴核分裂)
脂囊瘤	倒塌的中空囊肿、囊壁上有粉红色的"鲨鱼齿"角质层和皮脂腺	表皮样囊肿(中央角蛋白碎片、囊壁缺少粉红色角质层和皮脂腺)、皮样囊肿(囊壁也有粉红色角质层和皮脂腺,区别是囊壁有毛囊,中央有角蛋白碎片)
新生儿皮下脂肪坏死	脂肪细胞内放射状羽毛状结晶("枫叶状")+致密的肉芽肿性炎症	新生儿硬肿病(缺乏肉芽肿性炎症)、痛风石(具有更多的针状结晶聚集)
皮下脂膜炎样 T 细胞淋巴瘤(SPTCL)	脂肪细胞边缘可见非典型淋巴细胞	深在性红斑狼疮(结节性淋巴样细胞聚集伴浆细胞、±黏蛋白和界面改变)、γ-δ T 细胞淋巴瘤 (界面改变、β-F1 阴性)
副指(趾)	息肉状、多条结构良好的神经束	获得性指(趾)纤维角化瘤(缺乏神经)、截肢神经瘤(瘢痕、神经束形成不良)

(待续)

表 7-11(续)

诊断	常用术语/基本特点	最常考试的鉴别诊断
副乳头	表皮乳头瘤状增生、丰富的平滑肌、±输乳管	黑棘皮病(缺乏平滑肌);贝克痣(缺乏导管)
缝合肉芽肿	异物巨细胞围绕着一簇大小均匀,呈圆形或线状的可极化缝合材料	无
Sweet 综合征	弥漫性真皮浅层至中层中性粒细胞浸润伴有白细胞碎裂、真皮乳头显著水肿;缺乏血管中心性和原发性血管炎	LCV(血管中心性中性粒细胞浸润伴有血管损伤、红细胞外渗;炎症浸润没那么致密、无明显水肿)、多形性日光疹 (淋巴细胞浸润伴有明显的真皮乳头水肿)、坏疽性脓皮病(非常类似 Sweet 综合征但通常水肿较轻、深层真皮/皮下中性粒细胞浸润和溃疡、伴中性粒细胞炎症)
梅毒	银屑病样增生(细长而弯曲的长表皮突)、苔藓样皮炎、混乱的浸润(中性粒细胞、丰富的浆细胞)和内皮细胞水肿	扁平苔藓(缺乏浆细胞)、银屑病(缺乏界面皮炎和浆细胞)
乳头状汗管囊腺瘤	参见皮肤肿瘤病理部分	参见皮肤肿瘤病理部分
汗管瘤	参见皮肤肿瘤病理部分	参见皮肤肿瘤病理部分
黑趾	肢端部位角层内出血(最常发生于足部)	无
文身(含铅)	真皮大量的黑色色素团块	蓝痣和真皮黑色素细胞增多症 (黑色素的颜色不是很黑)、银质沉着病(色素颗粒小得多,主要位于外分泌汗腺周围)
体癣	很难在颗粒层上方薄而致密的嗜酸性角质层内看到苍白色菌丝("增厚的粉红色角质层中的孔")、上覆网篮状正角化过度、真皮炎症浸润和偶见角层下脓疱	花斑癣(使用 HE 染色更容易看到菌丝;较表浅、位于角质层上层、真皮炎症很轻或无、无脓疱
花斑癣	在浅层角质层中容易看到紫色菌丝,真皮炎症很轻或无	体癣(角质层下部可见菌丝,但较难见到菌丝;可见剧烈的真皮炎症)
创伤/截肢神经瘤	瘢痕内有多个小神经束	PEN(缺乏瘢痕、界限更清楚)
外毛根鞘瘤	参见皮肤肿瘤病理部分	参见皮肤肿瘤病理部分
外毛根鞘瘤 (结缔组织增生型)	参见皮肤肿瘤病理部分	参见皮肤肿瘤病理部分
毛发上皮瘤	参见皮肤肿瘤病理部分	参见皮肤肿瘤病理部分
毛发上皮瘤 (结缔组织增生型)	参见皮肤肿瘤病理部分	参见皮肤肿瘤病理部分
毛囊瘤	参见皮肤肿瘤病理部分	参见皮肤肿瘤病理部分
拔毛癖	毛软化(扭曲的毛干)毛囊中的黑色素见于"色素管型"	斑秃(毛球旁"蜂群"样淋巴细胞炎症,常见嗜酸性粒细胞,内含淋巴细胞、嗜酸性粒细胞和色素失禁的毛囊索)
毫毛囊肿	包含多个毫毛的大型表皮样囊肿	脂囊瘤(囊肿是空的)
扁平疣	表皮表面光滑、棘层肥厚、轻度的颗粒层增厚、表皮上部有挖空细胞	疣状表皮发育不良(浅层蓝灰色)
疣状黄瘤	表皮疣状增生、真皮乳头充填着泡沫样/黄瘤样组织细胞	疣和外毛根鞘瘤(缺乏黄色瘤细胞)
疣状癌	外表类似大型疣,具有外生及内生式结构,"推挤"深层边缘;极少或无细胞异型	尖锐湿疣(较小、缺乏深层"推挤式"结构)、常规的鳞状细胞癌(更多细胞学异型、浸润式生长而不是"推挤"深层边缘)
疣状角化不良瘤	内生性凹陷(杯状)、界限清楚、棘层松解性角化不良、圆体/谷粒	Darier 病(内生较少、界限较模糊)、疣(缺乏棘层松解性角化不良和圆体/谷粒)、棘层松解性鳞状细胞癌(非典型增生+异常核分裂)

(待续)

表 7-11(续)

诊断	常用术语/基本特点	最常考试的鉴别诊断
Well 综合征（嗜酸性蜂窝织炎）	火焰征(嗜酸性粒细胞脱颗粒沉积在胶原蛋白上)，伴大量嗜酸性粒细胞浸润	无
黄色瘤	眼睑皮肤+泡沫状组织细胞	发疹性黄瘤(非眼睑部位、细胞外脂质沉积)、幼年黄色肉芽肿(Touton 多核巨细胞、肉芽肿和嗜酸性粒细胞浸润)
浆细胞性阴茎头炎(黏膜浆细胞增多症)	角质形成细胞变扁、真皮带状浆细胞浸润和红细胞外渗	扁平苔藓(更多凋亡的角质形成细胞；淋巴细胞浸润为主，仅散在少许浆细胞)、浆细胞瘤(非典型或双核浆细胞、核分裂、Dutcher 小体)
接合菌病	粗大无分隔的粉红色空心菌丝，90°分支，好侵袭血管；血管内血栓形成，继发表皮/真皮坏死	透明丝孢霉病(细长且分隔的蓝色菌丝、泡状细胞质、45°分支、好侵袭血管；继发表皮/真皮坏死)

第 3 节　常见的皮肤病理学的鉴别诊断

表 7-12 "正常皮肤"的鉴别诊断

斑状淀粉样变	淡粉色淀粉样物沉积在真皮乳头；色素失禁/噬色素细胞
持久性发疹性斑状毛细血管扩张症	真皮浅层毛细血管扩张+梭形肥大细胞稀疏增生；可能需要 CD117 免疫染色或其他肥大细胞染色(Leder、类胰蛋白酶或吉姆萨)来证实(图 7-13)
体癣	角质层下部的苍白染色菌丝；真皮炎症浸润，伴或不伴角质层下脓疱
花斑癣	角质层上部的基底样孢子和菌丝(似"意大利面条和肉丸")，比体癣易见，真皮炎症轻微甚至没有
银中毒	汗腺中的小黑色颗粒
寻常型鱼鳞病	致密正角化过度，伴有矛盾的颗粒层变薄（几乎所有疾病角化过度均伴有颗粒层增厚）
红癣	致病菌大小是菌丝的 1/5；角质层见垂直细丝

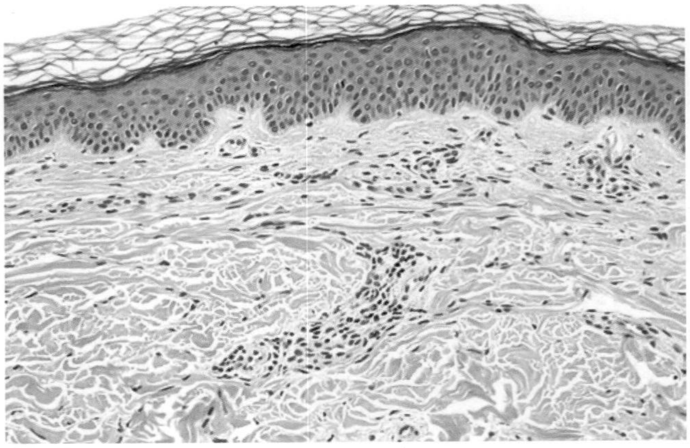

图 7-13　持久性发疹性斑状毛细血管扩张症：血管周围有轻微的炎症浸润。(From Brinster NK et al. Dermatopathology: A Volume in the High Yield Pathology Series. Elsevier. 2011.)

框 7-1　助记符

"Busy dermis DDx = Busy Dermis Can Kill Grandma's Sweet Niece Lucy"

蓝痣(Blue nevus)、皮肤纤维瘤/皮肤 Spitz 痣(Dermatofibroma/Dermal spitz)、皮肤转移癌(Cutaneous metastasis)、卡波西肉瘤(斑块)[kaposi(plaque)]、环状结节(Granuloma annulare)、硬化性黏液水肿(Scleromyxedema)、神经纤维瘤(Neurofibroma)、皮肤白血病(Leukermia cutis)

From Elston D, et al. Dermatopathology, 2nd Ed. Elsevier. 2013.

表 7-13　真皮组织疾病的鉴别诊断

蓝痣	硬化性基质中少量树突状黑色素细胞增生；噬色素细胞；HMB-45 弥漫性阳性(与传统痣中的分层染色不同)(图 7-14)
皮肤纤维瘤	间质内大量梭形细胞、胶原增生、表皮/毛囊增生、花纹图案样，吞噬含铁血红素的组织细胞或图顿样多核巨细胞、ⅩⅢa 因子+和 CD34-(图 7-15)
皮肤转移癌	最常见的转移癌：乳腺癌转移("鱼贯而行"般的排列、小管结构)、肾透明细胞癌(透明细胞、血管丰富)、结肠癌("混乱的坏死")；粗略鉴别原发肿瘤来源的方法：CK7+(隔膜以上)，而 CK20+(隔膜以下)，但此法并非总是准确的(图 7-16 至图 7-18)

（待续）

表 7–13(续)

卡波西肉瘤(斑块)	间质内梭形细胞增生相对少、“岬样征”、血管包裹、裂隙状血管腔、红细胞外渗和浆细胞增多(最常见于肿瘤附近的血管周围)(图 7–19):HHV–8+
环状肉芽肿(间质型)	间质组织细胞伴灶状胶原蛋白改变、黏蛋白增多(图 7–20)
硬化性黏液水肿	真皮梭形成纤维细胞增生少,伴细小的胶原纤维;黏蛋白增多(图 7–21)
神经纤维瘤病	松散排列的梭形细胞具有波状/“弯曲”细胞核、黏液样基质,并且肥大细胞增多(图 7–22)
皮肤白血病	非典型细胞浸润呈“爆炸”形(染色质小、核仁深染,比正常的炎性细胞大),在间质内鱼贯而行地排列;常见有丝分裂象;髓样/单核细胞白血病阳性标志物的敏感性排序:CD68 和溶菌酶>MPO> CD34 和 CD117,即 CD68 和溶菌酶是两种最敏感的标志物(图 7–23)

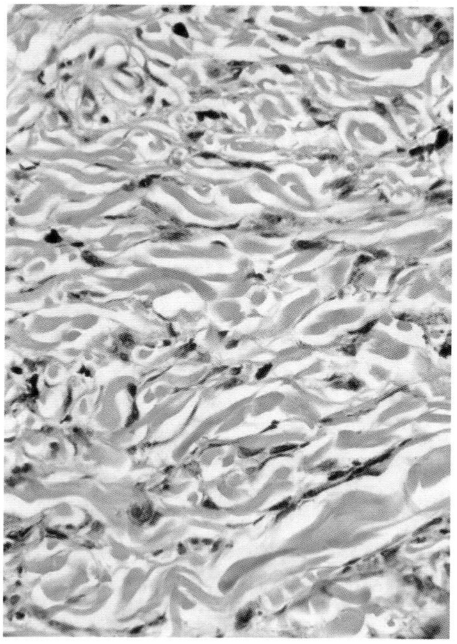

图 7–14　蓝痣。真皮的胶原束间长树突状的黑色素细胞和细胞质内黑色素。(From Weedon D. Weedon's Skin Pathology, 3rd Ed. Elsevier. 2009.)

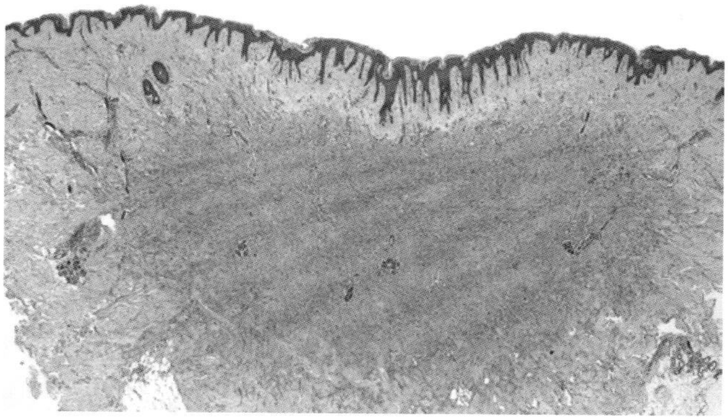

图 7–15　皮肤纤维瘤:扫描部分显示特征性结构。病变的外侧边界与相邻的真皮相互交叉。表皮有角化过度和棘层肥厚。(From Calonje E, et al. Mckee's Pathology of the Skin, 4th Ed. Elsevier. 2011.)

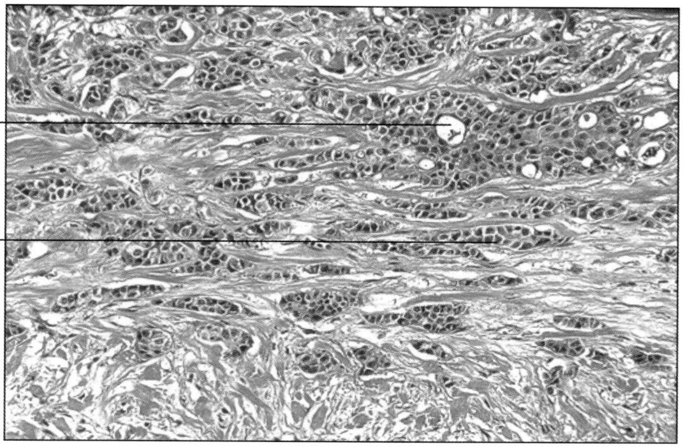

图 7–16　乳腺癌转移。(From Rapini R. Practical Dermatopathology, 2nd Ed. Elsevier. 2012.)

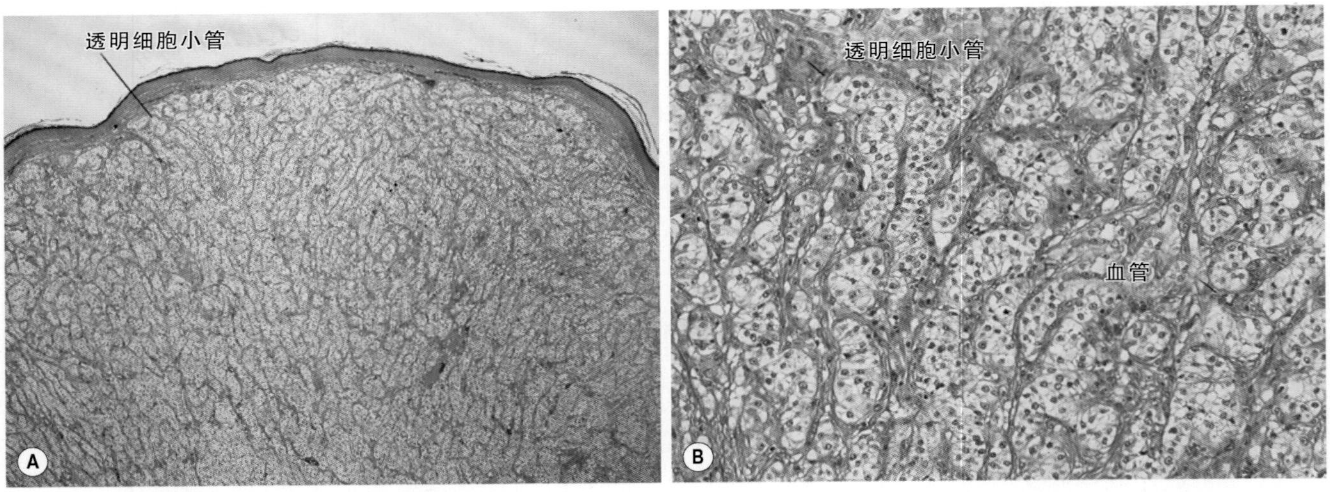

图 7-17 肾癌。(From Elston D, et al. Dermatopathology, 2nd Ed. Elsevier. 2013.)

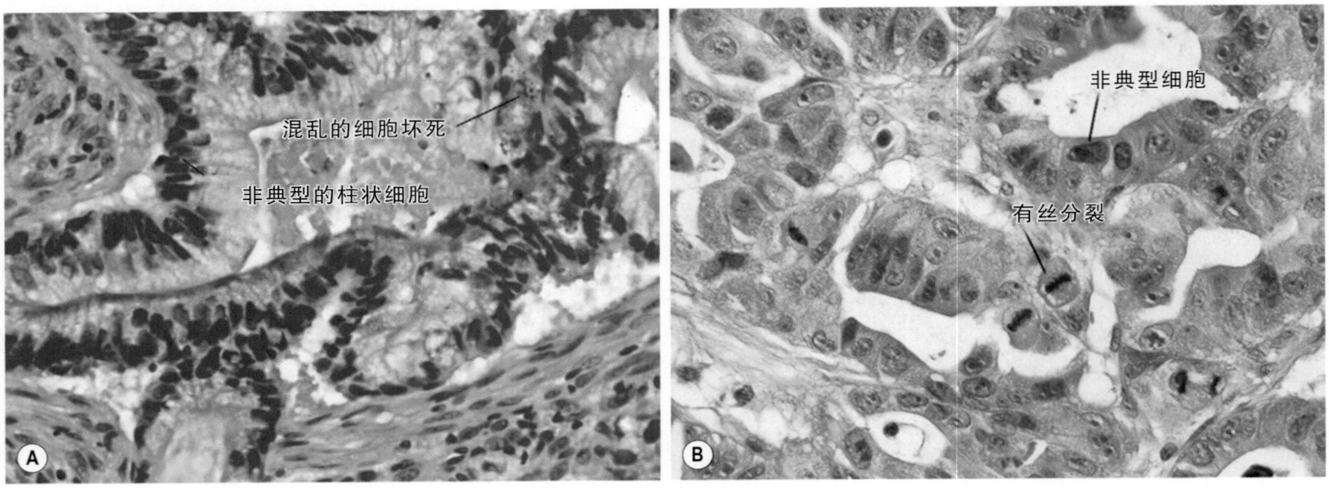

图 7-18 (A, B) 结肠癌(From Elston D, et al. Dermatopathology, 2nd Ed. Elsevier. 2013.)

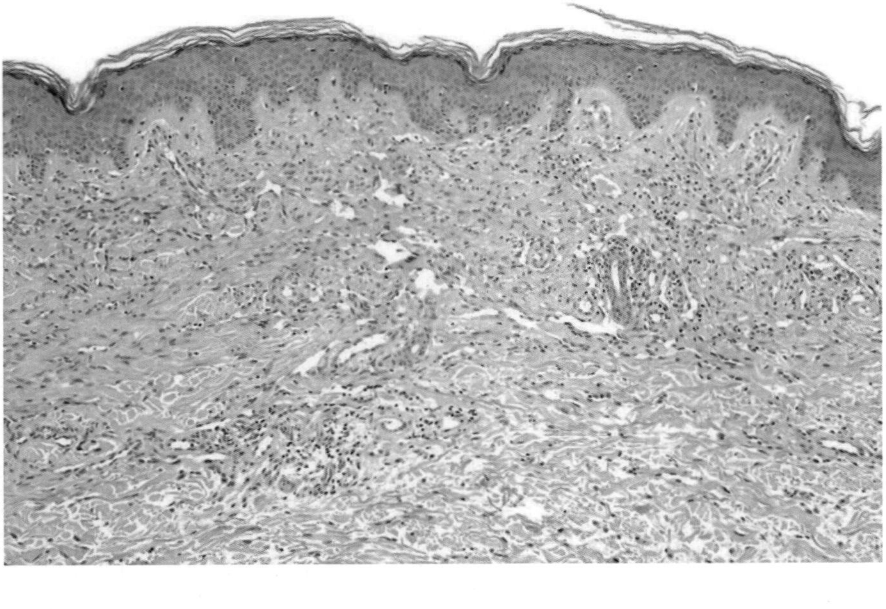

图 7-19 卡波西肉瘤(斑块期):大量血管形成、梭形细胞增多和轻度慢性炎症细胞浸润。(From Calonje E, et al. McKees Pathology of the Skin, 4th Ed. Elsevier. 2011.)

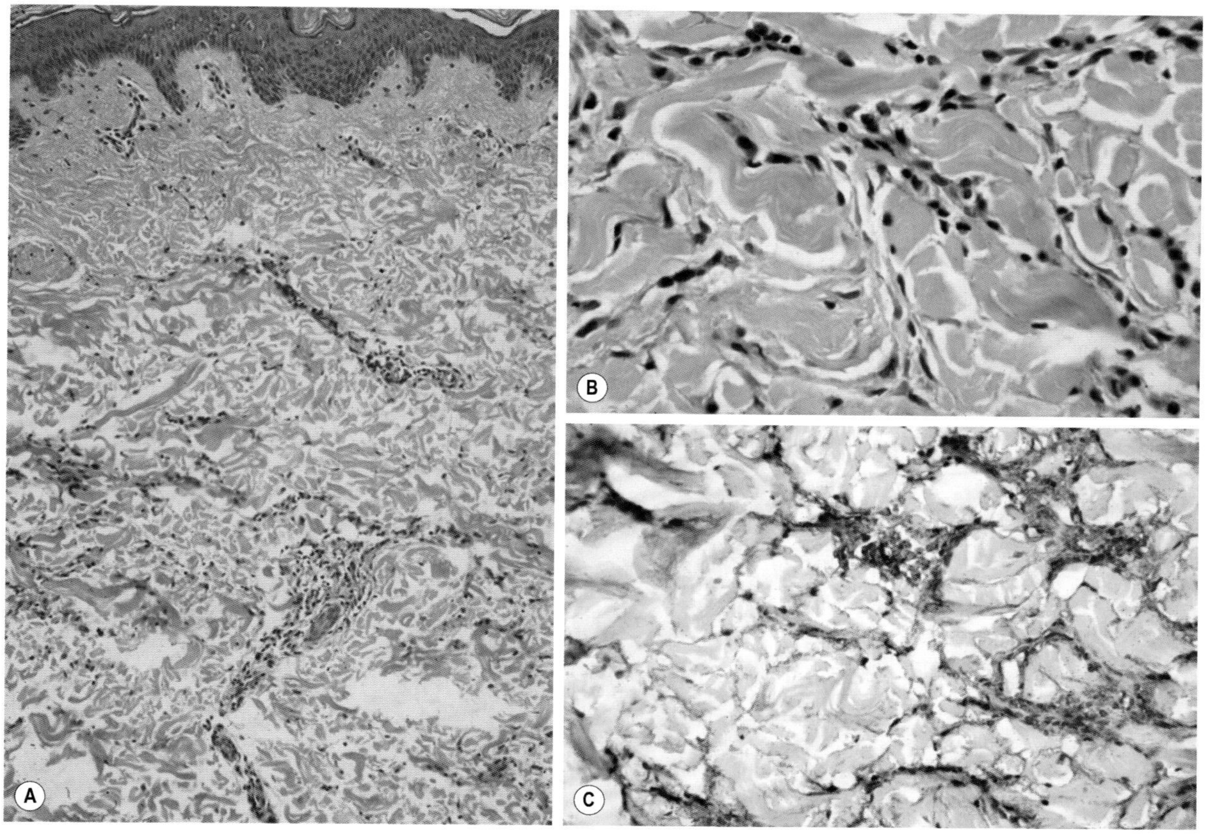

图 7-20　(A)不完全型的环状肉芽肿;(B)真皮细胞增多(呈现“繁忙”的样子)(HE 染色);(C)间质内黏蛋白增多(阿新蓝染色)。(From Weedon D. Weedon's Skin Pathology, 3rd Ed. Elsevier. 2009.)

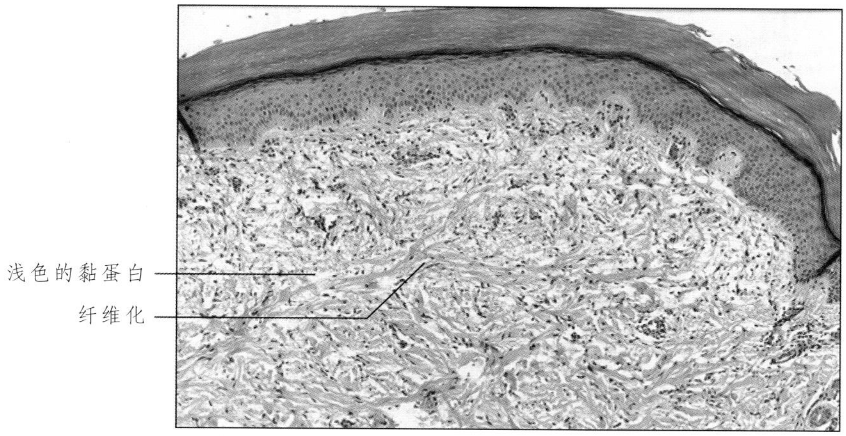

图 7-21　硬化性黏液水肿。(From Rapini R. Practical Dermatopathology, 2nd Ed. Elsevier. 2012.)

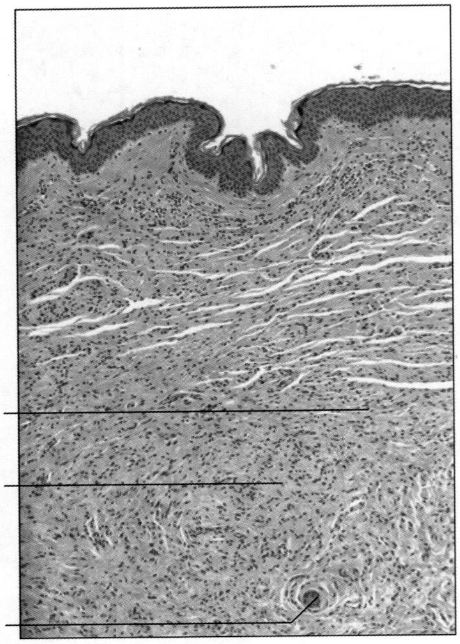

图 7–22 神经纤维瘤。(From Rapini R. Practical Dermatopathology, 2nd Ed. Elsevier. 2012.)

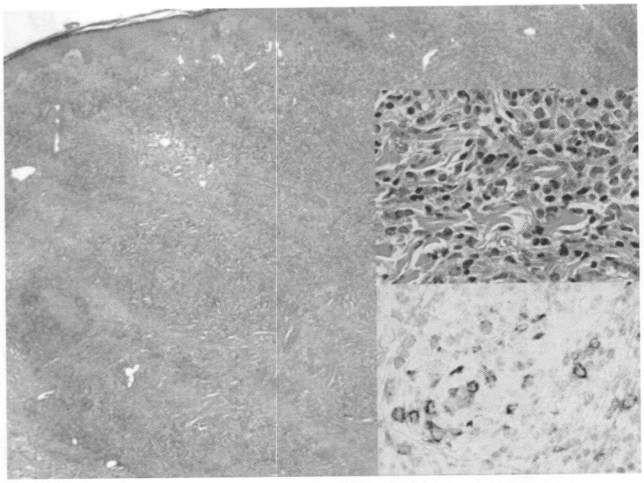

图 7–23 急性髓细胞性白血病。大量的爆炸性细胞浸润，其中一些含有明显的嗜酸性颗粒(右上部插图)。一些细胞对髓过氧化物酶呈阳性 (From Weedon D. Weedon's Skin Pathology, 3rd Ed. Elsevier. 2009.)

表 7–14 空泡变性的界面皮炎鉴别诊断

红斑狼疮(亚急性皮肤红斑狼疮)	正角化亢进；表皮弥散空泡化变性的界面皮炎、浅层(多于深层)血管周围淋巴细胞浸润、基底膜带增厚、黏蛋白增多、缺乏嗜酸性粒细胞(图 7–24)
红斑狼疮(盘状)	正角化亢进、中度空泡化变性的界面皮炎围绕着毛囊上皮(多于毛囊间表皮)、毛囊漏斗部增生(尤其是肥厚型 DLE)、毛囊扩张伴毛囊角栓、毛囊间表皮萎缩、真皮纤维化/瘢痕、浅深层血管周围淋巴细胞浸润、基底膜带增厚、黏蛋白增多、缺乏嗜酸性粒细胞(图 7–25)
皮肌炎	正角化亢进，表皮萎缩，稀疏的淋巴细胞浸润(比红斑狼疮少)、轻微的空泡界面皮炎(比红斑狼疮、多形红斑、固定性药疹和急性痘疮样苔藓状糠疹均轻微)和明显的真皮黏蛋白沉积(远多于红斑狼疮)；毛细血管扩张；缺乏深层血管周围炎症(与红斑狼疮相比)、缺乏嗜酸性粒细胞(图 7–26)
多形红斑	网篮状(急性)角质层、显著的凋亡角质形成细胞散布在表皮各层、浅层淋巴细胞浸润伴淋巴细胞外渗、缺乏嗜酸性粒细胞(而嗜酸性粒细胞常见于重症多形红斑/中毒性表皮坏死松解症和固定性药疹)(图 7–27)
固定性药疹	网篮状(急性)角质层、多形红斑样空泡界面皮炎、慢性真皮改变(深层色素失禁、真皮乳头纤维化)和混合性真皮炎症/伴大量嗜酸性粒细胞(图 7–28)
急性移植物抗宿主病	正角化亢进、多形红斑样空泡界面皮炎、不成熟的角质形成细胞(源于化疗反应)、“卫星细胞坏死”；常累及毛囊上皮(图 7–28)
急性痘疮样苔藓样糠疹(PLEVA)	角化不全、苔藓样至空泡化界面皮炎、红细胞外渗、V 形(楔形)淋巴细胞浸润、急性表面变化(鳞屑、痂、±溃疡)；不应存在嗜酸性粒细胞(如果存在较多嗜酸性粒细胞，则不是 PLEVA)(图 7–29)

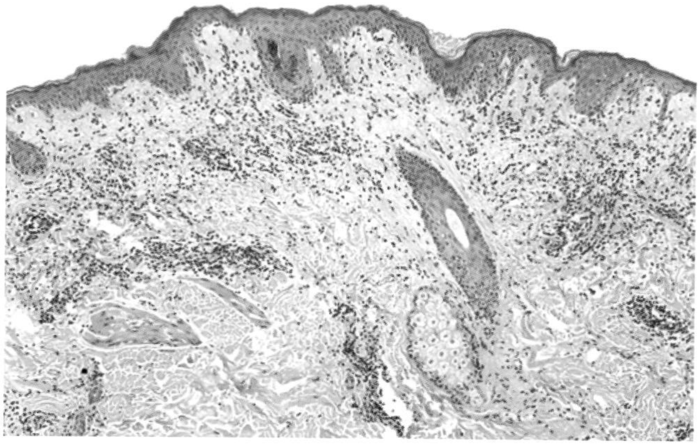

图 7-24 亚急性皮肤型红斑狼疮。低倍镜下特征不明显。存在轻微的角化过度，血管周围慢性炎性细胞浸润。(Coutersy of E Calonje, MD; St John's Dermatology Center, London.)(From Brinster NK et al. Dermatopathology: A Volume in the High Yield Pathology Series. Elsevier. 2011.)

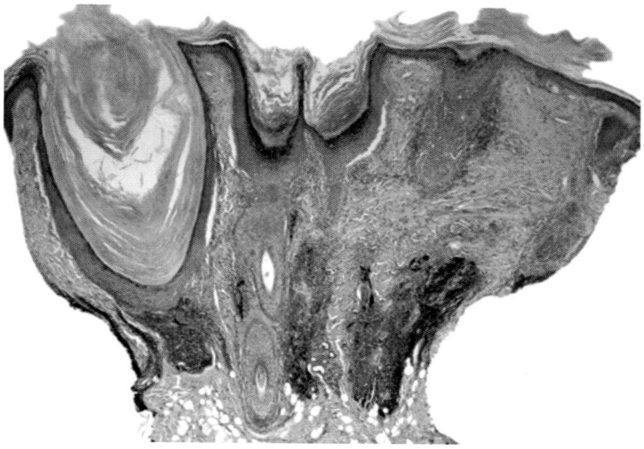

图 7-25 盘状红斑狼疮表现为毛囊角栓，浅深层血管周围和毛囊周围淋巴细胞浸润。表皮和毛囊上皮均见萎缩变薄和界面皮炎。(From Busam KJ. Dermatopathology: A Volume in the Series: Foundations in Diagnostic Pathology, 2nd Ed. Elsevier, 2015.)

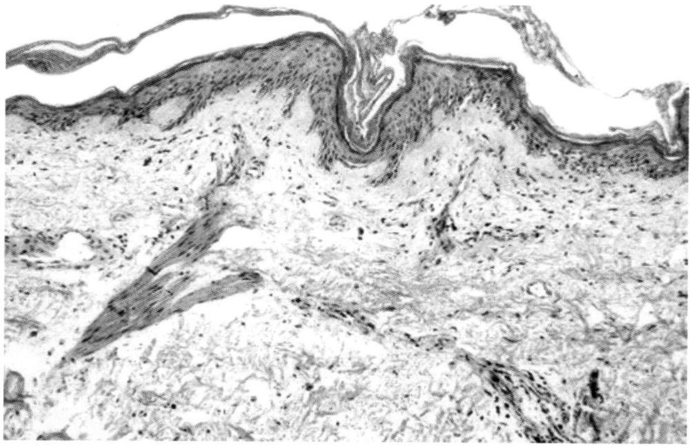

图 7-26 皮肌炎：角化过度、表皮萎缩、轻度基底液化变性和真皮黏蛋白显著增加。(From Calonje E, et al. McKee's Pathology of the Skin, 4th Ed. Elsevier. 2011.)

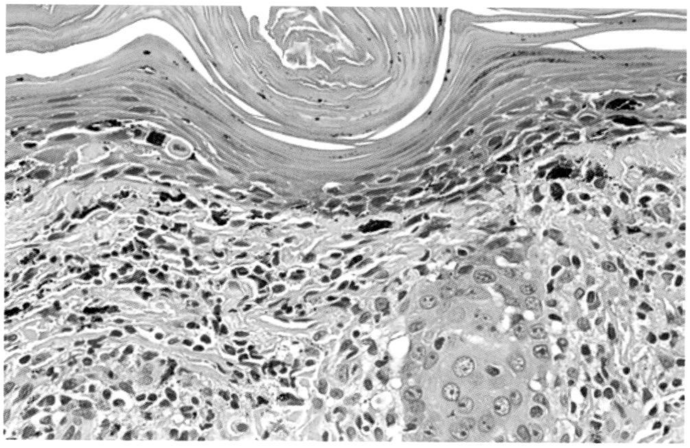

图 7-28 急性移植物抗宿主病：角化过度、表皮萎缩、凋亡细胞和界面改变。(From Brinster NK et al. Dermatopathology: A Volume in the High Yield Pathology Series. Elsevier. 2011.)

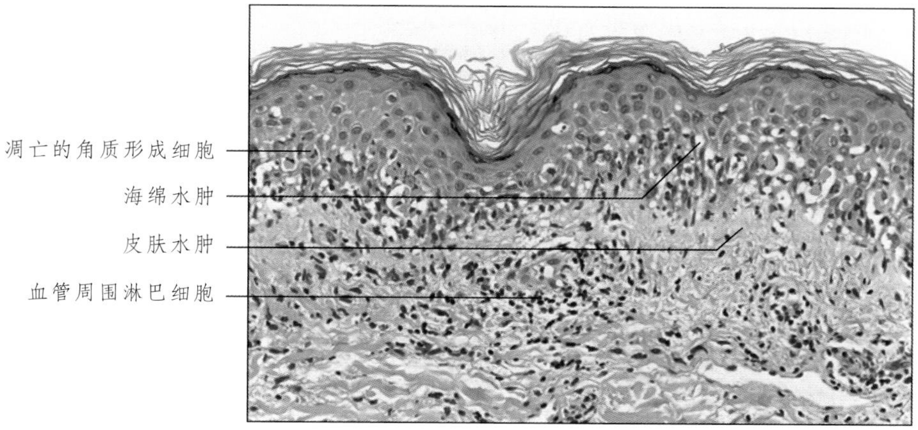

图 7-27 多形红斑。(From Rapini R. Practical Dermatopathology, 2nd Ed. Elsevier. 2012.)

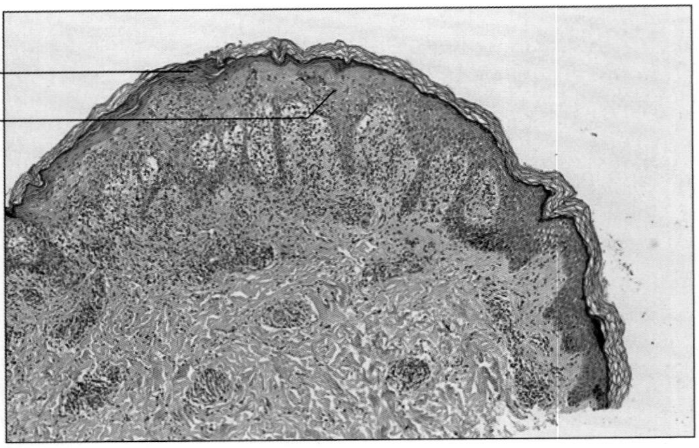

图 7-29 苔藓样糠疹(低倍镜)。(From Rapini R. Practical Dermatopathology, 2nd Ed. Elsevier. 2012.)

表 7-15 苔藓样界面皮炎鉴别诊断

扁平苔藓(LP)	正角化亢进、不规则棘层增厚、V 形颗粒层增厚、“锯齿状”表皮突、局限在表皮下部凋亡的角质形成细胞;缺乏嗜酸性粒细胞(肥厚型 LP、药物诱导性 LP 例外)、缺乏深层血管周围炎症
苔藓样角化病(BLK)	同 LP 一样,但可能有角化不全、嗜酸性粒细胞;周围常见日光性黑子/脂溢性角化病
苔藓样药疹	外表类似 LP,但经常有角化不全和深层静脉周围炎症浸润,存在嗜酸性粒细胞
苔藓样移植物抗宿主病	炎症浸润不如 LP 致密;见卫星状细胞坏死;表皮常有化疗反应/不成熟的表现
黑色素瘤伴苔藓样退化	寻找外周的非典型黑色素细胞病变;退化区域色素失禁明显
光泽苔藓	边界清晰的小丘疹、“球状和爪状”、表皮衣领状;真皮更混合的炎症细胞浸润,由淋巴细胞、组织细胞和多核巨细胞组成
线状苔藓	与 LP 类似,但合并海绵水肿和深部外分泌汗腺周围炎症
苔藓样色素性紫癜	苔藓样皮炎、静脉周围淋巴细胞炎症、红细胞外渗和含铁血黄素沉积
苔藓样二期梅毒	“混乱”的浸润(淋巴细胞、中性粒细胞、组织细胞、核碎片和浆细胞)、细长的表皮突
肥厚性红斑狼疮	因为毛囊上皮增生被误认为鳞状细胞癌(与鳞状细胞癌不同,毛囊间表皮通常是正常或萎缩的);苔藓样浸润类似于 LP,但具有狼疮的其他特征:深层血管周围炎症、黏蛋白增多和基底膜带增厚

表 7-16 多种内生性肿瘤鉴别诊断

小汗腺汗孔瘤	均匀一致的小立方形(“孔状”)细胞;多处与表皮相连;管道内衬嗜酸性膜(图 7-30)
毛根鞘瘤	小叶状结构、透明(糖原化)细胞与外周栅栏状结构、增厚的嗜酸性基底膜带、伴或不伴鳞状窝、伴或不伴疣状表面(图 7-31)
透明细胞棘皮瘤	伴有角质层中性粒细胞浸润的银屑病样增生,与周围正常表皮明显分界(“外表上与银屑病完全相同,但有透明细胞”)(图 7-32)
毛鞘棘皮瘤	附着于扩张毛孔的棘皮小叶(类固醇相关的 Winer 扩张孔)(图 7-33)
毛囊漏斗部肿瘤	与表皮有多个细长连接;有孔的“板状”结构(图 7-34)
毛发上皮瘤	富含成纤维细胞的粉红色真皮内见基底样肿瘤细胞,与表皮极少相连或无相连(与绝大多数基底细胞癌相比);乳头状间充质体和多发角囊肿(有大量钙化)(图 7-35)
小汗腺汗管纤维腺瘤	与表皮多处连接,上皮细胞、导管、纤维血管性基质呈条索状相互交织(图 7-36)

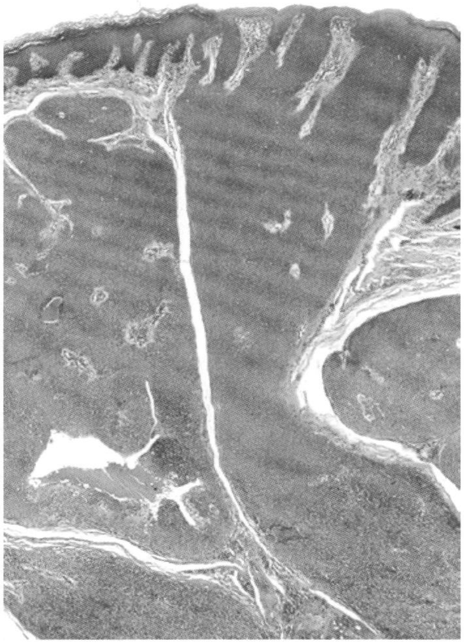

图 7-30　小汗腺汗孔瘤：低倍镜下见表皮的肿瘤细胞团块向下增生，与表皮多处连接。(From Calonje E,et al. Mckee's Pathology of the Skin,4th Ed. Elsevier. 2011.)

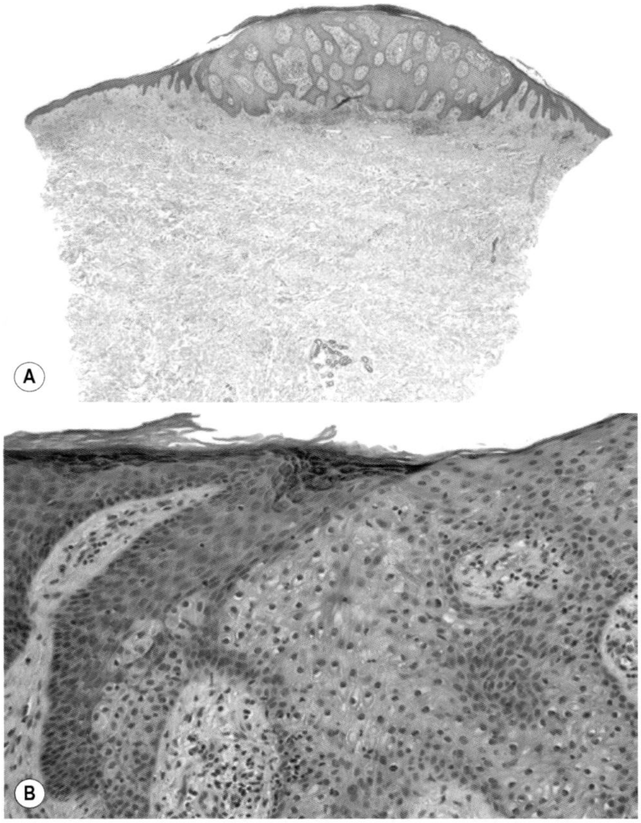

图 7-32　透明细胞棘皮瘤：(A)病变边界清晰，显著增生；(B)基底层细胞着色尚正常，但大多数表皮细胞染色苍白。(From Calonje E,et al. Mckee's Pathology of the Skin,4th Ed. Elsevier. 2011.)

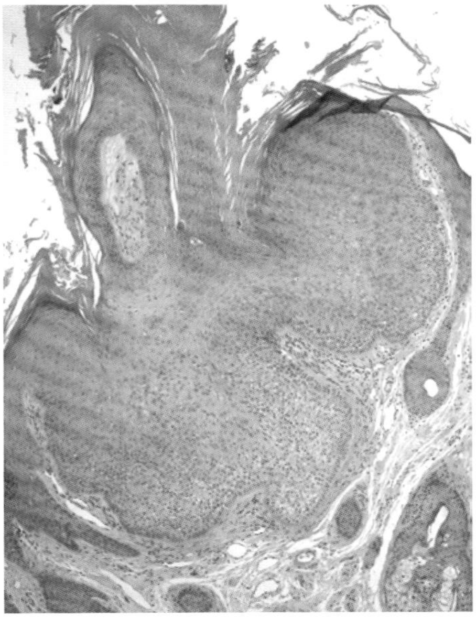

图 7-31　毛根鞘瘤。外生性疣状生长模式，与病变底部毛囊旁小叶状透明细胞增生有关。(From Busam Ku. Dermatopathology: A Volume in the Series:Foundations in Diagnostic Pathology,2nd Ed. Elsevier. 2015.)

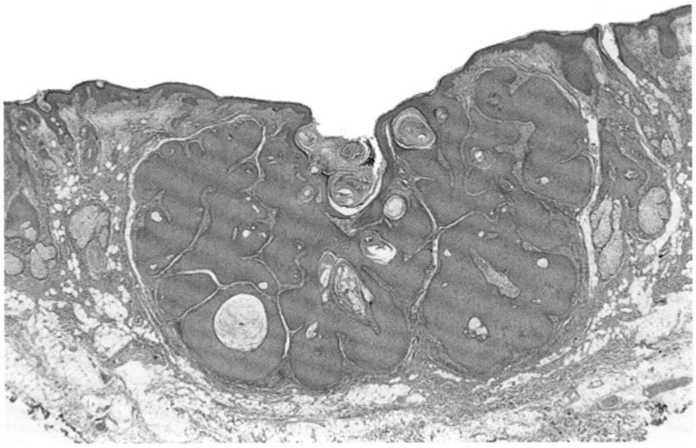

图 7-33　毛鞘棘皮瘤。由外毛根鞘上皮组成的肿瘤小叶从中央凹陷向外辐射。(From Weedon D Weedon's Skin Pathology, 3rd Ed. Elsevier. 2009.)

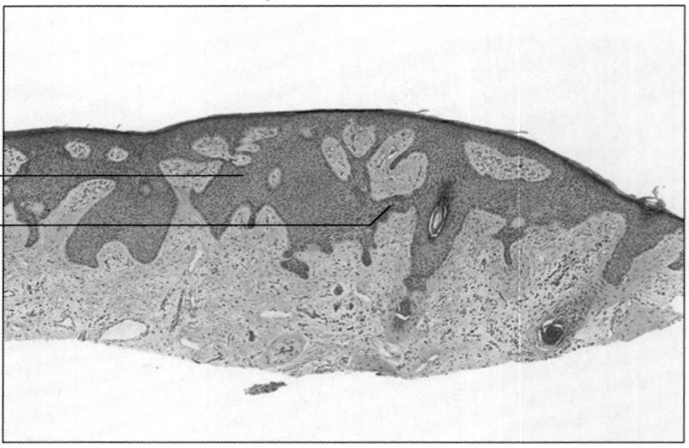

图 7-34 毛囊漏斗部肿瘤。(From Rapini R. Practical Dermatopathology, 2nd Ed. Elsevier. 2012.)

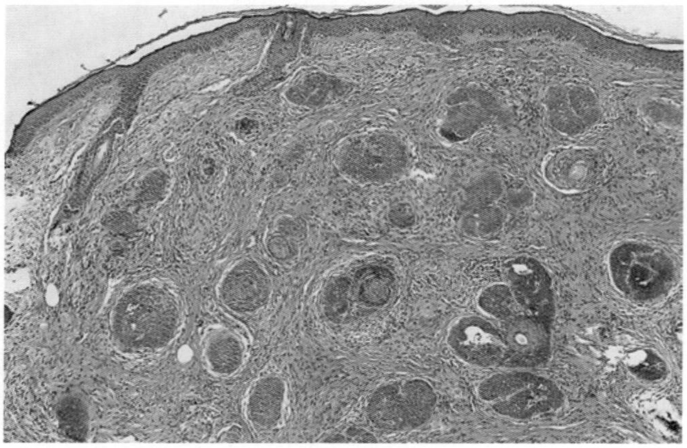

图 7-35 毛发上皮瘤。多发基底细胞巢,部分毛囊分化顿挫。(From Weedon D. Weedon's Skin Pathology, 3rd Ed. Elsevier. 2009.)

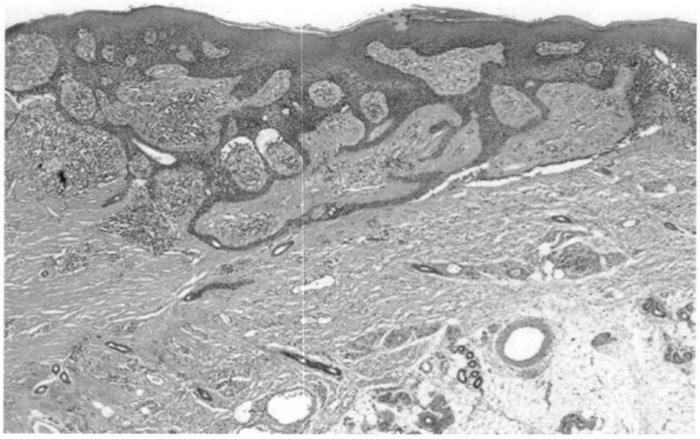

图 7-36 小汗腺汗管纤维腺瘤。孤立的肿瘤,从表皮增生的上皮细胞被富含细胞的纤维性基质包绕,呈条索状相互交织。(From Calonie E, et al. Mckee's Pathology of the Skin, 4th Ed. Elsevier. 2011.)

表 7-17 涡纹图案("蝌蚪")的鉴别诊断

结缔组织增生性毛发上皮瘤	中央凹陷、淡染的基底样上皮细胞条索、大量角囊肿(许多钙化)、富含成纤维细胞的粉红色胶原基质;缺乏:收缩间隙、黏液样基质和神经周围受累(图 7-37)
微囊肿性附属器癌	肿瘤浸润深(通常深至皮下组织、骨骼肌),双向分化:真皮浅层角囊肿(毛囊样)和汗管瘤样小管(汗腺)+真皮深层/皮下组织/骨骼肌中的侵袭性上皮细胞条索;侵袭神经周围;散发结节性淋巴细胞团块(图 7-38)
硬化性基底细胞癌	硬化基质中的非典型基底样细胞条索呈锐角样分布,侵袭深,大量有丝分裂象和凋亡细胞;比结缔组织增生性毛发上皮瘤的角囊肿和钙化要少;缺乏导管分化(区别于微囊肿性附属器癌和汗管瘤)和淋巴样结节(区别于微囊肿性附属器癌)(图 7-39)
汗管瘤	纤维化基质中的基底样上皮细胞条索和导管;导管内含无定形嗜酸性粒细胞碎片;缺乏毛囊分化(区别于微囊肿性附属器癌、结缔组织增生性毛发上皮瘤和基底细胞癌)(图 7-40)

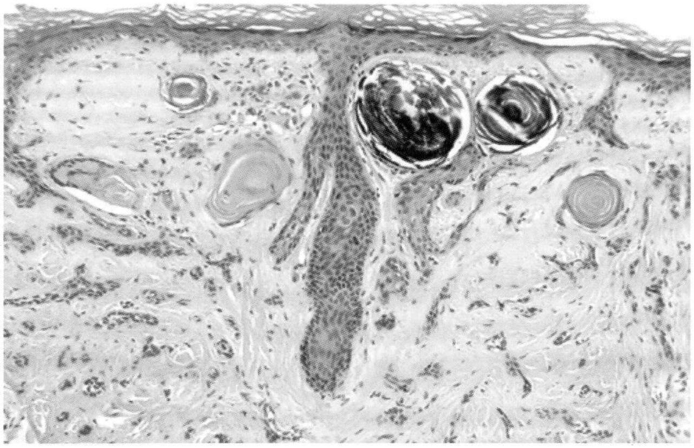

图 7–37　结缔组织增生性毛发上皮瘤：局灶性钙化是常见的特征表现。(From Calonje E, et al. Mckee's Pathology of the Skin, 4th Ed. Elsevier. 2011.)

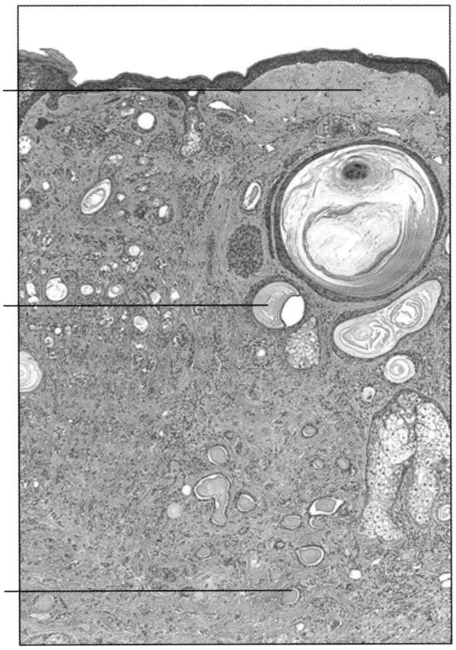

图 7–38　微囊肿性附属器癌。(From Rapini R. Practical Dermatopathology, 2nd Ed. Elsevier. 2012.)

表 7–18　复杂的囊性增生（“卷和卷轴”）	
增殖性毛发囊肿	囊腔内致密的粉红色毛鞘角蛋白；缺乏颗粒层；多发小叶状增生的鳞状上皮；缺乏无核影细胞
毛母质瘤	分叶状的真皮肿瘤；肿瘤小叶内基底样细胞和影细胞；常有钙化，伴或不伴骨化

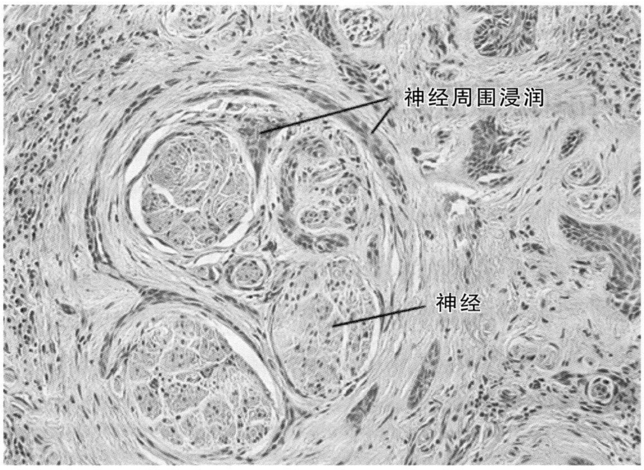

图 7–39　硬化性基底细胞癌。(From Elston D, et al. Dermatopathology, 2nd Ed. Elsevier. 2013.)

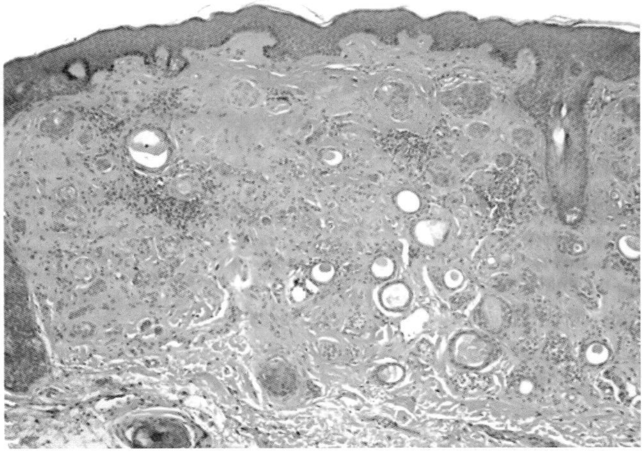

图 7–40　汗管瘤。(From Weedon D. Weedon's Skin Pathology, 3rd Ed. Elsevier. 2009.)

表 7–19　表皮样囊肿的类似疾病	
毫毛囊肿	囊腔内有小毫毛
皮样囊肿	囊壁有完整的附属器结构（毛囊、皮脂腺和顶泌汗腺）
脂囊瘤	囊壁见皮脂腺、嗜酸性护膜（“鲨鱼牙齿”样线状排列），囊腔出现空洞和塌陷

表 7-20 真皮中的"蓝色圆球样"结构

圆柱瘤	多个基底样细胞肿瘤微结节如拼图般拼接在一起，每个肿瘤微结节被小管和厚而透明(呈粉红色)的基底膜样物质包绕
螺旋腺瘤	较大的嗜碱性真皮结节，汗腺导管形成，肿瘤微小结节内见透明沉积物和胡椒粉样密布的淋巴细胞
真皮导管瘤	形态一致的汗孔细胞团块，伴内衬护膜的汗腺导管
血管球瘤	形态一致的血管球细胞包绕着纤细的血管腔；缺乏汗腺导管(区别于真皮导管瘤)
汗腺瘤	由鳞状细胞和透明细胞混合而成的肿瘤团块，伴有汗腺导管；瘢痕疙瘩样/透明基质；伴或不伴囊性变性("实性囊性汗腺瘤")
毛母细胞瘤	真皮/皮下基底样细胞团块(实性或筛状)、富含成纤维细胞的粉红色胶原基质、见乳头状间充质体和角囊肿；缺乏基质黏蛋白和收缩间隙(区别于基底细胞癌)、缺乏导管(区别于汗腺肿瘤)

表 7-21 克隆型脂溢性角化病、单纯性汗腺棘皮瘤、鲍温病的鉴别

克隆型脂溢性角化病	表皮内成巢的角质形成细胞异型性极低；较周围的角质形成细胞大；无导管结构
单纯性汗腺棘皮瘤	表皮棘层内小汗孔细胞巢(细胞较周围角质形成细胞小)；至少局部有小导管
鲍温病	表皮全层角质形成细胞为非典型("风吹"外观)，伴非典型有丝分裂、角化不良的角质形成细胞(其他两种病无此表现)

表 7-22 佩吉特病样相关疾病鉴别诊断

疾病	主要特点	免疫组化染色
佩吉特病样鲍温病	清晰的细胞质、细胞间桥，并累及基底层	CK5/6+、CK7-(通常)、BerEP4-(总是阴性)
EMPD/佩吉特病	细胞质中有黏蛋白；佩吉特细胞巢压迫正常的基底层角质形成细胞；伴或不伴导管形成	CK7+、CK20-、CEA+、BerEP4+(有助于区分佩吉特病样鲍温病，后者总是阴性)
原位黑色素瘤	色素增多，基底层可见一些细胞巢	S100+、Melan-A-、HMB-45+
蕈样肉芽肿	真表皮连接处淋巴细胞呈线状排列；不规则形态的细胞核("脑回状")、淋巴细胞的核周有空晕(如同"枕头上的煤块")和"结实"的真皮乳头纤维化(真皮乳头胶原纤维异常增厚，伴淋巴细胞浸润)	CD3+、CD4+、CD8- 通常 CD5 和 CD7 不表达

表 7-23 方形活检组织检查鉴别诊断

疾病	细胞增多?	主要特点
慢性放射性皮炎	无	均质化的("病态")真皮、浅表毛细血管明显扩张、星状成纤维细胞(图 7-41)、附属器缺失
糖尿病类脂质坏死(NLD)	有(肉芽肿)	弥漫性肉芽肿性炎症伴"蛋糕层状"坏死、真皮硬化(晚期)、多核巨细胞、浆细胞增多
背部的正常皮肤	无	胶原束的厚度正常，只是延伸得更深
瘢痕	有(成纤维细胞)	胶原纤维呈横向走向，成纤维细胞增多；血管呈垂直走向，肥厚性瘢痕有"涡轮状"成纤维细胞结节
硬肿病	无	胶原纤维大小正常，之间的间隙增宽，黏蛋白增多(图 7-42)
硬皮病/硬斑病	无(例外：早期/炎症性硬斑病的血管周围有淋巴浆细胞浸润性炎症)	胶原纤维束增厚、透明化(粉红色)；小汗腺周围脂肪组织丧失；深层血管周围炎症浸润，可见浆细胞(图 7-43)
硬皮病样移植物抗宿主病	无	胶原纤维束增粗、轻度空泡化界面皮炎、色素失禁、附属器丧失
硬化性黏液水肿/肾源性系统性纤维化(NSF)	有(成纤维细胞)	真皮中的成纤维细胞增加(NSF 更深，达皮下组织)、轻度胶原增厚、黏蛋白增多(图 7-44)

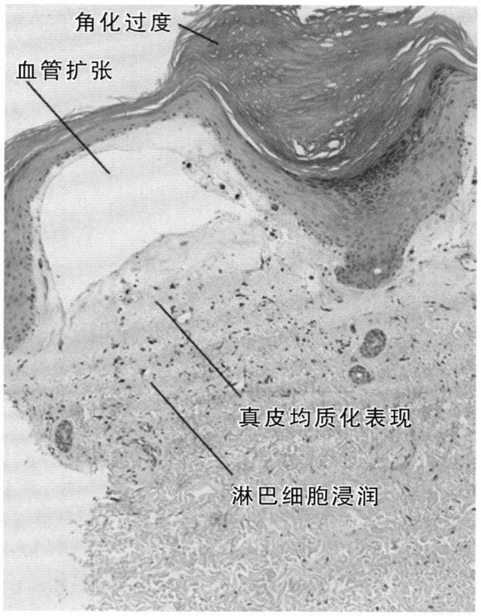

图 7–41　慢性放射性皮炎。(From Elston D, et al. Dermatopathology, 2nd Ed. Elsevier. 2013.)

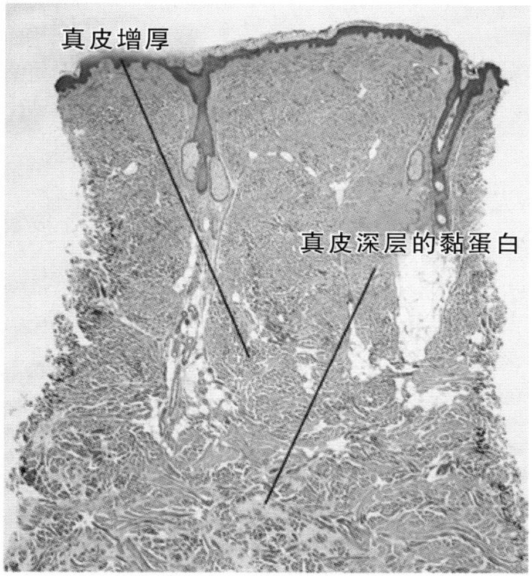

图 7–42　硬肿病。(From Elston D, et al. Dermatopathology, 2nd Ed. Elsevier. 2013.)

表 7–24　"SLAM" 鉴别诊断：恶性真皮梭形细胞肿瘤

疾病	主要特点	免疫组化染色
鳞状细胞癌(梭形细胞型)(SCC)	表皮全层内角质形成细胞异型	CK+(CK5/6, CK903 和 MNF116 最敏感)、p63+, p40+(鳞状细胞癌最特异性的标志物，区别于 AFX)
平滑肌肉瘤	深染的梭形细胞呈束状结构、细胞核呈雪茄型伴核周空泡(糖原)	SMA+、结蛋白+
非典型性纤维黄瘤(AFX)	形态少见/非典型的有丝分裂象；多种细胞混合浸润(多核巨细胞、组织样细胞、泡沫细胞和梭形细胞)	AFX 是排除性诊断 最重要的是以下必须为阴性：细胞角蛋白、p63、p40、S100、SOX–10 和结蛋白(注意：SMA 可能在 AFX 中有"电车轨迹"/肌成纤维细胞样染色) 最有用的阳性染色标记：CD10+(许多梭形细胞鳞状细胞癌也是阳性)、Procollagen–1+ 其他阳性染色标记：CD68 阳性，CD74+(AFX 弱阳性、UPS 强阳性)、CD99+、CD117+(后两种染色非特异)
黑色素瘤(结缔组织增生性/梭形细胞型)	真表皮交界处黑色素细胞不典型增生(通常轻微)、日光性弹性变性、蓝灰色黏液样基质、结节性淋巴细胞团块	S100+、SOX–10+(与瘢痕鉴别)、p75/NGFR+(对 S100 阴性结缔组织增生性黑色素瘤有用)

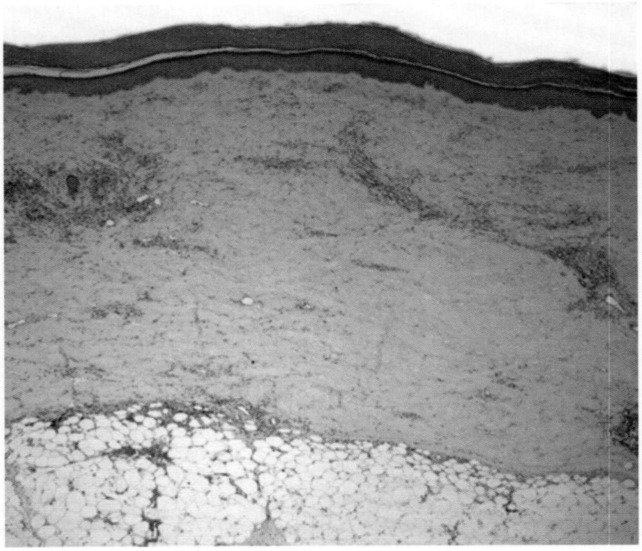

图 7–43 硬斑病。胶原纤维硬化集中在真皮网状层深部。低倍镜下，真皮网状层和皮下脂肪之间的界限变得更平滑更显著（直线征）。真皮网状层、皮下组织被血管周围的淋巴细胞及浆细胞环绕，特征在于真皮网状层、皮下组织之间的连接部位。（From Busam KJ. Dermatopathology：A Volume in the Series：Foundations in Diagnostic Pathology，2nd Ed. Elsevier. 2015.）

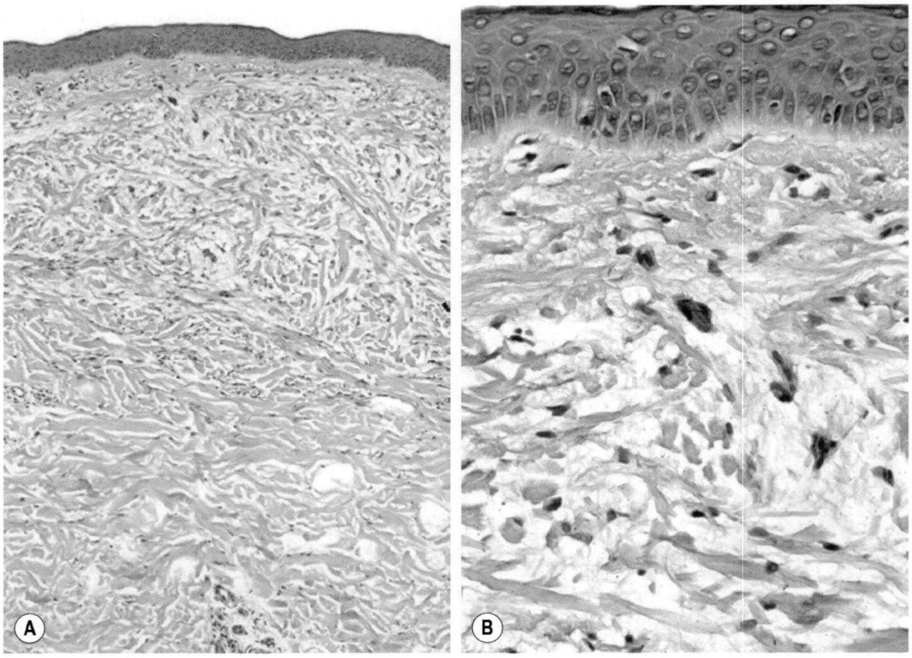

图 7–44 （A，B）黏液水肿性苔藓。胶原纤维被黏液沉积物分离，成纤维细胞数量增加。（From Caloneje E，et al. Mckee's Pathology of the Skin，4th Ed. Elsevier. 2011.）

表 7–25 银屑病样和海绵水肿性疾病

斑块型银屑病	规则的("银屑病样")棘层肥厚、角质层内中性粒细胞微脓肿(Munro)和棘层中性粒细胞微脓肿(Kugoj)、颗粒层减少、融合性角化不全、真皮乳头上方表皮变薄、真皮乳头血管扩张、极少或无渗出痂皮
点滴型银屑病	棘层肥厚轻微，中性粒细胞堆积伴其下方角化不全(比玫瑰糠疹更厚、更粘连)(图 7–45)
脓疱型银屑病	角质层内和角质层下中性粒细胞微脓肿
慢性单纯性苔藓	棘层不规则增厚、颗粒层增厚、真皮乳头垂直胶原；缺乏中性粒细胞微脓肿
蕈样肉芽肿	深染、脑回状核，核周空晕(像"枕头上的煤块")；海绵水肿轻微，与表皮中淋巴细胞数量有关，真皮浅层带状淋巴细胞浸润，极少或不侵至浅层血管("下腹裸露征")，淋巴细胞"紧邻"表皮基底层(成行排列整齐)；真皮乳头纤维细长，缺乏表皮内中性粒细胞(图 7–46)
毛发红糠疹	角化过度与棘层肥厚程度不成比例、"棋盘状"角化不全(水平和垂直方向交替的角化不全和角化过度)、毛囊角栓、"肩部角化不全"(毛囊口周围)、局灶性棘层松解(有用的线索)、真皮乳头上方表皮增厚；无中性粒细胞(图 7–47)
二期梅毒	银屑病样增生(长、弯曲、纤细、网状)；"混乱的"苔藓样炎症；有中性粒细胞和浆细胞、淋巴细胞胞吐、内皮细胞肿胀 注意：角质层中有中性粒细胞
亚急性海绵水肿性皮炎	轻度至中度棘层肥厚伴或不伴角化不全、明显的海绵水肿、棘层朗格汉斯细胞"微脓肿"(特别是过敏性接触性皮炎) 注意：可见中性粒细胞，但仅限于渗出痂皮处；缺乏棘层内部中性粒细胞微脓肿
玫瑰糠疹	亚急性海绵水肿性皮炎，伴有薄的高起性角化不全灶(银屑病缺乏中性粒细胞)，以及真皮浅层血管周围红细胞外溢(图 7–48)
炎性线状疣状表皮痣(ILVEN)	水平方向交替的正角化过度(有颗粒层)和角化不全(无颗粒层)
癣	表皮变化可能类似于银屑病或海绵水肿性皮炎，线索："分层的"角质层(紧靠颗粒层的致密角质层)，致密角质层有"弹孔"(菌丝)、角质层下或角质层内中性粒细胞脓肿
营养缺乏性皮炎	银屑病样增生伴融合性角化不全，表皮上 1/3 苍白(图 7–49)

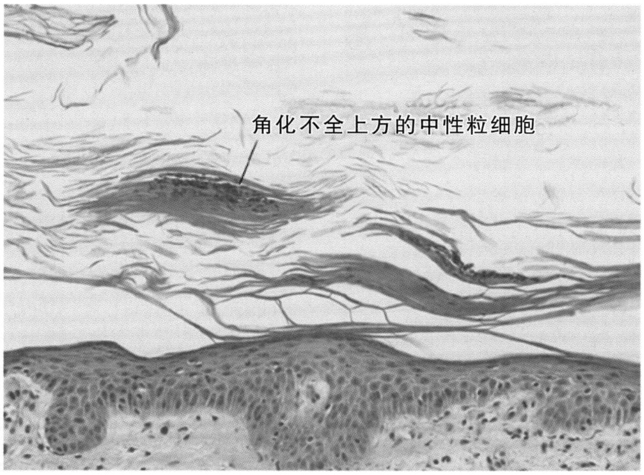

图 7–45 点滴型银屑病。(From Elston D, et al. Dermatopathology, 2nd Ed. Elsevier. 2013.)

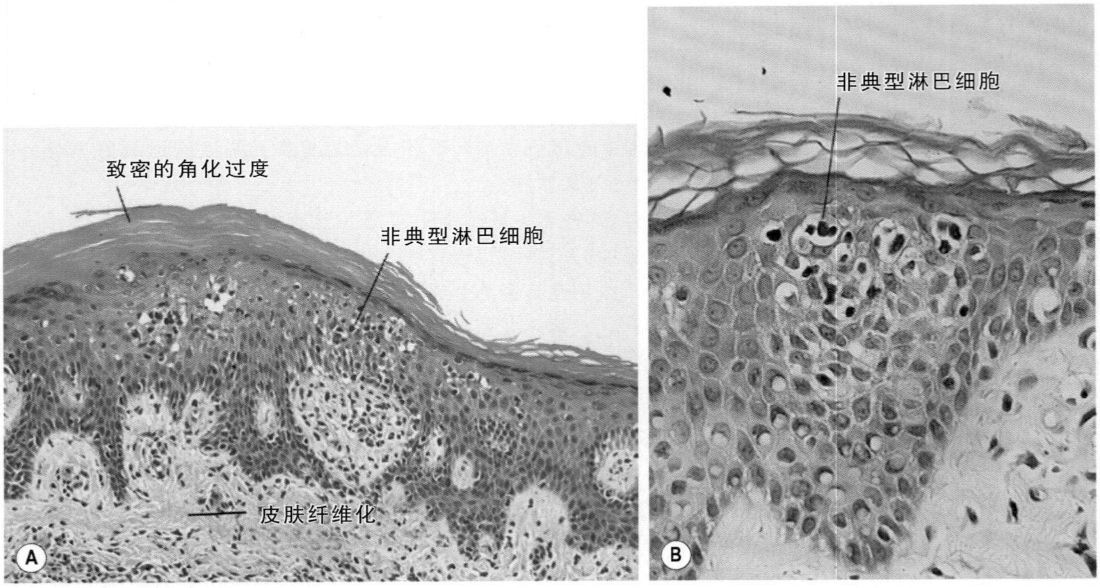

图 7-46 银屑病样蕈样肉芽肿。(From Elston D, et al. Dermatopathology, 2nd Ed. Elsevier. 2013.)

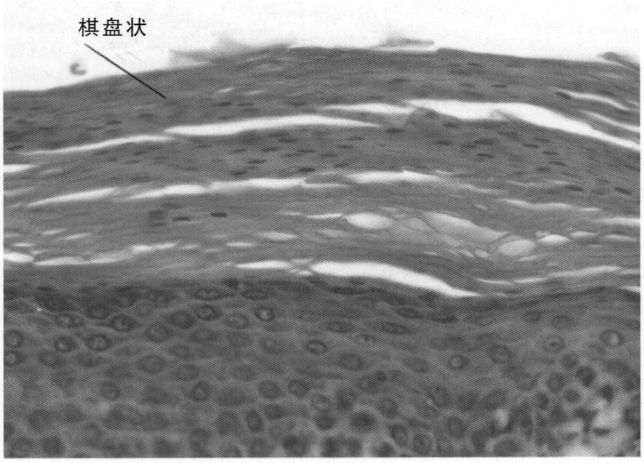

图 7-47 毛发红糠疹。(From Elston D, et al. Dermatopathology, 2nd Ed. Elsevier. 2013.)

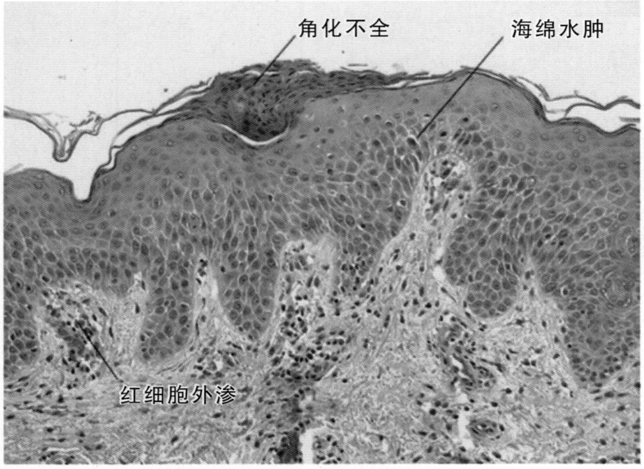

图 7-48 玫瑰糠疹。(From Elston D, et al. Dermatopathology, 2nd Ed. Elsevier. 2013.)

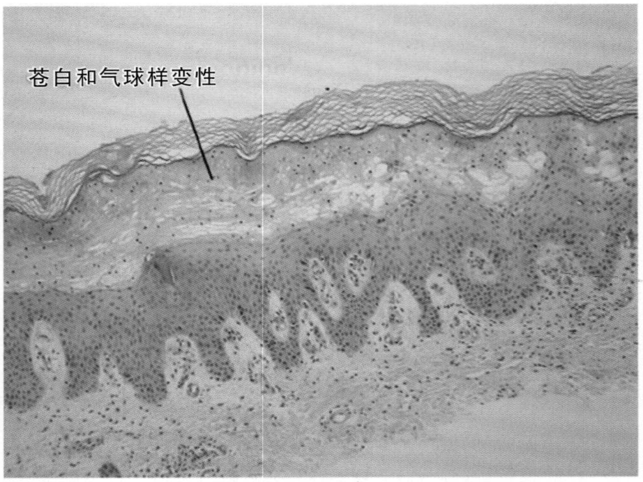

图 7-49 营养不良。(From Elston D, et al. Dermatopathology, 2nd Ed. Elsevier. 2013.)

框 7-2 助记符

"角质层中有中性粒细胞=PTICSS"

银屑病(Psoriasis),癣(Tinea),脓疱病(Impetigo),念珠菌(Candida),脂溢性皮炎(Seborrheic dermatitis),梅毒(Syphilis)

From Elston D, et al. Dermatopathology, 2nd Ed. Elsevier. 2013.

框 7-3 助记符

"角层下脓疱=CAT PISS"

念珠菌(Candida),婴儿肢端脓疱病(Acropustulosis of infancy),一过性新生儿脓疱性黑变病(Transient neonatal pustular melanosis),脓疱性银屑病(Pustular psoriasis),脓疱病(Impetigo),斯奈登-威尔金森病(和 IgA 天疱疮)[Sneddon-wilkinson(and lgA pemphigus)],葡萄球菌烫伤样皮肤病(Staph scalded skin)

From Elston D, et al. Dermatopathology, 2nd Ed. Elsevier. 2013.

表 7-26 棘层松解的疾病

疾病	HE 染色	直接免疫荧光(DIF)	注解
落叶型天疱疮	角质层下裂隙、颗粒层中棘层松解(如“屋顶上吹走几片瓦”)	细胞间 IgG 和 C3	抗 Dsg1 抗体导致。最重要的鉴别诊断是与葡萄球菌性烫伤样皮肤病在 DIF 上的区别
寻常型天疱疮	基底层上裂隙、“基底层的墓碑”、棘层松解延伸到毛囊	与落叶型天疱疮相同,但在表皮的下半部分荧光染色	抗 Dsg1 和抗 Dsg3 抗体导致(图 7-50)
增殖型天疱疮	PEH 伴表皮内嗜酸性粒细胞脓肿;基底层上轻度裂隙	天疱疮模式(细胞间 IgG 和 C3)	只是寻常型天疱疮的临床变异型
红斑型天疱疮	与落叶型天疱疮相似	基底膜带阳性(线性至颗粒状)、细胞间天疱疮模式	落叶型天疱疮和皮肤型红斑狼疮的重叠、抗 Dsg1 抗体阳性和 ANA 阳性
副肿瘤性天疱疮	基底层上棘层松解和界面皮炎同时存在	DIF 与红斑型天疱疮类似 鼠膀胱上皮间接免疫荧光阳性	检测到 Antiplakin 家族抗体(包括抗 BP-230 抗体)可能合并 B 细胞淋巴增殖性疾病、胸腺瘤、Castleman 病、某些癌、肉瘤甚至黑色素瘤
慢性家族性良性天疱疮	表皮增厚、全层表皮内棘层松解(“倒塌的砖墙”)、轻度角化不良、角质形成细胞细胞质染色呈独特的粉红或红色	阴性	与毛囊角化病相比,角化不良较少(图 7-51)
毛囊角化病	棘层松解性角化不良,通常伴有基底层上部松解	阴性	角化不良表现为圆体/谷粒(图 7-52)
Grover 病	局部改变类似于天疱疮、毛囊角化病或慢性家族性良性天疱疮	阴性	可能混合这 3 种模式;需要与临床病理相结合
疣状角化不良瘤	内生性伴杯状或类似毛囊;明显的棘层松解性角化不良,细胞排出到“火山口”的中心,使真皮乳头看起来像“绒毛”	阴性	区分于毛囊角化病最有用的线索:实性、杯状结构

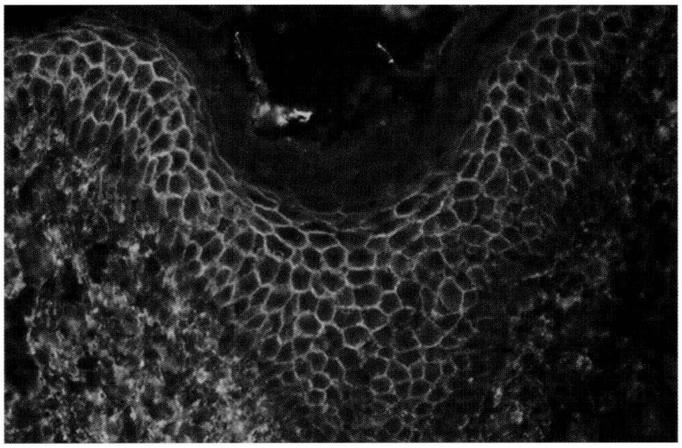

图 7-50 寻常型天疱疮。(From Weedon D. Weedon's Skin Pathology, 3rd Ed. Elsevier. 2009.)

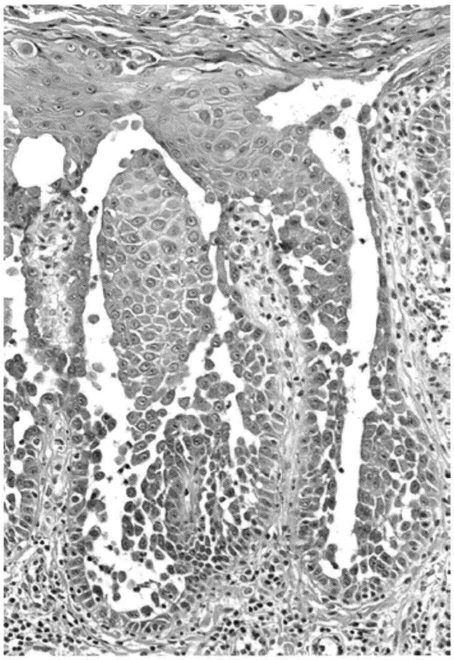

图 7-51 慢性家族性良性天疱疮:与毛囊角化病相比,角化不良少见或无。(From Calonje E, et al. Mckee's Pathology of the Skin, 4th Ed. Elsevier. 2011.)

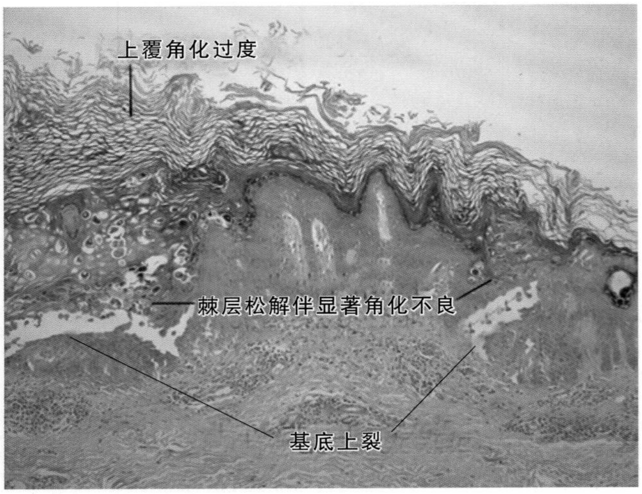

图 7-52 毛囊角化病。(From Elston D, et al. Dermatopathology, 2nd Ed. Elsevier. 2013.)

框 7-4 助记符

"嗜酸性粒细胞海绵水肿=HAAPPIED"

妊娠疱疹(Herpes gestationis),节肢动物感染(Arthropod),过敏性接触(Allergic contact),天疱疮(Pemphigus),类天疱疮(Pemphigoid),色素失禁(Incontinentia pigmenti),新生儿毒性红斑(Erythema toxicum neonatorum),药物反应(Drug reaction)(HAAPPIED)

From Elston D, et al. Dermatopathology, 2nd Ed. Elsevier. 2013.

表 7-27 常见的肉芽肿性疾病(图 7-53)

环状肉芽肿(间质性)	片状间质性组织细胞、黏蛋白沉积、淋巴细胞及嗜酸性粒细胞增加
环状肉芽肿(栅栏状)	真皮中浅层(深部环状肉芽肿除外)栅栏状组织细胞包裹和降解胶原纤维、真皮黏蛋白沉积;嗜酸性粒细胞增加(图 7-54)
痛风	浅粉/灰色羽毛状、细针状晶体周围的栅栏状肉芽肿(如果用乙醇固定,最容易见到晶体)(图 7-55)
颜面播散性粟粒性狼疮	面部皮肤上由组织细胞包围的干酪样坏死(无定形粉红色碎片)
类脂质渐进性坏死(NLD)	全真皮内层状肉芽肿性炎症和坏死("层状千层饼"),整体真皮呈"方形活检"征(图 7-56)
渐进坏死性黄色肉芽肿(NXG)	X 形的红色坏死区,肉芽肿内核碎片:胆固醇裂隙,奇异的、巨大的多核巨细胞(马蹄形或类似破骨细胞,通常有 50~100 个细胞核)(图 7-57)
类风湿结节	真皮深层-皮下栅栏状肉芽肿、中央粉红色纤维蛋白、没有黏蛋白(图 7-58)
结节病	边界清楚的上皮样肉芽肿,周围少淋巴细胞炎症("裸结节");通常很难区分克罗恩病、Melkerson-Rosenthal 综合征、锆和铍沉积、口周皮炎和结核样麻风(图 7-59)

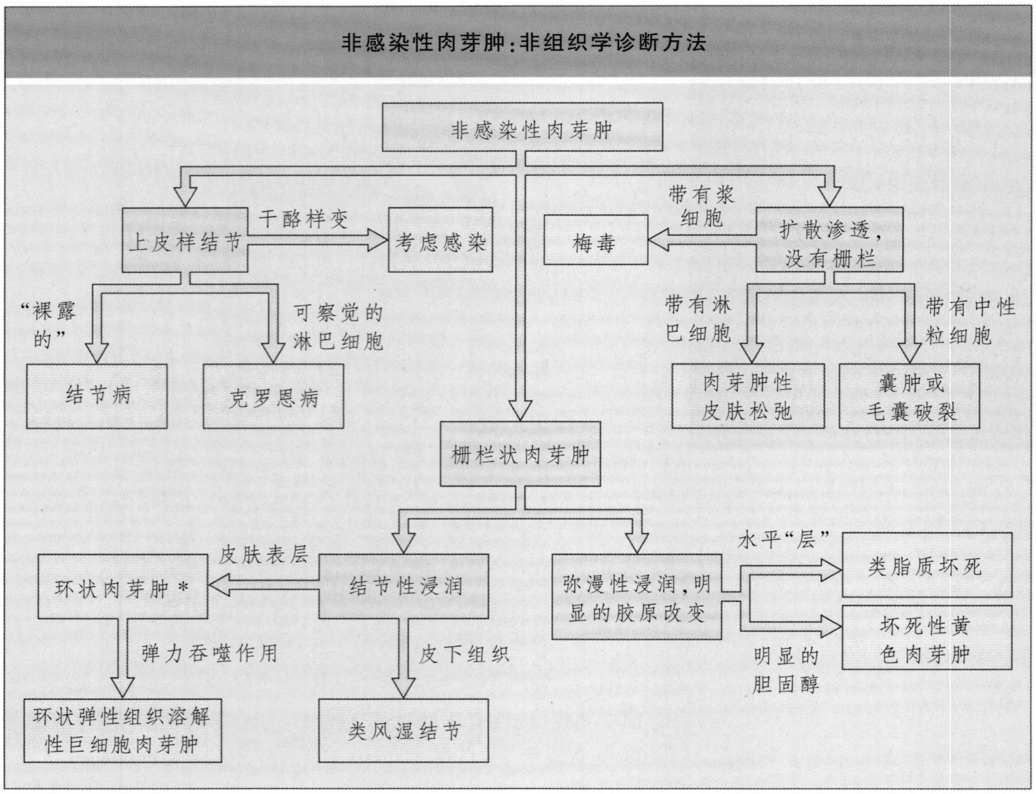

图 7-53 非感染性肉芽肿的组织学诊断方法。间质性肉芽肿性皮炎、中性粒细胞性栅栏状肉芽肿性皮炎可作为另外的诊断考虑疾病。呈真皮片状间质性模式而无栅栏状结构,或皮下栅栏状结构,黏液比类风湿结节更多。(From Bolognia JL, Jorizzo JL, Rapini RP. Dermatology, 3rd Ed. Elsevier. 2012.)

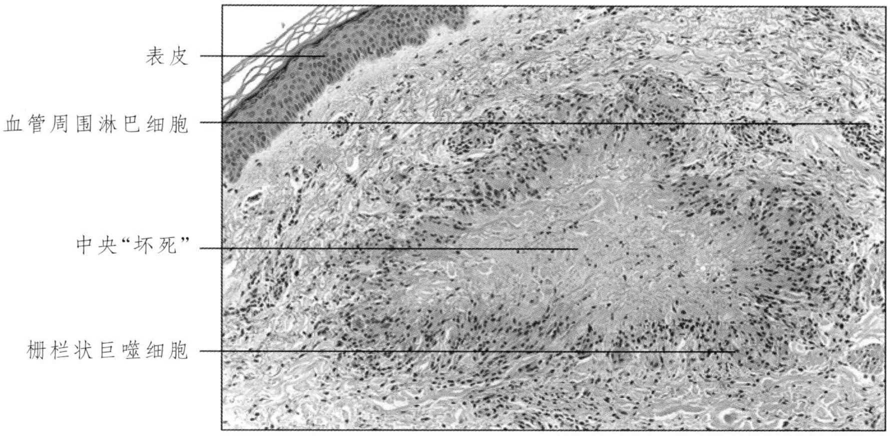

图 7–54　环状肉芽肿（低倍镜下）。（From Rapini R.Practical Dermatopathology，2nd Ed. Elsevier. 2012.）

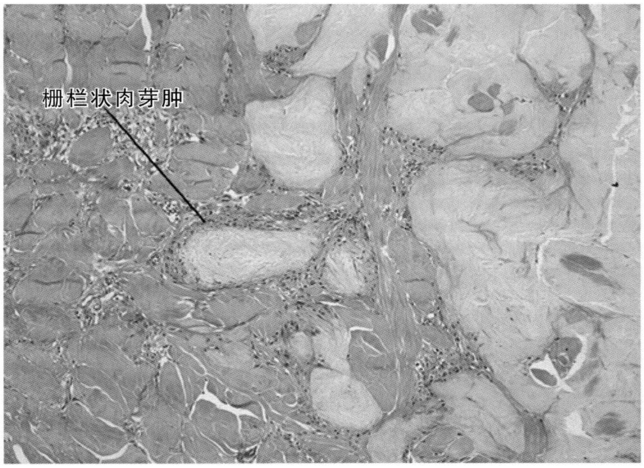

图 7–55　痛风。（From Elston D，et al. Dermatopathology，2nd Ed. Elsevier. 2013.）

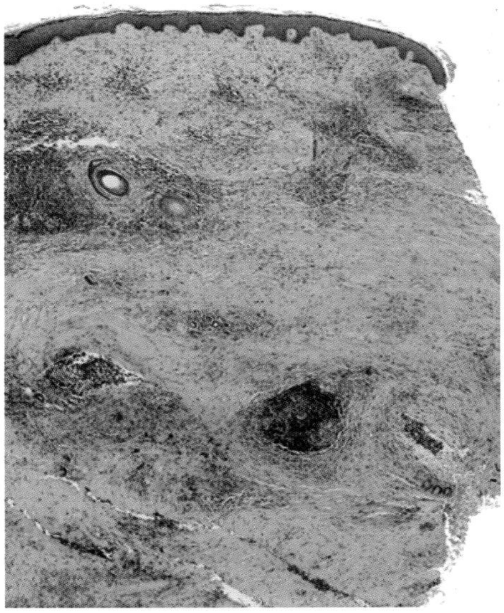

图 7–56　类脂质渐进性坏死。（From Weedon D. Weedon's Skin Pathology，3rd Ed. Elsevier. 2009.）

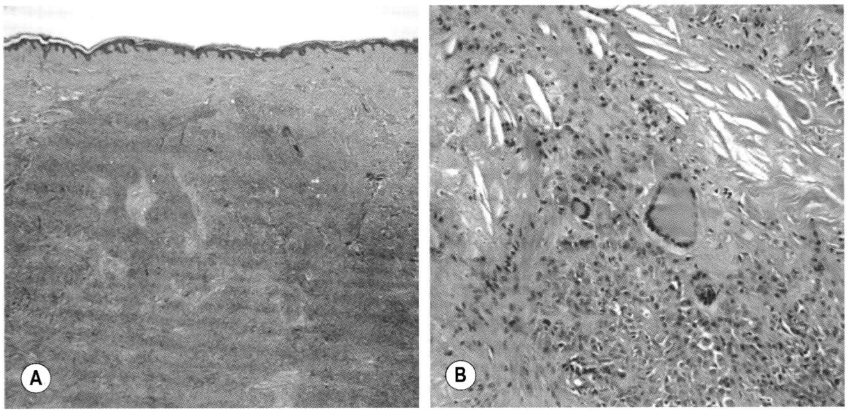

图 7–57　渐进坏死性黄色肉芽肿。低倍镜下（A）示真皮全层肉芽肿性炎症。高倍镜下（B）示胆固醇裂隙和奇异的、大的多核巨细胞。（From Weedon D. Weedon's Skin Pathology，3rd Ed. Elsevier. 2009.）

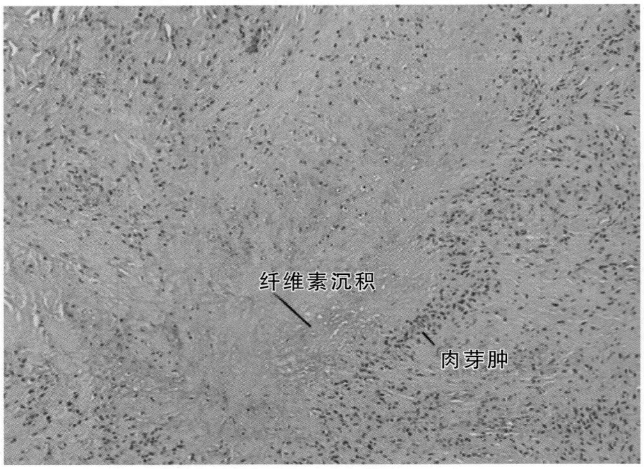

图 7-58 类风湿结节。(From Elston D, et al. Dermatopathology, 2nd Ed. Elsevier. 2013.)

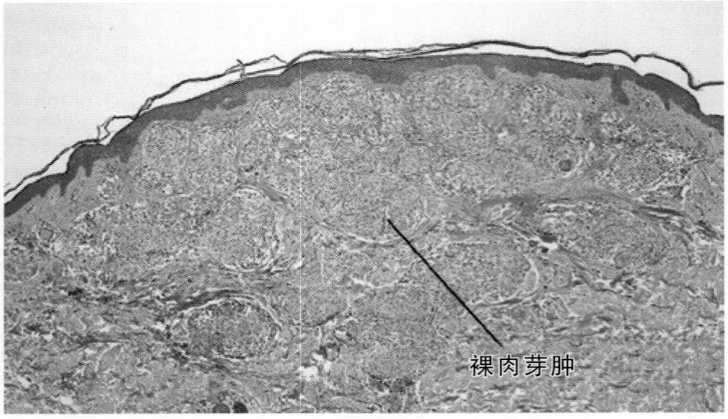

图 7-59 结节病。(From Elston D, et al. Dermatopathology, 2nd Ed. Elsevier. 2013.)

表 7-28 常见肉芽肿性皮肤病的组织学特征

	结节病	环状肉芽肿	类脂质渐进性坏死	环状弹性组织溶解性巨细胞肉芽肿	皮肤克罗恩病	类风湿结节	间质肉芽肿性皮炎	栅栏状中性粒细胞性肉芽肿性皮炎
典型位置	真皮浅层和深层*	真皮浅层和中层*	真皮全层和皮下	真皮浅层和中层	真皮浅层和深层	真皮深部，皮下组织	真皮中层和深层	整体真皮呈栅栏状
肉芽肿模式	结节，外周淋巴细胞少（"裸结节"）	栅栏状或间质性	弥漫栅栏状和间质性；水平的"多层结构"	栅栏状，不规则	结节周围有淋巴细胞	栅栏状	小"圆花"内栅栏状	明显的中性粒细胞和白细胞碎裂
坏死（胶原改变）	否	是（"蓝色"）	是（"红色"）	否	否	是（"红色"）	是（"蓝色"）	是（"蓝色"）
巨细胞	是	不定	是	是	是	是	不定	不定
弹性组织解离	否	不定	不定	是	否	否	不定	不定
吞噬弹力纤维	否	否	否	是	否	否	否	否
星状小体	是	不定	不定	是	否	否	不定	不定
黏蛋白	否	是	极小	否	否	不定	极小	不定
细胞外脂质	否	不定	是	否	否	不定	否	否
血管变化	否	不定	是	否	否	是	否	是

* 皮下变异型也可能发生。

Fom Bolognia JL, Jorizzo JL, Rapini RP. Dermatology, 3rd Ed. Elsevier. 2012.

表 7-29 常见的炎症性和闭塞性血管疾病

血管炎（血管炎症和破坏，血管壁纤维化，红细胞外溢和白细胞碎裂）	
过敏性紫癜	LCV、血管壁 IgA 沉积（DIF）
混合性冷球蛋白血症	LCV
肉芽肿性多血管炎（韦格纳肉芽肿）	LCV 累及毛细血管后小静脉（上方）和中等大小血管（下方），可能演变成栅栏状肉芽肿，巨细胞围绕富含中性粒细胞的脓肿，伴或不伴肉芽肿性血管炎
变应性肉芽肿性血管炎（Churg-Strauss 综合征）	LCV 累及毛细血管后小静脉（上方）和中等大小血管（下方），可能演变成栅栏状肉芽肿，中央见脱颗粒的嗜酸性粒细胞和火焰现象，伴或不伴肉芽肿性血管炎
持久性隆起性红斑（EED）	LCV 伴大量嗜酸性粒细胞，"洋葱皮"样纤维化，非面部（图 7-60）
面部肉芽肿	LCV 伴大量嗜酸性粒细胞、浆细胞和组织细胞、Grenz 带（无浸润带）、轻度纤维化（<EED），最常见于面部（图 7-61）
闭塞性血管病变（血管"堵塞"，原发性血管炎症轻微）	
血栓	血管内血栓 原因：Ⅰ型冷球蛋白血症、香豆素坏死、弥散性血管内凝血（DIC）、狼疮抗凝状态、莱顿凝血因子Ⅴ突变、蛋白 C 或 S 缺乏，这些都在组织学上无法区分
青斑样血管病	明亮的粉红-红色透明血管壁（"红色蜡笔状"）、真皮浅层血管内血栓形成、背景呈淤积样改变
钙化防御	脂肪深层血管壁钙化、血栓形成。伴或不伴血管外钙碎片
左旋咪唑相关性血管病变	真皮中 LCV、小血管血栓的混合表现，还伴中性粒细胞减少、P-ANCA 和（或）C-ANCA 抗体

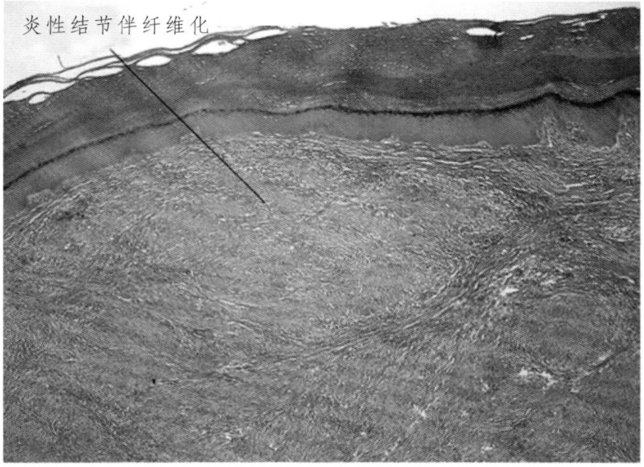

图 7-60 广泛纤维化的持久性隆起性红斑。（From Elston D, et al. Dermatopathology, 2nd Ed. Elsevier. 2013.）

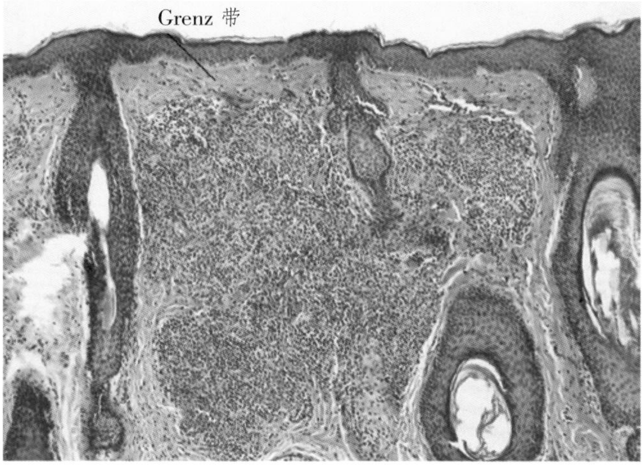

图 7-61 面部肉芽肿。（From Elston D, et al. Dermatopathology, 2nd Ed. Elsevier. 2013.）

表 7-30 常见的脂膜炎

寒冷性脂膜炎（深部冻疮）	小叶性脂肪坏死，伴真皮-皮下脂肪交界处淋巴细胞、组织细胞和中性粒细胞浸润，伴或不伴真皮冻伤
硬红斑/结节性血管炎	脂肪小叶的干酪样坏死（富含中性粒细胞）+中小叶及间隔中小型（PAN 大小）血管的血管炎+间隔增厚 主要线索：弥漫性累及小叶和间隔，而 PAN 累及一个小叶，仅累及血管周围的脂肪受损
结节性红斑	间隔性脂膜炎伴间隔内中性粒细胞浸润（早期），进展为间隔增厚及中央有裂隙的小肉芽肿形成（Miescher 肉芽肿） 注意：炎症可累及小叶，较轻微

（待续）

表 7-30(续)	
狼疮性脂膜炎	小叶性脂肪坏死、脂肪周围呈粉红色均质化、血管周围结节性淋巴细胞和浆细胞聚集、伴或不伴黏蛋白沉积、界面皮炎
新生儿硬肿症	小叶性脂膜炎、脂肪细胞内放射性针状晶体;周围无肉芽肿性炎症
新生儿皮下脂肪坏死(和糖皮质激素治疗后脂膜炎)	小叶性脂膜炎、脂肪细胞内放射性针状晶体;伴有活跃的肉芽肿性炎症
结节性多动脉炎	真皮深层或皮下组织单个中等大小血管(动脉)的血管炎,血管壁纤维素样坏死和管腔闭塞,受累血管附近区域呈轻度小叶性脂膜炎(图 7-62)
胰腺相关脂膜炎	小叶性脂膜炎,脂肪小叶粉红-紫色斑点代表酶溶解性脂肪坏死(影细胞)(图 7-63)
脂肪皮肤硬化症(淤积性脂膜炎)	小叶性脂膜炎伴囊性脂肪坏死、脂肪细胞膜改变(窗玻璃结霜)、间隔纤维化、脂肪吞噬现象、上覆真皮淤积改变

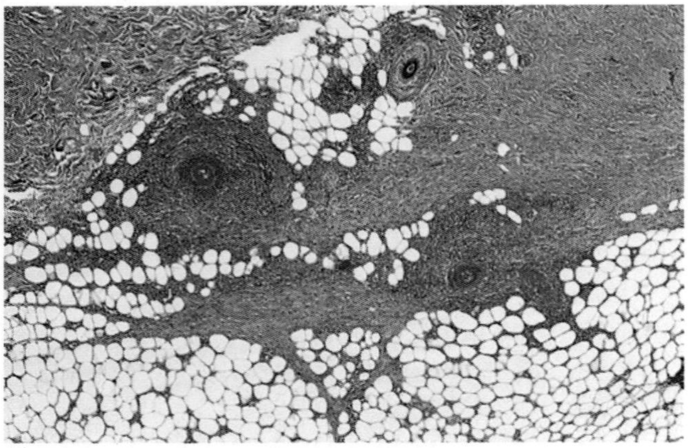

图 7-62 皮肤结节性多动脉炎。皮下组织上部的小动脉受累,可见管壁明显的纤维素样变性。(From Weedon D. Weedon's Skin Pathology, 3rd Ed. Elsevier. 2009.)

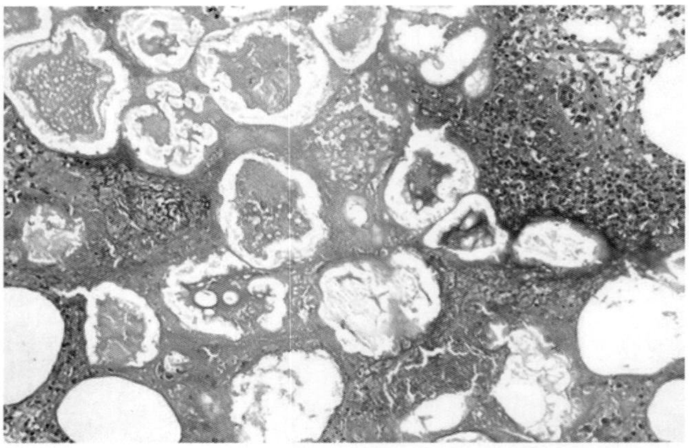

图 7-63 胰腺相关脂膜炎。特征性影细胞和嗜碱性钙化。(From Brinster NK et al. Dermatopathology: A Volume in the High Yield Pathology Series. Elsevier. 2011.)

(一)感染性病变

1.HPV 感染导致的皮损。

(1)寻常疣。

(2)蚁冢状疣(掌跖疣)(图 7-64)。

(3)扁平疣(图 7-65)。

(4)伴有疣状表皮发育不良改变的扁平疣(图 7-66)。

(5)疣状癌(图 7-67)。

2. 组织细胞包涵体:His GIRL Penelope——组织胞浆菌病(Histoplasmosis)、腹股沟肉芽肿(Granuloma Inguinale)、鼻硬结病(Rhinoscleroma)、利什曼病/麻风(Leishmaniasis/Leprosy)、青霉菌病(Penicillium)。

3.内生孢子感染:鼻孢子菌病(大型孢子)(图 7-68);球孢子菌病(图 7-69)。

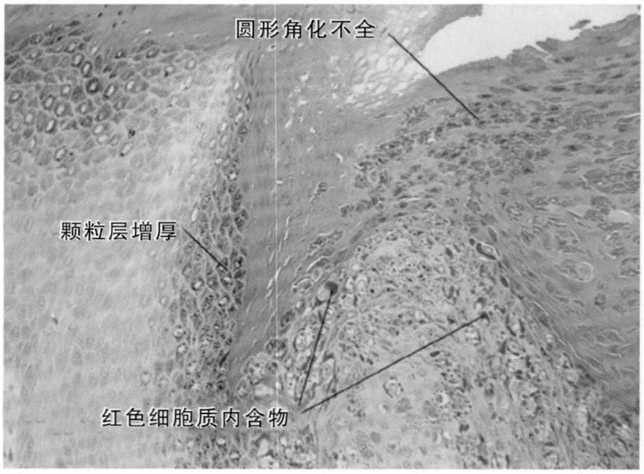

图 7-64 蚁冢状疣(掌跖疣)。(From Elston D, et al. Dermatopathology, 2nd Ed. Elsevier. 2013.)

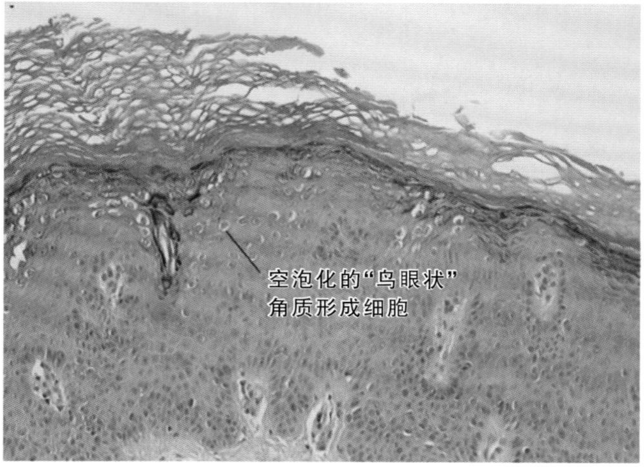

图 7-65 扁平疣。(From Elston D, et al. Dermatopathology, 2nd Ed. Elsevier. 2013.)

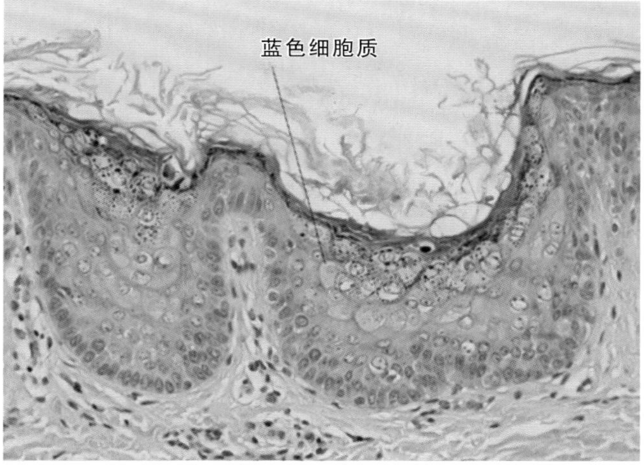

图 7-66 扁平疣伴疣状表皮发育不良的特征表现。(From Elston D, et al. Dermatopathology, 2nd Ed. Elsevier. 2013.)

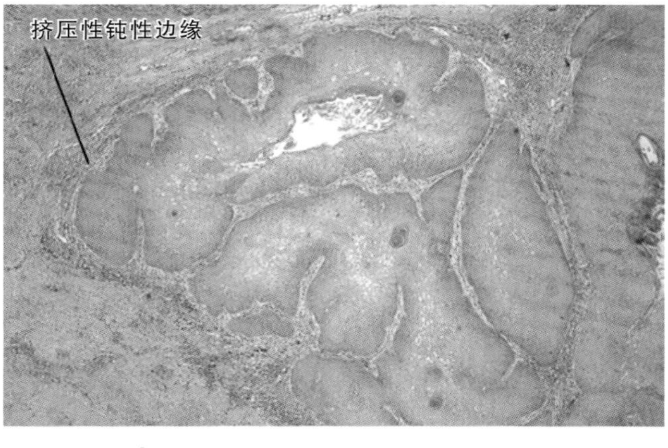

图 7-67 疣状癌。(From Elston D, et al. Dermatopathology, 2nd Ed. Elsevier. 2013.)

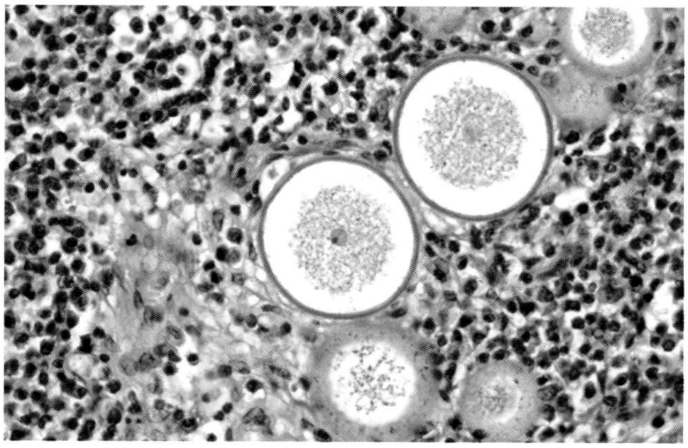

图 7-68 鼻孢子菌病:个别孢子成熟后形成小的营养性囊肿。(From Calonje E, et al. Mckees Pathology of the Skin, 4th Ed. Elsevier. 2011.)

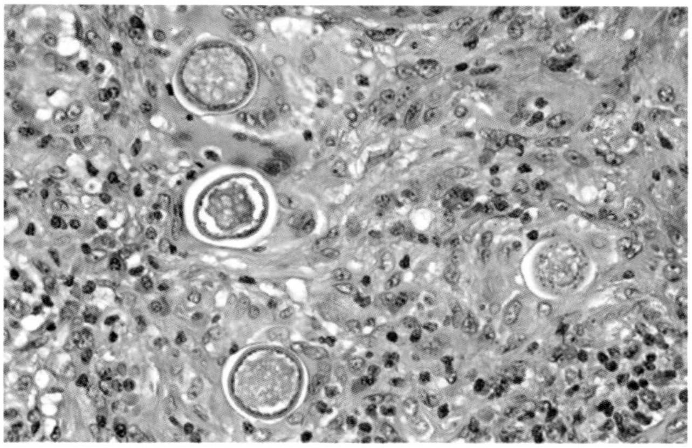

图 7-69 球孢子菌病:多个小球体伴周围慢性炎症。(Coutesy of J. Cohen, MD, Dermatopathology Laboratory, Tucson, USA.)

表 7-31 常见的神经肿瘤

神经纤维瘤(NF)	在泡泡糖状粉红色基质中见"海鸥"形波状核,散在肥大细胞
丛状神经纤维瘤	弥漫性 NF 的黏液样背景中见 NF 的波浪状神经束
神经鞘瘤	有包膜的皮下结节、Antoni A/B 区、肿瘤内透明化的扩张血管
栅状有包膜神经瘤	边界清楚、有假包膜的真皮浅层结节,由神经束组成,束间有裂隙
创伤性神经瘤	由瘢痕组织包围的小神经束
神经鞘黏液瘤(神经鞘瘤)	真皮中由纤维间隔包绕的,内含梭形细胞、有黏液的小叶

表 7-32 常见的血管肿瘤

血管内乳头状内皮细胞增生(Masson 瘤/IPEH)	透明物质表面覆有内皮细胞,呈乳头状突起;界限清楚(不是恶性血管肿瘤的特征);发生在有血栓的大血管内(图 7-70)
血管肉瘤	分化不良的血管腔充满红细胞,并排列着大而深染的非典型内皮细胞,这些细胞以"堆积"的方式突入管腔,界限不清(图 7-71)
肾小球样血管瘤	在真皮中一个大的扩张血管腔内形成圆形结节状毛细血管网,类似于肾小球;POEMS 综合征的一部分
伴嗜酸性粒细胞增多的血管淋巴样增生	淋巴样结节+厚壁血管周围大量嗜酸性粒细胞、大的"上皮样"内皮细胞、胞浆内通常有空泡(图 7-72)
卡波西肉瘤	真皮出血、梭形细胞伴相邻裂隙状血管、"岬样征"(血管周围新生血管)、浆细胞增加

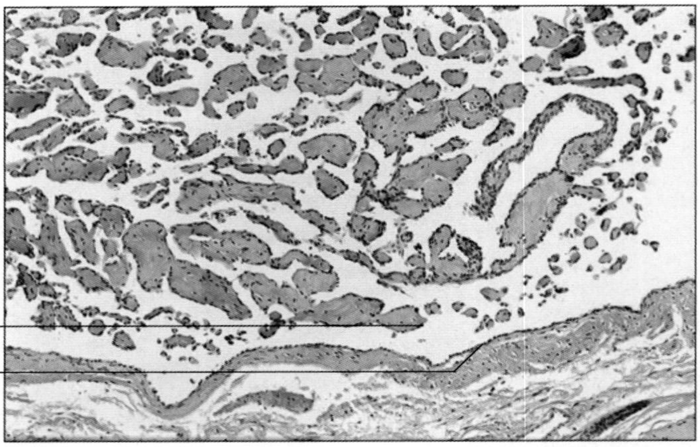

图 7-70 血管内乳头状内皮细胞增生(高倍镜)。(From Rapini R. Practical Dermatopathology,2nd Ed. Elsevier. 2012.)

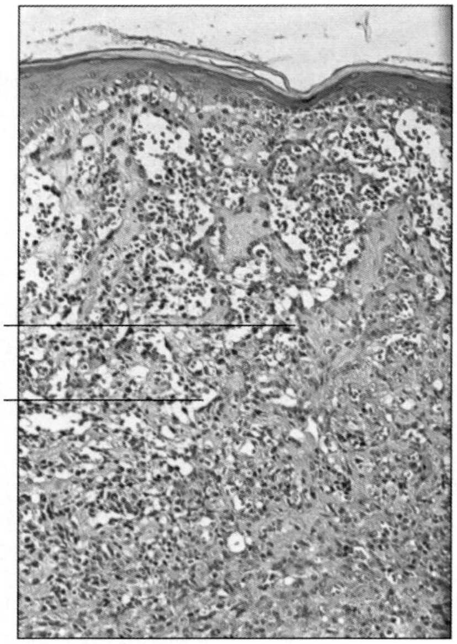

图 7-71 血管肉瘤(低倍镜)。(From Rapini R. Practical Dermatopathology,2nd Ed. Elsevier. 2012.)

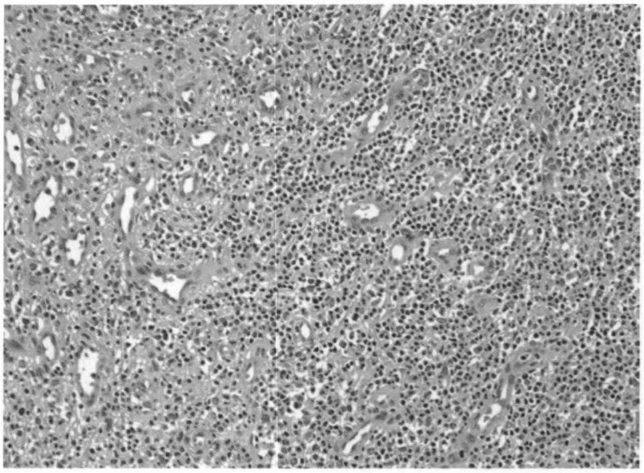

图 7-72 伴嗜酸性粒细胞增多的血管淋巴样增生(上皮样血管瘤)。血管结节状增生,内衬丰满的上皮样内皮细胞,淋巴细胞和嗜酸性粒细胞呈弥漫性炎症浸润。(From Busam KJ. Dermatopathology:A Volume in the Series:Foundations in Diagnostic Pathology,2nd Ed. Elsevier. 2015.)

表 7-33 常见的脂肪细胞肿瘤

疾病	主要特征
脂肪瘤	单一的成熟的脂肪细胞伴小的偏心核
移动性有包膜脂肪瘤	纤维包膜内包裹的坏死脂肪小叶
血管脂肪瘤	脂肪瘤伴有毛细血管增生；毛细血管充满纤维蛋白血栓
多形性脂肪瘤	黏液样基质中成熟的脂肪细胞，散在透明变性的胶原、平滑的梭形细胞和花瓣状巨细胞
梭形细胞脂肪瘤	黏液样基质中成熟的脂肪细胞，包含梭形细胞，散在透明变性的胶原；CD34+
冬眠瘤	内含多个空泡的肿瘤细胞，不像颗粒细胞瘤染色那样呈粉红或颗粒状
浅表脂肪瘤样痣	真皮浅层成熟的脂肪细胞浸润；在 Goltz 综合征中看到类似但更极端的特征

表 7-34 常见的平滑肌鉴别诊断

副乳头	中央孔样结构、深部乳腺（变异的大汗腺）腺体、散在的平滑肌束
贝克痣	看起来像表皮痣+平滑肌错构瘤伴终毛
平滑肌瘤	在真皮浅中层随意排列的平滑肌束
血管平滑肌瘤	真皮深层、皮下组织的圆形粉红色结节，压迫血管腔
平滑肌肉瘤	梭形平滑肌细胞大量增生，伴染色质丰富、核有丝分裂象的非典型细胞

表 7-35 皮肤纤维瘤、隆突性皮肤纤维肉瘤、纤维瘤病的鉴别

皮肤纤维瘤（DF）	真皮的卷曲状排列的梭形细胞肿瘤，胶原增生（在外周最明显），表皮/毛囊上皮增生，吞噬含铁血黄素的多核巨细胞和组织细胞；伴或不伴显著出血（动脉瘤样 DF）；从不侵及脂肪层；XⅢa 因子+、stromelysin-3+、CD34-
隆突性皮肤纤维肉瘤（DFSP）	真皮和皮下组织席纹状致密细胞性肿瘤，侵入皮下脂肪，包裹脂肪细胞形成“蜂窝样”外观；CD34+、XⅢa 因子-、stromelysin-3-、t（17；22）易位（FISH 检测）
纤维瘤病	长尾束状的肌成纤维细胞，有波形的螺旋状核、波形胶原

表 7-36 真皮中无定型“粉红色物质”的鉴别诊断

淀粉样变（斑状/苔藓样）	真皮浅层散在的粉红色淀粉样物质沉积（AK 型）、噬色素细胞，无炎症（图 7-73）
淀粉样变（结节状）	真皮浅中层裂隙、淡粉红色淀粉样物质沉积（AL 型），有大量的浆细胞（区别于胶样粟丘疹）（图 7-74）
胶样粟丘疹	有裂隙的淡粉红色沉积物完全填满真皮浅中层（深于斑状/苔藓样淀粉样变）；广泛的日光弹力纤维变性（仅见于成人型）；无炎症（区别于结节状淀粉样变）（图 7-75）
红细胞生成性原卟啉病（EPP）	浅表血管周围的透明袖带，没有日光弹力变性（因为患者非常注重防晒）（图 7-76）
类脂蛋白沉着症	粉红色透明的基底膜样物质（Ⅳ型胶原蛋白、PAS-D 阳性）围绕真皮浅层和深层血管和附属器周围（比 EPP 更深），呈“洋葱皮”样（图 7-77）

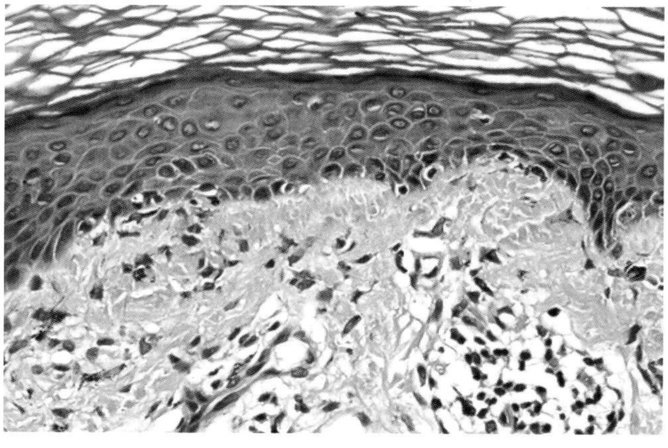

图 7-73 斑状淀粉样变。(From Brinster NK et al. Dermatopathology: A Volume in the High Yield Pathology Series. Elsevier. 2011.)

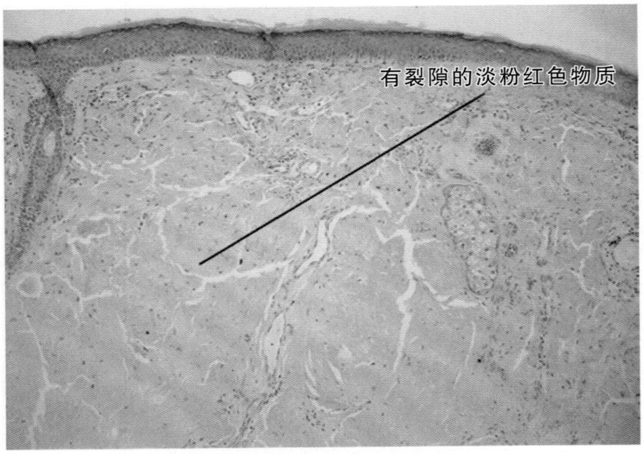

图 7-74 结节状淀粉样变。(From Elston D, et al. Dermatopathology: Requisites in Dermatology, 1st Ed. Elsevier. 2008.)

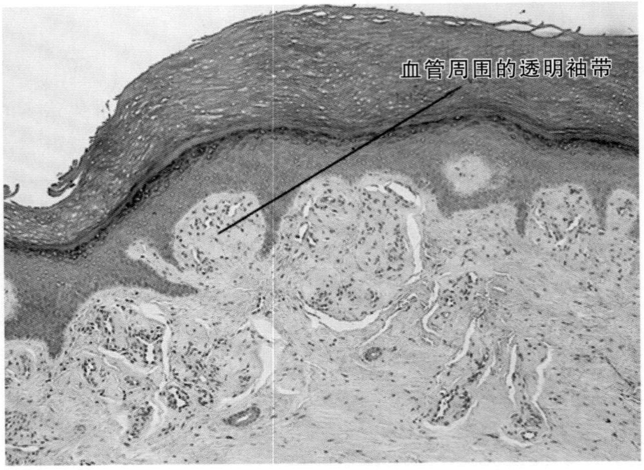

图 7-76 红细胞生成性原卟啉病。(From Elston D, et al. Dermatopathology: Requisites inDermatology, 1st Ed. Elsevier. 2008.)

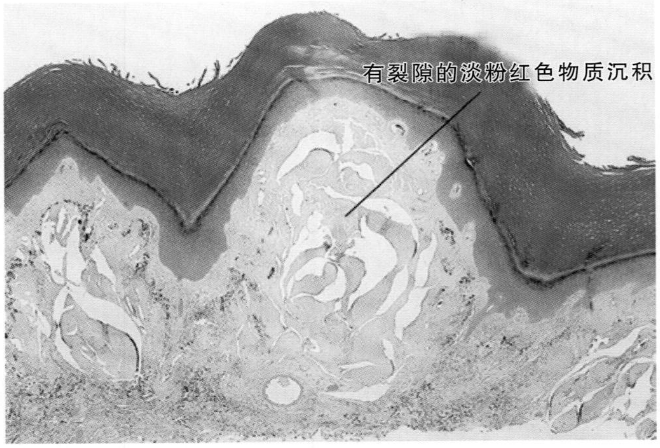

图 7-75 胶样粟丘疹。(From Elston D, et al. Dermatopathology: Requisites in Dermatology, 1st Ed. Elsevier. 2008.)

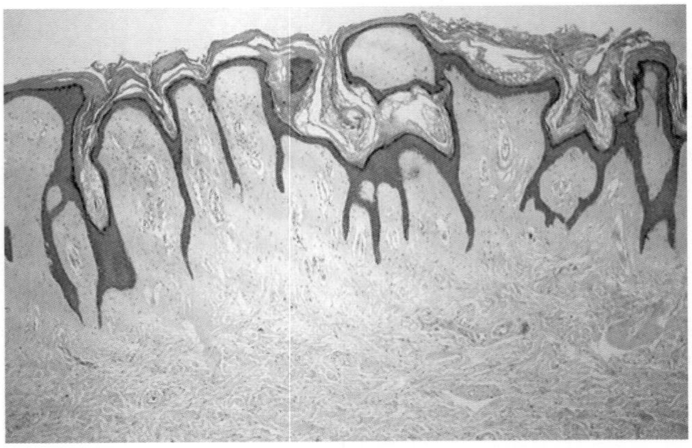

图 7-77 类脂蛋白沉积症。(From Elston D, et al. Dermatopathology. Requisites in Dermatology, 1st Ed. Elsevier. 2008.)

表 7-37 快速识别诊断

慢性结节性耳轮软骨皮炎	溃疡伴有邻近的表皮棘层肥厚，下方真皮有修复变化和软骨嗜酸性变
皮肤子宫内膜异位症	大小不一的形成良好的腺体，由假复层柱状上皮排列组成，周围有子宫内膜基质(纤维黏液样背景中的基底样细胞)，内有红细胞和含铁血黄素，周围有腺体(图 7-78)
匐行性穿通性弹性纤维病	弹性纤维(经 VVG 染成黑色)螺旋通过表皮中狭窄的匐行性通道
腱鞘巨细胞瘤	肌腱来源的深部肿瘤，含有无数多核破骨细胞样巨细胞和纤维化粉红色基质(图 7-79)
颗粒细胞瘤	PEH 阳性真皮中的粉红色细胞具有颗粒状细胞质和 Milian 圆形脓疱疮小体
肌纤维瘤/肌周细胞瘤	真皮-皮下肿瘤，为具有多个蓝灰色(软骨色)的少细胞结节，周围有含“HPC 样”鹿角状血管的多细胞区(图 7-80)
皮脂腺痣	表皮乳头瘤样增生、下方直接开口于表皮的皮脂腺增多、终毛被大汗腺替代
结节性筋膜炎	真皮深层/皮下组织局限性结节、具有“组织培养”外观的星状肌成纤维细胞分布在疏松的黏液样基质中、伴灶性出血和炎症
褐黄病	真皮浅层中的黄褐色“香蕉征”
弹力纤维性假黄瘤	真皮断裂的紫色弹性纤维(VVG+和 Von Kossa+)
Sweet 综合征	密集的中性粒细胞浸润、真皮中核碎裂和明显的真皮乳头水肿；虫斑试验必须是阴性的
疣状黄瘤	疣状增生伴黄色瘤细胞充满真皮乳头和真皮浅层(图 7-81)

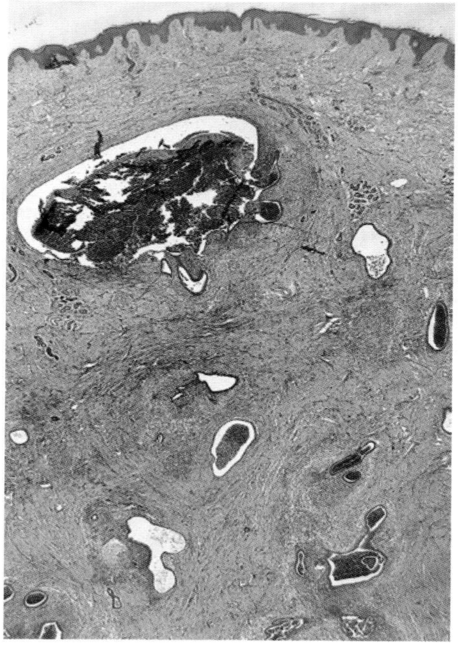

图 7–78 脐部子宫内膜异位症。腺体和基质位于纤维组织中。腺体具有一些腔内出血的功能。(From Weedon D. Weedon's Skin Pathology,3rd Ed. Elsevier. 2009.)

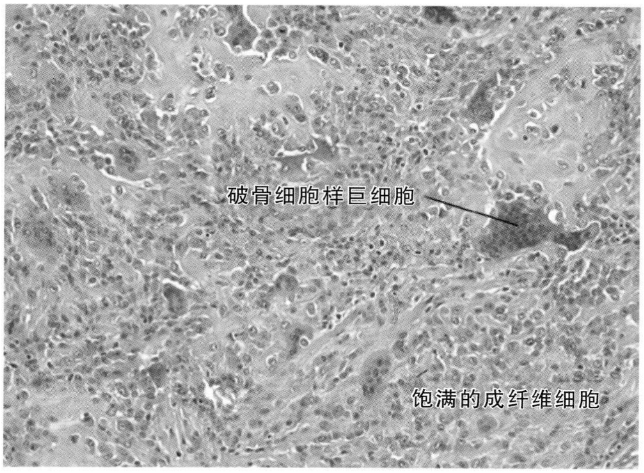

图 7–79 腱鞘巨细胞瘤。(From Elston D,et al. Dermatopathology,2nd Ed. Elsevier. 2013.)

(罗素菊 译)

延伸阅读

Bolongia JL, Jorizzo JL, Schaffer JV. Dermatology. 3rd ed. Elsevier Saunders; 2012.

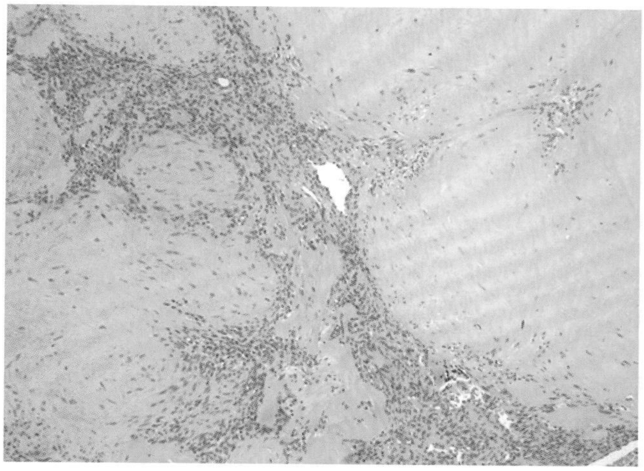

图 7–80 肌纤维瘤。双相肿瘤由嗜碱性肌样结节组成,周围有未成熟的间充质细胞和血管外皮细胞瘤样血管间隙。(From Busam KJ. Dermatopathology:A Volume in the Series:Foundations in Diagnostic Pathology,2nd Ed. Elsevier. 2015.)

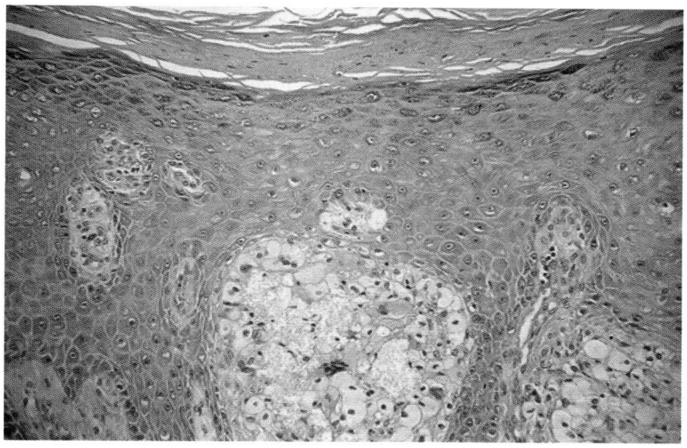

图 7–81 疣状黄瘤。泡沫细胞显示出一些核变异。(From Weedon D. Weedon's Skin Pathology,3rd Ed. Elsevier. 2009.)

Calonje E, Brenn T, Lazar A, McKee PH. McKee's Pathology of the Skin. 4th ed. Elsevier Saunders; 2012.
Elston DM, Ferringer T. Dermatopathology. 2nd ed. Elsevier Saunders; 2014.
James WB, Berger TG, Elston DM. Andrews' Diseases of the Skin: Clinical Dermatology. 11th ed. Elsevier Saunders; 2011.
Rapini RP. Practical Dermatopathology. 2nd ed. Elsevier Saunders; 2012.
Sequeira FF, Kumar A, Kini U, Jayanthi. Named bodies in dermatology. Indian J Dermatol Venereol Leprol 2010;76(2):206–12.
Weedon D. Weedon's Skin Pathology. 3rd ed. Churchill Livingstone; 2009.

第 8 章

皮肤外科

Daniel B. Eisen

第 1 节　外科解剖学

1.皮纹界限

(1)皮纹线:沿着皮肤的线在用钉子刺破时会裂开;线的走行与皮下肌肉平行。

◇不同于松弛的皮肤张力线(与皮肤张力线垂直)。

(2)松弛的皮肤张力线(Kraissl 线和 Borges 线):

线的走行与皮下肌肉垂直;大部分选择性切口与这些线垂直。

2.头部和颈部解剖学

(1)动脉供应

◇面部血液由颈内、外动脉供应。

• 颈外动脉:供应面中部和下部;重要的分支如下。

○ 颞浅动脉:供应颞部、头皮、额头侧部。

○ 上颌动脉: 供应眶下和颏动脉, 供应面中部、鼻背、下唇和颏。

眶下动脉与颈内动脉汇合(滑车上动脉和眶上动脉)。

○ 面部动脉:分支有上唇和下唇动脉,供应上唇和下唇、下颌、鼻翼和鼻小柱。

面动脉一直到达唇鼻沟深处,使鼻翼基底产生内眦动脉。

○ 在注射这一区域时,谨防注射入动脉内。

面部动脉(特别是内眦动脉)在末端与靠近内眦中间位置的颈动脉汇合(特别是鼻背动脉)。

• 劲内动脉:供应前额中部,并在内眦中部和鼻背面与外侧动脉分支汇合。

○ 眼动脉:是颈内动脉的主要分支。通过视神经管到达眶周,供应视网膜、眶上、滑车上动脉(额旁正中皮瓣所需的轴动脉)、滑车下、鼻背(与内眦动脉汇合)、鼻外侧、筛骨前部和后部、泪腺分支。这些分支供应视网膜、前额、鼻背上部和眼睑。

眼动脉分支与颈外动脉系统供应的分支汇合。

当动脉内意外注入类固醇或填充物的情况下,这些血管的吻合是非常值得关注的。眉间区域有滑车上动脉与之吻合,注射入动脉的风险非常高,可能会导致皮肤坏死或失明(与视网膜动脉交汇)。

(2)静脉系统

◇ 面静脉通常与面动脉相伴行。

◇ 滑车上静脉和眶上静脉通过眼眶引流至海绵窦。

• 危险三角区:由两侧口角延伸至鼻梁区域;该区域感染可致海绵窦血栓症、脊脑炎及脑脓肿。

(3)淋巴系统

◇ 可检测到起源于头或颈的 3 期癌细胞转移,非常重要。

• 前额、颞侧、额中、眼周区域处淋巴结汇至上颈部淋巴结。

• 面中部淋巴结汇至下颌下淋巴结。

• 面下部淋巴结汇至颏下淋巴结。

(4)浅表肌腱膜系统(SMAS)

◇ 由面部和颈部的肌肉和筋膜组成;在做出面部表情时分散肌肉力量,有助于控制浅表区域感染。

◇ 运动神经走行于 SMAS 深处,面部外科手术时,位于 SMAS 之上,防止运动神经受损。

◇ 感觉神经分布于 SMAS 表层,面部外科手术时会被切断,造成麻痹。

(5)感觉神经(表 8–1 和表 8–2,图 8–1 至图 8–4)

◇整个面部神经依靠第Ⅴ对脑神经(三叉神经)分支提供。

◇观点:损坏第Ⅴ对脑神经会导致三叉神经营养综合征和Frey综合征。

◇临床经验:向眼眶、滑车、眶下及颏孔注射麻醉剂,会导致面部大部分麻醉时间延长(除部分鼻部和口角)。

(6)运动神经分布(图表8-3,表8-4和表8-5)。

◇面部表情肌肉由第Ⅶ对脑神经(面部神经)支配;面部肌肉从下方接收运动神经支配。

• 有趣的观点:面神经少数感觉纤维也传递舌前部(通过鼓索分支)和部分耳道的一般感觉。

◇面神经从茎乳孔出颅;神经在腮腺内,分为5个分支:颞支、颧支、颊支、下颌缘支和颈分支。

表8-1 头部/颈部感觉神经分布

神经	分布	注释
三叉神经		
眼神经(V1,分为三个主要分支)	额神经(2个分支): 眶上神经(上眼睑、额头大部分、前额至额顶头皮) 滑车上神经(上眼睑中部、额头中部、额头头皮) 鼻睫神经(3个主要分支): 滑车下神经(鼻根、内眦中间部位) 筛前神经(鼻腔和额窦黏膜、鼻根及鼻背的皮肤) 睫状节长根(角膜表面) 泪腺神经(侧眼睑、角膜、泪腺)	眶神经危险区:神经分布在以眶上孔为中心作1.5cm半径的圆内,深度修剪,重击或较低的电凝会对前庭神经造成损伤,发生感觉异常、创伤性神经瘤 眶上神经和滑车上神经通常会因神经阻滞而麻痹 Hutchinson症:鼻睫神经受VZV(鼻骨末端囊泡、溃疡)的影响,经常并发眼部带状疱疹;相反,在没有远端鼻部皮肤病变的情况下,眼部受累罕见
上颌神经(V2)	眶下神经(内侧脸颊、下眼睑、鼻腔侧壁、鼻间、上唇、上齿、上颌牙龈) 颧面神经(颧突区域) 颧颞神经(太阳穴和颞上头皮)	神经阻滞后,眶下神经被麻痹
下颌骨神经(V3)	耳颞神经(外耳前端上部、听道上部、颞、颞上头皮、颌下颞关节、鼓膜外侧部分、腮腺副交感神经分布) 颊神经(颊黏膜、口角及齿龈) 下齿槽神经(下颌齿) 颏神经(下颌和下唇) 舌神经(舌前端2/3处是躯体感觉神经、口腔底、下齿龈)	进行颌下颞关节手术时颞神经经常受损(出现耳和颞部感觉异常),腮腺切除因损伤副交感神经,导致此区域错误神经支配现象,产生Frey综合征 颏神经在神经阻滞的情况下通常会麻痹 下颌神经(V3)供给咀嚼肌的运动神经(嚼肌、翼状肌和颞肌等)
颈神经		
枕小神经(C2)	颈、耳郭后皮肤	—
枕大神经(C2)	枕部头皮(大部分)	—
耳大神经(C2、C3)	颈侧部、下颌角、外耳大部分(前端和后端部分,包括耳垂)、耳郭后皮	—
颈横神经(C2、C3)	颈前侧	—
锁骨神经(C3、C4)	前胸、肩部	—

Adapted From Bolognia JL, Jorizzo JL, Rapini RP. Dermatology, 3rd Ed. Elsevier. 2012.

表 8-2 其他重要的感觉神经分配因素

部位	神经及神经分布	注解
耳	在区域内由上到下： 耳大神经：后耳的大部分及前耳的 3/4（除由耳颞神经支配的部分及脑神经支配的区域）； 耳颞神经：耳前上方的整个区域（除耳郭软骨，但是包括外耳道）及后耳轮上部； 脑神经（Ⅶ、Ⅸ、Ⅹ）：耳郭软骨及 EAM（最重要的部位）；有助于后切迹神经的支配 枕小神经：后切迹神经	耳部周围进行环状阻滞可以使整个耳郭麻痹，但耳郭软骨和外耳道除外
手	正中神经、桡神经和尺骨神经	拇指和小指相对会使掌长肌腱显现出来；通常使用 3~5mL 麻醉剂 正中神经阻滞：在腕近端横纹处、掌肌长肌腱和桡侧腕屈肌之间进行注射（即邻近腕横纹处的桡侧掌长肌） 尺神经阻滞：在腕近端横纹处的腕桡侧屈肌立即注射 桡神经阻滞：沿着腕横纹进行注射，从桡动脉侧面开始，向腕背部的中部延伸
足	胫后神经、隐神经、腓肠神经、腓浅神经、腓深神经	足部的神经阻滞有很高的可测试性 胫后神经：在内踝和跟腱之间的凹槽进行注射；即从后部至胫后动脉 腓肠神经：在外踝和跟腱凹槽处进行注射 腓深神经：注射外侧至踇趾长肌腱部位（下至骨骼）；也可在第 1 和第 2 足趾处注射皮下 隐神经和腓浅神经：足背广泛皮下注射，皮下是从踝到踝
手指、足趾	每根手指足趾有两个背侧神经和腹侧神经	指神经阻滞有多重方法 经典技术：MCP/MTP 末梢快速注射，在单边注射 1~2mL（每个指/趾头总用量 2~4mL），每个指/趾头不得超过 8mL（有影响止血带效果的风险） 联合使用利多卡因和肾上腺素是可行的，除非患者有血管闭塞的风险
舌	味觉：第Ⅶ对脑神经（鼓索分支神经；舌前部 2/3） 躯体感觉：三叉神经 V3（舌神经；舌前部 2/3） 舌咽神经（第Ⅵ对脑神经）：主管舌后 1/3 的味觉及咽喉部黏膜的感觉	舌的运动神经支配：主要是第Ⅻ对脑神经（舌下神经）
阴茎	在阴茎底部，阴茎背侧神经分为前端（背侧）和后端（腹侧）分支，这些神经分支几乎供应了整个阴茎	在阴茎底部周围注射利多卡因进行麻醉，尿道周围的皮肤除外

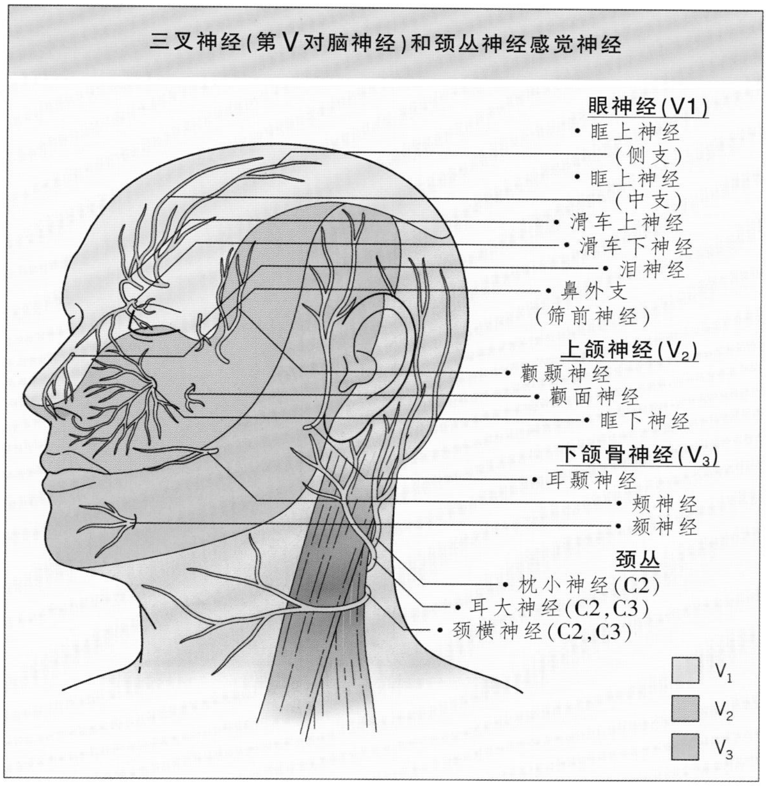

图 8–1　三叉神经(第Ⅴ对脑神经)和颈丛神经感觉神经。外耳和外耳道受迷走神经、舌咽神经和面部神经支配。(From Bolognia JL, Jorizzo JL, Rapini RP. Dermatology, 3rd Ed. Elsevier. 2012.)

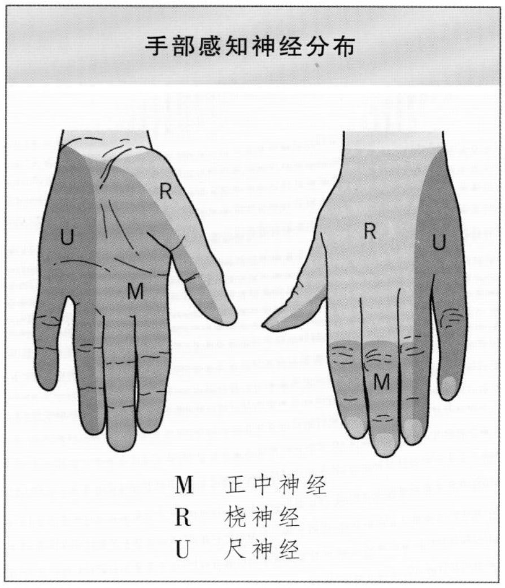

图 8–2　右手手掌和手背的感觉神经分布。(From Bolognia JL, Jorizzo JL, Rapini RP. Dermatology, 3rd Ed. Elsevier. 2012.)

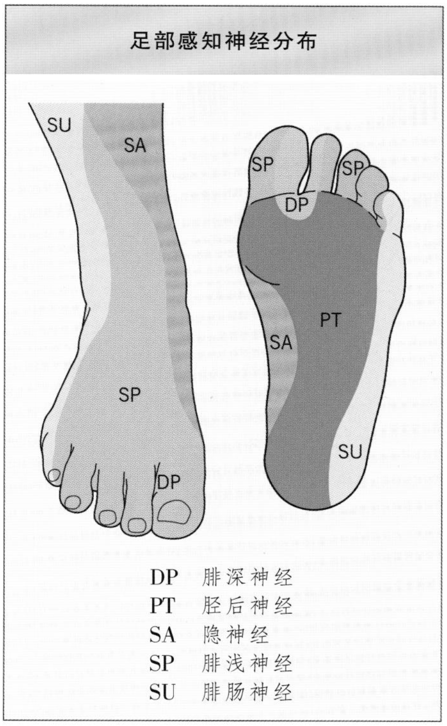

图 8–3　右足足背和足底的感觉神经分布。(From Bolognia JL, Jorizzo JL, Rapini RP. Dermatology, 3rd Ed. Elsevier. 2012.)

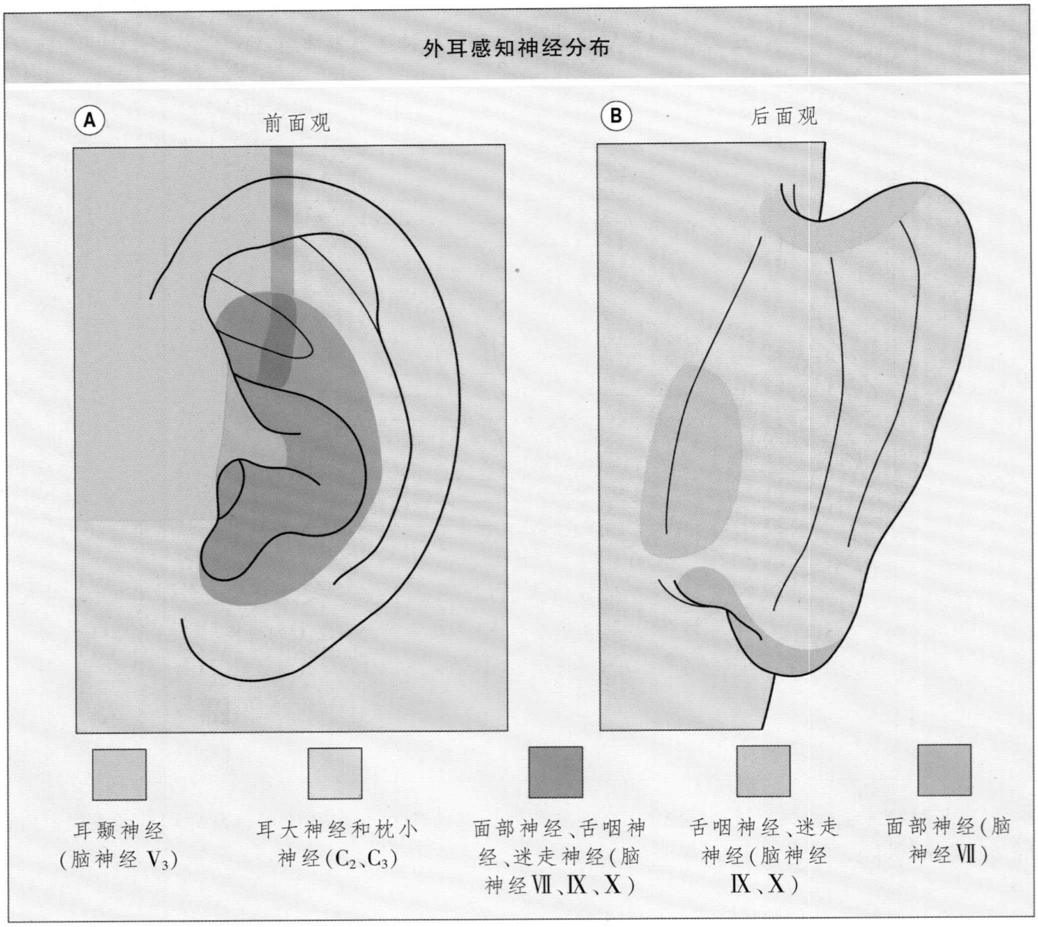

图 8-4 外耳神经感知分布。(A)前面观;(B)后面观。(From Bolognia JL, Jorizzo JL, Rapini RP. Dermatology, 3rd Ed. Elsevier. 2012.)

表 8-3 头部和颈部运动神经支配

面部神经(CN Ⅶ)分支	肌肉的支配及正常作用	神经受损-相关发现	其他注解
颞	额(眉毛高度) 皱眉肌(向内拉动眉毛) 眼轮匝肌的上部分(拉动眼睑、眨眼)	眼眉无法抬起-眼眉下垂	注射肉毒杆菌毒素的目标: 额(前额横纹) 眼轮匝肌(鱼尾纹) 皱眉肌 (纵向的眉间纹,皱眉的时候会显现)
颧	眼轮匝肌(稍低的部分) 鼻肌、鼻翼部分(张开鼻孔) 降眉间肌(鼻子前缩,横向眉间纹) 上唇肌肉: 主要为颧肌(嘴角收缩/凸出,主要用于微笑)	无法紧闭眼睛(可能有下眼睑外翻)、张开鼻孔、抬上唇	注射肉毒杆菌毒素的目标: 降眉间肌(横向眉间线) 鼻肌、鼻翼部分(鼻孔张开)

(待续)

表 8-3(续)

面部神经(CN Ⅶ)分支	肌肉的支配及正常作用	神经受损-相关发现	其他注解
颊	颊肌(重要的咀嚼肌,在口轮匝肌作用下保持颊部紧贴牙齿,防止食物堆积;也可高压吹气) 降鼻中隔肌(将鼻中隔向唇部拉伸) 鼻肌,横向部分(兔线) 上唇肌: 口轮匝肌(撮或抿起唇,嘴角并拢,拉动嘴唇使之紧贴牙齿,使人可以清楚地说话) 颧肌的主要和次要作用(嘴角收缩、抬高,微笑) 笑肌(口角收缩、抬高,在微笑时作用较小) 提口角肌(口角收缩、抬高) 提上唇肌(抬高和外翻上唇,主要用于露龈笑) 鼻中上唇提肌(张开鼻孔,提高上唇) 下唇肌:口轮匝肌	面颊和牙齿之间的食物堆积 休息和微笑时面部表情不对称 不能撮或抿起唇;流涎;唇的肌力降低 口齿不清,不能发出 M、V、F、P、O 的声音,皱鼻能力降低(兔纹少)	CN Ⅶ颊部分支受损,会导致进食问题(食物堆积+流涎)、口齿不清 注射肉毒杆菌毒素的目标: 上唇提肌(露龈笑) 鼻翼,横向部分(兔纹)
下颌缘	下唇肌: 口轮匝肌 降口角肌(唇降肌、唇拉肌) 降下唇肌(唇降肌、唇拉肌) 颏肌(下唇凸出、下颌抬高) 颈阔肌,上部(唇部下降、唇部拉伸)	休息时面部表情正常,微笑时不对称 流涎 下唇不能外翻	下颌缘有发生永久性运动障碍的风险,因为只有 1~2 支肌肉(相对于颧肌和颊肌的多支肌肉);皮肤薄,颈阔肌薄
颈	颈阔肌(降低下颌、收紧颈部皮肤)	下颌降低以表示抑郁的心情(如"扮鬼脸")	颈阔肌(阔肌弯曲) 肉毒杆菌毒素可注射在颈阔肌("颈阔肌带")

Adapted From Bolognia JL, Jorizzo JL, Rapini RP. Dermatology, 3rd Ed. Elsevier. 2012.

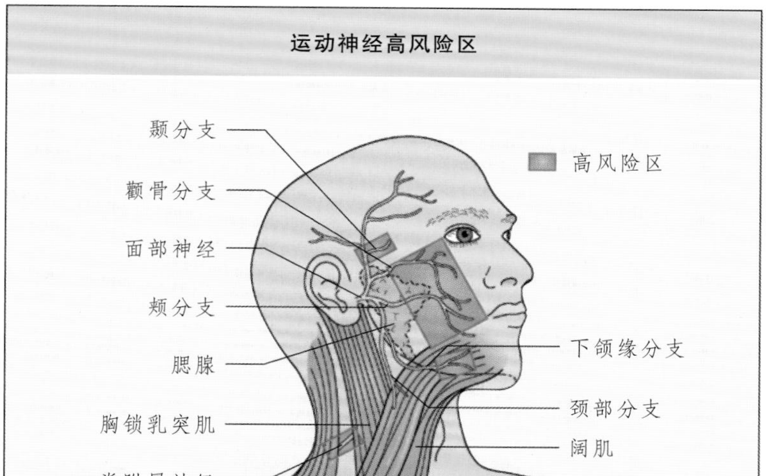

图 8-5　运动神经高风险区。(From Bolognia JL, Jorizzo JL, Rapini RP. Dermatology, 3rd Ed. Elsevier. 2012.)

表 8-4 皮肤的高风险区

目标结构	危险区	相关的不良反应	其他注解
填充物/类固醇注射液引起的血管闭塞			
唇/口角动脉	靠近鼻翼部位	皮肤坏死	处理：硝酸甘油膏、低分子肝素、透明质酸酶(HA 填充物)
滑车上动脉	眉间区域	皮肤坏死、失明	同上
运动神经损伤			
颞神经	当伤害横穿颧弓时，最为敏感	单侧额肌麻痹、眼睑下垂	颞神经由耳屏 0.5cm 以下到眉梢 1.5cm 以上；当颞神经穿过颧弓时位于筋膜内表面
颧骨神经(较不常见)	颧骨颊部	眼睛无法完全闭上，角膜干燥	颧骨及面颊分支神经很深，相较于颞神经和下颌缘神经，受伤较少见
下颌缘神经	口角下侧 2~3cm 最为敏感，因为这部分神经穿过下颌骨	笑时面部不对称(休息时正常)、无法凸下唇、流涎	
副神经(第Ⅺ对脑神经)	Erb 点(颈丛处)受伤时最为敏感，位于胸锁乳突肌后方中心	肩胛呈翼状、无法伸展手臂，肩部疼痛	Erb 点位于锁骨上部 1.5~2.0cm 斜方肌前缘位置 耳大神经和枕小神经也起源于 Erb 点
尺神经	肱骨内髁周围部分易受损伤	爪形手畸形；腕弯曲无力、第 4 和第 5 指/趾弯曲功能丧失、尺神经感觉丧失	
其他			
腮腺管	走行路线为从耳屏到上唇中部；线管穿过咬肌、颊部，在第二个上磨牙处汇入口腔	腮腺管受伤，涎腺囊肿(表现为淀粉酶升高，可与血肿区别)	处理：通过显微手术修复

Modified from Robinson et al. Surgery of the Skin, 3rd Ed. Elsevier. 2014.

第 2 节 外科手术器械和针

1.手术刀

(1)Bard-Parker 标准(最常见)：扁平，常用 #15、#11、#10 刀片。

(2)Beaver：圆形或六角形；配有小而锋利的刀片；用于密闭空间或精细的组织。

2.剪刀

(1)基础知识

◇短柄剪刀用于精细的手术。

◇长柄剪刀可延伸到外科手术的位置，用于底切。

◇弯刀片用于切除囊肿。

◇直刀片用于修剪组织和剪切缝合线。

◇锯齿刀片可更好地抓取组织。

◇前端锋利的剪刀易穿刺组织，是最佳的解剖工具。

◇钝头剪刀是精细切除术的良好工具。

(2)剪刀类型

◇虹膜剪：尖端锋利，手柄短；刀片是直的或弯曲的；适合精细的解剖。

◇Gradle 剪刀：类似于虹膜剪，但刀片呈弯曲和锥形，用于精细组织的解剖，如眶周皮肤的手术。

◇威斯克剪刀：弹簧式工具，外形类似于 Castro-Viejo，用于眼睑手术。

◇Mayo 剪刀：特征是手柄与刀片的比例为 1:1，主要用于粗略的解剖。

◇Metzenbaum 剪刀：长手柄，尖端钝，用于深处区域的钝性分离。

◇Supercut 剪刀：有剃刀边缘的刀片，这种刀片应用于上述的大部分剪刀，且通常是黑色的手柄。

3.持针器

(1)基础知识

◇光滑钳口的小型持针器。

• 适用于小且精致的针。

• 优点：光滑的钳口对小型缝合撕裂风险低

(6-0 或更小)，对细小的针造成的损坏小(P-3 或更小)。

• 缺点：不能像锯齿持针器那样抓紧针，针易扭动。

• 警示：大针会对持针器造成损坏。

◇锯齿状钳口大型持针器。

• 适用于大针，用于躯干部位。

• 优点：有锯齿的钳口可以将针更牢固地固定(防止针扭动)。

• 缺点：损坏小针，撕裂小型伤口。

4.镊子

(1)基础知识

◇小镊子：容易抓起针，但对组织容易造成挤压伤。

◇有齿镊子：不易抓起针，但是处理伤口很轻柔(不易造成挤压伤)。

◇组合镊子：像有齿平台一样，有两套锯齿，在处理组织时可以很轻柔，而且很容易抓起针。

(2)种类

◇Adson：相对大一点的镊子，用于躯干和四肢。

◇Bishop-Harmon 镊子：小而精细，用于脆弱组织，如眼睑；手柄上通常有 3 个孔，手感轻且容易抓住。

◇Jeweler 镊子：末端很尖，用于拆线。

5.其他仪器

(1)止血钳：在结扎前抓住出血血管。

(2)皮肤钩：有多种形状。

◇皮肤耙：一种有多重钩子的皮肤钩。

◇皮肤钩是处理组织创伤最小的一种方式(在电外科手术和缝合中)，但是很危险。

(3)骨膜剥离器：用于移除骨膜或将甲板与甲床分离。

(4)睑板腺囊肿夹：用于眼睑手术或置于唇上以止血。

6.外科缝合针

(1)针由 3 部分组成。

◇针眼(锻模)：连接到缝合线的锻模部分，是针最脆弱的部分，不可抓住这里，否则会导致针变弯或损坏。

伤口缝合尺寸由针眼决定。

◇主体：中间部分，是针的最坚硬部分，用持针器抓住这里；作用于各种弯曲形状(最普遍的是 3/8 圈)。

◇针尖：锋利的针尖可以是圆的(锥形)或有割口的，减少对针尖的抓握，和其他仪器接触可迅速使针尖钝化。

(2)数种针尖

◇圆形(锥形)：刺穿组织(沿着针的弧度没有锋利的边缘)；不像切割针那样会撕裂组织；用于深度软组织(脂肪或肌肉)；很难穿透皮肤。

◇三角针：三角形的针尖，首选用于皮肤，因为很容易穿过组织；有两种类型：

• 常规三角缝合针：用针内部弧口切开表皮；伤口边缘缝合撕裂的风险高(原因是针的割口边缘朝着伤口边缘)。

• 外弯三角缝合针：用针外侧弧口切开表皮；伤口边缘缝合撕裂的风险低。

其他外科手术工具的详情，请参考：Weber LA. The Surgical Tray. Dermatol Clin. 1998 Jan;16 (1):17-24. PMID:9460575。

第 3 节　缝合技术

1.结点

(1)外科结：应用最为普遍；是一种基础的平结；第一个结点要打两次，以防止滑移。

(2)Aberdeen 挂结：用于游走式皮下缝合后的打结；相较于外科结，更加简洁、安全，且用料少。

2.表皮/外皮缝合

(1)简单间断缝合：用于中等到高等张力的伤口；当针离开伤口时，组织外翻增加，凹陷性瘢痕减少。

(2)简单连续缝合：用于中等张力的伤口；比间断缝合快，伤口裂开的风险高。

(3)连续锁边缝合：止血，但是组织绞窄风险高。

(4)垂直褥式缝合：使伤口边缘严重外翻(垂直=翻转)，能消除阴影区，减小伤口边缘张力。

(5)水平褥式缝合：止血，消除阴影区，降低伤口边缘张力，有严重的组织绞窄风险，不可用于血管不充足的区域。

(6)滑轮缝合：改良的垂直褥式缝合，用于高等张力的伤口。

(7)连续水平褥式缝合：与简单的水平褥式缝合类似，但是更快、外翻高、组织绞窄风险低；相对于简单连续缝合，更加美观，但耗时长。

(8)针尖缝合：对于皮瓣和 M 成形尖端是最好的

缝合术;是半埋线式水平褥式缝合。

(9)高低缝合(阶梯式缝合):用于修改不良的真皮/皮下缝合,伤口的边缘往往高于其部位。

3.皮下/真皮缝合

(1)简单埋线缝合:传统皮内缝合;伤口最低程度外翻,高效率的分散缝合。

(2)垂直褥线缝合:皮下层只有一个出口点;外翻组织多于简单埋线缝合。

(3)后退式缝合(蝴蝶式埋线):缝合线的入口点和出口点在伤口表面的下方;外翻组织最大;相较于垂直褥线缝合,可减少分散缝合并增加美感。

(4)游走式皮下缝合:游走式缝合应该用于真皮浅层缝合,取代表皮缝合;主要特点是缺少追踪标记;但是,分散缝合的效率增加;通常与垂直褥线缝合联合使用。

(5)荷包缝合:相对于二次愈合,通常用于减小伤口尺寸,愈合时间减少;在最近的 RCT 研究中并未阐明伤口外观或瘢痕尺寸有何差异,但是该法有加快愈合的作用。

(6)滑车缝合:滑车埋线(皮下)缝合是多种真皮埋线缝合术中的一种基本的缝合,主要特点是使伤口在高张力下缝合;缺点是组织易被绞窄。

(7)“8 字形”的缝合方法用于出血血管的绑扎。

4.拆线建议(经验):头/颈≤7 天;四肢/躯干=10~14 天;缝合线留在患处的时间越久,伤口裂开的可能性越低,同时会增加皮肤追踪标记。

5.悬吊缝合:把组织固定在骨膜上,去除皮瓣前端的张力;防止自由边缘变形(尤其是眼睑),也防止皮瓣在凹陷处“隆起”。

第 4 节　伤口闭合材料

1.缝合线材料及性质见表 8-5 至表 8-9。

2.缝合线涂层

(1)摩擦涂层:在一些复丝缝合线涂上一种材料以减小摩擦使之更易于穿过组织。

(2)抗菌涂层:很多缝合线都有抗生素,主要是三氯生;近期一项荟萃分析阐明,相较于非涂层缝合线,抗菌涂层缝合线可降低术中感染。

3.倒刺缝合

新型的、无结点的缝合术正在逐渐普及,倒刺可使组织固定;主要的益处是可使张力平均分布在整个伤口周围,比传统缝合术更快;普遍用于张力增加的大型伤口。

表 8-5　缝合术类型

术语	定义	注解
缝合术种类(可吸收对比不可吸收)		
可吸收缝合术	60 天内,拉伸强度会大部分消失 天然纤维:被蛋白酶解吸收 合成纤维:被水分解	多用于深度缝合 拉伸强度减少的速率与缝合线吸收的速率完全不同 拉伸强度在缝合线完全吸收前早已消失 在皮肤潮湿处,发热及蛋白质缺乏症的患者,吸收效率更高
不可吸收缝合术	拉伸强度会持续超过 60 天	多用于表皮缝合
缝合材料(可吸收、天然的对比合成的)		
天然缝合线	提取于天然蛋白质(肠线、丝线)	通过蛋白酶降解 增加炎症反应,迅速降解
合成缝合线	多元聚合物	通过水解作用降解 降低炎症反应,降解缓慢
形态[单丝对比复丝(编织)]		
单丝缝合线	由单纤维组成	优点:易穿过组织(因为摩擦力小);相对于编织缝合线,细菌少(毛细管作用小);炎症反应中等偏下 缺点:结点安全性低(记忆性高、摩擦力小)、不便于操作(韧性低、记忆性高)
复丝缝合线(编织缝合线)	由多重小的单纤维编织而成	优点:便于操作(韧性高、记忆性低)、强度大、结点安全性高(摩擦力大、记忆性低) 缺点:细菌感染率高(毛细管作用大)、炎症反应强度高

表 8-6 具体缝合性质

术语	定义	注解
操作简易性	使缝合简易便利；与记忆性呈负相关；直接关系到柔韧性	复丝缝合相对于单丝缝合更加简易
毛细管作用	吸收/转移液体的缝合能力	增加毛细管作用，依靠毛细管作用将多余液体从伤口表面带到伤口内(细菌导管) 复丝缝合线增加毛细管作用,从而导致感染的概率增加
尺寸(USP 标准)	缝合材料的直径需满足指定的拉伸强度	更大的数值=小缝合线直径(6-0 缝合线比 5-0 的直径小),材料的固有强度也会影响 USP 尺寸 (聚丙烯的固有强度大于肠线),4-0 的聚丙烯直径大于 4-0 肠线的直径
拉伸强度	拉断缝合线所需要的力度	合成缝合线的强度要大于天然材料。打结的缝合线的拉伸强度只有其本身强度的 1/3
摩擦系数(COF)	穿过组织拉缝合线所受到的摩擦力度	降低摩擦系数会导致结点稳定性降低(光滑的) 聚丙烯(Prolene)的摩擦系数很低,很容易穿过组织,是理想的皮下缝合线,但结点的距离要大一些;编织缝合线会增加摩擦系数,但结点更加稳固
柔韧性	结点的可弯曲度,可以理解为缝合线的强直度	编织缝合线会增加柔韧性,易于打结,便于处理 柔韧性和记忆性是操作简易性的两大决定因素
记忆性	缝合线保持初始形态的趋势；取决于缝合线的可塑性、弹性及直径	结点安全性的两个主要决定因素之一(另一个为摩擦系数) 操作简易性的两个主要决定因素之一(另一个为柔韧性) 增加记忆性导致结点安全性降低,操作简易性降低 单丝缝合线相较于编织缝合线,记忆性更好
可塑性	缝合线被延展成为一个新的形状时保持拉伸强度的能力	增加可塑性,使缝合线适应术后伤口的肿胀,而不会切入组织(聚丙烯比尼龙的可塑性更强)
弹性	在被延展后恢复其初始状态的能力	较高的弹性是理想缝合线应有的性质;弹性使缝合线可膨胀以适应伤口肿胀,而后恢复其初始形状,保证水肿消除后伤口边缘得以恢复 聚丁酯(Novafil)和聚卡普隆-25 具有较大的弹性,适用于肿胀的组织
结点安全性	结点的强度	复丝缝合线更安全 与摩擦系数呈正相关 与记忆性呈负相关
发炎的可能性/组织反应	由缝合线刺激导致的异物发炎	合成缝合线比天然缝合线(肠线、丝线)的发生率高

4.组织黏合剂

(1)两个分类

◇辛基:氰基丙烯酸辛酯(组织胶)。

◇丁基:氰基丙烯酸丁酯(液体胶)和 2-氰基丙烯酸正丁酯(固体胶)。

详情:

• 丁基类型的氰基丙烯酸盐黏合剂相较于辛基类型,干燥迅速(30 秒对 150 秒),但硬度较高。

• 两者都常用于传统皮下缝合术中。

• 伤口裂开的概率增加,不会达到像缝合术般的伤口外翻。

5.黏合带

(1)应用于真皮缝合,常与局部皮肤黏合剂(Mastisol)合用。

(2)研究表明,与标准的双层缝合线闭合相比,皮下缝合+粘合带具有相似的美容效果。

6.纤维

(1)传统短纤维:通常用于皮肤外科手术中的头皮手术;特点是快速、省时省力、低绞窄风险,相较于缝合,可降低感染率;缺点是缝合后疼痛。

(2)可吸收纤维:新引进的材料;纤维被隐藏,类似于缝合;相对于传统经皮纤维,可降低疼痛,并能增加美感。

表 8-7 常用的可吸收缝合线

缝合线	结构形态	拉伸强度(50%)	吸收度	操作简易性	结点安全性	组织反应性	注解
快吸收肠线	实质上是单丝缝合线	3~5d	21~42d	一般	差	低	常用于植皮术
快吸收 Polyglactin 910(Vicryl Rapide™)	编织缝合线	5d	42d	良好	一般	低	—
普通肠线	实质上是单丝缝合线	7~10d	70d	一般	差	中上等	—
聚己烯酮-25(Monocryl™)	单丝缝合线	7~10d	90~120	良好	良好	极微	相较于其他单丝缝合,结点安全性更高,更易操作 感染率最低,初始拉伸强度最高
聚乙醇酸(Dexon™)	编织缝合线	14d	90d	良好	良好	低	—
铬肠线	实质上是单丝缝合线	21~28d	90d	差	差	中等(但比普通肠线少)	用铬盐预处理以降低降解速度
聚乳酸 910(Vicyrl™)	编织缝合线	21d	56~70d	良好	一般	低	相对于 Monocryl,会增加排出缝合线的速率
聚葡糖酸酯、乙醇酸和聚三亚甲基碳酸酯共聚物(Maxon™)	单丝缝合线	30~40d	180d	一般	良好	低	通过耐久性的方式,来使PDS近乎相等,但节点安全性会加强,更便于操作
聚二噁烷酮(PDS Ⅱ)	单丝缝合线	30~50d	180~240d	差	差	低	最长持续时间的吸收缝合线,有利于强拉力缝合

Adapted From Bolognia JL, Jorizzo JL, Rapini RP. Dermatology, 3rd Ed. Elsevier. 2012.

表 8-8 常用的不吸收缝合线

缝合	结构状态	操作难度	安全性	组织反应	注解
丝线	编织	黄金标准	良好	高	用于黏膜表面 缝合的最好的处理方法 组织反应性居第 2(第 1 是普通的肠线)
尼龙(Ethilon™、Dermalon™)	单丝纤维	良好至一般	差	非常低	多用于皮肤表面 清洁的尼龙可用于永久性深度缝合、固定骨膜、防止瘢痕增生
丙纶(Prolene™、Surgilent™)	单丝纤维	良好至一般	差	最小	发炎率最低的不可吸收缝合;有相当低的摩擦系数,是最为理想的表皮下缝合术;膨胀延伸,而不切割组织
聚酯纤维(Ethibond™、Dacron™、Mersilene™)	编织	非常好	良好	最低	是所有不吸收缝合术(包含不锈钢)中拉伸强度最高的一种 用于黏膜表面 类似于丝线缝合,发炎率低
聚丁烯酯	单丝纤维	良好至一般	差	低	是预防发生严重水肿最有效的皮肤缝合(由于弹性上升)

Adapted From Bolognia JL, Jorizzo JL, Rapini RP. Dermatology, 3rd Ed. Elsevier. 2012.

表 8-9　常用缝合比较

性质	可吸收性(最高至最低)	不可吸收性(最高至最低)
组织反应	肠线>聚乙醇酸、聚乳酸羟基乙酸缝合线 910、聚羟乙酸-聚乳酸混合物>聚二噁烷酮>聚葡糖酸酯=聚卡普隆 25	丝线>尼龙>聚酯纤维、聚丁烯酯>丙纶(最低)
初始拉伸强度	聚卡普隆 25>聚葡糖酸酯>聚二噁烷酮>聚乳酸羟基乙酸缝合线 910、聚羟乙酸-聚乳酸混合物>聚乙醇酸>肠线	不锈钢丝(所有缝合线中的最佳)>聚酯纤维 (非金属缝合线中的最佳)>尼龙、聚丁烯酯>丙纶>丝线
初始拉伸强度降至 50%的时间要求	(最长时间至最短时间) 聚葡糖酸酯=聚二噁烷酮>聚乳酸羟基乙酸缝合线 910>聚乙酸醇=铬肠线>聚卡普隆 25=普通肠线>快吸收线>快速吸收肠线	—
吸收时间	(最长时间至最短时间) 聚二噁烷酮>聚葡糖酸酯>聚卡普隆 25=聚乙醇酸>聚乳酸羟基乙酸缝合线 910=普通肠线>快吸收线>快速吸收肠线	—

第 5 节　局部麻醉及术中疼痛控制

1.感觉传入纤维分为三类。

(1)C 纤维:小直径,无髓鞘疼痛感受器;传递弥漫性、钝性和酸痛。

(2)Aδ 纤维:中直径,略有髓鞘纤维;传递剧烈的、局部疼痛和温度。

(3)Aβ 纤维:快速传导、大直径、有髓鞘纤维;察觉震动及轻微压力;大 Aβ 纤维对局部麻醉感知慢,患者在注射后会持续有感觉,但是不疼痛。

2.局部麻醉(表 8-10)

(1)机制:钠离子内流的可逆抑制,产生神经传导阻滞。

(2)化学结构

◇芳香端:亲油性,影响作用的效力和持续时间。

◇中链-连杆部分。

- 酰胺(最普遍)
  - 在肝内通过 CYP 3A4 系统代谢。
  - 少有过敏反应;典型者为羟苯甲酯防腐剂,不是麻醉剂(如出现此问题,使用不含防腐剂的利多卡因进行替换)。
  - 禁忌:肝病晚期患者。
- 脂类
  - 通过拟胆碱酯酶在血浆代谢;从肾排泄。
  - 结果不稳定。
  - 对 PABA 代谢物频繁过敏。

多重变应原的交叉反应(助记:PPPESTAA):

对苯二胺(PPD)、对氨基苯甲酸(PABA)、对氨基水杨酸 (Para-aminosalicylic acid)、乙二胺(Ethylenediamine)、磺胺类(Sulfonamides)、噻嗪类(Thiazides)、麻醉药 (酯类)[Anesthetics (esters)]、偶氮染料(Azo dyes)。

- 禁忌证:对 PABA 或交叉反应物质过敏、假性胆碱酯酶缺乏和肾功能不全。

◇胺末端,亲水,结合钠通道,并决定何时起效。

(3)局部麻醉剂中的添加剂。

◇肾上腺素(1:200 000 同样有效,添加后毒性较 1:100 000 降低)。

- 机制:血管收缩——减缓麻醉药的扩散。
- 优点:提高麻醉的安全性和持续时间(因为扩散和吸收较少)、减少出血(达成整体血管收缩作用需要 7~15 分钟)。
- 缺点:降低子宫血流量(妊娠分级为 C 级)。
- 禁忌证:嗜铬细胞瘤和未控制的甲状腺功能亢进症。
- 注意事项:妊娠(如果稀释的肾上腺素尝试为 1:300 000 则安全)、严重的心血管疾病、高血压(HTN)、青光眼和药物(β-受体阻滞剂、三环类抗抑郁药和单胺氧化酶抑制剂)。

◇8.5% $NaHCO_3$(每 10mL 的 1%利多卡因加入 1mL)。

- 机制:碳酸氢盐将 pH 值提高到接近生理水平,而大部分麻醉剂保持中性/不带电,使更快速地穿

表 8-10 特殊麻醉药品明确的特点

麻醉药	妊娠分级	起效时间(分)	持续时间(分)不加肾上腺素(分)	持续时间(分)加肾上腺素(分)	成人最大剂量(mg/kg)	关键点
酰胺类						
利多卡因(塞罗卡因)	B	<1	30~120	60~400	4.5mg/7mg(在肿胀麻醉下可以以 55mg/kg 的剂量使用)	最快起效(<1min);妊娠女性可用
马比佛卡因(卡波卡因)	C	3~20	30~120	60~400	6mg/8mg	起效最慢;有导致胎心缓慢的风险
丙胺卡因	B	5~6	30~120	60~400	7mg/10mg	有患高铁血红蛋白血症的风险(在<1 岁的儿童和 G6PD 缺乏的人群中风险增加);EMLA 成分之一
依替卡因	B	3~5	200	240~360	4.5mg/6.5mg	—
丁哌卡因(布比卡因)	C	2~10	120~240	240~480	2.5mg/3mg	持续时间最长,加入肾上腺素后可达 8h,最常用于:加入利多卡因中,用于时间较长的 Mohs 手术;发生心脏毒性的风险较高;有导致胎心缓慢的风险
罗哌卡因	B	1~15	120~360	与不加肾上腺素相同	3.5mg/NA	不加肾上腺素时持续时间较长,可达 6h
酯类						
普鲁卡因(奴佛卡因)	C	5	15~30	30~90	10mg/14mg	持续时间最短
氯普鲁卡因	C	5~6	30~60	未知	10g/NA	—
丁卡因	C	7	120~240	240~480	2mg/2mg	—

Modified from Robinson et al. Surgery of the Skin, 3rd Ed. Elsevier. 2014.

过神经膜。

• 优点:提高起效速度和减轻注射疼痛(由于生理 pH 值)。

• 缺点:保质期短,因肾上腺素降解(必须在 1 周内使用)。

◇透明质酸酶

• 作用机制:消化透明质酸。

• 优点:提高麻醉剂扩散和降低液体渗透引起的组织变形。

• 缺点:降低麻醉持续时间和提高麻醉毒性(由于增加了吸收);还包括变应原硫柳汞。

(4)利多卡因

◇最常用的局部麻醉剂;妊娠女性可用。

◇最常用的浓度:1%(10mg/mL)、2%(20mg/mL)和 0.1%肿胀液(1mg/mL)。

◇必须知道最大剂量。

• 不加肾上腺素=4.5~5mg/kg(70kg 患者 1%利多卡因 35mL)。

○ 儿童=1.2~2mg/kg(20kg 患者 1%利多卡因 2.4mL)。

• 加肾上腺素=7mg/kg(70kg 患者 1%利多卡因 49mL)。

○ 儿童=3~4.5mg/kg(20kg 患者 1%利多卡因 6mL)。

• 肿胀麻醉=55mg/kg。

○ 1%利多卡因与 1:100 000 肾上腺素稀释 10 倍(=0.1%利多卡因与 1:1 000 000 肾上腺素)。

○ 优点:减少出血、延长麻醉时间、避免普通外科手术引发的并发症(降低发病率和死亡率)。

◇注意治疗终末期肝病时,加肾上腺素后有增加利多卡因毒性的风险(因其肝脏代谢)。

◇妊娠分级为 B 级,哺乳期安全。

3.务必了解局部麻醉剂各种不良反应的表现。

(1)助记:利多卡因过量大致类似酒精过量。

◇轻度("愉悦的嗡嗡声和刺激的感觉"):烦躁不安、兴奋、健谈、头昏眼花、口唇和手上的"麻刺感"、口有金属味和口周麻木。

◇中度("好像受到锤击,听不到声音或不能说话"):恶心、呕吐、精神病、耳鸣、肌肉抽搐/震颤、视力模糊、言语含糊不清和思维混乱。

◇重度("严重酒精中毒"):癫痫发作和心肺损害。

◇危及生命:昏迷和心跳呼吸骤停。

(2)区分血管迷走神经(最常见的)、肾上腺素反应及过敏反应(最严重)的最简单的方法是比较血压和心率(表 8-11)。

4.减少疼痛的注射技术

(1)注射时轻微刺激(捏、擦)周围的皮肤,减少疼痛信号传递到大脑(疼痛的"闸门学说")。

(2)使用小直径(30G)的针。

(3)将碳酸氢盐加入麻醉剂中。

(4)温热麻醉剂至体温。

(5)用局部麻醉剂或冰袋来预处理。

(6)缓慢注射,从手术区深处开始逐渐移动至表面。

(7)在先前麻醉的区域重新刺入针头并扇形注射。

(8)听音乐和分散精神也会减少对疼痛的感觉。

5.局部阻滞(参考外科局部解剖学相关部分)

(1)面部:眶上、眶下和颏神经非常重要(图 8-6 和图 8-7)。

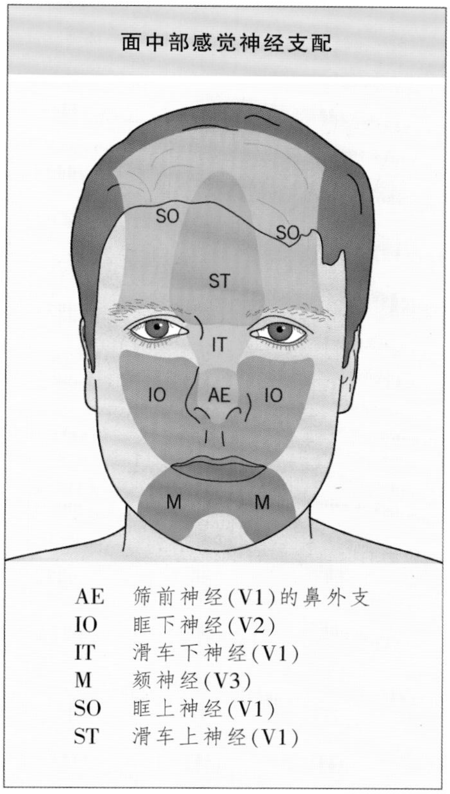

图 8-6 面中部的感觉神经支配。(From Bolognia JL, Jorizzo JL, Rapini RP Dermatology, 3rd Ed. Elsevier. 2012.)

表 8-11 局部麻醉系统反应的鉴别诊断

诊断	脉率	血压	症状和体征	应对方法/急救措施
血管迷走反应	低	低	副交感神经过度反应:发汗、过度通气和恶心	垂头仰卧位、冷敷、安慰
肾上腺素反应	高	高	α 和 β 受体过度刺激:心悸、肌肉震颤、神经紧张	安慰(通常在几分钟内解决) 酚妥拉明和普萘洛尔
过敏反应	高	低	周围血管舒张与反应性心动过速、喘鸣、支气管痉挛、荨麻疹和血管神经性水肿	肾上腺素 1:1000 0.3mL 皮下注射;抗组胺药、糖皮质激素、补液、氧气和气道维持
利多卡因过量				
1~6μg/mL	正常	正常	口周感觉异常、烦躁不安、口有金属味、健谈、欣快和头昏眼花	观察
6~9μg/mL	正常	正常	恶心、呕吐、肌肉抽搐震颤、视力模糊、言语不清、耳鸣、精神错乱、兴奋和精神病	地西泮;保持气道通畅
9~12μg/mL	低	低	癫痫发作、心肺功能减弱	呼吸支持
>12μg/mL	无	无	昏迷、心跳呼吸骤停	心肺复苏、生命支持

在局部麻醉注射期间或之后发生全身反应的情况下,血流动力学表现有助于确定反应原因。

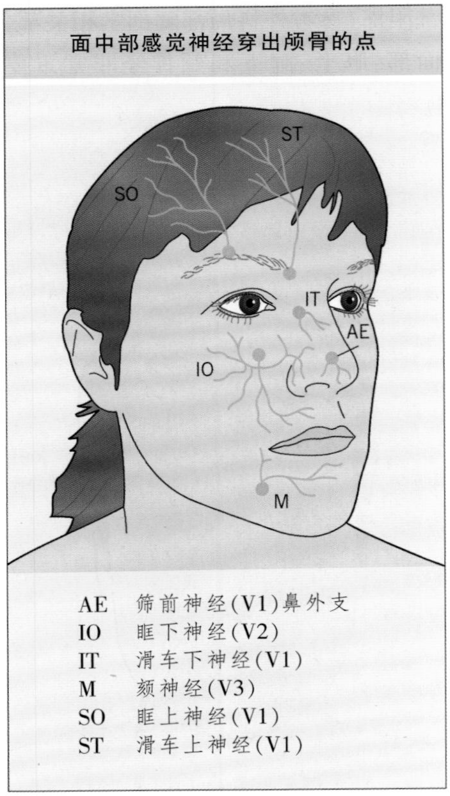

图 8-7 面中部感觉神经穿出颅骨的点。(From Bolognia JL, Jorizzo JL, Rapini RP Dermatology, 3rd Ed. Elsevier. 2012.)

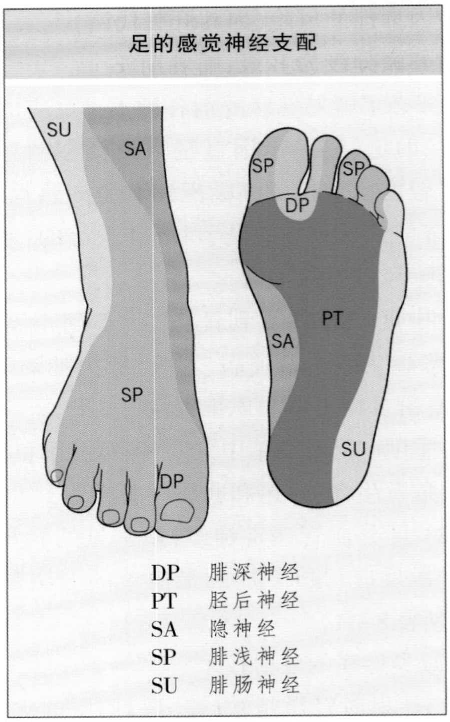

图 8-8 右足足背和足跖表面的感觉神经支配。(From Bolognia JL, Jorizzo JL, Rapini RP Dermatology, 3rd Ed. Elsevier. 2012.)

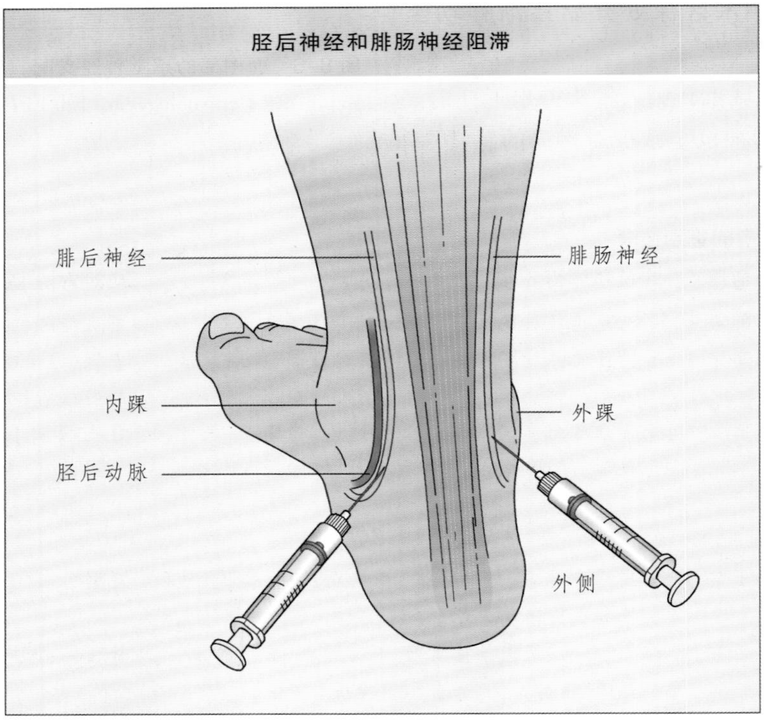

图 8-9 胫后神经和腓肠神经阻滞。(From Bolognia JL, Jorizzo JL, Rapini RP Dermatology, 3rd Ed. Elsevier. 2012.)

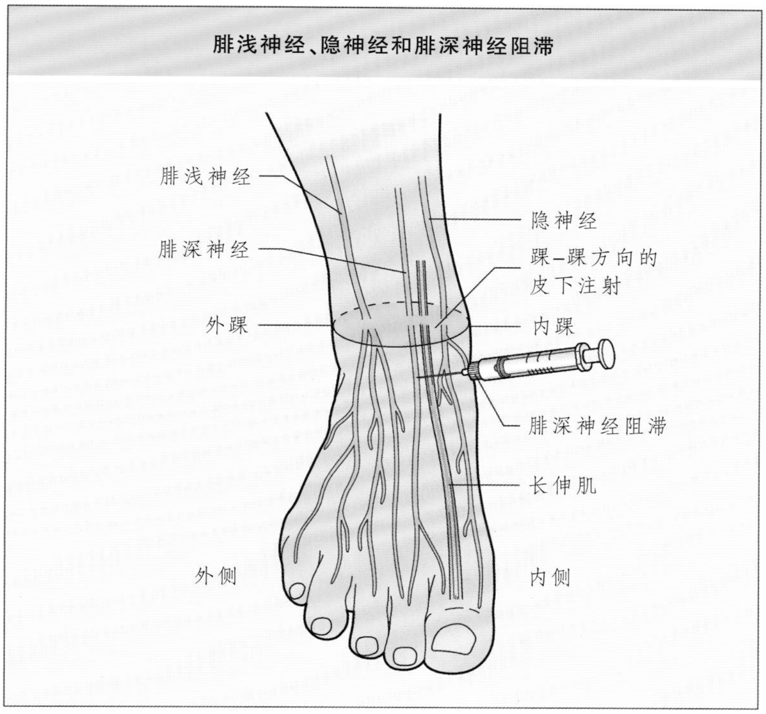

图 8–10　腓浅神经、隐神经和腓深神经阻滞。踇趾背屈有助于显示长伸肌肌腱。(From Bolognia JL, Jorizzo JL, Rapini RP. Dermatology, 3rd Ed. Elsevier. 2012.)

(2)足部:胫后、隐静脉、腓浅和腓肠神经(图 8–8 至图 8–10)。

(3)手指(神经阻滞):两背侧和两掌侧神经沿着手指两侧延伸。

(4)手:正中神经和尺神经(图 8–11 至图 8–13)。

(5)神经阻滞的风险:神经损伤、血管创伤和血管内渗入。

6.局部麻醉剂

(1)角质层限制局部麻醉剂对角质化皮肤的功效,从而导致黏膜部位吸收较多。

(2)注意事项

◇ EMLA(局部麻醉的混合使用)。

2.5%利多卡因加 2.5%丙胺卡因的混合;需要遮挡;丙胺卡致婴儿患高铁血红蛋白血症的风险增高;眼睛周围无法使用(导致角膜损伤);在组织学上,引起上表皮肿胀和空泡化以及基底层分裂。

◇ LMX4(利多卡因 4%):与 EMLA 不同,不需要遮挡。

◇ 可卡因:只有酯麻醉剂才能引起血管收缩(其他麻醉剂均导致血管舒张)。

◇ 苯佐卡因(Anbesol™):可用于黏膜。

◇ 丙美卡因和丁卡因:用于眼部麻醉。

7.仅针对局部麻醉剂的过敏是罕见的。

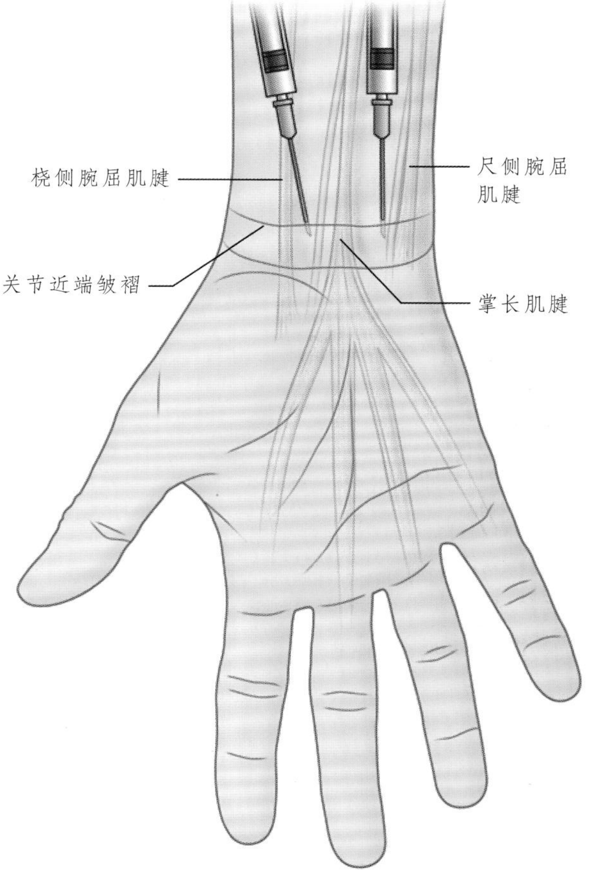

图 8–11　正中神经和尺神经阻滞的点,容易观察和触摸到肌腱。(From Robinson et al. Surgery of the Skin, 3rd Ed. Elsevier 2014.)

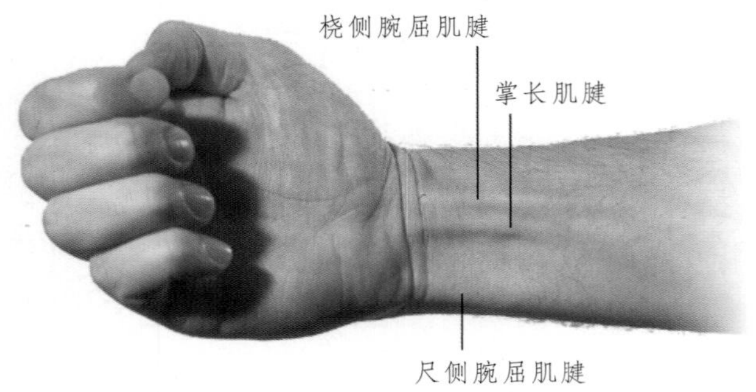

图 8-12 正中神经和尺神经阻滞部位的标志。通过在腕的近端皱褶处插入针头来进行神经阻滞。(From Robinson et al. Surgery of the Skin, 3rd Ed. Elsevier. 2014.)

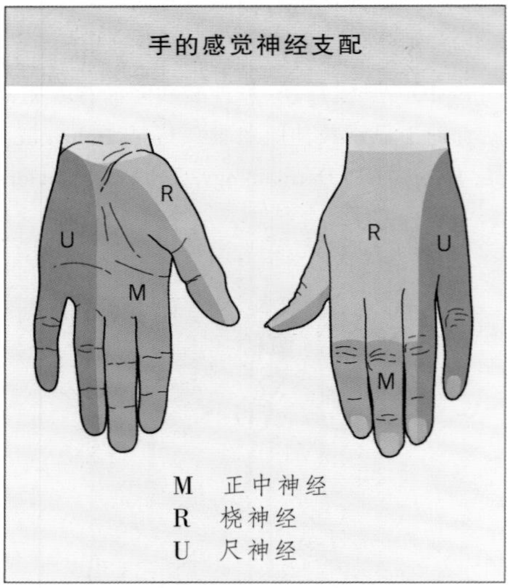

图 8-13 右手掌侧和背侧的尺神经支配。(From Bolognia JL, Jorizzo JL, Rapini RP. Dermatology, 3rd Ed. Elsevier. 2012.)

(1)常见的是,患者对含在其中的肾上腺素过敏。

(2)真正的"过敏"通常是对羟基苯甲酸、对氨基苯甲酸(PABA)或偏硫化物防腐剂所致。

(3)酰胺麻醉剂与酯类麻醉剂无交叉反应。

8.疼痛/焦虑的辅助控制措施。

(1)术前抗焦虑

◇苯二氮䓬类药物(地西泮和咪达唑仑)——通常可安全地使用,可以逆转使用氟马西尼过量的情况。

(2)意识镇静

◇利用镇静剂和解离药物减少意识而不需要处理患者气道,但需要监控。

(3)术后疼痛管理

◇手术当晚疼痛最严重,手术后每过一天疼痛显著下降。

• 严重疼痛不应超过 5 天,否则,考虑为药物、感染或血肿所致。

◇休息、冰敷、压缩、抬高(Rest、Ice、Compression、Elevalion,RICE)。

◇NSAID (非甾体抗炎药)+对乙酰氨基酚的组合(优于单独一种药物)。

• 对乙酰氨基酚最大剂量:如年龄<60 岁,则为 4g/24h;如年龄>60 岁,则为 3g/24h。

• 在肝衰竭的情况下,单独使用对乙酰氨基酚 2g/24h,比任何一种 NSAID 或麻醉剂都安全。

◇阿片类药物

• 偶尔需要(拉紧头皮/前额闭合、躯干部位大面积切除)。

第 6 节 防腐剂

1.脱毛

(1)不刮胡须。刮胡须会引起细微的擦伤,导致细菌进入伤口。

(2)不要使用修剪工具和(或)化学脱毛剂。

2.手部卫生

(1)皮肤菌群分为两组

◇暂驻细菌(有害):表面上存在,易于清洗,可由多数医护人员传播感染。

◇永久细菌(有益):定居得更深,难以清除,不是常见的医院内感染,例如,表皮葡萄球菌和白喉类。

(2)手部消毒剂:酒精或酒精+氯己定能有效减少细菌数量,其次是:单独使用氯己定>碘附>三氯生>肥皂。

3.防腐皮肤制剂

(1)这些药物的活性与上述手部卫生产品相同。

(2)重要考虑因素

◇酒精:易燃,可能导致火灾,特别是在毛发裸露区域。

◇氯己定:切勿在眼睛周围(角膜损伤)或耳部(耳毒性)使用。另外,沙雷菌属可以定植氯己定瓶而导致感染(表 8-12)。

表 8-12 防腐剂

药品	机制	起效	优点	缺点	残存活性	注解
酒精(异丙醇和乙醇)	细胞壁变性:100%酒精的效果低于70%(最佳强度)	很快(最快)	非常广谱:G(+)、G(-)、分枝杆菌和许多病毒	对孢子、原生动物卵囊和某些无包膜病毒不起作用,对污染的手无效	无	易燃,应注意电外科手术和激光
氯己定 2%~4%	破坏细胞膜	快	广谱 G(+)、G(-)、病毒、真菌和分枝杆菌,在有机物(血液和痰)中不被灭活	对孢子无效;导致耳毒性、角膜炎和结膜炎	总体来说最佳(可与角质层黏附长达6小时以上)	活性时间最长,平时应避免渗至眼/耳周围
氯二甲苯酚(对氯间二甲苯酚)	使酶失活并改变细胞壁	慢	相对广谱:G(+)>G(-),分枝杆菌和病毒	不像氯己定那样广谱,快速起效,也没有持久性,有机物存在时功效降低	尚可	对假单胞菌无效,除非结合乙二胺四乙酸
六氯酚	灭活酶	慢	有效对抗葡萄球菌	对G(-)、真菌和分枝杆菌无效,有神经毒性、有致畸作用	轻度	已不再使用 通过皮肤高度吸收,婴儿沐浴这种药剂可产生神经毒性
碘和碘附	氧化从而破坏蛋白质合成和细胞膜	快	非常广谱:G(+)、G(-)、芽孢、分枝杆菌病毒和真菌	使用碘附时,皮肤刺激和变色较少;被血液和痰液灭活	很小	必须待其干燥才能起效
季铵化合物(苯扎)	诱导细胞质膜的渗漏	慢	G(+)和亲脂性病毒	对G(-)、真菌和分枝杆菌无效,被有机材料和棉纱布灭活	尚可	用于眼药水
三氯生	改变细胞质膜和RNA、脂肪酸和蛋白质的合成	快	G(+)、分枝杆菌和念珠菌,在有机物中不被灭活	对G(-)和霉菌类无效	尚可	不如氯己定、碘附或酒精有效 在细菌中结合烯酰基载体蛋白还原酶
肥皂和水	洗涤剂:去除污垢和有机物质	非常快	对艰难梭菌和诺沃克病毒非常有效	不方便,可能会有皮肤过敏	无	最适合在手不清洁时使用

第7节 电凝

(一)简介

1.电凝术和电外科手术两个名词常被混淆使用。

(1)电外科:高频交流电通过冷尖电极传导能量。

◇高频交流电阻止肌肉和神经的去极化。

◇采用未加热的电极,依靠人体组织的高电阻(不良导电体),阻止电流流动,将电能转换为热能,通过热诱导的组织破坏实现止血。

◇类型:电切割、电凝、电干燥和电镀。

(2)电凝术:通过直流电产生的热尖电极直接向组织传递热量。

◇没有电流通过患者并且通过直接加热来实现止血(与存在交流电的电外科相比)。

(二)单极与双极

在描述电外科时,不应使用这两个术语(因为经常被误用)。

(三)单端和双端电路

单端和双端:指不存在接地电极和存在接地电极。

1.单端电路(电极化和电子电镀)采用没有接地垫的有源电极;因为没有分散电极来消散累积的电流,所以需要更高的电压来达到所需的有效组织破坏水平;电镀和电极之间的唯一电气差异是探针在电镀中不会直接接触皮肤。

2.双端电路(电凝和电切割)总是使用分散电极来形成回路。

电流从有源电极穿过身体到达分散电极(接地垫或双端钳)并通过后者离开;分散电极提供电流返回到电外科装置的出口,从而可以增加电流强度和降低电压;只有电凝和电切法之间的电气差异才是阻尼程度(表 8-13)。

(四)波形

1.波形用于描述波的幅度、频率和连续性的特征(连续波形比不连续波形产生更大的热量)。

2.无阻尼波形(可以是连续的或不连续的):振幅在整个正弦波中保持不变,导致纯切割,不能止血。

示例:纯电切片。

3."阻尼"波形(可以是连续的或不连续的):振幅随时间而减小,最终达到零;波的振幅减小到零,电流衰减得越多;阻尼增加导致更大的凝结/破坏和更少的切割。

示例:电干燥术、电灼法和电凝术。

表 8-13 单端和双端的对比

术语	定义
单端	无接地电极,来自患者的电流释放到桌子、地板、墙壁和空气中
双端	存在接地电极(接地垫或双端钳)

(五)电烙术

1.电烙术因其没有交流电而与电外科不同。

2.电烙器中的直流电为设备尖端提供能量,从而产生热,通过红色的、热的尖端直接施加到组织上。

3.电流不通过患者;仅通过传导到组织的热量实现组织破坏。

4.使用植入式心律转复除颤器(ICD)和心脏起搏器的患者可使用,因为没有电流穿过身体。

5.附加优点:在潮湿的环境中便携且有效。

(六)电干燥术

1.单端设备。

2.当探针与组织直接接触时,会引起表面烧蚀。

3.当探头直接接触组织时,这种低电流的高压系统会慢慢加热组织→从而导致水分流失→引起脱水和表面干化,但没有明显的蛋白质变性。

(七)电灼法

1.单端设备(例如,透热治疗仪)。

2.当电探针与组织保持一定距离时(未直接接触)会导致表面碳化。

3.当探头保持一定距离时,这种低电流高压系统会在探头和组织之间产生电离电流("火花隙"),从而发生表面组织烧蚀,但保护下面的组织免受表面碳化传播的热量。

4.在大多数方面与电干燥术相似,除了火花隙和由此产生的表面碳化导致更有限的表面组织破坏。

(八)电凝术

1.使用双端设备的电外科形式。

2.高电流低电压形式的电外科:利用适度阻尼的波形。

3.通过与探针直接接触烧蚀组织,引起缓慢的细胞加热,导致细胞内液体蒸发、凝结物形成和蛋白质变性。

4.电流(安培数)比电干燥术穿透更深,深层组织破坏和止血的力度更大。

(九)电切割术

1.与电凝法一样,电切术是一种使用双端设备的高电流低电压电外科手术方法。

表 8-14　电止血法总结

类型	电流	电伏	安培数	端	波形	组织破坏
电灼术	直流	—	—	N/A	无	++++
电干燥术	交流电	高	低	单端	明显阻尼	+++
点烙术	交流电	高	低	单端	明显阻尼	++
电凝术	交流电	低	高	双端	轻度阻尼	++++
电切割术	交流电	低	高	双端	无阻尼	最小

2.与电凝相反，电切片采用无阻尼波形进行纯切割，像刀片一样。

3.如果在“混合模式”中使用电凝，则可同时完成止血和切割(表 8-14)。

(十)并发症

1.如果患者未正确连接电线接地，在电流出口部位可能发生热电烧伤。

2.将接地垫应用于手术部位附近高度血管化的表面，使电流在患者体内行进的距离最小化。

3.避免将任何植入式监测设备放置在两正负电极之间。

(十一)火灾隐患

1.肠气(主要成分为甲烷)——在肛周区域使用电外科时要小心。

2.氯化铝易燃，所以必须洗掉。

3.如果手术部位靠近氧气源，应暂时禁用氧气。

4.避免使用乙醇消毒，改用氯己定或聚维酮碘。

(十二)植入式电子设备

1.起搏器和心脏除颤仪

(1)大多数现代(20 世纪 80 年代及以后)植入式设备都能抵抗外部电磁信号；然而，理论上仍存在干扰的风险。

(2)ICD 比心脏起搏器对电磁干扰更敏感(由于传感电路的存在)。

(3)电烙术可消除 100%的干扰风险。

(4)使用双端(常被错误地称为“双极”)钳(最常见的解决此问题的方法)的电外科手术也不太可能引起电磁干扰。

(5)在电外科手术中经常使用磁铁装置，所以起搏器停止注意所有电信号，以预设速率步速。

(6)在无法使用或不可用双端钳的情况下。应该谨慎行事：

◇引导电流远离可植入设备。

◇不要将可植入设备放置在有源电极和分散电极之间。

◇使用短时间的能量(<5 秒，间隔>5 秒)。

◇使用最低有效功率设置。

◇避免电击(风险最高)。

◇不要在 5cm 大小的可植入设备内使用。

◇准备好急救车和接受过急性冠脉综合征(ACLS)培训的员工。

(7)在不确定的情况下，进行心脏科咨询。

2.非心脏植入电子设备

(1)示例：深部脑刺激器、脊髓刺激器、迷走神经和膈神经刺激器、胃刺激器和耳蜗植入物。

(2)与 ICD 相比，患者通常配备外部遥控器以关闭这些设备。

第 8 节　冷冻

1.低温物质用于：细胞损伤、受损组织脱落，以及随后的愈合。

2.作用机制

(1)细胞外脱水：首先在细胞外空间形成冰晶，形成细胞外高渗梯度，使邻近细胞脱水。

(2)膜破裂：由持续冷冻引起，其导致细胞内冰晶形成和最终的膜破裂。

(3)血管收缩：初始冷冻通过缺氧引发进一步的损害。

(4)血管舒张：解冻后，代偿性血管舒张将有害自由基释放到受影响的组织中，进一步损伤组织。

3.特定的冷冻剂

(1)液氮(沸点-196℃)：最常见。

(2)固态 CO_2(沸点:-79℃):偶尔用于化学换肤。

4.细胞死亡所需的温度。

(1)按细胞类型

◇黑色素细胞(最敏感):-5℃。

◇角质形成细胞:-30℃~-20℃。

◇成纤维细胞(最不敏感):-40℃~-35℃。

(2)良性与恶性

◇良性:-25℃。

◇恶性:-50℃。

5.最佳冷冻技术是快速冷冻+慢速融化(有利于胞内冰的形成)。

6.交付技术

(1)开放技术:最常见的技术;液氮通过尖端、针、套管或锥体释放。

(2)室技术:修改"开放技术";通常仅用于恶性肿瘤;冷冻剂被释放到腔室中,腔室内的湍流达到较低的温度,并且是在比开放技术更短的时间内。

(3)封闭技术:使用探头传递热损伤;直接连接到制冷剂管路,是一个封闭的系统(因此得名)。

(4)病灶内技术:通过套管或针头将冷冻剂直接注射到组织中。

第 9 节 切除

1.适应证:活组织检查、切除良性和恶性病变,以及瘢痕修复。

2.设计:闭合圆圈会在闭合伤口的每一侧产生大的直立凸起,因此,大多数切除是以梭形方式进行的。

(1)顶端角度:切除两端的角度;<30°是较为理想的,以避免形成直立凸起体。

(2)长度与宽度比应≥3:1。

(3)通常,切除平行于松弛皮肤的张力线。

3.变化

(1)新月切除:当切除的一侧设计得比另一侧长时,会产生弯曲/新月形状;常见用于:松弛的皮肤张力线呈曲线的部位(脸颊和下颌)。

(2)M 成形术(图 8-14):用于缩短长度。

切除使得切口不会延伸到不希望出现的位置;常见用途:靠近自由边缘(口周和眼周区域)。

(3)S 成形术("S 形"):增加瘢痕的总长度,但两个顶点之间的线性距离与线性闭合保持相同;重新分

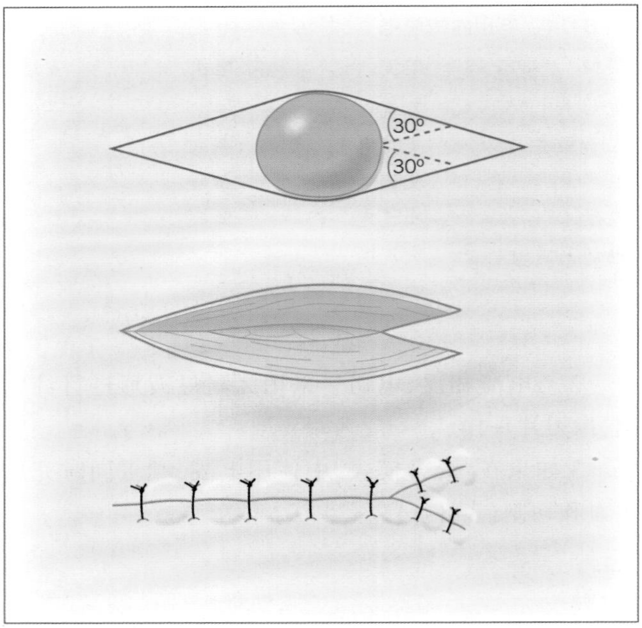

图 8-14 M 成形术。切割线不是椭圆形的(如图所示),这样能减少瘢痕的长度。(From Rohrer TE, Cook JL, Nguyen TH. Flaps and Grafts in Dermatologic Surgery. Elsevier. 2007.)

配不同载体的张力可以减小瘢痕中心部分的张力、降低中枢性挫伤的风险、降低开裂风险、减轻瘢痕收缩;常见用于:凸面(前臂和胫骨)和穿过关节(肘部和膝盖)的切除。

(4)唇楔形切除:唇部全层切除,分层修复;可用于修复长达下唇长度 1/3 的缺陷;必须在闭合前标记唇缘以确保精确重新调整;按下列顺序以分层方式闭唇。

◇黏膜下层:使用丝线或聚乳酸羟基乙酸 910,远离口腔埋结。

◇口轮匝肌:使用聚乳酸羟基乙酸 910;关键步骤——保持口腔括约肌的能力。

◇真皮和皮下组织:使用聚乳酸羟基乙酸 910;从接近唇缘-皮肤边界开始缝合。

◇表皮:用尼龙线外翻缝合,以防止形成凹陷性瘢痕。

4.直立的锥体("狗耳形")

(1)原因:顶角太宽(>30°)、长度与宽度比<3:1、伤口两侧长度不等、凸面和伤口顶部破坏不足。

(2)修理方法("狗耳修理")

◇延伸切口:多余皮肤的再分配,增加切口长度。

◇M 成形术:去除直立凸起体。

◇等分原理:直立的锥体沿整个切除长度重新分

布，将其全程等分。

◇ Burow 三角形切除：从伤口侧面取出的三角形组织和直立凸起。

5.关闭类型

(1)简单闭合：一层缝线(仅限表皮闭合)。

(2)分层封闭：两层或多层缝合线(表皮+真皮，皮下或筋膜)——降低伤口边缘张力、减小无效腔(降低血肿和减少血清积液)、改善美容效果。

6.分离层面

(1)躯干/四肢：中深部脂肪(用于小或浅表缺损)，或仅在深筋膜上方(大面积切除和侵袭性黑色素瘤)。

(2)面部：在皮下浅层平面[靠近表浅肌肉腱膜系统(SMAS)表面]分离；保留 SMAS(浅表肌腱膜系统)深层的运动神经。

◇ 然而，最佳的破坏层面因面部亚单位而异。

(3)面部亚单元最佳分离平面

◇ 面颊：皮下中间层面——避免横切腮腺导管、颊侧和颧骨 CN7 的分支，以及血管结构。

◇ 耳：由于几乎没有脂肪组织，解剖一般在软骨膜上方。

◇ 眉：皮下组织，深达毛球，最大限度地减少眉毛脱落。

◇ 眼睑：紧靠眼轮匝肌上方(因为皮下组织很少)。

◇ 额头：皮下脂肪深层，正好在额肌上方(小而浅表的伤口)；偶尔在帽状腱膜层分离(大或深的伤口)，皮下浅层分离保护感觉神经；帽状腱膜层没有血管。

◇ 颈部侧面：皮下脂肪浅层，脊柱副神经上方，避开埃尔布点。

◇ 唇：正好在口轮匝肌上方，避免切开口轮匝肌血管和唇动脉分支。

◇ 下颌骨：皮下脂肪浅层，边缘下颌神经的上方。

◇ 鼻子：肌肉筋膜/骨膜/软骨膜(深达 SMAS/鼻部肌肉)，为相对无血管的层面。

◇ 头皮：帽状腱膜——无血管的层面。

◇ 颞部：浅表的皮下脂肪层面——避免面神经的颞支和颞动脉被横断。

7.伤口愈合(见基础知识章节)

8.手术后伤口很难达到 100%的恢复；开裂风险在缝线拆除时最高(1~2 周)。

(1)1 周=5%(恢复程度)。

(2)2 周≤10%。

(3)1 个月=40%。

(4)一年及以上=80%(最大程度)。

9.手术范围

(1)黑色素瘤

◇ 原位黑色素瘤→ 0.5~1cm。

◇ Breslow 深度<1mm→1cm 扩大局部切除术(WLE)至脂肪深层或筋膜(可调)。

◇ Breslow 深度 1~2mm→ 1~2cm WLE 至筋膜。

◇ Breslow 深度<2mm→ 2cm WLE 深至筋膜。

(2)基底细胞癌(BCC)：大多数肿瘤的边缘扩切为 4mm；高风险 BCC，边缘扩切 0.6~1cm 或行 Mohs 手术。

◇ 高风险 BCC(有以下任何一个特征)：任何部位直径>2cm、面部/颈部/头皮直径>1cm、高风险区域(“面部 H 区”) 直径>0.6cm、低分化和侵袭性组织学(浸润性、变形、微小结节和基底鳞状)、复发、在先前的放射/瘢痕部位、神经周围/血管周围浸润和处于免疫抑制状态(CLL、HIV 或恶性血液病)。

(3)鳞状细胞癌(SCC)：扩切 4mm 的边距足以应对大多数低风险的 SCC；高风险的 SCC 最好用 0.6cm 的边距或行 Mohs 手术。

(4)隆突性皮肤纤维肉瘤(DFSP)：建议沿边缘扩切 2~3cm 至少深达筋膜层，但复发率相对于 Mohs 手术升高。

第 10 节 Mohs 外科

1.Mohs 显微外科手术(MMS)：专门的去除皮肤癌的方法，提供完整的 360°(周向)微观边缘控制；根据定义，手术和显微镜评估必须由同一人进行。

2.优势

(1)允许对 100%的切除边缘进行显微镜评估(相对于<1%的使用标准椭圆切除的“面包棍”技术)，由于切缘假阴性率低，治愈率较高。

(2)组织保留(确信肿瘤已被清除，可以获得较小的边缘)。

(3)相对于其他治疗，在成本效益方面比较有利。

3.MMS 为大多数皮肤癌提供了卓越的治愈率，包括罕见的形式：

(1)BCC/SCC：原发病灶为 97%~99%(常规切除为 93%)，复发病灶治愈率为 90%~95%(常规切除为 80%)。

(2)隆突性皮肤纤维肉瘤(治疗选择)：98%~100%。

(3)MMIS,包括恶性雀斑样痣:治愈率>98%。

(4)非典型纤维黄瘤:95%~100%。

(5)微囊肿性附属器癌:90%~95%。

(6)EMPD:85%。

(7)平滑肌肉瘤(浅表):>90%。

(8)皮脂腺癌:>90%。

(9)红斑增生病:>90%。

(10)其他:鲍温样丘疹病、基底鳞状细胞癌、疣状癌、各种附件癌、Merkel 细胞癌(一般不推荐)和血管肉瘤(一般不推荐)。

4.肿瘤必须具有连续的生长模式才适合进行 Mohs 手术。

5.Mohs 技术的基本步骤

(1)临床上明显的残留肿瘤/活组织检查部位用刮匙或手术刀去除。

(2)肿瘤的斜面切除(手术刀保持在 45°角)加上边缘外观正常的皮肤(1~2mm)。

(3)在切除的样本上及周围未切除的皮肤上行 # 号标记("凹口")协助定位。

(4)切除的标本可分为两个或多个部分(可选)。

(5)切下的标本上涂有两种或多种颜色。

(6)组织学技师将组织压平以确保表皮与深层组织位于同一平面,以便水平加工载玻片(染色包括 HE 或甲苯胺蓝),可同时对表面和深层边缘行显微镜评估。

(7)外科医生评估载玻片是否有肿瘤残留。

(8)如果存在肿瘤,则在 Mohs 图上标记该部位,重复步骤(2)~(7),直至肿瘤根除。

(9)一旦肿瘤被根除,外科医生将与患者讨论重建的选择。

6.适应证

见表 8-15。

表 8-15 对非黑色素瘤皮肤癌行 Mohs 手术的适应证

肿瘤特征
复发
高危解剖位置(眶周、鼻周、耳周、口周和覆有头发的头皮)
其他需要保留组织的解剖部位(手指和生殖器)
侵袭性组织学亚型:
硬斑病形态(硬化)、小结节或浸润性基底细胞癌
高等级、低分化和(或)深度渗透的鳞状细胞癌
渗透的、纺锤形细胞鳞状细胞癌
神经侵袭
尺寸较大(直径>2cm)
临床边界定义不明确[侧面和(或)深层]
快速增长
病变部位皮肤的特征
事先暴露于电离辐射
慢性瘢痕(Marjolin 溃疡)
上次切除的阳性边缘部位
患者特征
免疫低下
遗传性综合征,如色素性干皮病、痣样 BCC(Gorlin)综合征或 Bazex-Dupré-Christol 综合征

BCC,基底细胞癌;SCC,鳞状细胞癌。

* 复发的风险较高。

From Bolognia JL, Jorizzo JL, Rapini RP Dermatology, 3rd Ed. Elsevier. 2012.

第 11 节 皮瓣

1.适应证

(1)当伤口二期愈合较差时。

(2)当线性修复会影响功能,导致张力过大或边缘扭曲。

(3)当有明显的组织损失应保持三维轮廓。

2.优点

(1)从相邻的组织贮存中获得皮肤,具有优异的颜色、质地和厚度匹配。

(2)能够重定向张力向量。

(3)由于血液供应可靠,可用于覆盖软骨/骨骼。

(4)快速愈合。

(5)当有明显的组织损失时替代缺损部分。

3.缺点

(1)不良的设计/手术技术可导致功能受损、游离边缘扭曲、美学效果差和术后并发症。

(2)如果没有隐藏在松弛的皮肤张力线内,瘢痕可能会比较明显。

4.定义(图 8-15)

(1)原发性缺损:需要修复的手术伤口,通常在该部位切除肿瘤。

(2)继发性缺损:由皮瓣掀起和原发性缺损闭合引起的手术创伤。

(3)原始叶:用于覆盖原始缺损的皮瓣部分。

(4)次级叶:用于覆盖次级缺陷的皮瓣部分。

(5)一次皮瓣转移:皮瓣转移的目的是闭合原始

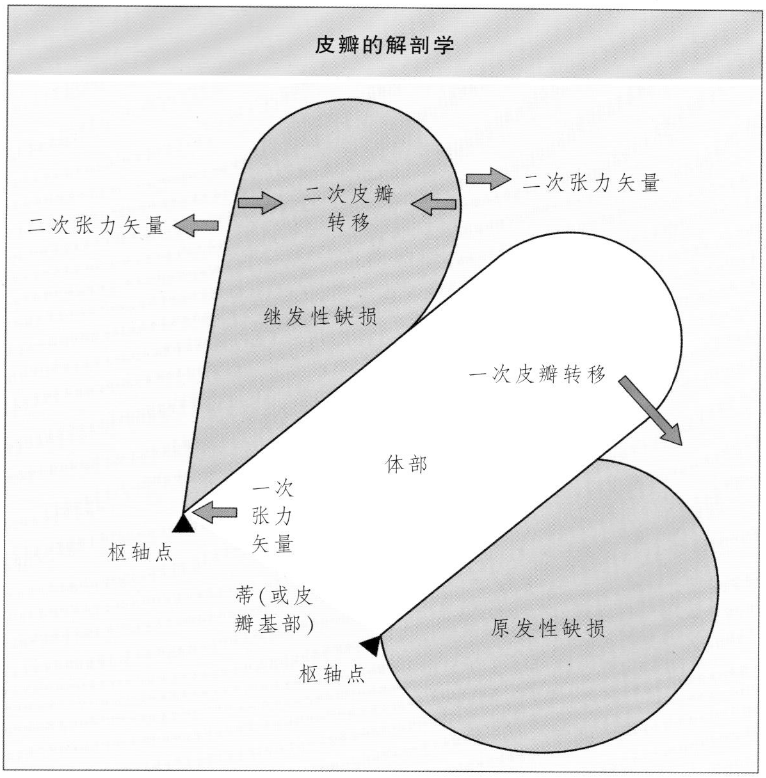

图 8-15　皮瓣的解剖学。(From Bolognia JL, Jorizzo JL, Rapini RP. Dermatology, 3rd Ed. Elsevier. 2012.)

缺损。

(6)二次皮瓣转移:关闭继发缺陷所需的皮瓣转移。

(7)一次张力矢量:抵抗皮瓣转移力的方向。

(8)二次张力矢量:由供体部位缺陷闭合产生的力的方向。

(9)蒂(皮瓣基部):皮瓣的血管基部——为皮瓣提供血流。

(10)体部:被"拍打"至主要缺陷上的组织。

(11)皮瓣尖端:皮瓣部分最远离血液供应/蒂部区域,具有最高的坏死风险。

(12)旋转点:皮瓣基底部指向皮瓣转移/旋转的点,该区域获得最佳皮瓣运动。

(13)皮瓣尺寸(用于计费目的):皮瓣的表面积+原始缺损表面积。

(14)关键针法:将皮瓣覆盖到主要缺陷后,所需的关键针迹。

(15)轴型模式皮瓣:基于指定血管的皮瓣最可靠;包括额正中皮瓣(滑车上动脉)、侧鼻旋转"Rieger"皮瓣(角动脉)和 Abbe 交叉唇皮瓣(唇动脉)。

(16)随机模式皮瓣:蒂状瓣内有无名的肌皮动脉的皮瓣;皮瓣的掀起部分由吻合的皮下和真皮血管丛灌注;包括上面未列出的所有皮瓣。

5.有很多方法可以对皮瓣进行分类(主要转移方式、血液供应、形状和同名血管命名),其中最好的方法是根据主要转移方式进行分类:

(1)滑动:皮瓣滑动到位,线性或曲线运动;多余的组织可以沿着皮瓣的长度切除;主张力矢量=皮瓣运动方向相反;关键的几针缝合主要缺损(近似于翻盖边缘到主要缺损的相对边缘)。

◇推进皮瓣(表 8-16)

- 力学:不改变最初张力矢量。
- 目标:将 Burrow 三角形从自由边缘(眼睑、耳、唇和鼻翼边缘)重新分配——移动到功能更合适且美观的位置。
- 缺点:由于周围组织的弹性程度受到限制,当缺损较大而又缺乏大面积的邻近组织储存时,不适合使用。

◇旋转皮瓣(表 8-17)

- 力学:沿着与主要手术缺损相邻的弧重定向主张力矢量,同时沿皮瓣弧产生次级缺陷。
- 目标:利用与原发缺陷相距一定距离的组织储存。
- 缺点:当皮瓣旋转到缺损处时,皮瓣长度和高度有功能损失——皮瓣弧长必须比原始缺损宽度

表 8–16 推进皮瓣

皮瓣种类(变式/其他名称)	设计	常见用途	注解
单边 Burow 推进(A → L,O → L)	将 Burow 三角形中的角置于一个更美观的位置,远离自由边缘或两个美容单元的连接点	眉上(将 Burow 的侧面移位到眉上) 偏离鼻背/尖端(保持鼻对称) 侧上唇(将 Burow 置换为 NLF)	相对于线性闭合,不提供更多的松弛度
单边新月形推进(面颊到鼻部新月形)	A → L 的变式在体内移除了皮瓣体部的新月形立锥,无须移除两个 Burow 三角形中的某一个	眉上(在眉上方发际线隐藏缺口) 面颊到鼻的推进:鼻–鼻沟、鼻腔侧壁和外侧上侧区域的中等或较大缺陷[在 NLF 和(或)鼻翼褶皱中隐藏切口]	必须广泛游离周围新月形下的区域以使皮瓣转移
单边 O→U 推进(螺旋边缘推进	切口和 Burow 三角形朝相同的方向远离缺陷,一个方形的皮瓣被推进到缺陷上	眉上(在眉线上方隐藏一条切口线,另一条在水平前额皱纹处隐藏) 在螺旋边缘推进(用于较深的边缘缺陷,不适合植皮或其他用途)	较小的蒂部更容易发生缺血 极易外翻的螺旋边缘皮瓣,因此要防止凹陷
双边 A →T 推进 (O→T)	将两个直立的锥体中的一个分成两个小型 Burow 三角形:两个相对的皮瓣双边推进至缺陷处	与 A → L 类似,但可以覆盖更大的缺陷	—
双边 O→H 推进	本质上是一个双 O →U 皮瓣,在主要缺陷的两端都有镜像	下颌(在颏部皱纹中隐藏切口线) 眉、额头	缺点:有多个切口线、导致前额麻木(由于较长的水平切口)
岛状/风筝皮瓣(改名为 V→Y 推进)	其他推进皮瓣不同,皮瓣下的区域不被游离 (任意蒂);周边被广泛游离,然后 V 形岛状带蒂皮瓣覆盖缺损;理想的长度与宽度比≤4:1;关键针法:连接皮瓣主要切缘的中点到缺损伤口边缘的中点	鼻尖上的小缺陷 小而深的鼻翼缺陷 上唇中间皮瓣上的小缺损 上唇中等到较大的缺损 面颊中央或鼻面沟上有大的缺损 下眼睑缺损	实际上,必须破坏一部分蒂部以允许运动。但必须确保≥40%的蒂保持牢固 缺点:形成三角形瘢痕(经常表现明显);活板门效应
黏膜推进	基本上是唇黏膜的线状皮瓣,会游离深部的较小的唾液腺,但是对于眼轮匝肌来说是浅表的;游离至牙龈沟;皮瓣修复红色缺损	修复外翻 唇红	多数人都会出现唇部麻木,但随着时间的推移而有所改善

长,皮瓣高度必须高于原始缺损高度;皮瓣较为沉重,容易引起不必要的二次张力矢量。如果不仔细设计,可能会导致自由边缘扭曲(外翻),可能需要将骨缝缝合到骨膜以尽量降低风险。

• 主要用途:面颊中部有大的缺损;非弹性皮肤(头皮)上的大缺损;具有弯曲松弛皮肤张力线(下颌和沿着颏部的皱纹)的区域将张力从自由边缘(下眼睑、鼻尖和上唇)分散出去。

(2)提升:皮瓣被抬起并转移("跳过")到正常的中间的皮肤上;具有枢转运动和旋转运动;将主要张力向量重新定向到供体部位;目标是使用附近但不相邻的组织("不相邻":介于皮瓣供体部位和原发性缺损之间的正常皮肤),以便在具有最小固有松弛(鼻、内眦和耳)的部位闭合原发性缺损;关键针迹因具体的皮瓣而异。

◇易位皮瓣(一期)(表 8–18)

• 力学:将主要张力矢量重定向到供体部位,会导致可"劈开"到主要缺损部位的皮肤松弛,导致原

表 8-17 旋转皮瓣

皮瓣种类（变式/其他名称）	设计	常见用途	注解
单边旋转	切口的曲线长度>缺损宽度，曲线切口的高度>缺损高度，以补偿皮瓣旋转时的长度损失；必须广泛游离关键的限制区域以允许移动；背部切割提高活动性，但会降低血流量	上唇（将切口隐藏在唇沟处）鼻（张力向量重新定向至远离鼻翼缘）	在面部，皮瓣蒂应位于淋巴引流的下方，使皮瓣淋巴水肿减少
单边旋转、Rieger 变式（鼻背旋转、Hatchet 皮瓣和眉间向下翻转）	轴状皮瓣（角动脉）在眉间有背侧切口；准确游离软骨膜上方；关键约束的最大点=肌腱、鼻面沟	鼻下部 2/3（最多至 2.5cm）的中等或较大中线缺损（尖端/上部）	缺点：厚厚的眉间皮肤转移到内眦上（首要的关注点）、较长的切口线、"猪鼻"畸形风险（由于不充分的分离）
单边旋转、Mustarde/Tenzel 变式	面颊/颞区的侧向旋转瓣；Mustarde 皮瓣利用整个面颊/颞区皮肤存储；Tenzel 皮瓣较小（部分面颊）	Mustarde：较大的下眼睑缺损（≥50%）；Tenzel：中侧下眼睑较小的、部分的厚度缺陷（<50%的眼睑）	缝合到眶外侧缘骨膜，使外翻的风险降低
双边旋转 O→Z	带阴阳形状的双侧旋转皮瓣	涉及无弹性皮肤的大缺损（主要用于头皮）	缺点：长而突出的切口线（通过良好的帽状腱膜瓣缝合、外翻使其最小化）

发性缺陷在最小张力或无张力下闭合。

• 目标：利用附近的组织储存，以便在有最小固有松弛的位置处封闭缺损。

• 缺点：容易产生枕形/"陷阱"（因此，必须广泛地游离以防止）；技术上具有挑战性。

◇"插入式"（两级换位）皮瓣（表 8-19）

• 力学：与单级换位皮瓣相同，但保留较厚的血管蒂（无论是随机模式还是轴型）以提高血流量，可增加皮瓣长度与宽度比（与大多数其他皮瓣相比，最大比例>4:1），并覆盖大面积的缺损；蒂部通常在 3 周时分开并插入。

• 目标：利用附近的组织储存，以便在具有最小固有松弛的位置处封闭缺陷。

• 主要用途：鼻部大面积缺损、大的螺旋边缘缺损和大的唇部缺损。

6.滑动皮瓣（注意标有星形的关键针迹）

（1）单边推进皮瓣（"O 到 U"或"U-形"）（图 8-16）。

（2）双边推进皮瓣（"H-形"）（图 8-17）。

（3）双边推进皮瓣（"A 到 T"）（图 8-18）。

（4）Burrow 推进皮瓣、新月形推进皮瓣（图 8-19）。

（5）V-Y 推进皮瓣（以前称为"岛状皮瓣"）：由未被分离的皮下蒂的血管供应（图 8-20）。

（6）旋转皮瓣（Mustarde 型）（图 8-21）。

7.掀起型皮瓣

（1）菱形皮瓣（及其变式）（图 8-22）。

（2）双叶易位皮瓣（图 8-23）。

（3）单阶段-鼻唇沟易位皮瓣（菱形皮瓣改良式）（图 8-24）。

第 12 节 移植

1.当缺损不适合进行原发闭合或皮瓣闭合时，皮肤移植是一种很好的选择。

2.通常有 4 种主要类型的皮肤移植物，每一种都有各自的利弊（表 8-20）。

3.生理学

（1）吸胀（24~48 小时）：第一阶段，缺血期。

◇纤维蛋白将移植物附着在床上。

◇通过被动扩散伤口床血浆渗出物中的营养物来营养移植物。

◇移植物渐渐水肿。

（2）吻合（48~72 小时，持续 7~10 天）：第二阶段。

◇血运重建促成了移植物和受体伤口床之间的真皮血管的连接。

表 8-18 易位皮瓣(单阶段)

皮瓣种类(变式/其他名称)	设计	常见用途	注解
菱形	经典设计(Limberg 皮瓣:平行四边形皮瓣,有两个 60°角和两个 120°角;皮瓣以 90°角从缺损处脱落;去掉 Burow 三角形的一个枢轴点;先闭合继发缺损(关键针法)	内眦和外眦 面颊 鼻上部外侧 1/3 口周	最终的缝合线看起来像一个问号 8 个菱形皮瓣可能适用于任何菱形缺陷 DuFourmental 和 Webster 修饰: 减小皮瓣角度→较短的旋转弧度→更容易闭合二次缺损,增加 1°和 2°缺陷之间的张力共享,降低张力矢量的重新定向,增加缺血风险(由于蒂较窄)
双叶易位皮瓣(Zitelli 改良式)	多叶易位皮瓣,将张力重新分配到组织松弛度较大的区域(如,鼻背);所有叶片之间共有张力;1°叶片直径=主要缺损直径;2°叶片直径=1°叶片直径 (或略小);皮瓣起飞点= 45°角的缺损中点;角度在 1°叶片和 2°叶片之间亦为 45°,皮瓣的整体角度就是 90°;在枢轴点移除立锥;分离皮下平面的皮瓣至鼻面沟以达到足够的活动度;闭合顺序:三级缺损(2°叶片供体部位;关键针法→次级缺损 (1°肺叶供体部位)→ 原发性缺损最后关闭	鼻远端 1/3	可以根据需要尽量多使用叶片(三叶、四叶),以形成张力,不会引起组织库变形 枕形的风险(活板门),可能是由于皮瓣过大而分离不足、皮瓣下侧松弛、皮瓣淋巴水肿(自行消退)、周边收缩(圆形皮瓣的风险增高),或皮瓣对伤口基部的粘连不足 最初的双叶皮瓣设计不如 Zitelli:使用 180°整体角度(180°对 90°),并且没有在枢轴点移除直立锥体→增加 1°凸起的枕形,在枢轴点增加直立锥体
菱形易位皮瓣	长而窄的易位皮瓣,长:宽(3:1~5:1);皮瓣沿着 RSTL 升高并转移 90°(或更多)至主要缺损上	上部螺旋边缘 内眦和鼻梁(眉间菱形) 侧下眼睑 (上眼睑皮肤易位) 内侧下眼睑 (鼻面沟的横瓣)	由于蒂部狭窄,必须确保皮瓣具有可靠/强大的血液供应以防止坏死 容易发生枕形(陷门)效应,所以必须广泛分离受体部位、使用小尺寸皮瓣或加深受体床,并在皮瓣和受体部位之间的死角行固定缝合
鼻唇沟/唇颊部易位皮瓣	菱形易位皮瓣的变式,以 60°角易位;将枢轴点指向梨状孔(上唇的外侧鼻翼 /峡部的交界处附近);必须全面修薄瓣的远端部分	鼻翼中等或深度的缺损	缺点:鼻翼褶皱变钝(几乎所有病例)、枕形→须最小化缝合、皮瓣削薄和受体部位广泛分离 许多病例需要调整 矛皮瓣(变式):用于全厚鼻翼缺损;有相同的总体设计,但皮瓣可自身折叠以提供鼻腔内衬+外部覆盖
Z-成形术	易位皮瓣主要用于延长收缩的瘢痕和改变张力;可以使用各种角度:增加角度尺寸,从而增加长度增益,并有益张力的重新定向		30°角→增加 25%长度和 40°张力重定向 45°角→增加 50%长度和 65°张力重定向 60°角→增加 75%长度和 90°张力重定向

(3)新血管形成(第 7 天):对移植物存活至关重要的最后阶段,与吻合同时发生。

◇从受体到移植物,毛细血管和淋巴管向内生长,并在第 7 天完成。

◇水肿开始消退。

(4)神经再生/成熟(从 2 个月后开始):是较为缓慢的过程,持续数月至数年。

4.移植物的类型

(1)全层皮片移植(FTSG)

◇由表皮和全层真皮组成。

单边推进皮瓣

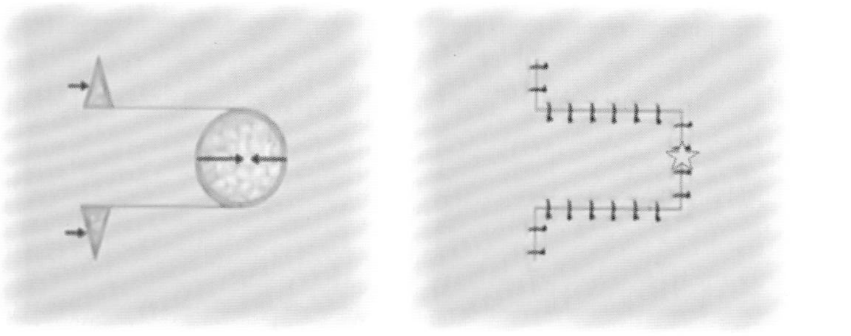

图 8–16 单边推进皮瓣最适合修复容易在眉内隐藏瘢痕的缺损。由于在其他部位该术式会产生复杂的瘢痕，一般会选择其他的修复。(Modified from Robinson et al. Surgery of the Skin，3rd Ed. Elsevier. 2014.)

表 8–19 "插入式"(二期易位)皮瓣

皮瓣种类(变式/其他名称)	设计	常见用途	注解
前额旁正中皮瓣	基于上滑车上动脉的轴型皮瓣；皮瓣最大长度=眶边缘与额发际线之间的距离(如果更长，将会使毛发移植到鼻上)；蒂位于鼻侧缺损主要部位的对侧；垂直方向的蒂，在眉内侧出现：理想的蒂宽度为 1.0~1.5cm；皮瓣体在骨膜上方的平面内从头侧向尾侧抬高；在缝合到鼻尖之前必须将皮瓣尖端尽量修薄；在 3 周时将蒂断开并插入	较大的鼻部缺损	蒂部太窄，未能合并动脉，导致缺血蒂过宽，造成动脉扭结，导致缺血和降低旋转能力
Abbe 唇瓣	基于唇动脉的轴型皮瓣；将黏膜和口轮匝肌转移至受体部位；在 3 周时将蒂断开并插入	较大的(>1/3 的唇)、上唇或下唇的全厚度缺损	最常用于上唇缺损，因为可以通过唇楔形物修复下唇至多 1/3 的缺损 存在留有微小孔和口腔功能不全的风险
鼻唇沟/唇移植皮瓣	角动脉小穿支灌注随机任意皮瓣；在设计上类似于一期鼻唇沟移位皮瓣，但保留了较厚的血管蒂；在缝合到原始缺损之前，大量去除皮瓣尖端；在 3 周时将蒂断开并插入	鼻翼(首选使用) 上唇皮的大缺损	与一期易位相比，主要优势是不会产生翼型折痕
耳后("书样")皮瓣	随机任意皮瓣；从耳后沟到发际的皮下平面上呈矩形的皮瓣；将皮瓣尖修薄并缝合到螺旋上；在 3 周时将蒂断开并插入	螺旋边缘的大缺损伴或不伴软骨损失	供区可能会在二期愈合

双边推进皮瓣

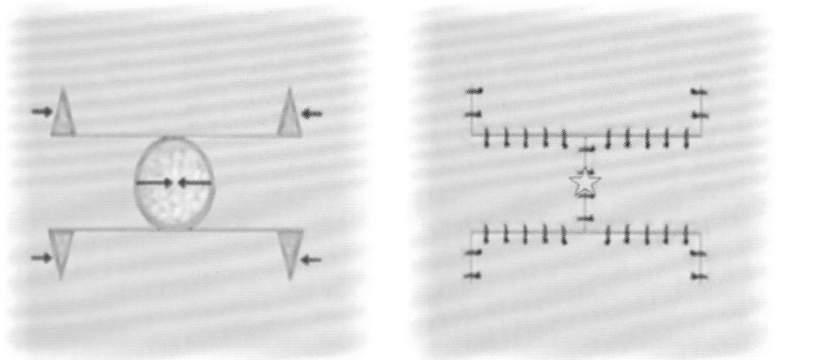

图 8–17 双边推进皮瓣。(Modified from Robinson et al. Surgery of the Skin，3rd Ed. Elsevier. 2014.)

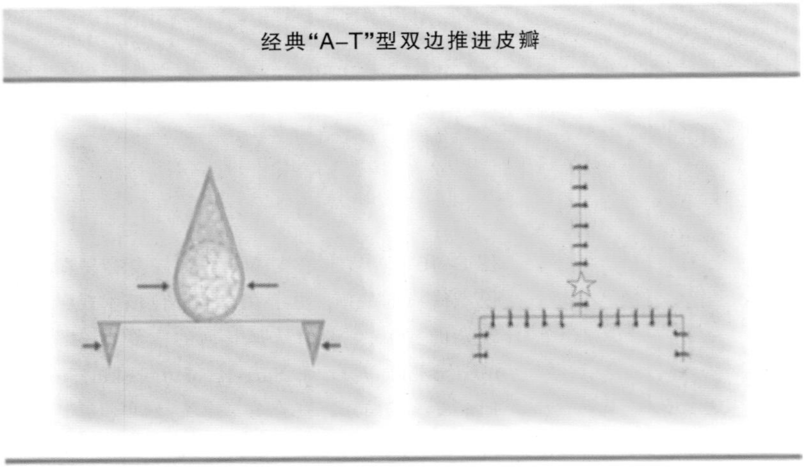

图 8-18 双边推进皮瓣(A-T)。(Modified from Robinson et al. Surgery of the Skin, 3rd Ed. Elsevier. 2014.)

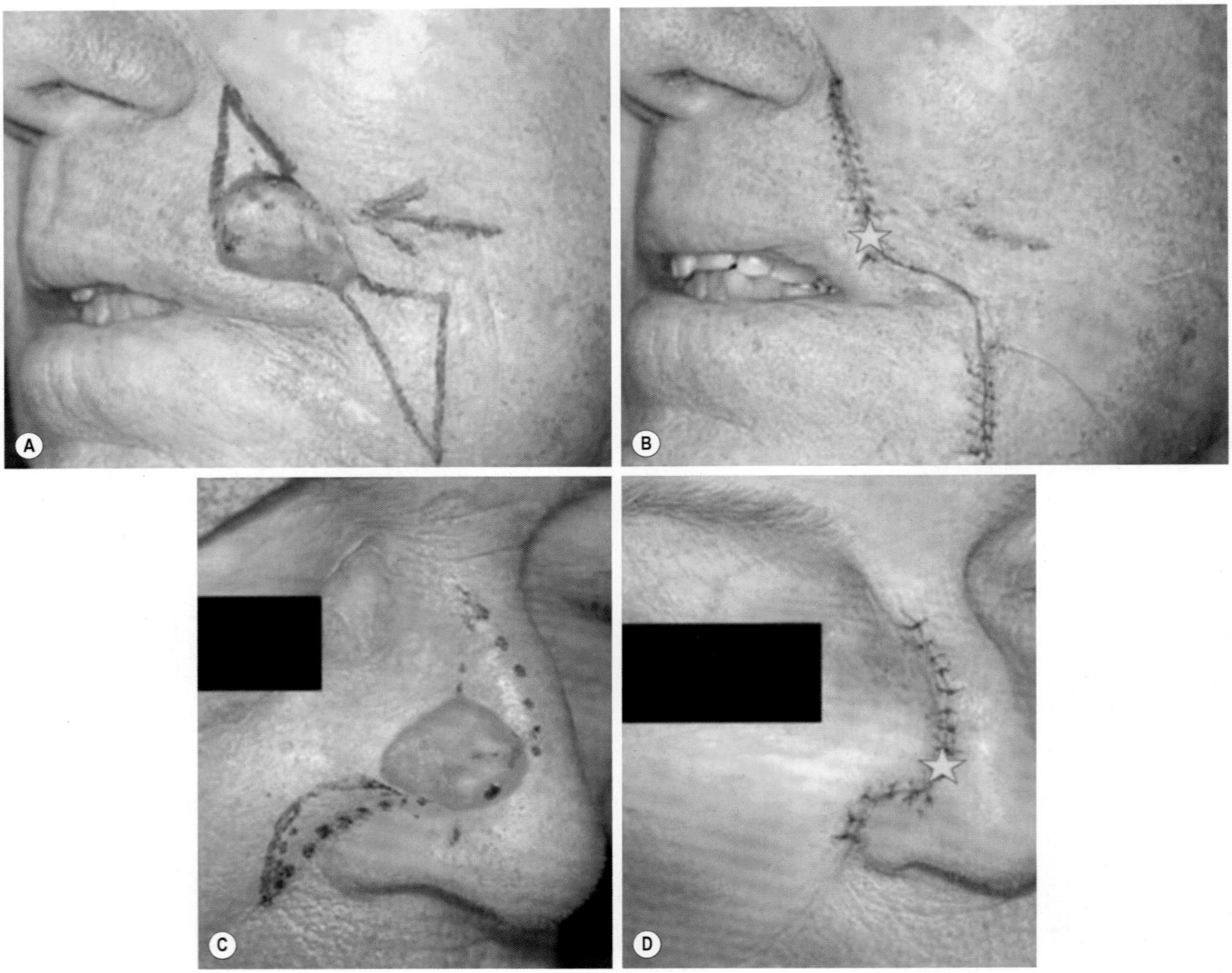

图 8-19 Burow 推进皮瓣(A 和 B);新月形推进皮瓣(C 和 D)。(Modified from Robinson et al. Surgery of the Skin, 3rd Ed. Elsevier. 2014.)

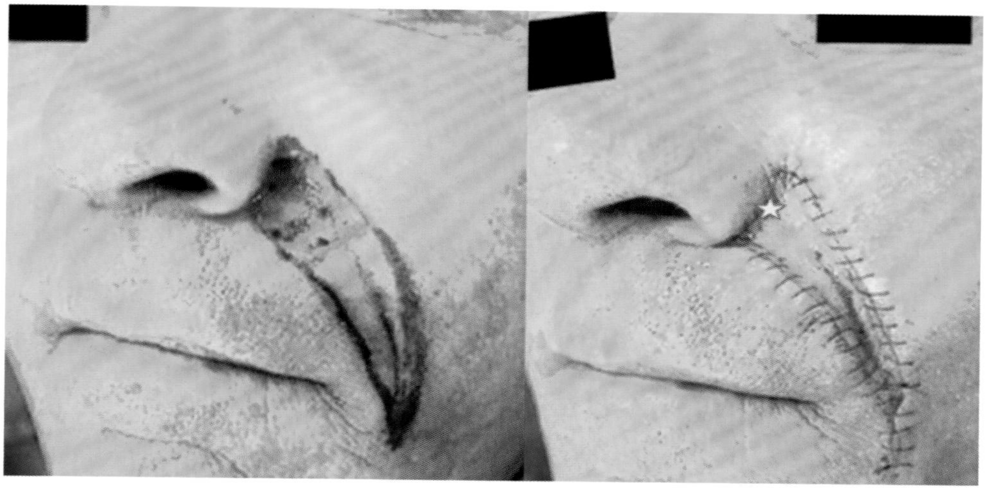

图 8–20　V–Y 推进皮瓣（以前称为"岛状皮瓣"）：由未分离的皮下蒂的血管供应。（Modified from Cook J Flaps and Grafts in Dermatologic Surgery. 1st Ed. Saunders；2007 Jan：69–77.）

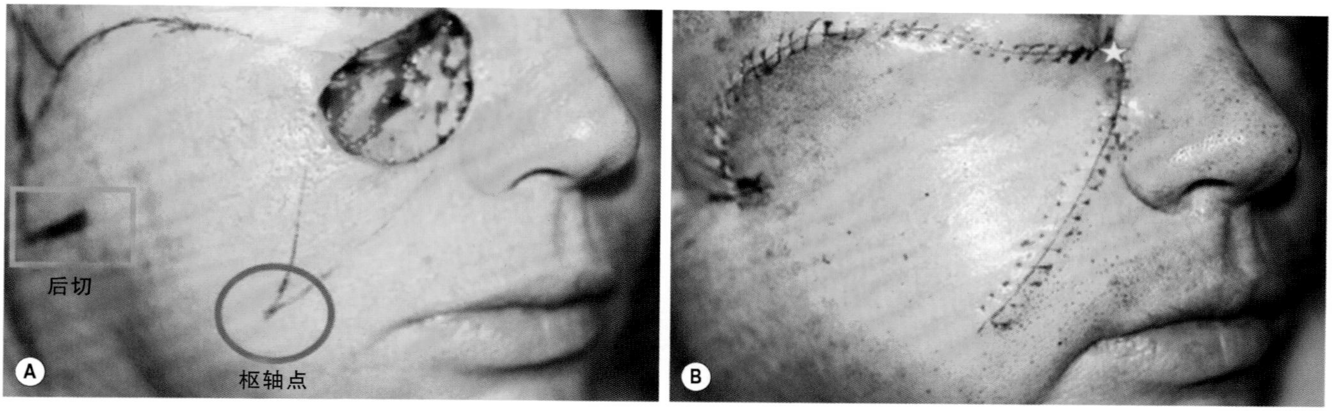

图 8–21　Mustarde 型旋转皮瓣。

◇ 主要目标：根据皮肤的颜色、质地、厚度、光损伤程度和毛发的有无来匹配供体皮肤/受体部位（表 8–21）。

◇ 优点：整体外观优于 STSG、保留附件结构（和功能）、轮廓和纹理匹配更好；更大的厚度，能够减少伤口挛缩。

◇ 缺点：代谢需求增加，导致移植失败率增高。

◇ 移植物应比缺损大 10%~20%，以解决移植后的移植物收缩。

◇ 脱脂（经典教学）：长期以来人们一直认为保留移植物下侧的脂肪会降低生存率，多数文献建议完全去除移植物的脂肪组织。

• 然而，最近的研究表明脱脂是不必要的，皮肤脂肪复合移植物存活得非常好，尤其是在鼻部。

◇ 枕垫

• 目的：移植物固定，使移植物黏附于伤口床。

• 技术：在移植物上涂上厚厚的凡士林或抗生素软膏，然后用非黏性纱布包裹大块材料；然后使用绑扎缝线来固定枕垫。

◇ 延迟移植

• 适用于

○ 仅由全厚皮片移植无法充分填补的深层缺损。

○ 骨骼或软骨有大量外露的缺损（缺乏 25% 的骨膜或软骨膜）。

• 伤口培植肉芽组织 1~3 周，即可完成二期愈合。

肉芽组织提供良好的血管化的床以促进移植物

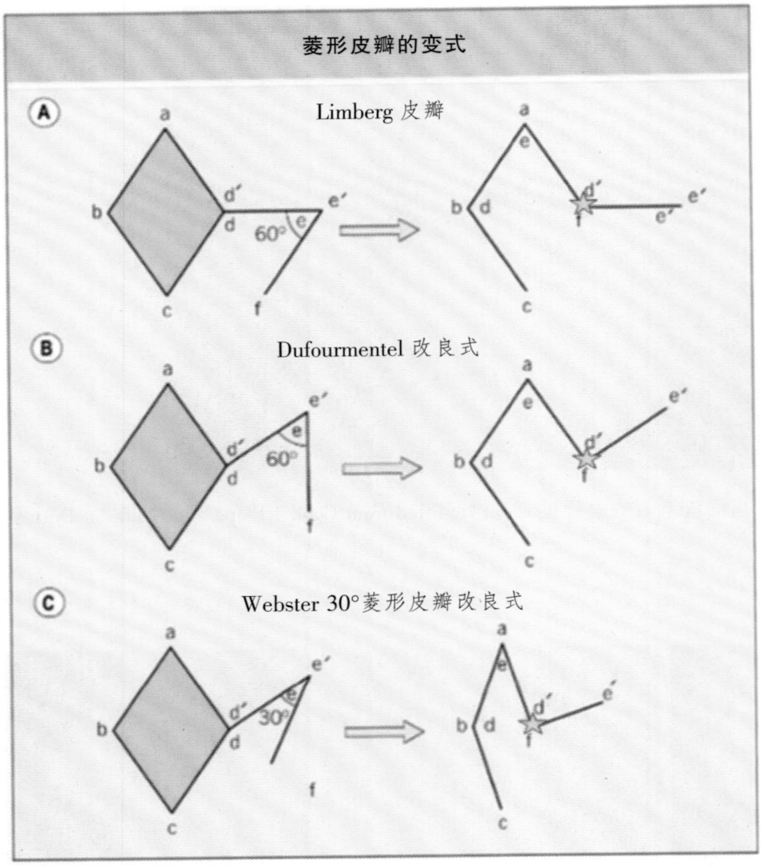

图 8–22 菱形皮瓣（及其改良式）。(From Bolognia JL, Jorizzo JL, Rapini RP. Dermatology, 3rd Ed. Elsevier. 2012.)

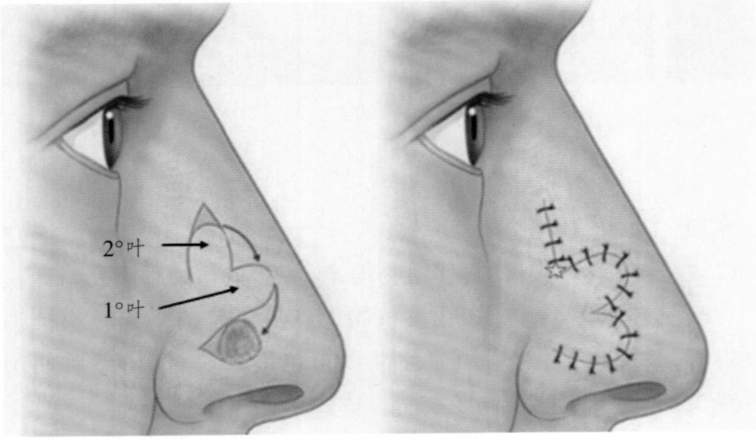

图 8–23 双叶易位皮瓣。(Modified from Robinson et al. Surgery of the Skin, 3rd Ed. Elsevier. 2014.)

存活。

◇Burow 皮片(常用的 FTSG 类型)

• FTSG 来源于与缺损相邻的皮肤(供体皮肤=因缺损的部分原发性闭合而丢弃的 Burow 三角形皮肤),与从远处采集的移植物相比,提供了优异的组织颜色和质地匹配。

• 最常用于初次修复未完全闭合缺损或完全闭合会导致游离解剖边缘扭曲(如,鼻翼缘、口周和眶周区域)的区域。

• 也适用于跨越两个美容单元的缺损,因其允许第一个单元的主要闭合和第二个美容单元的移植。

◇改良的 FTSG 联合皮肤磨削术(4~6 周后)可能会提升美容效果。

◇移植物坏死:皮片变为黑色(不要与紫色充血

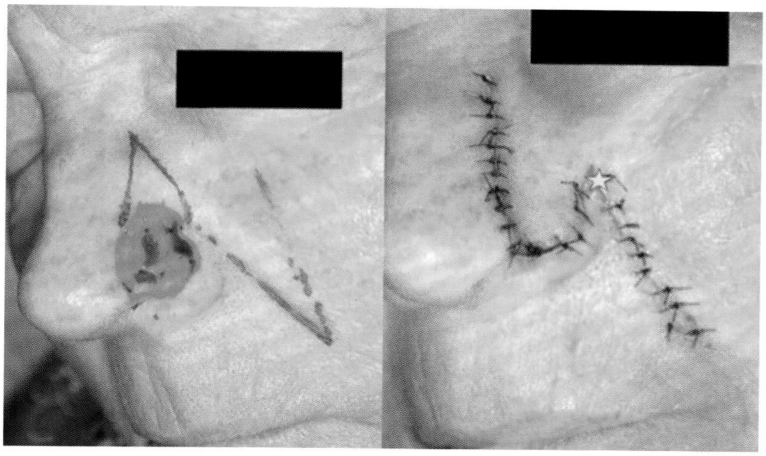

图 8-24　一期鼻唇沟易位皮瓣(菱形皮瓣改良式)。(Modified from Robinson et al. Surgery of the Skin 3rd Ed. Elsevier. 2014)

表 8-20　软组织重建中各类移植物类型的比较

皮片移植类型	组织匹配	营养要求	对受区血供的要求	感染风险	移植物挛缩风险	耐用性	感觉	附属功能
全层皮片(FTSG)	好~极好	高	高	低	低	好~极好	好	极好
断层皮片(STSG)	差~尚可	低	低	低	高	尚可~好	尚可	差
复合皮瓣	好	很高	很高	适中	低	尚可	尚可	好
游离软骨	未知	适中	高	适中	可能移动或变形,以及随后的再吸收	好	未知	未知

From Bolognia JL, Jorizzo JL, Rapini RP. Dermatology, 3rd Ed. Elsevier. 2012.

表 8-21　不同缺损部位中全层皮片供皮区的选择

缺损部位	供皮区
鼻背、鼻侧壁、鼻尖	耳前区、锁骨上区域或颈侧区域(若缺损面积较大)
鼻尖、鼻翼	耳前区、耳甲凹、鼻唇沟
鼻背/鼻尖联合处	Burow 皮片
耳	耳后沟、耳前区
下眼睑、内眦	上眼睑、耳后沟
头皮	锁骨上区域、颈侧区域、上臂内侧
前额	Burow 皮片、锁骨上区域、颈侧区域、上臂内侧(若缺损面积较大)

From Bolognia JL, Jorizzo JL, Rapini RP. Dermatology, 3rd Ed. Elsevier. 2012.

期混淆,后者是正常的),不要移除,可用作生物敷料。

(2)断层皮片(STSG)

◇由全层表皮和不同数量的真皮组成。

◇优点:覆盖更大的缺损(>5cm)、易于移植物存活(由于降低了营养需求)和更容易发现肿瘤复发。

◇缺点:美观程度降低、挛缩性增大(建议不要在游离缘处使用)、缺少附件结构、不易于锁定在基底膜带(从而导致移植部位的大疱)、需要专门的器械和导致供区疼痛。

◇按总厚度分类

- 薄(0.127~0.305mm)。
- 中(0.305~0.457mm)→头颈。
- 厚(0.457~0.762mm)→躯干和四肢。

◇仪器

- 威克刀:专业的徒手刀片,带有适用于各种厚度移植物的模板。
- Zimmer 刀:电动皮肤刀片,用于采集各种厚度和宽度的大块的断层皮片。
- 网格器:带滚轮的平板,可将断层皮片压在塑料模板上,并具有网格状蚀刻图案,可将细小窗孔植入皮片中。
  - 网格划分将断层皮片的大小增加了 25%~35%,并增加了灵活性。
  - 允许从受体床引流,否则可能会干扰移植物的黏附和存活。
  - 缺点:开窗常为永久性,会降低美学效果。

(3)复合移植物:改良的 FTSG,包含多种组织成分,最常见的是软骨;其存活取决于桥接现象(快速的血运重建)。

◇皮肤+软骨移植:软骨用于恢复结构完整性,尤其是鼻翼的结构完整性,以防止吸气过程中解剖结构变形和鼻翼塌陷;具有很高的新陈代谢需求,同时也有很高的坏死风险。

• 对于皮脂腺丰富的鼻远端,从耳收集的游离软骨移植物,无论是否有延迟的移植物/局部皮瓣,都有利于更好的组织匹配。

• 建议将尺寸过大的毛刺削去 10%~15%,将边缘塞入受体部位的皮下空间("口袋")。

◇皮肤+脂肪

• 由于血管供应减少,"皮肤+脂肪"的生存期比 FTSG 更短;移植物最大直径应为 1~2cm,从而尽量减少坏死的风险;考虑延迟的移植物以增加生存的可能性。

• 老年患者、吸烟者和血管受损患者(糖尿病、血管闭塞性疾病和移植物受体部位曾接受电离辐射)应小心谨慎。

(4)异种移植物

◇临时移植物,通常从猪身上收获 STSG;作为生物敷料,促进肉芽形成;保持 7~14 天;最常用于二期愈合或延迟修复。

◇优点:对患者的伤口护理需求不高;保护骨骼、软骨、肌腱和神经;降低肉芽组织部位的术后疼痛。

◇缺点:使用 1~2 周后必须更换,对猪肉过敏的患者禁忌,10~14 天后有恶臭。

第 13 节 手术并发症及避免措施

1.感染

(1)在皮肤手术期间产生的大部分伤口被归类为"清洁",即感染率较低(1%~2%)。

(2)二期愈合的伤口反而比缝合伤口的感染风险低(表 8-22)。

(3)术后 4~8 天。

(4)症状:红斑(通常从缝合线不对称延伸)、疼痛、发热和肿胀;也可能有脓性分泌物、淋巴管条纹或者发冷。

(5)金黄色葡萄球菌感染是最常见的病因。

◇假单胞菌在耳部很常见。

表 8-22 伤口分级

分级	属性	感染的可能性(%)
清洁(1 级)	技术完美 非炎症性	1~4
清洁~污染(2 级)	技术上的小缺陷 进入胃肠道、呼吸道或泌尿生殖道,但没有严重污染	5~15
污染(3 级)	技术上的较大缺陷 胃肠道、泌尿生殖系统或呼吸道受到较多污染	6~25
污浊和(或)感染性(4 级)	伤口有急性细菌或伴有脓水	>25

表中的技术是指无菌手术技术。

From Bolognia JL, Jorizzo JL, Rapini RP. Dermatology, 3rd Ed. Elsevier 2012.

◇始终获得伤口营养。

(6)治疗

◇脓肿:传统的方法是切开、引流和包扎受感染的伤口,直到伤口经第二次治疗愈合;最近的研究表明伤口可以在引流后立即缝合。

◇无脓肿的手术部位感染:开始使用抗生素(第一代头孢菌素、耐 β-内酰胺酶青霉素或青霉素/β-内酰胺酶抑制剂组合);如果高度怀疑是 MRSA,考虑使用克林霉素、多西环素或 TMP/SMX。

(7)鉴别诊断:接触性皮炎(发痒)和炎性缝合反应(通常在后期出现)。

(8)预防

◇手术部位感染:使用无菌技术,尽量减少伤口张力,并考虑在发炎的皮肤或高风险区域(下肢和腹股沟)进行抗生素预防。

◇建议围术期使用抗生素,预防感染性心内膜炎和假体关节感染(表 8-23,图 8-25)。

2.出血

(1)出血可能导致血肿,增加感染的风险,增加伤口张力,使开裂的风险上升。

(2)最高风险=术后 48 小时(大部分在 24 小时内,肾上腺素消失后)。

(3)患者风险因素

◇阿司匹林:影响血小板 6~10 天;在术前 10 天

表 8-23　抗生素预防手术部位的感染

管理方法	基于可用数据的效果
局部使用抗生素(术后)	与白凡士林相比没有差别
外用抗生素(术前鼻部使用莫匹罗星治疗葡萄球菌携带者)	降低术前和术后口服抗生素相关的感染
局部注射抗生素(混合使用局部麻醉剂)	降低感染率
术前全身性抗生素预防(单剂量)	有效;推荐用于有感染性心内膜炎或假体关节感染风险的患者
术后全身性抗生素预防	队列研究表明优点较小,但尚未进行大的随机对照试验

和术后 5~7 天停止给药,在不增加脑卒中或心肌梗死风险的情况下。

◇噻吩吡啶类(如,氯吡格雷和噻氯匹定,如果患者因心脏或神经系统疾病正在服用,不要停止使用。

◇华法林:在进行手术前检查 INR,确保 INR<3。

◇能够增强华法林抗凝作用和(或)抑制血小板黏附作用的草药和补充剂:小白菊、鱼油、大蒜、生姜、银杏、人参、越橘、软骨素、维生素 E、甘草、南非钩麻、丹参、当归和酒(酒精)。

(4)预防:考虑尽量减少皮肤破坏;考虑线性闭合而不是使用皮瓣;放置引流管;手术后立即施加压力敷料,并保持≥24 小时。

3.血肿

(1)血液淤积在伤口"死腔"中形成的明胶样凝块;感觉疼痛,并呈肿胀和紫红色。

(2)血肿可能导致开裂、坏死和感染。

(3)小血肿带来压力感。

小而稳定的血肿会自行吸收;不需要干预,也可以使用适度加热或加压来加快吸收速度。

(4)较大的肿胀血肿,感到急性悸动疼痛。

◇需要伤口探查、冲洗、血肿清除和(或)引流管

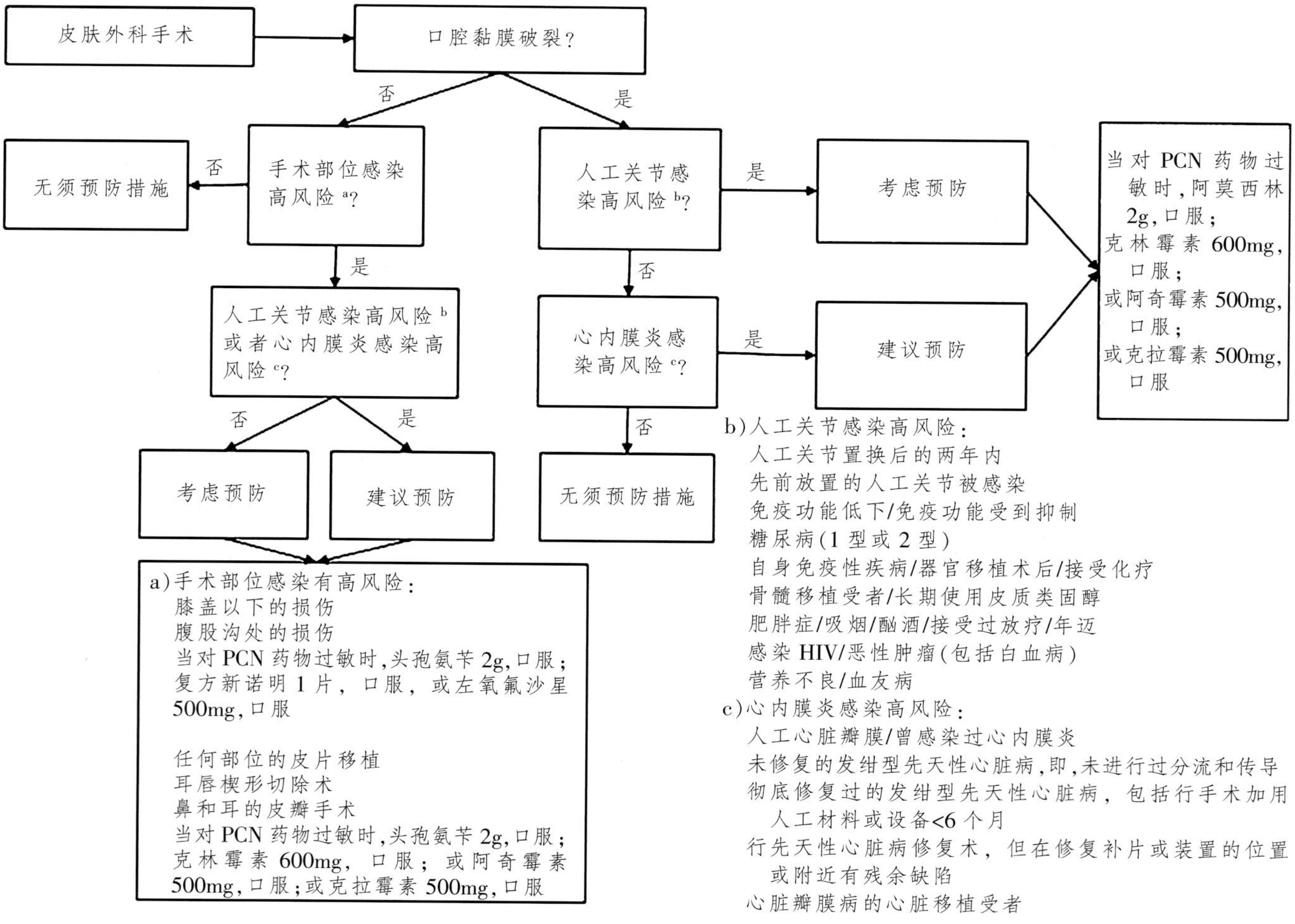

图 8-25　皮肤科手术防范感染的最新方法。[From Dermatol Surg. 2013 Nov; 39(11): 1592-601, Bae-Harboe YS, Liang CA.]

放置。

◇血肿面积扩大发生在眶周区域(可引起失明)和颈部(气道受损)时,很可能是紧急医疗情况。

(5)如早期血肿发生在术后48小时,用16G或18G针头抽吸较为容易。

(6)组织性血肿(术后≥1周)是厚的,纤维状的,并且黏附在周围组织,从而不能被抽吸。

◇术后2周,有机血肿经历液化,可以被吸出,或被自行吸收(历经数月)。

◇菠萝蛋白酶(Ananase,Delta Labs,Traumanase,Aventis):源自菠萝的蛋白水解酶的口服浓缩物,加速血肿消退。

4.缺血/坏死

(1)缺血的早期征象是苍白。

◇动脉供血不足:皮温降低,针刺试验后出血不多;皮瓣可以保持活力长达12~14小时。

◇静脉淤血:发绀的紫色。

针刺试验后出现深紫色出血;皮瓣快速坏死(<4小时)。

(2)引起:血肿、感染和伤口绷得较紧。

(3)风险因素

◇患者相关:吸烟或吸食含尼古丁的产品。

◇手术相关:大量的浅表破坏、术后水肿、缝合过紧、电凝不足或电凝过度。

(4)预防:适当的术中止血使伤口闭合张力减小。

(5)治疗:换用其他缝线(降低张力)、抬高患处(减轻水肿)、加热(加速循环)和高压氧(加速氧合)。

◇不要清除坏死组织(除非有感染迹象),因为它可以作为一种生物敷料。

5.裂开

(1)由于伤口绷得过紧、感染或坏死而导致伤口边缘分离。

(2)缝合线移除时裂开风险最高。

◇如果需要长时间维持,可考虑分阶段去除缝合线。

(3)治疗

◇经典教学:24小时内重新缝合;如果≥24小时,则让它自己长出肉芽组织。

◇如果没有感染性血肿、坏死或潜在的并发症,支持重新缝合(近期文献支持)。

6.异常愈合

(1)软骨炎:痛苦;可能在涉及软骨的耳部手术后发生;可能是一种假单胞菌感染;治疗使用非甾体抗炎药+喹诺酮类药物(如感染)。

(2)轮廓不规则:治疗使用磨削术(术后6周)、激光烧蚀或切除。

(3)睑外翻

◇原因:下眼睑向下的张力。

◇风险因素:“快速测试”的反冲性差。

◇预防:将骨缝缝合到骨膜和FROST悬吊缝合线上。

(4)眉抬高:避免抬起眉>3mm(不太可能自行解决)。

(5)自由边缘扭曲:使用适当的手术设计来避免。

(6)瘢痕疙瘩:通常是患者和部位特征性的(前颈部、胸部和穿过下颌线的瘢痕);治疗是在病灶内使用皮质类固醇。

(7)针垫/活盖样畸形

◇风险因素:经常由于同心收缩力,而导致带弯曲切口线皮瓣具有最高风险(如,双叶皮瓣和鼻唇沟易位皮瓣)。

◇预防:广泛分离适当尺寸的皮瓣,确保足够的皮瓣粘连伤口基部。

◇治疗:病灶内注射皮质类固醇(进入皮下),并考虑行瘢痕修复。

(8)分散缝合线:使用薇乔缝线或将缝线置于真皮表面使风险增加,常在术后1~3个月发生;考虑移除。

(9)缝线肉芽肿:使用薇乔缝线风险增加,常在术后1~3个月发生;可在病灶内使用类固醇激素治疗,常自我消退,没有后遗症。

(10)毛细血管扩张(新血管形成):用脉冲染料激光处理。

(11)增厚的瘢痕:用按摩法或病灶内注射皮质类固醇治疗。

(12)“跟踪标记”:不要使缝合线过紧或留在原位太长时间;考虑皮下组织闭合。

(13)蹼状或挛缩性疙瘩:考虑Z-成形术。

7.运动神经受损

(1)如果神经在其近端部分横切,则最为严重,常是永久性的。

(2)避免高于 SMAS。

8.感觉异常

(1)由于感觉神经损伤。

(2)一般随时间而改善。

(3)通过避免多个感觉神经分支的横切来降低风险(例如,在前额上,垂直而不是水平地定位线性修复)。

第 14 节 瘢痕改善

(一)概述

1.瘢痕成熟至少 2 年,但如果没有表现出良好的特征,可考虑在 60~90 天后进行干预。

2.管理期望

(1)目标是改善,而不是消除。

3.结果取决于

(1)尺寸。

(2)部位。

(3)患者伤口愈合的倾向。

4.美容效果较好的瘢痕

(1)沿美学亚单位边界定位。

(2)与松弛的皮肤张力线平行。

(二)非手术方式

1.观察

2.按摩

(1)对术后瘢痕的功效最大。

(2)通常适合细微的瑕疵。

◇轻微凹陷的瘢痕。

◇轻微的织带压迫。

◇轻微的按压缓冲。

3.压力疗法

(1)瘢痕自然成熟。

◇使真皮变薄。

◇减轻水肿。

◇减少血液流动和减少氧气接触。

(2)治疗 6 个月后失去疗效。

4.局部瘢痕疗法

(1)硅胶薄膜和去瘢痕凝胶。

◇机制尚不清楚。

◇副作用

- 皮肤浸渍
- 皮疹

(2)维生素 E

◇临床试验未证实疗效。

◇注意,会引起过敏性接触性皮炎。

(3)类固醇

◇作用机制

- 和核类固醇受体的结合。
- 降低成纤维细胞的活性,并能减少胶原蛋白的产生。

◇临床活动

- 柔化瘢痕和减少肥大增生/针垫缓冲。

◇第一组最有效,但增加了副作用的风险。

(4)咪喹莫特

◇作用机制

- 刺激 IFN-α,从而降低 TGF-β[注意:转化生长因子 (TGF),TGF-β 水平的增高与瘢痕疙瘩形成相关]。
- IFN-α 使胶原蛋白分解增加。

◇临床活动

- 预防切除术后瘢痕疙瘩复发。
- 研究结果好坏参半。

◇每晚使用乳霜 8 周。

5.病灶内治疗

(1)类固醇

◇主要用于增生性瘢痕和瘢痕疙瘩。

◇作用机制和临床特性:与局部类固醇相同。

◇如果患者有瘢痕疙瘩病史,考虑术中注射。

(2)5-氟尿嘧啶

◇主要用于增生性瘢痕和瘢痕疙瘩。

◇行动机制

- 阻断成纤维细胞中的 TGF-β2 基因, 从而减少胶原蛋白生成。

◇临床特性

- 软化瘢痕,减轻肥厚。

◇可以与类固醇组合使用。

6.激光器

(1)脉冲染料激光,波长范围:585~595nm。

◇适用于红色、充血、色素沉着或增生性瘢痕和瘢痕疙瘩。

◇因为黑色素竞争吸收激光，为患者选择激光的类型很重要。必须在较暗的肤色中使用较低的能量密度。

◇作用机制

• 瘢痕疙瘩：由于对真皮胶原蛋白的非特异性加热而促进瘢痕重塑。

• 发红：皮肤血管破坏。

(2)Nd：YAG-1064nm

◇改善瘢痕疙瘩的色素沉着、血管分布、柔韧性和高度，以及修饰增生性瘢痕。

(3)重塑激光

◇作用机制

• 皮肤加热导致瘢痕重塑。

◇类型

• 烧蚀(CO_2-10600nm；Erb：YAG-2940nm)

○ 破坏角质层和深层的结构

○ 用途：据报道，萎缩性瘢痕的再修复效果相当于皮肤消磨术，且临床恢复较快。

• 非消磨性

○ 保留角质层，破坏深层的结构。

7.放射治疗

(1)可用于对其他治疗无反应的瘢痕。

(2)作为单一疗法，放射疗法不足以治疗瘢痕疙瘩。

(3)经常与手术切除相结合。

(4)作用机制

◇通过影响成纤维细胞增殖和诱导细胞凋亡来控制胶原合成。

(5)据报道，通常在术后24~48小时开始，经过5~6个疗程，并使用15~20Gy的剂量有最佳结果。

(三)手术方式

1.皮肤磨削术/电磨削术

(1)皮肤磨削术

◇作用机制：去除表皮和乳头状真皮，使伤口从周围上皮细胞及其下的皮肤附属器再上皮化。

◇最好在术后6~8周进行。

◇在原纤维形成过程中的重新缠绕，刺激表皮细胞向伤口迁移，从而改善了瘢痕的外观。

◇变式

• 钢丝刷

○ 创造微小的撕裂。

○ 效果比钻石刀的要差。

• 手动钻石刀

○ 应沿自由边缘方向旋转。

○ 羽化用于划分已处理和未处理区域。

• 皮肤磨砂

○ 使用温和的微晶磨削进行手动操作。

○ 没有传染性粒子雾化或血液飞溅。

○ 美学效果上与机械磨皮没有区别。

◇副作用

• 色素沉着/色素减退。

• 粟粒形成。

• 持续的红斑。

• 瘢痕的反常恶化。

(2)电磨削术

◇作用机制：使用透热治疗仪进行可控(低功率)的皮肤磨削。

◇与皮肤磨削术的结果相似。

◇程序时间和出血时间少于皮肤磨削。

2.皮下分离

(1)利用凹陷的面部瘢痕。

(2)在皮肤和尖锐边缘插入一根20G皮下注射针，以释放真皮和皮下组织内的纤维化瘢痕带。

3.瘢痕切除术

(1)线性切除瘢痕

(2)W-成形术

◇非常规化技术；通常需再行皮肤磨削术。

(3)几何折线

◇非常规化技术；切割连接的随机几何图形(正方形、矩形和三角形)，然后再行皮肤磨削术。

4.瘢痕重新定向/延长技术

(1)V-Y成形术

◇可以推动(V-Y)或拉动(Y-V)的自由边距。参考图为[Lee et al. Surgical revision. Dermatol Clin. 2005 Jan;23(1):141-50. Fig. 7]。

◇比Z成形术更不显延长。

(2)Z成形术

◇用于延长瘢痕或缓解收缩。

◇侧臂相对于中央肢体的角度决定了延长量。

◇随着角度的增大，将发生更长的延长，但是皮瓣转移的难度就越大。

◇30'加长25%。

◇45’加长 50%。

◇60’加长 75%。

参考图片(Robinson, 2nd ed., Fig. 20-6)。

第 15 节 甲外科

1.甲撕脱术:通常用于治疗甲癣、甲脱落、甲活检、甲基质消融或甲单位切除。

(1)远端甲撕脱(最常用的技术):整个甲从远端甲床分离到近端甲褶皱。

(2)近端甲撕脱伤:比远端甲撕脱创伤小;当有明显的甲下角化过度时进行。

(3)部分甲撕脱:当已知病变的确切位置时使用。

2.甲活组织检查(图 8-26)

(1)甲床

◇纵向切除;切除延伸至骨膜;可能需要缝合缺损(如果缺损宽度≤3mm,则不需要);甲营养不良的风险最小。

(2)甲基质

◇水平切除;从近端甲襞(在手指上向近端延伸)制作 5mm 的斜切口,以便可视化骨膜的基质活组织检查。

◇基质活组织检查有使甲营养不良/变薄的风险:如果宽度>3mm,则近端基质活组织检查的风险最高。

◇多数甲黑色素瘤来自甲基质,甲基质活组织检查导致甲营养不良的风险增加。

(3)侧面纵向活检

◇纵向切除用于侧甲襞、近端甲襞或基质/床侧面部分的病变。

◇主要风险是骨片或囊肿形成。

3.甲基质切除

(1)去除甲基质,就无法形成新的甲。

(2)适应证:向内生长的甲/嵌甲常见或甲脱落。

(3)通常,仅需要除去基质中引起问题的部分。

(4)切除甲单位

◇通常进行整块切除以去除恶性组织,例如甲下黑色素瘤;是可能导致关节永久僵硬的损伤性手术,但可能优于截肢术。

◇切除必须在远端指间关节肌腱插入处进行,以便去除整个基质。

(5)苯酚基质去除法

◇主要用于向内生长的甲。

◇在甲撕脱后,用棉签蘸取苯酚涂抹三次,施用 2~3 分钟。

◇不需要进行心电图监测,在使用后可用酒精中和苯酚。

(6)一些学者提倡将甲基质切除和电极化作为苯酚基质去除法的替代方法;但与其他形式的甲切除术相比,其研究数据有限。

(7)甲下血肿

◇对于血肿>50%的甲,需要行环钻术。

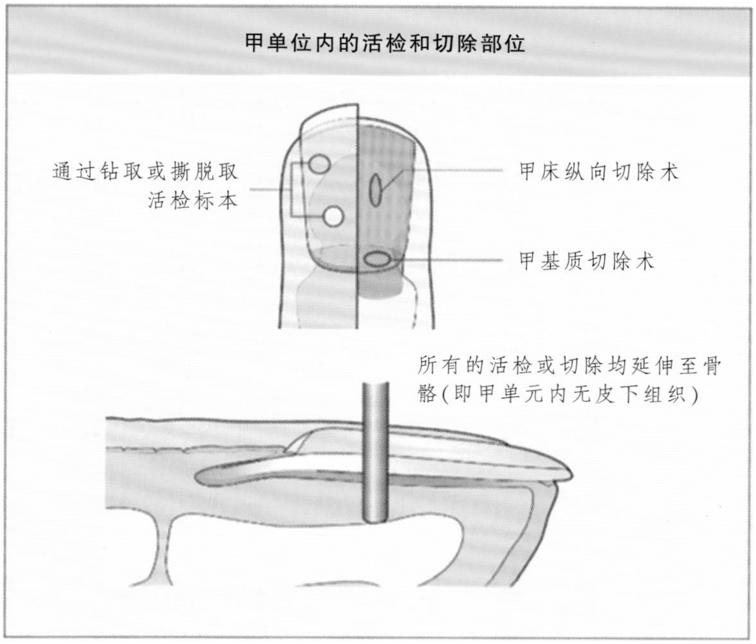

图 8-26 甲单位内活检和切除的部位和方向。(From Bolognia JL, Jorizzo JL, Rapini RP Dermatology. 3rd Ed. Elsevier. 2012.)

◇可能与远端指/趾骨折同时发生，建议拍摄X线片检查。

（范丽云 苏云伟 译）

延伸阅读

8.1 外科解剖学

Bentsianov B, Blitzer A. Facial anatomy. Clin Dermatol 2004;22(1): 3–13.

Carle MV, Roe R, Novack R, Boyer DS. Cosmetic facial fillers and severe vision loss. JAMA Ophthalmol 2014;132(5):637–9.

Carmichael SW. The tangled web of Langer's lines. Clin Anat 2014;27(2):162–8.

Glaich AS, Cohen JL, Goldberg LH. Injection necrosis of the glabella: protocol for prevention and treatment after use of dermal fillers. Dermatol Surg 2006;32(2):276–81.

Kleinerman R, Chotzen VA, McClaren ML, Kilmer SL. Severe unilateral vasomotor rhinitis: an antecedent sign of vascular compromise? Dermatol Surg 2012;38(8):1410–12.

Krishnan RS, Clark DP, Donnelly HB. The use of botulinum toxin in the treatment of a parotid duct injury during Mohs surgery and review of management options. Dermatol Surg 2009;35(6):941–7.

Prendergast PM Danger Zones in Surgical Facial Rejuvenation 2012;23–29.

8.2 外科手术仪器和针

Bogle MA, Joseph AK. Instruments and Materials. In: Robinson JK, Hanke CW, Siegel DM, Fratila A, editors. Surgery of the Skin: Procedural Dermatology. 2nd ed. Edinburg: Mosby Elsevier; 2010.

Goldman CTAaG. Wound Closure Materials and Instruments. In: Ammirati CT, Goldman G, editors. Dermatology. 3rd ed. Elsevier; 2012. p. 2353–63.

8.3 缝合技术

Joo J, Custis T, Armstrong AW, et al. Purse-String Suture vs Second Intention Healing: Results of a Randomized, Blind Clinical Trial. JAMA Dermatol 2014;151(3). PMID: 25372450.

Kandel EF, Bennett RG. The effect of stitch type on flap tip blood flow. J Am Acad Dermatol 2001;44(2):265–72. PMID: 11174385.

Moody BR, McCarthy JE, Linder J, Hruza GJ. Enhanced cosmetic outcome with running horizontal mattress sutures. Amer Soc Dermatol Surg 2005;31(10):1313–16. PMID: 16188185.

Thomas JA, Saleeby ER. The Aberdeen knot: a sliding knot for dermatology. Amer Soc Dermatol Surg 2012;38(1):121–3. PMID: 22092672.

Wang AS, Kleinerman R, Armstrong AW, et al. Set-back versus buried vertical mattress suturing: Results of a randomized blinded trial. J Am Acad Dermatol 2014;72(4):668–73. PMID: 25129615.

Weitzul S. Suturing Technique and Other Closure Materials. Surgery of the Skin. 2nd ed. Elsevier Inc; 2010.

8.4 伤口闭合材料

Beam JW. Tissue adhesives for simple traumatic lacerations. J Athl Train 2008;43(2):222–4. PMID: 18345349.

Cross KJ, Teo EH, Wong SL, et al. The absorbable dermal staple device: a faster, more cost-effective method for incisional closure. Plast Reconstr Surg 2009;124(1):156–62. PMID: 19568054.

Gkegkes ID, Mavros MN, Alexiou VG, et al. Adhesive strips for the closure of surgical incisional sites: a systematic review and meta-analysis. Surg Innov 2012;19(2):145–55. PMID: 21926099.

Iavazzo C, Gkegkes ID, Vouloumanou EK, et al. Sutures versus staples for the management of surgical wounds: a meta-analysis of randomized controlled trials. Am Surg 2011;77(9):1206–21. PMID: 21944632.

Sajid MS, Craciunas L, Sains P, et al. Use of antibacterial sutures for skin closure in controlling surgical site infections: a systematic review of published randomized, controlled trials. Gastroenterol Rep (Oxf) 2013;1(1):42–50. PMID: 24759666.

Yag-Howard C. Sutures, needles, and tissue adhesives: a review for dermatologic surgery. Dermatol Surg 2014;40:S3–15.

8.5 局部麻醉及术中疼痛控制

Aynehchi BB, Cerrati EW, Rosenberg DB. The efficacy of oral celecoxib for acute postoperative pain in face-lift surgery. JAMA Facial Plast Surg 2014;16:306–9.

Chandok N, Watt KD. Pain management in the cirrhotic patient: the clinical challenge. Mayo Clin Proc 2010;85:451–8.

Cornoiu A, Beischer AD, Donnan L, et al. Multimedia patient education to assist the informed consent process for knee arthroscopy. ANZ J Surg 2011;81:176–80.

Lewis SR, Nicholson A, Cardwell ME, et al. Nonsteroidal anti-inflammatory drugs and perioperative bleeding in paediatric tonsillectomy. Cochrane Database Syst Rev 2013;7:Cd003591.

McIntyre P, Inwood MJ. Effect of ibuprofen on platelet function in normal subjects and hemophiliac patients. Clin Pharmacol Ther 1978;24:616–21.

Ravitskiy L, Phillips PK, Roenigk RK, et al. The use of oral midazolam for perioperative anxiolysis of healthy patients undergoing Mohs surgery: conclusions from randomized controlled and prospective studies. J Am Acad Dermatol 2011;64:310–22.

Ricci AMD, Havey J, Rademaker A, et al. Safety of peak serum lidocaine concentration after Mohs micrographic surgery: a prospective cohort study. J Am Acad Dermatol 2010;63:87–92.

Robinson J, Hanke W, Siegel DM, Fratila A. Surgery of the Skin, Procedural Dermatology. 2nd ed. 2010.

Smith HS. Opioid Metabolism. Mayo Clin Proc 2009;84:613–24.

Sommer M, de Rijke JM, van Kleef M, et al. Predictors of acute postoperative pain after elective surgery. Clin J Pain 2010;26: 87–94.

Stern C, Lockwood C. Knowledge retention from preoperative patient information. Int J Evid Based Healthc 2005;3:45–63.

Tou S, Tou W, Mah D, et al. Effect of preoperative two-dimensional animation information on perioperative anxiety and knowledge retention in patients undergoing bowel surgery: a randomized pilot study. Colorectal Dis 2013;15:e256–65.

8.6 防腐剂

Alam M, Ibrahim O, Nodzenski M, et al. Adverse events associated with Mohs micrographic surgery: multicenter prospective cohort study of 20,821 cases at 23 centers. JAMA Dermatol 2013; 149(12):1378–85. PMID: 24080866.

Ammirati CT. Aseptic Technique. Surgery of the Skin. 2nd ed. Elsevier; 2010.

Blom AW, Gozzard C, Heal J, et al. Bacterial strike-through of re-usable surgical drapes: the effect of different wetting agents. J Hosp Infect 2002;52(1):52–5. PMID: 12372326.

Boyce JM, Pittet D. Guideline for hand hygiene in health-care settings: recommendations of the Healthcare Infection Control Practices Advisory Committee and the HICPAC/SHEA/APIC/IDSA Hand Hygiene Task Force. Am J Infect Control 2002;30(8):S1–46. PMID: 12418624.

Cherian P, Gunson T, Borchard K, et al. Oral antibiotics versus topical decolonization to prevent surgical site infection after

Mohs micrographic surgery—a randomized, controlled trial. Dermatol Surg 2013;39(10):1486–93. PMID: 24090258.
Eisen DB. Surgeon's garb and infection control: what's the evidence? J Am Acad Dermatol 2011;64(5):960.e1–20. PMID: 20850894.
Griego RD, Zitelli JA. Intra-incisional prophylactic antibiotics for dermatologic surgery. Arch Dermatol 1998;134(6):688–92. PMID: 9645636.
Haas AF. Antibiotics. Surgery of the Skin. 3rd ed. Philadelphia: Mosby Elsevier; 2010.
Huether MJ, Griego RD, Brodland DG, Zitelli JA. Clindamycin for intraincisional antibiotic prophylaxis in dermatologic surgery. Arch Dermatol 2002;138(9):1145–8. PMID: 12224974.
Smack DP, Harrington AC, Dunn C, et al. Infection and allergy incidence in ambulatory surgery patients using white petrolatum vs bacitracin ointment. A randomized controlled trial. JAMA 1996;276(12):972–7. PMID: 8805732.
Tanner J, Woodings D, Moncaster K. Preoperative hair removal to reduce surgical site infection. Cochrane Database Syst Rev 2006;3:PMID: 22071812.

8.7 电凝

Blankenship ML. Physical modalities. Electrosurgery, electrocautery and electrolysis. Int J Dermatol 1979;18:443–52.
Howe N, Cherpelis B. Obtaining rapid and effective hemostasis: Part II. Electrosurgery in patients with implantable cardiac devices. J Am Acad Dermatol 2013;69(677):e671–9.
Lewin JM, Brauer JA, Ostad A. Surgical smoke and the dermatologist. J Am Acad Dermatol 2011;65:636–41.
Pollack SV, Carruthers A, Grekin RC. The history of electrosurgery. Dermatol Surg 2000;26:904–8.
Taheri A, Mansoori P, Sandoval LF, et al. Electrosurgery: part I. Basics and principles. J Am Acad Dermatol 2014;70(4):591.e1–14, , quiz 605–606.
Taheri A, Mansoori P, Sandoval LF, et al. Electrosurgery: part II. Technology, applications, and safety of electrosurgical devices. J Am Acad Dermatol 2014;70(4):607.e1–12, quiz 619–20.
Weyer C, Siegle RJ, Eng GG. Investigation of hyfrecators and their in vitro interference with implantable cardiac devices. Dermatol Surg 2012;38:1843–8.

8.8 冷冻

Pagliarello C, Fabrizi G, Feliciani C, Di Nuzzo S. Cryoinsufflation for Hurley stage II hidradenitis suppurativa: a useful treatment option when systemic therapies should be avoided. JAMA Dermatol 2014;150(7):765–6. PMID: 24806911.
Pasquali P, Sebastian GnJ, Zouboulis CC. Cryosurgery. Surgery of the Skin. 2nd ed. Philadelphia, PA: Mosby Elsevier; 2010.

8.9 切除

Berg D. Primary Closure. Laps and Grafts in Dermatologic Surgery. Elsevier; 2007. p. 31–9.
Bichakjian CK, Halpern AC, Johnson TM, et al. Guidelines of care for the management of primary cutaneous melanoma. J Am Acad Dermatol 2011;65(5):1032–47. PMID: 21868127.
Bichakjian CK, Halpern AC, Johnson TM, et al; American Academy of Dermatology. Guidelines of care for the management of primary cutaneous melanoma. J Am Acad Dermatol 2011;65(5):1032–47. PMID: 21868127.
Cook JL, Goldman GD. Random pattern cutaneous flaps. In: Robinson JK, Hanke CW, Siegel DM, Fratila A, editors. Surgery of the Skin: Procedural Dermatology. 2nd ed. Edinburgh: Mosby Elsevier; 2010. p. 251–87.
Monnier D, Vidal C, Martin L, et al. Dermatofibrosarcoma protuberans: a population-based cancer registry descriptive study of 66 consecutive cases diagnosed between 1982 and 2002. JEADV 2006;20(10):1237–42. PMID: 17062038.
Olbricht S. Biopsy Techniques and Basic Excisions. Dermatology. China: Elsevier; 2012. p. 2381–97.
Singer AJ, Gulla J, Hein M, et al. Single-layer versus double-layer closure of facial lacerations: a randomized controlled trial. Plast Reconstr Surg 2005;116(2):363–8, discussion 369–70. PMID: 16079656.
Thomas DJ, King AR, Peat BG. Excision margins for nonmelanotic skin cancer. Plast Reconstr Surg 2003;112(1):57–63. PMID: 12832877.

8.10 Mohs 外科

Mohs FE. Cancer of the eyelids. Bull Am Coll Chemosurg 1970;3:10–11.
Mohs FE. Chemosurgery, microscopically controlled surgery for skin cancer. 1st ed. Springfield, IL.: Charles C Thomas; 1978. p. 1–29.
Thissen MR, Neumann MH, Schouten LJ. A systematic review of treatment modalities for primary basal cell carcinomas. Arch Dermatol 1999;135:1177–83.
Tromovitch TA, Stegman SJ. Microscopically controlled excision of skin tumors: chemosurgery (Mohs): fresh tissue technique. Arch Dermatol 1974;110:231–2.
Weisberg NK, Becker DS. Potential utility of adjunctive histopathologic evaluation of some tumors treated by Mohs micrographic surgery. Dermatol Surg 2000;26:1052–6.

8.11 皮瓣

David Brodland DP. Flaps. Dermatology. 3rd ed. Saunders; 2012.
Jonathan L, Cook GDG. Random Pattern Cutaneous Flaps. Surgery of the Skin: Procedural Dermatology. 2nd ed. Philadelphia: Mosby; 2010.
Salam GA AJ. The Basic Z-Plasty. Am Fam Physician 2003;67(11):2329–32.

8.12 移植

Bolognia JL, Jorizzo JL, Schaffer JV. Dermatology. 3rd ed. Elsevier; 2012.
Davenport M1, Daly J, Harvey I, Griffiths RW. The bolus tie-over "pressure" dressing in the management of full thickness skin grafts. Is it necessary? Br J Plast Surg 1988;41(1):28–32.
van der Eerden PA, Verdam FJ, Dennis SC, Vuyk H. Free cartilage grafts and healing by secondary intention: a viable reconstructive combination after excision of nonmelanoma skin cancer in the nasal alar region. Arch Facial Plast Surg 2009;11:18–23.
Ibrahimi OA, Campbell T, Youker S, Eisen DB. Nonanatomic free cartilage batten grafting with second intention healing for defects on the distal nose. J Drugs Dermatol 2012;11:46–50.
Langtry JA, Kirkham P, Martin IC, Fordyce A. Tie-over bolster dressings may not be necessary to secure small full thickness skin grafts. Dermatol Surg 1998;24(12):1350–3.
Robinson JK, Hanke W, Siegel DM, Fratila A. Surgery of the Skin: Procedural Dermatology. 2nd ed. Mosby; 2010.
Rotunda AM, Cabral ES. Free cartilage batten graft with second intention healing to repair a full-thickness alar wound. Dermatol Surg 2014;40(9):1038–41.
Shimizu I, MacFarlane DF. Full-thickness skin grafts may not need tie-over bolster dressings. Dermatol Surg 2013;39(5):726–8.

8.13 外科手术并发症及预防措施

Bolognia JL, Jorizzo JL, Schaffer JV. Dermatology. 3rd ed. Elsevier; 2012.

Dinehart SM, Henry L. Dietary supplements: altered coagulation and effects on bruising. Dermatol Surg 2005;31(7 Pt 2):819–26, discussion 826.

Justiniano H, Eisen DB. Closure of dehisced operative sites without wound freshening results in acceptable rates of repeat dehiscence and infection. Br J Dermatol 2009;161(4):953–8. PMID: 19673876.

Kronborg O, Olsen H. Incision and drainage v. incision, curettage and suture under antibiotic cover in anorectal abscess. A randomized study with 3-year follow-up. Acta Chir Scand 1984; 150(8):689–92. PMID: 6397949.

Robinson JK, Hanke W, Siegel DM, Fratila A. Surgery of the Skin: Procedural Dermatology. 2nd ed. Mosby; 2010.

Singer AJ, Thode HC Jr, Chale S, et al. Primary closure of cutaneous abscesses: a systematic review. Am J Emerg Med 2011;29(4):361–6. PMID: 20825801.

Singer AJ, Taira BR, Chale S, et al. Primary versus secondary closure of cutaneous abscesses in the emergency department: a randomized controlled trial. Acad Emerg Med 2013;20(1):27–32. PMID: 23570475.

8.14 瘢痕的处理

Alam M, et al. Clinical effect of a single pulsed dye laser treatment of fresh surgical scars: randomized controlled trial. Dermatol Surg 2006;32(1):21–5.

Conologue TD, Norwood C. Treatment of surgical scars with the cryogen-cooled 595 nm pulsed dye laser starting on the day of suture removal. Dermatol Surg 2006;32(1):13–20.

Cooper JS, Lee BT. Treatment of facial scarring: lasers, filler, and nonoperative techniques. Facial Plast Surg 2009;25(5):311–15.

Darougheh A, Asilian A, Shariati F. Intralesional triamcinolone alone or in combination with 5-fluorouracil for the treatment of keloid and hypertrophic scars. Clin Exp Dermatol 2009;34(2):219–23.

Gillard M, Wang TS, Boyd CM, et al. Conventional diamond fraise vs manual spot dermabrasion with drywall sanding screen for scars from skin cancer surgery. Arch Dermatol 2002;138(8):1035–9.

Gold MH. Dermabrasion in dermatology. Am J Clin Dermatol 2003;4(7):467–71.

Jared Christophel J, et al. A randomized controlled trial of fractional laser therapy and dermabrasion for scar resurfacing. Dermatol Surg 2012;38(4):595–602.

Khatri KA, Mahoney DL, McCartney MJ. Laser scar revision: A review. J Cosmet Laser Ther 2011;13(2):54–62.

Kleinerman R, Armstrong AW, Ibrahimi OA, et al. Electrobrasion vs. manual dermabrasion: a randomized, double-blind, comparative effectiveness trial. Br J Dermatol 2014;171(1):124–9.

Lee KK, Mehrany K, Swanson NA. Surgical revision. Dermatol Clin 2005;23(1):141–50.

van Niekerk WJ, Taggart I. The size of the Y: the multiple Y-V plasty revisited. Burns 2008;34(2):257–61.

Oliaei S, et al. Use of lasers in acute management of surgical and traumatic incisions on the face. Facial Plast Surg Clin North Am 2011;19(3):543–50.

Park TH, et al. Clinical characteristics of facial keloids treated with surgical excision followed by intra- and postoperative intralesional steroid injections. Aesthetic Plast Surg 2012;36(1): 169–73.

Reish RG, Eriksson E. Scar treatments: preclinical and clinical studies. J Am Coll Surg 2008; 206(4):719–30.

Sherling M, Friedman PM, Adrian R, et al. Consensus recommendations on the use of an erbium-doped 1,550-nm fractionated laser and its applications in dermatologic laser surgery. Dermatol Surg 2010;36(4):461–9.

Shin TM, Bordeaux JS. The role of massage in scar management: a literature review. Dermatol Surg 2012;38(3):414–23.

Shockley WW. Scar revision techniques: z-plasty, w-plasty, and geometric broken line closure. Facial Plast Surg Clin North Am 2011;19(3):455–63.

Surowitz JB, Shockley WW. Enhancement of facial scars with dermabrasion. Facial Plast Surg Clin North Am 2011;19(3): 517–25.

Thomas JR, Somenek M. Scar revision review. Arch Facial Plast Surg 2012;14(3):162–74.

Tierney E, et al. Treatment of surgical scars with nonablative fractional laser versus pulsed dye laser: a randomized controlled trial. Dermatol Surg 2009;35(8):1172–80.

Vrijman C, et al. Laser and intense pulsed light therapy for the treatment of hypertrophic scars: a systematic review. Br J Dermatol 2011;165(5): 934–42.

8.15 甲外科

Dean B, Becker G, Little C. The management of the acute traumatic subungual haematoma: a systematic review. Hand surgery: an international journal devoted to hand and upper limb surgery and related research. J Asia-Pac Fed Soc Surg Hand 2012;17(1): 151–4. PMID: 22351556.

Eckart HM. Nail Surgery. Surgery of the skin. 2nd ed. Mosby Elsevier; 2010. p. 755–80.

Gerritsma-Bleeker CL, Klaase JM, Geelkerken RH, et al. Partial matrix excision or segmental phenolization for ingrowing toenails. Arch Surg 2002;137(3):320–5. PMID:11888459.

Haneke E. Advanced nail surgery. J Cutan Aesthet Surg 2011;4(3): 167–75. PMID: 22279381.

Haneke E, Baran R. Nail ablation and matricectomy. Nail Surgery A Text and Atlas. 1st ed. Philadelphia: Lippincott Williams & Wilkins; 2001. p. 83–90.

Jellinek NJ, Bauer JH. En bloc excision of the nail. Dermatol Surg 2010;36(9):1445–50. PMID: 20626443.

Kerman BL, Kalmus A. Partial matricectomy with electrodesiccation for permanent repair of ingrown nail borders. J Foot Surg 1982;21(1):54–6. PMID: 6978356.

Kruijff S, van Det RJ, van der Meer GT, et al. Partial matrix excision or orthonyxia for ingrowing toenails. J Am Coll Surg 2008; 206(1):148–53. PMID:18155581.

第 9 章

化妆品皮肤病学

Raja K. Sivamani

第 1 节　激光

1.LASER=Light Amplification by Stimulated Emission of Radiation,即通过受激辐射来放大光波(表 9-1)。

2.激光的特点是 3C。

(1)相干性(Coherence):光波在时空中同步传播。

(2)准直(Collimation):光波以平行的方式同步传播。

(3)单色[(mono)Chromatic]:光波的波长都是相等的。

3.三种不同的介质(决定激光波长)。

(1)气体:二氧化碳、氯化氙(准分子激光)、氪、氩、铜蒸气、氦氖。

(2)液体:罗丹明染料[脉冲染料激光(PDL)]。

(3)固体:分为两类。

◇晶体:紫翠宝石、Er:YAG、Nd:YAG、磷酸钛钾(KTP)和红宝石。

◇半导体:二极管。

4.选择性光热解:使用激光实现目标结构的选择性破坏;取决于 3 个因素:

(1)波长,必须瞄准所需的发色团并达到适当的解剖深度以破坏目标组织。

(2)脉冲持续时间应≤TRT(热弛豫时间),最低限度地减少热量的扩散,并减小对周围组织的"附带损害"。

(3)通量必须足够高以破坏目标组织,但不能高到无差别地损坏周围组织。

5.四种不同类型的激光波形:

(1)连续:连续发光、低功率(例如,CO_2 激光和氩气)。

(2)脉冲:周期性发光、脉冲持续时间短(毫秒范围)、高功率(如,PDL、红宝石、紫翠宝石、二极管、铒:玻璃和 Er:YAG)。

(3)质量切换(Q 开关):具有极短脉冲持续时间(纳秒范围)的变体或脉冲激光器变体;功率极高(例如,调 Q 开关激光器)。

◇此波形是色素沉着病变、文身和药物沉积的首选激光波形,因为目标分子非常小,仅有非常短的热弛豫时间(纳秒)。

(4)准连续:发射多次快速的低能光,以模拟连续波激光(例如,KTP 和铜蒸汽)。

6.经过处理的皮肤将与发射激光粒子产生下列相互作用(至少 1 种):

(1)反射:由于空气和角质层之间折射率的差异,4%~7%的光被皮肤表面反射(弹回);剩余的 93%~96%的光进入皮肤,随后将以下列三种方式(散射、透射、吸收)之一进行相互作用:

(2)散射:光线从真皮/皮下的纤维反射,从而限制渗透深度。

◇斑点大小增加→散射降低→渗透深度增加。

(3)透射:光线直接穿过组织而不与任何物体相互作用,没有作用效果。

(4)吸收(期望的效果):光被其预期目标吸收,产生组织效应。

7.通过皮肤冷却使表皮损伤最小化(有 3 种常用方法):

(1)预冷:最显著有效的方法[例如,制冷剂(四氟乙烷)喷雾]。

◇主要副作用(SE)=色素沉着/色素减退。

(2)平行冷却:仅对脉冲>5ms 有效(例如,紧贴皮

表 9-1 激光术语

术语	定义	单位	注解
能量	基本工作单位	焦耳(J)	—
通量	每 cm^2 输送能量	J/cm^2	通量增加,从而每单位面积的治疗能量增加
功率	能量输送率	W=J/s	—
辐照度	每 cm^2 输出功率	W/cm^2	—
脉冲宽度(脉冲持续时间)	激光照射持续时间(秒)	秒(或几分之一秒)	脉冲持续时间增加=长时间暴露于激光,导致更多的能量/热量传递到组织。理想情况下,脉冲持续时间应≤TRT 以防止周围组织受损
光斑大小	激光束击中皮肤表面的直径(mm)	mm	较大的光斑尺寸→散射降低→增加穿透深度
波长	特定激光的波长长度(4 类): 紫外线(10~400nm) 可见光(400~700nm) 红外线(700nm~1mm) 射频/微波(>1mm)	nm(多数情况下)	较长的波长具较强的穿透力(直到 1300nm,此处因被水吸收而导致穿透力下降) 最强穿透力的波长= 650~1200nm 最弱穿透力的波长=远紫外线和远红外线
发色团	激光吸收的靶组织	—	皮肤中的主要色素:黑色素;血红蛋白(氧合血红蛋白和脱氧血红蛋白),以及水 激光光源可以以不同程度的多色团为目标
热弛豫时间(TRT)	被加热的组织散发 50% 热量所需的时间		TRT(秒)与目标直径的平方成正比(mm) 理想情况下,脉冲持续时间应≤TRT 如果脉冲持续时间>TRT,对周围组织造成的不良影响则会增加(表 9-2)
光机械效应	突然加热会产生带有声波和(或)冲击波的热膨胀,导致波浪产生气蚀(蒸汽泡)	秒(或几分之一秒)与目标直径的平方成正比	空泡化是 PDL 血管破裂的主要机制,也是文身的调 Q 开关激光治疗过程中皮肤漂白的主要原因

肤的固态冷蓝宝石治疗)。

(3)后冷却:主要用于减轻疼痛、红斑和水肿(如,使用冰袋和冷空气)。

8.存在多种激光,每种激光都有特定的波长、目标发色团和穿透深度(图 9-1 和图 9-2)。

9.非激光能源

(1)强脉冲光(IPL)

◇氙气闪光灯(光源)发出非准直、非相干和多色光(宽波长范围:500~1200nm)。

◇利用各种滤光器缩小波长范围,以瞄准激光器所用的相同发色团。

◇选择性较低,功率低于激光器。

(2)射频(RF)

◇电极传递交流电,能够加热局部组织。

◇与激光和 IPL 相比,射频的选择性和强度要小得多,但对脂肪确实有一定的特异性(因此,RF 主要用于脂肪团,在一定程度上紧致皮肤)。

(一)激光的安全问题

1. 4 个主要安全隐患:失明、火灾、皮肤灼伤和生物危害性气雾吸入。

2.失明

(1)高达 7%的发射激光被角质层反射,反射光可能导致视力损伤/失明 (即使 1%的光束反射到眼睛中也可能发生)。

(2)失明是快速发生且无痛的。

(3)紫外线范围内的任何激光/光源都会导致晶状体损伤或白内障。

例如:准分子激光(308nm)。

(4)任何针对黑色素或血红蛋白(可见光和近红外波长)的激光/光源都可能导致视网膜损伤(因视网膜高度着色);还会破坏葡萄膜和虹膜。

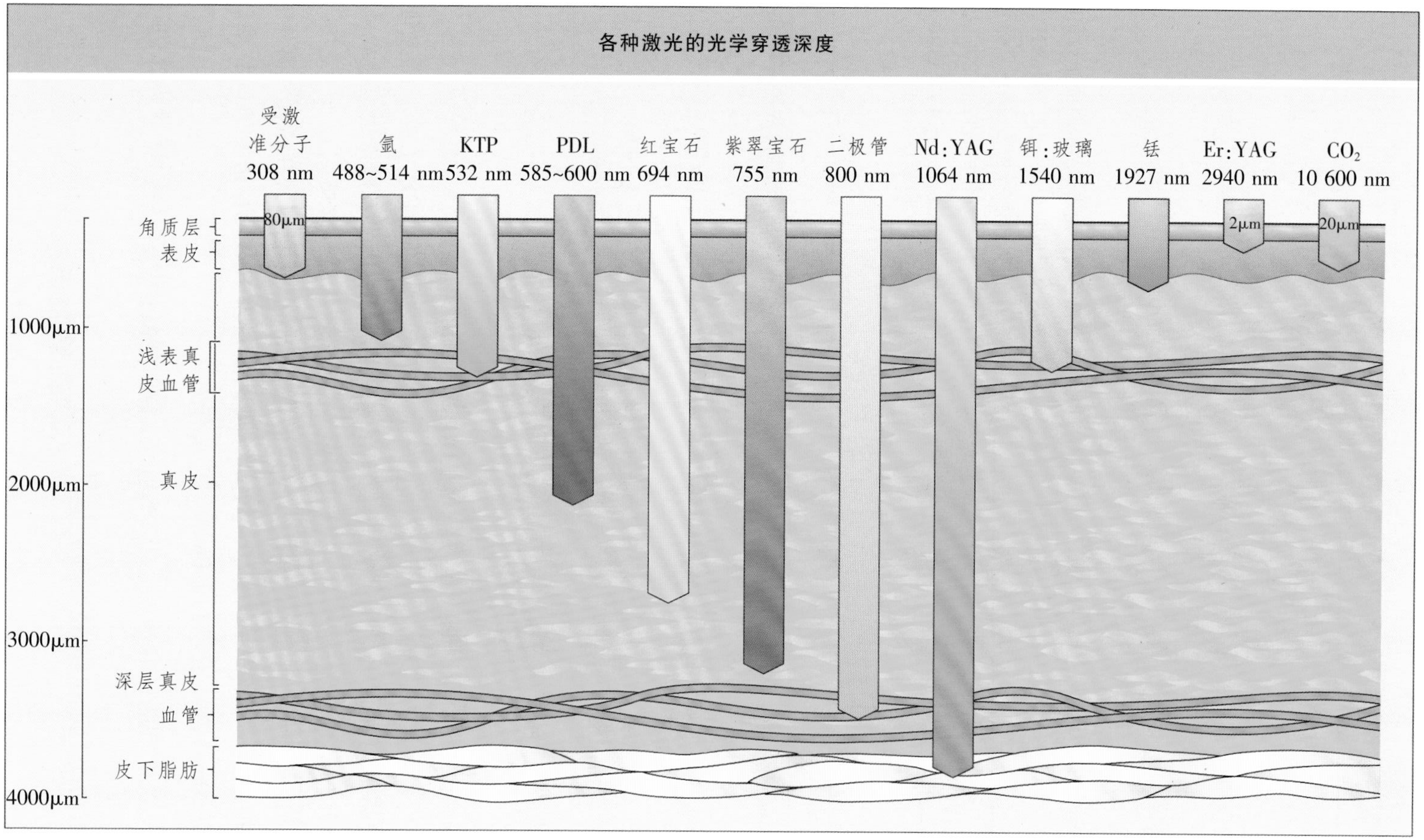

图 9-1　各种激光的光学穿透深度。应该注意的是，对于烧蚀激光器，治疗深度可以大大超过光学穿透深度。在面部区域，脂肪可以存在于 2~3mm 的深度。例如，CO_2 激光的光学穿透深度仅为约 20μm，但是少量的 CO_2 激光可以汽化真皮几乎全层厚度的微孔道。KTP，磷酸钛钾；Nd，钕；PDL，脉冲染料激光；YAG，钇铝石榴石。（From Bolognia JL，Jorizzo JL，Rapini RP. Dermatology，3rd Ed. Elsevier. 2012.）

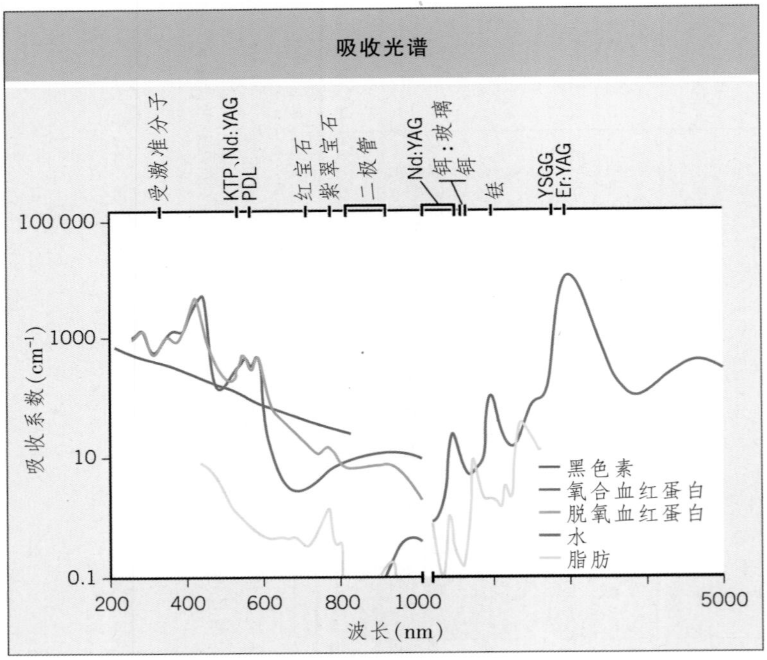

图 9–2 吸收光谱。发色团的非均相吸收光谱使选择性光热分解成为可能。Er，铒；KTP，磷酸钛钾；Nd：YAG，掺钕钇铝石榴石；PDL，脉冲染料激光器；YSGG，钇钪镓石榴石。（From Bolognia JL，Jorizzo JL，Rapini RP. Dermatology，3rd Ed. Elsevier. 2012.）

表 9–2 发色团的热弛豫时间

发色团	直径	热弛豫时间	典型脉冲持续时间
文身油墨颗粒	0.1μm	10ns	0.6~10ns（需要调 Q 开关激光）
黑色素小体	0.5μm	250ns	10~100ns（需要调 Q 开关激光）
鲜红斑痣	30~100μm	1~10ms	0.4~20ms
肢端毛囊	300μm	100ms	3~100ms
下肢静脉	1mm	1s	约 0.1s

From Bolognia JL，Jorizzo JL，Rapini RP. Dermatology，3rd Ed. Elsevier. 2012.

◇示例：KTP（532nm）、PDL（585~600nm）、红宝石（694nm）、IPL（各种波长）、紫翠宝石（755nm）、二极管（800nm）和 Nd：YAG（532nm 和 1064nm）。

◇最高风险=近红外线和调 Q 开关激光。

（5）任何靶点为水（中波长和远红外波长）的激光/光源可能导致角膜/巩膜损伤。

◇示例：Nd：YAG（1320nm）、铒：玻璃（1550nm）、Er：YAG（2940nm）和 CO_2（10 600nm）。

3.火灾

（1）CO_2 和铒的火灾隐患最大；YAG 烧蚀和分馏激光。

（2）隐患：窗帘、衣服、干燥的头发和塑料管（气管内套管，尤其是供氧时）。

（3）预防：使治疗区域附近的头发保持湿润，在使用激光前确保酒精/丙酮洁面乳均已干燥，并降低术中 O_2 浓度至<40%。

4.皮肤灼伤：任何激光或非激光能量源（IPL 和 RF）都可能导致；因术者操作失误造成。

5.生物危害性气雾吸入

（1）HPV 病毒颗粒曾在激光气雾中被检出。激光外科医生发现 HPV–16 诱发的口腔鳞状细胞癌与吸入有关。

（2）预防：通风和（或）排烟装置；亦推荐使用 N95 口罩。

（二）血管激光

1.常规治疗的血管病变：光老化导致的血管增生、酒渣鼻相关的发红、蜘蛛痣、皮肤异色症、血管瘤、血管畸形、红纹、瘢痕发红、寻常疣和卡波西肉瘤（不太常见）。

2.利用选择性光热解使血管内容物凝固，导致血管塌陷或损坏。

3.目标：血红蛋白（氧合血红蛋白>脱氧血红蛋白>高铁血红蛋白）。

吸收峰：418nm、542nm 和 577nm。

4.主要副作用=紫癜（主要是 PDL）

其他副作用：色素异常（皮肤较深的患者风险增加）、起疱（脉冲宽度较短、脉冲较高、皮肤色浅者风险较高）。

5.预冷却皮肤对于防止表皮损伤至关重要。

可以使患者的舒适度更佳，还可以让医生以更高、更有效的能量进行治疗。

6.对于尺寸较大的儿科病变，建议全身麻醉。

7.眼部损伤部位：视网膜。

8.口周病变或更大的面部畸形考虑预防 HSV。

9.理想的治疗目标

（1）PDL–紫癜（由于空化和血管破裂）。

◇ 非紫癜方案利用 20ms 或更高的脉冲持续时间，这样不会出现气穴或血管破裂，也不会立即出现紫癜（但经常在几天后出现延迟性紫癜）。

（2）KTP、Nd：YAG——血管立即消失。

10.复杂的血管病变通常需要多次治疗。

11.激光选择

（1）PDL（585~600nm）是大多数血管病变（Parkes-Weber 综合征、毛细血管扩张性红斑瘢痕和血管瘤）的首选治疗方法。

（2）IPL 是西瓦特皮肤异色症的首选治疗方法（治疗血管和色素障碍），PDL 是第二选择。

（3）长脉冲 Nd：YAG（1064nm）是大多数下肢血管扩张症（静脉扩张症、毛细血管扩张症和网状静脉）的首选激光，因其比其他血管激光穿透更深入。

◇ 二极管（800nm）是第二选择。

（4）IPL 或长脉冲 PDL（非紫癜）是红斑性酒渣鼻的首选治疗方法。

（三）去除毛发的激光和光源

1.常见的激光脱毛用途：去除多余毛发、假性毛囊炎、化脓性汗腺炎和藏毛囊肿。

2.激光脱毛基于选择性光热解的原理。

3.靶目标：毛发内的黑色素、外毛根梢和基质。

吸收峰：脉宽范围（300~1000nm）。

4.破坏毛球和干细胞可以改善脱毛。

5.深色、厚实的生长期毛发反应最佳。

（1）较细、色浅的毛发很难去除。

（2）白发不能去除（缺乏目标发色团），推荐其他脱毛技术。

6.不良反应

（1）炎症后色素沉着（皮肤颜色加深）。

建议：治疗试验点，并在 1~2 周内进行随访。

（2）白发。

（3）起疱/灼伤（皮肤颜色加深），可能会留下瘢痕。

7.眼部损伤部位：视网膜。

8.需要多次治疗，间隔 4~6 周；治疗往往不是永久性的，因此，目标是“减少，而不是去除”。

9.治疗前建议剃须、剪短毛发，降低毛发烧灼导致皮肤损伤的风险。

10.在治疗前至少 6 周内不要使用化学品、打蜡、拔毛或穿线完全去除毛干（防止消除目标发色团）。

11.期望的治疗终点=暂时性毛囊周围水肿。

12.使用针对特定波长的眼镜来保护视网膜。

13.在治疗期间使用平行冷却来保护表皮。

14.激光选择

（1）二极管是最有效的；通常对深色皮肤安全（但不如 Nd：YAG 安全）。

（2）Nd：YAG（1064nm）是对于深色皮肤最安全的脱毛激光，但对浅色毛发效果不佳（表 9–3）。

（四）表面修复激光（表 9–4）

1.常见适应证：皱纹、光老化和光化性损伤、痤疮瘢痕、瘢痕疙瘩、肥厚和烧伤瘢痕、术后瘢痕、良性皮肤病变（SK/疣/汗管瘤）、皮纹和鼻赘。

2.靶组织：水。

吸收峰：1450nm、1950nm 和 3000nm。

表 9–3　用于脱毛的激光/可见光光源

激光	波长	皮肤类型	注解
紫翠宝石激光	755nm	Ⅰ~Ⅲ型	—
二极管	810nm、940nm	Ⅰ~Ⅲ型	最有效
Nd：YAG	1064nm	所有类型	深色皮肤最安全
IPL	可变滤波器	对于Ⅳ~Ⅵ型皮肤不安全	—

表 9-4 表面修复激光

激光	波长	注解
剥脱		
铒:钇钪镓石榴石(Er:YSGG)	2790nm	热损伤较少→凝血不良、出血增加和胶原蛋白回缩减少
铒:钇铝石榴石(Er:YAG)	2940nm	热损伤较少,导致凝固不良、出血增加和胶原蛋白回缩减少 比 CO_2 激光更有效地针对 3000nm 的水吸收峰 与 CO_2 激光相比的优点:减少恢复时间、PIH 减少、红斑更快消退
二氧化碳(CO_2)	10 600nm	热损伤较多、凝血佳、最少可无出血,以及胶原蛋白回缩增加 制造更多孔道来增加剥脱深度
非剥脱		
血管激光(PDL)	585~600nm	PDL ±氨基-乙酰丙酸:有助于治疗并发的 AK 和光化性唇炎
红外线激光	Nd:YAG(1064、1320nm) 二级管(1450、1470nm) Er:玻璃(1540nm)	均可实现轻度皮肤收紧,但对表皮晒伤没有帮助 二极管治疗痤疮瘢痕比其他激光更有效
IPL	515~1200nm	导致轻度皮肤收紧,并治疗表皮光损伤
射频	NA	电流加热真皮→温和地紧致皮肤

3.可以是剥脱性或非剥脱性。

(1)剥脱激光通过靶组织的汽化清除皮肤起作用。

(2)非剥脱激光通过对真皮的微小热效应起作用,刺激伤口的愈合反应。

4.可以是点阵式或非点阵式。

(1)点阵式:产生数以千计的微小热损伤区域(MTZ)刺激表皮和真皮的更新/重塑。

◇优点:与非点阵式表面重修相比,停机时间和红斑持续时间均更短。

(2)缺点:效率较低,需要多疗程治疗。

5.眼损伤部位:角膜、巩膜(烧伤)。

6.考虑 HSV/真菌/细菌预防。

7.不良反应

(1)红斑(通常持续数月)。

(2)色素沉着。

(3)相对色素减退(伤势较深则发生风险升高;治疗后可能出现数月)。

(4)粟丘疹。

(5)继发感染

◇HSV:第 1 周风险最高。

◇细菌(金黄色葡萄球菌、假单胞菌)。

(6)瘢痕。

(五)文身去除激光(表 9-5)

1.文身颜料直径非常小,TRT 非常短(纳秒),因此,需要使用调 Q 开关激光。

2.文身治疗所达到的即刻变白(终点反应)是空化作用的结果。

3.业余文身和黑色文身对治疗反应最敏感(通常<5 次治疗)。

4.专业文身和多色文身最难治疗(>10 次治疗)。

5.激光选择

(1)助记:3 B[即黑色(black)、棕色(brown)、蓝色(blue)]文身用 3 种激光可去除[红宝石(Ruby)、紫翠宝石(Alexandrite)、Nd:YAG,一并简称为 RAN 激光]。

(2)注意:如果有黄色、白色、红色或紫色文身,需两次或更多次使用 2 倍倍频的 Nd:YAG。

(3)只能用红宝石和紫翠宝石处理绿色文身。

(4)红色文身[朱砂(硫化汞)],最容易引起过敏反应。

(5)对文身染料过敏的患者接受激光治疗,可能引起过敏反应。

(6)由于 Ti^{4+}→ Ti^{3+}的衰减,白色文身受到激光可能会立即变暗(变成黑色或蓝色)。

(7)粉红色、肤色或浅红色文身(永久性文唇线是一个典型例子)可能会在激光后立即变暗(变成棕黑色),因为氧化铁被还原成为氧化亚铁(Fe^{3+}→Fe^{2+})。

(8)枪械火药或焰火火药文制的创伤性文身可能在激光治疗时发生爆炸。

(9)使用与治疗黑色文身相同的激光(RAN 激光)

表 9-5 文身去除激光			
文身颜色	色素	激光(均为 Q 开关)	波长(nm)
黑	氧化铁、碳、印度墨水、铅和火药	红宝石	694
		紫翠宝石	755
		Nd:YAG	1064
蓝	钴	红宝石	694
		紫翠宝石	755
		Nd:YAG	1064
棕	赭石	红宝石	694
		紫翠宝石	755
		Nd:YAG(倍频)	532
		Nd:YAG	1064
绿	氧化铬、孔雀石绿	红宝宝石	694
		紫翠宝石	755
黄	硫化镉、赭石	Nd:YAG(倍频)	532
白	二氧化钛、氧化锌	Nd:YAG(倍频)	532
红	硫化汞(朱砂)、偶氮染料、硒化镉和褐土	Nd:YAG(倍频)	532
紫	锰紫	Nd:YAG(倍频)	532

治疗色素沉着病变(痣、斑痣或太田痣)。

◇红宝石通常是太田痣的首选激光。

(10)米诺环素色素沉着,用与去除黑色文身的相同激光(“RAN”激光)治疗。

第 2 节 肉毒杆菌毒素

1.肉毒杆菌毒素(BoNT)是一种源自厌氧革兰阳性杆菌,肉毒杆菌的神经毒素。

2.肉毒杆菌毒素有 8 个亚型(A~H)(表 9-6),但只有两种(A 型和 B 型)正在临床使用。

3.机制:肉毒杆菌毒素通过突触前阻断 SNARE 蛋白质复合体,抑制乙酰胆碱(Ach)的释放,使肌肉化学性去神经,但随着时间的推移,肌肉会萎缩(图 9-3)。

4.FDA 批准用于暂时性的改善眉间纹和侧眦线的外观,以及减少腋臭。

(1)效果通常持续约 3 个月,可能在一周后治疗效果最显著。

(2)记住,皱纹是垂直于肌肉纤维的。

5.目前,有 3 种 A 型肉毒杆菌毒素和 1 种 B 型肉毒杆菌毒素在美国销售(表 9-7)。

6. 经典的肉毒杆菌毒素注射部位如图 9-4 所示,注射剂量如表 9-8 所示。

7.妊娠用药分级为 C 级;神经肌肉疾病(如重症肌无

表 9-6 肉毒杆菌毒素亚型和作用部位	
肉毒杆菌毒素亚型	SNARE 蛋白质复合体中的作用位点
A	Snap-25
B	小突触泡蛋白
C	Snap-25、突触融合蛋白
D	小突触泡蛋白
E	Snap-25
F	小突触泡蛋白
G	小突触泡蛋白
H	小突触泡蛋白

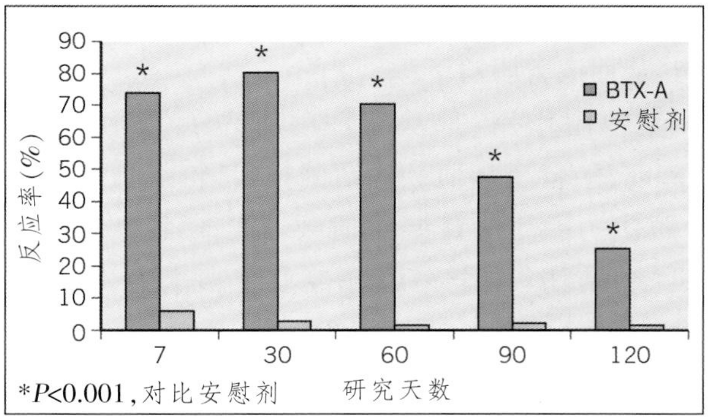

图 9-3 对 BoNT 的反应在第 30 天达到峰值,并且在每次随访时反应率显著高于安慰剂。(Data from Carruthers JA, Carruthers JDA, Lowe NJ, et al. One year, randomized, multicenter, two period study of the safety and efficacy of repeated treatments with botulinum toxin type A in patients with glabellar lines. J Clin Res 2004;7:1–20.)

表 9-7 美国市面上不同形式的 A 型肉毒杆菌毒素

	OnabotulinumtoxinA	AbobotulinumtoxinA	IncobotulinumtoxinA	RimabotulinumtoxinB
商品名	Botox®(保妥适)	Dysport®(丽妥适)	Xeomin®(希尔敏)	Myobloc®(麦保克)
分子构成	150kDa 神经毒素与络合蛋白	150kDa 神经毒素与络合蛋白	150kDa 神经毒素	150kDa 神经毒素
分子量	900kDa	500~900kDa	150kDa	700kDa
眉间纹推荐剂量	20U	50U	20U	20U
靶蛋白	Snap-25	Snap-25	Snap-25	小突触泡蛋白
重构前/后的储存温度	2~8℃/2~8℃	2~8℃/2~8℃	<25℃/2~8℃	2~8℃/2~8℃

Adapted from Frevert J. Pharmaceutical, Biological, and Clinical Properties of Botulinum Neurotoxin Type A Products. Drugs R D. 2015.

表 9-8 A 型肉毒杆菌毒素的推荐注射剂量

注射部位	OnabotulinumtoxinA/IncobotulinumtoxinA(单位)	A 型肉毒杆菌毒素(Speywood 单位)
抬头纹(额肌)	6~15	20~60
眉间纹(降眉间肌、皱眉肌)	10~40	50
侧眦线(眼轮匝肌)	10~30	30~60
兔子纹(鼻肌)	4~8	10~20
鼻尖下垂处	2~4	10
下眼睑	2	5
口角下垂处/提线木偶纹(降口角肌)	4~6	10~20
颏部凹陷(颏肌)	4~10	10~20
牙龈微笑/露龈笑处(鼻翼上唇提肌)	4~10	5~15
颈阔肌带	每带 2~12	5~30(每侧最多 50)

Adapted from Frevert J. Pharmaceutical, Biological, and Clinical Properties of Botulinum Neurotoxin Type A Products. Drugs R D. 2015.

力、兰伯特-伊顿综合征或肌萎缩性侧索硬化)为禁忌。

8.不要使用氨基糖苷类抗生素(例如,庆大霉素),会增加神经调节作用。

9.注射肉毒杆菌毒素的一种副作用是眼睑下垂(不要向瞳孔中线侧注射);处方:α-激动剂(安普乐定 0.5%,萘甲唑啉或去氧肾上腺素 2.5%),刺激 Muller 肌肉,从而改善眼睑下垂。

其他副作用(取决于注射部位):视力模糊/复视、口下垂(降下唇肌)、说话困难(口轮匝肌)、面颊下垂(颧肌——注射鱼尾纹时要小心)、吞咽困难(颈阔肌)和瘀伤(山金车酊和菠萝蛋白酶有助于瘀伤恢复)。

第 3 节 真皮填充物

1.真皮填充物用于增加体积,使面部表现年轻化(表 9-9)。

2.随着时间的推移,填料成分发生了变化,随着透明质酸(HA)基质填充物的发展,填充物的使用迅速扩大。

牛和人胶原蛋白填充物不再使用。

3.并发症(所有填充物均可发生)

(1)瘀斑

◇在手术前 10~14 天避免使用血小板抑制剂和维生素 E。

(2)由异物肉芽肿造成的结节。

◇由于丁达尔效应导致 HA 填充物“蓝色结节”(图 9-5)。

◇处理:IL-类固醇;对 HA 填充剂注射透明质酸酶。

(3)动脉闭塞导致疼痛苍白或皮肤坏死。

◇眉间区域的风险最高。

◇处理(苍白):热敷和局部使用硝酸甘油;对 HA 填充剂注射透明质酸酶。

◇处理(坏死):伤口护理。

(4)滑车上动脉和眶上动脉闭塞引起的视网膜中央动脉闭塞可导致失明。

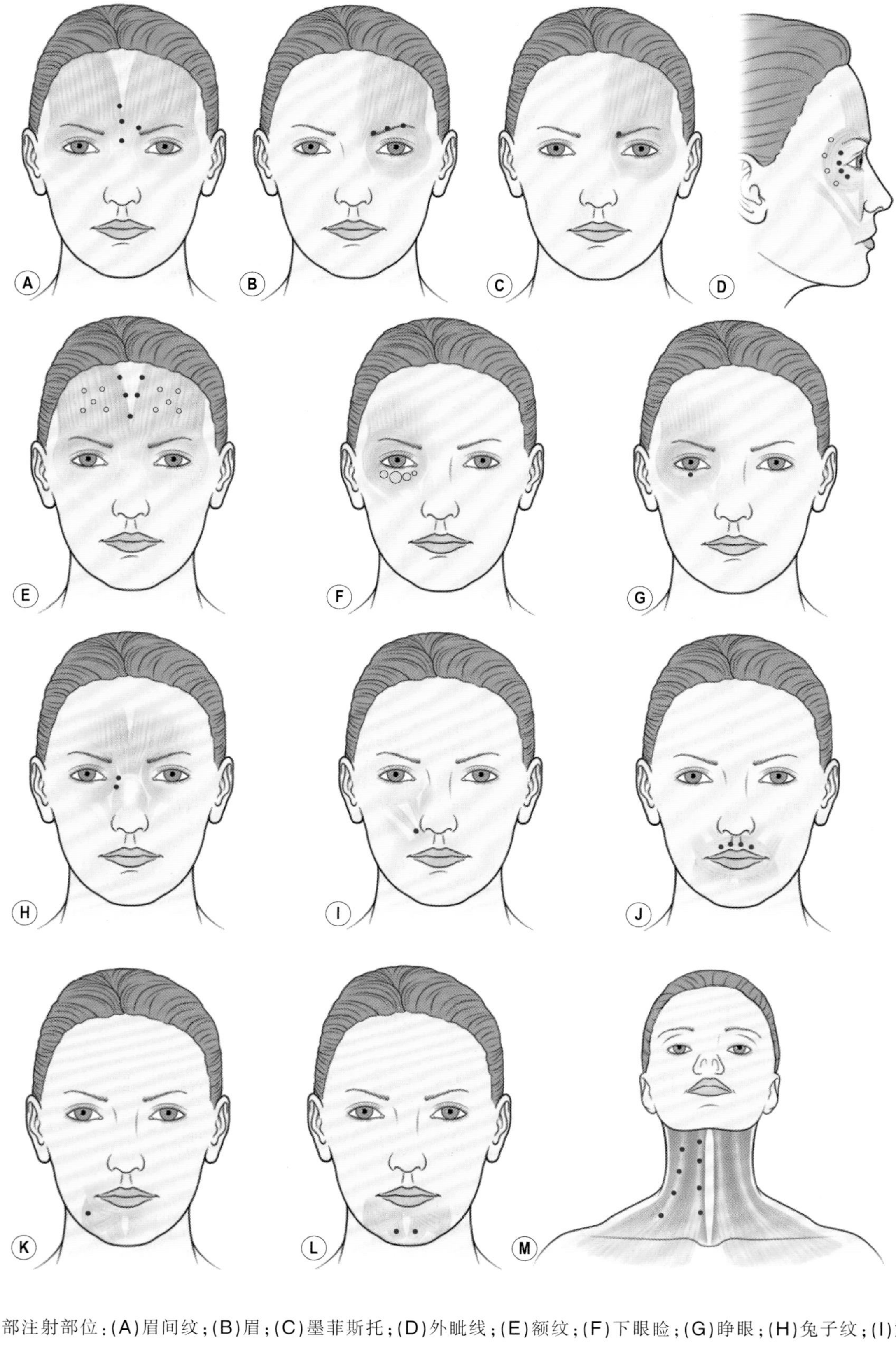

图 9–4　面部注射部位：(A)眉间纹；(B)眉；(C)墨菲斯托；(D)外眦线；(E)额纹；(F)下眼睑；(G)睁眼；(H)兔子纹；(I)露龈笑；(J)上下唇；(K)木偶纹；(L)颏肌；(M)颈阔肌。蓝点，根据临床情况和性别，肌内注射 1~2U；浅蓝色环，皮内注射 0.5~1U。

表 9-9 皮肤填充剂:目前在美国使用的填充剂的比较

填充物商品名(®,™)	来源	物质	作用时长	优点	缺点	用于唇部	FDA 批准	体积填料
Zyderm(再得萌)*、Zyplast(再倍丽)*	牛	胶原	2~4 个月	自然外观、肿胀少、注射疼痛少	牛源、需要 2 次皮肤测试、维持时间短	是	是	否
Cosmoderm*、Cosmoplast*	人	胶原	2~4 个月	自然外观、肿胀小、注射疼痛少、无须皮肤试验	维持时间短	是	是	否
Restylane Fine Lines(薇丝朗)	细菌	透明质酸(小体积颗粒)	4~6 个月	无须皮肤试验、对垂直唇线有效	维持时间短	是	否	是
Restylane/Restylane-L*(瑞蓝/瑞蓝丽缇)	细菌	透明质酸	6~12 个月	无须皮肤试验、相对持久、多功能	唇肿胀、无利多卡因情况下注射疼痛	是	是	否
Perlane/Perlane-L*(玻丽朗)	细菌	透明质酸	6~12 个月	无须皮肤试验、相对持久	唇肿胀、无利多卡因情况下注射疼痛†	是	是	是
Hylaform(皓靓芙)	雄鸡冠	透明质酸	3~4 个月	无须皮肤试验、唇肿胀少、多功能	维持时间短、注射疼痛†	是	是	否
Hylaform plus	雄鸡冠	透明质酸(大体积颗粒)	4 个月	无须皮肤试验、肿胀少	维持时间短、注射疼痛†	是	是	是
Belotero balance(保柔缇)	细菌	透明质酸	6 个月	无须皮肤试验、非常适合处理细小和表浅的皱纹	不能处理深皱纹、注射疼痛	否	是	否
Juvéderm/Juvéderm XC*(乔雅登)	细菌	透明质酸	6~12 个月	无须皮肤试验	无利多卡因情况下注射疼痛	是	是	是
Juvéderm Ultra/Juvéderm Ultra XC*	细菌	透明质酸	6~12 个月	无须皮肤试验、唇部肿胀少、多功能	无利多卡因情况下注射疼痛	是	是	是
Juvéderm Ultra Plus/Juvéderm Ultra Plus XC*	细菌	透明质酸(双交联透明质酸)	6~12 个月	无须皮肤试验、唇部肿胀少、多功能	无利多卡因情况下注射疼痛	是	是	是
Prevelle silk*	细菌	透明质酸	4~8 个月	无须皮肤试验	维持时间短、注射疼痛较少	是	是	否
Artefill	合成	牛胶原和聚甲基丙烯酸甲酯(PMMA)	永久	持续时间长、永久	须皮肤测试(含胶原);注射唇部易出问题;为永久性并有副作用(如,结节和肉芽肿的形成)	否	是	是
Sculptra(舒颜萃)	合成	聚左旋乳酸	>1 年	持续时间长、良好的体积填料	注射棘手、悬浮液制备需要数小时到数天、需要多次矫正、偶尔会形成持久的可触及但不可见的丘疹‡	否	是	是

(待续)

表 9-9(续)

填充物商品名(®,™)	来源	物质	作用时长	优点	缺点	用于唇部	FDA 批准	体积填料
Radiesse(微晶瓷)	合成	羟基磷灰石钙	>1 年	持久,良好的体积填充物,等效体积比相同体积的透明质酸产生更大的作用	注射唇易出问题,若不预混利多卡因则注射疼痛	否	是	是
硅酮	合成	聚二甲基硅氧烷	永久	多功能、永久	永久、注射技术困难(微滴)、需要多次校正、形成永久性结节	是	是(但美学指南为否)	是
SoftForm	合成	膨胀聚四氟乙烯	永久	永久	永久、没有广泛应用、存储困难	是	是	是
Gore-Tex 皮下增强材料	合成	膨胀聚四氟乙烯	永久	永久	永久、没有广泛应用、存储困难	是	是	是
自体脂肪	人	脂肪	永久(部分患者)	适用于大面积体积流失、永久(部分患者)	效果可预测、依赖于持久性技术和更多的仪器	是	不适用于自体组织	是
Fascian	人(同种异体移植物)	筋膜	数月至数年	持久	没有广泛应用、存储困难	是	是	是

* 含利多卡因。

† 随着利多卡因的添加,注射的痛感下降。

‡通过使用更大的体积进行稀释,减少至 1%~2%。

Adapted from Wesley N, Dover J. The filler revolution: a six year retrospective. Drugs Dermatol 2009;8:903-907.

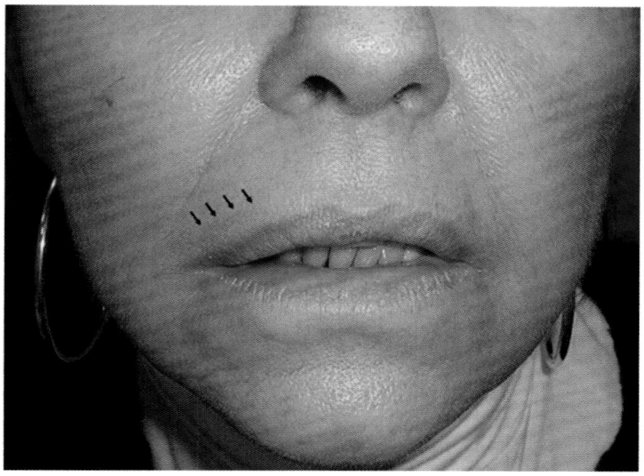

图 9-5 注射透明质酸 2 个月后,上唇右侧发生肉芽肿反应(箭头表示上唇肿胀区域)。[From Requena L,Requena C,Christensen L,et al. J Am Acad Dermatol 2011 Jan;64(1):1-34;quiz 35-6. Doi:10.1016/j.jaad.2010.02.064.]

◇眉间区域的风险最高。

(5)过敏症(罕见)

◇牛胶原蛋白的风险最高(Zyderm、Zyplast;均无市售)。在用牛胶原蛋白治疗前必须进行两次皮肤试验。

◇目前填料的使用风险非常低。

(6)推测可能有预防单纯疱疹的作用。

4.非透明质酸填料的作用

(1)牛胶原和聚甲基丙烯酸酯(ArteFill®):用于深层皱纹的永久性填充剂。

◇聚甲基丙烯酸酯悬浮在牛胶原蛋白中——在手术前 30 天需要进行皮肤测试。

◇深层真皮注射。

(2)羟基磷灰石钙(Radiesse®):用于深层皱纹、HIV 相关性脂肪萎缩、手部嫩肤等。

◇持续 9~18 个月。

◇不透射线——在成像上可以看到。

(3)聚左旋乳酸(Sculptra®):用于 HIV 相关性脂肪萎缩,以及深层皱纹。

◇18~24 个月的持续时间。

◇产品按摩的"三个 5 规则"——5 分钟×5 次/天×5 天。

◇重点注射深层或其他,如丘疹/结节。

◇特发性免疫反应可能在注射后立即或在注射 1 年后发生。

5.各种透明质酸(HA)填料之间的差异(表 9-10)是由以下原因造成:

(1)浓度:指 HA 的浓度,包括游离 HA 和交联 HA。

◇游离 HA 对填料的强度没有影响, 只有交联 HA 有影响。

(2)交联度:指交联的 HA 的百分比,包括不完整和完整的交联。

◇天然 HA 在几天内就会降解;HA 纤维的交联产生了抗降解的大分子。

◇增加交联,从而增加 HA 填料的持久性。

(3)G':表示填料响应剪切力的弹性模量。

◇增加 G',会增加运动阻力,且使放置后不易扩散,以及增加注射后体积支撑。

(4)黏度:填料流动性。

◇增加黏度,则需要更大力度推动注射器。

6.注意:了解各种填料的组织学特征(见皮肤病理学一章)及其反应。

第 4 节 吸脂和减脂

1.肿胀技术允许吸脂术在局部麻醉下进行,从而减少主要副作用(如出血、肠穿孔)。

2.吸脂包括有针对性地去除脂肪,而许多其他方法依赖于破坏脂肪(表 9-11)。

第 5 节 硬化疗法

1.下肢浅表毛细血管扩张、网状血管和静脉曲张是患者常见的美容问题。

2.危险因素:遗传倾向、使用激素(雌激素和孕激素)、肥胖和妊娠。

3.下肢有浅静脉和深静脉系统。

(1)浅静脉系统中最重要的静脉=小隐静脉和大隐静脉。

◇外观问题主要由这些静脉病变造成。

◇位于大腿内侧的浅静脉曲张示大隐静脉异常。

(2)深静脉系统最重要的静脉=股静脉和腘静脉。

4.有多种方法可治疗美学效果不良的腿部静脉:硬化疗法(表 9-12)、流动静脉切除、静脉内射频消融和激光消融[Nd:YAG(长脉冲 1064nm)、IPL 和 PDL];后续将进一步讨论硬化疗法。

所有治疗方式都需要术后使用弹力袜。

5.硬化疗法是毛细血管扩张症和网状静脉的治疗选择。

泡沫形成可以用来治疗较大的静脉曲张和穿孔静脉。

6.硬化溶液有 3 类,每 1 类都有不同的机制:

(1)高渗剂:通过脱水引起内皮损伤(最常见的为高渗盐水加用或不加用葡萄糖)。

(2)化学刺激物:通过腐蚀作用损伤内皮细胞(最常见的为甘油)。

(3)清洁剂:通过改变内皮细胞周围的表面张力

表 9-10 HA 填料

填料	Juvaderm® Ultra	Juvaderm® UltraPlus	Belotero®	Perlane®	Restylene®
指征	中重度面部皱纹和皱褶	中重度面部皱纹和皱褶	中重度面部皱纹和皱褶	中重度面部皱纹和皱褶	中重度面部皱纹和皱褶
HA 浓度(mg/mL)	24	24	22.5	20	20
交联度(%)	~6	~8	可变	<2	<2
G'	最小			最大	
持续时间	9~12 个月	12 个月	<6 个月	<6 个月	<6 个月

Adapted from Gold M. The science and art of hyaluronic acid dermal filler use in esthetic applications. J Cosmet Dermatol 2009;8:301-307 and Edsman K, Nord LI, Ohrlund A, et al. Gel properties of hyaluronic acid dermal fillers . Dermatol Surg 2012;38:1170-1179.

表 9-11　脂肪去除技术

方法	机制	优势	副作用	注意
冷冻脂肪分解	冷诱导脂肪细胞凋亡	创伤小	麻木和瘀伤 反常的脂肪细胞增生	在施加冷刺激后，按摩治疗区域，这可能令患者非常痛苦
脱氧胆酸注射	脂肪细胞的降解（溶解）	创伤小	红斑、瘀伤、水肿、疼痛、麻木	脱氧胆酸（ATX-101）于 2015 年经 FDA 批准用于颏下脂肪去除
射频设备	热诱导脂肪细胞凋亡	创伤小	发红和水肿 可能引起局灶性萎缩	需要多次（≥6 次）治疗
肿胀吸脂	直接去除皮下脂肪	在局部麻醉下进行，减少主要并发症（肠穿孔）和减少出血 肿胀麻醉使局部血管收缩，减少失血 不需要全身麻醉（与常规吸脂术相比）	乳房增大（暂时）、腹痛、暂时性腹胀、感染/血肿/血清肿、皮肤皱纹/凹凸不平、脂膜炎、筋膜室综合征、利多卡因毒性	使用肿胀法，利多卡因限量为 55mg/kg（浓度为 0.05%~0.1%），将去除脂肪的量限制在 4500~5000mL，自体脂肪转移是指从患者身上采集的脂肪（通过吸脂或专门的手术；通常来自腹部/大腿/臀部）并注入深层皱纹或手部
中胚层注射	使用多种药理性、植物和维生素衍生成分降解脂肪细胞	创伤小	感染、脂膜炎、瘢痕	未经 FDA 监管，可能无效且不安全；迄今为止，脱氧胆酸似乎是唯一的安全药物

来诱导血管损伤[最常见的为十四烷基硫酸钠（STS）、聚多卡醇、鱼肝油酸钠和乙醇胺油酸酯]。

◇鱼肝油酸钠和乙醇胺油酸酯会产生严重的坏死和外渗，并有过敏反应的风险，因此，不推荐用于常规治疗。

7.硬化剂的发泡，理想情况下是 1:4（液态空气），该比例下的发泡剂可减少所需的治疗次数，增加治疗较大的静脉的功效，并且可以应用于指定静脉的较长部分。

8.硬化疗法的禁忌证

（1）对硬化剂过敏。

（2）深静脉血栓（DVT）。

（3）晚期动脉闭塞性疾病。

（4）症状性卵圆孔未闭（泡沫硬化剂的禁忌证）。

9.并发症

（1）荨麻疹（非常常见；外用类固醇或抗组胺药；乙醇胺油酸酯具有全身性荨麻疹的高风险）。

（2）炎症后色素沉着（PIH）（由血管外含铁血黄素造成；治疗使用调 Q 开关激光）。

（3）毛细血管扩张团块（通过使用适当的体积和浓度降低风险，使用低压注射；最高风险来自清洁剂，风险最低的为甘油）。

（4）疼痛，注射高渗盐水时加重。

（5）肿胀，术后使用逐段加压弹力袜很重要。

（6）溃疡/皮肤坏死，足背和踝关节的风险最高。

（7）全身过敏反应、过敏反应（鱼肝油酸钠风险最高，聚多卡醇和甘油风险最低）

（8）意外注入动脉[最常见的动脉注射：后内侧踝（胫后动脉、浅表注射）和腘窝（深度注射）]

第 6 节　药妆品和保健品

1.术语“药妆”是由“化妆品和药品的混合物”这一词组衍生而来的。

2.表 9-13 显示了药妆成分和科学数据，以证明对于皮肤的益处。

第 7 节　毛发移植

1.男性型脱发以 Hamilton-Norwood 系统分类。

2.女性型脱发以 Ludwig 和 Olsen 系统分类。

3.下文讨论了医疗选择。

4.外科介入包括毛发移植（表 9-14）。

表 9-12 硬化剂的重要特征

硬化剂(商品名)	分类	致敏性	风险	FDA 批准	药量限制
高渗盐水(11.7%~23.4%)	高渗剂	无	疼痛*和肌肉痉挛、皮肤坏死、色素沉着	是,用于妊娠终止(18%~30%)	6~10mL
高渗盐水(10%)和葡萄糖(25%)(Sclerodex®)	高渗剂	低(取决于添加苯乙醇)	疼痛*(远低于单用高渗盐水)	否(但在加拿大有销售)	10mL 未稀释溶液
十四烷基硫酸钠[Sotradecol®(USA)、Fibrovein®、Thromboject®]	清洁剂	罕见过敏反应	血管周围注射时疼痛*、皮肤坏死(浓度较高时)、色素沉着	是	3%,10mL
聚多卡醇[Asclera®(USA)、Asklerol®、Aethoxysklerol®、Aetoxisclerol®、Sclerovein®)	清洁剂	罕见过敏反应	疼痛风险最低;坏死通常来自小动脉注射;色素沉着过度(浓度较高时);双硫仑样反应	是	3%,5mL(根据体重,见参考文献 5)
鱼肝油酸钠(Scleromate®)	清洁剂	过敏反应,风险最高	疼痛* 皮肤坏死 色素沉着	是	10mL
乙醇胺油酸盐	清洁剂	荨麻疹、过敏反应	疼痛*、皮肤坏死、色素沉着、黏稠而难以注射、急性肾衰竭、溶血反应	是(主要用于食管静脉曲张)	10mL
碘化碘(Varigloban®、Variglobin®、Sclerodine®)	化学刺激物	过敏反应、碘过敏反应	疼痛*;皮肤坏死;深棕色使血管内放置更难以确认	否	3%,5mL
甘油(72%)含铬钾明矾(8%)(Chromex®、Scleremo®);甘油(72%)(用 1%利多卡因 2:1 稀释,含或不含肾上腺素)	化学刺激物(普通甘油也可能是渗透剂)	极为罕见的过敏反应(只含甘油时无过敏)	疼痛*和肌肉痉挛;色素沉着过度的风险很低;黏稠,注射效果差;注射>10mL 时会产生血尿	是(用于治疗急性脑内水肿和急性角型青光眼)	10mL

硬化剂被分为三组:高渗剂,清洁剂和化学刺激物。

*包括烧伤。

From Bolognia JL, Jorizzo JL, Rapini RP. Dermatology, 3rd Ed. Elsevier. 2012.

(1)基于供体优势理论(移植的毛发保留了其来源的特征)。

(2)从枕骨头皮“安全区”获取移植物[不受男性型脱发(AGA)影响]。

(3)移植时通常大于 25 个毛囊单位/平方厘米,看起来较为自然。

(4)获取移植物的两种方法(表 9-15):

◇条带(椭圆形)的切除,不能超过 30 平方厘米。

- 通常,供体条带中含 100 个毛囊单位/平方厘米。
- 在枕骨头皮留下线形瘢痕。
- 将移植物从条带处分离。

◇毛囊单位的提取。

- 使用手动、电动或机器人工具打孔取出毛囊单位。
- 每个毛囊单位通常由 2~3 根毛干组成。
- 瘢痕相对不太明显。
- 短发、有增生/瘢痕疙瘩风险的个体和年轻患者更适用。

(5)移植后 2~3 周发生休止期脱发(自行消退)。

(6)术后 10~20 周新发生长,但总体效果在 6~9 个月时明显。

(7)副作用:利多卡因毒性、向内生长的毛发、感觉减退/麻木(常在几周内消退)、鹅卵石样、术前额头水肿(一般在 1~2 周内消退)、感染、供体部位肥厚/瘢痕疙瘩。

表 9-13 药妆和抗氧化剂

成分	抗氧化能力	减少炎症	皮肤水合	较少色素	祛红	抚平皮肤纹理	减轻皱纹	改善屏障功能	促进外伤愈合	抗菌性能	其他重要信息/优势
芦荟	×	×	×						×	×	用途:急性冻伤、扁平苔藓、伤口愈合、银屑病、静脉性下肢溃疡
山金车酯	×	×							×		用途:减少瘀伤/紫癜 化学制品 分类:倍半萜内酯
菠萝蛋白酶		×								×	用途:减少瘀伤和紫癜,可增强抗生素作用 来源:菠萝茎的蛋白水解酶
神经酰胺								×			用途:特应性皮炎
洋甘菊		×	×								用途:可用于增强金发的颜色 分类:润肤剂
曲酸	×			×					×		用途:黄褐斑
甘草查耳酮(甘草提取物)					×					×	用途:酒渣鼻
烟酰胺	×	×	×	×	×			×			用途:痤疮、酒渣鼻
白藜芦醇	×	×		×	×		×		×		用途:瘢痕疙瘩、抗增殖作用
黄豆	×	×					×				用途:常与磺胺嘧啶钠合用,用于治疗痤疮、脂溢性皮炎、酒渣鼻、疥疮、花斑癣 活性成分:植物雌激素
尿素			×			×				×	用途:干燥症、银屑病、特应性皮炎、角化病、角皮病、鱼鳞病 分类:保温剂
维生素 B_5			×								分类:保湿剂、软化剂
维生素 C	×	×	×	×	×	×	×	×			–
维生素 E	×		×					×			–
维生素 K				×							用途:减少瘀伤/紫癜
锌	×	×							×	×	用途:相片中的遮光剂;治疗痤疮、脂溢性皮炎

表 9–14　评估毛发移植方法的基本因素		
特征	有利条件	不利条件
年龄	>25 岁	15~25 岁
头发直径	大(>70μm)	小
捐赠者毛发特征	>80 个毛囊单位/cm²	<40 个毛囊单位/cm²
秃发程度	主要是额部头皮	
发色	“胡椒盐色”、红色、金色	黑色

Adapted from Bolognia JL, Jorizzo JL, Schaffer JV(2012)Dermatology.

表 9–15　椭圆形供体采集与毛囊单位提取的比较		
	椭圆形供体采集	毛囊单位提取
毛囊横断面	最小	可变
所需时间	10~20 分钟	30~90 分钟
创建移植物	是	否
短发可见瘢痕	是	否

Adapted from Bolognia JL,Jorizzo JL,Schaffer JV(2012)Dermatology.

9.8　化学剥脱术

见表 9–16。

表 9–16　化学剥脱剂					
化学剥脱	剥脱深度	应用	需要中和	结霜等级(*)	注意事项
水杨酸	浅表(真皮乳头层)	痤疮、光老化	否	极小	β–羟基酸 角质溶解、粉刺溶解最常用于痤疮 妊娠 C 级 立即结白霜 可能引发耳鸣 对 Fitzpatirick Ⅴ、Ⅵ型皮肤安全
乙醇酸	浅表(真皮乳头层)	细纹、色素沉着、黄褐斑	是(碳酸氢钠)	无	α–羟基酸 妊娠 B 级 不结霜,无剥脱
三氯乙酸(TCA) 10%~25%	浅表(真皮乳头层)	细纹、色素沉着、黄褐斑、痤疮	否	几乎没有	结霜通常发生在浓度>25%时
Jessner 换肤剂(水杨酸、乳酸和间苯二酚乙醇)	浅表(真皮乳头层)	细纹、黄褐斑	否	无	妊娠 C 级 成分:乳酸(Lactate)、乙醇(Ethaol)、水杨酸(Salicyclic)、间苯二酚(Resorcinol)] 水杨酸可能引起耳鸣 间苯二酚可能引起晕厥和甲状腺功能减退 混合的 Jessner–TCA(35%)被证明治疗日光性角化与 Effudex 一样有效
TCA 35%~50%	中层(真皮网状层上部)	细至中等皱纹、光化性角化病、色素沉着、脂溢性角化病	否	Ⅰ~Ⅱ	可以作为治疗多发日光性角化的严重光损伤 在 2 分钟内出现结霜(15~20 分钟恢复) 剥脱后红斑可持续 1 个月
TCA>50%	中层(真皮网状层中部)	浅至深的皱纹、疣	否	Ⅲ	最常见的副作用是色素减退 因瘢痕常见,故不推荐使用高浓度 TCA(>50%)(推荐使用 Baker–Gordon 苯酚换肤剂)

(待续)

表 9-16(续)

化学剥脱	剥脱深度	应用	需要中和	结霜等级(*)	注意事项
Baker-Gordon 换肤剂(苯酚、六氯酚、自来水、巴豆油)	中层(真皮网状层中部)	浅至深皱纹	无(如果眼睛发生接触,使用矿物油而不是水冲洗)	Ⅲ	禁忌证:深色皮肤、心律失常史、肾病或肝病史 色素沉着很常见,所以在深色皮肤患者中禁忌 可能出现瘢痕和(或)粟丘疹 由于心律失常风险,需要在术中和术后1小时进行心脏监测,以减少风险;如治疗超过69~90分钟,在每个美容单元之间间隔15分钟(减少全身吸收) 如果水合不充分会增加肾毒性风险,建议静脉注射使水合充分以降低风险 皮肤剥离后的红斑持续至少3个月 经验:功效与巴豆油最为密切相关

*结霜程度:Ⅰ,极少结霜,极少红斑;Ⅱ,明显结霜,重度红斑;Ⅲ,亮漆样白色,无红斑。

一般观点:有单纯疱疹病史者需预防单纯疱疹;浅表换肤(表皮至真皮乳头层)或中度换肤(真皮乳头层至网状层上部)或深度换肤(真皮网状层中部),由浅至深,预防指数增加。

(孔杰 译)

延伸阅读

Babamiri K, Nassab R. Cosmeceuticals: the evidence behind the retinoids. Aesthet Surg J 2010;30:74–7.

Badreshia-Bansal S, Draelos ZD. Insight into skin lightening cosmeceuticals for women of color. J Drugs Dermatol 2007;6:32–9.

Baldwin HE, Nighland M, Kendall C, et al. 40 years of topical tretinoin use in review. J Drugs Dermatol 2013;12:638–42.

Banerjee PK, Choudhury AK, Panja SK. Topical urea in dermatology. Indian J Dermatol 1990;35:17–24.

Baumann LS. Less-known botanical cosmeceuticals. Dermatol Ther 2007;20:330–42.

Baumann L, Woolery-Lloyd H, Friedman A. Natural" ingredients in cosmetic dermatology. J Drugs Dermatol 2009;8:s5–9.

Bolognia JL, Jorizzo JL, Schaffer JV. Dermatology. 3rd ed. Elsevier Saunders; 2012.

Camargo FB Jr, Gaspar LR, Campos M. Skin moisturizing effects of panthenol-based formulations. J Cosmet Sci 2011;62:361–70.

Christman JC, Fix DK, Lucus SC, et al. Two randomized, controlled, comparative studies of the stratum corneum integrity benefits of two cosmetic niacinamide/glycerin body moisturizers vs. conventional body moisturizers. J Drugs Dermatol 2012;11:22–9.

Cronin H, Draelos ZD. Top 10 botanical ingredients in 2010 anti-aging creams. J Cosmet Dermatol 2010;9:218–25.

Edsman K, Nord LI, Ohrlund A, et al. Gel properties of hyaluronic acid dermal fillers. Dermatol Surg 2012;38:1170–9.

Farris PK. Topical vitamin C: a useful agent for treating photoaging and other dermatologic conditions. Dermatol Surg 2005;31:814–17, discussion 818.

Farris P, Krutmann J, Li YH, et al. Resveratrol: a unique antioxidant offering a multi-mechanistic approach for treating aging skin. J Drugs Dermatol 2013;12:1389–94.

Forman S. Miscellaneous Topical Agents. Comprehensive Dermatologic Drug Therapy. 2nd ed. Philadelphia, PA: Elsevier; 2007.

Frevert J. Pharmaceutical, Biological, and Clinical Properties of Botulinum Neurotoxin Type A Products. Drugs R D, 2015 Mar; 15(1), 1-9. doi: 10.1007/s40268-014-0077-1.

Gold M. The science and art of hyaluronic acid dermal filler use in esthetic applications. J Cosmet Dermatol 2009;8:301–7.

Gupta AK, Nicol K. The use of sulfur in dermatology. J Drugs Dermatol 2004;3:427–31.

Haber RS, Stough DB. Hair Transplantation, 2006, Elsevier.

Hakozaki T, Minwalla L, Zhuang J, et al. The effect of niacinamide on reducing cutaneous pigmentation and suppression of melanosome transfer. Br J Dermatol 2002;147:20–31.

Hexsel D, Brum C, 2013. Botulinum toxins. In: Tosti A, Hexsel (Eds) Update on Cosmetic Dermatology. Spinger-Verlag, Berlin Heidelberg, pp. 131–143.

Inui M, Ooe M, Fujii K, et al. Mechanisms of inhibitory effects of CoQ10 on UVB-induced wrinkle formation in vitro and in vivo. Biofactors 2008;32:237–43.

Klein AD, Penneys NS. Aloe vera. J Am Acad Dermatol 1988;18:714–20.

Kouzi SA, Nuzum DS. Arnica for bruising and swelling. Am J Health Syst Pharm 2007;64:2434–43.

Leonardi GR, Gaspar LR, Maia Campos PM. Application of a non-invasive method to study the moisturizing effect of formulations containing vitamins A or E or ceramide on human skin. J Cosmet Sci 2002;53:263–8.

Lupo MP, Cole AL. Cosmeceutical peptides. Dermatol Ther 2007;20:343–9.

Mukherjee PK, Maity N, Nema NK, Sarkar BK. Bioactive compounds from natural resources against skin aging. Phytomedicine 2011;19:64–73.

Mamalis A, Nguyen DH, Brody N, Jagdeo J. The active natural anti-oxidant properties of chamomile, milk thistle, and halophilic bacterial components in human skin in vitro. J Drugs Dermatol 2013;12:780–4.

Rostan EF, DeBuys HV, Madey DL, Pinnell SR. Evidence supporting zinc as an important antioxidant for skin. Int J Dermatol 2002;41:606–11.

Sardana K, Chugh S, Garg VK. The role of zinc in acne and prevention of resistance: have we missed the "base" effect? Int J Dermatol 2014;53:125–7.

Thiele JJ, Hsieh SN, Ekanayake-Mudiyanselage S, Vitamin E. critical review of its current use in cosmetic and clinical dermatology. Dermatol Surg 2005;31:805–13, discussion 813.

Wang Y, Wang M, Xiao S, et al. The anti-wrinkle efficacy of argireline, a synthetic hexapeptide, in Chinese subjects: a randomized, placebo-controlled study. Am J Clin Dermatol 2013;14:147–53.

第 10 章

内脏疾病和转移性肿瘤的皮肤表现

Nada Elbuluk

1.本章讨论的许多疾病涉及多个器官系统，但为了使篇目精简，下文以主要受影响的器官系统对疾病进行分类。

2.下文表格数据都源自文献：Dermatologic Manifestation in Patients with Systemic Disease chapter in Bolognia JL, et al. *Dermatology Essentials*. Elsevier, 2014；如需延伸阅读可参阅。

3.关键词：AD，常染色体显性遗传；AR，常染色体隐性遗传。

第 1 节　心血管/心肺系统

白塞病

（一）皮肤表现

口腔、生殖器溃疡，脓疱性血管炎和过敏反应。

（二）相关疾病

心包炎、冠状动脉炎、瓣膜病、中枢神经血管炎和眼病[例如，葡萄膜血管炎、葡萄膜炎（全葡萄膜炎>后葡萄膜炎>前葡萄膜炎）、玻璃体炎、视网膜炎]。

Birt-Hogg-Dubé 综合征

（一）皮肤表现

纤维毛囊瘤、毛发盘瘤、毛囊周围纤维瘤和软纤维瘤（图 10-1），病变最常出现在头颈部，多见于 30~40 岁的患者。

（二）遗传学

卵巢滤泡激素（FLCN）基因突变（参与 mTOR 路径）。

（三）相关疾病/临床表现

纤维毛囊瘤、毛囊瘤、毛囊周围纤维瘤和软纤维瘤有相同的临床改变，只是在组织学上有所不同。

相关重要发现：

1.肺囊肿（最常见，高达 90%），可导致自发性气胸（30%）。

2.多发性肾癌（15%，最常见嫌色性肾癌和大嗜酸粒细胞瘤）。

3.髓样甲状腺癌。

4.伴或不伴结肠癌（相关性不确定）。

Cardio-facio-cutaneous 综合征（CFC）

（一）皮肤表现

面容粗糙（长且宽）、泛发性鱼鳞病样鳞屑性角化病、毛囊角化病、咖啡牛奶斑（CALM）、痣、稀疏卷曲的毛发。

（二）遗传学

常染色体显性（AD）；RAS 病的一种；BRAF（最常见的）和其他 MAPK 信号基因突变。

（三）相关疾病/临床表现

1.与智力障碍、肺动脉狭窄、房间隔缺陷、肥厚型

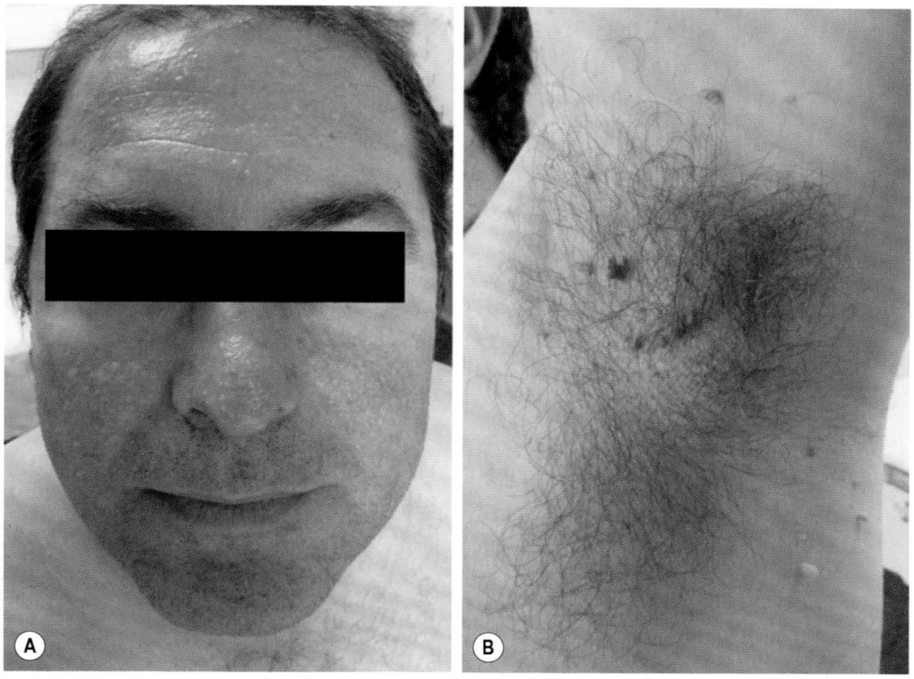

图 10-1　Birt-Hogg-Dubé 综合征患者。(A)毛发盘瘤，(B)纤维毛囊瘤和软纤维瘤。[With permission López V，Jordá E，Monteagudo C，Birt-Hogg-Dubé Syndrome：An update. Actas Dermo-Sifiliográficas(English Edition)2012；103(3)：198-206.]

心肌病、矮小症有关。

2.所有的 RAS 病(CFC、NF1、Noonan、Costello 综合征，以及 LEOPARD)均影响了 RAS/MAPK 通路，并且有相似的临床表现，通常需要基因检测诊断。

Carney 综合征(LAMB 和 NAME 综合征)

(一)皮肤表现

1.LAMB=雀斑、心房黏液瘤(和皮肤黏液瘤)、蓝痣(常为上皮样蓝痣)。

2.NAME=痣、心房黏液瘤(和皮肤黏液瘤)、雀斑。

(二)遗传学

AD;PRKAR1A 基因突变(蛋白激酶 A 的编码单元)。

(三)相关疾病/临床表现

1.与各种内分泌肿瘤有关。

2.最常受影响的是肾上腺；表现为原发性色素结节肾上腺皮质疾病——库欣综合征。

3.其他内分泌异常：垂体腺瘤、睾丸癌(支持细胞型)。

4.砂粒体型黑色素神经鞘瘤。

Carvajal 综合征

(一)皮肤表现

纹状表皮松解性掌跖角化病、羊毛状发。

(二)遗传学

常染色体隐性(AR)，桥粒斑蛋白突变。

(三)相关疾病/临床表现

1.与左心室扩张型心肌病有关。

2.Carvajal=线性/纹状 PPK+左心室扩张型心肌病。

Churg-strauss 综合征(过敏性肉芽肿性脉管炎)

(一)皮肤表现

60%的患者皮肤会出现：白细胞碎裂性血管炎、荨麻疹、网状青斑、皮下结节、PNGD(栅栏状中性粒细胞肉芽肿性皮炎)和少血管型肉芽肿。

(二)相关疾病/临床表现

1.最常见表现为过敏性鼻炎、严重的哮喘、外周嗜酸性粒细胞≥10%、鼻窦炎、暂时性肺部感染和多发性单神经炎。

2.IgE 升高。

3.最常见的死亡原因是心肌炎和冠状动脉炎。

4.ANCA 可在 50%的患者中检测到；p-ANCA(抗-MPO)远多于 c-ANCA(PR-3)。

5.与 Wegenar 肉芽肿相比，ANCA 较少呈阳性(100%对 50%)。

6.可能与白三烯抑制剂(孟鲁司特和扎鲁斯特)相关。

Costello 综合征

(一)皮肤表现

手足皮肤松解、面部粗糙、低耳位、掌跖皱褶、周围乳头瘤、黑棘皮病和卷发。

(二)遗传学

AD，RAS 病的一种，HRAS 变异 (85%)>KRAS (10%~15%)。

(三)相关疾病/临床表现

1.智力发育迟缓。肺动脉狭窄、肥厚性心肌病、心律失常。

2.横纹肌肉瘤和移行细胞(膀胱)癌的风险升高。

3.所有的 RAS 通路(CFC、NF1、Noonan、Costello综合征和 LEOPARD)有相似的临床表现，需要基因测试来区分。

皮肤松弛症

(一)皮肤表现

面部皮肤 (特别是眼周和颊部有 “猎犬相”)、颈部、腋窝和大腿皮肤松弛下垂；皮肤缺乏弹性(与皮肤弹性过度综合征相对应)。

(二)遗传学

1.多种形式

(1)AR：最常见也最严重，Fibulin-5(FBLN5)。

(2)AD：良性；Elastin(ELN)>FLN5。

(3)XLR：ATP7A(铜转运体)。

(三)相关疾病/临床表现

枕角综合征是 XLR 皮肤松弛症(通常被称作 Ehlers-Danlos Ⅸ型)的现称；OHS 是 Menkes 卷发综合征的轻型变体。

AR 型的皮肤松弛最易引起内部脏器的功能障碍和死亡。

(1)肺：支气管扩张，肺气肿(进而导致左心衰竭)。

(2)心脏：主动脉扩张/破裂；右心衰竭。

(3)胃肠道：憩室。

皮肌炎

(一)皮肤表现

Gottron 丘疹、向日葵征、披肩征、手枪套征、皮肤异色症和牛皮癣样头皮皮炎。

(二)相关疾病/临床表现

1.与心电图改变、心包炎有关。

2.心脏受累提示预后不良；伴有抗-SRP 自身抗体。

3.肺纤维化伴有抗合成酶综合征(Jo-1、PL7 和 PL-12；自身抗体靶向 tRNA 合成酶)。

Ehlers-Danlos 综合征(EDS)(经典型)

(一)皮肤表现

皮肤高弹性、“卷烟纸”和“鱼嘴”样瘢痕、瘀斑、Corlin 征和软体类假瘤。

(二)遗传学

见表 4-13，儿科皮肤病学章节中的 Ehlers-Danlos 综合征分类。

(三)相关疾病/临床表现

1.与主动脉根部扩张、二尖瓣和三尖瓣脱垂反流有关。

2.在高活动型 EDS 病例中(通常为Ⅲ型 EDS)，可能看到心源性改变。

Ehlers-Danlos 综合征(血管型;旧称Ⅳ型 EDS)

(一)皮肤表现

皮肤变薄、半透明、可见静脉(胸部表现最为突出)、弥漫性瘀伤。

(二)遗传学

AD;由Ⅲ型胶原(COL3A1)突变引起。

(三)相关疾病/临床表现

1.最危险的 EDS 由内脏衰竭引起[动脉破裂>胃肠道(尤其是乙状结肠)、子宫(尤其是妊娠时)]。

动脉破裂部位:胸腔/腹部>头/颈>肢端。

2.最重要的特征是血管脆弱,导致动脉瘤、夹层和破裂。

心内膜炎

(一)皮肤表现

紫癜、Janeway 损伤(无疼痛,累及手掌和足底)、Osler 结节(疼痛,累及手指和足趾)、甲襞梗死。

(二)相关疾病/临床表现

与心脏赘生物和瓣膜功能障碍有关。

红皮病

(一)皮肤表现

弥漫性的皮肤发红,剥脱性皮炎。

(二)相关疾病/临床表现

1.与高输出量心力衰竭有关。

2.可能是多种皮肤病、皮肤 T 细胞淋巴瘤或药物所致。

Fabry 病

(一)皮肤表现

弥漫性体部血管角化瘤(呈“泳衣分布”)、少汗症、手足阵发性疼痛(肢端感觉)和轮状角膜混浊。

(二)遗传学

XLR;GLA 基因突变,导致 α-半乳糖苷酶缺乏。

(三)相关疾病/临床表现

1.最严重的并发症:CV 和 CNS 中的动脉粥样硬化——心肌梗死和脑卒中;慢性蛋白尿——肾衰竭。

2. α-半乳糖苷酶缺乏导致组织内球型三酰神经酰胺沉积,最终导致器官损伤。

3.尿沉渣极化可以看到“马耳他十字”(双折射脂质小球)。

色素沉着

(一)皮肤表现

广泛的青铜色色素沉着。

(二)遗传学

HFE 基因突变。

(三)相关疾病/临床表现

伴有充血性心力衰竭、室上性心律失常、糖尿病、肝硬化。

遗传性出血性毛细血管扩张症(HHT)(肺部疾病中Ⅰ型>Ⅱ型)

(一)皮肤表现

多发性黄斑/“垫状”毛细血管扩张最常见于唇部、口腔和肢端。

(二)遗传学

1. AD;TGF-β 转导路径相关的基因突变。

2. HHT1=内皮素(ENG)。

3. HHT2=Alk-1(ACVRL1)。

(三)相关疾病/临床表现

1.鼻出血(通常是最初的症状)、肺部畸形(最常见的是 HHT-1)、肝脏(最常见的是 HHT-2)和中枢神经系统病变、反复上消化道出血。

2.ALK-1 与肝脏有关[联想记忆法:肝脏中有碱性磷酸酶(Alkaline phosphatase)]。

高胱氨酸尿症

(一)皮肤表现

网状青斑、面颊蝴蝶斑、组织纸样瘢痕、弥漫性色素减退、马方综合征和晶状体异位(晶状体下移)。

(二)遗传学

1.AR;由多种突变引起,导致血和尿中的同型半胱氨酸水平升高,多数情况下是由于胱硫醚 β-合成酶引起的(CBS 基因)。

2.其他基因突变:MTHFR、MTR、MTRR 和 MMADHC。

(三)相关疾病/临床表现

1.与动脉粥样硬化和血栓形成(动脉+静脉)有关。

2.与智力低下和癫痫有关。

高脂血症

(一)皮肤表现

1.Ⅰ型(家族性 LPL 缺乏症和高乳糜血症):暴发性黄瘤。

2.Ⅱ型(家族性高胆固醇血症):腱性、结节性、管状隆起性,指间黄瘤(特征性表现),扁平黄瘤。

3.Ⅲ型(家族性 β-脂蛋白血症,泛发性 β 病):手掌褶皱处的腱性、结节性、管状隆起性,以及掌纹扁平黄瘤(特征性表现)。

4.Ⅳ型(内源性高甘油三酯血症):暴发性黄瘤病。

5.Ⅴ型:暴发性黄瘤病。

(二)遗传学

1.Ⅰ型:LPL 缺乏和 ApoC-Ⅱ缺乏。

2.Ⅱ型:LDL 受体缺陷和 ApoB-100 缺陷。

3.Ⅲ型:ApoE 异常(导致肝清除率下降)。

4.Ⅳ型:糖尿病、酒精摄入和(或)肥胖导致 VLDL 增加。

5.Ⅴ型:糖尿病导致乳糜微粒和 VLDL 增加。

(三)相关疾病/临床表现

1.相关系统的临床表现。

2.Ⅰ型、Ⅳ型和Ⅴ型:急性胰腺炎(由于 TG 增加引起)。

3.Ⅱ型和Ⅲ型:动脉粥样硬化导致心肌梗死与脑卒中。

川崎病

(一)皮肤表现

“草莓舌”、唇炎、多形皮损(躯干为主)、肢端红斑和水肿(随后脱皮)、结膜炎和前葡萄膜炎。

(二)相关疾病/临床表现

1.与冠状动脉瘤(潜在致命性)有关。

2.持续高烧≥5 天、颈部淋巴结肿大、躯干皮疹,手水肿/脱屑、口腔和结膜表现具有诊断意义。

3.处方:大剂量 ASA 和 IVIG 对预防冠心病至关重要。

LEOPARD 综合征

(一)皮肤表现

雀斑样痣(上半身,见于儿童)、咖啡牛奶斑(CALM)、眼距增宽、低耳位。

(二)遗传学

1. AD;是一种 RAS 病;最常见的突变是 PTPN11 基因(90%)。

2. MAPK 通路很少发生基因突变(10%):BRAF 和 RAF1。

(三)相关疾病/临床表现

1.心电图异常,肺动脉瓣狭窄,生殖器异常(隐睾症最常见,尿道下裂),生长缓慢和耳聋。

2.很难从临床表现上与其他 RAS 病区分(心-面部皮肤综合征、神经纤维瘤 1、Noonan 综合征和 Costello 综合征)。

淋巴瘤样肉芽肿病

(一)皮肤表现

躯干和四肢处的真皮或皮下出现结节,伴或不伴溃疡。

(二)相关疾病/临床表现

1.致死率高(5 年死亡率 60%),特别是 EBV 诱导的血管破坏性 B 细胞淋巴瘤。

2.典型的表现为肺部病变+皮肤皮损。

马方综合征

(一)皮肤表现

面部出现皱纹、面部变窄/变长、晶状体异位(晶状体向上脱位)、近视、蜘蛛样指/趾、漏斗胸。

(二)遗传学

AD;Fibrillin-1 基因突变。

(三)相关疾病/临床表现

1.与二尖瓣脱垂、反流,主动脉根部扩张,升主动脉夹层有关。

2.治疗:β 受体阻滞剂和 ACEI,预防主动脉根部扩张。

新生儿红斑狼疮(NLE)

(一)皮肤表现

非瘢痕、非萎缩性的,类似 SCLE 的环形红斑(眼周最常见)和明显的血管扩张。

(二)相关疾病/临床表现

1.与先天性心脏传导阻滞相关的概率高达 30%(常为不可逆,死亡率达 30%)。

2.由可经胎盘传代的抗 RO/SSA 抗体引起(>抗La/SSB 抗体>抗 U1RNP 抗体)。

3.母亲有一个子女患有 NLE,再次妊娠生出患有 NLE 患儿的概率为 25%。

PHACES 综合征

(一)皮肤表现

婴儿节段性血管瘤(颞部最常见),面部和颈部也较常见。

(二)相关疾病/临床表现

1.伴有主动脉狭窄、房间隔缺损和室间隔缺损。

2. P:后颅窝畸形。

3. H:血管瘤。

4. A:动脉异常。

5. C:心脏缺损与主动脉缩窄。

6. E:眼异常。

7. S:胸骨缺损与脐上中缝。

Naxos 综合征

(一)皮肤表现

弥漫性非表皮性掌跖角化、羊毛状毛发。

(二)遗传学

AR,斑珠蛋白基因突变。

(三)相关疾病/临床表现

与心律失常,右心室心肌病有关。

Ⅰ型神经纤维瘤病(NF-1)

(一)皮肤表现

CALM、腋下雀斑(30%患者可见“克罗征”,累及颈部和其他褶皱部位)、多发性的神经纤维瘤和 Lisch 结节(虹膜)。

(二)遗传学

AD;NF1(神经纤维瘤蛋白)基因突变。

(三)相关疾病/临床表现

与高血压有关(与原发性高血压最相关,其次是嗜铬细胞瘤粉样变性)。

原发性系统性淀粉样变

(一)皮肤表现

最常见瘀点/压力性紫癜,亦可见到光泽的、半透明的蜡样丘疹或斑块、脱发、巨大舌。

(二)相关疾病/临床表现

1.与限制性心肌病、传导异常和蛋白尿有关。

2.可引起免疫球蛋白轻链(AL)在皮肤和内脏组织中沉积;沉积物刚果红染色呈粉红色(偏振光下呈苹果绿双折射)。

3.原发性淀粉样变的患者有 30%可产生皮肤表现,继发性淀粉样变不产生皮肤临床表现。

早衰症(哈钦森–吉尔福德早衰症)

(一)皮肤表现

硬皮病样改变、特征性面容(眼球突出,纤细、喙状鼻,耳朵突出和下颌畸形)、斑驳的色素沉着、皮下脂肪减少和脱发。

(二)遗传学

AD;核纤层蛋白A基因突变(LMNA基因;核纤层组分)。

(三)相关疾病/临床表现

重要的内脏系统表现:动脉粥样硬化、心肌梗死和脑卒中导致的过早死亡。

银屑病

(一)相关疾病/临床表现

心血管、脑血管和外周动脉疾病的风险增加,代谢综合征增多。

复发性多软骨炎

(一)皮肤表现

耳软骨处红斑,其他软骨组织(鼻和气管)出现炎症。

(二)相关疾病/临床表现

1.与气管和鼻塌陷有关。

2.与主动脉关闭不全和主动脉夹层动脉瘤有关。

风湿热

(一)皮肤表现

边缘性的红斑、皮下结节、多发性关节炎、舞蹈病和发热。

(二)相关疾病/临床表现

1.急性期:心包炎。

2.慢性:二尖瓣疾病和主动脉瓣疾病。

结节病

(一)皮肤表现

红褐色丘疹、结节和斑块,玻片压诊呈“苹果果冻颜色”;可能出现在先前存在的瘢痕中;冻疮样狼疮(伴有严重的肺病)、结节性红斑(伴有急性双侧肺门腺病和踝关节炎=Lofgren综合征)。

(二)相关疾病/临床表现

1.肺:肺动脉HTN和肺间质病变。

2.心脏:心包炎和传导缺陷;心脏受累可能预后不良。

系统性红斑狼疮

(一)皮肤表现

1.暂时性面部红斑;光敏感伴或不伴盘状红斑狼疮和亚急性皮肤型红斑狼疮皮损。

2.如果出现抗卵磷脂抗体,则可能有坏死性网状青斑、广泛的皮肤坏死和下肢溃疡。

(二)相关疾病/临床表现

伴有Libman–Sacks心内膜炎(无菌性)、心包炎和冠状动脉疾病。

Wegener肉芽肿病(肉芽肿合并多血管炎,GPA)

(一)皮肤表现

50%有皮肤受累;LCV、坏死性皮肤肉芽肿、坏疽性脓皮病样皮损(“恶性脓皮病”)、溃烂性牙龈(“草莓样”牙龈)、黏膜溃疡和鞍鼻。

(二)相关疾病/临床表现

1.严重的多系统坏死性血管炎(未经治疗的患者死亡率>90%)。

2.最常见的全身表现:呼吸道(慢性鼻窦炎是GPA最常见症状);肾(节段性新月体坏死性肾小球肾炎)。

3.c–ANCA(抗–蛋白酶–3)自身抗体用ELISA和IIF能够以100%检测到;GAP更容易检测出ANCA,对比Churg–Strauss综合征(后者检出率为50%)。

黄甲综合征

(一)皮肤表现

指甲变厚、生长缓慢、高度弯曲、呈黄色或黄绿色;甲剥离;没有甲小皮和甲半月。

(二)相关疾病/临床表现

经典三联征:黄色指甲、淋巴水肿和肺部疾病(支气管扩张和胸腔积液)。

第 2 节　内分泌系统

糖尿病

糖尿病性大疱病

(一)皮肤表现

四肢出现紧绷、非炎症性、无痛的大疱(图 10-2)。

(二)相关疾病/临床表现

1.男性>女性。

2.通常 2~4 周内可痊愈。

3.支持治疗。

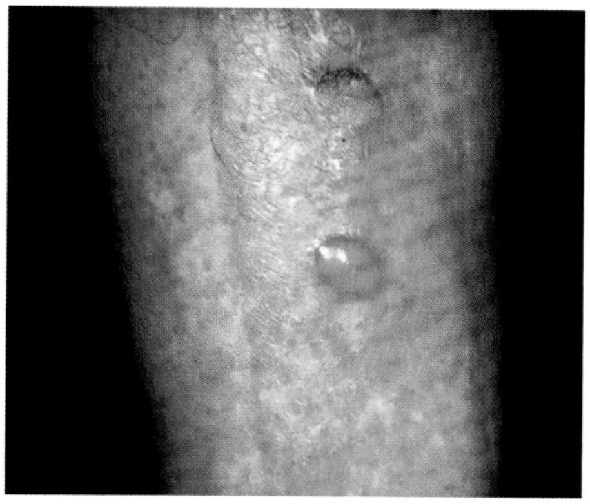

图 10-2　糖尿病患者,下肢大疱。(From Bolognia JL,et al. Dermatology Essentials. Elsevier. 2014.)

良性黑棘皮病

(一)皮肤表现

呈丝绒状、棕色,分布于颈部、腋窝和腹股沟。

(二)相关疾病/临床表现

1.发病缓慢,通常较早发病。

2.提示胰岛素抵抗或糖尿病。

3.肤色较深个体中常见。

4.治疗应改善胰岛素抵抗,局部使用类视黄醇、乳酸胺和卡泊三醇。

环状肉芽肿

(一)皮肤表现

常累及躯干和四肢伸侧,可泛发出现或者突然出现;皮损呈无鳞屑的、肤色、粉红色、紫红色或红褐色丘疹,呈弧形或者环形。

(二)相关疾病/临床表现

1.通常无症状,可在数月至数年内自行缓解。

2.鉴别诊断:糖尿病类脂质坏死(多见于小腿)、皮肤结节、扁平苔藓和类风湿结节。

3.治疗:观察,局部类固醇治疗、冷冻疗法和光疗。

4.可能伴有高脂血症。

胡萝卜素血症

(一)皮肤表现

皮肤呈弥漫性橙黄色。

(二)相关疾病/临床表现

血清胡萝卜素水平升高。

神经性溃疡

(一)皮肤表现

压力性溃疡,常见于足底,疼痛较少见。

(二)相关疾病/临床表现

糖尿病累及感觉神经出现此病变较常见。

糖尿病硬皮病

(一)皮肤表现

上背部、颈部红斑或肤色硬结。

(二)相关疾病/临床表现

1.糖胺聚糖沉积所致。

2.组织活检:方形活检征、多细胞的真皮层(对比硬化性黏液水肿的细胞结构增多),可见被黏蛋白分开的间隔很宽的胶原纤维束(胶体铁染色最为清楚)。

3.可能与链球菌感染有关系,或者与 IgG-κ 单克隆丙种球蛋白病有关。

肢端红斑

(一)皮肤表现

手足可见类似丹毒的红斑。

(二)相关疾病/临床表现

可继发于代偿性充血的小血管闭塞性疾病。

糖尿病皮肤病

(一)皮肤表现

小的、椭圆形、红褐色、萎缩性的斑疹或斑块,常见于下肢。

(二)相关疾病/临床表现

1.由于轻微创伤和(或)微血管病变导致的皮肤灌注减少。

2.早期识别有助于发现肾脏和视网膜微血管病变。

糖尿病类脂质坏死(NLD)

(一)皮肤表现

萎缩性斑块,呈橙黄色,边界呈红色,可见毛细血管扩张,中央可见溃疡,胫前皮肤多见(如图 10-3);溃疡愈合后可见萎缩性瘢痕。

(二)相关疾病/临床表现

1.与糖尿病肾病、视网膜病变和吸烟有关。

2. 30%的 NLD 患者有糖尿病,但只有 0.3%的糖尿病患者有 NLD。

3.女性>男性。

治疗:局部治疗或 IL-类固醇、纤溶物、己酮可可碱和手术治疗。

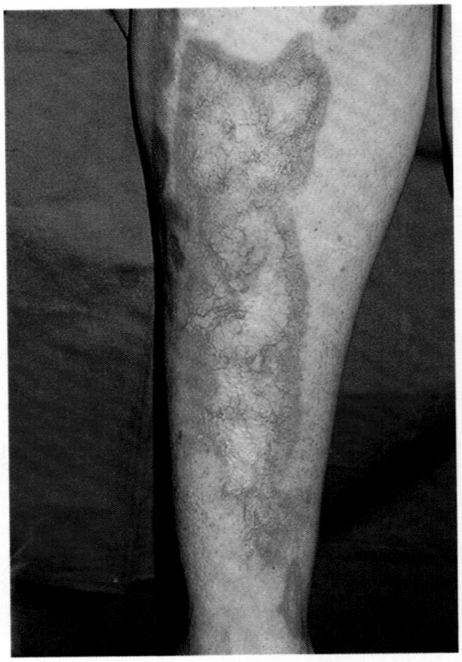

图 10-3 NLD。[From Jones S, Hunter H. Skin manifestations of systemic disease. Medicine 2009;37(6):277-281.]

多发性内分泌肿瘤(MEN)

(一)皮肤表现

1. Ⅰ型(Wermer):垂体腺瘤,甲状旁腺肿瘤和胰腺肿瘤;结节性硬化症样皮肤改变(胶原瘤、面部血管纤维瘤、白斑、CALM、脂肪瘤)。

2. Ⅱa 型(Sipple 综合征):甲状旁腺腺瘤、甲状腺髓样癌、嗜铬细胞瘤、感觉异常性背痛、黄斑/苔藓淀粉样变性。

3. Ⅱb/Ⅲ型(多发性黏膜神经瘤综合征):黏膜神经瘤、甲状腺髓样癌、嗜铬细胞瘤、胃肠道神经节细胞瘤、马方综合征样体型和唇增厚。

(二)遗传学

1. AD。

2. Ⅰ型:MEN 1(编码 menin,一种肿瘤抑制因子)。

3. Ⅱa 型和Ⅱb/Ⅲ型:RET(编码酪氨酸受体激酶)。

(三)相关疾病/临床表现

1.最重要的表现是皮肤黏膜改变。

2. MEN 1=TS 样改变。

3. MEN 2a=淀粉样变。

4.MEN 2b=多发性黏膜神经瘤；马方综合征样。

糖尿病患者常见的感染

1.红癣。

2.疖/痈。

3.念珠菌病、口角唇炎、正中菱形舌炎、慢性甲沟炎、芽生菌性指间糜烂、生殖道感染和擦烂。

4.其他细菌和真菌感染。

甲状腺疾病

Graves 病

(一)皮肤表现

1.皮肤变得柔软、光滑和湿润。

2.局部或全身色素沉着。

3.头发变细；轻度、弥漫性脱发。

4.由甲状腺萎缩引起的匙状甲、甲剥离。

(二)胫前黏液水肿

质硬、褐色胫前斑块(胫前>前臂后部/外侧>>其他部位)(图 10–4)。

(三)相关疾病/临床表现

1.影响 3%~5%的 Graves 病的患者。

2.Graves 病患者外科手术后常发生。

3.与突眼、甲状腺肢端病、杵状指和甲状腺肿有关。

(四)甲状腺皮肤病

四肢对称的、非凹陷性的、黄色至红棕色的蜡状丘疹，结节和斑块。

(五)治疗/相关疾病

1.治疗：局部用药或 IL–类固醇。

2.与甲状腺功能亢进有关。

甲状腺功能亢进

(一)皮肤表现

1.皮肤粗糙、干燥、脱屑、变凉和水肿。

2.全身黏液水肿。

3.毛发颜色变暗淡、脆弱、粗糙；弥漫性脱发。

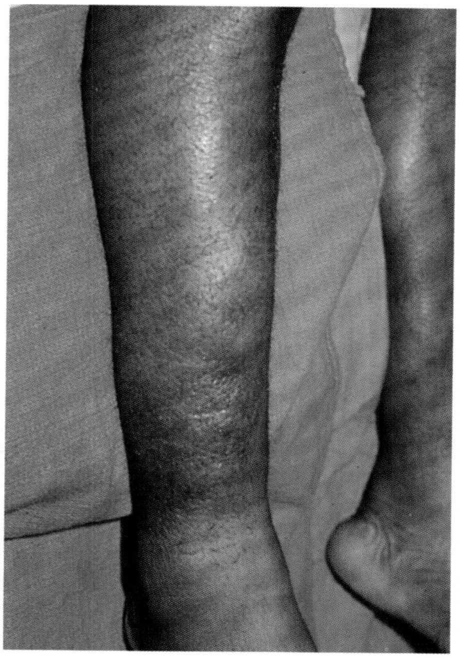

图 10–4　下肢胫前黏液性水肿。(From Brinster NK, et al. Dermatopathology：A Volume in the High Yield Pathology Series. Elsevier. 2011.)

4.Madarosis 病(眉毛和睫毛脱落)，少汗症，雀斑和指(趾)甲生长缓慢、易破裂、有条纹生长。

5.继发于胡萝卜素血症的皮肤苍白或变黄。

6.皮肤增厚，唇和舌增大。

甲状腺癌

(一)皮肤表现

甲状腺乳头状癌是皮肤转移癌的最常见表现。

(二)相关疾病/临床表现

甲状腺癌有多种症状：

(1)甲状腺髓样癌：MEN Ⅱ A，MEN Ⅱ B 和 Birt–Hogg–Dubé。

(2)滤泡性甲状腺癌：Cowden 综合征。

其他疾病

Addison 病

(一)皮肤表现

弥漫性色素沉着(光照下加重)继发于 ACTH 分

泌；软骨纤维化和钙化；青春期后女性毛发减少。

(二)相关疾病/临床表现

肾上腺功能不全导致。

库欣综合征

(一)皮肤表现

皮肤萎缩变薄、易瘀伤、伤口不易愈合、紫色条纹、水牛背、满月脸、多毛症、类固醇性痤疮。

第3节　胃肠道系统

Bannayan-Riley-Ruvalcaba 综合征

(一)皮肤表现

大头畸形、脂肪瘤和阴茎小痣。

(二)遗传学

AD，PTEN 基因（编码蛋白磷酸酶）突变；影响 mTOR 通路。

(三)相关疾病/临床表现

1.Cowden 综合征的轻度表型变异（内脏恶性肿瘤风险较低）。

2.与肠错构瘤性息肉病有关。

蓝色橡皮疱痣综合征

(一)皮肤表现

多个蓝紫色皮下“疱”，质软（静脉畸形）。

(二)遗传学

散发（>AD）。

(三)相关疾病/临床表现

1.最重要、最常见的内在表现为胃肠道静脉畸形（蓝色疱），可能导致消化道出血（潜在致死性）。

2.胃肠道受累之前常会出现皮肤损害（出生及成年早期常见），因此，早期识别皮肤损害是很重要的。

肠道相关皮肤病关节炎综合征(肠旁路综合征，BADAS)

(一)皮肤表现

上肢和躯干上有红色斑点和斑块，上面有丘疹和脓疱。

(二)相关疾病/临床表现

1.发热、寒战，全身不适，关节炎和皮肤表现。

2.肠道细菌的过度生长，导致皮肤/滑膜中补体激活和抗体复合物沉积。

3. 20%为肥胖症空肠旁路术后。

4.也可能伴有炎性肠病（IBD）。

5.治疗：抗生素（四环素、喹诺酮类、甲硝唑和大环内酯类）和局部类固醇，若病情严重，可考虑行肠旁路手术。

肝硬化

(一)皮肤表现

蜘蛛痣、掌红纹、男性乳房发育、Terry 甲（肝衰竭征象）、Muehrcke 甲（低蛋白血症征象）、瘙痒和黄疸。

Cowden 综合征(PTEN 错构瘤综合征)

(一)皮肤表现

面部良性肉色丘疹、口腔乳头状瘤（最常见于舌、牙龈）、掌跖角化病、多发性脂肪瘤、硬化性纤维瘤（特征性表现）、阴茎点状色斑。

(二)遗传学

AD，PTEN（编码蛋白磷酸酶）突变，影响 mTOR 通路。

(三)相关疾病/临床表现

1.与胃肠道错构瘤性息肉、纤维囊性乳腺病有关。

2.终生存在癌症风险：乳腺癌（Breast，双侧，85%）>甲状腺癌（Thyroid，35%，滤泡型常见）>子宫内膜癌（Endometrial）。

3.趣味助记：“BET on cancer Cowden’s”。

4.小脑发育不良性神经节细胞瘤(Lhermitte-Duclos 病)是 Cowden 综合征的一部分,是一种引起小脑共济失调、大头畸形和颅内压增高的错构瘤。

5. PTEN Hamartoma 综合征(PTHS),包括 Cowden 综合征、Bannayan-Riley-Ruvalcabe 综合征、PTEN 相关普罗特斯综合征和普罗特斯综合征,所有疾病都有重叠特征。

Cronkhite-Canada 综合征

(一)皮肤表现

皮肤斑点型色素沉着、脱发和指(趾)甲变薄。

(二)相关疾病/临床表现

1.与非遗传性腺瘤性息肉病、腹泻/吸收不良(导致体重减轻)、水肿和腹痛有关。

2.无癌症风险。

Degos 病(恶性萎缩性丘疹病)

(一)皮肤表现

多发丘疹,中心有瓷白色,边缘有红斑;多数影响上肢和躯干。

(二)相关疾病/临床表现

1.是一种闭塞性小动脉血管病变,预后差(但皮肤局限型预后较好)。

2.与胃肠道穿孔有关(最常见和最严重的并发症;有 50%病例发生,死亡率高),发病率>中枢神经系统病变。

疱疹样皮炎(Duhring 病)

(一)皮肤表现

四肢末端伸侧、头皮、臀部出现瘙痒性丘疹、糜烂。

(二)遗传学

相关基因:HLA-DQ2>HLA-DQ8>>其他单倍型(HLA-A1、HLA-B8、HLA-DR3)。

(三)相关疾病/临床表现

1.与面筋蛋白敏感性肠病/腹腔疾病高度相关。

2.不坚持无谷胶饮食,使胃肠道淋巴瘤风险增加。

Gardner 综合征(家族性腺瘤性息肉病综合征的表型变异)

(一)皮肤表现

多发性表皮囊肿(通常为混合型囊肿/局灶性毛母质瘤分化)、多发性毛母质瘤、多发性脂肪瘤、硬化性纤维瘤(15%)、纤维瘤、颌骨瘤和牙源性肿瘤。

(二)遗传学

AD,APC 基因突变(作用为下调 β-连环蛋白)。

(三)相关疾病/临床表现

1.与许多肿瘤有关:结直肠癌(100%)。

2.与先天性视网膜上皮肥大有关(CHRPE)。

3.与多发性毛囊瘤综合征有关:Rubenstein-Taybi 综合征、肌强直性营养不良。

4.与多发性脂肪瘤有关:Cardner 综合征、Bannayan-Riley-Ruvalcaba 综合征和 MEN-I。

血色素沉着病

(一)皮肤表现

全身呈古铜色和色素沉着。

(二)遗传学

HFE 基因突变(C282Y 最常见)。

(三)相关疾病/临床表现

1.与储存铁过多、肝硬化、心功能不全和糖尿病有关。

2.治疗:静脉切开术(一线)和螯合术(二线)。

乙型肝炎和丙型肝炎

(一)皮肤表现

1.重要的乙型肝炎(Hep B)相关疾病。

(1)Gianotti-Crosti(B>>C)。

(2)经典的结节性多动脉炎(PAN)(B>C)。

(3)结节性红斑(EN)(B>C)。

2.重要的丙型肝炎(Hep C)相关疾病。

(1)坏死性肢端红斑(C)。

(2)口腔糜烂性扁平苔藓(C)。

(3)2 型和 3 型球蛋白血症(C>>B)。
(4)迟发性皮肤卟啉症(C>B)。
(5)皮肤 PAN(C>B)。
(6)与干扰素或利巴韦林有关的结节病(C>B)。

(二)相关疾病/临床表现

其他相关疾病(Hep B=C):多形红斑、CSSV、瘙痒症、荨麻疹性血管炎和荨麻疹。

炎性肠病(IBD)

(一)皮肤表现

皮肤表现因疾病不同而不同。

(二)相关疾病/临床表现

与之相关的疾病包括:结节性红斑、血管炎、小血管炎、结节性多动脉炎、肠相关皮肤病、关节炎综合征、坏疽皮病、中性粒细胞皮肤病、增殖性脓性口炎、阿弗他溃疡、浸润性肉芽肿、瘘管和获得性大疱性表皮松解症。

原发性胆汁淤积性肝硬化

(一)皮肤表现

瘙痒、黄疸、弥漫性色素沉着和黄色瘤。

(二)相关疾病/临床表现

1.自身免疫性疾病与抗线粒体抗体有关(>90%)。
2.女性远多于男性(9:1)。
3.骨质疏松是常见并发症。
4.治疗:熊去氧胆酸、秋水仙碱、甲氨蝶呤和移植。

Peutz-Jeghers 综合征

(一)皮肤表现

黏膜(>皮肤)黑色素斑。

(二)遗传学

AD,丝氨酸/苏氨酸蛋白激酶 STK11 突变。

(三)相关疾病/临床表现

1.消化道良性错构瘤性息肉(极少或没有恶变风险)。

2.与之相关的重要的恶性肿瘤:乳腺癌(50%)>GI(40%)和胰腺癌(35%~40%)。

弹性假黄瘤(PXE)

(一)皮肤表现

褶皱处可见黄色丘疹,皮肤松弛(图 10-5)。

(二)遗传学

AR,ABCC6 基因突变(ABC 转运体/ATP 酶参与多药耐药机制)。

(三)相关疾病/临床表现

1.与消化道出血,血管样条纹(Bruch 膜的细小裂纹)、高血压、早期动脉粥样硬化、心肌梗死、子宫出血和血管钙化有关。

2.血管样条纹伴有以下表现:PXE、佩吉特骨病,镰状细胞性贫血和铅中毒。

坏疽性脓皮病(PG)

(一)皮肤表现

紫色结节或出血性脓疱,进展为紫癜边缘受损的溃疡(图 10-6);溃疡底可能是化脓性的,伴有出血性的坏死焦痂,溃疡愈合形成筛状瘢痕,下肢常见。

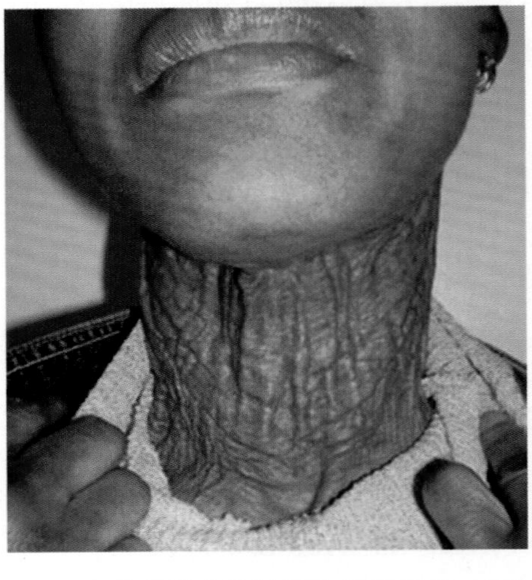

图 10-5 PXE 患者颈部皮肤松弛和褶皱增多。(With permission from Akram H,Sewell M,Cheng L. Pseudoxanthoma elasticum. Brit J Oral Maxillo Surg 2008;46(3):237-238)

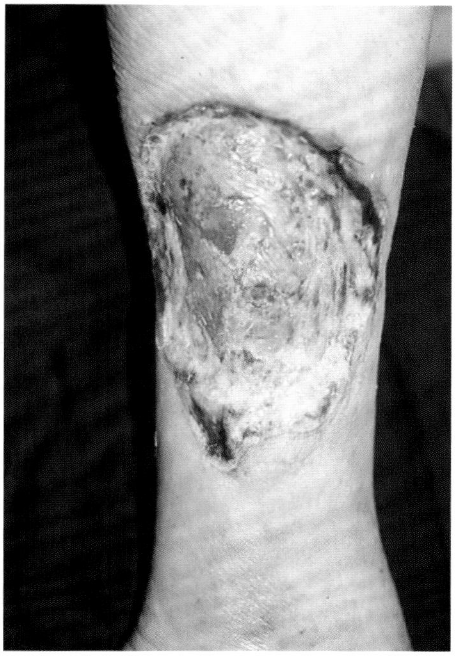

图 10-6 坏疽性脓皮病患者下肢溃疡。(From Brinster NK,et al. Dermatopathology:A Volume in the High Yield Pathology Series.Elsevier. 2011.)

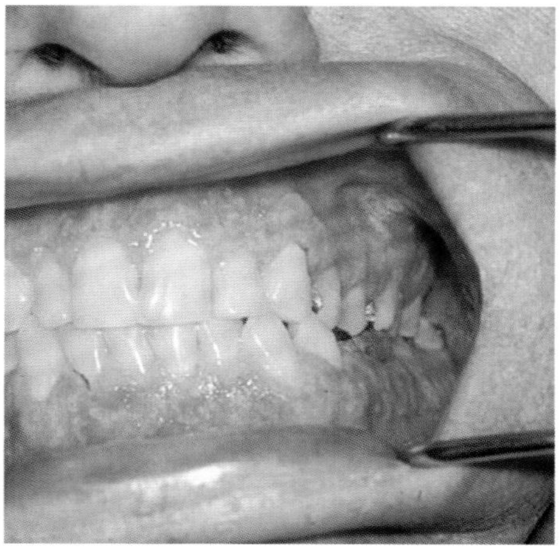

图 10-7 坏疽性脓皮病患者口腔黏膜红斑,上覆黄色脓疱(From Islam N,Bhattacharyya I,Cohen D,Common Oral Manifestations of Systemic Disease. Otalaryng Clin N Amer 2011;44(1):161-182.)

(二)相关疾病/临床表现

1.与炎性肠病(溃疡性结肠炎>Crohn 病)、类风湿关节炎、骨髓血液恶病质有关。

2.可表现为过敏反应。

化脓性皮炎/化脓性口腔炎

(一)皮肤表现

1.臀部、颊黏膜和皮肤褶皱上的脓疱和溃疡(图 10-7)。

2.与皮肤坏疽性脓皮病有关。

(二)相关疾病/临床表现

1.与 IBD 有关(溃疡性结肠炎>克罗恩病)。

2.处方:治疗基础性炎性肠病;可以局部使用类固醇和他克莫司控制症状。

Muir-Torre 综合征 (Lynch 综合征的表型变异)

(一)皮肤表现

1.多发性皮脂腺肿瘤:皮脂腺腺瘤、皮脂瘤和皮质癌。

2.多发性角化棘皮瘤(通常伴有皮脂腺分化)。

(二)遗传学

AD,错配修复基因发生突变,导致微卫星不稳定性增高;最常见的突变基因:MSH2(90%)>MSH6、MLH1 和 PMS-2。

(三)相关疾病/临床表现

1.癌症相关性:结肠癌(最常见 50%)>胃溃疡(第二常见)>胃癌、卵巢癌、子宫内膜癌和淋巴瘤。

2.面部皮脂腺肿瘤,与 Muir-Torre 综合征有关(比面部病变更常见)。

3.伴皮脂腺分化明显的角化棘皮瘤与 Muir-Torre 综合征有关。

硬皮病(系统性硬化症)

(一)皮肤表现

早期出现的双侧手部水肿可发展为肢端硬化、皮肤硬化(大多出现在手臂、头颈部);也可见雷诺现象伴有手指坏死、腹侧翼状胬肉、面部毛细血管扩张(尤其是 CREST 亚型)和“盐和胡椒”样色素沉着;指(趾) 甲皱襞镜下显示为扩张的毛细血管环伴周围血管区。

(二)相关疾病/临床表现

1.TGF-β 可导致皮肤硬化症(同样可导致该病的还有内皮素-1、PDGF、IL-4 和结缔组织生长因子)。

2.常与食管运动障碍和肺纤维化有关(高达 60%)。

3.抗拓扑异构酶Ⅰ(Scl-70):伴有弥漫性系统性硬化症和肺纤维化。

4.抗着丝点抗体:与 CREST 综合征(lSSc),肺功能受损,心、肾受累有关。

5.抗-PM/Scl 抗体:与多发性肌炎-硬皮病综合征有关。

维生素 C 缺乏病(坏血病)

(一)皮肤表现

毛囊周围紫癜、"螺旋毛"、毛周角化症、牙龈炎、结膜充血、贫血(由胃肠道出血所致),以及行走困难(图 10-8)。

(二)相关疾病/临床表现

1.与追捧素食潮流、营养不良和酗酒有关。

2.维生素 C(抗血酸)是赖氨酸羟化酶和脯氨酸羟化酶(胶原羟化和交联所必需的)的辅助性因子,缺少可导致胶原交联缺陷,最终导致骨变形、血管变脆、伤口愈合不良,以及上述皮肤表现。

蜘蛛状血管瘤

(一)皮肤表现

由于血管扩张导致的红斑和小丘疹,通常是扁平的。

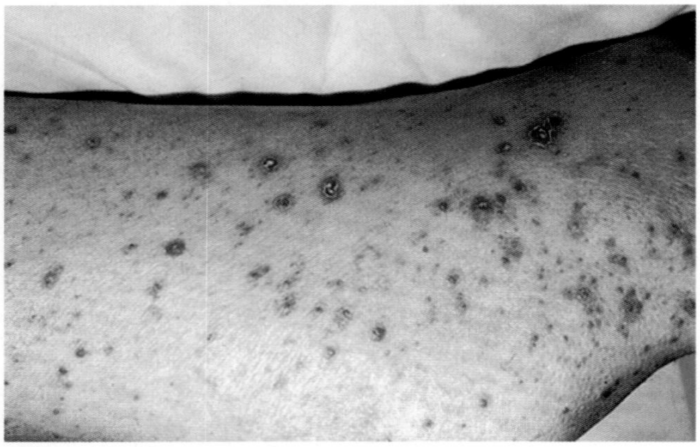

图 10-8 维生素 C 缺乏病:可出现毛囊周围紫癜和毛囊角化症。(From Fitzpatrick JE, Morelli JG. Dermatology Secrets Plus, 4th Ed. Elsevier. 2011.)

(二)相关疾病/临床表现

1.继发于高雌激素。

2.肝硬化患者中 75%会出现;妊娠和口服避孕药的女性也会出现。

Wilson 病(肝豆状核变性)

(一)皮肤表现

角膜色素环、蓝色半月板和胫前色素沉着。

(二)遗传学

AR,ATP7B 基因突变。

(三)相关疾病/临床表现

1.铜代谢缺陷导致铜元素在肝脏中沉积,最终可致肝脏衰竭。

2.神经精神症状常见。

3.血浆铜蓝蛋白水平降低。

4.由于后弹力层(角膜)铜沉积造成角膜色素环。

5.治疗:青霉胺、曲恩汀,或肝移植。

第 4 节 神经系统

1.一些神经性疾病有皮肤表现,在本书中的其他几章中都有详细的讨论。

2.以下这些疾病请参阅儿科皮肤病学书:神经纤维瘤病、基底细胞痣综合征、共济失调毛细血管扩张综合征、色素性干皮病、Sjögren-Larsson 综合征、雷夫叙姆病、科凯恩综合征、色素失调症、KID 综合征,Vohwinkel 综合征、Bjornstad 综合征、毛发硫营养不良综合征(PIBIDS)和 Menkes 病。

第 5 节 肾

Birt-Hogg-Dubé 综合征(见本章心肺部分)

多发性肾癌(15%,最常见嫌色性肾癌和嗜酸细胞瘤)。

钙过敏症

(一)皮肤表现

下肢放射性疼痛或者网状的紫癜,出现硬结、坏死和溃疡斑块。

(二)相关疾病/临床表现

1.中小型血管发生钙化及血栓形成。

2.最常见于终末肾病(与钙磷酸盐沉积有关),其他原因:糖尿病和甲状旁腺功能亢进。

3.与继发感染和脓毒症有关;死亡率高。

4.治疗:治疗基础肾衰竭;部分甲状旁腺切除术;清除坏死组织;使用硫代硫酸钠,以及治疗潜在感染;梅奥诊所曾报道纤溶蛋白疗法的成功病例。

终末期肾病(ESRD)

(一)皮肤表现

苍白:由于类胡萝卜素和尿色素沉积引起皮肤发黄,曝光部位色素沉着、瘀斑、干燥,Lindsay 甲(对半折断的)。

(二)相关疾病/临床表现

瘙痒症、钙过敏症、转移性钙化、肾源性纤维化性皮肤病/肾源性系统性纤维化(与钆暴露相关)、穿孔性疾病、尿毒症、假性卟啉症、皮肤迟发卟啉症。

过敏性紫癜(HSP)

(一)皮肤表现

白细胞碎裂性血管炎(LCV)(下肢和臀部常见)。

(二)相关疾病/临床表现

1.可能与 IgA 肾小球肾炎有关。

2.常见于青春期前儿童:大多数患者有上呼吸道感染/咽炎;A 组链球菌是最常见的感染。

3.腹痛、阴囊疼痛/水肿、关节炎和暂时性肾功能不全[慢性肾功能不全 10%~20%;仅有 2%发生终末期肾病(ESRD)]。

甲-髌骨综合征(髂角病和 HOOD 综合征=遗传性甲骨发育不良)

(一)皮肤表现

甲发育不全[指甲>趾甲;拇(踇)趾)受影响较大]、三角形甲半月。

(二)遗传学

AD,LMX1B 基因(调节胶原合成)突变。

(三)相关疾病/临床表现

1.局灶节段性肾小球硬化(40%患者可见,死亡率 10%,早期治疗对预防肾功能不全很重要)、髌骨缺如/发育不全(90%)、髂骨角(骨盆髂骨处出现特殊的外生骨疣,出现在 80%患者中,无临床症状)。

2.典型的眼部发现:Lester 虹膜(50%,虹膜瞳孔边缘色素沉着)。

肾源性系统性纤维化(NSF)[曾用名:肾源性纤维化皮肤病(NFD)]

(一)皮肤表现

质硬斑块,橘黄色,下肢较躯干常见,面部少见,手掌可见黄色丘疹。

(二)相关疾病/临床表现

1.所有患者均有接触钆 MRI 对比染料的经历(钆双胺、钆喷酸葡胺注射液和钆弗塞胺风险最大),可致肾功能障碍(慢性多于急性)。

2.重要眼部表现:黄色巩膜斑。

结节性多动脉炎(PAN)

(一)皮肤表现

真皮/皮下结节和网状青斑。

(二)相关疾病/临床表现

经典关联:肾动脉瘤和高血压。

Reed 综合征(家族性皮肤平滑肌瘤病)

(一)皮肤表现

多发性平滑肌瘤和子宫平滑肌瘤。

(二)遗传学

1. AD,富马酸水合酶基因突变。

2.富马酸水合酶是一种参与细胞呼吸的柠檬酸/三羧酸循环的酶。

(三)相关疾病/临床表现

肾癌(15%终身风险)和肾囊肿的风险升高。

结节性硬化症

(一)皮肤表现

面部血管纤维瘤呈蝶状分布(皮质腺腺瘤)、肛周和甲下纤维瘤(Koenen 肿瘤)、灰斑、鲨鱼斑(颈部和背部最常见)、咖啡牛奶斑和眼部病变(结膜缺损和晶状体瘤)。

(二)遗传学

AD,TSC1(错构瘤蛋白)和 TSC2(马铃薯球蛋白)基因突变。

(三)相关疾病/临床表现

与肾血管平滑肌脂肪瘤、中枢神经系统肿瘤(巨细胞星形细胞瘤、皮质结节、室管膜下结节)、智力低下、癫痫和心脏横纹肌瘤有关。

第 6 节 副肿瘤综合征

获得性血管水肿(AAE)

(一)皮肤表现

无疼痛、非凹陷性,皮肤瘙痒性水肿;无荨麻疹表现。

(二)相关疾病/临床表现

1.由 C1-INH 活动性降低引起[常见于所有的遗传性血管性水肿(HAE)和 AAE]。

2.两种类型的 AAE(AAE1 和 AAE2)都会出现 C1q(不同于 HAE)和 C2/C4 下降。

3. AAE1 型伴有淋巴增生性疾病。

4. AAE2 型伴有自身免疫性疾病。

后天性鱼鳞病

(一)皮肤表现

下肢粘连性多角形鳞屑/角化(胫前常见),弯曲/褶皱处不常见。

(二)相关疾病/临床表现

1.最常与霍奇金和非霍奇金淋巴瘤有关。

2.其他相关疾病:结节病、狼疮、甲状腺功能障碍、药物反应、淋巴瘤、乳腺癌和肺癌。

3.通常在恶性肿瘤之后被发现,病程持续于潜在的恶性肿瘤之后。

副肿瘤性肢端角化症(Bazex 综合征)

(一)皮肤表现

1.最初在鼻梁、耳轮、肢端出现对称性红斑、紫红斑和银屑病样斑块,±掌跖角化病皮疹逐渐延伸至膝、下肢、手臂和头皮(图 10-9)。

2.其他临床表现包括黄甲、甲下角化过度、水平和纵向的指甲条纹。

(二)相关疾病/临床表现

1.常与呼吸消化道肿瘤有关(口腔、咽、喉、食管)。

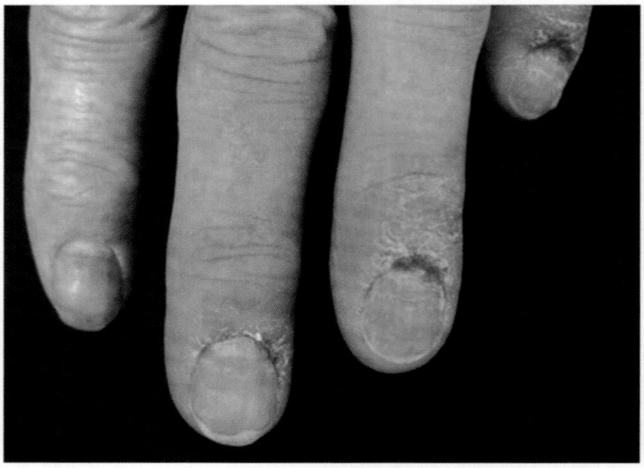

图 10-9 Bazex 综合征患者出现甲营养不良、红斑、紫红斑。(Rigel,et,al. Cancer of the Skin. Elsevier. 2001.)

2.临床上类似银屑病(耳和鼻部受累为该病的表现之一)。

3.男性>女性;平均年龄 40 岁。

4.皮肤表现通常出现在诊断前 2~6 个月。

脱发性肿瘤

(一)皮肤表现

转移癌皮肤浸润导致局部瘢痕性脱发。

(二)相关疾病/临床表现

与转移性乳腺癌有关。

抗表面活性物质瘢痕性类天疱疮

(一)皮肤表现

严重的、瘢痕性的黏膜大疱病,影响口腔、眼、生殖器和皮肤。

(二)相关疾病/临床表现

与不同部位的腺癌有关 (胃肠道和肺>妇科系统和泌尿生殖系统>其他)。

类癌综合征

(一)皮肤表现

头、颈、躯干出现潮红和红斑;糙皮病样皮炎,腹泻、呼吸困难、喘息、支气管痉挛、晚期出现硬化表现。

(二)相关疾病/临床表现

1.尿中可检测到 5-HIAA 升高。

2.胃肠道类癌综合征通常转移到肝脏。

3.在没有肝脏转移的情况下,支气管和胃的类癌可能会引起潮红。

4.阑尾是原发性类癌最常见的部位,但很少转移到肝脏,故很少由肝脏引起类癌综合征。

铠甲状癌/丹毒样癌

(一)皮肤表现

1.铠甲状癌伴有橘皮样硬化皮肤的外观。

2.丹毒样癌:清晰、突起的红色斑块。

3.以上两种表现通常出现在胸壁上,也可能累及腋窝和上肢。

(二)相关疾病/临床表现

转移性乳腺癌浸润淋巴管的结果。

Ⅰ型球蛋白血症

(一)皮肤表现

肢端部位的紫癜和坏死,肢端发绀和网状青斑。

(二)相关疾病/临床表现

1.单克隆丙种球蛋白病(通常以浆细胞运动障碍的形式出现, 如多发性骨髓瘤、B 细胞淋巴瘤、或 Waldenström 巨球蛋白血症)。

2.组织学:粉红色蛋白类物质堵塞血管(免疫球蛋白)。

皮肤转移

(一)皮肤表现

红斑、紫红色丘疹和结节。

(二)相关疾病/临床表现

1.皮肤转移癌最常见于女性乳腺癌和男性肺癌。

2.发生皮肤转移可能性最大的有:结肠癌、黑色素瘤和喉癌、口腔癌、鼻窦癌。

3.肾癌的转移表现为头颈部高度血管性丘疹和结节。

皮肌炎(DM)

(一)皮肤表现

典型的皮肌炎皮肤损害表现。

(二)相关疾病/临床表现

1.最常与卵巢癌有关。

2.其他相关恶性肿瘤:肺癌、结直肠癌、胰腺癌和非霍奇金淋巴瘤。

异位 ACTH 综合征

(一)皮肤表现

全身性色素沉着。

(二)相关疾病/临床表现

1.继发于肿瘤产生 ACTH(常为小细胞肺癌)。

2.也可表现为库欣综合征。

匍行性回状红斑(EGR)

(一)皮肤表现

1.广泛分布的波形、多环形和瘙痒性红斑,边缘脱落,产生同心图形(木纹图案)(图 10-10)。

2.手、足少见。

(二)相关疾病/临床表现

1.肺癌是相关程度最高的恶性肿瘤(>食管癌和乳腺癌)。

2.通常在发现原发恶性肿瘤之前就会出现,在治疗潜在恶性肿瘤的过程中,该红斑逐渐消退。

3.平均年龄为 60 岁;男性多于女性(2:1)。

4.斑块迅速扩张(每天 1cm 的速度)。

红皮病

(一)皮肤表现

全身覆有鳞屑的红斑,但手掌和足底不常见。

(二)相关疾病/临床表现

1.脱发、指(趾)甲营养不良和甲外翻。

2.潜在的白血病和淋巴瘤。

乳房外佩吉特病(EMPD)

(一)皮肤表现

肛门边缘和齿状线下方的红斑和白斑(图 10-11);最常见的部位是外阴(女性)和肛周(男性)。

(二)相关疾病/临床表现

1.原发性 EMPD(75%):原发性皮肤腺癌,可能来自 Toker 细胞或皮肤附件腺上皮(汗腺);免疫表型 $CK7^+$、$GCFDP-15^+$和 $CK20^+$。

2.继发性 EMPD(20%):可能是潜在的 GI/GU(>前列腺、卵巢和子宫内膜癌)直接扩散或表皮转移所致;免疫表型:$CK7^{+/-}$,$GCFDP-15^-$和 $CK20^+$。

3.高复发率,即使进行了 Mohs 手术(因为在冰冻 HE 切片上很难看到单个佩吉特细胞);CK7 免疫染色阳性行 Mohs 手术可提高治愈率(>95%);可尝试使用 CO_2 激光治疗、放射治疗、咪喹莫特和 5-FU。

4.与阴囊和外阴的佩吉特病相比,肛周的内部恶性肿瘤风险要高 5 倍。

家族性非典型痣和多发性黑色素瘤综合征(FAMM 综合征)

(一)皮肤表现

NIH 共识标准为:

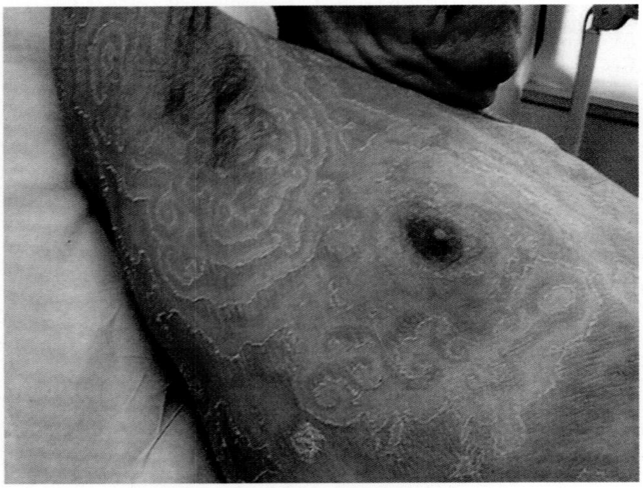

图 10-10 匍行性回状红斑的患者,躯干出现红斑、波形和多环形的斑块、脱屑。[With permission De La Torre-Lugo E,Sánchez J. Erythema gyratum repens. J Amer Acad Dermatol 2011;64(5):e86-e90.]

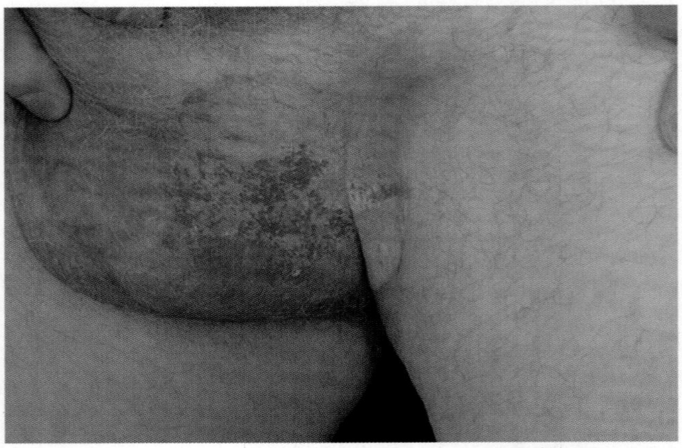

图 10-11 左侧腹股沟和阴囊褶皱处的乳房外佩吉特病。[With permission Virich G,Gudi V,Canal A. Extramammary Paget's disease-occupational exposure to used engine oil and a new skin grafting technique. J Plas Recon Aesth Surg 2008;61(12):1528-1529.]

(1)大量黑色素痣(>50 个),有些是临床发育不良的。

(2)有些痣在组织学上不典型。

(3)有涉及一个或多个一级亲属的黑色素瘤家族史。

(二)相关疾病/临床表现

1. AD,CDKN2A 基因(编码两种不同的抑癌蛋白质:p16 和 p14/ARF)突变。

2. p16 抑制 CDK4。

3. p14/ARF 抑制 MDM2(正常降解 P53),导致在正常状态下 p14 间接增加 p53 的表达。

4.患胰腺癌的风险增加。

Howell–Evans 综合征(胼胝伴食管癌,TOC)

(一)皮肤表现

足底压力区弥漫性蜡质角化病(足跟),口腔黏膜白斑。

(二)相关疾病/临床表现

1.AD,TOC 基因在 17q25 位点(更名为 RHBDF2)的突变。

2.与食管癌有关。

获得性毫毛增多症

(一)皮肤表现

长、薄、软的毫毛状发最初出现在面部和耳,由上至下发展传播(图 10–12)。

(二)相关疾病/临床表现

1.与肺癌、结直肠癌和乳腺癌有关,神经性厌食症。

2.男性多于女性(3:1);平均年龄 40~70 岁。

3.癌症治疗通常会抑制毛发生长。

幼年黄色肉芽肿+1 型神经纤维瘤病

(一)相关疾病/临床表现

幼年黄色肉芽肿、1 型神经纤维瘤病、幼年粒单核细胞性白血病三者相关。

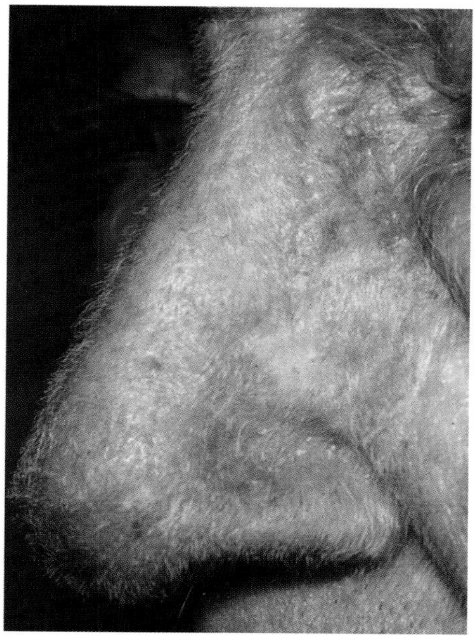

图 10–12　患潜在转移性前列腺癌患者的鼻和面部毛发增多。[With permission Wyatt J,Anderson H,Greer K,et al. Acquired hypertrichosis lanuginosa as a presenting sign of metastatic prostate cancer with rapid resolution after treatment. J Amer Acad Dermatol 2007;56(2):S45–S47.]

Leser–Trélat 征

(一)皮肤表现

脂溢性角化病的大小和数目突然增加。

(二)相关疾病/临床表现

1.最常与胃腺癌有关(>结肠、乳腺癌,其他)。

2.与瘙痒和炎症有关;可随着恶性肿瘤的治疗而改善。

3.可能与黑棘皮病和“牛肚掌”有关。

恶性黑棘皮病

(一)皮肤表现

泛发性、较严重、突然发病;表现为对称的色素沉着,天鹅绒样斑块。

(二)相关疾病/临床表现

1.通常与胃肠道癌有关(尤其是胃)。

2.可能与胃肠道癌同时发生,也可在癌症诊断之前或之后发生,而且可能伴随体重下降。

3.随着潜在恶性肿瘤的治疗而改善。

4. 25%的患者有牛肚掌（患牛肚掌而不患黑棘皮病的多与肺癌相关）。

多中心网状组织细胞增多症

(一)皮肤表现

多个红色、红褐色的丘疹和结节，主要出现在手背和甲襞处，有“珊瑚串珠”样外观。面部(尤其耳部和鼻旁)是第二常见部位。

(二)相关疾病/临床表现

1.多达50%的人有关节炎。

2. 25%~33%有潜在的恶性肿瘤(没有特定的内部肿瘤)；在诊断出内部恶性肿瘤之前学会先发现皮疹。

坏死性迁移性红斑(NME)

(一)皮肤表现

弓形、环状的糜烂性红斑伴或不伴水疱/大疱，通常位于生殖器区、臀部/肛门区、下肢和擦烂的区域(图10-13)。

(二)相关疾病/临床表现

1.胰高血糖素瘤综合征包括NME、葡萄糖不耐受、体重下降、舌炎和胰高血糖素分泌癌。

2.与胰岛细胞癌(α-2 胰高血糖素)有关。

坏死性黄色肉芽肿(NXG)

(一)皮肤表现

硬化性黄斑常伴有溃疡和坏死(图10-14)；眶周常见。

(二)相关疾病/临床表现

与副蛋白血症(IgG-κ 型最为常见)有关；偶有多发性骨髓瘤和其他淋巴增生性恶性肿瘤。

乳房佩吉特病

(一)皮肤表现

乳头湿疹和银屑病样斑块。

(二)相关疾病/临床表现

几乎都与潜在导管乳腺癌有关。

副肿瘤性天疱疮

(一)皮肤表现

黏膜糜烂严重，导致痛性口腔炎；多形大疱性皮疹(个别病变可能类似EM、LP、PV或BP)(图10-15)。

(二)相关疾病/临床表现

1. 90%死亡率；最常见的死亡原因：潜在恶性肿

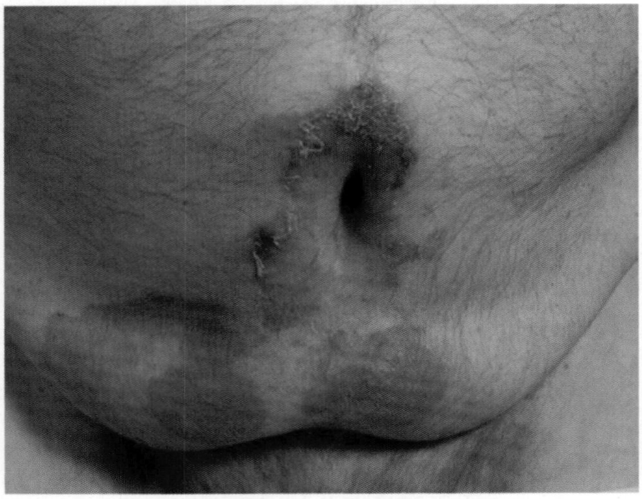

图10-13 坏死型迁移性红斑患者下腹部鳞屑、斑块。[With permission Michels G, Nierhoff D, Steffen H. Necrolytic Migratory Etythema Due to Glucagonoma. Clin Gastroenterol Hepatol 2010;8(8):A18.]

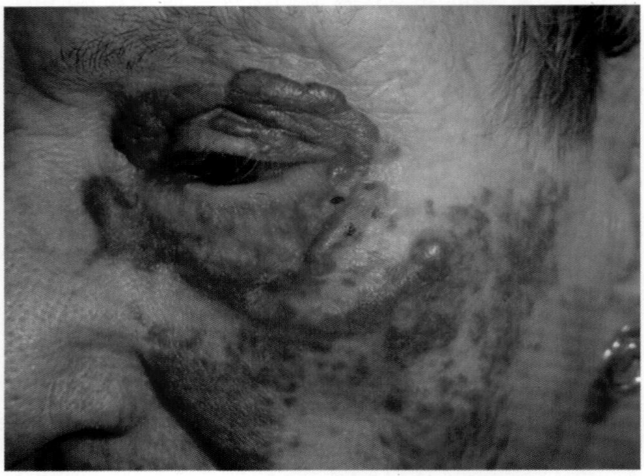

图10-14 NXG患者眶周皮肤及颊部红褐色丘疹及斑块。(From Brinster NK, et al. Dermatopathology: A Volume in the High Yield Pathology Series. Elsevier. 2011.)

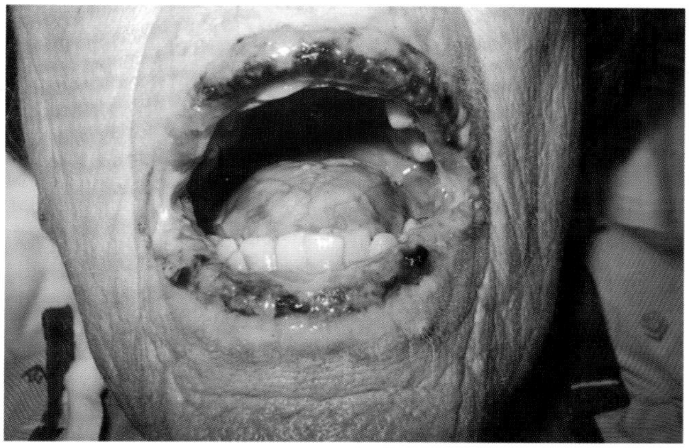

图 10–15　副肿瘤性天疱疮患者的唇、舌、口咽部糜烂性和脓疱性出血性溃疡。(From Brinster NK, et al. Dermatopathology. A Volume in the High Yield Pathology Series. Elsevier. 2011.)

瘤、闭塞性毛细支气管炎和脓毒症。

2.最常与非霍奇金淋巴瘤或慢性淋巴细胞白血病有关。

3.其他恶性相关肿瘤:Castleman 病(儿童常见)、胸腺瘤、肉瘤。

4.发病无性别差异,年龄多在 45~70 岁。

圆形糠疹

(一)皮肤表现

境界清晰的圆形色素性斑块,覆有鳞屑,通常位于躯干/臀部。

(二)相关疾病/临床表现

1.与肝细胞癌高度相关。

2.其他相关疾病:肺结核、麻风病、肝肺疾病、胃癌和食管癌。

扁平黄瘤

(一)皮肤表现

1.黄色、较薄的斑块(图 10–16)。

2.较多影响躯干、眶周和身体褶皱处皮肤。

(二)相关疾病/临床表现

常与副蛋白血症、多发性骨髓瘤和淋巴增生性恶性肿瘤有关。

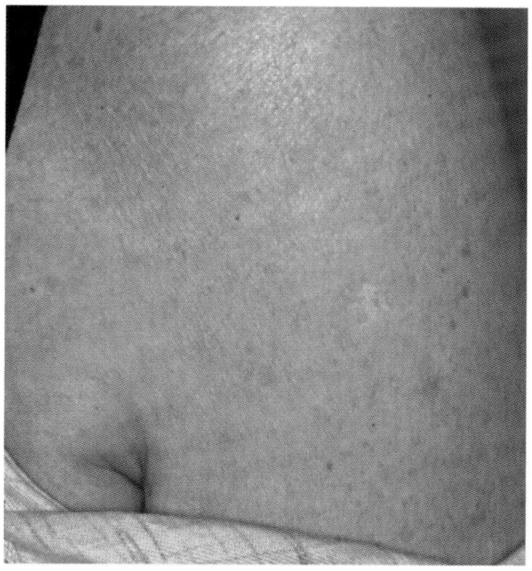

图 10–16　单克隆性丙种球蛋白病患者出现较大、薄、呈橙黄色的斑块。(From Bolognia JL et al. Dermatology Essential. Elsevier. 2014.)

POEMS 综合征(Crow–Fukase 综合征)

(一)皮肤表现

1. P:多发性神经症状(远端→近端感觉和运动障碍)。

2. O:脏器肿大。

3. E:内分泌系统疾病(最常见的是性腺功能减退)。

4. M:M–蛋白(IgG 和 IgA 轻链)。

5. S:皮肤改变。

最常见皮肤表现:

色素沉着(90%),下肢水肿>肝硬化(80%),硬皮病样改变>肾小球样血管瘤、樱桃状血管瘤和甲改变(变白、条纹)>肢端发绀和雷诺病。

(二)相关疾病/临床表现

1.与浆细胞恶性增生:巨球蛋白血症、骨髓瘤、单克隆免疫球蛋白血症和 Castleman 病有关。

2. VEGF 水平加速增高。

3.其他相关疾病:肺积液、腹水、肢端水肿、红细胞增多症和血小板增多症。

原发性淀粉样变(AL 淀粉样变性)

(一)皮肤表现

见心、肺部分的讨论。

(二)相关疾病/临床表现

1. 由浆细胞紊乱导致的单克隆丙种球蛋白症最常见,远多于多发性骨髓瘤。

2.病因是轻链蛋白(AL)在多个组织中沉积。

Schnitzler 综合征

(一)皮肤表现

伴发热、关节炎、肝脾大、骨痛的慢性荨麻疹。

(二)相关疾病/临床表现

与 IgM-κ 副蛋白血症以及淋巴浆细胞恶性肿瘤有关。

黏液水肿

(一)皮肤表现

广泛的、坚硬的、光滑的丘疹。通常呈线状排列,硬皮病样皮肤改变;狮面样面容改变。

(二)相关疾病/临床表现

常与副蛋白血症(最常见的是 IgG-λ 轻链)有关;10%可发展为多发性骨髓瘤。

Sister Mary Joseph 结节

(一)皮肤表现

可触及的脐结节,继发于转移性肿瘤。

(二)相关疾病/临床表现

1.来源于盆腔或腹腔的恶性肿瘤,包括结肠癌、卵巢癌、胰腺癌、子宫癌和胃癌。

2.亦与乳腺癌相关。

Sweet 综合征

(一)皮肤表现

渗出液体较多的红色、紫红色斑块/丘疹,可出现脓疱和假性水肿,常见于头、颈部和上肢。

(二)相关疾病/临床表现

1.女性多于男性(潜在恶性肿瘤病例中男性与女性发病率相同)。

2.发热、不适和白细胞增多。

3.与炎性肠病、上呼吸道感染、恶性肿瘤(最常见的是 AML)和红细胞增多症有关。

4.治疗:类固醇、碘化钾、氯法齐明和秋水仙碱。

牛肚掌

(一)皮肤表现

黄色、天鹅绒状、弥漫性掌角化症,并伴有加重的皮肤纹理(图 10-17)。

(二)相关疾病/临床表现

1.牛肚掌+黑棘皮病,推测为胃癌(最常见)。

2.只有牛肚掌,推测为肺癌(最常见)。

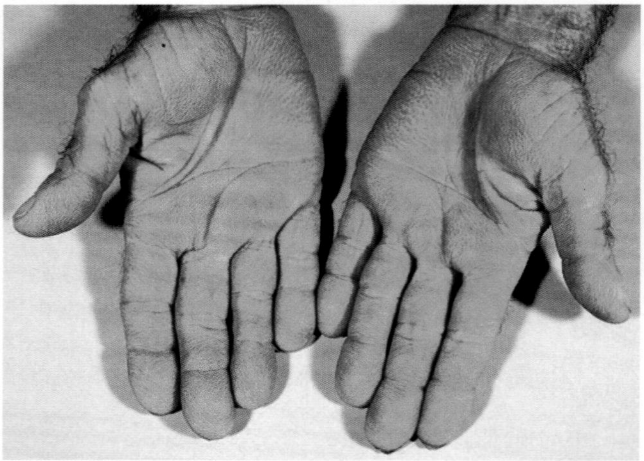

图 10-17 牛肚掌。(From Callen, et al. Dermatological Signs of Internal Disease, 4th Ed. Elsevier. 2009.)

(肖萌 译)

延伸阅读

Andersson RG, Quirk C, Sullivan J, et al. Cutaneous manifestation of internal disease. The Can J CME 2008;5(1):e113–23.

da Silva AJ, de Souza Machado Igreja CA, Freitas AF, et al. Paraneoplastic cutaneous manifestations: concepts and updates. An Bras Dermatol 2013;88(1):9–22.

Behroozan D, Jeon H. Skin manifestations of internal disease.

Buka's emergencies in dermatology. 1st ed. New York: Springer; 2013. p. 193–205.
Callen JP, Jorizzo JL. Dermatological signs of internal disease. 4th ed. China: Elsevier; 2009. p. 1–415.
James WD, Berger T, Elston D. Andrew's diseases of the skin Clinical Dermatology. 11th ed. China: Elsevier; 2011. p. 1–801.
Lipsker D. Cutaneous manifestations of internal diseases. Clinical examination and differential diagnosis of skin lesions. Part II. Paris: Springer Paris; 2013. p. 109–32.
Schwarzenberger K, Callen JP. Dermatologic manifestations in patients with systemic disease. Dermatology. 3rd ed. China: Elsevier Health Sciences; 2012. p. 761–83.
Shah KR, Boland R, Patel M. Cutaneous manifestations of gastrointestinal disease Part I. JAAD 2013;68(189):e1–21.
Thrash B, Patel M, Shah KR. Cutaneous manifestations of gastrointestinal disease Part II. JAAD 2013;68(211):e1–33.
Tuppal R. Cutaneous manifestations of internal disease. The Can J CME 2008;20(5):64–9.

第11章

流行病学、统计学、研究设计及公共卫生原则

Anne L. Housholder

第1节 统计学定义

1.患病率:病例数除以总风险人口数,通常以百分比表示。

2.发病率:新发患者数除以总风险人口数,通常以百分比表示。

(1)累积发病率在观察期内表示。

(2)发病率是累积发病率除以时间范围。

3.精密度:实验分析的可重复性(可靠性)。

4.真实性:实验分析值与实际值的符合程度(准确性)。

第2节 流行病学原则

1.计算使用2×2表格。

2.对于遇到的数据问题,2×2表格通常方便识别:

(1)暴露——研究人群的某些基线特征。

◇干预。例如,药物管理、教育会议等。

◇风险评估。例如,吸烟等。

◇用于研究诊断试验的准确性,考虑实验的结果是否由暴露引起。

(2)结局——在研究中发生了什么。

◇对干预的回应。

◇在暴露之后疾病的进展。

◇对于诊断试验准确性的研究,考虑结局、疾病的真实存在与否(表11-1)。

3.某些变量不会在题干中给出,需要根据给定的变量计算出来。a+b+c+d始终等于研究对象的总数。

表11-1 是否真正患病?

暴露	病例	对照
暴露因素	a	b
非暴露因素	c	d

4.用于评估诊断试验的准确性:

(1)敏感性——正确地识别阳性结果的比例。

◇a/(a+c)

◇高敏感性意味着如果检测结果是阴性的,那么极有可能不患有此种疾病,因为漏报率极低(几乎不存在假阴性)。

(2)特异性——正确地识别阴性结果的比例。

◇d/(b+d)

◇高特异性意味着如果检测结果是阳性的,那么极有可能患有此种疾病,因为误诊率极低(几乎不存在假阳性)。

(3)阳性预测值——某人检测结果阳性并且确实患有此病的可能性。

◇a/(a+b)

◇疾病的患病率越高,阳性预测值越高。

(4)阴性预测值——某人检查结果阴性并且确实不患有此病的可能性。

◇c/(c+d)

◇疾病的患病率越高,阴性预测值越低。

5.零假设是指假设研究的两组研究对象之间没有区别。在进行正确类型的统计试验之后,零假设可能

被拒绝或接受。第一类错误(假阳性)是拒绝了实际成立、正确的零假设,第一类错误的概率被称为 α 水平,此显著性水平作为临界值,通常为 0.05(相当于 5%的假阳性率)。如果根据数据计算的 P 值≤α 水平,则数据的结果是有意义的,拒绝零假设。第二类错误(假阴性)是接受了实际不成立、不正确的零假设。第二类错误的概率被称为 β 水平,与试验的效能有关(效能=1−β)。效能越强,检测产生假阳性的可能性越小。效能常随着样本例数的增加而增加。

第 3 节　研究类型及其限制条件

1.描述性研究

(1)病例报道,病例分析——提供支持干预的最低水平,但成本很低,且经常提供哨点监测。(如,使用沙利度胺所致的海豹肢畸形)。

(2)横断面研究——是一种观察性研究,在某地区(社区)提供疾病信息,以便于及时采取行动。[如,某地区(社区)耐药菌的分布]。

2.分析性研究

(1)病例对照研究

◇是一种观察性研究,回顾性比较在已知结局上存在差异的两组(即,患病组对比健康组),以了解两组在可疑暴露方面是否存在差异。

◇例如,鉴别有肾源性系统性纤维化(NSF)的终末期肾病(ESRD)患者和一组无 NSF 的 ESRD 患者,并观察两组在接受某种类型的 MRI 造影剂的暴露方面是否存在差异。

◇优点:比队列研究或随机对照试验更经济更快速;特别是用于调查罕见疾病(因为在队列研究或随机对照试验中,需要很长时间才能积累足够多的罕见病患者)。

◇可计算比值比(OR 值),确定暴露所带来的风险或保护的程度。

• 如果可信区间<1,则为保护性;=1,表示没有明显效果;>1,即风险增加。

(2)队列研究——一种观察性研究,在这种研究中,两个群体根据暴露在暴露因子的基础上被识别和分离,然后进行比较,观察在产生目标结局(如疾病)的风险方面是否存在差异。

◇前瞻性——暴露状态是在疾病表现之前被确定的。

• 例如,选出两组受试者,其中一组受试者经常使用日光浴床(即,暴露因子,亦称为自变量),每一组受试者的其他条件都是相当的(收入、社会经济地位等)。然后观察这两组皮肤癌的发生率是否不同(即,结局,亦称为因变量)。

• 可以计算相对危险度(RR)。

○若可信区间<1,则为保护性;若=1,则无影响;若>1,则风险增加。

◇可追溯——相关的数据是从医疗记录中获取的,可以随访记录以查看结局。

• 例如,收集所有具有严重细胞学非典型性的痣的活检结果,在诊断后的 10 年内统计新的黑色素瘤发病率。

• 可以计算相对危险度(RR)。

3.随机对照试验

(1)研究参与者被随机分为治疗组(接受受试药物或特定干预的组)和对照组(不接受特定干预),比较两组结果在试验结果上是否存在差异。

(2)临床试验的金标准,因为随机化可减小选择偏差和减少潜在的混杂变量。

(3)例如,患有寄生虫病妄想症的患者被随机分配接受一种新的研究药物(干预组)或安慰剂(对照组),然后将它们进行比较,观察结果是否存在差异。

(4)荟萃分析

◇荟萃分析可以汇集所有现阶段精心设计得出的研究数据,并从中得出结论。

◇良好的荟萃分析基于多个高质量的临床对照试验得出,是支持或反对干预的最佳证据(即,优于单个随机对照试验)。

第 4 节　偏倚类型

1.偏倚,即仅干预研究的一方而不干预另一方,此做法会影响研究结果;偏倚的作用要么是使其更可能找到一个不真实的作用,要么是使其更不可能找到一个真实的作用。但影响双方的偏倚,可能会影响该试验的普遍性。

2. 选择偏倚——不代表全部患者或者对照组患者的选择倾向;在转诊中心,选择偏倚更倾向于严重的疾病,称为疾病谱偏倚;在非随机研究中,医生也可能会优先将病情较严重的患者纳入治疗组。

3.信息偏倚

(1)错误分类——发生在金标准测试不能准确区分受影响和未受影响的患者时。

(2)回忆偏倚——影响病例对照研究,即使两组均等的接受暴露,相较于对照组,患者更容易回忆起暴露。

(3)领先时间偏倚——在观察性研究中,当患者在其自然病程早期发现疾病时,他(她)似乎有较长的存活时间(无论是否接受治疗),仅是因为他们提前知道了患病的时间,而不是取决于对治疗的反应不同或者是自然进展较慢的疾病。

(4)观察者偏倚——研究人员无意识的假设或有先入为主的观念,影响研究的设计和结果。

(5)失访偏倚——当一组失去大量的受试者时会影响队列研究结果。

4.混杂偏倚

当存在第3个未经测试的变量时,其与研究结果之间的关系也许能够被解释。

◇该变量必须与暴露相关,并具有风险因素,并且与接触疾病的途径无关。

第5节 美国皮肤病学委员会维持认证

见表11-2。

第6节 费用

1.评估和管理守则(E/M)(表11-3)。

(1)由3部分组成:

◇病史(主诉、既往史、系统回顾、药物过敏史、社会经历及家族史)

◇查体

◇医疗决策

(2)新患者——在过去3年中没有被同一组中同一专业的提供者看到;所有3个模块都必须达到或超过计费的E/M代码的复杂性水平。

表11-2 美国皮肤病学委员会维持认证

每年	3X 每10年	2X 每10年	每10年
AMA 1类学分25分 许可证 认证费	100个自我评估问题	实践改进活动	认证考证的维持和患者安全模块

注:AMA,美国医学会。

表11-3 评价和管理(E/M)编码标准

	99201(新) 99211(est)	99202(新) 99212(est)	99203(新) 99213(est)	99204(新) 99214(est)	99205(新) 99215(est)
病史					
CC	无	必需的	必需的	必需的	必需的
HPI	无	1~3个要素	1~3个要素	4+个要素(慢性诊断为3+)	4+个要素(慢性诊断为3+)
ROS	无	无	必需	2~9	10+
PFSH	无	无	无	1个要素	2个要素
查体					
1997准则	无	1~5个要素	6~11个要素	12个或更多的要素	综合性的
1995准则	无	申诉制度	2~4个制度	5~7个制度	8+制度
制订医疗决策	无	简明的	低	适度的	复杂的
时间(1/2用于咨询或协调护理)	5min	10min	15min	25min	40min

est=制订的;对于已制订的,只需2或3个(病史、查体、医疗决策)。
HPI,现病史;ROS,症状回顾;PFSH,既往史、社会经历及家族史。

(3)回访患者——2 个或 3 个模块必须达到或超过计费的 E/M 代码的复杂性水平。

2.修饰——增加编码号码以表示在服务日提供的额外服务。

(1)25——重要,同一供应商在程序或其他服务的同一天提供的可单独识别的重要 E/M 服务。

(2)50——双向程序(如,Unna boot 应用程序)。

(3)58——同一医师在手术后阶段性的或相关的手术或服务(如,较慢的 Mohs 手术)。

(4)59——特殊的服务(与 #25 所说明的服务不同)。例如,在身体不同部位单独进行的手术;例如,以前活检过的部位行 ED&C 时对新病变进行活检。

(5)79——全球时期出现的新问题:

◇在做完手术之后,医生不会因处理该手术引起的并发症而得到报酬;如果患者出现并发症,医生必须把此并发症或治疗与 #79 联系起来。

◇所有销毁、切除和线性修复代码——10 天全球周期。

◇所有皮瓣和移植代码——90 天全球周期。

3.特别程序定义。

(1)剃除:贯穿真皮横向去除,不进入脂肪层。

(2)切除:全层切除(通过真皮和脂肪)。

(王惠平 译)

延伸阅读

Ben-Shiomo Y, Brookes ST, Hickman M. Epidemiology, Evidence-based Medicine and Public Health. 6th ed. Oxford: Wiley-Blackwell; 2013.

Khatami A, Gorouhi F. Studies and Systematic Reviews on Diagnostic Test Accuracy. Evidence Based Dermatology. Shelton CT: People's Medical Publishing House; 2011. p. 1–18.

Nakib S, Qureshi AA. Public Health and Dermatology. Dermatology. 3rd ed. Elsevier; 2012. p. 2057–64.

abderm.org [Internet]. The American Board of Dermatology, Inc. Available from <http://www.abderm.org/moc/requirements.html>; [cited 15.10.14].

索 引

共同交流探讨
提升专业能力

智能阅读向导为您严选以下专属服务

加入【读者社群】 与书友分享阅读心得，交流探讨专业知识与诊治经验。

领取【推荐书单】 推荐医学专业好书，助你精进专业知识。

操作步骤指南

微信扫码直接使用资源，无需额外下载任何软件。如需重复使用可再次扫码。或将需要多次使用的资源、工具、服务等添加到微信“收藏”功能。

扫码添加
智能阅读向导